U0233084

康复治疗技术系列丛书

运动治疗

丛书主编　励建安
主　　编　王于领
副 主 编　祁　奇　南海鸥　叶正茂

电子工业出版社
Publishing House of Electronics Industry
北京·BEIJING

图书在版编目（CIP）数据

运动治疗/王于领主编. —北京：电子工业出版社，2024.6

（康复治疗技术系列丛书）

ISBN 978-7-121-35392-5

Ⅰ.①运…　Ⅱ.①王…　Ⅲ.①运动疗法　Ⅳ.①R454

中国版本图书馆CIP数据核字（2019）第007174号

责任编辑：崔宝莹

印　　刷：北京瑞禾彩色印刷有限公司

装　　订：北京瑞禾彩色印刷有限公司

出版发行：电子工业出版社
　　　　　北京市海淀区万寿路173信箱　　　邮编：100036

开　　本：889×1194　　1/16　　　印张：49.25　　　字数：1198千字

版　　次：2024年6月第1版

印　　次：2024年6月第1次印刷

定　　价：598.00元

凡所购买电子工业出版社图书有缺损问题，请向购买书店调换。若书店售缺，请与本社发行部联系，联系及邮购电话：（010）88254888，88258888。

质量投诉请发邮件至zlts@phei.com.cn，盗版侵权举报请发邮件到dbqq@phei.com.cn。

本书咨询联系方式：QQ 250115680。

康复治疗技术系列丛书

编写委员会

主 任 委 员　励建安

委　　　员　（按姓氏笔画排序）

王于领（中山大学附属第六医院）

王红星（东南大学附属中大医院）

王楚怀（中山大学附属第一医院）

许光旭（南京医科大学康复医学院）

杜　青（上海新华医院）

李奎成（宜兴九如城康复医院）

李勇强（南京医科大学第一附属医院）

何成奇（四川大学华西医院）

张志强（中国医科大学附属盛京医院）

陈　伟（北京协和医院）

陈文华（上海市第一人民医院）

陈卓铭（暨南大学附属第一医院）

赵正全（华中科技大学同济医学院附属同济医院）

贺小桦（美国马尔默整脊医学院）

敖丽娟（昆明医科大学第二附属医院）

覃俊杰（深圳谱元科技有限公司）

窦祖林（中山大学附属第三医院）

蔡文智（南方医科大学深圳医院）

燕铁斌（中山大学孙逸仙纪念医院）

编审委员会

主 任 委 员　励建安　　赵云峰

委　　　员　周士枋　　吴宗耀　　张晓真

丛书秘书组　高秋野　　王梦华

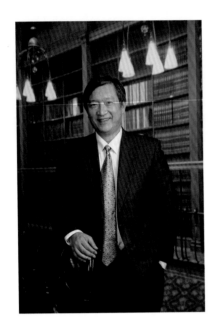

励建安，教授，主任医师，博士研究生导师。美国医学科学院国际院士。南京医科大学第一附属医院康复医学中心主任。1983 年获得南京医科大学运动医学硕士学位。1988—2001 年数次前往澳大利亚和美国等国学习。

曾任国际物理医学与康复医学学会主席，目前担任国家卫生健康委员会（原卫计委）能力建设和继续教育康复医学专家委员会主任委员，国家卫生健康委员会脑卒中专家委员会副主任委员，中国非公立医疗机构协会康复医学专委会主任委员，中国老年医学会副会长，华夏医学科技奖理事会副理事长，江苏省康复医学会会长，《中国康复医学杂志》主编，*Journal of Rehabilitation Medicine* 副主编。

擅长领域为心血管康复、神经瘫痪（脊髓损伤、脑瘫、脑损伤）康复、运动分析和运动控制障碍等。曾主持国家自然科学基金 4 项，国家"十一五"课题子课题 2 项，国家"十二五"支撑项目子课题 1 项，国际合作项目 6 项，江苏省科技支撑项目课题 2 项（1 项教学课题，1 项科普课题）。以第一和通讯作者在国内外学术期刊发表论文 365 篇（包括 SCI 文章 35 篇）；主编、副主编、参编教材和专著 64 部。培养已毕业硕士 40 人，博士 23 人；在读博士后 2 人，博士 16 人，硕士 5 人。获中华医学奖三等奖 1 项，江苏省科技进步二等奖 2 项和三等奖 1 项，江苏医学奖二等奖和三等奖各 1 项。2010 年获中国科协科技先进工作者称号，2014 年获第九届中国医师奖，国家优秀教师称号，获国家卫计委脑卒中筛查与防治工程委员会"突出贡献奖"，被江苏省卫计委授予"江苏省医学突出贡献奖"。2016 年获江苏省卫计委杰出贡献奖和江苏省医学会终身医学成就奖，南京医科大学名医称号。

《运动治疗》

编委会

丛书主编 励建安

主　　编 王于领

副 主 编 祁　奇　南海鸥　叶正茂

编　　委（按姓氏笔画排序）

万　里（南京医科大学第一附属医院）

马　明（东南大学附属中大医院）

马全胜（首都医科大学附属北京康复医院）

王　翔（南京医科大学第一附属医院）

王一祖（上海交通大学医学院附属瑞金医院）

王于领（中山大学附属第六医院）

王文清（承德医学院附属医院）

王亚飞（中山大学附属第六医院）

王伟铭（中山大学附属第六医院）

王济红（徐州市中心医院）

王雪强（温州医科大学附属第二医院）

邓小倩（广东省工伤康复医院）

石芝喜（广东省工伤康复医院）

叶正茂（广州医科大学附属第二医院）

叶赛青（四川大学华西医院）

丛　双（哈尔滨医科大学附属第一医院）

冯蓓蓓（中山大学附属第六医院）

朱　毅（郑州大学第五附属医院）

朱玉连（复旦大学附属华山医院）

朱利月（浙江大学医学院附属浙江医院）

刘四文（广东省工伤康复医院）

刘惠林（中国康复研究中心）

祁　奇（同济大学附属养志康复医院（上海市阳光康复中心））

孙增鑫（河北省人民医院）

苏　彬（无锡市中心康复医院）

李　奎（中山大学附属第三医院）

李　艳（中南大学湘雅二医院）

李玉明（北京医院）

李勇强（南京医科大学第一附属医院）

余佳丹（中山大学附属第六医院）

张　洲（中山大学附属第一医院）

张伟明（上海交通大学医学院附属瑞金医院）

张志杰（河南省康复医院）

张艳明（首都医科大学宣武医院）

陈　勇（华中科技大学同济医学院附属同济医院）

陈文君（浙江大学医学院附属邵逸夫医院）

陈慧娟（哈尔滨医科大学附属第一医院）

范艳萍（佳木斯大学附属第三医院）

林武剑（中山大学附属第六医院）

林科宇（广州体育学院运动医学研究中心）

罗盛飞（天津医科大学第二医院）

金　光（北京协和医院）

周贤丽（陆军军医大学西南医院）

周雅媛（天津健嘉康复医院）

郑停停（中山大学附属第六医院）

荣积峰（上海市第一康复医院）

胡　翔（武汉轻工大学）

南海鸥（内蒙古医科大学附属医院）

洪小霞（广州医科大学附属妇女儿童医疗中心）

袁望舒（北京协和医院）

徐　晖（北京大学第一医院）

徐开寿（广州医科大学附属妇女儿童医疗中心）

高　强（四川大学华西医院）

郭京伟（中日友好医院）

章国伟（温州市中医院）

彭松波（长沙三真康复医院）

焦　龙（昆山市康复医院）

谭丽双（辽宁中医药大学附属医院）

编写助理　王亚飞　王书婷

总　序

　　健康已经成为社会发展的主旋律。中共中央、国务院印发的《"健康中国 2030"规划纲要》强调要把健康融入所有政府部门的工作，要完善治疗－康复－长期照护服务链，要大力发展康复医疗机构等接续性医疗机构。不仅要把健康作为事业，也要把它作为国民经济的支柱产业，这是我国康复医疗工作发展的重要契机。"康复治疗技术系列丛书"正是在这样的大好形势之下诞生的。

　　本套丛书不仅可作为从事康复医疗的治疗师及与此相关的康复医师以及护士的参考书，而且还可以作为临床专业人员进行康复医疗知识和技能培训的核心教材。丛书各个分册的主编均来自康复治疗的第一线，并具有丰富的教学实践和专著编写的经验，是我国各个康复治疗领域的杰出代表，确保了丛书的先进性、科学性和实用性。

　　本套丛书以实用治疗技术为纲，不仅强调基本原理和操作规范，而且强调与临床实践相结合，并酌情纳入最新的技术发展概况。丛书内容涵盖康复治疗的各个领域，旨在形成中国康复医疗技术全书，引领康复治疗技术的发展。第一批出版的 19 个分册，包括：《运动治疗》《物理因子治疗》《作业治疗》《言语治疗》《假肢矫形器技术与临床应用》《吞咽障碍康复技术》《神经康复技术》《骨科康复技术》《脊柱康复技术》《脊髓损伤物理治疗学》《儿童康复治疗技术》《社区康复技术》《功能性贴扎技术》《康复科常用注射技术》《实用康复护理技术》《精神运动疗法》《肠道菌群康复技术》《康复与营养》《体外冲击波治疗技术》。以后将逐年出版新的分册。

电子工业出版社大力支持本套丛书的编写和出版，同时也将康复医学作为其重点出版方向，相信此举会促进我国康复医学事业和产业的发展。

　　当然，作为国内康复治疗技术方面的系列参考书，有数以百计的专家参与编写，在写作风格、内容和形式等方面不可避免地会存在缺陷和问题。期待各位读者和同道可以指出本套丛书存在的问题，不断帮助我们完善和提升丛书的品质，为打造精品参考书，为我国康复医学事业和产业的发展做出我们这代人的贡献，让人人享有合理的康复服务和健康人生。

2018 年 4 月

前 言

运动治疗是康复与物理治疗临床工作中应用最广泛的治疗手段之一，是通过科学系统的躯体运动和姿势调整、体力活动与手法调整等方法，达到恢复或预防损伤，提升或重建躯体功能，预防或减少健康相关危险因素，优化整体健康状态、体适能和精神心理状态等目的。随着基础研究、临床研究的深入以及科学体系的完善，其在临床康复方面的应用越来越广泛，治疗作用也愈发重要。物理治疗师作为运动治疗方案的主要制订者与实施者，应遵循国际功能、残疾和健康分类（International Classification of Functioning，Disability and Health，ICF）模型的内涵，结合临床推理和循证医学的理念，针对每一位患者或客户的个体情况与需求，为其制订个体化运动方案和训练处方。

本书作为电子工业出版社康复治疗技术系列丛书之一，在丛书主编励建安教授的悉心指导下，本着以临床实用为前提，以可操作性为重点，以精准、前沿为目标的编写思想，尽量做到与时俱进，是一本有循证且实用性强的专业书籍。本书编委大都是来自全国各地临床一线的资深物理治疗师，他们在运动治疗方面临床经验丰富，既有一手的临床工作实践，还具有一定的科研能力。编委们从运动治疗概论、生物力学、运动治疗生理基础相关内容出发，强调制动与运动、功能受限与运动治疗等的关系，详细描述了常用运动治疗技术以及运动治疗在常见疾病中的应用。全书分为运动治疗基础、运动治疗技术和运动治疗的临床应用共三篇，53章。书中包含大量的图片，旨在通过图文并茂的形式将运动治疗临床技术的精准操作传递给读者。

非常值得推荐的是，本书第三篇涉及疾病的章节最后一部分内容为"临床病例与思考"。编委们选用临床上常见的典型病例，通过对病例主观和客观评估资料的分析，提出临床问题清单或做出物理治疗诊断，制订运动治疗方案，充分展现了物理治疗的临床推理和循证实践过程。这对于正在从事临床工作的相关专业人员具有较强的指导意义。

　　本书的顺利编写也充分体现了我国康复与物理治疗学科的进步，以及物理治疗师队伍较高的专业能力。感谢电子工业出版社崔宝莹编辑在本书编写过程中给予的大力支持和专业指导，感谢全体编委、绘图作者、摄影人员和模特对本书的倾力付出，感谢黎慧研究生在本书最后校对阶段进行的沟通联络工作，感谢愿意分享自己康复经历的患者朋友让我们有机会更深入地理解运动治疗的临床应用。本书的出版还得到了广东省合生珠江教育发展基金会和广东省康复医学临床医学研究中心项目的支持。

　　本书适用于从事物理治疗、运动康复和相关康复工作的专业人员学习与参阅。我们力求编写一本"专业、实用、循证"的运动治疗专著。但因时间紧迫和学识有限，书稿中的遗漏和不足之处在所难免，敬请各位同行和读者批评指正，使本书在实践中得到进一步完善。

2024 年 4 月 17 日

目 录

第一篇

运动治疗基础

第一章

概 论

第一节 运动治疗的概念

运动治疗是治疗师或其他康复专业人员在开展临床诊疗时常用的一种治疗方法。根据患者的不同需要，设计有针对性的个体化运动治疗计划，以促进或恢复患者或客户的功能限制及障碍，或预防功能失调的发生，是当代运动治疗的重要核心内容。

人们的体力活动包括运动以及其他涉及身体运动的活动，包括自我照料、娱乐、工作、休闲活动等。根据世界卫生组织和世界物理治疗联盟的定义，运动是指有计划的、结构式、重复性、有目的的一种体力活动。运动的目的主要是增强或维持人体的体能和身心健康。

一、运动治疗的定义

运动治疗，也被称作治疗性运动或运动治疗，英文是"therapeutic exercise"，或"movement therapy"，是指系统性、有计划的运动表现，包括躯体运动、姿势，以及为了实现恢复或预防损伤，提升或重获躯体功能，预防或减少健康相关危险因素，优化整体健康状态、体能等目的而提供给患者或客户的体力活动。

运动治疗是以功能解剖和生物力学为基础，以动作或姿势为表现形式的功能训练，包括被动运动、主动运动、抗阻力运动、垫上运动、步态训练、肌力训练、耐力训练、协调运动训练、放松运动训练、姿势矫正训练、本体感觉神经肌肉诱发技巧、动作学习、动作控制与发展治疗等。

治疗师所设计的运动治疗计划或项目是根据每一位患者或客户的独特需求而制订的，具有个性化的特征。其中，患者是运动治疗的主要受体之一，这里的患者指的是经治疗师评估和诊断发现存在损伤和功能缺陷的个体，接受物理治疗以改善功能和预防残疾。而客户指的是无损伤或功能异常的个体，其接受物理治疗服务以达到促进健康、提高体能以及预防损伤的目的。

二、运动治疗相关的常用术语

我们能够独立进行居家、工作、社区活动或休闲娱乐等的前提是具备完好的躯体、心理和社会功能。身体功能涵盖多方面的内容，其中包括肌肉表现、平衡、姿势稳态、心肺耐力、稳定性、活动性/柔韧性、神经肌肉控制、协调性等。这些关键元素都和精准运动治疗的执行和开展紧密相关。下面将对与运动治疗相关的常用术语进行阐述。

平衡（balance）：平衡是指身体不同节段对抗重力进行对位对线以使维持或保持身体重心在支撑面内，从而防止跌倒的能力；以及通过整合感觉和运动系统在重力作用下保持稳态地移动身体的能力。

心肺耐力/心肺适能（cardiopulmonary endurance or cardiopulmonary fitness）：心肺耐力/心肺适能是指人体能够进行较长时间的中等强度、重复性、全身运动的能力。

协调性（coordination）：协调性是指正确的时机和顺序的肌肉放电，协同适当的肌肉收缩强度，从而引发有效的运动启动、引导和分级的能力。协调性是流畅、准确、高效运动的基础，发生在有意识的或自主的情形下。

柔韧性（flexibility）：柔韧性是指人体可自由活动、不受限制的能力。柔韧性经常与活动性相互替代使用。

活动性（mobility）：活动性是指身体的结构或节段可移动或被移动从而保障正常关节活动度（range of motion，ROM），以进行功能性活动的能力。被动活动性依赖于软组织（收缩性和非收缩性）的延展性。主动活动性需要神经肌肉的活化。

肌肉表现（muscle performance）：肌肉表现是指肌肉产生张力、进行身体做功的能力。肌肉表现包括力量(muscle strength)、爆发力(muscle power)和肌耐力（muscular endurance）。

神经肌肉控制（neuromuscular control）：感觉系统和运动系统的相互作用，使得协同肌、主动肌/原动肌、拮抗肌以及稳定肌和"中和作用肌"等一同协调作用以迎接或响应本体感觉和运动觉的信息，从而以正确的次序工作来产生协调的运动。

姿势控制（postural control），姿势稳定（postural stability）和平衡（and equilibrium）：通常和静态平衡、动态平衡相互替代使用。

稳定性（stability）：神经肌肉系统通过协同肌肉作用来维持身体近端或远端处于一个静态姿势或控制在稳定平面上进行叠加运动的能力。关节稳定性是指通过被动和主动的活动来维持关节骨性组成的正确对线对位的能力。

身体各系统对作用在组织上的力和身体应力（应力＝力/作用面积）的控制对身体功能反应、适应和发展起着重要作用。例如重力，是一个恒定的影响骨骼肌肉、神经肌肉和循环系统的外力。常规体力活动中遇到的额外的力，可帮助身体保持一定功能水平的力量、心肺耐力和活动性。然而，过度的力和身体应力则可能会导致急性损伤，如扭伤、骨折或慢性损伤，如重复性应力相关疾病或功能紊乱等。若没有常规作用于人体的典型作用力，同样也会导致退化、畸形等问题。例如长时间卧床或制动，缺乏正常的负重训练，可导致肌肉萎缩、无力以及骨丢失等。长时间缺乏活动或不活动，还可导致循环系统、呼吸系统的效率降低，体能下降等。身体的单一或多系统的损伤及其所伴随的进一步损伤，都可能对身体的功能带来负面影响，限制个体的日常生活或社会参与的活动及功能。运动治疗，或治疗性运动计划项目是基于准确的评估而进行的谨慎和精准的针对损伤组织或特定结构及个体成分，结合不同运动技术的分级、控制性，循序渐进而安全的运动干预，从而达到减轻躯体损伤和改善机体功能的最终目的。

（冯蓓蓓　王于领）

第二节　运动治疗的发展史和现代形态

运动治疗历史悠久，深受古今医患的喜爱。各国的运动治疗都有各自的理论基础，进而形成特色鲜明的运动治疗方案。本节简要地介绍运动治疗的古代发展史和现代的基本形态。

一、运动治疗的发展史

（一）黄河文明的运动治疗

医学历史学和考古研究表明，中国传统的呼吸训练是一类医学体操，国人最早于公元前2600年就开始操练。黄帝时期，呼吸训练被用于治疗寒冷、发热或完全瘫痪的患者。同一时期，阴阳理论在民间盛行，阴与疾病和死亡有关，而阳与生命和健康相关。基于阴阳理论，汉朝医学家华佗发明了五禽戏，即模仿鹿、虎、熊、鸟和猿的动作模式而整理的一套运动治疗，这套运动治疗可增加下肢肌力、强化消化系统功能、延缓衰老、祛除疾病和促进健康。华佗认为过度运动反而导致健康的损害，所以建议运动需要适度。

西汉早期，中国已出现了类似《导引图》之类的养生图谱，说明此时期的运动治疗已经开始通过书籍的方式传播。经研究，《导引图》包含呼吸运动、肢体运动和器械运动等。每一图式都有一人在里面进行运动治疗，图像中男女老幼皆有，这表明这个时期的运动治疗可能已经开始关注不同人群的运动处方。

隋唐之后，导引术逐渐衍生出各类成体系的运动治疗，包括八段锦、十二段锦、易筋经、太极拳和气功等。此类运动治疗不仅通过一对一传授，而且通过各类著作和绘画的方式传播。

（二）印度河文明的运动治疗

印度河谷的考古挖掘发现，古印度文明最早可追溯到公元前 3300 年。公元前 2000 年左右，雅利安人入侵古印度并创造印度教文化，因此写下了一系列宗教书籍并形成三因素教义（tridhatu doctrine）或印度体液理论（Indian humoral theory）。其中形成于公元前 1500 年的圣言文本和圣歌提出了与运动治疗有关的内容：疾病和健康是上帝动作的结果。据记载，公元前 600 年，古印度的一名内科医生 Susruta，第一次为患者开出中等强度的运动处方。然而，我们不知道 Susruta 医生是否认为运动是生命体征。除此之外，他的运动处方要求患者每天都进行运动，但是"仅需要用一半的力量"，这样的运动处方包含了具体的运动量和运动频率。开立治疗处方前，他们考虑了患者的年龄、力量、体型、运动模式和营养。医生 Susruta 提出应该将体力活动包含在肥胖的治疗处方之中。他认为过度运动或沉重的体

力活动，可引起多种疾病，甚至导致死亡。

（三）古希腊的运动治疗

医学历史学家认为，古希腊医学的历史可分为五个阶段，第一个阶段是克里特文明和迈锡尼文明时期（Cretan-Mycenean period），即始于公元前 3000 年；第二个阶段是神话时期（Mythological period），即始于公元前 1500 年；第三个阶段是希波克拉底前期（Pre-Hippocratic period），即始于公元前 650 年；第四个阶段是希波克拉底时期（Hippocratic period），即始于公元前 460 年；第五个阶段是希波克拉底后期（Post-Hippocratic period），即始于公元前 370 年。

早在迈锡尼文明时期，相关"专业人士"就将疾病和病态归因于某一神灵对人类的惩罚，或将治疗、恢复和健康归因于某一神灵对人类的奖励。例如，宙斯是奥林匹斯至高无上的上帝，他法力无边并有序地统治宇宙，他让儿子阿波罗将疾病和死亡传播给人类，让女儿雅典娜将治疗和健康惠泽臣民。

荷马时期（Homer period）的运动文化被希腊的公民认为是国家的责任，因此希腊建立了体操馆或竞技场所。

在古希腊城邦斯巴达，为了应对战争，整个国家和社会都尚武，因此斯巴达毫无疑问被认为是对运动"上瘾"的国度。

希波克拉底前期，毕达哥拉斯是古希腊第一位以健康为目的而倡议每日运动的医学哲学家。他坚信并教育大家：上帝并不对疾病负责。

希波克拉底的老师，赫罗迪科斯（公元前500 年）是一名营养医生，他强调运动的治疗效果。虽然后来受到希波克拉底和柏拉图的关于加重患者病情的批判，但是近年来他逐渐被认为是"运动医学之父"。

希波克拉底对运动治疗推崇备至，是第一位开出手写运动处方的医生。他曾经为肺部疾

病患者开立详细的运动处方。他相信运动治疗能够塑造身材，提高骨量，加强肌力和肌耐力，强化肌张力，促进消化和体温调节，提高抵抗疲劳的耐力。

二、运动治疗的现代形态

运动治疗在现代社会蓬勃发展，其技术推陈出新，种类丰富。针对不同领域的运动治疗，有各类团体、机构和专家进行深入研究。现代运动治疗可谓百花齐放，百家争鸣。

（一）治疗性运动

现代的运动治疗已经发展成为一类诊疗技术，如治疗师经常使用的治疗性运动，这里的运动不是普通的运动，而是系统性的、有计划的、有具体身体姿势和肢体参与的或与体力活动相关的、具有治疗作用的一类专门治疗疾病的技术。治疗性运动可以治疗和预防损伤，提高、重建或强化躯体功能，预防或减少与健康相关的危险因素，优化整体健康等。治疗性运动的益处已被科学文献广泛报道。

与古代整体的、非细化的运动治疗方案不同，现代的运动治疗方案更强调针对局部的、被临床检查发现的具体问题。现代的运动治疗技术具体包括有氧训练，肌力、爆发力和肌耐力训练，涉及肌长度和松动关节的牵伸训练，神经肌肉控制、抑制和易化训练，姿势控制和姿势稳定训练，平衡和协调训练，放松训练，呼吸训练和呼吸肌训练，以任务为导向的功能训练等。

（二）功能性运动

功能性运动是与日常生活和社区工作场景密切相关的运动，它受到躯体、心理和社会功能的影响。功能性运动可以作为一种评估手段，也可以作为一种治疗手段。与运动相关的功能包括平衡功能、心肺耐力、协调功能、柔韧性、活动性、肌肉表现（肌力、肌耐力和爆发力）、神经肌肉控制、姿势控制和姿势稳定或姿势平衡、关节稳定等。

（三）其他运动和形态

现代的运动治疗还包括治疗性普拉提、治疗性瑜伽、本体感觉神经促进技术、新式简化太极拳、麦肯基疗法等。

在进行运动治疗前，运动治疗从业者需要对患者进行临床评估，不仅需要找出其临床问题和适应证，做出临床诊断，而且需要找出"红旗征"和"黄旗征"等危险的临床情况。从而保证运动治疗安全有效地进行。

现代的运动治疗基于临床推理和循证医学，既有严谨的逻辑体系，又有客观的研究证据支撑。随着科学技术和科学理论的进一步发展，现代的运动治疗必将呈现出多种多样的形态和特征。

（林武剑　王于领）

第三节　运动治疗的应用范围

运动治疗的技术内容丰富，项目众多，其对于各种疾病的应用范围也十分广泛，包括肌肉骨骼系统疾病、神经系统疾病、心肺系统疾病、儿童疾病和老年疾病等。

一、运动治疗在肌肉骨骼系统疾病中的应用

康复可干预的肌肉骨骼系统疾病主要包括颈痛，下腰痛，肩部疾病，骨性关节炎，骨折，肌腱病变如髌腱炎和跟腱炎，韧带损伤如踝扭伤等。

（一）颈痛

由于长期姿势不良，过度负荷或者是退化、外伤等因素可致颈椎椎间盘变性、突出，或引起颈椎关节的僵硬、错位等，导致肌肉紧张或者神经受压，出现颈痛和活动受限甚至是牵涉痛等症状。合适的运动能够减轻脊柱的负荷，改善局部循环，缓解关节僵硬或错位和肌紧张，恢复颈部的力量和稳定性，最终改善颈痛和重

建颈椎功能。

（二）下腰痛

下腰痛指腰骶部区域的疼痛或者不适，或伴有下肢放射症状。其病因学复杂，可能由于腰椎小关节紊乱，椎间盘退变或移位，神经受压和骶髂关节障碍。运动治疗是下腰痛临床干预的重要方法，包括牵伸训练、活动度训练、核心训练等，最终达到改善腰椎核心稳定，减轻腰椎负荷，缓解疼痛和重建功能的目的。

（三）肩部疾病

常见的肩部疾病主要包括肩周炎和肩袖损伤。肩周炎是指肩关节周围肌肉、肌腱、滑囊和关节囊等的慢性炎症，好发于50岁以上的中老年人，表现为肩部疼痛及关节活动受限。通过运动治疗能够防止肩关节周围组织粘连，防止肌肉萎缩和改善关节活动范围。肩袖损伤是由于疲劳、退化或运动外伤所导致的肩袖肌肉的撕裂或断裂，临床表现为主动活动受限，做抗阻运动时出现疼痛以及肩峰撞击综合征。在恢复期进行正确的运动治疗能够促进血液循环，恢复肌肉力量，增加关节稳定性和增强运动控制能力。

（四）骨性关节炎

骨性关节炎是由于年龄老化、反复创伤、感染或其他因素引起关节软骨破坏、关节间隙变窄和骨赘形成的慢性骨关节疾病，临床表现为疼痛、肿胀、活动受限甚至关节畸形，好发于髋、膝关节。运动治疗对于骨性关节炎的康复至关重要，不仅能够减轻疼痛，改善肌力，恢复关节功能，还能提高整体生活质量，避免其他疾病发生。部分严重的骨性关节炎患者可能需要进行关节置换，手术后的运动康复同样不可或缺。

（五）骨折

骨折是外力或内在因素导致骨骼在解剖学上的连续性中段的状态。运动治疗的目的是在骨折临床治疗过程中恢复局部和整体功能状态，防止和减少骨折相关并发症和后遗症的发生，尽早使患者重返正常生活。

（六）肌腱病变

肌腱病变是指由于运动负荷增加，肌肉过度使用、反复牵拉引起肌腱退行性病变，表现为损伤区域用力时反复发生慢性疼痛，可出现在拇伸肌腱、腕伸肌腱、臀中肌腱、髌腱和跟腱等。通过选择低速、离心收缩的运动，能够减轻肌腱负荷，促进炎症吸收，改善肌肉力量和运动功能。

（七）韧带损伤

运动过程中韧带被牵拉超过其限度时，就可能出现韧带撕裂或断裂，如踝关节扭伤、膝关节交叉韧带损伤等。韧带撕裂的患者在急性期处理后，应该及时进行力量训练和稳定性训练，增加肌肉控制和关节稳定性，避免发生二次损伤。

二、运动治疗在神经系统疾病中的应用

康复可干预的神经系统疾病主要包括脑血管意外，脊髓损伤，周围神经损伤和其他神经系统疾病如帕金森病等。

（一）脑血管意外

脑血管意外也称为脑卒中，是一组急性起病的脑部血液循环障碍引起的局灶性神经功能障碍，并且持续时间超过24h或引起死亡的临床症候群。脑卒中具有发病率高、致残率高的特点，给家庭和社会带来沉重的负担。其引起的神经功能障碍与脑部病变部位相关，可能出现的运动功能障碍表现为肌张力增高，异常运动模式，生活自理能力下降等。脑卒中患者生命体征平稳后即可开始进行康复治疗，早期的运动康复能有效降低脑卒中患者的致残率，预防并发症和促进肢体功能恢复。运动治疗的过程应该遵循神经系统发育的原则，循序渐进，根据患者的病情制订个性化的训练方案。

（二）脊髓损伤

脊髓损伤是指由于意外、交通事故、运动损伤等因素导致的脊髓神经损伤，会导致感觉运动障碍、二便障碍、呼吸循环障碍等。脊髓休克期过后患者可能出现损伤平面以下的肌力下降、肌张力增高、反射亢进等。运动治疗的目标在于通过功能训练、适应性训练等提高患者的独立生活能力，促进患者重返工作和社会生活。具体的运动治疗内容包括斜床站立训练、坐位平衡训练、体位转移训练和肌肉牵伸训练等。

（三）周围神经损伤

周围神经损伤是指中枢神经系统以外的神经成分的结构和功能障碍。周围神经损伤后，该神经所支配的靶组织功能障碍，运动成分可表现为肌力下降、肌张力降低、肌肉萎缩。肌力下降和肌张力降低，导致患者的功能性活动障碍。早期运动治疗的目的主要为保持关节的功能位，维持完整的关节活动度范围和预防肌肉萎缩。恢复期应根据患者的损伤部位和残存肌力进行力量训练，促进肌力和肌耐力的提高，改善患者的整体功能。

（四）其他神经系统疾病

运动治疗在神经系统疾病的应用还包括应用于帕金森病、吉兰-巴雷综合征、多发性硬化等。治疗的目的主要在于通过个性化的运动处方，增强患者的活动能力、预防并发症，从而改善功能性活动障碍。

三、运动治疗在心肺系统疾病中的应用

心肺系统疾病主要包括冠心病，慢性阻塞性肺疾病和其他如心力衰竭、肺炎等。

（一）冠心病

冠心病是指冠状动脉粥样硬化造成血管腔狭窄或阻塞，以及冠状动脉功能性改变导致心肌缺血缺氧或坏死而引起的心脏病。运动能使心血管系统产生适应性变化，提高心肌有氧代谢能力，增强机体运动耐量、耐力和骨骼肌的肌力，但需要根据患者的危险性分级制订合适的运动处方，以免急性心血管事件的发生。

（二）慢性阻塞性肺疾病

慢性阻塞性肺疾病是一种常见的以持续气流受限为特征的肺部疾病，临床上可导致患者出现明显的日常生活活动受限和运动耐量下降。运动康复通过多方面的作用提高患者整体的功能水平，规律进行呼吸功能锻炼和体力活动训练能减少呼吸困难，增加肌力和肌耐力（外周肌肉和呼吸肌），增加运动耐量，改善日常生活活动能力和促进运动习惯的养成。

（三）其他心肺系统疾病

运动治疗还能提升患者的心肺功能及运动耐量，降低炎症的发生率，减缓疾病的进程并改善患者生活质量，适用于非充血性心力衰竭、高血压等心血管疾病以及肺炎、肺不张等呼吸系统疾病患者。

四、运动治疗在儿童疾病中的应用

运动治疗可干预的儿童疾病包括各型脑瘫、脑外伤、脑炎恢复期、脊髓损伤、脑发育不良、先天性斜颈、臂丛神经损伤及其他与运动障碍相关的遗传代谢性疾病。

小儿脑瘫是指各种原因造成的婴儿出生后非进行性脑损伤所致的综合征，主要表现为中枢性运动障碍和姿势异常。小儿脑瘫临床表现多种多样，由于类型、受损部位的不同而表现各异，主要包括运动发育落后，主动活动减少，反射异常，肌张力异常及姿势异常。脑瘫应当尽早发现，尽早治疗。运动康复能促进患儿正常运动发育，抑制异常运动和姿势。应按小儿运动发育规律进行功能训练，循序渐进地促使小儿开展正确运动。

五、运动治疗在老年疾病中的应用

随年龄渐长，机体衰老会引起器官的退行

性变化，加之原有慢性疾病或并发症的影响，老年人会出现日常生活活动能力下降。老年疾病可表现为运动能力降低如肌萎缩、步态不稳、易跌倒，还有本体感觉下降，以及认知行为障碍等。运动治疗能有效地减缓老年人因衰老所导致的功能下降，恢复病残老年人的各种功能障碍，改善活动能力，增强步行稳定性，提升心肺耐力等。运动康复也能改善其整体健康状态，最大限度地实现老年人的自主独立，改善其生存质量。

（王伟铭 王于领）

第四节 运动治疗的技术分类和实施原则

运动治疗是指通过有计划的、系统性的身体运动、姿势或体力活动，帮助客户或者患者纠正或预防损伤，改善、恢复或增强身体功能，预防或减少与健康相关的危险因素，以优化整体健康状况、体适能或幸福感。治疗师遵循国际功能、残疾和健康分类（International Classification of Functioning, Disability and Health, ICF）模型的内涵，结合临床推理和循证医学的理念，为存在身体结构和 / 或身体功能问题而影响到骨骼肌肉系统、神经系统、心血管系统、呼吸系统及身体其他系统功能的患者提供照护和服务。在专业、精准评估的基础上，根据每位客户或患者的个体化需求设计特定的科学的运动治疗方案。方案可能同时包括多项运动治疗技术。

一、运动治疗的分类

在临床上，运动治疗计划包含不同的运动治疗技术。为制订个体化运动治疗方案，治疗师应该基于患者损伤、活动限制或参与限制（功能限制或残疾）情况以及潜在的原因进行分析判断。根据各运动治疗技术的不同作用，大致可以将运动治疗概括为以下几类。

（一）有氧运动

有氧运动是大肌群进行中等强度、节律性、周期性的运动，持续一定时间，以提高机体有氧代谢能力和全身耐力为目的的一种训练方式，运动过程中所需能量主要由有氧代谢提供。可以起到改善心肺耐力、呼吸效率、心理、睡眠以及生活质量的作用，降低心血管疾病危险因素，降低心血管疾病、肥胖、糖尿病、骨质疏松、癌症等疾病的发生风险。

（二）肌力训练

肌力训练包括肌力和肌耐力的训练。肌力指肌肉收缩时所能产生的最大力量，肌耐力是指单个肌群在一段时间内进行重复收缩的能力。积极有效的肌力训练有助于防治失用性肌萎缩，提高肌肉力量，增强肌耐力和爆发力，提升心肺功能，从而恢复运动功能。

（三）牵伸训练

牵伸训练即运用外力牵伸缩短、挛缩或紧张的软组织使之延长，起到改善关节活动范围、恢复软组织的延展性、减少肌肉组织张力的作用。

（四）神经肌肉控制训练

神经肌肉控制是指肌肉对动态关节稳定信号的无意识的训练反应。下肢的运动，包括膝关节，是通过这个系统来控制的，它需要为有目的的运动提供正确的信息。神经肌肉训练计划不同于单纯的肌力训练，它涉及感觉运动功能和功能稳定的几个方面，起到改善目标功能和减轻症状的目的。

（五）姿势控制训练

姿势控制是用来描述中枢神经系统如何调节来自其他系统的感觉信息，以保持一个可控、直立的姿势而产生足够的运动输出。视觉、前庭和躯体感觉系统是参与姿势控制和平衡的主要感觉系统。适当的姿势控制是当一个人能够参与各种静态和动态活动，比如坐、站、跪、爬、散步和跑步等活动时，能使肌肉收缩保持中立姿势以及当姿势或者动作产生改变而需要进行细微调整的能力，其间不产生代偿性动作。

（六）平衡和灵活性训练

身体平衡通常是指在静态或动态中，身体保持直立姿势的状态。灵活性是指通过平衡和改变速度、方向以移动身体，应对外界刺激的能力。力量、反应能力以及协调性对于灵活性都有影响。多种运动方式，比如舞蹈、传统功操、有氧操、跳绳等都可以训练灵活性。

（七）呼吸运动训练

呼吸运动训练包括深呼吸训练、气道廓清治疗、呼吸肌功能训练及胸腔松动技术等。通过呼吸再训练可降低呼吸时的能量消耗、减少呼吸做功，促进放松；通过气道廓清治疗，促进气道通畅，预防气道阻塞及痰液堆积而干扰正常的呼吸，提高咳嗽效率；通过姿势纠正或适当的运动，预防或矫正伴随呼吸疾病而来的姿势变形；维持或改善胸廓活动度等。

（八）特定任务的功能训练

在该训练或者治疗中，患者在特定环境和特定任务情况下进行练习，并接受不同形式的反馈。康复中的特定任务训练主要通过目标导向的训练和重复，提高功能任务的表现。强调功能性任务的训练，而不是针对身体损伤。

二、运动治疗的实施原则和安全考量

科学证据表明，运动可以给身体带来很多好处，而且在成年人当中运动的好处远远大于运动的风险。一个理想的运动训练计划，应该是在个人健康状况、功能以及相应的身体和社会环境的背景下，能满足个人健康和体适能目标，并且既能将运动的风险降到最低，又能将运动的效果最大化。因此，制订一个科学、合理、个体化的运动处方非常重要。运动处方的制订和实施需要遵循一定的原则，下面将介绍运动治疗的实施原则和安全考量。

（一）实施原则

对于大多数成年人来说，有规律的运动训练计划应该包括除日常体力活动以外的多种训练，如对心肺功能、肌力、肌耐力、柔韧性、平衡与协调功能以及改善身体成分等方面的运动训练。而且，为了减少久坐以及不活动对于身体健康的不良影响，规律性的运动训练即使是短时间的，对于身体健康也是有益的。

为减少运动过度所致损伤以及其他肌肉骨骼损伤，建议在正式的运动训练之前应进行热身运动，运动之后进行恢复性训练，运动前或者运动后进行适量的牵伸运动，运动强度以及运动量应循序渐进增加。对于中老年人，尤其是合并心血管疾病的患者，运动前应进行专门的筛查和评估，开始新的运动训练计划之前应该从低－中强度开始，逐渐增加运动的质和量，使运动风险最小化。

制订规范的运动处方时应考虑到个人的目标、体能状况、健康状况、日程安排、物理和社会因素，以及可以使用的设备和设施，在FITT-VP（F指运动频率，I指运动强度，T指运动类型，T指运动时间，V指运动量，P指运动循序渐进方案）的原则下设计。不同运动方案的制订原则将在后续章节做详细介绍。

（二）安全考量

在患者的运动治疗方案中，不论采用何种形式的运动治疗方法，不论是患者独立进行运动或者在治疗师监督下进行运动训练，安全性都是运动治疗方案中最基本应考虑的因素。安全性包括患者的安全和治疗师的安全，特别是治疗师在徒手辅助患者进行运动训练时，更应该特别注意安全。

在运动过程中，许多因素会影响患者的安全。因此，在进行运动治疗之前，必须了解患者的疾病史和目前的健康状况。对于既往不习惯体力活动的患者，在已诊断或尚未诊断的情况下从事运动训练时，可能有发生不良反应的风险。某些药物可能会影响患者运动过程中的平衡和协调功能，或者运动过程中的心肺反应。因此，在实施运动训练之前，一定要识别患者运动的危险因素，并且充分权衡运动的利弊。在开始一项运动计划之前，医生可能建议患者进行必要的检查。

运动训练的环境对于患者的安全也有影响。充足的运动空间和合适的支撑面是保证患者安全的必要前提。如果在临床环境或家中使用运动器材，为了确保患者的安全，运动器材必须得到良好的保养和保持良好的工作状态，必须适合患者，并且必须正确使用。

患者在运动时，运动方案中每一项运动的准确性也会影响安全。包括运动时正确的姿势，正确的运动模式，以及执行每一项运动的强度、速度和持续时间。必须告知患者疲劳的迹象，疲劳与受伤风险的关系，以及在常规运动期间和之后休息对恢复的重要性。当一位患者在一个临床或家庭环境中学习一个运动项目时，治疗师通过直接监督，可以控制这些因素。然而，当患者在家或在社区的健身设施独立进行训练时，有效的运动指导和患者教育，可以增加患者运动的安全性，降低受伤或再次受伤的风险。

如前面所提到的，治疗师的安全也需要考虑在内。例如，当一位治疗师为改善患者肌力，通过徒手提供阻力，或者使用手提供牵拉力，以增加患者的关节活动度时，治疗师必须关注适当的人体工效学，预防因徒手操作带来的受伤风险。

（王亚飞　王于领）

第五节　运动治疗的临床应用与循证思考

运动治疗是临床物理治疗最重要的技术之一。在过去，治疗师在运动治疗技术的选择和治疗效果的评估中不乏经验的成分。进入 21 世纪后，循证医学（evidence-based medicine，EBM）在临床实践中发挥着越来越重要的作用。治疗师对功能和残疾概念的理解，基于文献证据制订明智的临床决策，为对寻求物理治疗服务的患者进行全面管理奠定了基础。

为患者提供优质的物理治疗服务包括以下内容：做出合理的临床决策，解决对患者重要的问题，以及在患者管理的每个过程中，应用知识明确患者健康状况、结构和功能的损伤、活动受限和参与限制及可能导致的残疾之间的关系。也就是说，在选择治疗技术时，对患者功能障碍要有准确的科学评估，对功能障碍产生的基础理论（如生理、解剖、生物力学等）要分析透彻，应用技术要有针对性。在治疗后总结患者的治疗效果时，要应用公认的、客观的评定标准，保证工作的科学性。

本节内容的主要目的是讲述运动治疗的临床决策和循证思考，并将其嵌入到患者管理的每个阶段。

一、运动治疗的临床决策

临床决策是一个动态的、复杂的推理和批判性思维过程。在这个过程中，治疗师和患者相互合作，收集和分析评估信息，形成假设，并根据所获得的信息确定最佳诊断和治疗。治疗师的临床决策主要体现在根据每个患者或客户的独特需求，选择、实施和修改治疗运动的干预措施。为了做出有效的决策，必须采用批判性和创造性的思维去阐述和理解问题。要做出明智、负责、有效率且有效果的临床决策需要做到以下几点。

（1）通过有效的检查策略收集相关数据，了解问题的相关信息。

（2）改善认知技巧，来帮助获取解决陌生问题的必要知识。

（3）采用高效的信息收集和信息处理方式。

（4）先前的相同或相似问题的临床经验。

（5）回忆相关信息的能力。

（6）整合新知识和已有知识的能力。

（7）从文献中获取、分析和应用高质量证据的能力。

（8）批判性组织、分类、区分优先级和综合信息的能力。

（9）识别临床模式的能力。

（10）能够形成关于提出问题和如何解决问题的工作假设。

（11）理解患者的价值观和目标。

（12）能够决定选择和制订策略计划。

（13）运用反省性思维和自我监督策略进行必要的调整。

临床推理是与临床实践相关的思维和决策过程的总和。在这个过程中，治疗师分析了导致患者身体功能受限（在标准环境中执行任务或行动的能力）和表现（患者在自己的当前环境中可以做什么）的多个变量。在物理治疗中，最常见的临床推理形式是假设 - 演绎推理。在假设 - 演绎推理中，治疗师获得关于患者问题的最初线索（来自主观评估），并在头脑中形成最初的假设。进一步的客观评估收集的数据可能证实或否定假设。在管理和重新评估的过程中，可能会产生持续的假设。在最初的评估和随后的自我反省将帮助治疗师识别模式，并改善他们的临床推理过程。

现有的文献中描述了多种治疗师在患者管理方面的临床决策策略和模型。临床工作者的假设导向算法Ⅱ（Hypothesis-Oriented Algorithm for Clinicians Ⅱ，HOAC Ⅱ），这一模型为治疗师提供了一个概念性的、以患者为中心的、可用于管理各类患者的框架。它涉及患者管理的五个要素：检查、评估、诊断、

预后和干预，其描述了做出明智的临床决策时涉及的一系列步骤。此外，ICF 也是治疗师常用的临床决策模型。

二、循证实践

循证实践（evidence-based practice，EBP）是应用当前所能获得的最好的研究依据，同时结合临床工作者的个人专业技能和多年临床经验，考虑患者的价值和愿望，将三者完美结合而制订出患者的治疗措施。对循证实践原则的理解和应用为指导临床工作者在医治过程中的决策过程提供了基础。

循证实践的过程包括以下步骤：

1. 提出一个可回答的问题　识别患者的问题（诊断、治疗、预后或病因等相关）并将其转化为具体的问题，解决对患者来说最重要的事情。

2. 寻找最好的证据　这一步包括确定检索词（可在第一步精心构建的问题中找到），选择要检索的资源库（如 PubMed 和 Cochrane Library 等），制订有效的检索策略检索相关文献，收集临床相关的科学研究。

3. 批判性地评估证据　掌握批判性评估的技巧，并对研究的质量和信息的适用性做出判断。可以通过简单的批判性评估方法来回答以下问题：该研究解决了什么问题？这些方法有效吗？这些结果可以如何应用到自己的实践中？

4. 实践证据　临床决策可以结合最佳的可用证据和自己的临床专业知识以及患者的价值观。

5. 评估干预措施的结果　最后一步是评估临床决策对于患者的效果。

基于以上五个步骤，我们可以将证据、临床经验和患者价值有机地结合在一起。

三、患者管理模型

物理治疗将残疾的模型运用于临床，在这个过程中，物理治疗团队一直以患者为中心。物理治疗专业人员将对患者的诊治过程建立一

套全面的患者管理方法，旨在通过一系列系统的步骤和决定来指导物理治疗实践者，以帮助患者达到尽可能高的功能水平。患者管理的过程有六个基本组成部分。

（1）全面的体格检查，包括按要求的连续的再检查。

（2）对收集到的数据进行评估。

（3）根据导致运动功能障碍的身体结构和功能缺陷、功能限制（活动限制）和残疾（参与限制）来确定诊断，进行物理治疗干预。

（4）以患者为导向，建立预后和照护计划。

（5）实施适当的干预措施。

（6）对干预结果进行分析和交流。

在完成检查、评估数据和确定诊断后，治疗师将制订包括治疗目标在内的治疗计划。在治疗计划中，治疗师选择适当的干预措施以促进患者目标的实现。治疗师会安排适当的干预给其助理，助理将治疗结果和/或治疗中的任何问题告知治疗师。

在这个管理过程中，贯穿始终的是协调、沟通并做好治疗过程中的记录。患者管理过程最终可帮助患者获得有意义的功能结果。再检查和再评价的过程除在治疗结束时进行，也需要贯穿于治疗的各个阶段，以帮助治疗师及时做出决策和适当判断。

四、有效实施运动治疗的策略

患者管理干预阶段的基本要素就是针对患者进行个性化的指导。作为患者的教育者，治疗师需要花费大量时间教导患者、患者家属或其他护理人员如何正确、安全地进行运动锻炼。有效的运动指导的关键需要做到：治疗师在筛查中评估并理解患者的健康知识水平和学习方式，与患者或护理人员沟通时有技巧地配合其学习需要和文化水平，使用通俗易懂的语言进行交流。具体的交流方式包括容易理解的讲义、小册子、视频、图片和反馈，缩小专业认识所知道的和患者所理解的内容之间的差距。

在进行运动指导前，治疗师应先制订一个计划，与患者及其家属建立积极的合作关系。有效的运动指导也建立在了解患者学习方式的基础上。此外，也需要在教授的过程中促进患者的运动动机。具体方法包括设计运动计划，先教授最简单的功能任务；演示一项运动的正确表现方式（安全及不安全的运动，正确的和不正确的动作），然后让患者模仿治疗师的动作；使用清晰简洁的口头和书面说明；补充家庭作业的书面说明计划（配插图）等。

此外，将运动学习的原理整合到运动教学中，可以优化运动或功能任务的学习。有效的策略可以建立在运动学习的原则上，帮助患者在治疗师的指导下开始学习一项运动，然后在一段时间内独立地练习，这有助于患者取得成功。

最后治疗师也应该预料到，大多数患者无法一直坚持任何治疗方案。尤其是在生病或受伤之前，患者并不会将定期锻炼作为生活的一部分。治疗师还需要采取一些措施，培养患者坚持治疗的习惯。具体包括：帮助患者确认坚持锻炼计划所带来的个人益处；解释每项运动和功能性活动的原理和重要性；保持运动计划尽可能简短；在每天的工作中，找出实用的和功能导向的方法来做选择性的练习；让患者写运动日志等；以及如有可能，安排定期随访等。

（余佳丹　王于领）

第二章

运动学与生物力学

人体运动学以研究人体运动规律为主要内容，涉及人体解剖学、生理学等，多学科研究人体运动的形成、人体运动规律及运动对人体的影响等。生物力学将力学原理与人体运动相结合，主要研究人体运动的力学机制，掌握人体运动学及生物力学基本知识，了解人体运动学相关概念及人体运动相关力学机制，可更好地指导康复工作的开展。

第一节 基础术语与概念

一、运动学描述基本概念

（一）参考系

物体运动具有相对性，对任何一个物体进行运动状态的描述时必须参照另一个物体。因此，在描述物体运动状态时，必须首先选择某物体或物体群作为参照，这个被选定的参考物体就叫作参考系（reference system）。通常我们将相对于地球静止或相对于地球做匀速直线运动的参考系称为惯性参考系，相对于地球做变速运动的参考系称为非惯性参考系。对于同一物体，其运动状态可因所选参考系的不同表现出不同的运动形式。

（二）人体力学模型

1. 质点模型 质点模型是一种抽象的简化模型，这种模型只有质量而没有尺寸，当物体的形状和大小对所研究问题没有显著影响时，

就可以将物体看作质点。比如在测量人体步行速度时，如果不考虑肢体摆动，就可以将人体看作质点。

2. 刚体模型 刚体模型也可看作一种简化的模型，这种模型的物体没有形状的变化，当物体的变形对所研究问题没有影响时，便可将此物体看作刚体，比如在进行人体肢体摆动研究时，肌肉的收缩、血液流动都会导致肢体形状发生一定的变化，但这种微小的变形不会对肢体运动的描述产生大的影响，为了方便描述，这时可以将肢体看作刚体。

3. 质点系模型 质点系模型比质点模型和刚体模型具有更加广泛的应用价值，它不但可以描述刚体的运动特征，也可以描述多刚体系统内部的相对运动。质点系模型可分为全质点系模型和简化质点系模型，全质点系模型把物体内的各点看作可做相对运动的点，简化质点系模型把物体分成 n 个内部无相对运动的区域。在人体运动的相关描述中，简化质点系模型的应用十分广泛。汉纳范建立的由 15 个刚体构成的人体模型即为简化质点系模型，其将人体分为 15 个内部无相对运动的刚体（即将人体分为 15 个相对运动的环节）（图 2-1-1）。

（三）运动的分类

1. 直线运动和曲线运动 若将物体看作质点，按照质点的运动轨迹，运动轨迹为直线的运动称为直线运动，否则为曲线运动。在曲线

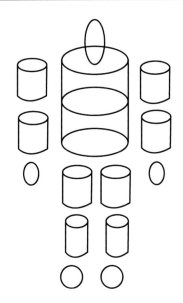

图 2-1-1　汉纳范人体模型

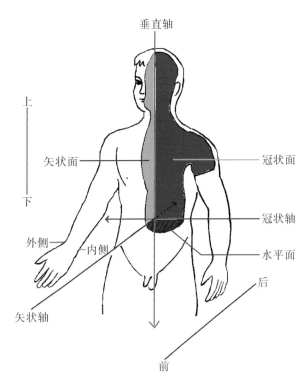

图 2-1-2　人体的基本轴和面

运动中，物体的运动方向始终在变化，圆周运动为典型的曲线运动。

2. 平动、转动和振动　若将物体看作刚体，运动过程中，不论运动轨迹是直线还是曲线，如果物体上各点的位移、速度和加速度都相同，这样的运动叫作平动；若运动过程中，各点都围绕同一直线做圆周运动，这样的运动叫作转动；如果物体以一点为中心在一定范围内做往复运动，这样的运动叫作振动。

二、人体运动描述

人体运动不同于其他物体，若将人体看成多刚体环节的复合体，任何运动的产生都源于多环节相互协调配合。同时，运动过程中身体姿势时刻发生着变化，所以，对人体运动状态的描述具有一定的复杂性和特殊性。

（一）人体的基本轴和面（图 2-1-2）

轴和面是人体运动描述中常用的术语，人体有无数个面和轴。根据实际需要，可设计互相垂直的三个基本轴，分别是冠状轴、矢状轴、垂直轴，在以上三个轴的基础上，延伸出三个基本面，即矢状面、冠状面和水平面。

1. 基本轴　①垂直轴：是指上自头侧，下至尾侧并与地平面相垂直的轴；②矢状轴：是指从腹侧面至背侧面，同时与垂直轴呈直角交叉的轴；③冠状轴：为左右方向与水平面平行，与前两个轴相垂直的轴。

2. 基本面　①水平面：又称横切面，是指与地平面平行，与矢状面和冠状面相互垂直，将人体分为上、下两部的平面；②冠状面：是指左、右方向，将人体分为前、后两部的纵切面，该切面与水平面及矢状面互相垂直；③矢状面：是指前后方向，将人体分成左、右两部的纵切面，该切面与地平面垂直。经过人体正中的矢状面称为正中矢状面，它将人体分成左右相等的两半。

（二）人体运动形式

人体运动是多种运动形式的综合，具有复杂性。在分析人体运动时，将复杂的运动分解为几种基本运动，有助于分析和理解。上肢、下肢及全身运动都具有各自特征。

1. 上肢基本运动形式　由上肢各关节共同完成，包括推、拉、鞭打。①推：在克服阻力时，上肢由屈曲态变为伸展态的动作过程，如胸前传球；②拉：在克服阻力时，上肢由伸展态变为屈曲态的动作过程，如游泳；③鞭打：在克服阻力或自体位移时，上肢各环节依次加速、制动，使末端环节产生极大速度的动作形式，叫鞭打动作，如标枪投掷。

2. 下肢基本运动形式　包括缓冲、蹬伸和鞭打。①缓冲：在克服阻力时，下肢由伸展状态转为较为屈曲状态的动作过程，如跳远落地前动作；②蹬伸：在克服阻力时，下肢由屈曲状态主动转为伸展状态的动作过程，如跳远起跳时起跳腿的动作；③鞭打：在完成自由泳的两腿打水动作时，下肢各环节有类似上肢的鞭打动作。

3. 全身运动形式　包括摆动、躯干扭转和相向运动。①摆动：身体某一部分完成主要动作（如一条腿的起跳）时，另一部分配合主要动作进行加速摆动（如双臂和另一条腿配合起跳的摆动）动作形式，称为摆动；②躯干扭转：在身体各部位完成动作时，躯体上下肢沿身体纵轴的反向转动的运动形式；③相向运动：依据运动形式，把身体两部分相互接近或远离的运动形式称为相向运动。

三、描述人体运动的基本物理量

（一）时间参数

一切物体的运动都是在时间维度中进行的，在描述人体的空间位置变化与规律时，往往要涉及与时间的对应关系，这时要使用适当的时间参数。常用的时间参数有"时刻"和"时间间隔"两个概念。

1. 时刻　可抽象为时间参考系上的一个点，用 t 表示。

2. 时间间隔　是两个时刻之间的一段时间，是时间参考系上的一个区间，用 Δt 表示，$\Delta t = t_2 - t_1$。

（二）空间参数

用以描述人体位置改变及其身体姿态位置

的主要内容，包括运动轨迹、路程与位移、关节角度与角位移等。

1. 运动轨迹　指将人体或某环节简化为质点模型进行相关分析时，质点的运动路线，如进行人体步态分析时，通过对人体质心运动轨迹的研究，可对步行速度、步行稳定性等进行分析。

2. 路程与位移　路程与位移是用来描述物体运动位置变化的重要物理量。路程是指物体从一个位置移到另一个位置时的实际运动路线的长度，也就是运动点的轨迹长度 S。路程只有数值的大小，没有方向，是标量。位移是指运动点的始点到终点的直线距离，其方向由始点指向终点 ΔX，是矢量（图 2-1-3）。位移和路程的单位有米（m）、千米（km）和厘米（cm）。国际单位制中用米作为位移、路程的单位。

3. 关节角度与角位移　身体姿态变换是通过关节角度变化实现的。所谓关节角度是指构成关节的两环节长轴，以关节转动中心为顶点所形成的角度。角位移是指转动物体经过 Δt 时间所转过的角度。通常规定，从转轴的正方向看，物体逆时针转动角位移为正，顺时针转动角位移为负。角位移常用单位是度、弧度（rad）、周等。

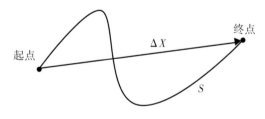

图 2-1-3　路程与位移示意图

（三）时空参数

人体运动描述中，在对人体空间位置进行描述的同时引入时空参数。参考运动时间因素，体现人体运动的快慢，通常以速率和速度反映线性运动快慢，用角速度反映转动角运动快慢。

1. 速率 速率是路程与通过这段路程所经历的时间之比。用公式计算的速率是运动体通过路程（ΔS）的平均速率。

$$v（速率）=\frac{\Delta S（路程）}{\Delta t（时间）}$$

2. 速度 速度是位移与通过这段位移所经历的时间之比，公式中的箭头表示该物理量是矢量。

$$\vec{v}（速率）=\frac{\Delta \vec{X}（位移）}{\Delta t（时间）}$$

3. 角速度 物体在单位时间内转过的角度称角速度，通常用ω表示。设物体在Δt时间内角位移为$\Delta\varphi$，那么物体转动的快慢可用平均角速度$\bar{\omega}$来描述。角速度的单位为"弧度/秒"，角速度的方向由右手法则确定。

$$\bar{\omega}=\Delta\varphi/\Delta t$$

4. 加速度 速度变化量Δv与所经历的时间Δt的比值，体现了此段时间内运动速度的变化率。加速度单位是"米/秒^2"（m/s^2）。

$$\vec{\alpha}=\frac{\vec{v_2}-\vec{v_1}}{t_2-t_1}=\frac{\Delta v}{\Delta t}$$

5. 角加速度 角加速度是指转动体在单位时间内角速度的变化量。角加速度的单位为"弧度/秒^2"，非国际单位制中也可用"度/秒^2"。

$$\beta=\frac{\omega_t-\omega_0}{\Delta t}$$

通常用加速度和角加速度反映人体运动变化程度。

四、生物力学基本概念

（一）力

力是物体间的相互作用的表现，用F表示，单位为牛顿（N）。力具有三个特性：大小、方向、作用点。人体运动的产生及运动状态的改变都要受力的作用，若把人体看作力学系统，则人体受力可分为内力和外力，两种因素共同作用于人体。

外力是外界通过物理方式作用于人体的力。人体在运动中所受的外力主要有重力、支撑反作用力、摩擦力、流体阻力等，在康复训练中，常使用外力作为负荷；内力则是人体内部各组织器官间的相互作用力，人体运动中常见的内力有肌肉收缩对骨的拉力、各组织器官间的被动阻力、各内脏器官的摩擦力等，各种内力相互适应、相互协调，使人体运动达到最佳状态，并不断抵抗外力以适应人体活动的需要。

（二）力矩、力偶和力偶矩

力矩亦称为"转矩"，单位为牛顿·米（$N \cdot m$），表示力对物体作用时产生转动效果的物理量。物体受力绕某点或定轴转动时，力的转动效果除了取决于力的大小和方向外，还取决于所绕定点或定轴到力的作用线的距离（图2-1-4）。力F在垂直转轴OZ平面内，O是平面内的任一点，d是从O点到力F作用力的垂距（称为力臂），则F对于O点的力矩是F与d的乘积，以M表示，则有$M_o=F \cdot d=F \cdot r \cdot \sin\alpha$。

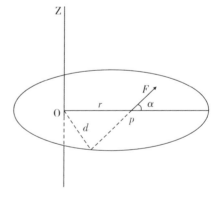

图2-1-4 力矩示意图

通常认为，力使物体绕点或轴转动，从轴的正面看，力使物体按逆时针方向转动时，力矩为正；力使物体按顺时针方向转动时，力矩为负。

同轴力矩的合成遵循代数加法，即：$\sum M = M_1+M_2+\cdots+M_n$。不同轴的力矩不可加。

大小相等、方向相反、作用力互相平行但不重合的两个力作用在物体上，物体同样会产生转动,这对力称为力偶。如汽车司机用双手转动方向盘所施加的力就是一个力偶。力偶可以产生单纯的转动效应。

力偶的转动效能用力偶矩评价:$M=F \times L$

力偶的重要性质:①力偶无合力,其在任一轴上投影的代数和为零;即力偶不能用一个力来代替,它是一个不能合成的特殊力系。②只要保持力偶矩不变,可以相应地改变其力和力偶臂的大小,而对物体的作用效应不变。③力偶对物体的作用与矩心无关,即它对平面上任一点的矩保持不变,并且就等于力偶矩,故可以在不改变力偶矩的条件下,可将力偶在平面内任意移动。

五、人体运动杠杆原理

人体很多关节肌肉均符合杠杆原理,杠杆包括支点、阻力点和力点。支点是指杠杆绕着转动的轴心点,在肢体杠杆上,支点是关节的运动中心。动力作用点称为力点,在骨杠杆上力点是肌肉的附着点。阻力杠杆上的作用点称为阻力点。阻力由运动阶段的重力、运动器械的重力、摩擦力、弹力以及拮抗肌的张力、韧带和筋膜产生的抵抗牵张力等组成。它们在一个杠杆系统中的阻力作用点只有一个,即全部阻力的合力作用点。

从支点到动力作用线的垂直距离称为力臂(d),从支点到阻力作用点的垂直距离,称为阻力臂(d_w),肌力矩(M)是肌肉的拉力形成的力矩,阻力矩(M_w)为阻力和阻力臂的乘积。

根据杠杆上三个点的位置不同,可将人体运动杠杆分为平衡杠杆、省力杠杆、速度杠杆三类。①平衡杠杆,支点在力的作用点和重力作用点之间,如头部的仰头和俯首运动;②省力杠杆重力作用点在支点和力的作用点之间,如行走时提起足跟的动作,这种杠杆可以克服

较大的体重;③速度杠杆,力的作用点在重力作用点和支点之间,如肘关节的活动,这种活动必须以较大的力才能克服较小的重力,但运动速度快、活动范围大。

杠杆原理的应用:①省力,要用较小的力去克服较大阻力,就要使力臂增长或缩短阻力臂,在人体杠杆中肌肉拉力的力臂一般都短,可以通过籽骨、肌肉在骨骼上附着点的隆起等来延长力臂;提重物时,使重物靠近身体可以缩短阻力臂而省力。②获得速度,许多动作不要求省力,而要求获得较大的运动速度和运动幅度,如投掷、踢球等,为使阻力点移动的幅度和速度增大,就要增加阻力臂和缩短力臂。③防止损伤,从杠杆原理可知速度杠杆一般不能省力,而人体骨骼与肌肉组成的杠杆大多属于速度杠杆,所以阻力过大的时候,容易引起运动杠杆各环节,特别是其力点和支点,即肌腱、肌止点以及关节的损伤;除通过训练增强肌力以外,还应适当控制阻力及阻力矩,以保护肌杠杆。

(祁 奇)

第二节 关节的结构和功能

一、关节的结构

骨与骨借助结缔组织相连,形成骨连接,即关节。

(一)关节的主要结构

关节的主要结构是每个关节都具备的结构,称为关节的三要素,包括关节面、关节囊和关节腔。

1. 关节面 关节面是指参与组成关节的骨性接触面。每个关节至少包括两个关节面,一般为一凸一凹,其中关节面凸者为关节头,关节面凹者为关节窝。关节面上覆盖有关节软骨,它光滑、富有弹性,可减少运动时的摩擦,并

能缓冲震荡。其形态与厚薄依年龄和关节的功能不同而各异，一般来讲，老年人厚度减小，受压力较大的部位关节软骨较厚，关节头和关节窝较深。

2. 关节囊　包在关节的周围，由附着于关节面周缘及其附近骨面上的结缔组织膜构成，使关节腔密闭。可分为外表的纤维层和内面的滑膜层。纤维层由致密的结缔组织构成，厚而坚韧，含有丰富的血管和神经，其厚薄在不同关节或同一关节的不同部位皆存在差异；一般在负重大而活动幅度小的关节，纤维层较厚而紧张，而在运动灵活的关节则较薄且松弛。纤维层具有稳固关节、保持关节的完整性等作用。滑膜层富含血管网，可分泌滑液。滑液是透明蛋清样液体，略呈碱性，除具润滑作用外，还是关节软骨和关节盘等进行物质代谢的媒介。

3. 关节腔　指由关节软骨与关节囊滑膜层所围成的密闭、潜在腔隙，内有少量滑液，可润滑关节、减少摩擦，腔内为负压，有利于关节的稳定。

（二）关节的辅助结构

关节除了具备上述三个主要结构外，某些关节为适应其特殊功能而分化出一些特殊结构，以增加关节的灵活性或稳固性，这些结构统称为关节的辅助结构，包括韧带、关节内软骨、关节唇、滑膜襞、滑膜囊等。

1. 韧带　韧带位于关节周围或关节腔内，连于相邻两骨之间，由致密结缔组织构成，具有连接加固关节、限制关节运动等作用。大多数韧带位于关节囊外面，称为囊外韧带。其中有的与关节囊相贴，为关节囊的局部纤维增厚，如髂股韧带；有的不与关节囊相贴，分离存在，如膝关节的腓侧副韧带等；还有的是关节周围肌腱的直接延续，如膝关节的髌韧带；也有少数韧带位于关节囊内，如膝关节的交叉韧带。

2. 关节内软骨　存在于关节腔内的软骨称

为关节内软骨，由纤维软骨构成。其有两种形状，一种是圆盘形，称为关节盘，位于构成关节骨的关节面之间，其周缘附于关节囊，可将关节腔分成两部分；另一种为月牙形，称为半月板，位于膝关节内。关节内软骨可加深关节窝，使两关节面彼此相互适应，减缓外力对关节的冲击和震荡，还可改变关节的运动形式，增大关节运动范围。

3. 关节唇　附着于关节窝周缘的纤维软骨环，可增大关节面和加深关节窝，从而使关节更加稳固，在肩关节和髋关节中皆有关节唇。

4. 滑膜襞　有些关节的滑膜层面积大于纤维层，以致滑膜折叠，并突向关节腔而形成滑膜襞，其内含脂肪和血管。在关节运动中，当关节腔的形状、容积和压力改变时，滑膜襞可起到填充或调解作用，并可扩大滑膜的面积，有利于滑液的分泌和吸收。

5. 滑膜囊　关节囊的滑膜层从纤维层的薄弱或缺如处呈囊状向外膨出称为滑膜囊，其可与关节囊相连或不相连，滑膜囊多位于肌腱与骨面之间，可减少运动时与骨面之间的摩擦。

二、关节的分类

（一）按照骨与骨之间连接的结构与活动情况分类

1. 直接连接　两骨之间借纤维结缔组织、软骨或骨组织直接相连，此类连接比较牢固，活动幅度很小或完全不能活动，多见于颅骨和躯干骨间的连接。

2. 间接连接　关节的相对骨面相互分离，借助周围的结缔组织膜性连接，其间有间隙，充以滑液，活动性大，多见于四肢骨连接。

（二）根据关节运动轴的数目分类

1. 单轴关节　滑膜关节的一种，只有一个运动轴，关节仅能沿此轴做一组运动，分为两种形式。①滑车关节，一骨关节头呈滑车状，另一骨有相应的关节窝，通常只能绕冠状轴做屈伸运动，如指间关节、膝关节和踝关节；②车轴关节，由圆柱状的关节头与凹面状的关节窝构成，关节窝常由骨和韧带连成环，可沿垂直轴做旋转运动，如寰枢正中关节和桡尺近侧关节等。

2. 双轴关节　有两个互为垂直的运动轴。能做相互垂直的两个平面的运动。①椭圆关节，椭圆关节有凸凹两个椭圆形关节面，属双轴关节，可做前后的轴屈伸运动和右的伸展运动，当所有的运动联合起来，可形成环转运动，桡腕关节就是椭圆关节。②鞍状关节，一个鞍状关节包含两个 U 形表面，彼此呈直角嵌合，中心部分接触于两骨凹槽中，如同马鞍置于马背上，彼此可沿另一骨进行双向的移动，相对两骨的关节面都是鞍形，二者互为关节头和关节窝，可沿水平冠状轴做屈伸运动和水平矢状轴做收展运动。

3. 多轴关节　有 3 个或 3 个以上的运动轴，可做多方向的运动，包括球窝关节和平面关节。①球窝关节：关节头为球体的一部分，关节窝较浅，头与窝松弛相接，运动环节可绕 3 个基本轴做屈伸、收展、回旋和环转运动，运动幅度大，是最灵活的一种关节，如肩关节。②平面关节：此种关节面可看作直径很大的球体的一部分，但两骨的关节面曲度很小，接近平面，大小一致，关节囊紧张而坚固；这种关节运动范围很小，故又称微动关节，如肩锁关节、骶髂关节。

三、关节的运动形式

人体的运动是由身体各个运动环节在相应关节处产生的运动所构成的。能绕关节运动的人体的一部分（如躯干、上肢和下肢等）或肢体的一部分（如上臂、前臂和大腿等）被称为运动环节，简称环节。

关节的运动与关节面的形状关系密切，后者决定了关节运动轴的数目和位置，进而决定了关节的运动形式和运动范围。关节的各种运动都是环节绕着关节的 3 个互相垂直的基本轴进行的转动。根据关节运动轴的方位，关节运动的基本形式有以下几种。

1. 屈和伸　通常指环节在矢状面内，绕额状轴进行的运动。在标准解剖学姿势下，向前运动为屈，向后运动为伸；但膝关节以及以下关节则相反，即小腿向后为屈，向前为伸，足背向小腿前面靠拢为踝关节的伸，亦称背屈，足尖下垂为踝关节的屈，亦称为跖屈。

2. 外展和内收　环节在额状面内，绕矢状面的运动，运动时，使环节向正中面靠拢的运动为内收；反之，远离正中面的运动为外展。对于手指和脚趾而言，人为规定以中指和第二趾为中轴的靠拢为内收，散开为外展。

3. 回旋　回旋是环节在水平面内，绕垂直轴，或绕环节自身的长轴进行的旋转，运动时整个环节的运动轨迹呈圆柱形。当环节由前面向内侧旋转称为旋内，而由前面向外侧旋转称为旋外。对于前臂和手的回旋运动，亦称为旋前（手背转向前方）和旋后（手掌恢复到向前而手背转向后方）。头和脊柱等环节则为左、右回旋。

4. 水平屈伸　上臂在肩关节外展 90° 位置，绕垂直轴在水平面内运动时，向前运动为水平屈，向后运动为水平伸。

5. 环转　环节以近侧端为支点在原位转动，绕额状轴、矢状轴以及它们之间的中间轴进行连续的运动，环节的远侧端做圆周运动，整个环节的运动轨迹是一个圆锥体，这种运动称为环转。环转运动实际上是屈、展、伸和收依次结合的连续动作。凡是具有额状轴和矢状轴的关节均可做环转运动。

四、关节运动幅度及其影响因素

关节运动幅度是指一个动作开始到结束，在某一关节处的两个运动环节之间运动的极限范围（用角度表示），即指运动环节围绕某运动轴进行转动的最大活动范围。关节的运动幅度与其灵活性和稳固性有关，而关节的灵活性和稳固性之间又是相互矛盾的。一般来说，关节的灵活性好则稳固性差，稳固性好则灵活性差。各个关节的灵活性与稳固性主要受其本身结构和关节周围结构的制约。影响关节运动幅度的因素包括：

1. 关节面积大小的差别　构成关节的两个关节面的面积相差越大，关节越灵活，运动幅度也越大，但稳固性就差。

2. 关节囊的厚薄与松紧程度　关节囊薄而松弛则关节灵活，运动幅度大，但稳固性差；关节囊厚而紧则关节灵活性差，运动幅度亦小，但稳固性却高。

3. 关节韧带的多少与强弱　关节韧带多而强则关节稳固，但运动幅度却小，关节亦欠灵活；关节韧带少而弱则运动幅度大，关节也灵活，但稳固性则差。

4. 关节周围的骨结构　关节周围有骨突起，就会阻碍关节的活动，因而影响其灵活性及运动幅度。

5. 关节周围肌肉的体积、伸展性和弹性　关节周围肌肉的伸展性和弹性好，则关节的运动幅度大而灵活；反之则小而差。此外，关节周围肌肉的体积太大亦会影响到关节的灵活性与运动幅度。

6. 年龄　儿童及少年的软组织内水分较多，弹性好，所以关节的运动幅度大。随着年龄的增长，软组织内的水分减少，弹性下降，关节的运动幅度因而逐渐下降。

7. 性别　女性软组织内的水分和脂肪较多，所以弹性比男性好，关节的运动幅度也较大。

8. 训练水平　训练水平高的人，关节的灵活性与运动幅度一般都较高。

（祁　奇）

第三节　肌肉骨骼系统的运动学基础

肌肉骨骼系统是由骨骼肌、骨及骨连接构成的。人体运动是由骨骼肌收缩拉动骨骼，引起关节转动产生的。在此系统中，骨主要起支持作用，肌肉收缩提供了关节转动的动力。骨骼肌有多种收缩形式，人体每一种动作的产生都不是由一块肌肉完成的，是通过多肌群间的协同工作实现的。

一、肌肉的构造

（一）肌肉的基本结构

肌肉大体上主要由肌腹、肌腱、血管和神经构成。其中，肌腹居于肌肉中部，较肥厚，由许多肌纤维（肌细胞）及结缔组织结合而构成，其主要功能是通过肌纤维的收缩和舒张，来产生和调节人体运动的动力。肌腱为肌肉两端的呈银白色的部分，主要由大量的胶原纤维束构成，非常坚韧，一端连接于肌腹，另一端附着于骨；长肌的腱多呈条索状，扁肌的腱呈薄膜状，称为腱膜。

肌肉内含有丰富的血管，尤其是毛细血管，为骨骼肌工作提供养料，并及时清除代谢产物。肌肉中分布的神经有躯体运动神经、躯体感觉神经和内脏运动神经等。躯体运动神经支配肌肉的运动。躯体感觉神经起于肌梭和肌腱等本体感受器，主要向神经中枢传导肌肉的张力状态；另外，还传导肌肉的痛觉、温度觉、触觉和压力觉等一般感受。肌肉中还分布着内脏运动神经中的交感神经，可以通过调节肌肉中血管的开放状态，来调节肌肉的血液供应。

（二）肌肉的辅助结构

肌肉的辅助结构包括筋膜、腱鞘、滑膜囊等，它们均由肌肉周围的结缔组织转化而来，具有保护肌肉、维持肌肉的位置、减少运动时的摩擦以及提高运动效率等功能。

筋膜为包在肌肉周围的结缔组织膜，分为浅筋膜和深筋膜。浅筋膜位于皮下，又称皮下筋膜，由疏松结缔组织构成，浅筋膜内含有脂肪、血管和神经等，对肌肉有保护作用，并有助于维持体温。深筋膜又称固有筋膜，位于浅筋膜深面，由致密结缔组织构成。深筋膜包裹肌肉或肌群，形成各块肌肉或各层肌肉的腱鞘，约束肌肉的牵引方向，分隔各块肌肉或肌群，保证每块肌肉或肌群能单独活动，互不干扰。深筋膜还可以成为肌肉的附加支撑点，扩大肌肉的附着面积，利于增强肌肉收缩时的力量。

腱鞘是包在长肌腱周围的结缔组织，主要分布于手、足等活动性较大的部位，呈双层套管状，由外层和内层组成，外层厚而坚韧，称腱纤维鞘；内层称腱滑膜鞘，其又分壁层和脏层，脏层贴于腱纤维鞘内面，内、外两层在鞘的两端相互移行，成为一个密闭的腔隙，内含少量滑液，可减少肌腱活动时与骨面之间的摩擦，并具有固定肌腱的作用。

滑膜囊为扁形封闭的结缔组织小囊，内含滑液，多位于肌肉或韧带和骨面接触处，可减少两者间的摩擦，有肌下滑膜囊、腱下滑膜囊和皮下滑膜囊等。滑膜囊有炎症时，可出现局部疼痛和功能障碍。

二、肌肉的附着点和固定条件

（一）肌肉的附着点

骨骼肌通过肌腱附着在骨骼的骨膜上，两端通常分别附着于两块或两块以上的骨面，其中，跨越一个关节的肌肉称为单关节肌，跨越两个关节的肌肉称为双关节肌，跨越两个关节以上的肌肉称为多关节肌。

骨骼肌两端的附着处，分别称为起点和止点。通常来讲，凡靠近身体正中面或肢体近侧端的附着点，称为起点；远离身体正中面或肢体近侧端的附着点，称为止点。当肌肉收缩时，起点和止点相互靠近而产生动作。

（二）肌肉工作时的固定条件

1. 定点和动点　骨骼肌收缩时，起点和止点相互靠近，一般是一端骨的位置相对固定，另一骨相对移动。某一肌肉收缩时，较固定的附着处称为定点，移动的附着处称为动点。需要注意的是，肌肉的定点和动点不是恒定的，当工作条件改变时，两者相互交换。比如，持哑铃屈前臂动作和引起向上动作，两个动作都需要屈肘肌收缩使肘关节屈，在持哑铃屈前臂动作中，屈肘肌的上臂附着处为定点，前臂附着处为动点；而在引起向上动作中，上臂附着处为动点，前臂附着处为定点。

2. 固定条件　①近固定和远固定，肌肉收缩时，以近侧端为定点称为近固定，以远侧端为定点称为远固定。②上固定和下固定，通常在分析附着在躯干的某些肌肉的工作时，以身体上端附着处为定点称为上固定，以下端附着处为定点称为下固定；比如，腹直肌上端的附着处在胸骨、肋骨上，下端的附着点在骨盆上，因此，在做悬垂举腿动作时为上固定，在进行仰卧起坐运动时为下固定。③无固定，肌肉收缩时，两端的附着处都不固定称为无固定；比如核心肌力训练时，身体平躺，躯干与下肢的相向运动，由腹肌、腰大肌在无固定条件下完成动作。

三、肌肉的收缩形式

根据肌肉收缩时的长度变化，可将肌肉收缩的形式分为三类：向心收缩、离心收缩和等长收缩。

（一）向心收缩

向心收缩是指肌肉收缩所产生的张力大于外加的阻力时，起点和止点相互靠近，肌肉缩短，并牵引骨杠杆做相向运动的一种收缩形式。根据整个关节运动范围肌肉张力与负荷的关系，向心收缩又可分等张收缩和等动收缩两种。

1. 等张收缩　在整个收缩过程中给予的负荷是恒定的，是相对的概念，由于不同关节角度杠杆得益不同和肌肉收缩长度变化的影响，在整个关节移动范围内肌肉收缩产生的张力和负荷是不等同的，收缩的速度也不相同。

2. 等动收缩　在整个关节范围内肌肉产生的张力始终与负荷等同，肌肉能以恒定速度或等同的强度收缩。等动收缩是通过专门的等动负荷器械来实现的。在进行等动收缩时，在整个关节范围都能产生同等的张力（或最大张力），而等张收缩则不能。

（二）离心收缩

当肌肉收缩所产生的张力小于外力时，肌肉积极收缩但被拉长，起止点逐渐远离，称为离心收缩。离心收缩在人体运动中起着制动、减速和克服重力等作用。比如，在人体落地缓冲过程中，股四头肌做离心收缩，防止由重力作用导致膝关节过度屈曲。通过专门的等动负荷器械，也可以在等动的模式下完成离心收缩。

（三）等长收缩

当肌肉收缩产生的张力等于外力时，肌肉积极收缩，但长度不变，这种收缩形式称为等长收缩。等长收缩是肌肉静力性工作的基础，在人体运动中对运动环节的固定、支持和保持身体某种姿势起重要作用。

三种肌肉收缩形式，反映了肌肉收缩的不同特征。人体任何一种运动动作的实现，都有赖于三种肌肉收缩形式的协调配合。另外，有人对三种肌肉收缩形式产生的张力水平进行过研究。结果表明：离心收缩产生的最大力量，大大超过等长和向心收缩产生的力量。肌肉收缩的力量水平，由大到小依次是离心收缩、等长收缩和向心收缩。同时，比较肌肉收缩形式与发生延迟性肌肉疼痛的关系也表明，离心收缩诱发的肌肉疼痛最显著，而向心收缩则不明显，等长收缩诱发的肌肉疼痛比向心收缩稍明显，但大大低于离心收缩。

四、肌群间的动作协调

人体任何动作的产生，都需要多块肌肉的协同配合。根据肌肉在同一动作中的作用不同，可以将其分为原动肌、拮抗肌、中和肌、固定肌。

1. 原动肌　当一块或一组肌肉收缩产生的力是引起环节运动的主要动力来源时，这块或这组肌肉称为原动肌。比如，屈肘动作中，肱二头肌和肱桡肌等就是原动肌。

2. 拮抗肌　在某一动作中，与原动肌作用相反的肌肉称为拮抗肌。从相对于关节运动轴的关系来讲，拮抗肌位于原动肌的对侧，因此，只要确定了某个动作的原动肌后，拮抗肌也就确定了。例如，在屈肘动作中，原动肌为肱二头肌，那么位于肘关节轴后侧的肱三头肌则为屈肘动作的拮抗肌。

3. 中和肌　原动肌通常对关节运动有数种作用。比如髂腰肌在近固定收缩时可使大腿屈和旋外，但在实际运动中，多数只需表现出其中某一个作用，因此就需要通过其他一些肌肉收缩来避免另外一些作用出现，这种抵消原动肌对关节产生多余运动的肌肉称为中和肌。

4. 固定肌　当肌肉收缩变短时，应具有使两端点向中心靠近的作用趋势。但在实际运动中，为保证运动的确定方向，通常不需要这种两端都相向运动的作用。因此，为了充分发挥原动肌对动点骨的作用，必须要有其他肌肉来固定原动肌的定点骨，这些固定定点骨的肌肉称为固定肌。

（祁　奇）

第四节 肌肉骨骼系统的生物力学基础

一、肌肉的生物力学

肌肉作为运动系统组成中最具活力的部分，其可产生主动收缩，同时神经系统的支配、人体的能量供应及肌肉本身的结构特性等都会对肌肉功能的发挥产生影响。前文中提到骨骼肌的基本结构为肌腹、肌腱及包裹肌肉的筋膜，其中肌腹具有主动收缩能力，而肌腱和筋膜只能在被动牵拉时产生张力，而无主动收缩能力；加之肌腹内以及周围的肌腱和结缔组织为黏弹性结构，决定了肌肉在收缩和牵拉过程中的不同力学特性。

（一）运动单位

由一个 α 运动神经元及其所支配的若干条肌纤维组成的功能单位，称为运动单位。根据形态、结构和功能的不同，可将运动单位分为运动性运动单位和紧张性运动单位。运动性运动单位的运动神经元发放的神经冲动频率较高，肌纤维收缩力量大，但较易疲劳；肌纤维中氧化酶的含量较低，属于快肌运动单位。紧张性运动单位的运动神经元发放的神经冲动频率较低，但发放的冲动可持续较长的时间，肌纤维不易疲劳且其中氧化酶的含量较高，属于慢肌运动单位。一般来讲，一个运动单位中的肌纤维数目越少则越灵活；越多则产生的张力越大。

肌肉收缩时产生张力的大小与兴奋的肌纤维数目有关。肌肉收缩时兴奋的肌纤维数目越多，产生的张力就越大。由于肌肉中所有的肌纤维分属于不同的运动单位，因此肌肉收缩时产生张力的大小与同时兴奋的运动单位数目有关，而且也与运动神经元传到肌纤维的冲动频率有关；参与活动的运动单位数目与兴奋频率的结合；称为运动单位动员，也可称为运动单位募集。

（二）肌肉结构的力学模型

Hill 提出肌腱为类似于弹簧的弹性结构，与肌肉的收缩成分（肌原纤维中的弹性蛋白、肌动蛋白和肌球蛋白）呈串联关系，而包裹肌肉的肌外膜、肌束膜、肌内膜和肌纤维膜是与肌肉的收缩成分呈并联关系的另一种弹性成分，因此，他提出了如下力学模型。此模型由收缩成分、串联弹性成分和并联弹性成分三部分组成，因此又称为三元素模型（图 2-4-1）。

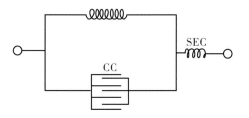

图 2-4-1 肌肉三元素模型
SEC：串联弹性元；CC：收缩元

这些并联和串联的弹性成分在肌肉主动收缩和被动牵拉的过程中被拉长，产生张力的同时贮存弹性势能；当肌肉舒张时弹性成分回缩，贮存的能量被释放出来。对于张力的产生而言，串联的弹性纤维比并联的弹性纤维更重要。一些研究显示粗肌丝上的横桥有弹簧似的特性，也属于肌肉的弹性成分。

弹性成分的作用：①弹性成分能保持肌肉处于随时收缩的状态，保证收缩过程中张力的产生和传导；②确保肌肉收缩停止时收缩成分能恢复到原来（休息）的状态；③防止收缩成分松弛时被过度牵拉，从而降低肌肉损伤的风险；④串联和并联的弹性成分表现出的黏性特征，它们吸收的能量和受到应力呈正比，并以时间依赖性的方式消耗能量。

肌肉-肌腱单位的黏性和弹性特征在日常活动中很常见。例如，一个人直立弯腰伸手触摸脚趾时，肌肉起始的牵拉是弹性的，然而当牵伸状态固定时，肌肉进一步的延长来源于肌肉－肌腱结构的黏性，然后手指可以慢慢触摸到地面。

（三）肌肉结构力学模型的性质

肌肉所能产生的总肌力受其机械特性的影响，可通过肌肉长度－张力、负荷－速度、张力－时间关系以及肌肉构造来描述。影响张力产生的其他重要因素还有温度、肌疲劳和预牵拉等。

1. 肌肉张力－长度关系 肌肉收缩时的总张力是由收缩成分产生的主动张力和并联弹性成分、串联弹性成分产生的被动张力叠加而成的。整块肌肉的长度－张力关系必须同时考虑主动成分和被动成分的张力。当肌肉处于静息长度或更短时，构成并联弹性成分的组织处于松弛状态；此时，并联弹性成分不会产生被动张力，当肌肉逐渐伸长时，开始产生拉力。对于串联弹性成分而言，在等长收缩时，它们的长度几乎不会发生变化；在肌肉动态收缩时，收缩成分变短，串联弹性成分被拉长，产生被动张力。被动弹性成分的组织具有黏弹性的力学特征，其被动张力的大小与长度的变化呈非线性关系。在实际应用中，大多数单关节的肌肉极少被牵拉到被动张力出现；但对于跨关节肌肉来说，肌肉张力－长度关系的极端状态具有一定的功能性意义。例如，膝关节完全屈曲时腘绳肌缩短程度很大，它能产生的张力也显著降低；相反，屈髋伸膝时腘绳肌被牵拉，所产生的被动张力足以防止肌肉被过度拉长；如果髋关节继续屈曲，腘绳肌的被动张力则使膝关节也屈曲。

2. 负荷－速度关系 肌肉收缩的张力与速度关系是指负荷对肌肉收缩速度的影响。在肌肉初长度不变的情况下，改变后负荷大小可使肌肉的张力与速度成反比。逐步增加肌肉的负荷，肌肉产生的张力也逐步增大。但开始出现缩短的时间愈晚，缩短的速度和缩短的长度也愈小。当负荷的增加达到某一数值时，肌肉将

不能再缩短，即缩短的速度和长度减小到零，但肌肉产生的张力却达到最大值（简称 P_0）。由于肌肉完全没有缩短，因此它所做的功为零。在同样的实验中，逐步减少后负荷的重量时，后负荷愈小，肌肉产生的张力愈小，但缩短出现得愈早，缩短的速度和长度却愈来愈大。当后负荷为零时，缩短速度达到最大，称为最大缩短速度（简称 $v_{\max}$）。肌肉在做最大缩短速度的收缩，理论上没有做功，因为这时的张力为零。

根据上述不同负荷时肌肉所表现的张力和缩短速度两相对应绘成坐标图，则可得到图 2-4-2 所示的负荷曲线，图中曲线和横坐标轴相交的一点，肌肉完全不能缩短，张力达到最大（P_0），相当于等长收缩的最大肌力。在曲线和纵坐标相交的一点，肌肉产生的张力为零，但缩短速度最大，该肌肉得到在当时的功能状态下的最大收缩速度。在这两个极端之间，在不同的后负荷时都能看到肌肉在产生与负荷相同的张力的情况下使负荷移动一定的距离，说明肌肉产生的张力和当时的缩短速度呈反比。

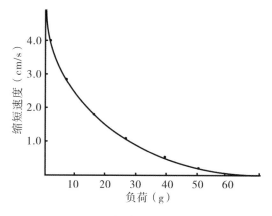

图 2-4-2　负荷－速度关系曲线

二、骨的生物力学

骨作为运动系统的重要组成部分，在运动中发挥着杠杆的作用；同时还通过骨连接构成人体坚硬的支架，发挥保持机体的形态、保护内脏器官，为肌肉提供附着点等作用。它是体

内最坚硬的器官之一，同时又具有一定的韧性和弹性，并在整个生命过程中保持活跃性，具有丰富的血供和良好的自我修复能力；其功能和结构能随着力学环境的改变而改变。失用和过度使用通常都会导致骨密度的改变，骨折愈合过程中和骨手术后，骨的形状会发生显著改变，这都是由力学环境的改变造成的。

（一）骨的构造及化学成分

活体骨由骨膜、骨质和骨髓及血管、神经等组成。骨膜是由致密结缔组织所构成的纤维膜，包括覆盖在骨外面的骨外膜和附于骨髓腔里面的骨内膜。骨质是骨的主要组成部分，分为骨密质和骨松质两种。骨密质是由排列紧密而规则的圆筒状骨板和骨细胞构成，有很强的抗压、抗拉、抗弯以及抗扭转能力，分布于长骨、短骨、扁骨以及不规则骨等骨质的表面。其中长骨骨干的骨密质特别厚，形成长骨骨干的管壁。骨松质是由许多针状或片状称为骨小梁的骨质互相交织而成的，网眼内充满着红骨髓，分布于长骨的两端和短骨、扁平骨及不规则骨的内部。骨小梁是按照压（重）力和张力方向有规则地排列着，这种排列方式能使骨以最经济的骨质材料，达到最大的坚固性。骨小梁的排列也不是一成不变的，它会按照压（重）力和肌肉牵拉力的方向变化而做适应性改变。骨髓存在于骨髓腔和海绵骨的网眼里，在胎儿和幼儿时期，所有骨髓都是红骨髓，有造血（制造血球和血小板）的功能。随着年龄的增长，除了在扁平骨、不规则骨和部分海绵骨（如髋骨、肋骨、胸骨和股骨、肱骨的近侧端位置）的红骨髓是终生存在外，骨髓腔内的红骨髓都会被脂肪组织所取代，成为没有造血能力的黄骨髓。

骨的化学成分主要包括有机质和无机质。有机质主要是骨胶原纤维束和黏多糖蛋白等，成为骨的支架，赋予骨弹性和韧性。无机质主要是碱性磷酸钙，使骨坚硬挺实。骨的弹性和硬度是由无机质和有机质的比例而决定的，成人骨含有 2/3 的无机物和 1/3 的有机物，这样的比例使骨有最大的坚固性。儿童骨有机成分大而无机成分小，硬度差，但韧性及可塑性大，不易骨折，但容易发生弯曲变形，因此儿童要特别注意保持良好的坐立姿势。老年人骨中的无机物的比例逐渐增多，有机质相对减少，导致骨较脆，易发生骨折，而且骨折不易愈合，因此老年人不易从事太过剧烈和大幅度的活动，并要特别注意预防跌倒的发生，以免造成骨折等问题。

（二）骨的生物力学特性

骨的材料力学特性和结构力学特性共同决定了骨的生物力学特性。

1. 强度和刚度　强度和刚度是骨最重要的生物力学特性。骨的强度指骨在承载负荷情况下抵抗破坏的能力。具有足够的强度是保证骨正常功能的基础，即骨在较大强度运动时不应发生骨折。骨的刚度即骨在外力作用下抵抗变形的能力。在日常生活和运动中，骨的形状和尺寸会因承载负荷的作用而变形，如果变形过大，往往会影响骨的结构与功能。

2. 载荷 - 形变曲线　将一个已知方向的力作用于结构体，可测出结构体的形变并绘制出载荷 - 形变曲线图，通过曲线图可以得到关于结构体的强度、刚度及其他力学性能的信息。图 2-4-3 表示某一韧性结构体（如长骨）的载荷 - 形变曲线。

曲线起始直线部分为弹性区，反映了结构体的弹性，及结构体在载荷取消后恢复到初始形状的能力。当负载时，结构体发生形变，但是这种形变不是永久性的，载荷取消时结构体就会恢复到其最初形状。但载荷持续增加时，结构体最外层某些部位就会发生屈服，这些屈服点意味着结构体达到了弹性极限。当载荷超过这个极限，结构体就表现出塑性形变，该特性处于曲线的第二部分，即弯曲部分，称为塑性区。在塑性阶段，载荷取消后结构体无法恢复到最初形状，部分残余形变是永久性的。如果载荷持续增加，组织结构体将会在某个部位失效（骨发生骨折），这个现象反映在曲线上就是极限失效点。

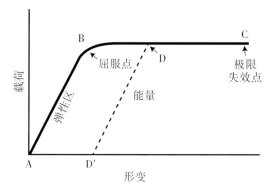

图 2-4-3 载荷 - 形变曲线

载荷 - 形变曲线显示出决定结构体强度的三个参数：①结构体在失效前所能承受的载荷；②结构体在失效前能够达到的形变；③结构体在失效前所能积累的能量。在曲线上，结构体的载荷和形变强度或称极限强度，可以通过曲线上的极限失效点表现出来，曲线下面的面积代表了强度的能量积累，面积越大，说明结构体在负载时积累的能力就越强。曲线弹性区的斜率代表了结构体的刚度，斜率越大，材料刚度越高。

3. 应力 - 应变曲线 骨的应力是指当外力作用于骨时，骨以形变产生内部阻抗的方式抗衡外力。应力的大小等于作用于骨截面上的外力与骨横断面面积之比，单位为帕斯卡（Pa= N/m²），即牛顿/平方米。骨的应变是指骨在外力作用下的局部变形，其大小等于骨受力后长度变化量与原长度之比，及形变量与原尺度之比，一般以百分比表示。当骨承受了很强的力并超出其耐受应力与应变的极限时，便可造成骨骼损伤甚至发生骨折。

应力 - 应变曲线各区与载荷 - 形变曲线相似，在弹性范围内的载荷不会发生永久性形变。然而一旦超过屈服点，则将发生永久性形变。若以能量贮存的方式表示强度的话，则以整个曲线下的面积来表达。骨的刚度以曲线在弹性范围内的斜率表示，可通过弹性区（直线部分）的应力除以对应的应变获得，也称之为弹性模量或杨氏模量（E），为应力（σ）和应变（ε）的比值。

$$E = \sigma / \varepsilon$$

E 代表了材料的刚度，材料的弹性模量或杨氏模量越大，表示材料的刚度越大。

两种类型的骨其力学性能不同，皮质骨的刚度比松质骨要大，在材料失效前能够承受较大应力而发生较小形变，而松质骨在达到屈服点之前可以产生 50% 的应变量，而皮质骨达到屈服点发生骨折的应变量只为 1.5%~2.0%。

4. 各向异性 骨的横向和纵向结构是有差异的，所以骨受不同方向载荷时，会表现出不同的力学性能，这就是骨的各向异性特征。

（三）骨的载荷

人体在运动过程中，骨要承受不同方式的载荷（图 2-4-4）。当力和力矩以不同方式施加于骨时，骨将受到拉伸、压缩、弯曲、剪切、扭转和复合载荷等。

1. 拉伸载荷 拉伸载荷是指骨的两端受到一对大小相等、方向相反沿轴线的力的作用。骨受力后，能够导致骨骼内部产生拉应力和应变，使骨伸长并同时变细。比如在上肢提拉重物的活动中，上肢主要受到拉伸载荷的作用。

2. 压缩载荷 压缩载荷是指骨的两端受到一对大小相等、方向相对沿轴线的力的作用。如举重运动员举起杠铃后上肢和下肢骨被压缩则是机体承受压缩载荷的表现。当压缩载荷超出骨组织的生理承载极限时，骨组织可能因压缩载荷作用而产生缩短变形。

3. 弯曲载荷 使骨沿其轴线发生弯曲的载荷称为弯曲载荷。骨在弯曲时同时受到拉伸和压缩，拉应力和应变作用于中性轴的一侧，压应力和应变作用于另一侧。而在中性轴上，没有应力和应变。在成人，骨骼破裂开始于拉伸侧，因成人骨骼抗拉能力弱于抗压能力。

4. 剪切载荷 剪切载荷表现为在骨的表面受到一对大小相等、方向相反且相距很近的力的作用。

5. 扭转载荷 载荷加于骨上使其沿轴线产生扭转的载荷称为扭转载荷。

6. 复合载荷 人体运动时，由于骨的几何结构不规则，同时又受到多种不定的载荷，往往使骨处于两种或多种载荷的状态，即为复合载荷。比如人体站立时，股骨即同时受多种载荷的作用。

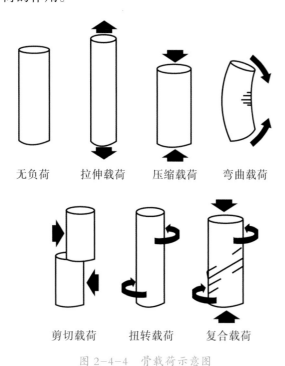

无负荷　拉伸载荷　压缩载荷　弯曲载荷

剪切载荷　扭转载荷　复合载荷

图 2-4-4　骨载荷示意图

（四）骨的力学适应性

根据沃尔夫定律，在骨承受负荷的限度内，成人骨对机械力的反应是由应力值所决定的，一般而言，机械应力与骨组织之间存在着生理平衡。在平衡状态下，骨组织的成骨细胞和破骨细胞的活动大体相同。当人体活动增加、应力增大时，成骨细胞活性增强，骨质生成增加，骨的承受面增加，以适应大的运动量的需要，与此同时，使应力下降以达到新的平衡；反之，当应力降低时，破骨细胞的活性则增强，骨吸收功能增强，骨组织量下降。同时骨小梁的排列方向依赖于作用在骨松质上的应力的大小、方向和力的类型。所以，保持适当的运动量是预防骨质疏松的重要措施。

三、韧带、肌腱的生物力学特性

肌腱、韧带和关节囊是覆盖、连接和制动关节的三个主要结构组织，虽然它们都不能像肌肉那样能主动收缩，但它们对关节运动都有着重要的作用。

韧带和关节囊提供骨与骨的连接，具有增强关节的稳定性、引导正常关节运动、防止关节过度屈伸等作用。肌腱连接肌肉与骨骼，把肌肉的收缩力传到骨骼上，产生关节运动或维持姿势。肌腱另一个功能是确保肌肉在其两端的附着处之间能够维持最佳的收缩长度，以免过度伸展。

（一）肌腱和韧带的组成与结构

肌腱和韧带都是高密度的结缔组织，含有大量平行排列的纤维胶原组织。这些血流量少的组织拥有很多胶原，胶原的机械稳定性对肌腱和韧带的强度和韧性都很重要。和其他结缔组织一样，肌腱和韧带都含很少数的细胞（成纤维细胞）和大量的细胞外基质。细胞外基质中大约 70% 是水分，30% 是固体物质。固体物质包括胶原、基质和少量的弹力蛋白。

需要指出的是，肌腱与韧带的胶原纤维排列不同，这与其所适应结构的功能有关。肌腱的纤维呈有序的平行排列，可承受高强度的轴向拉伸负荷。韧带的纤维排列呈近似平行排列，相互交织得很紧密，除了能承受主方向的张力外，还可以承受其他方向较小的张力。

（二）血液供应

肌腱和韧带只有少量的血管，这影响了它们的代谢与受伤后的康复速度，肌腱的血管来自它们所连接的肌束膜、骨膜和围绕着它们的腱旁组织及腱系膜。被腱旁组织所包围的肌腱又称含血管腱，而被腱鞘包围的肌腱则称为无血管腱。

（三）外围结构及其在骨骼上的附着点

韧带和肌腱的外围结构有一定的相似地方，但它们之间也有不同之处，所以它们的功能有异。两者都被疏松的结缔组织包裹着。疏松结缔组织在韧带中没有特别名称，但在肌腱中被称为腱旁组织。腱旁组织比包着韧带的结缔组织更具结构性，它形成一层腱鞘以保护肌腱及允许肌腱在其内滑动。例如手指的屈肌腱中，腱鞘包着整条肌腱；但其他肌腱中，腱鞘也可能只包着肌腱的某一段，如在关节上的转向部位。

在摩擦力大的部位，例如手腕和手掌，腱旁组织之下有一层滑膜，称为腱外膜，它包围着几组纤维束。腱外膜上滑膜细胞所分泌的滑液有助于肌腱滑动，在没有太大摩擦力的部位，肌腱便只有腱旁组织而没有腱外膜。

（四）肌腱和韧带的生物力学特性

肌腱和韧带都是黏弹性组织，具有黏弹性特征。肌腱能承受很强的张力以将肌肉的收缩力传至关节和带动关节运动，但它也具有一定的柔韧性，能绕着骨骼的外缘改变肌肉拉力方向。韧带则更为柔软及可屈曲，可允许骨与骨之间的活动，但它们也能承受很大的张力及对抗外力以免过度伸展。

将肌腱和韧带进行拉伸测试，测量它们所受的张力和伸长的长度，可做出如图2-4-5所示的负荷－伸展曲线。

在负荷－伸长曲线上第一个区名为"足趾区"，此区所显示区域是在松弛状态下的胶

原纤维状态。这时不需太大张力便可把整个结构组织的胶原纤维伸展，至负荷继续增加时波浪形态被拉直。当负荷持续时，肌腱和韧带组织的刚度会增加，因此需要较大的拉力才能产生相同的伸长。在足趾区之后，图表会出现一线性区域，这个区域比足趾区的倾斜度大，表示这些组织的刚度因继续伸长而有了明显的增加。

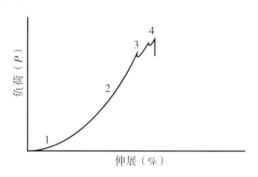

图 2-4-5　负荷－伸展曲线

在线性区之后，在大应变的情况下负荷－伸展曲线可能会突然停止或有向下倾的趋势，这是因为胶原纤维已受到不可逆的损伤，此点为组织的屈服点。整个测试物所能承受的最大能量便以图表内的曲线与横轴所成的面积来代表，直至线性区完结处。当超越线性区域时，组织内已有大量的纤维束不规律地断裂。这时负荷可能会达到拉伸应力的极限，随之样本很快完全断裂，而韧带和肌腱的负荷能力也明显降低。

从实际应用角度来看，对肌腱和韧带的极限拉伸应力实验并没有太大的意义。在正常活体中，这些组织所承受的应力通常只为其极限的1/3，而应变也只为其极限的2%~5%。此外需要指出的是，肌腱和韧带的生物力学性能也会受到负荷加载速率的影响，当负载速度增加时，负荷－伸展曲线的线性部分的倾斜度增加，这表明组织在较高的应变速率下具有较大的刚度。而在承受高速应力时韧带和肌腱可储存较高的能量，在断裂前会有较大的应变值，因此

需要较强的应力才会把这些组织拉断。

（五）韧带断裂和肌腱受伤的机制

韧带断裂与肌腱受伤的机制基本相同，当受到一个超过其应力极限的负荷时，达到屈服点前会出现微断裂，整条韧带也会有明显的断裂；而它所连接的关节也会出现不正常的移位，移位也会导致在韧带周边的组织包括关节囊、血管等同时受到损伤。

韧带受伤在临床上按严重程度分为三级。一级韧带损伤临床表征最为轻微，患者只感觉少许疼痛，虽然韧带内的胶原纤维可能有些微断裂，但无关节不稳的临床症状。二级韧带损伤时，患者感觉剧痛并出现关节不稳定。韧带内胶原纤维都相继断裂，导致整条韧带出现半撕裂状态，韧带的强度和刚度会减少50%或以上。但在临床检验时关节不稳定性可能被肌肉过度收缩而遮盖，所以在检验受伤关节的稳定性时多数在患者处于麻醉的情况下进行。三级韧带损伤患者在受伤瞬间会感到剧痛，但痛感会随即减小。临床检查会发现关节十分不稳定。大多数在韧带内的胶原纤维都已断裂，但有少数仍连续，所以即使韧带已完全失去负荷的功能，但在外表看来有可能它还没有完全断裂。

若使韧带或肌腱受伤的关节负重，应力多数会落在关节的软骨之上，这会增加软骨的负荷，因此在人类或其他动物的膝关节上，软骨超载是与关节提早退化有关的。

虽然韧带与肌腱受伤的机制十分相似，但因肌腱附着于肌肉，要多考虑两个重要的因素，分别是连接着肌腱的肌肉所发挥的收缩力与肌腱相对于肌肉的横切面积的比例。当肌肉收缩时，接连的肌腱便会承受应力。在肌肉发挥最大收缩力时，肌腱的拉伸应力也达最高点。在肌肉进行离心收缩时，肌腱所承受的应力会更大。例如在很快地背屈踝关节时，小腿肌肉未及时发挥反射性松弛，所以便会增加跟腱的拉力。若负荷超过了跟腱的屈服点，便会导致这根跟腱断裂。

肌肉的收缩强度与其横切面积相关，因此较大肌肉能输出较大的收缩力，在连接它的肌腱之上产生较大的拉伸负荷。同样，粗大的肌腱也能承受较大负荷。虽然肌肉在断裂时的最高应力很难准确地算出，但从各种量度数据可知，正常肌腱的最高应力承受量是它所连接着的肌肉的2倍。

（祁　奇）

第三章

运动的生理学基础

运动生理学是体育科学基础学科之一，是人体生理学的一个分支。运动生理学通过了解人体在活动和运动影响下所发生功能变化的规律，以及形成和发展运动技能的生理学规律，探讨人体运动能力发展和完善的生理学机制。它涉及的内容极广，既有生物学的，也有社会环境和精神心理方面的，本章将从能量代谢系统、呼吸系统、心血管循环系统、神经肌肉系统以及内分泌系统等方面进行阐述。

第一节　能量代谢系统与运动

新陈代谢包括物质代谢和能量代谢两个方面，是人体生命活动的基本过程。人体在进行物质代谢的同时伴随着能量释放、转移和利用。人体在活动中的能量是通过对食物所含的糖、脂肪、蛋白质等物质的消化、吸收获得的。所有能量均与活动有关，活动量越大，所需能量越多。三磷酸腺苷（adenosine triphosphate，ATP）是人体实现多种生理活动的能源，是骨骼肌运动的直接能源，体内 ATP 的再生能力直接影响运动能力。不同强度的运动，在体内的能量代谢特点也各不相同。因此，在对患者进行运动治疗时，治疗师应根据运动时物质代谢和能量代谢的特点，针对性地选择运动时间、运动强度、运动类型来帮助患者提高活动能力。

一、基础代谢

基础代谢（basal metabolism，BM）是指人体在清醒、静卧、空腹和 20~25℃的环境温度下的能量代谢率，是维持最基本生命活动需要所消耗的最低限度的能量。基础代谢率随着性别、年龄等不同而出现生理变动。一般来说，男子的平均基础代谢率比女子高，幼儿比成年人高，年龄越大，基础代谢率越低。基础代谢率以每小时每平方米表面体积的产热量来表示，单位为 $kJ/(h \cdot m^2)$。人体的体表面积（S）可应用许文生公式计算，即 $S(m^2) = 0.0061 \times$ 身高（cm）$+0.0128 \times$ 体重（kg）-0.1529。我国正常人的基础代谢率平均值见表 3-1-1。

一般来说，基础代谢率的实际数值与正常的平均值相差 10%~15% 都属于正常。超过正常值 20% 时，才能算病理状态。甲状腺功能减退时，基础代谢率比正常标准低 20%~40%；甲状腺功能亢进时，基础代谢率比正常标准高 25%~80%；其他如肾上腺皮质和垂体功能低下时，基础代谢率也会降低。

表 3-1-1　我国正常人的基础代谢率平均值 [kJ/（h·m²）]

年龄（岁）	11~15	16~17	18~19	20~30	31~40	41~50	>50
男性	195.5	193.4	166.2	157.8	158.7	154.1	149.1
女性	172.5	181.7	154.1	146.5	146.4	142.4	138.6

二、运动时的能量消耗与能量供应

骨骼肌的收缩与舒张活动对于能量代谢的影响最为显著。机体的能耗量与肌肉活动的强度成正比关系，运动强度越大、持续时间越长，能耗量就越大。剧烈运动时，能耗量可达安静时的10~20倍，甚至更高。能量代谢水平可以反映运动强度，常用代谢当量（metabolic equivalent of energy，MET）表示。1MET的活动强度大约与健康成人安静时坐位的代谢率相当，即 1MET =3.5mL/（kg·min）。根据活动时的耗氧量可推算出相应的METs，故METs值可表示运动强度，可用于指导患者的各种活动和康复训练。常见身体活动的能量消耗见表3-1-2。

三、有氧氧化供能与无氧氧化供能

人体必须不断地从食物中获取的能量。由ATP的高能化学能提供能量，可完成各种复杂的功能活动；由ATP降解产生的能量可为肌肉提供能源基础。运动时人体内的能量供应是一个连续过程。其特点是运动强度和运动时间必须与ATP的消耗和再合成之间的速率保持匹配，否则运动就不能连续进行。运动强度越大，消耗ATP就越快，比值下降越明显；反之，则比值保持正常。运动强度可直接影响启动何种能源物质参与ATP再合成，而运动持续时间则取决于不同供能系统能量输出功率的最大潜力和储量。运动时的能量供应涉及两个分解代谢与三个供能系统。以无氧分解合成ATP的称为无氧代谢供能，以有氧分解合成ATP的称为有氧代谢供能。在无氧代谢供能中，又分为磷酸原供能和糖酵解供能两大供能系统。因此，通常将运动时的能量代谢分为三大供能系统，即磷酸原供能系统、糖酵解供能系统和有氧代谢供能系统。

（一）长时间能量——有氧代谢供能

1. 定义　在供氧充足的条件下，糖、脂肪与蛋白质等彻底氧化生成 CO_2 和 H_2O。同时，释放能量供ADP磷酸化合成ATP，这一供能

表 3-1-2　常见身体活动的能量消耗表

METs	自理活动	家务活动	娱乐活动	职业活动
1~2	卧床休息、坐位进餐、说话、1.7km/h的步行	用手缝纫、扫地、织毛衣、擦拭家具	看电视、下棋、坐位绘画	事务性工作、写字、操作计算机
2~3	3.2km/h的步行、8km/h的自行车骑行、床边坐马桶、立位乘车	擦玻璃、洗餐具、洗小件衣服、扫床、揉面团、削土豆皮	开车、划船（4km/h）、弹钢琴	修车（电器、鞋）、门卫、保姆、售货员
3~4	4km/h的步行、10km/h的自行车骑行、淋浴	拖地、做饭、整理床铺、挂衣服	广播操、钓鱼、拉风琴	组装机器、出租车司机、焊工
4~5	5km/h的步行、13km/h的自行车骑行、下楼	购物（轻东西）、除草	跳舞、园艺、打乒乓球、游泳（18.3m/min）	轻农活、贴墙纸、建筑工人（室外）、木工（轻活）、油漆工
5~6	5.5km/h的快步走、17.5km/h的自行车骑行	掘松土、育儿	骑快马、滑冰（14.5km/h）	农活、木工、采煤工、养路工
6~7	慢跑（4~5km/h）	劈柴、扫雪、压水	打网球（单打）、慢滑雪	水泥工、伐木工、修路工
7~8	慢跑（8km/h），骑自行车（19km/h）	用铁锹挖沟、搬运（<36kg的重物）	登山、骑马、滑雪、打篮球	放牧、刨工
>8	连续上10层楼梯、慢跑（8.9km/h）	搬运（>36kg的重物）	各种体育比赛	炉前工（用铁锹铲煤>16kg/min）

系统称为有氧代谢供能系统。当运动中氧的供应能满足人体对氧的需要时，运动所需的ATP则主要由糖、脂肪的有氧氧化来提供。

2. 供能特点 限制该系统供能过程中的主要因素是氧和能源物质的储量。从储能数量而言，人体脂肪储量可满足绝大多数的耐力运动。有氧氧化可较长时间地提供能量，从而能维持较长的工作时间，是长时间耐力运动时的主要供能系统。线粒体是细胞有氧氧化的场所，因此，细胞中线粒体的容积密度决定有氧氧化能力。此外，人体有氧氧化能力的高低还与人体运输氧系统能力的高低有关。

3. 供能速度 由于糖氧化分解时所需的氧气比脂肪少，氧化分解供能的速率比脂肪快，所以，糖氧化供能的输出功率比脂肪大，是脂肪的2倍。对长时间亚极量运动而言，糖的储量对运动能力有较大的影响。

4. 运动与康复 长期规律的有氧运动，如步行、慢跑、爬山、自行车、游泳、太极拳、健身操等，可有效增强心肺功能，改善运动系统、神经系统、消化系统及泌尿系统等的功能，预防骨质疏松，提高机体免疫力，加速机体康复。这对于防止疾病发生、发展具有重要意义。

（二）无氧代谢供能

1. 磷酸原（ATP-CP）供能系统——即刻能量

（1）定义：磷酸原（ATP-CP）供能系统又称非乳酸供能系统，它由细胞内ATP和CP这两种高能磷酸化合物所构成。当ATP分解放能后，CP立刻分解放能以补充ATP的再合成，由于这一过程十分迅速，不需要氧气也不会产生乳酸。

（2）供能特点：ATP是肌肉工作时的唯一直接能源，ATP在骨骼肌中储量少。人体运动时，在ATP消耗的同时CP迅速分解，把高能磷酸基团转给ADP，使ADP磷酸化合成ATP，以维持ATP浓度的相对稳定。人体中磷

酸原系统供能的绝对值虽然不大，能维持的时间也很短，在三个功能系统中，其能量输出功率最高，主要用于能量的快速可用性，为几秒内完成的活动提供直接能源，是速度与力量项目的主要供能系统。研究证明，运动员的磷酸原系统供能能力强于一般人，因此在进行相同强度的短时剧烈活动时，运动员血乳酸的出现晚于一般人。

（3）供能速度：磷酸原供能系统在运动时最早启动，最快被利用，为激活糖酵解等系统供能提供过渡时间。所以，在短时间激烈运动中，磷酸原供能系统起着非常重要的作用。ATP、CP在骨骼肌中储量少，供能时间短，最大强度运动时，供能为6~10s。如超过这一时限，由于能量消耗殆尽，运动能力即刻下降。然而大部分活动均远超这一时限，因此为维持活动，必须由其他途径补充能量。

（4）运动与康复：这一系统供能能力的强弱，主要和绝对速度有关，如果要提高短距离跑（50m、100m、200m等）的绝对速度，就要提高磷酸原系统的供能能力。其训练方法为间歇训练法，即以持续10s以内的全力运动进行重复练习，中间休息30s以上。如果间歇时间少于30s，由于磷酸原供能系统恢复不足，会产生乳酸积累。

随着人们生活水平的不断提高，越来越多的人认识到运动与健康的重要性。但在运动之前应进行必要的体格检查，排除相关器质性病变的存在。如不遵循运动训练的原则，贸然进行短时间、大强度的剧烈运动，就有可能出现肢体血管大量扩张、心脏冠状动脉发生一过性供血不足、血管内膜出血、间质出血或粥样硬化物破裂堵塞冠状动脉等症状，引起心肌缺氧、坏死，导致运动性猝死。

2. 乳酸能系统——短时能量

（1）定义：乳酸能系统又称糖酵解供能

系统，即糖经无氧分解生成乳酸的同时释放能量，使 ADP 磷酸化合成 ATP，它是机体处于缺氧状态下的主要能量来源。机体乳酸能系统的能力可由机体负乳酸氧债的能力来衡量。血乳酸水平是衡量乳酸能系统能力最常用的指标。

（2）供能特点：在剧烈运动时，由于机体缺氧，造成细胞质中丙酮酸和 $NADH+H^+$ 的大量堆积，在乳酸脱氢酶的催化作用下，还原生成乳酸。随着运动时间的延长，乳酸生成及堆积增加，内环境 pH 不断下降，反过来抑制磷酸果糖激酶等酶的活性，抑制糖酵解。所以，在 1~3min 内以最大速度完成的活动，主要依靠乳酸能系统提供能量。乳酸能系统是人体在暂时缺氧的情况下的快速供能途径。人体肌肉和血液中乳酸堆积到高水平时，肌肉产生暂时性疲劳，而且可能是疲劳提前出现的主要原因。人体进行大强度运动时，血液中的乳酸不断堆积，在此过程中会出现一个乳酸增高的拐点，一般称为无氧阈或乳酸阈。此拐点通常出现在最大摄氧量的 55%~65%，高水平运动员则可达 85%~90%。

（3）供能速度：糖酵解系统远比 ATP—CP 供能系统复杂得多，在糖原分解成乳酸的过程中需要 10~12 个酶促反应，所有的酶促反应都是在细胞质中进行的。糖酵解系统不能产生大量 ATP，且维持时间短，但合成 ATP 的速率较有氧代谢供能快，输出功率约为磷酸原供能的一半。

（4）运动与康复：训练乳酸能系统供能能力较好的方法是间歇训练，即全速（或接近全速）跑 30~60s，间歇休息 2~3min。这种训练可使血乳酸达到最高水平，提高机体对高血乳酸的耐受力，从而提高乳酸能系统的供能能力。运动训练必须遵守循序渐进的原则，不可骤然加大运动量，要充分恢复后才可参加剧烈的运动和比赛。要避免在运动时剧烈咳嗽，否则容易导致呼吸道感染、自发性气胸等。

四、训练与能量利用的节省化

通过运动训练，不仅可以提高人体的功能潜力，而且还可以使运动时能量供应出现节省化。它表现在经过系统训练后，完成同样的运动负荷时，有训练者消耗的能量较少。其主要原因是：①训练改进了动作技能，提高了动作自动化程度，使动作更加协调自如；②运动训练提高了呼吸、循环系统功能水平，减少了供能器官本身的能量消耗。如在完成相同强度的运动负荷时，有训练者较无训练者的心率和呼吸频率均低，心脏及呼吸器官的能量消耗也随之减少。

能量利用的节省化在运动实践中具有重要意义。从能量消耗的观点看，能量利用越节省，运动效率越高。

（胡　翔）

第二节　呼吸系统与运动

一、呼吸系统的生理学基础

呼吸系统是执行机体和外界进行气体交换的器官的总称。呼吸系统的主要功能是进行气体交换，即吸入 O_2，呼出 CO_2，使得动脉血氧浓度、CO_2 分压和 pH 在不同生理状态下保持在特定范围内。

（一）呼吸系统解剖

呼吸系统包括呼吸道和肺，呼吸道由鼻、咽、喉、气管、支气管和肺内的各级支气管分支所组成，是气体进出肺的通道。肺由实质组织和间质组织构成，前者包括支气管树和肺泡，后者包括结缔组织、血管、淋巴管和神经等（图 3-2-1）。肺还有内分泌功能，其内分泌细胞存在于支气管和肺上皮内，具有合成和分泌 5-羟色胺、铃蟾肽、降钙素基因相关肽等胺类和多肽类激素的功能。内、外环境之间的气体交换，即外呼吸是肺最基本和最重要的功能，是在循环系统配合下实现的复杂生理过程。

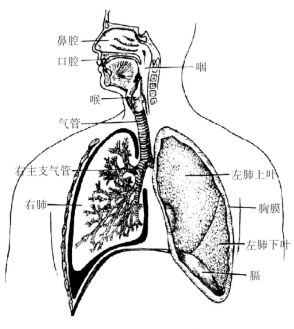

鼻腔
口腔
咽
喉
气管
右主支气管
左肺上叶
右肺
胸膜
左肺下叶
膈

图 3-2-1　呼吸系统解剖

呼吸肌由膈肌、肋间肌和斜角肌组成，其中膈肌是主要的吸气肌。膈肌正常活动度约 1.5cm，在深呼吸时，可达 7~8cm，甚至达 10cm。肋间肌由肋间内、外两层肌纤维组成，接受 T_1~T_{11} 的神经纤维的支配。当肋间外肌收缩时，由于肋骨本身的重力作用，肋骨前端抬起，使胸廓向上、向外扩展，胸腔的前后径扩大；肋间内肌收缩，使肋骨下降，胸腔缩小，属于呼气肌群。肋间肌在平静呼吸时不起主要作用，只有在深呼吸时才起作用。辅助呼吸肌群包括斜角肌、胸锁乳突肌、斜方肌、胸大肌、腹肌等，可以抬高和固定胸廓与最大前后径位置，并能提高膈肌的呼吸效能。在安静状态下，辅助呼吸肌群不收缩，只有在呼吸困难时才开始收缩，以便在原有呼吸肌收缩的基础上进一步强化呼吸效应。

通过呼吸运动，肺实现了与外界环境的气体交换，使肺泡内的气体不断得到更新。正常情况下，腹肌是最有力的呼气肌，它的收缩使肺内压增加，使膈肌向头侧移动。

（二）呼吸运动

随着胸廓的扩张和回缩，空气经呼吸道进出肺称为呼吸运动。由于呼吸运动的不断进行，保证肺泡内气体成分的相对恒定，使血液与肺泡内气体间的交换得以不断进行。正常成年人在平静呼吸时，每次吸入或呼出的气量称为潮气量，平均约为 400~500mL。每分钟出入肺的气体总量称为每分通气量，它等于潮气量和呼吸频率的乘积。正常成年人在安静状态下的呼吸频率为 16~18/min，所以每分通气量为 0.6~0.8L。运动或体力活动时，呼吸加深加快，每分通气量可达 70L。正常人在平和呼气之后，如再做最大呼气，称为补呼气，为 1000~1500mL。在平和吸气之后，如再做最大吸气，称为补吸气，为 1000~1800mL。潮气、补呼气、补吸气三者之和称为肺活量，男性约为 3500mL，女性约为 2500mL。它是一次肺通气的最大范围，可以反映肺通气功能的储备量及适应能力。肺活量的大小与人的身高、胸围、年龄、健康情况有关。肺活量并不等于肺内所容纳的全部气体量，即便在用力呼气后，肺内也还残留着一部分气体不能完全被呼出，称为残气。从气体交换的效率来看，呼吸的深度极为重要。深而慢的呼吸，其效率要高于浅而快的呼吸。

机体在进行新陈代谢过程中，经呼吸系统不断地从外界吸入氧，由循环系统将氧运送至全身的组织和细胞，同时将细胞和组织所产生的二氧化碳再通过循环系统运送到呼吸系统排出体外。

（三）呼吸运动调节

呼吸运动接受中枢神经系统的调节，大脑皮质对呼吸运动的调节作用表现得尤为明显。例如，在谈话、唱歌等活动中，音韵的长短、言语的断续等都需要呼吸运动的协调；在人的情绪和思维活动时也都可见到呼吸运动的改变，同样可以控制和提高肺的通气量。在大脑皮质功能完整的情况下，最大自主通气量每分钟可达到 100L 以上，说明了呼吸功能的可塑性。

呼吸运动是节律性运动。大脑皮质通过以下两条途径调节呼吸：一是对延髓呼吸中枢的作用，改变其活动节律；二是通过皮质脊髓束和红核脊髓束的下行纤维直接支配脊髓呼吸即运动神经元的活动。

（四）肺功能

肺有非常突出的功能潜力。成人肺活量平均为3000mL，而每次呼吸的潮气量只有500mL，仅占肺活量的1/6，每分最大通气量>100L，而静息通气量只有6L，约占1/17；健康人动脉血氧分压为13.3kPa（约100mmHg），血氧饱和度为97%，根据氧离曲线的特殊状态，即使氧分压降低至8.0kPa（60mmHg），血氧饱和度仍可保持在90%的水平。肺循环亦有巨大的代偿能力，若做一侧全肺切除，肺血管床减少一半，在静息状态下肺动脉压仍可维持在正常范围。以上数据表明，呼吸系统疾病虽然破坏了一部分肺功能，而且已经出现了部分症状，但通过有指导的训练，有可能产生足够的代偿。

二、运动中呼吸系统的生理反应

肺的主要功能是进行气体交换、调节血容量和分泌部分激素。运动可增加呼吸容量，改善 O_2 的吸入和 CO_2 的排出。主动运动可改善肺组织的弹性和顺应性。吸气时膈肌的运动对肺容量有较大的影响，正确的膈肌运动训练有利于增加肺容量，肺容量增加后，摄氧量也随之增加。在摄氧量能满足需氧量的低或中等强度运动中，只要运动强度不变，即能量消耗恒定，摄氧量能保持在一定水平，该水平称为"稳定状态"。但在运动的起始阶段，因呼吸、循环的调节较为迟缓，氧在体内的运输滞后，致使摄氧量水平不能立即到位，而是呈指数函数曲线样逐渐上升，称为"非稳态期"。这一阶段的摄氧量与根据稳定状态推断出的需氧量相比，其不足部分即无氧供能部分称为"氧亏"。

当运动结束进入恢复期时，摄氧量也并非从高水平位立即降至安静时的水平，而是通过快速和慢速两个阶段逐渐移行到安静水平，这一超过安静状态水平而多消耗的氧量即为"氧债"。一般来说，"氧债"和总的"氧亏"是等量的。

"稳定状态"是完全供能过程，而"氧亏"的摄氧量与根据稳定状态推算出的需氧量相比，其不足部分是无氧供能部分。运动时消耗的能量随运动强度加大而增加，以中等强度的负荷运动时，在到达稳定状态后持续运动期间的每分摄氧量即反映该运动的能量消耗和强度水平。在运动中，每分摄氧量随功率的加大逐渐增加。但当功率加大到一定值时，每分摄氧量达到最大值并不再增加，此值称为最大摄氧量（VO_{2max}）。VO_{2max} 的绝对值以"L/min"为单位，相对值以"mL/（kg·min）"为单位；相对值消除了体重的影响，在进行个体比较时更有实际意义。

（朱利月）

第三节 心血管系统与运动

一、心血管系统的生理学基础

（一）心脏的解剖结构

心脏是整个血液循环中推动血液流动的泵。心脏由四个腔室及瓣膜组成。心尖部主要由左心室构成，心底部由大动脉、静脉组成。心脏的四个腔室分别是：左心房、左心室、右心房、右心室。左心房室之间的瓣膜称为二尖瓣，右心房室之间的瓣膜称为三尖瓣。左心室与主动脉之间的瓣膜称为主动脉瓣，右心室与肺动脉之间的瓣膜称为肺动脉瓣。右心房血液流入口有上、下腔静脉，即全身静脉血通过上、下腔静脉回流入右心房；右心房的血液出口为肺动脉；左心房血液的流入口为肺静脉；左心室的血液流出口为主动脉（图3-3-1）。

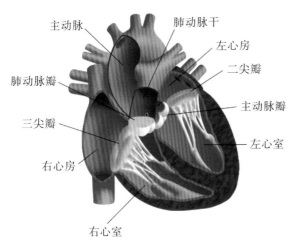

主动脉　　　肺动脉干

左心房

二尖瓣

肺动脉瓣

主动脉瓣

三尖瓣

左心室

右心房

右心室

图3-3-1　心脏解剖图

（二）心脏的传导系统

心脏的传导系统由特殊分化的心肌纤维组成，主要功能是产生并传导冲动，维持心脏正常的节律。心脏传导系统包括窦房结、房室结、房室束、左右房室束分支以及分布到心室乳头肌和心室壁的许多细支。除窦房结位于右心房心外膜深部，其余的部分均分布在心内膜下层。心脏窦房结的自律性最高，正常人休息时的心率变化范围为60~100/min。心率<60/min为窦性心动过缓，心率>100/min为窦性心动过速，心率是最容易监测的临床指标。

（三）每搏输出量

每搏输出量（stroke volume）指一次心搏一侧心室射出的血量，简称搏出量。每搏输出量对心功能的影响比心率更重要。每搏输出量的多少主要依赖于静脉回流、左心室收缩力和外周阻力。搏出量等于心舒末期容积与心缩末期容积的差值。心舒末期容积（心室充盈量）为130~145mL，心缩末期容积（心室射血期末留存于心室的余血量）为60~80mL，故搏出量为65~70mL。

搏出量与心舒末期容积之比称为射血分数，安静时为50%~60%；心肌收缩力越强，搏出量越多，射血分数越大。影响搏出量的主要因素有：心肌收缩力、静脉回心血量（前负荷）、动脉血压（后负荷）等。

二、运动中心血管系统的生理反应

心肌收缩力是影响每搏输出量的直接因素。心肌收缩力受交感神经支配调节，肾上腺素能递质作用于心脏，增加心肌收缩力，是心脏前负荷和后负荷的动力。从理论上来说，心率加快，心输出量会增加，但对于某些患者，如果每搏输出量减少，早期可以依靠增加心率代偿，严重时心输出量仍然满足不了机体循环代谢的需要。

心脏能适应心输出量的大幅度波动，是因为心率和心脏的收缩性除了受外部神经体液调节外，还具有自身内在的调节特性，这些特性是心脏正常功能的一部分。肾上腺髓质分泌细胞使交感神经节后神经元释放神经递质（肾上腺素、去甲肾上腺素）进入周围组织，然后被心血管系统摄取，像激素一样分布到全身的靶点，包括心脏。

运动时随着运动强度增加，心排量增加（每搏量和心率增加），外周动静脉血氧分压差增加。循环系统除骨骼肌、脑动脉和冠状动脉以外的血管收缩，总外周阻力下降，收缩压、平均动脉压和脉压通常升高，舒张压保持不变或轻度下降，心输出量较基线水平增加4~6倍。在达到最大摄氧量的50%~60%时，每搏量不再增加，随后的心排量增加主要依赖心率的增加。

（一）运动时心率反应

心血管系统对运动的即刻反应为心率增加，与副交感神经活性下降和交感神经活性增加有关。在心脏每分钟排出的血量中，心率因素占60%~70%，而前负荷和后负荷的改变占30%~40%，因此心率增加是心排血量增加的主要原因。运动时心脏做功负荷、心率与氧摄入量呈线性增加关系，在低强度运动和恒定的做功负荷中，心率将数分钟内达到一个稳定的状态；而在高负荷状态下，心率需较长时间才能达到更高的平台。随着年龄的增长，最大心率将下降，这种负相关是由于心脏功能的减退造成的。具有良好心血管适应能力的人，随着年龄的增长，最大心率的下降速度较缓慢。此外，心率的变化还与肌肉运动的方式有关。动态运动所增加的心率要比恒定运动增加的多；轻度或中度运动，心率的改变与运动强度一致。心率恢复指运动停止后心率下降的速率，即运动停止后即刻与运动中心率的差值，通常 > 12/min。影响心率的因素包括体位、运动类型、体能、健康状态、血容量、窦房结功能、治疗药物和环境等。

（二）运动时血压反应

血压对于运动的反应同样受多种因素影响，如心率、前负荷、心肌收缩力、后负荷及外周血管阻力等。血压对于运动的反应有明显的个体差异。不同的运动类型，血压对于运动的反应也不同，特别是不同的运动体位和不同的运动部位，如高于心脏水平的上肢运动，引起血压升高水平高于相同运动量的腿部运动。同时温度、焦虑、疼痛和激素异常都会影响血压的波动。

一般情况下，运动时收缩压增高，而舒张压不变。在无氧、等长收缩及仅有小肌群参与的大强度运动时，虽可明显增加心排血量，但由于此时局部血管扩张的作用较少，总外周血管阻力没有相应的下降，舒张压明显升高。另外，运动时血压升高还与收缩肌群的神经冲动传入大脑高级中枢，抑制迷走神经、兴奋交感神经，促进儿茶酚胺分泌有关。

运动中收缩压变化通常与所达到的最大运动水平有关，当极限运动以后，收缩压往往下降，一般在 6min 内恢复到基础水平，随后数小时保持在比运动前稍低的水平。有时，突然停止运动后，由于静脉池的作用，收缩压会出现明显下降。

（三）运动时心血管功能调节

运动时自主神经和血管内皮细胞衍生舒张因子的双重调节作用使冠状动脉扩张，心脏舒张期的延长使冠状动脉得到充分灌注，改善冠状动脉的血供。另外，运动能增加纤溶系统的活性，降低血小板黏滞性，防止血栓形成。仅持续运动数秒，心血管系统就会出现复杂的适应性变化，其程度取决于运动的种类和强度。由于运动时心排血量增加，引起系统动脉压增加，其中不参与运动的组织外周血管阻力增加，而参与运动的肌肉外周血管阻力则下降。由此可见，积极运动时产生一系列复杂的心血管调节反应，既为运动的肌肉提供足够的血液供应和热量，又可保证重要器官如心、脑的血液供应。随着运动时间的延长，β 肾上腺能受体受到刺激，通过正性收缩能效应，提高心肌的收缩力。

通过运动，心肌收缩力增强是心搏出量增加的重要机制。长期运动者，安静时心率较慢，而每搏输出量因左心室收缩期末容量缩小而增加，这就为心脏提供了较多的功能储备，使其在亚极量负荷下仍可以较低的心率来完成工作，在极量负荷下可用提高心率的方法来满足机体的需要。

（朱利月）

第四节　神经肌肉系统与运动

运动是人体最基本的功能性活动之一，而骨骼肌收缩是完成各项运动的基础。运动是人体在神经系统支配下完成的主动活动。在躯体不进行运动时，为维持身体姿势，肌肉也会有一定程度的收缩，保持一定的肌张力。躯体的各种姿势和运动都是在神经系统的控制下进行的，神经系统对姿势和运动的调节是复杂的反射活动，骨骼肌一旦失去神经系统的支配，就会发生麻痹或失去收缩功能。根据 Horak 的运动控制理论：正常运动控制是指中枢神经系统运用现有及以往的信息将神经能转化为动能并使之完成有效的功能活动。运动控制主要有：①反射性运动（reflex movement）；②模式化运动（patterned movement）；③意向性运动（volitional movement）。反射性运动，反应迅速不受意识控制，主要在脊髓水平控制完成，有利于诱发和促进神经反应与非随意运动的形成，但对支配神经或功能肌群缺乏选择性；模式化运动和意向性运动则有利于促进支配神经与功能肌群的联系，受主观意识控制，使神经与肌之间、肌与肌之间（如主动肌与协同肌等）逐渐向适度和协调的功能方向发展，以提高运动质量和运动效率，实现运动控制的适度、自然与协调。

一、骨骼肌收缩

骨骼肌收缩的形式主要包含等长收缩（isometric contraction）和等张收缩（isotonic contraction）。等长收缩是指在肌肉收缩时肌肉长度基本不变，不产生关节的活动，但肌张力明显增高；等张收缩是指在肌肉收缩时肌肉长度改变，会产生关节的活动，肌张力维持在一定水平。等长收缩方式的肌力训练强度小、安全、力量可控，一般不需要特殊的器械辅助就可以随时进行，是伤病和手术后最早可以开始的练习。等张收缩又分为向心性收缩和离心性收缩。向心性收缩时，收缩肌肉的起点和止点相互接近，收缩过程中肌肉的长度变短；和向心性收缩相反，收缩肌肉的起点和止点相互分离，收缩的过程中肌肉的长度变长，为离心性收缩。在日常生活中上楼梯为股四头肌的向心性收缩，下楼梯为股四头肌的离心性收缩。

二、低位中枢对躯体运动的调节

躯体运动最基本的反射中枢在脊髓，来自

四肢和躯干的各种感觉冲动经脊髓上行纤维束传达到高位中枢，同时高位中枢的活动通过脊髓的下行纤维束，支配脊髓神经元的活动。

在脊髓的前角中，存在大量运动神经元，即 α、β 和 γ 运动神经元，它们的轴突经前根离开脊髓后直达所支配的肌。α 运动神经元支配梭外肌的肌纤维，引起骨骼肌收缩。α 运动神经元的大小不等，可分为大 α 运动神经元和小 α 运动神经元。前者支配快肌纤维，后者支配慢肌纤维。α 运动神经元接受来自皮肤、肌肉和关节等外周传入的信息，也接受从脑干到大脑皮质等高位中枢下传的信息。β 运动神经元发出的纤维支配骨骼肌的梭内肌和梭外肌，但其功能尚不十分清楚。γ 运动神经元的胞体分散在 α 运动神经元之间，其胞体较 α 运动神经元小。γ 运动神经元的轴突经前根离开脊髓，支配骨骼肌的梭内肌纤维，调节肌纤维的张力。在一般情况下，当 α 运动神经元活动增加时，γ 运动神经元活动也相应增加，从而调节肌梭对牵拉刺激的敏感性。

中枢神经系统可通过调节骨骼肌的紧张度或产生相应的运动，以保持或改正躯体在空间的姿势，这种反射称为姿势反射（postural reflex）。脊髓能完成的姿势反射有牵张反射、屈伸反射和对侧伸肌反射等。

（一）牵张反射

有神经支配的骨骼肌，如受到外力牵拉使其伸长时，能产生反射效应，引起受牵拉的肌收缩，称为牵张反射（stretch reflex）。牵张反射有两种类型，一种为肌紧张，是指缓慢持续牵拉肌腱时发生的牵张反射，其表现为受牵拉的肌肉发生紧张性收缩，也称紧张性牵张反射；另一种为腱反射，是指快速牵拉肌腱时发生的牵张反射，也称作位相性牵张反射。两类牵张反射的中枢均在脊髓。

肌紧张是维持躯体姿势最基本的反射活动，是姿势反射的基础。例如，人体在站立姿势时，受重力的作用，使支持体重的脊柱、髋、膝、踝等关节趋向被重力所弯曲，牵拉关节周围的肌肉（如股四头肌），引起肌肉收缩，对抗关节弯曲，从而保持直立的姿势。肌紧张的反射收缩力量不大，只是抵抗肌肉被牵拉，不表现为明显的动作，因此肌紧张能持久地维持而不易发生疲劳。牵张反射（尤其是肌紧张）的主要生理意义在于维持姿势。

腱反射为单突触反射，主要发生在肌内收缩较快的快肌纤维部分，肌肉收缩几乎是一次快速的同步收缩，如膝反射、跟腱反射。腱反射减弱或消失，常提示反射弧的传入、传出通路或脊髓反射中枢的损害或中断，反射亢进，则常提示高位中枢的病变。临床上常用测定腱反射的方法来了解神经系统的功能状态。

（二）屈肌反射和对侧伸肌反射

当肢体一侧受到较强电流刺激，同侧肢体屈肌收缩，关节屈曲以躲避这个刺激，而伸肌迟缓，称为屈肌反射。屈肌反射的强度与刺激强度有关。随着刺激强度的增加，依次出现同侧肢体踝关节、膝关节和髋关节的屈曲动作。如刺激进一步加强，不仅同侧肢体会出现屈曲，对侧肢体还会出现伸直的反射活动，称为对侧伸肌反射。当一侧肢体屈曲，另一侧肢体会伸直以支持体重，具有维持姿势的生理意义。

（三）交互抑制

如果引起某一肌的伸肌兴奋，则与其拮抗的肌（屈肌）松弛，称为交互抑制。其原因是传入纤维冲动可以通过侧支与中间神经元连接，与其他协同肌、拮抗肌运动神经元形成联系以兴奋协同肌，抑制拮抗肌，表现为交互抑制。

（四）联合运动

当一侧肢体随意运动时，另一侧肢体产生无意识的运动。联合运动常存在异常肌张力，特别是痉挛状态。如偏瘫患者的健侧肢体用力做随意的抗阻运动时，引起的患者同侧或 / 和对侧肢体不随意的紧张性活动。

三、脑干对姿势反射和肌紧张的调节

（一）脑干对姿势反射的调节

通过中枢神经系统来调节骨骼肌的肌紧张或产生相应的运动，以保持或改正身体在空间的姿势，这类反射活动总称为姿势反射。姿势反射包括状态反射、翻正反射、直线加减速度运动反射和旋转加减速度运动反射等。此外，上文提及的牵张反射、对侧伸肌反射均属简单的姿势反射。

1. 状态反射　头部空间位置的改变以及头部与躯干的相对位置发生改变时，将反射性地引起躯干和四肢肌肉紧张性改变，称为状态反射（attitudinal reflex）。状态反射包括紧张性颈反射、紧张性迷路反射和阳性支持反射。

（1）紧张性颈反射：紧张性颈反射（tonic neck reflex，TNR）是颈部扭曲时，颈部关节韧带和肌肉受到刺激后，对四肢肌紧张性的调节反射。紧张性颈反射包括对称性紧张性颈反射（symmetric tonic neck reflex，STNR）和非对称性紧张性颈反射（asymmetric tonic neck reflex，ATNR）。对称性紧张性颈反射是指当头部后仰引起上下肢及背部伸肌紧张性加强；头部前倾引起上下肢及背部伸肌紧张性减弱与屈肌及腹肌的紧张相对加强。非对称性紧张性颈反射是指当头部侧倾或扭转时，引起头转向侧上下肢伸肌紧张反射性加强，肢体容易伸展；另一侧上下肢伸肌紧张性减弱，屈肌张力增高，肢体容易屈曲。上肢与头的朝向如同拉弓射箭姿势一样，故又称为拉弓反射。正常状态下对称性紧张性颈反射和非对称性紧张性颈反射存在于 0~4 个月的新生儿，此后消失。6 个月后

如仍残存，提示反射发育迟缓，是脑瘫的常见表现，成人偏瘫后也可出现。

（2）紧张性迷路反射：紧张性迷路反射（tonic labyrinth reflex，TLR）是内耳椭圆囊和球囊的传入冲动对躯体伸肌紧张性的调节反射，包括仰卧位和俯卧位紧张性迷路反射，即仰卧位时全身伸肌紧张，俯卧位时四肢屈肌紧张。存在于0~4个月的新生儿，此后消失。6个月后如仍残存，提示反射发育迟缓，是脑瘫的常见表现，成人偏瘫后也可出现。因此，为了防止诱发和强化脑卒中患者的下肢伸肌痉挛，脑卒中早期在摆放患者体位的时候，应尽量避免仰卧位。在伸肌收缩力弱时，让患者保持头部直立而不朝下看，可以加强下肢伸直；反之，过强的紧张性迷路反射会使下肢伸直而影响正常行走。

（3）阳性支持反射：阳性支持反射（positive supporting reflex）在刺激足跖部皮肤及牵拉骨间肌就可引起下肢伸肌张力增高、踝跖屈、膝反张等。在小儿出生后4~8个月存在。8个月后如仍残存，提示反射发育迟缓。脑瘫、偏瘫患者常可见到阳性支持反射，表现为下肢伸肌群活跃。

2. 翻正反射　正常动物都有保持站立姿势的能力，若将其推倒则可快速翻正过来，这种反射称为翻正反射。翻正反射可分为迷路翻正反射、颈翻正反射和躯干翻正反射等。在进行运动治疗时，应通过诱发翻正反射，帮助患者改变体位，通过组合动作使患者能够做翻身、坐起、手膝位起立和手足支撑俯卧等动作，通过引出翻正反射与平衡反射获得对原始运动模式的真正抑制。

（1）迷路翻正反射：通过迷路接受空间感觉而诱发的反应。与躯干位置无关，当遮住双眼，切断颈髓后根，只要迷路正常，头就能调整成正常位置。出生后出现，超过1个月仍不出现提示反射发育迟缓。

（2）颈翻正反射：头向任何方向转动时，都会刺激颈部本体感觉器，由此伴发一连串躯干的反射性翻身运动称为颈翻正反射。出生后1~8个月出现，可保持终生。如一直不出现，提示反射发育迟缓。

（3）躯干翻正反射：它是通过体表面触觉刺激而诱发的非对称性反射。即使头部位置不正常，但躯干亦能力图保持正常位置的反射称为躯干翻正反射。如仰卧位时被动地使头向一侧转动且保持该状态，躯干会出现先上半身翻转，刺激腰部的感觉器而引起下半身随之转动，从而完成翻正动作。

（二）脑干对肌张力的调节

从延髓、脑桥、中脑直到丘脑基底部这一脑干的广大区域，神经细胞和神经纤维交织在一起呈现网状，称为网状结构。脑干网状结构具有加强与抑制肌紧张的作用。它是锥体外系的重要组成部分，对保证躯体运动的正确与协调，保证肌紧张的稳定和适度具有重要意义。刺激脑干网状结构的抑制区，可抑制肌紧张，它必须接受来自大脑皮质抑制区和小脑的冲动后，才能发挥肌紧张的抑制作用，其发出的下行冲动可抑制脊髓牵张反射。刺激脑干网状结构的易化区，可使肌紧张加强，其发出的下行冲动可加强脊髓牵张反射。

四、高级中枢对躯体运动的调节

高级中枢对来自不同中枢和外周的各种神经冲动，经过整合后可以引发躯体的随意运动与姿势调节，使运动得以平稳和精确地进行。

（一）大脑皮质对躯体运动的调节

躯体的一切随意运动在中枢神经系统各部位相互调节下进行。大脑皮质运动区起重要作用，通过锥体系和锥体外系的下传调节来实现运动区的功能特征。

（1）具有精细的功能：即对一定部位皮质的刺激引起一定部位的肌肉收缩，呈倒立分布。身体不同部位在皮质代表区的大小与运动的精细复杂程度有关。如手与五指所占的区域几乎与整个下肢所占的区域大小相同。

（2）交叉性支配：除头面部肌肉外，对躯体运动的调节具有交叉性支配的特点，即一侧皮质支配对侧躯体的肌肉。

（3）代偿性：实验证明，切除一部分运动区后，并不产生永久性肌肉瘫痪；因而，皮质细胞具有一定的代偿能力。

（二）基底节与小脑对躯体运动的调节

小脑与基底神经节都参与运动的设计和程序编制、运动的协调和肌紧张的调节，并处理本体感觉传入冲动信息等活动。但两者在功能上有一定的差异。小脑主要在运动进行过程中起作用，具有调节肌紧张、维持身体平衡、协调随意运动的能力。小脑损伤后可出现动作协调性障碍、准确性障碍、意向性震颤等。表现为躯干摇摆，步态不稳，容易摔倒，指物不准、不稳，动作快速转换困难等。而基底神经节主要在运动的准备和发动阶段起作用。基底神经节主要与大脑皮质之间构成环路，而小脑除与大脑皮质形成回路外，还与脑干及脊髓有大量的纤维联系，基底神经节主要参与运动的设计。

五、运动技能形成的过程及因素

运动技能是人体在运动过程中通过学习，掌握和有效完成专门动作的能力，它是在大脑皮质参与下实现的随意运动，是指在准确的时间和空间内大脑精确支配肌肉收缩的能力。运动技能的发展和提高，有赖于人们对人体功能客观规律的深刻认识和自觉运用。运动技能与身体素质相辅相成，相互影响。身体素质的提高为改善运动技能打下良好的基础，运动技能的发展使身体素质同时得到发展。

（一）过程

运动技能的形成是由简单到复杂的过程。一般来说分为泛化过程、分化过程、巩固过程和自动化过程。

1. 泛化过程　学习任何一个动作的初期，接受的新刺激经感受器接受传入大脑皮质，引起相关神经元的兴奋，而皮质内抑制尚未确立，所以大脑皮质中的兴奋与抑制都呈现扩散状态，使条件反射暂时联系不稳定，出现泛化现象。这个过程在肌肉的外在活动表现往往是僵硬、不协调、不该收缩的肌肉收缩、出现多余的动作，而且做动作很费力。这些现象是大脑皮质细胞兴奋扩散的结果。如指导者的讲解和示范以及自己的运动实践，都只能获得一种感性认识，而对运动技能的内在规律并不完全理解。在此过程中，指导者应该抓住动作的主要环节和指导对象动作中存在的主要问题予以指导，不应过多强调动作细节，而应以正确的示范和简练的讲解帮助其掌握动作。

2. 分化过程　在不断练习过程中，大脑皮质中枢留下了有关动作的记忆痕迹，大脑皮质运动中枢兴奋和抑制过程逐渐集中。由于抑制过程加强，特别是分化抑制得到发展，反馈系统发生作用，人体对肌肉活动有了知觉体验，大脑皮质的活动由泛化阶段进入了分化阶段。初学者对该运动技能的内在规律有了初步的理解，一些不协调和多余的动作逐渐得到校正和消除。练习过程中的大部分错误动作得到纠正，能比较顺利和连贯地完成完整动作。这时初步建立了动力定型，但定型尚不巩固，遇到新异刺激（如环境的改变等），多余动作和错误动作可能会重新出现。在此过程中，指导者应特别注意对错误动作的纠正，让指导对象体会动作的细节，多进行动作的分析与思考，促进分化抑制进一步发展，使动作更趋准确。

3. 巩固过程　通过进一步反复练习，此时不但皮质感觉中枢留下了运动痕迹，皮质运动区也留下了记忆痕迹，运动条件反射系统已经巩固，以后只要再现同样的动作信号，人体即可按已存的痕迹形式完成该动作。巩固的动力定型阶段，大脑皮质的兴奋和抑制在时间和空间上更加集中和精确，动作更为精确、协调、省力。人体不必有意识地去控制就能完成动作。在环境条件变化时，动作技术也不易受到干扰。同时，由于内脏器官的活动与动作配合协调，完成练习时也感到省力和轻松自如。在此过程中，指导者应对指导对象提出进一步要求，并指导其进行理论学习和动作分析，加深对动作内在规律的认识，更有利于动力定型的巩固和动作质量的提高，促使动作达到自动化程度。

形成运动技能的三个过程是相互联系的，各过程之间并没有明显的界限。训练水平越高，认知能力越好，在学习掌握新动作时，泛化过程越短，对动作的精细分化能力越强，掌握运动技能越快。初学者在学习新动作时，泛化过程较长，分化能力较差，掌握动作较慢。动作越复杂，泛化过程就越明显，分化的难度也就越大，形成运动技能所需要的时间就越长。但是，动力定型发展到了巩固阶段，也并不是一劳永逸了。巩固了的动力定型还会消退，动作技术越复杂，难度越大，消退的也越快。

4. 自动化过程 随着运动技能的巩固和发展，不仅大脑留下动作痕迹，而且可使固定的肌群按照特定的活动顺序完成特定的工作，在完成成套动作时，可以在暂时摆脱意识控制的情况下完成，动作即可出现自动化现象。其特征是对整个动作或者是对动作的某些环节，暂时变为无意识的活动。自动化可以节省出更多精力，让人体在完成已有技能的同时去考虑或处理周围环境出现的新情况。例如，在娴熟掌握骑自行车的技术后，达到动作的自动化，在骑车时可以说话、环顾四周，而不必有意识地想应如何踩车、如何维持身体平衡等。

（二）影响运动技能形成的因素

运动技能的形成受生理、心理和环境等多方面的影响。在指导过程中，应尽可能利用有利因素，减少妨碍或不利于运动技能形成的因素。

1. 大脑皮质状态对运动技能的影响 大脑皮质状态在运动技能形成的过程中起重要作用。大脑皮质兴奋性过高或过低都会影响正常运动技能水平的发挥。适度的应激水平可使运动技能的发挥达到最高水平。紧张的情绪可导致应激水平的升高，疲劳可导致应激水平的降低。

2. 感觉功能对运动技能的影响 运动技能的形成过程，就是在多种感觉功能参与下同大脑皮质细胞建立暂时性神经联系的过程。这些感觉功能包括视觉、听觉、皮肤感觉和本体感觉等，其中本体感觉对形成运动技能有特殊意义。人体各种感觉都可帮助肌肉产生正确的肌肉感觉，没有正确的肌肉感觉就不可能形成运动技能。所以，在运动实践中只有经过反复实践与训练，才能建立精确的分化，区别正确动作和错误动作的肌肉感觉，才能巩固正确动作，消除错误动作。指导者在开展工作中应重视通过直观形象的视觉手段帮助指导对象建立分化；利用音乐伴奏或节拍器帮助指导对象建立正确动作的频率和节奏感，加速动作的掌握；利用保护带或辅助装置帮助指导对象进行反复练习，使其体会和建立空间三维感觉，增强本体感觉功能敏感性，获得正确动作的肌肉感觉。总之，我们应尽可能多地通过各种感觉信息的反馈，充分发挥感觉功能的作用，以便快速、有效地形成正确的运动技能。

3. 主观能动对运动技能的影响 在运动技能的学习过程中除了通过肌肉活动的锻炼以外，我们还应强化指导对象的"主动"参与。即强调动脑思考动作的原理及规律，自我分析动作的正确与错误。

4. 心理对运动技能的影响 在面对一些高难度、复杂性动作时，指导对象往往会出现害怕心理，从而不能完成。此时指导者应通过加强保护、降低难度等手段增强指导对象的信心，消除防卫反射，促其完成整个（套）动作，以获得正确的肌肉感觉。经过反复多次的练习，逐步达到自动化程度。

5. 循序渐进，因人而异，合理安排 在运动技能学习的过程中应根据个体之间的差异性，根据个体水平和能力，由易到难、循序渐进地安排训练内容。若训练内容超出指导对象的承受能力，反而会影响运动技能形成的进度，甚至引发不必要的伤病。

（胡　翔）

第五节　内分泌系统与运动

一、内分泌系统的生理学基础

（一）系统组成

内分泌系统由内分泌腺和内分泌组织构成。内分泌腺是以独立的器官形式存在于体内的。人体主要的内分泌腺有：甲状腺、甲状旁腺、肾上腺、垂体、松果体、胰岛、胸腺和性腺等。内分泌组织则以细胞团块形式分散在其他器官内，如胰腺内的胰岛、卵巢内的卵泡和黄体等。

（二）系统特点

内分泌腺和内分泌组织都没有排泄管，分泌的物质称为激素，直接进入血液和淋巴液，随血液循环运送到全身，作用于特定的靶器官或靶细胞，影响其活动。

（三）系统调节

内分泌系统是一种整合性的调节机制，通过分泌特殊的化学物质来实现对机体的控制与调节。同时它也是机体的重要调节系统，它与神经系统相辅相成，共同调节机体的生长发育和各种代谢，维持内环境的稳定，并影响行为和控制生殖等。

1. 甲状腺 甲状腺分泌甲状腺素，甲状腺素的主要作用是调节机体的新陈代谢，促进机体生长发育。甲状腺素分泌过多时，可引起甲状腺功能亢进症；而甲状腺分泌不足时，成人可出现黏液性水肿，小儿则表现为呆小症。

2. 肾上腺 肾上腺实质由皮质和髓质构成，皮质在外，髓质在内。肾上腺皮质由外向内分为球状带、束状带和网状带。

（1）肾上腺皮质激素：肾上腺皮质分泌盐皮质激素、糖皮质激素、性激素三种，主要生理效应是调节机体的水盐代谢及糖和蛋白质的代谢，并与第二性征及性器官的发育有关。肾上腺皮质对肌肉工作能力影响很大。肾上腺皮质激素与运动能力呈正相关。

（2）肾上腺髓质激素：肾上腺髓质分泌肾上腺素和去甲肾上腺素，前者占80%，后者占20%。两者化学结构和生理作用相近，统称为儿茶酚胺。儿茶酚胺通过与靶细胞的受体结合而产生生理效应，受体有 α 和 β 两种。α 受体与血管收缩有关，β 受体与糖原分解、脂肪动员、血管扩张、心率增加、支气管扩张有关。去甲肾上腺素主要作用于 α 受体，肾上腺素对两种受体均有作用。肾上腺素的分泌一般由反射引起改变，如情绪激动、肌肉运动等。

3. 胰腺 胰腺分为内分泌腺和外分泌腺。内分泌腺由大小不同的细胞团——胰岛所组成。胰岛主要由4种细胞组成：A细胞、B细胞、D细胞、PP细胞。A细胞分泌胰高血糖素，升高血糖；B细胞分泌胰岛素，降低血糖；D细胞分泌生长抑素，以旁分泌的方式抑制A、B细胞的分泌；PP细胞分泌胰多肽，抑制胃肠运动、胰液分泌和胆囊收缩。

（1）胰岛素：胰岛素是由51个氨基酸组成的小分子蛋白质，总的生理效应是增加糖原、脂肪、蛋白质的合成代谢。

（2）胰高血糖素：胰高血糖素是由 29 个氨基酸组成的多肽，总的生理效应是促进分解代谢。

（3）胰岛分泌调节：主要受血糖浓度的调节。血糖升高时，B 细胞分泌活动加强，同时抑制 A 细胞的分泌活动。另外，中枢神经系统还通过迷走神经促进胰岛素的分泌。

二、运动中内分泌系统的生理反应

为了保持机体内主要激素间的平衡，在中枢神经系统的作用下，有一套复杂系统参与。激素一般以相对恒定的速度或一定节律释放，生理或病理因素可影响激素的基础性分泌，也有传感器监测和调节激素水平。反馈调节系统是内分泌系统中的重要自我调节机制，中枢神经系统的信息经过下丘脑、垂体到达外周腺体，由靶细胞发挥生理效应，其中任何一段均受正反馈或负反馈调节的控制。

（一）运动与糖代谢

运动时能量代谢体系有两种代谢过程，即无氧运动过程和有氧运动过程；三个供能系统，包括磷酸原系统、糖酵解系统和有氧氧化系统。

糖分解代谢是人体获能的重要途径，也是运动时骨骼肌细胞获能的主要方式。60min 以上的运动，来自糖的能量占总消耗量的 50%~90%。有氧氧化是糖分解的最重要途径。在进行短时间运动时，糖酵解功能越强，运动能力就越强。有氧氧化是长时间大强度运动的重要能量来源。肌糖原是运动中的主要能源，运动强度越大，肌糖原利用越多。$50\%VO_{2max}$ 强度时，摄入的葡萄糖才能取代肌糖原为运动肌所利用。耐力运动时肌糖原大量排空。肌肉收缩可产生乳酸，运动可加速乳酸清除。

运动可维持血糖稳定。随着运动时间的延长，运动肌摄取血糖的量保持上升趋势。短时间大强度运动对血糖影响不大，但是运动后血糖明显上升。长时间运动时血糖下降。运动前肌糖原的贮量对血糖吸收的影响较大，高肌糖原储备可以使运动肌摄取和利用血糖量减少，以利于维持运动中正常血糖水平，延缓运动性疲劳的发生。

（二）运动对血糖的调节

运动对血糖的调节由神经系统、激素和组织器官的协同作用完成。运动中交感神经兴奋，升血糖类激素分泌增多，胰岛素分泌减少，有利于维持血糖浓度稳定，调节体内血糖，保持运动能力。

（三）运动对血脂的调节

运动可以升高高密度脂蛋白胆固醇，降低冠心病的发生风险。饮食和药物治疗能够减少总胆固醇，而升高高密度脂蛋白胆固醇水平需要通过定期运动才能达到。

（四）其他

定期的有氧运动能够对高血压患者产生良好作用。运动在高血压患者中降低收缩压的作用持续更久。规律运动除了有生理作用外，还有许多心理作用，如使交感神经对压力的反应减弱，可改善情绪，对缓解糖尿病、预防冠心病有明显益处。同时，规律运动可以减少血小板的黏附和聚集，降低血栓形成的风险。

（朱利月）

第四章

制动与运动

第一节　制动概述

一、制动的定义

制动（immobilization）是指人体的全部或局部保持固定不动或限制其运动，是临床上一种常用的保护性治疗方法。

二、制动的常见形式

制动的常见形式有卧床休息、局部固定（骨折或脱位后的石膏、夹板固定）以及神经麻痹三种。三种制动方式通常可以单独或同时使用。

三、制动的意义（利与弊）

对于具有严重疾病或损伤的患者而言，制动是保证患者度过伤病危重期的必要措施。制动可以减轻损伤局部的疼痛与肿胀，保证损伤组织的自然修复过程，降低组织与器官的能耗，保护受损或功能障碍的器官或组织的功能，避免功能失代偿，同时还可以降低在病情不稳定的情况下发生进一步损伤或新发损伤的风险。然而，长期卧床或制动会导致失用综合征，增加新的功能障碍，加重残疾，有时候其结果比外伤或原发病的影响更加严重，甚至会累及多个系统或器官的功能。

（李勇强）

第二节　制动引起的生理变化

一、制动后的心血管系统变化

（一）短期制动的影响

1. **血容量减少**　正常人在卧位下有500~700mL血容量从下肢回到胸腔，中心血容量增加导致右心负荷增加，压力感受器刺激增强，抑制性抗利尿激素释放、心钠素释放增加，肾脏滤过率明显增加，尿量增加，血浆容量迅速降低，卧床1~2h后血容量迅速减少，这是短时间卧床所造成的最明显的心血管改变。研究表明，强制性卧床20d可以使血浆容量降低15%~20%，总血浆容量可降低6%~20%，心脏容量减少11%，左心舒张末期容量减少6%~11%，基础心率不变或增加，每搏量和心输出量相应降低6%~13%，循环功能减退导致运动能力降低。

2. **心率加快**　正常人卧床休息后安静心率每天增加0.5/min，20d后可从平均69/min增加到79/min，3~4周后达到平稳（增加4~15/min）。心率反应与血容量下降、每搏量下降以及自主神经功能失调（迷走神经张力下降或交感神经张力增加）有关，卧床后进行直立位活动时心率显著增加。有研究表明：卧床休息3周后，亚极量运动的心率增加30/min，每搏量和心输出量均降低15%，亚极量运动能力降低30%，极量运动能力降低26%；会使卧位到直立位的心率比原先提高 32%，卧床 1 周后增加 62%，卧床 3 周后增加 89%。

3. 血流减慢　卧床后每搏输出量、心输出量、交感神经兴奋性、外周阻力及血液本身理化特性的改变，会引起血流动力学上的一系列变化。卧床后腹主动脉血流速度减慢 24%，股动脉血流速度减慢 50%，大脑中动脉血流速度也有所减慢，但冠状动脉血流保持不变。下肢静脉血流阻力增加 91%，静脉顺应性增加。动脉血流速度减慢，下肢血流阻力增加等血流动力学变化为动静脉血栓形成提供了条件。

4. 血栓形成　卧床后血容量减少，而血液中的有形成分并没有减少，血细胞比容增高，血液黏度明显增加；神经瘫痪时肌肉泵作用减弱，静脉血管容量增加，血流速度减慢；此外，血小板凝聚力和血纤维蛋白原水平也增高，这些均为血栓形成提供了环境。制动会显著增加血栓形成的概率，最常见的是深静脉血栓、血栓性脉管炎和肺栓塞。丧失步行能力的脑血管意外患者发生深静脉血栓的风险是可步行者的 5 倍。患侧肢体发生血栓的风险是健侧肢体的 10 倍。

5. 有氧运动能力降低　长期卧床后最大摄氧量（VO_{2max}）的下降程度在各报道中不尽相同。30d 制动 VO_{2max} 以每天 0.9% 的速度下降，这一速率与老年生理性衰退的年下降率相似。不同性别、年龄间的研究结果无显著性差异。心输出量减少和心率增加与 VO_{2max} 降低相关。卧床休息对 VO_{2max} 的短期影响主要来源于血容量改变，长期影响则主要来自肌肉功能衰退。

6. 直立性低血压　直立性低血压是指卧位转换为直立位时出现血压显著下降（收缩压下降 20mmHg 以上或者舒张压下降 10mmHg 以上），具体临床表现为头晕、头痛、出汗、面色苍白、心动过速甚至晕厥，老年人则更为严重。卧床休息数天即可产生直立性低血压。直

立性低血压的机制并没有完全阐明，尽管循环血浆容量降低和静脉回流不足导致静脉容量增加可以作为部分解释，但是补充血容量并不能完全纠正直立性低血压。有研究认为这与自主神经功能改变有关，例如心脏迷走神经活动降低，心脏压力反射能力障碍等。当然这些论点目前在科学界也有较大争议。增加盐的摄入，从而增加血容量，有助于直立性低血压的临床治疗。直立性低血压的关键预防措施是采取坐位或者站立位。

（二）长期制动后心血管系统出现适应性调节

1. 心脏射血功能下降　全身血容量降低、下肢静脉顺应性增加、静脉血容量增加、肌肉泵作用降低等均造成静脉回流减少，导致心室充盈量下降，每搏输出量减少。有学者认为心输出量下降与心肌萎缩或其他心肌退行性变化有关。虽然心率轻度增加，但每搏输出量减少抵消了心率增加的影响，最终使心输出量明显下降。心输出量下降造成氧运输动力障碍，使 VO_{2max} 降低。

2. 氧运载能力和使用效率下降　长期制动不仅是因为影响红细胞中酶的活性而使其运氧能力下降，还可使红细胞总量减少 5%~25%。除了降低氧的运输能力外，长期制动还会使骨骼肌中线粒体总数下降 11%，毛细血管密度不变；但由于肌肉萎缩，毛细血管总长度下降了 22%。这些变化导致氧在肌肉中的利用受限。氧运载和利用能力降低是除血浆量和心输出量因素以外影响 VO_{2max} 的次要因素。

二、制动后的呼吸系统变化

（一）坠积性肺炎发生率增加

长期卧床可导致支气管平滑肌收缩无力，气管纤毛的摆动功能下降，不利于黏附于支气管壁的分泌物的排出。若长期处于仰卧位，大

量支气管分泌物沉积在背部肺叶；长期侧卧位，大量支气管分泌物沉积在下侧肺叶；加之患者咳嗽、咳痰无力，不能有效地清除呼吸道内的分泌物，使坠积性肺炎、支气管感染与支气管阻塞的发生率大大增加。

（二）肺通气/血流比例失调

由于肺循环是低压系统，长期卧位时，上肺部的血流量增加，但通气没有增加，所以上肺部的通气/血流比值减小，产生动－静脉短路；而下肺部的血流量减少，但通气量并没有减少，所以下肺部的通气/血流比值增加，使肺泡无效腔增加，从而影响正常的气体交换。

（三）肺通气效率降低

卧位时，膈肌上移，胸腔容积减小，膈肌的运动部分受阻，胸廓弹性阻力加大，导致胸廓扩张受限，肺呼吸幅度减小，肺通气效率降低。此外，长期卧床，导致全身肌力减退，呼吸肌肌力也下降，肺通气量减少。诸多因素导致肺的顺应性下降，肺活量减少，使肺通气效率降低，气体交换受阻。

三、制动后的骨关节系统变化

（一）肌肉系统

1. 失用性肌肉萎缩　全身或局部制动均可造成失用性肌肉萎缩，石膏固定后肌肉萎缩比卧床休息要明显得多。正常人在床上翻身时，使用背部肌肉和下肢肌肉，可以减少肌肉萎缩，而老年人或者瘫痪患者则会出现更多的肌肉萎缩。健康人卧床休息7d，大腿肌肉容积即可降低3%；卧床1个月，肌纤维横断面积减少10%~20%，2个月可能减少至少50%。负责承重和步行的主要肌肉，制动后萎缩最为明显，例如股四头肌。有研究表明，卧床17周，肌肉容积显著降低，分别为踝背屈肌减少30%、股四头肌减少16%~18%，腰背肌减少9%，而上肢肌肉无明显变化。值得注意的是，除了肌

肉横断面积减少，肌肉长期保持在缩短状态可导致肌节缩短，致使肌纤维纵向挛缩，这在制动后的关节功能障碍中扮演了重要角色。

2. 肌力与肌耐力降低　制动对肌力和肌耐力都有显著的影响，肌肉体积减小，肌纤维间的结缔组织增生，非收缩成分增加，导致肌肉单位面积张力下降，肌力降低。完全卧床休息后肌力每天下降1%（0.7%~1.5%/d），每周下降10%~15%，3~5周内肌力下降可达20%~50%。健康人卧床休息一个月最大伸膝力矩降低21%。石膏制动6~7周后屈肘肌肌力下降6.6%，肩前屈肌肌力下降8.7%，踝背屈肌降低13.7%，踝跖屈肌降低20.8%。此外，肌力下降还与制动引起神经系统兴奋性降低有关。制动后肌耐力下降的主要原因是由于肌糖原和ATP储存减少，做功使肌糖原和ATP迅速耗尽，乳酸增加，脂肪酸抗氧化能力下降导致肌肉迅速疲劳。同时，肌肉的血流量及呼吸效率下降也会使肌耐力降低。

3. 肌肉代谢障碍　长期制动后由于肌肉局部血流量减少及运氧能力降低，导致肌肉相对缺氧，直接影响代谢过程，使得肌肉有氧代谢减弱，无氧酵解增强。肌肉蛋白质合成减少而分解增加，导致蛋白质总量下降。在卧床早期，肌肉Ca^{2+}的变化主要是肌浆网对Ca^{2+}的摄取和释放增加，直接影响肌肉的收缩功能。3d卧床休息即可使胰岛素受体敏感性迅速降低，葡萄糖耐量异常。卧床休息30d后腓肠肌和股外侧肌β羟酰基辅酶A脱氢酶和枸橼酸合成酶显著降低，但糖酵解酶无改变。卧床42d使肌肉线粒体密度减少16.6%，氧化酶活性降低11%，总毛细血管长度缩短22.2%。短期卧床就可以发生肌酸磷酸激酶升高。

（二）骨骼系统

维持正常人体骨质需要原有骨质的吸收和新骨的形成达到动态平衡。骨骼的密度和形

态取决于施加在骨上的力，太空飞行员骨骼相关研究表明，沿长骨纵轴的压力减小是骨质疏松的主要原因。因此，长期卧床的患者，抗重力和维持躯干姿势的骨骼骨质丢失最为明显。制动与失重（常见于宇航飞行员）均可以产生同样后果，长期卧床或制动可以导致破骨细胞活动增加，而成骨细胞活动减少，骨质吸收和新骨形成的平衡发生紊乱，表现为相对或绝对骨质吸收超过骨质形成，结果为骨钙丢失和骨矿物质密度（bone mineral density，BMD）降低，最终导致骨质疏松。长期卧床的患者 BMD 降低比正常人更为明显。急性脊髓损伤后 6 个月，完全瘫痪肢体的跟骨 BMD 丢失可达到 67%；而健康人卧床休息（制动相对不完全）同样的时间，脊柱骨 BMD 减少仅为 0.3%~3.0%。脊柱侧弯患者严格卧床休息，脊柱 BMD 每周降低 0.9%；但是正常人卧床 119d 脊柱 BMD 丢失仅为 3.9%。

（三）关节系统

人体长期制动后会出现关节僵直，导致滑膜粘连，关节腔内可有结缔组织的纤维脂肪性增生。由于新生胶原纤维形成纤维内粘连妨碍韧带纤维平行滑动而导致关节挛缩。长期制动会使关节周围韧带的强度下降，能量吸收减少，延展性下降，肌腱附着点处变脆弱，韧带容易断裂。关节囊壁的血管、滑膜增生，纤维结缔组织和软骨面之间出现粘连，产生疼痛；继而关节囊收缩，关节挛缩，关节活动范围相应减小。关节囊的缩短和关节制动于一个位置，使关节软骨接触面受压，关节软骨含水量下降，透明质酸盐和硫酸软骨素减少。慢性关节挛缩时，关节囊内和关节周围结缔组织重构，软骨变薄，血管增生，骨小梁吸收。长期制动关节的非接触面会发生纤维化、蛋白多糖合成减少和形态改变。除了关节软骨组成的改变之外，制动时关节软骨的机械性能也受到损害，压缩

时液体的流量和软骨的变形增加。但拉伸特性没有改变，这说明关节运动和负荷降低对蛋白多糖的影响比对胶原的影响大。这些生化与力学的改变，部分可能会因为关节制动的解除和恢复关节活动而发生逆转；但是，其恢复效果会因制动时间过长和制动程度的增加而降低。长期固定可显著降低骨-韧带复合体的结构特性和韧带的力学特性，同时显著减少附着区的结构特性。韧带本身的力学特性在解除固定后较短的时间内即可恢复到制动前水平，但附着区要恢复到以前的强度和力量则需要更长的时间。在这一时期，复合体仍然处于薄弱状态，易发生撕脱损伤。

（四）异位骨化

异位骨化是指在软组织中出现成骨细胞，并形成骨组织，多半发生在大关节周围，例如髋关节、肘关节等，是长期制动的常见合并症。早期关节局部有明显肿痛，活动受限，晚期由于骨组织形成，导致关节活动限制。其发病机制尚不清楚，因此在预防和治疗上都很困难。

四、制动后的代谢与内分泌系统变化

制动所引起的代谢和内分泌紊乱发生较迟缓，有时甚至在恢复过程中才表现出来。恢复活动之后这些改变恢复得也较慢。

（一）负氮平衡

制动会造成尿氮排出明显增加，平均每天丧失 2g，因此可导致低蛋白血症、水肿以及体脂增加。由于制动期间抗利尿激素的抑制，加上食欲减退会减少蛋白质摄入，加剧体重降低，在创伤或饥饿情况下，负氮平衡可以达到 8~12g/d。制动的第 4~5d 氮排出量开始增加，在第 2 周达到高峰，并一直持续下去。卧床 3 周所造成的负氮平衡可以在 1 周左右恢复，但卧床 7 周造成的负氮平衡则需要 7 周时间才能恢复。

（二）内分泌改变

（1）长期卧床会导致人体心肺血量增加，外周四肢血量减少，刺激胸腔压力感受器，使抗利尿激素在第 2~3d 分泌开始减少，结果是人体的尿量增加，全身血量减少。

（2）制动会使肾上腺皮质激素分泌增多（可达正常水平的 3 倍），尿中可的松的排出量也增加，这是机体应激反应的表现。同时，制动也会导致雄性激素降低，醛固酮降低。

（3）制动会导致糖耐量异常。血清胰岛素和 C 肽同时增高，在制动后 1 个月将会达到高峰，说明主要问题不是胰岛分泌胰岛素减少，而是胰岛素的利用障碍；其中肌肉胰岛素受体抵抗为主要原因。研究表明卧床 3d 后肌肉胰岛素敏感性降低，出现糖耐量异常。血糖水平可能正常或升高。长期制动可导致胰岛素峰值水平逐步降低，最终导致高血糖。同时，胰腺 β 细胞分泌胰岛素也会增加。

（4）制动导致血清甲状腺素甲状旁腺素升高或不稳，是造成高钙血症的主要原因之一，但血清降钙素和催乳素保持不变。

（5）卧床制动 14d 去甲肾上腺素分泌增加 35%，不伴有肾多巴胺产物的增加，与血浆容量降低有关。

（三）水、电解质改变

（1）制动可使血钠、血钾、血镁、血磷酸盐和硫酸盐、血钙、尿钙、血胆固醇升高，然而，却使高密度脂蛋白胆固醇降低。

（2）制动性高钙血症是制动后常见而又容易被忽视的水、电解质异常，因骨折固定或牵引而长期卧床的儿童中高钙血症的发生率可高达 50%。卧床后体钙丢失途径主要是随尿排出，其次是粪便排出，与骨钙丢失程度一致，血钙升高是尿排泄的必然渠道，制动后数周至数月都可能发生。卧床休息 4 周左右可能发生症状性高钙血症。早期症状包括食欲减退、腹痛、便秘、恶心和呕吐，甚至发展为进行性神经体征，如无力、低张力、情绪不稳、反应迟钝等，最后发生昏迷。

五、制动后的中枢神经系统变化

长期制动会产生感觉剥夺与心理社会剥夺，由于感觉输入减少，可产生感觉异常和痛阈下降。因为与社会隔离，感觉输入减少，加之原发疾病和外伤的痛苦，非常容易产生焦虑、抑郁、情绪不稳和神经质，也可能出现感情淡漠、退缩、易怒、攻击行为，严重者有异样的触觉、运动觉、幻听和幻视。长期制动会损害认知能力，导致判断力、解决问题的能力、学习能力、协调力、记忆力、精神运动能力、警觉性等均出现障碍。

六、制动后的消化系统变化

因疾病、外伤和长期制动本身对患者的精神和情绪都会有影响，可以减少胃液分泌，减慢胃内食物排空速率，使食欲下降，造成蛋白质和碳水化合物吸收减少，产生一定程度的低蛋白血症。长期制动会使胃肠蠕动减弱，食物残渣在肠道内停留时间过长，水分吸收过多而导致便秘。

七、制动后的泌尿系统变化

长期制动时抗利尿激素分泌减少，排尿增加，随尿排出的钾、钠、氮均增加。由于钙自骨组织中转移至血，导致高钙血症；血中多余的钙又经肾排出，产生高钙尿症，卧床 1~2d 尿钙即开始增高，5~10d 内显著增高，高钙尿症还与皮质醇释放有关。尿中钙磷增加、尿潴留、尿路感染是尿石症形成的三大因素；高钙尿症和高磷尿症为尿结石形成提供了物质基础。尿潴留的形成因素包括：卧位时腹压减小、腹肌无力、膈肌活动受限、盆底肌松弛、神经损伤患者神经支配异常等。以上这些因素导致括约肌与逼尿肌活动不协调，形成了尿潴留。

瘫痪患者的导尿次数增多，尿路感染概率也会相应增加，结石的形成降低了抗菌药物的治疗效果，导致尿路感染反复发作。

（李勇强）

第三节　运动概述

一、运动的定义

运动与制动的定义相反，是物理治疗的主体，是康复治疗的重要措施之一。康复医学中的运动通常是指为了缓解症状或改善功能，根据疾病或损伤的特点，选择适当的局部或全身运动以达到治疗的目的。运动在恢复与重建功能中起着重要的作用。

二、运动的常见形式

通常根据运动时氧气是否参与将运动划分为有氧运动和无氧运动。有氧运动的全称为有氧代谢运动，是指人体在氧气充分供应的状态下进行的运动。有氧运动必须具备3个条件：①运动所需要的能量通过氧化体内的脂肪或糖类等物质提供；②参与运动的肌群占全身肌肉的2/3以上；③以中低等强度运动15~40min或更久。运动中心率维持在最大心率的60%~85%。常见的有氧运动有慢跑、快走、游泳、骑自行车等。无氧运动是相对于有氧运动而言的，是运动时提供能量的代谢路径与氧气无关的运动；肌肉中储存的ATP几秒钟即可被耗尽，无氧运动状态下葡萄糖有氧氧化不能满足机体需要，葡萄糖经一系列酶促反应分解成丙酮酸，进而还原成乳酸迅速获得ATP为肌肉收缩提供能量。常见的无氧运动有短跑、投掷、跳高等。有氧运动和无氧运动并不是简单地根据运动项目进行区分的，二者之间的区别在于运动过程中人体内物质代谢的方式，或者说肌肉收缩的能量来自有氧代谢还是无氧酵解。

三、运动的意义（利与弊）

各种疾病或损伤早期，在不加重组织负担的前提下，进行适当运动可以有效避免制动产生的不良影响。运动可以促进组织损伤（包括中枢神经功能）的修复、再生以及功能重塑，提高肌力、肌耐力、关节柔韧性、平衡功能及协调功能，调节骨钙代谢与糖代谢等内分泌系统功能，促进肌肉与心肌血液循环，增强有氧运动能力和呼吸功能。此外，运动还可以促进体内内啡肽的释放，改善患者的情绪与心态，从而更有助于患者的功能恢复。

但是，过度运动或不正确的运动会导致患者发生运动损伤，例如踝关节扭伤或脱位、骨折、韧带撕裂、椎间盘突出或腰椎滑脱等。过度运动或不正确的运动也会增加心脑血管疾病发生的风险，例如脑卒中、心肌梗死、心律失常甚至猝死等。过度运动还可能导致心力衰竭、呼吸衰竭和肾衰竭等脏器功能衰竭。不恰当的运动还会导致内分泌及代谢系统失调，如低血糖、酮症酸中毒、肝脏损害、电解质紊乱等。

（李勇强）

第四节　运动产生的生理效应

一、运动产生的心血管系统效应

（一）心率

运动可以引起心率明显增快。运动时心率变化的速率、幅度与运动的强度和时间有关。研究表明，机体完成单一较小强度的运动时，心率在运动初期迅速上升，达到一定水平之后较长时间维持在一个稳定的范围，提示这段时间各系统功能处于相对稳定状态。随着运动的继续进行，机体各系统功能平衡被破坏之后，心率将再次增快甚至达到最大心率，此次心率的升高可视为机体的运动疲劳点。机体完成单一大强度运动时，由于机体代谢水平很高，各系统功能水平不能保持在相对稳定的状态，因此，心率的变化将持续增快至最大心率而不出现平台。运动心率和脉搏的变化情况可以作为评定运动强度的生理负荷指标，通常将心率达185/min（或190/min）到最大心率的运动强度称为极限强度，达170~185/min（或189/min）的为亚极限强度，达150~169/min的为大强度，达120~149/min的为中等强度。此外，心率也可以作为评定运动者功能状态的客观生理指标，基础脉搏、运动前心率、定量运动负荷后心率、最大心率以及心率恢复速率等指标，在一定程度上可以反映机体的功能水平，也可通过心率或脉搏来控制运动强度。

（二）每搏输出量和心输出量

运动可以明显提高每搏输出量和心输出量。运动引起血流速度加快，静脉回心血量增加，使舒张末期心室容积增大。同时，交感神经兴奋及儿茶酚胺分泌增加使心肌收缩力增强，收缩末期心室容积减小，二者共同作用导致每搏输出量明显增加；每搏输出量的增加和心率的加快使心输出量增大。当心率超过150~160/min时，由于舒张期缩短导致静脉回心血量减少，心肌收缩力的增强程度有限，使得每搏输出量逐渐减少。当心率超过180/min时，由于每搏输出量的大幅度减少，使得心输出量也可能随之下降。

（三）动脉血压

运动导致动脉血压的收缩压显著升高，在剧烈运动时收缩压可以高达190mmHg甚至更高。不同运动形式动脉血压的舒张压变化情况不同。动力性运动时收缩压明显升高，舒张压的变化相对较小，甚至可能稍有降低。主要原因是动力性运动导致心脏收缩增强，血流速度加快，使血压升高；但同时运动时交感神经兴奋使外周血管扩张，加之肌肉收缩的推挤加快

静脉回流，使动静脉压力差增加，促进了动脉血外流，使得外周阻力相对下降，舒张压变化幅度较小。静力性运动时由于憋气使胸腔压力增大，后负荷增加，搏出量有所下降，心室剩余血量较多，静脉回流阻力也增加；加之肌肉紧张性收缩对外周血管的静力性压迫，外周血流不畅，外周阻力明显增高，结果使收缩压的升高幅度相对较小，而舒张压显著升高，对小血管造成很大的压力。中老年人血管硬化程度增加，弹性下降，脆性增加，因此在大强度静力性运动时因外周阻力过大而易发生小血管的破裂，故应尽量少进行大强度静力性运动。

测定清晨卧床血压和一般安静时血压对训练程度和运动疲劳的判定有重要参考价值。随着训练水平的提高，安静时的血压可略有降低。如果清晨卧床血压较同年龄组血压高15%~20%，可能是运动负荷过大或运动疲劳所致。测定定量负荷前后血压及心率的升降幅度和恢复状况，可检查心血管系统功能并区别其功能反应类型，从而对心血管功能做出恰当的判断。

二、运动产生的呼吸系统效应

（一）肺通气功能的变化

人体运动时，随着运动强度的增大，机体为适应代谢的需求，需要消耗更多的 O_2 和排出更多的 CO_2。为此，通气功能将发生相应的变化。

运动时机体表现为呼吸加深加快，肺通气量增加。潮气量可从安静时的500mL上升到2000mL以上，呼吸频率也随运动强度增大而增加，可由每分钟12~18次增加到每分钟40~60次。结合潮气量与呼吸频率的变化，运动时的每分通气量可以从安静时的每分钟6~8L增加到80~150L，较安静时可增大10~12倍。

运动过程中肺通气量的时相性变化如下：

运动开始后，肺通气量迅速上升，随后在前

一时相升高的基础上，出现持续而缓慢的上升。

运动结束时，肺通气同样是先出现快速下降，随后缓慢恢复到安静时的水平。

通气量迅速升、降的时相称为快时相，缓慢升、降的时相称为慢时相。

在中等强度运动中，肺通气量的增加主要是靠呼吸深度的增加；而进行剧烈运动时，肺通气量的增加则主要是靠呼吸频率的增多来实现的。呼吸深度和频率的增加，意味着呼吸运动的加剧，因此用于通气的氧耗也将增加。有研究表明：人体在安静时用于通气的耗氧量只占总耗氧量的 1%~2%，剧烈运动时则可增加到 8%~10%。

通气的目的是为了 O_2 的摄入和 CO_2 的排出，尤其以 O_2 的摄入更为重要。一定量的 O_2 摄入是需要一定的通气量作为保证的。氧通气当量是指每分钟的通气量（VE）与摄氧量（VO_2）的比值，安静时约为 24，即机体必须从 24L 的通气量中才能摄取到 1L 的 O_2。有研究表明：人体在从事不超过 50%VO_{2max} 的运动时，氧通气当量保持恒定不变；若从事超过 50%VO_{2max} 的运动，每分通气量的增加将明显大于每分摄氧量的增加，即氧通气当量增加到 30~35L，这时，机体从 30~35L 的通气中才能摄取 1L 的 O_2。显然，运动强度增加到 50%VO_{2max} 以上时的摄氧效率降低。氧通气当量越小，O_2 的摄取效率越高。

（二）肺换气功能的变化

运动时肺换气功能的变化，主要通过 O_2 的扩散和交换来实现。肺换气的具体变化为：①人体各个器官组织代谢的加强，使流向肺部的静脉血中 PO_2 比安静时低，从而使呼吸膜两侧的 PO_2 差增大，O_2 在肺部的扩散速率增大；②血液中儿茶酚胺含量增多，导致呼吸细支气管扩张，使通气肺泡的数量增多；③肺泡毛细血管前括约肌扩张，开放的肺毛细血管增多，

从而使呼吸膜的表面积增大；④右心室泵血量的增加也使肺血量增多，使得通气血流比值仍维持在 0.84 左右。这些因素的变化可以增大肺的氧扩散容积。

三、运动产生的骨关节系统效应

（一）肌纤维

人类有三种不同功能的肌纤维：Ⅰ型慢缩纤维，又称红肌，肌缓慢‑氧化型纤维；Ⅱa 型和Ⅱb 型快缩纤维，又称白肌。Ⅰ型纤维比其他类型纤维的收缩和舒张时间都要长，比较抗疲劳，从结构上说，这些纤维有较多的线粒体和毛细血管。Ⅱa 型或称快速氧化型肌纤维，氧化和酵解代谢途径均较完善，抗疲劳特性介于Ⅰ型和Ⅱb 型之间。Ⅱb 型或称快速酵解型纤维，是运动单位中数量最多的肌纤维，具有较长的轴突和最大的细胞体、最快的收缩时间和最小的抗疲劳能力，这种纤维具有完善的酵解系统，但氧化系统不完善。另外，人类可能有Ⅱc 型纤维，这类肌纤维有独特的肌球蛋白，耐力型运动员训练期间，肌肉中可能含有 10% 的Ⅱc 型纤维。

中枢神经系统在募集运动单位或肌纤维时是以其大小为顺序的。以Ⅰ型纤维为主的小的运动单位首先被募集，由Ⅱb 型纤维构成的最大的运动单位则主要在高强度运动时募集，而Ⅱa 型纤维介于二者之间。低强度运动显著消耗Ⅰ型纤维内糖原，而对Ⅱ型纤维内糖原影响很小；反之，高强度的运动消耗Ⅰ型和Ⅱ型纤维内的糖原，以后者更为明显。

在一定条件下，不同肌纤维类型可以发生转变。运动训练可以使运动单位成分发生适应性的转变，这种可塑性使肌纤维在形态学和功能上均随所受的刺激不同而发生相应的变化。有研究表明，在Ⅱ型纤维中，Ⅱa 型和Ⅱb 型纤维可以相互转变。耐力训练在减少Ⅱb 型纤

维的同时可增加Ⅱa型纤维的比例，而力量训练可以增加Ⅱb型纤维的比例。使用刺激Ⅰ型纤维的低频电刺激Ⅱ型纤维，部分Ⅱ型纤维可以转变为Ⅰ型纤维。

（二）肌腱

运动对肌腱的结构和力学性质有长期的正面效应。例如：动物试验中，经过长时间运动训练，小猪趾屈肌腱的弹性模量、极限载荷都有所增加。运动训练还能增加胶原的合成，增加肌腱中大直径胶原纤维的比例。成年人的肌腱中蛋白多糖呈丝状结构重叠垂直排列，而在未成年人的肌腱中，蛋白多糖的丝状结构排列方向不一。成年人的肌腱在低拉伸强度下更容易撕裂，这一特性表明，胶原纤维之间的蛋白多糖桥联在肌腱传递张力时起重要作用，能加强组织的强度。

（三）骨骼肌

大力量少重复的训练可增强肌肉力量，这是肌肉横截面积增加的结果。神经系统的参与也是力量训练取得效果的重要因素，肌肉力量的增加与运动单位的募集有密切的关系。力量训练可改变中枢神经系统对运动单位的作用，使更多的运动单位同步收缩而产生更大的收缩力量。抗阻训练通常是在阻力负荷条件下完成 1~15 次动作，其原则是重复练习至不能再继续完成动作。负荷大和重复次数少的练习主要增加肌肉的力量和体积，而对耐力无明显影响。所有类型的肌纤维均会对力量训练产生适应性，这种适应性增加了肌纤维对抗外界阻力的能力，其原因是肌肉中收缩蛋白含量的增加。

力量训练的结果是使肌肉变得更强壮，体积增大；而耐力训练的结果是令肌肉产生适应性变化，这种变化主要是肌肉能量供应的改变。对耐力训练而言，选择的阻力负荷应以 20 次以上动作为宜。耐力训练对肌纤维内线粒体的影响比较明显，线粒体的数量和密度随训练的增加而增加。

持续数秒至 2min 的高强度训练主要依赖无氧代谢途径，又称无氧训练，其能量供应主要来源于储存的磷酸肌酸分解的 ATP 以及葡萄糖酵解。无氧训练所产生的人体适应性变化主要表现为磷酸肌酸存储量的增加。另外，参与糖酵解的某些酶的活性也增加，但这种酶的活性的变化比有氧训练引起的变化小得多。

（四）骨骼

骨骼的密度与形态取决于施加在骨骼上的力，运动可增加骨的受力，刺激骨生长，使骨量增加；反之，骨受力减少可抑制其生长，使骨量减少。冲击性运动（如踏步、跳跃）对髋部骨骼具有良好的刺激作用。承重训练有利于腰椎骨密度的增加。快速行走时，腰椎的载荷比直立位增加 1 倍。慢跑时，腰椎的载荷比直立位增加 1.75 倍。直立位举物时，腰椎的载荷更大。中等强度的承重训练（如慢跑、爬楼梯等）能维持骨量和保持骨的弹性。进行等长抗阻训练时不产生骨关节的运动，可实现疼痛最小化和靶向骨骼受力最大化，对合并有骨性关节炎的骨质疏松患者较为合适。

雌激素是稳定骨钙的重要因素。女性绝经后，由于雌激素水平下降，骨量丢失速度加快。运动可使绝经后妇女的雌激素水平轻度升高，从而增加骨钙含量。研究表明，全身运动加局部专项锻炼 6 个月后，老年女性跟骨骨密度增高、骨强度增大、骨质疏松患病率下降。参加舞蹈和长跑的老年女性，血清总碱性磷酸酶和雌二醇水平显著高于对照组。此外，太极拳也可以使妇女的雌激素分泌增加，可有效减少骨矿物质的丢失，改善骨骼钙磷代谢。

（五）关节

关节骨质的代谢主要依赖于日常生活活动时的加压和牵伸，如站立位时重力使关节骨受压和肌腱产生对骨的牵伸，这两种作用直接影响关节骨的形态和密度。关节附近的骨折、关节置换术后，应及时正确地应用运动治疗，以刺激软骨细胞，增加胶原和氨基己糖的合成，防止滑膜粘连和血管翳的形成，从而增大关节活动范围，恢复关节功能。运动提供的应力使胶原纤维按功能需求有规律地排列，促进关节骨折的愈合。

各种运动均可造成关节磨损。在生物力学中，承载体的磨损是在化学或力学因素作用下渐进性的物质磨损。力学因素会引起机械性磨损。疲劳性磨损是发生于承载体表面、与润滑现象无关的机械性磨损。关节的重复性载荷引起关节内周期性应力改变，会导致软骨疲劳，这种重复性疲劳随软骨内微损伤的积累而扩大，致使软骨表面原本排列致密的胶原网变得肿胀、松散，最终这些破坏扩展到关节的表面，使其破裂。频繁的关节活动可导致关节软骨的疲劳性磨损，常发生于专业运动员。一般情况下，正常软骨的新陈代谢足以维持组织的平衡，但如果损伤的速度快于软骨细胞再生的速度，微损伤的积累效应就会发生，导致软骨的破坏，影响人体的关节功能。

关节的负重和运动对维持正常关节软骨的组成、结构和机械特性非常重要，负荷的类型、强度和频率直接影响关节软骨的功能。当负重的强度和频率超出或低于某一正常范围时，关节软骨的合成和降解的平衡被打破，软骨的组成与超微结构均发生变化，对人体的关节健康均不利。

关节软骨是没有神经分布的组织，所以，神经不能为软骨细胞传递信息。研究表明，软骨细胞对压力－形变非常敏感，作用在组织中的力学变化导致了细胞膜应力的变化，使细胞获得足够的信息。关节的负重与否、活动方式是软骨生化特性改变的主要刺激因素，影响软骨的生物力学特性，如关节软骨受到机械刺激

时会发生再塑形。

关节负荷过大、过度使用或受到撞击都会影响关节软骨的功能，单一的冲击或反复的损伤均可增加软骨的分解代谢，成为进行性关节退变的始动因素。适量的跑步运动可增加关节软骨中蛋白多糖的含量与压缩硬度，增加未成熟动物关节软骨的厚度。

四、运动产生的代谢与内分泌系统效应

（一）水和电解质

运动时体内水分子因蒸发和水分子跨膜转运的综合影响而丢失。尤其是剧烈运动时，水分从血液中外移至活动肌细胞中，接着再从细胞间隙或肌细胞内丧失。当脱水相当于体重的 6% 时，血浆渗透压可升高约 20mmol/L。当脱水进一步加重时，会造成细胞内水分丢失（该水分是糖原分解、氧化过程中所产生的）。经长期训练，血容量减少，此现象可持续至停止运动后数日。

剧烈运动后尿 Na^+ 排出量减少。汗中 Na^+ 浓度可达 50mmol/L，但在活动时肌细胞中 Na^+ 浓度不变，血浆中 Na^+ 浓度增至 600mmol/L。在轻度运动时，尿中排出 Na^+ 量稍有增加，但进行短暂性大强度运动时，尿中排 K^+ 量减少。肌肉活检证实，活动肌细胞内 K^+ 外流，当血容量因失水而减少时，血 K^+ 浓度反而升高 13%。血浆 Mg^{2+} 浓度和 K^+、Na^+ 相反，在长期运动中可减少 0.2mmol/L，大部分 Mg^{2+} 从汗中流失。血 Ca^{2+} 在剧烈运动或常规活动中无改变。

（二）脂代谢

脂代谢受多种因素调控，其代谢紊乱会增加缺血性心脑血管疾病的发病率。长链脂肪酸是脂肪氧化的主要来源，脂肪酸的来源有血浆脂质、细胞内甘油三酯和磷脂池及肌纤维间脂肪组织中的甘油三酯。在 $40\%VO_{2max}$ 的强度下

运动时，脂肪酸氧化所提供的能量约占肌肉能量来源的 60%。运动还可以提高脂蛋白脂肪酶的活性，加速富含甘油三酯的乳糜微粒和极低密度脂蛋白的分解，降低血浆甘油三酯、胆固醇、低密度脂蛋白和极低密度脂蛋白水平，升高高密度脂蛋白和载脂蛋白 AI 的水平。研究表明，坚持长跑运动的老年人血浆胆固醇、甘油三酯、低密度脂蛋白、载脂蛋白 AI 水平显著降低，并且脂质代谢的程度还与锻炼的时间呈正相关。任何强度的持续运动都可以降低血脂。

运动可以促进组织特别是骨骼肌中脂蛋白脂肪酶的基因表达，脂蛋白脂肪酶对于组织摄取血浆中富含甘油三酯的脂蛋白是必需的，脂蛋白脂肪酶的活性与血浆甘油三酯水平呈负相关。研究表明，运动具有促进内源性激素如儿茶酚胺和胰岛素转移至骨骼肌的作用，运动也能增加脂蛋白脂肪酶活性。还有研究表明，运动和胰岛素均能促使葡萄糖转载体移位至细胞膜，增加细胞膜的转运和糖原合成，提高机体葡萄糖的利用度，改善脂质代谢。

（三）激素

1. 生长激素　运动时血浆生长激素的变化受很多因素的影响。对短时间中等强度运动具备适应能力的人，运动后血浆生长激素含量不变，而缺乏适应能力的人则含量增多。研究发现，生长激素在运动 30min 以内处于潜伏期，长时间（30min 以上）中等以上强度运动后，血浆生长激素的水平上升，而后逐渐升高，达到高峰，1h 后开始下降，但仍高于运动前水平。如果运动持续到力竭，多数个体生长激素水平又下降到运动前水平，说明运动强度过大，生长激素分泌反而下降。

2. 甲状腺素　研究表明急性运动后甲状腺素浓度增加。运动中人体的甲状腺素分泌适当增高，有助于能量物质的分解代谢，以供给肌肉更多的能量。

3. 胰岛素　运动可以使机体内胰岛素水平下降，且降低程度与运动强度、运动时间相关。运动结束后需要 1h 或更多时间，血浆胰岛素才能恢复到运动前水平。大量研究表明，运动可以提高血浆胰高血糖素水平。而且，运动中胰高血糖素的变化与运动负荷有很大关系，运动强度越大，持续时间越长，胰高血糖素增加越明显。

4. 糖皮质激素　运动对糖皮质激素的影响，目前科学界观点不一。大量实验发现，以中等强度进行 1h 左右的运动后，糖皮质激素一般保持不变；但是，经过 3 周以上的训练，安静时糖皮质激素比训练前高，而再训练 3 周后又回到原来水平。这说明在训练过程中，糖皮质激素出现了适应现象。

5. 肾上腺素和去甲肾上腺素　不管运动强度和持续时间如何，肾上腺素和去甲肾上腺素的分泌都会增多，就是到了完全力竭的时候也比安静时高。近年来进一步研究表明，心率维持在 150/min，持续时间 40min 以内的运动，肾上腺素和去甲肾上腺素逐步升高，在 40min 时达到峰值。由此可见，肾上腺髓质在运动中出现应激反应，表现为机体的适应性反应。

6. 性激素　多数研究表明，中等强度、持续时间不长（30min 以内）的运动可使睾酮的分泌明显升高。进一步研究表明，血浆睾酮的变化与运动负荷的大小有一定关系，只有当运动负荷达到一定限度时，才能使血浆睾酮升高。长时间的力竭性运动可以使血浆睾酮降低，因为剧烈运动时睾酮水平升高；但长时间的升高有可能通过负反馈的调节作用，使下丘脑-腺垂体轴的分泌活动受到抑制。长期进行大负荷量的运动训练可以使机体内雌二醇和孕酮水平降低，这与运动引起的下丘脑、垂体分泌活动改变有关。高强度运动训练使雌二醇、孕酮降低，这可能与长期训练者的心脏和肾脏血流量增加，雌二醇、孕酮廓清率提高有关。

五、运动产生的中枢神经系统效应

中枢神经对全身器官的功能起调控作用，同时又需要周围器官不断传入信息以保持其紧张度和兴奋性。运动是中枢神经最有效的刺激形式，所有运动都可以向中枢神经系统提供感觉、运动和反射性输入。多次重复性训练是条件反射的形成条件。随着运动复杂性的增加，大脑皮质将建立暂时性的联系和条件反射，神经活动的兴奋性、灵活性和反应性都可以提高。运动可调节人的精神和情绪，锻炼人的意志，增强自信心。另外，通过功能性磁共振成像观察到，在运动训练的过程中，大脑可塑性会产生连续变化，说明运动对大脑的功能重组和代偿起着非常重要的作用。

六、运动产生的消化系统效应

研究表明，低强度运动对胃酸分泌或胃排空仅有轻微的影响，随着运动强度的增加，胃酸分泌明显减少。中等至较大强度运动时可延缓胃的排空，特别是过饱、高渗性饮食和高脂肪饮食后尤为明显。运动时肝血流量降低80%以上，因此长时间运动会使血清谷丙转氨酶、胆红素和碱性磷酸酶升高，不能将其误诊为肝病。现已证实运动有利于脂肪代谢以及胆汁合成与排出，运动可以降低肌肉中的胆固醇含量，增加粪便排出胆固醇，减少胆石症的发生。

七、运动产生的泌尿系统效应

（一）尿量

运动后尿量主要受气温、运动强度、运动持续时间、排汗以及饮水量等因素影响。短时间运动后，尿量不会发生明显变化；长时间运动，由于运动时血液重新分配，肾脏血流量减少，故一段时间内尿量减少。在夏季进行强度较大、持续时间较长的运动，或运动强度不大但持续时间长的运动时，由于大量排汗，尿量也会减少。

（二）运动性蛋白尿

正常人在运动后出现的一过性蛋白尿称为运动性蛋白尿。正常人安静时尿中只有极微量的蛋白质，运动可以使尿中的蛋白质含量增高。检测运动性蛋白尿可以用于评定负荷量和运动强度，观察机体对负荷量的适应能力，以及评价运动训练水平。运动性蛋白尿主要受运动项目、运动强度和负荷量、个体差异、功能状况、年龄与环境等因素的影响，通常经过一定时间的休息，不需要治疗即会自动消失。

（三）运动性血尿

正常人运动后出现的一过性显微镜下或肉眼可见的血尿称为运动性血尿。肉眼观察到尿液呈褐色或浓茶色，显微镜下血尿为尿色正常，但可见红细胞。出现运动性血尿，可能是由于运动时肾上腺素和去甲肾上腺素分泌增加，造成肾血管收缩，肾血流量减少，出现暂时性肾脏缺血、缺氧和血管壁的营养障碍，从而使肾的通透性增高，使得原来不能通过血管壁的红细胞也发生外溢。此外，运动时肾脏受到挤压和打击导致肾脏下垂，造成深静脉压力增高，也能导致红细胞渗出，发生血尿。也有研究表明，运动引起的自由基含量增加也可以造成运动性血尿。运动性血尿多出现在剧烈运动之后，人体并无其他不适。血尿持续时间一般不超过3d，最长不超过7d。出现血尿时，可以适当调整运动量，服用一些止血药或中药，通常预后情况良好。

（李勇强）

第五章

功能障碍与运动治疗

人们寻求物理治疗的帮助，大多是因损伤、疾病、衰老或畸形造成身体上的障碍影响到日常生活；有些人虽然不伴有身体上的障碍，但是也希望通过物理治疗以增强身体适应性或减少疾病和损伤的风险，防止功能障碍的发生。由此可见，物理治疗的最终目的是预防、减轻或消除功能障碍。运动治疗是物理治疗的一个基本组成部分，是改善或恢复身体功能或管理现存功能障碍的关键。

为了制订和实施有效的、个体化的运动方案，治疗师必须理解不同的运动将如何影响身体的各个器官、系统功能，以及运动产生的效果将如何对身体功能产生影响。在功能障碍评估和运动治疗实施的整个过程中，治疗师还必须整合和应用解剖学、运动学、生理学、病理学以及行为科学等方面的知识。为了最大限度地改善功能障碍程度，治疗师必须了解身体功能和残疾之间的关系，以及如何将功能和残疾分类的概念应用到运动治疗方案的设计中。本章将重点介绍功能和残疾的分类以及运动治疗在残疾进程各阶段管理过程中的干预作用。

第一节 运动治疗对功能障碍管理的影响

一、国际功能、残疾和健康分类

对于功能和残疾的描述，过去几十年，国际上曾使用过不同的分类模型（如 Nagi 模型和

ICIDH 模型）。2001 年 5 月世界卫生组织（World Health Organization，WHO）修订并通过了国际功能、残疾和健康分类（ICF）。修订后的 ICF 模型（图 5-1-1）将功能和残疾归类为身体功能与结构、活动、参与三个水平层面。将障碍过程放在功能受限的概念下讨论；将影响障碍者参与功能的环境和个人因素纳入障碍评估的范畴；将障碍的过程视为动态、可逆的过程。

（一）身体功能与结构

身体功能与结构（body function and structure）包括身体各系统的生理功能、心理状态和器官、肢体等解剖结构。身体生理功能和 / 或心理状态发生不正常的变化，抑或解剖结构缺失或异常，称为损伤（impairment）。

（二）活动

活动（activity）是指个人独立以整体水平行动或执行一项任务。当个人以整体水平独立行动、活动或执行任务时存在困难，称为功能活动受限（functional limitation），通常包括个人活动能力、交流能力、学习应用知识的能力、生活自理能力、完成一般任务或要求的能力等。

（三）参与

参与（participation）是指个体参与和他人相关的社会活动，包括家庭、学习、工作、社区和社会等活动。个体参与社会的功能障碍，也叫参与受限（participation restriction）。

（四）背景因素

背景因素包括环境因素（environment factors）和个人因素（personal factors）。前者指构成、指导人们生活的自然、社会和态度环境。后者包括年龄、性别、种族、行为习惯、生活方式、健康状况、教养、社会背景、职业、教育、经验、性格心理特点和其他特征等。所有这些因素或其中的某个或几个因素都可能在任何层面的残疾中发挥积极或消极的作用。

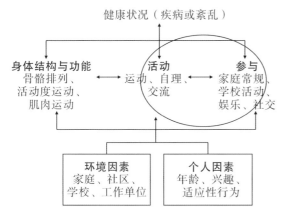

图 5-1-1 ICF 架构模型图

残疾（disability）是指个体因疾病、损伤、发育缺陷或畸形导致个体身心功能障碍，不同程度影响正常的生活、工作、学习和参与社会活动的一种状态。广义的残疾包含了损伤、活动受限和参与局限三个层面的障碍，是人身心障碍的总称。狭义的残疾只把社会功能困难定义为残疾。

图 5-1-1 中功能和残疾的分类与背景因素之间交互作用和复杂联系提示干预其中一个方面可能导致一个或多个方面的改变。各成分间的交互作用是可逆的，但也是不可预测的。一种或多种复合损伤可以导致活动受限、参与局限，但不是所有的损伤都会导致活动和参与受限。如第 4 腰椎体骨折导致马尾损伤患者，因胫前肌肌力减退而轻度跛行，可以不影响基本的日常生活活动；但如果患者不主动活动，生活中过度依赖，甚至出现心理障碍，自我封闭，则损伤就导致了其活动和参与受限。相反，

活动或参与障碍的存在也可以改变健康状况本身。例如，脑卒中偏瘫患者长时间卧床不活动，日常生活依赖照顾者，这种活动和参与障碍使得患者的心肺能力下降，容易出现肺部感染、压疮、骨质疏松等各种并发症，从而影响整体健康状况。不容忽视的是 ICF 架构强调了生活背景的环境因素和个人因素与身体结构和功能、活动能力及参与程度之间的相互影响。比如跟腱损伤发生在跨栏运动员刘翔身上，和发生在一般办公室文员身上所导致的功能障碍程度是不一样的；同样的脑卒中发生在 40 岁中年人和 80 岁老年患者身上，他们及他们的家庭对功能恢复的期望也是不一样的。治疗师相对比较容易关注患者的躯体功能障碍，为其提供治疗和服务，然而，社会、情绪和认知方面的因素也会影响躯体的障碍程度，反之亦然。因此，在制订运动治疗处方时不能忽视它们之间的这种相互作用。

二、残疾的三级预防

ICF 的理论模式形象地展示了功能和残疾的不同成分的相互作用和障碍的演进过程，倡导一种多角度的思考方法。了解 ICF 模式中各成分之间的相互作用和复杂联系是功能障碍管理的基础。残疾是一个复杂的过程，残障进程中各因素对障碍程度的影响并不是一对一的可预测的。假设损伤和功能限制非常严重或持续时间较长，并且不能被个体、家庭或社会所接受，这时"残疾"的认知就产生了。可见，对残疾的认知还高度依赖人或社会对角色所抱有的期望。残疾既有个人属性，又有社会属性。它的预防既需要个人的意识和努力，也需要社会的认知和帮助。因此残疾的管理也是复杂的、多方面的。为了预防和减少残疾的发生或有效减轻已经发生残疾的障碍程度，WHO 明确了残疾康复的三级预防。

（一）一级预防

在高风险人群中，开展促进健康的各种措施（如健康宣教、劳动防护、慢病管理、优生优育、预防接种等）以减少各种病损的发生。一级预防最有效，可使残疾发生率降低 70%。

（二）二级预防

一旦出现损伤，就积极采取措施，限制或逆转由病损导致的残疾。如对创伤、骨折、白内障患者的恰当的手术治疗；对脑梗死患者的早期溶栓治疗等。同时包括社会干预，改变家庭与社会的态度，防止继发损伤的发生，防止躯体疾病之后继发精神心理障碍等。二级预防可使残疾发生率降低 10%~20%。

（三）三级预防

针对慢性、不可逆疾病患者，运用各种康复手段来减少或限制残疾向残障转化，并且多方面改善患者功能，减少残疾给个人、家庭和社会带来的影响。所采取的措施包括医疗康复、教育康复、职业康复、社会康复等各种手段。

运动治疗在残疾预防三个环节中都承担着非常重要的角色。促进健康，提高适应性和幸福感是评判运动治疗干预是否有效的基础。

三、运动治疗干预

运动治疗是物理治疗多种方法中针对功能障碍管理最核心的元素，是通过系统的、有计划的身体运动、姿势调整或机体活动，达到治疗或预防损伤，恢复或提高身体功能，预防或减少健康相关的危险因素，优化整体健康状态，提高整体适应性和生活质量的目的。简而言之，就是通过不同类型和强度的运动或功能活动，达到治疗和预防功能障碍的效果。

运动治疗的对象有因疾病、损伤或发育缺陷、衰老过程导致的功能受损患者，也有特殊职业需求的客户（如专业体育运动队员、杂技表演者等），还可以是为了增进健康、预防功

能障碍的普通人群。因为本书侧重于将运动视作一种治疗方法来干预损伤和功能受限，所以在之后的叙述中，我们使用"患者"而不是"客户"。我们强调接受运动治疗的患者在康复的进程中不是被动接受，而是主动参与，并应自觉学习，达到自我管理健康需求的目的。

临床常用的运动治疗方法大致可以归纳为以下几类：①基于力学和运动学原则的改善关节活动范围和增强肌力、肌耐力以及提高身体体能的方法，如牵伸技术、关节松动、肌力和耐力训练、姿势控制和身体力学稳定性训练、呼吸和呼吸肌训练、有氧训练等；②根据神经发育生理提出的神经促进技术、运动控制、强制性使用及运动再学习技术等；③特殊任务所需要的功能性训练或已丧失功能的补偿、替代方法，如体育运动员的专业技术训练、假肢患者的行走训练等；④中国传统运动训练项目如气功、太极拳、五禽戏、八段锦等。关于治疗技术的详细阐述将在后续章节中逐一展开。

运动治疗干预流程遵循物理治疗领域惯用的患者管理方法，运用系统的步骤和决策来实现帮助患者改善功能至最佳状态的目标。患者管理进程包括下列 5 个基本步骤：①综合的检查；②评估所收集的数据；③基于损伤、功能限制和残疾做出诊断；④根据患者的原始期望，建立预后判断和治疗计划；⑤实施适当的干预措施。

一个目标导向的、个体化运动治疗方案应该基于循证缜密的临床决策，实施一系列有效的治疗干预措施，并通过小组治疗、家庭干预、运动项目自我管理及患者相关的指导等提供综合全面的个性化患者管理服务，促进患者尽可能独立。针对个体患者来说，运动治疗技术的选择应基于治疗师对患者功能障碍的判断。针对整体的障碍管理来说，运动治疗的干预形式有应用运动治疗技术（如运动治疗、手法治疗等）直接干预，也有与疾病和健康相关的知识介绍，还包含团队

间的协调、沟通和记录。有文献还强调治疗师在进行充分的功能和安全评估后，开展小组形式的运动训练，可以在干预身体功能的同时提高患者的个体活动能力，调动患者的参与热情，从而更容易达到改善功能障碍的目的。

四、运动治疗在功能障碍管理中的作用

为了帮助治疗师在临床实践和研究中做出正确的决策，并在临床沟通和记录中达到标准化，十多年前残疾模式和相关术语就已经被统一，并形成了一个适当的框架（图5-1-2）。之后，美国治疗师协会（APTA）将残疾模式和相关术语纳入了《物理治疗应用指南》。这个指南的建立，反映了从最初检查到干预结果的最佳训练流程；指南文件也使用了残疾的概念作为在物理治疗中组织临床评估和安排优先次序的决策框架。

图5-1-2描述了运动治疗干预在残疾进程中的潜在影响，同时也包括进程中危险因素的影响。将危险因素纳入此模式中，用以强调如果病理、损伤或功能性风险降低，疾病可以被

预防、消除或减少的假设。这个模型也表明，有效的运动治疗干预可以在残疾进程的任何阶段都有一个正面的影响。

比如，治疗师组织一定区域内经常低头、久坐的办公室文员参与办公姿势健康讲座，并教授其工间操等适当的牵伸运动，就是应用运动治疗对健康危险因素进行干预，可减少姿势引起的慢性疼痛和损伤的发生概率。

当病理或损伤已经发生，运动治疗可以通过一个恰当的规则的训练或提高日常基本活动，或通过移除建筑障碍、使用辅助装置来改变物理环境的水平，可以降低功能受限的发生风险或尽可能减轻功能受限的程度。比如，52岁中年男性患者因左侧大脑出血导致右侧肢体偏瘫5个月，不能独立行走而大部分依赖家人照顾。治疗师综合评估后，制订包括应用辅助具在内的运动治疗方案帮助患者独立行走，实现日常生活大部分自理。该运动治疗方案应用运动控制和运动再学习理论，以大量的功能性活动训练为基础，结合少量必需的肌肉骨骼运动技术的应用，还包含了辅助具（拐杖）的正确应用学习等。在这个运动训练过程中，功能

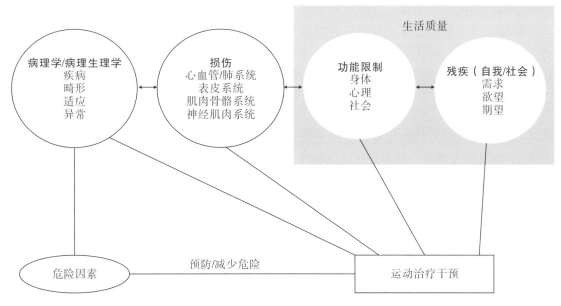

图5-1-2　运动治疗干预在残疾进程中的潜在影响

引自：Kisner Carolyn，Colby Lynn Allen. Therapeutic exercise: foundations and techniques. 4th ed. F.A. Davis. 2002.

活动既是治疗技术也是评估方法。治疗师在指导患者进行功能性活动训练时，通过观察找到动作的缺失或缺陷成分，分析导致动作成分缺失或缺陷的直接原因，以及是否会导致进一步的功能受限和 / 或参与局限，根据分析结果调整运动训练的先后顺序和强度。

功能活动受限是导致社会参与局限的常见而直接的原因。虽然，前面已阐述各种环境因素和个人因素也会导致社会参与受限，但是功能性活动能力的维持和促进是保障个体以其特有的角色参与社会的重要基础。比如，同样是小腿截肢的两个年轻男性患者，一个成为奥运会游泳冠军，另一个在社区领取低保度日。社会背景因素的不同是导致他们参与社会程度不同的直接原因；但是身体残存功能的发挥是他们参与社会的基础保障。因此，运动治疗通过对功能限制的干预达到了使个体参与社会无障碍或减轻障碍程度的目的。

当然，ICF 各元素间相互影响关系揭示了治疗师在应用运动治疗对功能障碍进行管理时，也可能发生失败或导致失误。这需要治疗师在做出临床决策时具有批判式思维，对涉及患者问题的相关知识全面掌握，有效整合和处理信息，对现存问题和如何解决现存问题形成工作假说，了解患者的价值观和目标，选择决定和制订战略方针，并使用反思和自我监控策略，做出必要调整。

总之，治疗师选择了残疾进程理论框架作为运动训练的临床决策参考，就有责任通过物理治疗检查和测量提供证据，证明残疾进程中各要素是息息相关的；同样，也有责任通过实践记录和评估数据说明运动治疗干预不仅可以减少身体上的损伤，还可以明显加强活动和参与能力。

关于运动治疗对残疾进程关键要素的影响和作用我们将在本章的后续章节中阐述。

（彭松波）

第二节　运动治疗对身体功能损伤的干预

一、与运动相关的身体功能

一个人在日常生活中的独立能力会因身体、心理和社会功能的不同而不同。身体功能的表现范围很广泛，与运动直接相关的身体功能一般包含以下几方面（图 5-2-1）。

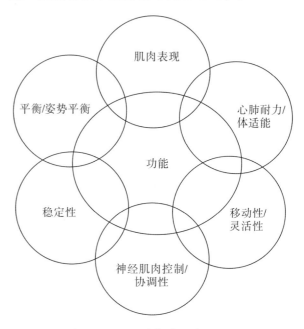

图 5-2-1　运动相关的身体功能

引自：Kisner Carolyn，Colby Lynn Allen. Therapeutic exercise: foundations and techniques. 4th ed. F.A. Davis. 2002.

肌肉表现：肌肉产生张力和进行身体活动的能力，包含肌力、爆发力和肌肉耐力。

平衡 / 姿势平衡：是维持身体重心（center of gravity，COG）于支撑面上方的能力，包括对抗重力保持体位、在随意运动中调节姿势以及安全有效对外来干扰做出反应的能力。

心肺耐力 / 体适能：指个体在一段时间内进行低强度、重复性全身活动（散步、慢跑、骑行、游泳）的能力。

稳定性：指神经肌肉系统通过协同的肌肉活动，使身体近端或远端的身体节段保持静态姿势，或在复合运动中控制基础稳定的能力。

移动性／灵活性：身体节段或关节进行主动或被动活动时，产生功能性关节活动范围的能力。被动活动灵活性依靠于软组织的延展性和关节间隙大小；主动活动灵活性则需要加上神经肌肉的激活作用。

神经肌肉控制／协调性：感觉和运动系统在神经系统统领下相互作用，促使参与运动动作的各肌群能够预测或感应本体感觉和运动的信息，以正确的肌电活动时间和顺序，结合适当强度的肌肉收缩，产生平稳、准确、有控制的自主运动。协调性是运动平稳、准确和有效的基础。

人体各系统通过控制上述相关身体功能的反应、适应和发展来应对施加于身体上的压力和外力。如重力对肌肉骨骼系统、神经肌肉系统和循环系统的持续影响。在常规的身体活动中，适当附加在身体上的力可以帮助身体在功能水平上维持力量、心肺耐力和移动性，而过度的力和压力则会导致各种急、慢性损伤；作用于身体的力量消失也会导致变性、退化或畸形的发生，如长期制动导致的肌肉萎缩、骨质疏松及心肺耐力下降等。运动治疗的干预则是应用生物力学原理，通过评估和恰当施加于身体上的各种力，来调节上述相关身体功能，从而减轻或消除身体损伤，不同程度改善功能障碍。

二、身体功能损伤的表现

疾病和损伤是 ICF 模式的第一组成部分。疾病的生理学概念是指人体的动态平衡被打破而导致的解剖结构、生理代谢或心理架构的异常。首先会引发基于临床诊断的医疗介入。

不同领域的治疗师在治疗伴有不同病理特征的患者时，需要了解各种病理学（临床诊断）知识，但病理学知识并不能告诉我们如何评估和治疗患者因病理问题引发的功能障碍。例如，

两个临床诊断相同的类风湿关节炎患者，通过 X 线片证实具有相同程度的关节损坏，经验丰富的治疗师知道，他们可能会伴有并不相同的损伤程度和功能限制，并且最后导致残疾的程度也会不同。因此，治疗师在为患者选择改善功能的干预方法时，需要特别注意特定病理对功能产生的影响。

损伤是病理状态的结果，不是病理的原因。也就是说，它们是反映身体系统、器官或组织水平异常的信号和症状。

损伤可归类为身体解剖、生理或心理的改变和身体结构缺失或功能异常。治疗师常常接诊的是肌肉骨骼系统（musculoskeletal）、神经肌肉系统（neuromuscular）、心血管／呼吸系统（cardiovascular/respiratory system）、表皮系统（integumentary）等结构功能受损的患者，这些系统功能的损伤表现见表 5-2-1。损伤可以是病理状态直接产生（原发性损伤），也可以是潜在风险间接导致的结果（二次损伤）。例如，肩袖轻度撕裂（病理学）患者，会产生疼痛、肩关节活动度受限和特定肩带肌肉无力等原发性损伤表现，随后患者可能出现肩周和脊柱周围的错误代偿动作继发的部分肩带肌群紧张、部分肌群无力的肌肉失衡损伤。像这种损伤的发生是由原发损伤和继发损伤共同导致或是由多种原因导致时，我们也称之为复合损伤。

各系统的身体损伤均可接受不同程度的运动干预，有的是针对直接的损伤，有的是针对继发的二次损伤或预防功能障碍。

三、运动治疗对身体损伤的干预

运动治疗的干预目标是与功能受限相关的身体损伤。无论患者伴有的是何种类型的损伤，治疗师必须知道，并不是所有的损伤都会导致功能限制或残疾。为了有效管理功能障碍

表 5-2-1　运动治疗可干预的常见身体损伤表现

肌肉骨骼系统	神经肌肉系统
□ 疼痛	□ 疼痛
□ 肌肉无力 / 力矩产生减少	□ 平衡受损、姿势不稳或运动控制受损
□ 肌耐力下降	□ 运动不协调，动作启动时间错误
□ 关节活动度的限制，由于：	□ 运动发展滞后
·关节囊挛缩	□ 异常张力（肌张力降低、肌张力增高、肌张力障碍）
·关节周围软组织挛缩	□ 无效 / 无效率的功能性运动策略（失用）
·肌肉短缩	**心血管 / 呼吸系统**
□ 关节失稳	□ 有氧代谢能力降低（心肺耐力下降）
□ 姿势异常	□ 循环（淋巴、静脉、动脉）障碍
□ 肌肉失衡	□ 间歇性跛行
□ 表皮系统	
□ 皮肤粘连	
□ 瘢痕增厚	
□ 压疮	

患者，最大限度减轻身体损伤患者的功能障碍，我们在应用运动治疗干预身体损伤时，关键的工作是应用临床决策程序，认识功能相关的损伤。也就是寻找可以直接导致目前或未来功能限制的损伤；明确损伤可能会造成的并发症或继发损害；同时还要重视评估和分析，推断且不要忽视已确诊的身体损伤，特别是与损伤相关的运动。比如，肩袖轻度撕裂伤患者，肩关节内旋活动度受限的直接原因是什么？是肩内旋肌群的无力还是肩胛肌群失衡导致的肩胛骨位置改变？会不会继发关节囊及周围软组织的粘连？是否合并有神经的拉伤？导致患者肩袖撕裂的原因是慢性劳损还是急性损伤？哪些运动的动作会加重肩袖的损伤？治疗师首先要综合这些信息，判断产生损伤的原因、损伤本身和导致的功能限制，同时分析与损伤相关的运动，在一定时期内避免对损伤肌群的牵拉，选择有效的治疗干预方法，包括合适的运动治疗，旨在纠正或减轻身体损伤表现，比如关节活动受限、肌力减弱、肌肉失衡或心肺耐力减退等。

运动治疗方案的制订应遵循患者管理流程。

（一）检查

检查即治疗师收集患者问题信息和了解患者就诊原因的过程。治疗师首先要通过不同的方式获取患者的病史资料、相关系统信息回顾以及特殊检查和测试结果等信息。然后整理、分析这些充足的信息，明确患者的问题（病理状态、损伤、功能限制和残疾），最终做出诊断，并考虑这些问题是否可以采用物理治疗方法解决。如果患者产生的问题未在物理治疗解决的问题范围内，治疗师应将患者转诊至其他的健康管理中心。同时，检查也可通过目前的损伤、功能限制和残疾的基线测量法，设定一个参考点，来测量和记录治疗结果。

（二）评估

评估是指对收集的资料进行分析、解释的动态过程。这个过程包括通过一系列健全的临床决策、分析和整合信息来形成治疗想法。虽然评估被描述为患者管理模式中一个独特的阶段，但是在每一个患者的管理中，从检查到最后的结果，都存在某种程度的评估。相关数据的解释，是患者管理模式中非常具有挑战性的一方面，也是决定患者功能受限诊断和功能预后的基础。通过整合经过检查得到的信息和整理出主观与客观的数据，治疗师将可以决定：

（1）患者的一般健康状况，及其对现有和潜在的功能的影响。

（2）现有情况的急性、慢性和严重程度。

（3）身体系统损伤程度和对功能的影响。

（4）患者目前整体的身体功能（限制和能力）与患者需要、期望或理想的功能进行对比。

（5）患者身体功能限制对患者社会/情感功能的影响。

（6）环境对患者功能的影响。

（7）患者的社会支持系统以及其对现有或潜在功能的影响。

（三）诊断

诊断是患者管理中的一个重要环节，因为诊断为物理治疗和干预指明了方向。诊断是通过检查、评估后组织数据，整合和梳理信息，形成反对假设并进行分类的行动和决定进程。诊断包含两方面，一种是确定和描述身体问题，发现损伤、功能限制和残疾（信号和症状）；另一种是描述状况在系统水平上（肌肉骨骼系统、神经肌肉系统、心血管/呼吸系统、表皮系统）和人整体水平上对功能的影响。

（四）预后和治疗计划

预后和治疗计划必须在开始任何干预措施前制订。

1. 预后　是指患者功能最佳状态的期望，预计患者治疗结果和预期能达到特定功能效果的治疗期限。影响患者预后和功能效果的因素在表 5-2-2 中列出。

事实上，准确地判断预后，对于有经验的治疗师来说也是颇具挑战性的。患者的病情越复杂，判断预后的难度也就越大。如一个健康体能情况良好的 70 岁患者，全膝关节置换出院，在家中进行物理治疗，是很容易确定患者获得独立能力所需要的时间框架的。相比之下，由于车祸导致身体多发骨折和软组织损伤的患者，只能在治疗的不同阶段，逐渐评估患者功能的改善程度。治疗师做出精确的预后判断，受以下情况的影响：对患者情况包括对病理及外科干预的熟悉程度；对组织预后时间和过程的熟悉程度；有治疗相似患者的临床经验；有关于测试、测量和物理治疗干预的充足知识。

2. 治疗计划　是预后的一个不可分割的组成部分，计划内容包括：预期目标，预期功能上有意义、实用、持续和可衡量的结果，预期改善程度以及达到预期水平所需要的时间，具体的干预措施，提出干预措施的频率和持续时间，特定的出院计划等。

有效的目标和结果不可或缺的一方面，是向患者解释病理状态和损伤是如何影响功能的，以及为什么要使用一些特殊的干预措施。建立短期和长期目标，特别是针对复合损伤或损伤严重的患者，有利于帮助患者认识治疗过程中渐进的改善和进步。

值得提醒的是，定期对患者治疗反应的再检查和再评估，可能会发现最初的治疗计划和预后需要修改。

表 5-2-2　影响患者预后和功能效果的因素

□ 复杂程度、严重程度、急性或慢性和患者情况（病理、损伤和功能限制）的预期进程
□ 患者一般健康情况和现存危险因素
□ 患者和/或家人的目标
□ 患者的动力和患者对之前干预的反馈
□ 安全问题和考虑
□ 支持（身体、情感和社会）的范围

（五）干预

干预是患者管理的一个组成部分，是治疗师和患者之间进行的与治疗相关的所有有目的的互动，包括直接干预，患者相关指导以及协调、沟通和记录等三个方面。直接干预指运动治疗、功能训练、辅助训练等特定的治疗措施；患者相关指导是指给患者、家属或照顾者提供的教育；协调、沟通和记录包括评估记录、治疗计划、出院总结、家居康复指导等文件资料。三者之中任何一方面的缺乏都会导致不利影响。比如，如果治疗师没有与医生团队沟通，取得物理治疗服务批准（沟通），或如果患者不懂如何正确进行设计的运动（患者相关指示），即使进行最适当的运动（程序性干预措施），治疗也将不会取得成功的结果。

（六）成果

成果即干预结果。有效的干预结果应该是：身体功能改善或尽可能保持；功能受限被阻止或状态实在不可能保持，也应该延缓下降进程；患者满意。

选择运动治疗对身体功能进行干预，治疗师首先应该明确：哪种动作成分是恢复功能必需的？要达到功能性活动效果应该选择哪种活动或技术进行干预？选择某种特殊活动或技术干预的目的是什么？实施这种活动或技术时的体位（姿势）、模式和动作要求是什么？每个活动或技术的干预剂量是多少？图5-2-2展示了运动治疗干预模型，提示了运动系统元素、活动和剂量三者之间的关系，可以帮助组织、协助临床决策制订。

图中三维结构的主轴是：①与活动或技术相关的运动系统元素；②选择的特殊活动或技术；③特殊的剂量。

运动系统元素中，支持是指心肺和代谢系统的功能状况；基础是指肌肉骨骼系统的功能状况；调节代表着神经肌肉系统的生理学状况；

生物学机制是指运动和运动学的静态和动态功能状况；认知或影响特指与运动相关的心理功能状况。综合分析运动系统元素信息，可以帮助明确：要干预的功能受限及其相关的损伤是什么；选择恰当的运动元素治疗相关的损伤和功能受限；优先排列运动系统元素。

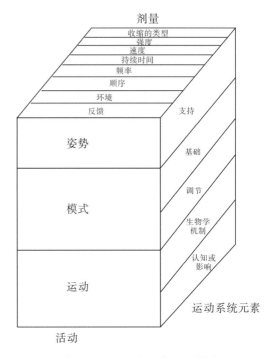

图 5-2-2　运动治疗干预模型

常被选择的运动治疗技术包括：主动和被动牵伸技术、关节活动范围练习、力量练习、神经肌肉控制训练、有氧训练、呼吸训练、水疗等。当选择一个功能活动作为干预因素时，运动控制的训练进阶应该考虑灵活性、稳定性、灵活性控制以及技巧；同时应该对活动的模式（活动表现的方法）、姿势（起始和结束的姿势）以及动作要求（动作表现的质量）进行描述。

运动技术或活动干预的剂量应该考虑患者的身体生理状况、组织的修复阶段、相关解剖结构以及患者的学习能力等，对于剂量的描述通常包括收缩的类型、干预的强度、活动或技术的速度、持续时间、干预频率等多个方面。

当运动治疗干预的效果没能达到预期目标时，有可能是治疗师选择了不恰当的活动和/或剂量，有可能是治疗师不能有效地实施或教会运动，也有可能是患者没有学会动作或是不明白、忘记了运动说明或剂量，还有可能是患者不能遵照医嘱。这时候有必要再次进行检查和评估。

总之，运动治疗的目标重点必须是功能的恢复和功能限制的预防。治疗师不能简单地认为，在损伤的水平（比如力量和牵伸练习）进行干预，以及随后减少身体损伤（增加肌力和关节活动度）一定会弥补功能上的限制和功能性运动或日常生活活动能力。

成功治疗的结果不仅仅是身体功能的恢复和改善，更在于功能性活动受限或残疾的减少或解决，以及良好的自我健康管理意识形成。因此，运动治疗干预对功能障碍的管理的最佳模式是将纠正身体损伤和促进功能性活动恢复有机整合，达到对患者健康的有效管理。

（彭松波）

第三节　运动治疗在功能性活动训练中的应用

一、功能限制

功能限制是残疾模型中第三个组成部分，发生于个人的整体水平，可以是身体上的、社会的抑或是心理上的，常常表现为个人的行为能力或一般预期的活动技能下降。功能限制大多是身体损伤的结果，但也有社会和心理影响导致的个人能力和功能限制，如脸部烧伤患者的社交参与受限主要是患者的自卑心理和社会对外表的关注态度导致的功能限制。物理治疗介入的重点是针对身体功能限制的管理，同时考虑人的整体需求和社会认识。当损伤造成了功能限制，患者的生活质量将会受到严重影响。因此，将重点放在处理这些可能会直接或间接引起残疾的功能限制上，我们很容易理解。其实，我们也需要认识到，单个的损伤或

多个复合的损伤很多时候并不会导致功能限制，这与个人的心理认知和环境有很大的相关。比如，颈髓损伤导致的高位瘫痪并不影响美丽坚强的女主播再次成为电视荧屏上的优秀轮椅主持人。证据表明，损伤的严重程度和复杂程度必须到达一定水平时，才会开始引起功能上的减退，而且是因人而异的。

二、功能限制的类型

狭义的功能限制（activity limitation）是指在个人身体层面的、与感官运动任务相关的功能活动限制（表5-3-1）。整个身体运动组成了每天生活的典型部分，如洗澡、穿衣、移动、进食等基本日常生活活动（activity of daily living，ADL），学校相关技能、家务活动等工具性日常生活活动（instrumental activities of daily living，IADL），娱乐休闲、社区流动（驾驶、运用公共交通）等参与性功能活动等多个方面。

表5-3-1列出了一些因身体损伤造成的功能限制，是组成从简单到复杂的日常生活技能所必需的全身活动部分。把这一部分功能限制区分出来，是为了强调物理治疗检查和功能运动训练时使用任务分析法，找出运动异常和缺乏部分的重要性。注意：并不是所有的文献都这样定义功能限制。有些文献还将基础日常生活活动能力（个人卫生和梳理，进食、转移、行动）归为"activity limitation"的范畴。

当个体的上述功能限制持续或复杂到不能够或只有有限的能力去完成全身感觉运动任务时，就会发生ADL和IADL的下降，生活质量也会下降，因此残疾将会随之发生。比如拖地是一个IADL任务，一个人必须有抓住拖把、协调推拉拖把、身体站稳、弯腰走动的能力。如果这些功能动作中的任何一个受到限制，拖地的任务就不可能完成。物理治疗检查和评估

中一个重要的方面，就是通过分析运动来确定运动中哪一部分对于患者来说是难以完成的。这个分析帮助治疗师确定为什么患者不能完成特定的日常生活动作。这些分析信息，再整合临床的病理／损伤诊断，是治疗师帮助患者恢复功能和预防潜在残疾发生而制订干预计划和选择干预手法的重要循证过程。

当功能限制持续或累积到一定程度就会导致残疾。因此广义的功能限制应包含着由于身体工作相关的功能限制可能引发的 ADL、IADL 以及工作、娱乐、社会参与等方面的功能局限。表 5-3-2 所列的是包括与自己、家庭、工作、娱乐或社区有关的所有与残疾相关的活动或任务。

三、运动治疗在功能性活动训练中的作用

综上所述，功能性活动包含了个体以整体水平进行的各项身体生理活动和个体以社会期望角色融入环境的所有社会参与活动。功能性活动训练的效果将受到来自环境因素和个人因

素的积极或消极影响。

物理治疗，特别是运动治疗，对功能限制的干预作用贯穿于损伤、活动受限、参与局限的整个过程，也包括对环境和个人因素中影响健康的危险因子的预防管理。因此，运动的分析评估和运动治疗技术的介入以及运动学习的概念，对功能性活动训练乃至对整个健康管理过程的影响是毋庸置疑的，也是无可替代的。

运动治疗处方、功能训练和辅助训练（物理因子和电疗）作为特定的干预措施应用在患者的治疗计划中，被用来减少或纠正损伤。如果这些干预措施被认为是有效的，它们会减少或消除功能限制；并且无论何时，都会减少未来发生功能障碍的危险因素。直到过去 10 年，治疗的成功主要是通过衡量确诊损伤的减少程度，或身体功能的各方面如强度、活动性或功能的改善程度而决定的。然而，是否损伤的问题解决了，功能上的改善就会随之发生吗？治疗师现在意识到这个假设并不成立。为了减少功能限制并改善患者健康相关生活质量，不仅需要落实运动治疗的介入，以纠正造成功能限

表 5-3-1　常见身体工作相关的功能限制（以下活动的限制）

□ 伸出和抓握	□ 站立
□ 举起和承载	□ 蹲和跪
□ 推和拉	□ 站起和坐下
□ 屈膝和弯腰	□ 上下床
□ 翻转和扭转	□ 爬、走和跑
□ 投掷和接	□ 上下楼梯
□ 滚动	□ 蹦跳和跳跃
	□ 踢

表 5-3-2　残疾相关活动（任务）的一般分类

（个体属性偏多一些）	（社会属性偏多一些）
□ 自我照料	□ 娱乐和休闲活动
□ 社区活动力	□ 社区责任和服务
□ 作业任务	
□ 学校相关任务	
□ 家务（室内、室外）	
□ 关怀家属	

制的损伤，还要在任何可能的情况下，设计针对特定任务的运动，也就是说，使用的运动模式需密切配合患者所期望的功能性活动。在一项抗阻运动对老年妇女爬楼能力影响的研究中，对比调查了特定任务型功能训练。他们使用了背包上下楼梯的训练而不是进行开链的髋膝抗阻运动。结果提示特定任务型功能训练不仅可以改善肌肉表现（肌力和耐力），而且提高了患者在日常生活中爬楼梯的效率。

另一种有效使用运动治疗介入来改善功能的方法，是整合安全但是更具挑战性的功能性运动，这些运动在治疗开始的早期，即患者在日常生活中进行肌力、肌耐力和灵活性的训练。在这个功能导向的运动方法中，治疗的活动都是特定的、直接的支持期望的功能结果。目标为一个或多个的运动程序的选择和使用也是适当及高效的短时间最大化改善患者功能的方法。

当执行运动治疗干预时，需要不断监测患者的反应，以决定在什么时候，在什么程度上增加运动计划的难度，或何时停止特定的运动。

运动分析和评估是治疗师的专业基础之一，影响治疗师对患者做出临床抉择的全过程，本章前面已略有阐述。运动治疗技术的介入也将在后面章节进行详细介绍。这里重点讨论如何应用运动学习的概念来建立了一个综合、系统的患者管理模式，为患者提供高效的和有效的物理治疗。

运动学习是一组复杂的内部流程，这包括通过练习，相对永久的获得和维持熟练的运动和工作。在有关运动学习的文献中，运动表现和运动学习是有区别的。表现涉及获得技能，而学习包括获得和维持。我们认为，运动学习可能改变感觉信息在中枢神经系统的组成架构和处理方法，并影响运动行为的产生方式。运动学习不是直接可以被观察的，因此，必须通过观察和动作表现分析来测量。

运动学习的动作任务有三种基本类型：非连续性的、串联性的以及持续性的。非连续性的动作包括可以意识到开始和结束的运动。抓一个物体、做俯卧撑或锁住轮椅都是非连续性动作的例子。几乎所有的运动练习，比如提举和放下重物或自我伸展动作，可以被归类为非连续性运动任务。串联性动作是由非连续性运动经过排序后组成的。比如，为了使用叉子完成吃饭的动作，一个人必须能抓住叉子，用正确的姿势将它拿住，叉起食物，并将叉子移动至嘴边。工作场合中有很多功能性的任务，举例而言，是由简单和复杂的组成部分组成的。一些串联性工作要求特定的工作时间，有具体的实践性或动力。轮椅转移是串联性动作。一个患者必须学习如何放置轮椅、锁住轮椅，如何驱动手环，坐在轮椅中向前推，如何从一个平面转移至另外一个平面等。有的转移需要动力，有的则不需要。一个连续性任务包括重复性的、不间断的、没有明确运动开始或结束的运动。例如散步、上下楼梯和骑行等。能认识到患者必须学习的技能运动，将能帮助治疗师决定哪种指导策略能虽大限度地有利于想要获得的特殊功能技能。

要考虑在接下来的运动任务中什么是必须要学习的。为了自我牵伸腘绳肌，患者必须要学习牵伸时的姿势以及使用多少牵伸力量，来正确做出牵伸动作。当腘绳肌弹性有所改善时，接下来患者要学习如何在新进屈膝角度范围内安全控制主动运动。这要求肌肉以正确的强度收缩和一个尚未习惯的长度收缩。在另一种情况中，为了避免肩胛损伤或背疼，患者可能需要进行姿势矫正训练，训练如何在做各种抓举或提举任务，或对身体有不同要求的动作时，有保持正确姿势的能力去完成动作。

运动学习中有 3 个阶段：认知、联想和自主阶段。学习者在每个阶段的特点是不同的，并因此影响治疗师在运动与功能训练计划中教学策略的选择。

认知阶段：当学习一个技巧性动作时，患者必须首先弄清楚怎么做，这就是患者必须学习该功能性动作的目标或目的和要求。然后，患者必须学会如何安全、正确地做好这项运动。在这一阶段，患者需要思考该技巧动作的组成部分或序列。患者往往着重于他的身体要如何对正和以什么强度的运动移动多远。换句话说，学着尝试着得到训练的"感觉"。因为所有患者的注意力，往往着重于正确地执行运动。环境中的一些干扰，如一个忙碌的充满噪声的房间，会影响患者的学习。在这个学习阶段学习到错误的动作是常见的，但是经过练习，患者学习了分辨错误的动作和正确的动作。这是治疗师应该在最初阶段频繁做的，并最终由患者本身监测自己的表现（自我评估）。

联想阶段：在联想的学习阶段，患者经常犯错误，并把注意力集中在微调运动任务中，学习的重点是产生最一致和有效的动作。运动的时间和距离的移动也有可能得到改进。患者在不同的环境条件下执行工作时，探讨这些运动策略并加以修改。患者还利用解决问题的方法，在问题出现时，纠正错误。在这个阶段，患者就需要治疗师进行频繁的反馈，并且进行预期重要的调整并在错误发生之前进行纠正。

自主阶段：在最后阶段的学习，动作是自主的。患者不需要注意工作中的动向，从而使之有可能同时进行其他工作。此外患者很容易适应变化的任务需求及环境条件。在这个阶段的学习很少，如果有的话，也是患者遇到了复发的症状及其他问题。事实上，大部分患者在达到这个阶段的学习之前，就已经出院。

运动学习与功能性训练是受诸多变量因素影响的，其中一些因素可以被治疗师在治疗期间掌握来促进学习。这些变量包括运动前考虑、练习和反馈。对这些变量的了解及其对运动治疗的影响的认识是很重要的，有助于治疗师在功能训练过程中建立正确的策略和成功的运动指导。

很多变量会影响动作学习，甚至在练习开始之前就会发生。患者对运动目的的了解和对任务的兴趣会影响技能的获得和维持。对患者来说，一个任务越有意义，学习就会越容易产生。集中精力于应当学习的技能，没有干扰的环境有利于促进学习。患者得到的运动指导会指示患者在练习过程中应将重点放在哪里，这也会影响学习。研究正常人的证据显示，当一个人着重于一项任务的成果而不是任务的细节时，学习能力就会提高。在之后的对于反馈和运动学习的讨论中，我们将进行详细的阐述。在练习之前先做示范，也能提高学习效率。同时让患者先观察另一患者、他人或治疗师正确地进行任务活动之后再模仿这些动作也是非常有帮助的。运动前言语上对任务的描述也会促进技能的获得，但是这种言语应该是简明扼要的。在学习进程早期过多地对任务的言语描述会令患者感到困惑。

练习可能是在学习运动技能中唯一最重要的变量。练习的数量、类型和变化会直接影响技能获得的程度和维持度。一般来说，患者进行的运动任务越多，这个动作就越容易学习。在如今的医疗环境中，患者的大多数时间都花在治疗师监督下的室内独立或以小组形式进行的练习上。治疗师往往在患者出院前要为其制订家庭训练计划。因此，治疗师往往会布置那些患者能在治疗师的监督下以安全、高效方式完成的运动动作。治疗师也会在患者出院时给出一些如何使新获得的技能进步并且在安全的范围内加大难度的建议。家庭训练计划包含所学习技能的类型（不连续性、串联和连续性），以及患者运动学习的各个阶段应该用哪些恰当的运动策略。部分练习是训练早期被证实了的、获取复杂运动能力最有效的练习方法。通常来讲，在练习整体动作之前，先练习任务中较困难的层面是很重要的。部分练习，如力量或速度练习，为行走和上楼活动的串联学习过程中的重点部分，但相比于整体练习对获得持续技能产生的影响更小。而整体运动是非连续性技能（包括单一运动或重复的运动）的获得方法。

在康复的早期阶段，常常进行少量的练习或任务。在学习一个新动作的认知阶段，选择合适的运动是很重要的，因为它会迅速地改善技巧性动作的表现。为了在学习进程中引入变量，随机运动需要转到随机锁定运动。虽然锁定练习相比于随机练习最开始以高速度改善患者的运动表现，但是随机运动会导致更好的技能维持和普及。我们认为，任务只是稍稍改变，如同在随机练习中做的，比锁定练习更快地获得并获得好的维持。因为随机锁定练习使患者至少两次完成一个任务，这种训练方式为患者提供了试错及快速纠错的机会。

虽然运动技能的身体练习被认为相比于单独的心理联想或运动技能学习有更大的优势，但是当心理联想与身体训练相结合时，被证实会更快地提高运动技能。我们认为，心理联想配合身体练习使用时，会比单用身体练习更快地获得运动技能。

反馈被认为是影响学习的第二重要变量。反馈是学习者在执行一个任务时或之后所受到并处理的感觉信息。反馈有两大类型：内在的和外在的。

内在和外在的反馈都是促进运动技能的有用工具。为了在运动指导和功能训练中有效地使用反馈，一个治疗师必须决定反馈的类型，来提供给患者注意力和在运动学习的每个阶段的最合适的反馈的时间和量。治疗师也应该在患者取得技能获得初步成功时鼓励患者提供关

于量、时间和类型的反馈。治疗师的参与促进了患者的自我控制，并且这被认为是对学习有正面影响的。

在指导中反馈选择的类型经常根据的是患者意识系统的状态。举例来说，患者的本体感觉系统是损伤的，治疗师应首先决定在运动初期使用视觉反馈，从而在新的练习或任务中患者可以接收到精确的信息。之后，本体感觉反馈被强调来挑战损伤的感官系统。不考虑感觉系统是否损伤的情况下反馈的选择也是依据运动学习的各个阶段的。当进行首次学习任务时，患者可能会被指导做内在的或外在的反馈。如果患者被指导将重点放在内在反馈上，那么他的注意力应该放在运动本身，如运动起来感觉怎么样。如果患者被告知将重点放在外在的反馈上，则需要将他的注意力转移至运动的结果。虽然关于无损伤的研究中报道，将患者的注意力直接转移至运动的影响而不是运动的具体细节会加强学习效果，但在临床上，传统的治疗师会让患者集中注意力于运动任务中固有的感觉信息，也就是内在反馈，以感觉任务中的运动。例如在保持站立平衡时，要求将重力从一边转移至另一边的连续动作。治疗师现在越来越熟知运动学习和认识到患者在不同体位下进行重量转移的好处，所以他们将重点放在运动的结果上。患者之后也会基于外部反馈结果评判自己运动学习的对错。例如：在进行站立平衡重心转移训练时，治疗师指导并督促患者左右转身观察周围环境，而后患者也会根据自己观察周围环境的感受来判断自己在站立重心转移活动中的表现。

在运动指导和功能训练中治疗师有很多不同形式的反馈，一些反馈加强了技能获得但是并不能很好地进行维持。比如，当进行无损伤负重训练时，得到视觉反馈的患者获得技能的速度会比获得及时或总结性反应后反馈的速度

要快。在临床使用的另外一种外增的反馈，也就是手法指导，对提高技能获得或动作技能的维持不能起到很大的作用。

在学习的认知阶段，当患者一开始学习如何执行一项运动或功能性任务时，最大频率的回馈是必要的；延长使用任何形式的外增反馈，会造成依赖性反馈。使用总结性反馈，尤其是在学习的联想阶段，以减少在练习进程中给予的反馈，这是一种有效的策略。随着外增反馈的减少、缓和，必须探索动作策略并对其稍做修改，分析其结果。这能够提高其解决问题、自我监督和校正的能力。所有的这一切，使患者能够独立地安全地完成任务，并将所学转换到新的任务中去。

回馈的时间也会影响练习，因此在学习的过程中应予以调整。一开始，立即的反馈可能对患者的安全是重要的，但是即时的反馈不会促进患者对错误和问题进行自我探究来预防或纠正错误。使用延迟反馈或适应总结性反馈使患者有时间在运动中解决问题。这个过程促进了维持性和学习技能的综合能力。

有效的运动指导必须包括各种促进坚持的方法，这是具有挑战性的，特别是当一个运动计划必须长时间进行时。积极的治疗成果并不依赖于为患者制订理想的运动计划，而是设计一个患者和家人都会遵循的计划。

很多因素都会影响练习的程度，其中一些因素包括以下几点。①患者的特点：记忆力、患者对改变的期望程度、疲劳、压力、状态的了解、自我控制运动的程度、文化背景和对运动的信念以及获得资源的难易程度。②疾病、障碍、损伤或状态相关因素：急性、慢性或病理状态的稳定程度以及并发症。③治疗相关变量：治疗的持续程度、复杂程度和运动所需要的持续时间。治疗师指导和反馈的充足性，以及患者是否已经开始治疗。

大部分治疗师都期望患者对治疗性运动尽职尽责地执行，尤其是那些在损伤发生之前并没有规律运动习惯的患者，治疗师为了帮助患者执行促进运动坚持的策略，可以尝试下列建议。

（1）帮忙患者建立信念，让患者把运动当作一种变得更好的手段予以重视。

（2）帮助患者找出能坚持的、可以受益的运动项目。

（3）解释每个运动和功能性活动的理由和重要性。

（4）指出具体的实施计划，满足特定的以患者为中心的目标或功能性成果。

（5）允许和鼓励患者对治疗的性质和范围、练习的选择与时间安排和反馈，以及决定何时以何种程度逐步增加练习的难度提出自己的看法，以提高患者的自我约束意识。

（6）练习计划应尽量保持简短。

（7）找出切实可行的、功能导向的方式，做日常生活中所选定的练习。

（8）让患者记录日志。

（9）如果可能的话，预约后续访问，以检查和修改练习。

（10）指出具体的练习相关的进步。

（11）指出对于坚持的障碍（没有足够时间在白天做练习，练习中不适、缺乏必要的设备），然后，提出解决办法或调整练习计划。

（彭松波）

第二篇

运动治疗技术

第六章

关节活动度训练技术

第一节 关节活动度训练技术的基本原理

一、关节活动度训练技术概述

关节活动度（range of motion，ROM）训练技术是临床物理治疗中用于检查和进行运动的基础技术。关节活动度训练是指利用各种方法以维持和恢复因组织粘连或肌痉挛等多种因素引起的各种关节功能障碍的运动治疗技术。关节活动度训练技术包括手法技术、利用设备的机械技术，以及利用患者自身体重、肢体位置和强制运动的训练技术等。

关节活动范围是指关节运动时所通过的轨迹，主要沿着三个相互垂直的运动轴进行，包括前屈－后伸、内收－外展、内旋－外旋等。例如，肩、髋关节具有 3 个活动轴，即绕额状轴做屈伸运动，绕矢状轴做外展和内收运动，绕垂直轴做内旋和外旋运动。肘关节包括两个关节：肱尺关节和尺桡关节，具有两个活动轴，一个是绕额状轴做屈伸运动，另一个是绕垂直轴做前臂的旋前和旋后运动。正常各关节的屈伸或旋转均有一定的角度范围，此范围就是关节的活动度；各关节都有其正常活动范围，也就是关节活动度的正常值。这些正常值根据个体、性别、年龄、职业、人种、运动史而有所不同。

当肌肉或外力使骨骼处于不同模式或活动度时便产生了功能性活动。当人体活动时，复杂的肌肉运动和控制来源于中枢神经系统。骨骼移动离不开关节结构及软组织的完整性和柔韧性。活动度一般指全范围关节活动度，在全范围内的任何节段性活动，均有肌肉、关节面、关节囊、韧带、筋膜、血管和神经结构的参与。活动度的活动主要指关节活动范围和肌肉活动范围。描述关节活动常用屈曲、伸展、内收、外展、旋转等术语，关节活动度常用量角器测量。描述肌肉活动范围常用术语为功能性伸缩，功能性伸缩是指肌肉被拉伸到最末端后能回缩的距离。在不同的临床案例中，肌肉的功能性伸缩或肌肉活动度直接受到其所跨越的关节的影响。例如，肱肌的活动度受肘关节影响，这是因为肱肌的起止点只跨越肘关节。而那些跨越双关节或多关节的肌肉，其活动度可超越其任何一个单关节活动范围。例如，收缩双关节肌的肱二头肌，使肘关节屈曲、前臂旋后，伴有肩关节屈曲时，可达到肱二头肌主动收缩不足点，也就是屈曲活动度末端。伸直肘部、前臂旋前，同时后伸肩部可使肌肉全范围伸长，当达到完全伸展点时出现被动不足。双关节或多关节肌在其活动度中段为理想功能性伸缩，也是肌肉的理想长度及张力位。

要保持正常活动度，必须保证每个节段的关节及肌肉的有效活动度。普遍认为关节的活动度会受到诸多因素影响。例如，系统性疾病，关节、神经、肌肉骨骼疾病；外科手术或创伤，甚至任何原因导致的活动少和制动等情况。从物理治疗角度考虑，关节和软组织的灵活性是保证关节活动度活动的基础，也是降低组织柔韧性丢失和防止挛缩形成的必要条件。临床及实验室研究均证明，适度活动有利于组织愈合及活动度的保持和增加。

二、关节活动度训练技术的原理

（一）被动关节活动

被动关节活动是完全通过外力使身体某一节段达到无限制的活动度的活动；可伴有轻微或无自主肌肉收缩。外力可能来源于重力、仪器、身体其他部位或其他外力。术后或损伤后炎症期一般持续 3~6d，关节被动活动有利于局部急性炎症的修复，而主动活动度训练不利于组织修复。当患者处于昏迷、瘫痪或需完全卧床休息时，最佳选择是进行被动活动度训练。被动活动度训练技术主要用于由制动所诱发的并发症如软骨退行性变、粘连和挛缩形成、循环减退等。被动活动度训练主要作用包括：保持关节及其周围软组织的灵活性；减少挛缩形成；维持肌肉弹性；促进循环和血管动力；加强滑液流动对关节及软骨的营养润滑作用；减轻或消除疼痛；促进术后或损伤后的愈合；帮助维持患者对活动的感悟力。可用于治疗师临床检查关节的稳定性及周围软组织的柔韧性；用于治疗师教患者主动运动时的动作示范。本身单纯的被动关节活动不能阻止肌肉萎缩，不能增加肌力及肌耐力。

（二）主动关节活动及主动助力关节活动

主动关节活动是指某一节段非限制性关节活动度的活动由跨关节肌肉主动收缩所产生。主动助力关节活动度活动属于主动活动度活动的一种，肌肉需要借助一定的外力（手法或仪器）辅助才能完成的活动。当患者能够主动收缩肌肉完成身体节段活动时可使用主动或助力主动活动技术。当患者肌肉力量较弱（不能抗重力）不足以使关节达到预期活动度时，借助主动助力使肌肉发挥最大功能并逐步增强肌力甚至进行抗阻训练来完成所需活动度。主动关节活动度训练也可用于有氧训练。主动关节活动可保持参与肌群的弹性及收缩力，可提供感觉反馈，激活骨骼关节组织。增强循环，防止静脉血栓。增强功能性运动的协调性和运动技巧。

三、关节活动分类

（一）根据关节活动度分类

1. 不动关节　相邻两骨之间由结缔组织或透明软骨相连，连接方式分为缝联合和软骨联合两种，无关节运动功能。

2. 少动关节　也叫微动关节。关节活动范围较小。连接方式有两种，一种是两骨的关节面覆盖一层透明软骨，其间靠纤维连接，如椎间关节、耻骨联合等；另一种是两骨之间仅有一定间隙，其间靠韧带和骨间膜相连，如骶髂关节、下胫腓关节等。

3. 活动关节　全身大部分关节为活动关节，具有典型的关节构造，关节可自由活动。

（二）根据关节活动轴分类

1. 单轴关节　只能绕一个运动轴做一组运动的关节。包括两种：①滑车关节：又名屈戌关节，一骨的关节头呈滑车状，另一骨有相应的关节窝。通常只能在矢状面上沿冠状轴做屈、伸运动，如肱尺关节、指间关节等。②车轴关节：又名圆柱关节，由圆柱状的关节头和凹面状的关节窝构成。关节窝通常由骨和韧带连成环，可沿垂直轴做旋转运动，如寰枢正中关节和桡尺近侧关节等。

2. 双轴关节　能绕两个互相垂直的运动轴做两组运动，也可以进行环转运动。包括以下两种。①椭圆关节：关节头呈椭圆形凸面，可沿冠状轴做屈、伸运动，沿矢状轴做内收、外展运动，并可做环转运动，如桡腕关节和寰枕关节。②鞍状关节：两骨的关节面均呈马鞍状，互为关节头和关节窝，可沿冠状轴和矢状轴做屈、伸、内收、外展和环转运动，如拇指腕掌关节。

3. 多轴关节　具有两个以上的运动轴，可做多方向的运动。通常有以下两种。①球窝关节：又名杵臼关节，关节头较大，呈球形，关节窝浅，与关节头的接触面积不到 1/3，故在所有的关节中活动度最大，如肩关节，可做屈、伸、内收、外展、旋内、旋外和环转运动。有的关节窝较深，包绕关节头的大部分，虽然也属于球窝关节，但运动范围受到一定的限制，如髋关节、第 1、2、3、4、5 掌指关节也属于球窝关节，因其侧副韧带较强，旋转运动受到限制。②平面关节：两骨的关节面均较平坦而光滑，但仍有一定的弯曲和弧度，关节囊紧张而坚固，运动度极小，只能做微小的回旋及轻微滑动，又称微动关节，如肩锁关节、骶髂关节、腕骨间关节等。

四、关节活动度训练技术适应证

1. 被动关节活动度训练　适用于昏迷、麻痹、主动活动疼痛加重、关节活动度受限者。

2. 主动和主动 - 辅助关节活动度训练　可主动收缩肌肉，有或无辅助下可活动该身体部位；当患者肌力较弱（低于 3 级）时，可采用主动 - 辅助关节活动度训练。有氧训练时，多次重复的主动或主动 - 辅助关节活动度训练可改善心肺功能。

3. 其他　这些情况也可进行关节的主被动运动和助力运动：身体某一部位制动、保持上下部位的关节功能、长期卧床患者为避免循环不良、骨质疏松和心肺功能下降等。

五、关节活动度训练技术注意事项及禁忌证

（一）注意事项

（1）治疗师一定要熟悉关节的结构，在进行被动运动时，必须熟悉关节解剖结构、运动方向、运动平面以及各关节活动范围的正常值。

（2）在不加重病情、疼痛的情况下，应尽早进行关节的被动活动。

（3）关节活动范围的训练应包括各关节，并且每个关节必须进行全方位、全范围的关节活动，如肘关节的屈曲、伸展，肩关节的屈曲、伸展、内收、外展、外旋、内旋和环转运动。

（4）在运动关节时要尽可能地给予关节一定的牵引力，这样可以减轻关节面之间的摩擦力，保护关节。

（5）对于跨越两个关节的肌群，应在完成逐个关节活动后，对该肌群进行牵张。

（6）对于那些活动受限的关节，建议多做被动牵拉运动。

（二）禁忌证

（1）任何影响组织愈合的关节活动度训练技术都是被禁止的。

（2）急性创伤、软组织撕脱、骨折、术

后早期，原则上禁止实施关节活动度训练，但无痛的持续被动关节活动度训练在组织愈合早期可促进愈合。

（3）禁止任何加重疼痛及感染的过度或错误的关节活动度训练。

（4）生命体征不平稳的患者不主张做关节活动度训练，可在严格监控下做踝泵活动预防静脉血栓。

（5）心肌梗死后、冠状动脉手术后、冠状动脉血管成形术后的患者在做上肢关节活动度及下肢步行主动活动时，一定要在严格的监控下进行。

（6）绝对禁忌证包括肌肉、肌腱、韧带撕裂伤，骨折，肌肉、肌腱、韧带、关节囊及皮肤术后早期，心血管患者不稳定期，深静脉血栓，关节旁异位骨化症等。

六、关节活动度训练技术操作规程

（1）患者着宽松舒适衣服或暴露肢体，处于舒适体位，确定患者在治疗前无任何不适。

（2）检查和评估患者损伤程度及功能水平，明确注意事项、预后和干预计划。

（3）确定患者是采用被动关节活动还是主动关节活动并制订预期目标。

（4）依据患者和局部组织情况确定患者可耐受的运动量。

（5）确定达到计划目标的最佳活动模式，如选择冠状面、矢状面还是横截面上的活动；沿着拮抗肌线牵伸肌肉活动度；对角线活动度训练；日常生活所需的功能活动度训练。

（6）在查体评估及治疗过程中，随时观察患者生命体征、表情、疼痛、冷热及活动度情况。

（7）记录相关问题及干预方式。

（8）治疗后再评估。

全身关节活动范围见表6-1-1。

表6-1-1　全身关节活动范围

关节	运动类型	活动范围参考	受检体位	量角器放置方法		
				轴心	固定臂	移动臂
颈部	颈前屈	0°~60°	坐位或立位，侧面测量	肩峰	矢状面与通过肩峰的垂直线一致	与头顶和耳孔连线一致
	颈后伸	0°~50°				
	颈侧屈	0°~50°	坐位或立位	第7颈椎棘突	颈5-颈7棘突连线	枕骨粗隆到颈7棘突连线
	颈旋转	0°~70°	坐位或仰卧位	头顶中心点	与通过头顶的矢状轴一致	与鼻梁和枕骨粗隆的连线一致
胸、腰部	胸腰前屈	0°~80°	立位	第5腰椎棘突	通过第5腰椎棘突的垂直线	第7颈椎棘突到第5腰椎棘突连线
	胸腰后伸	0°~30°				
	胸腰侧屈	0°~35°	立位	第5腰椎的棘突	与通过第5腰椎棘突的垂直线一致	与第7颈椎棘突与第5腰椎棘突连线一致
	胸腰旋转	0°~45°	坐位	头顶中心点	与椅背的平行线一致	双侧肩峰连线的平行线

关节	运动类型	活动范围参考	受检体位	量角器放置方法		
				轴心	固定臂	移动臂
肩肱	前屈	0°~180°	坐或立位，臂处于体侧，肘伸直	肩峰	与腋中线平行	与肱骨长轴平行
	后伸	0°~50°				
	外展	0°~180°				
	内旋	0°~90°	仰卧位，肩外展90°，肘屈曲90°	尺骨鹰嘴	与地面垂直	与尺骨平行
	外旋	0°~90°				
肘	屈曲	0°~150°	坐或立位，臂处于解剖位	肱骨外上髁	与肱骨纵轴平行，指向肩峰	与桡骨纵轴平行，指向桡骨茎突
	伸展	0°				
前臂	旋前	0°~90°	坐或立位，上臂置于体侧，肘屈曲90°	第三掌指关节	与地面垂直（与肱骨长轴平行）	桡骨茎突与尺骨茎突的连线
	旋后	0°~90°				
腕	背屈	0°~70°	坐或立位，前臂完全旋前	桡骨茎突	与桡骨长轴平行	与第二掌骨长轴平行
	掌屈	0°~90°				
	尺偏	0°~55°	坐或立位，屈时，前臂旋前，腕中立位	腕关节背侧中点（第三掌骨基底部）	前臂背侧中线	第三掌骨背侧纵轴线
	桡偏	0°~25°				
髋	屈曲	0°~125°	仰卧位	股骨大转子	通过大转子，与躯干腋中线平行	股骨纵轴
	后伸	0°~15°	侧卧位	股骨大转子	通过大转子，与躯干腋中线平行	股骨纵轴
	内收	0°~45°	仰卧位	髂前上棘	两则髂前上棘连线的垂直线	股骨纵轴（髂前上棘与髌骨中心连线）
	外展	0°~45°				
	内旋	0°~45°	坐位或仰卧位，小腿下垂于床缘外	髌骨中心	通过髌骨中心的垂线，与地面垂直	与胫骨纵轴平行
	外旋	0°~45°				
膝	屈曲	0°~150°	俯卧	股骨外侧髁/腓骨小头	股骨纵轴	腓骨小头与外踝连线
	伸展	0°				
踝	背屈	0°~20°	坐位或俯卧位，膝屈曲，踝处于中立位或俯卧位，足置于床外	第五跖骨与小腿纵轴延长线在足底的交点（外踝下方大约1.5cm处）	腓骨小头与外踝的连线（腓骨外侧中线）	第五跖骨长轴
	跖屈	0°~45°				
	足跟内翻	0°~35°	坐位或俯卧位，膝屈曲，踝处于中立位或俯卧位，足置于床外	两轴的交点	与小腿纵轴一致	足底面长轴
	足跟外翻	0°~25°				

（南海鸥 苏 彬）

第二节　上肢关节活动度训练

一、肩关节活动度训练

（一）被动活动

1. 肩关节的前屈

（1）患者体位：仰卧位，肩关节置于床边。

（2）治疗师体位：治疗师位于患侧，一手握住患者肱骨远端，另一手握住患者腕关节（图6-2-1）。

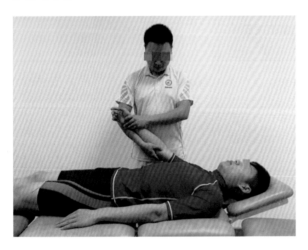

图6-2-1　肩前屈被动活动（起始位置）

（3）方法：上肢沿矢状面向上举，然后再返回（图6-2-2）。

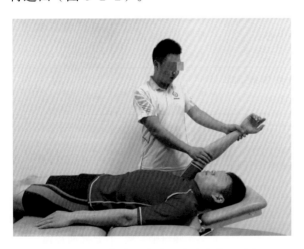

图6-2-2　肩前屈被动活动（终末位置）

（4）注意：肩前屈时伴随肩胛骨上旋；固定肩胛骨，则产生单独的盂肱关节的运动。

2. 肩关节的伸展

（1）患者体位：仰卧位，肩关节置于床边；或侧卧位（图6-2-3）。

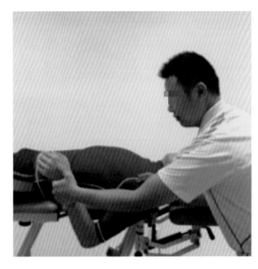

图6-2-3　肩后伸被动活动（仰卧位）

（2）治疗师体位：治疗师一手稳定患者肩关节，另一手握住前臂远端。

（3）方法：缓慢地把患者的上肢沿矢状面向后抬，然后再返回（图6-2-4）。

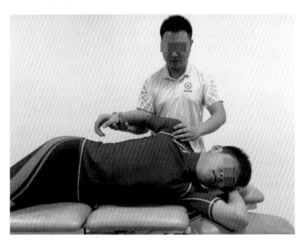

图6-2-4　肩后伸被动活动（侧卧位）

3. 肩关节的内收和外展

（1）患者体位：仰卧位。

（2）治疗师体位：治疗师一手握住患者的腕关节，另一手握住肱骨远端。

（3）方法：上肢沿冠状面向上移动手臂为外展，向下移动手臂为内收。肘关节屈曲放松（图6-2-5）。

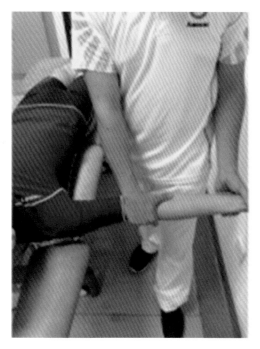

图6-2-5　肩外展、内收被动活动（仰卧位）

（4）注意：为了达到更大范围的肩关节外展，需要考虑肱骨外旋和肩胛骨外上旋的活动范围。

4. 肩关节的内旋和外旋

（1）患者体位：仰卧位，上肢尽可能外展到90°，肘关节屈曲90°，前臂中立位。

（2）治疗师体位：治疗师一手固定肘关节，另一手握住患者手腕。

（3）方法：以肱骨为轴，通过前臂的转动旋转肱骨（图6-2-6）。

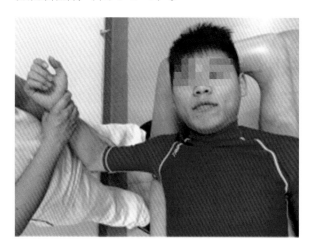

图6-2-6　肩内旋、外旋被动活动（仰卧位）

5. 肩关节的水平内收和外展

（1）患者体位：患者仰卧位，起始位可以是肩前屈90°或外展90°（图6-2-7）。

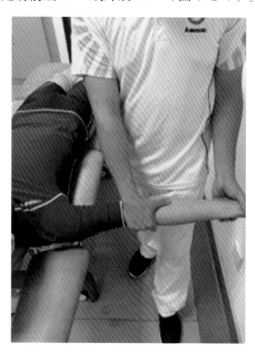

图6-2-7　肩水平外展被动活动

（2）治疗师体位：面对患者，治疗师一手握住腕关节，另一手握住肱骨远端。

（3）方法：水平外展时患者的上肢应触碰到床沿（图6-2-8）。

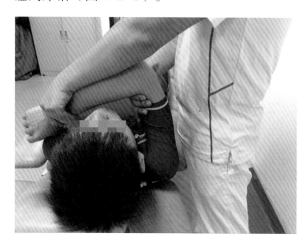

图6-2-8　肩水平内收被动活动

6. 肩胛骨的活动　上提/下降，前伸/后缩，上旋/下旋。

（1）患者体位：侧卧位或俯卧位（图6-2-9）。

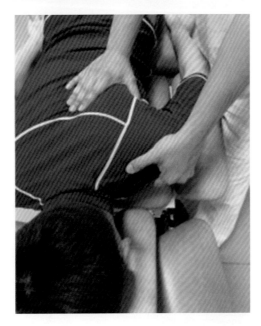

图 6-2-9　肩胛骨被动活动（俯卧位）

（2）治疗师体位：治疗师一手固定患者肩胛的肩峰，另一手固定肩胛下角。

（3）方法：肩胛骨上提、下降、前伸、后缩时，锁骨伴随肩峰的运动而运动。

在肩胛下角和肩峰处同时各施加一组力，形成力偶作用产生旋转（图 6-2-10）。

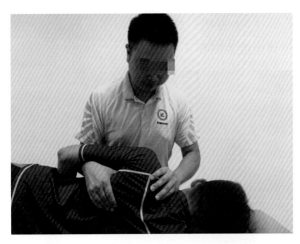

图 6-2-10　肩胛骨被动活动（侧卧位）

（二）主动助力活动

主动助力活动包括前屈、后伸、水平内收和水平外展，内旋、外旋，体操棒，悬吊训练，手指阶梯训练或爬墙等方法。

1. 前屈、后伸、水平内收和水平外展　仰卧位，健手带动患侧上肢做向上高举过头、向下、左右两侧的助力活动（图 6-2-11）。

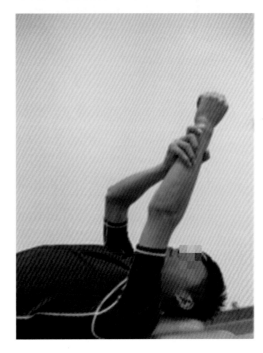

图 6-2-11　肩前屈、后伸、水平内收和水平外展助力活动

2. 内旋、外旋　仰卧位，患者上肢外展 90° 置于床面，健手握住患肢前臂远端，做内、外旋的助力活动（图 6-2-12）。

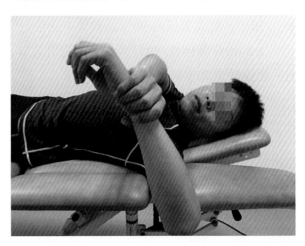

图 6-2-12　肩内旋、外旋助力活动

3. 体操棒　可利用体操棒进行训练。两手分别抓握体操棒两端，利用健侧上肢的运动带动患者上肢完成各种助力运动，扩大关节活动范围（图 6-2-13）。

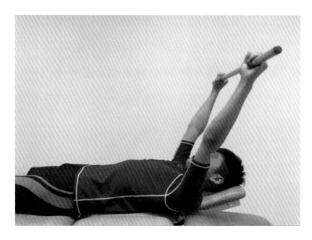

图 6-2-13　体操棒训练

4.悬吊训练　肩关节活动受限时，可借助悬吊和滑轮，利用健侧手的拉力，带动患者上肢运动，同时增大患侧的关节活动范围。

5.手指阶梯训练或爬墙（图 6-2-14）

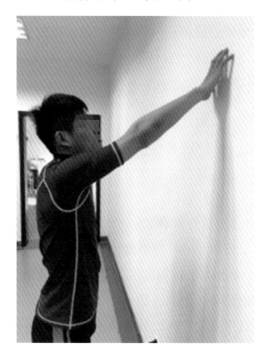

图 6-2-14　手指爬墙助力训练

（三）主动活动

基本动作为肩关节的前屈－后伸，外展－内收，水平外展－水平内收，内旋－外旋。练习时动作要平稳，并且每个关节必须进行全范围的关节活动。

二、肘关节和前臂活动度训练

（一）被动活动

1.肘关节的屈曲和伸展

（1）患者体位：仰卧位，上肢放于体侧。

（2）治疗师体位：治疗师一手固定肱骨，一手握住手腕。

（3）方法：沿矢状面屈曲、伸展肘关节（图6-2-15）。

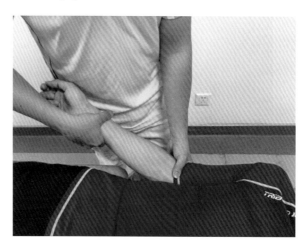

图 6-2-15　肘屈曲、伸展被动活动（仰卧位）

（4）注意：治疗师需在前臂旋前位和旋后位分别做肘关节屈伸活动。在肘关节伸直终末端，需避免肩关节代偿。

2.前臂的旋前和旋后

（1）患者体位：仰卧位，肩关节稍外展，肘关节屈曲 90°。

（2）治疗师体位：治疗师一手固定患者肘关节，一手握住患者前臂远端。

（3）方法：以前臂为轴，使桡骨围绕尺骨转动（图6-2-16）。

注意：前臂在屈肘位和伸肘位旋转应分开进行。

（二）主动助力活动

常用的方法有自我辅助训练、器械练习、滑轮练习、滚球练习、前臂旋转训练器等。

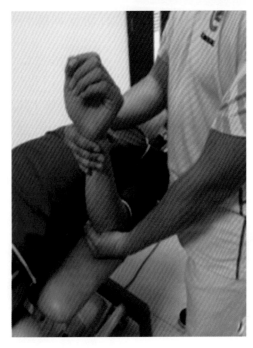

图 6-2-16　前臂旋前、旋后被动活动（仰卧位）

（三）主动活动

主动活动的基本动作包括肘关节屈曲 – 伸展，前臂旋前 – 旋后。患者双手靠近身体，屈曲前臂触肩后再伸直。也可以肘关节屈曲成 90°，置于桌面上，将掌心向上和向下翻转。练习时动作要平稳，并且每个关节必须进行全范围的关节活动。

三、腕关节活动度训练

（一）被动活动

1. 腕关节的掌屈、背伸、桡偏、尺偏

（1）患者体位：坐位或仰卧位，屈肘 90°。

（2）治疗师体位：腕关节所有的活动，治疗师都是一手固定患者前臂，另一手握住患者的手（腕关节远端）。

（3）方法：在与掌面垂直的平面完成掌屈和背伸，在与掌面平行的平面完成桡偏和尺偏。

（4）注意：手指相关肌肉的张力会影响腕关节活动度，要达到腕的全范围被动活动，活动手腕时手指要放松。

（二）主动助力活动

通常用健侧手带动患侧腕关节做屈曲 – 伸展、桡偏 – 尺偏方向的助力活动（图 6-2-17）。

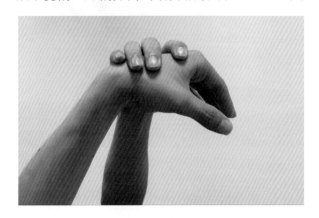

图 6-2-17　腕关节助力训练

（三）主动活动

患者双手托住一体操球，进行腕关节的屈曲、伸展、桡偏、尺偏动作，也可以握住腕关节屈伸训练器，进行腕关节的屈曲、伸展动作。

四、手的活动度训练

（一）被动活动

1. 拇指和手指关节的屈曲、伸展和内收、外展（包括掌指关节和指间关节）。

（1）患者体位：坐位或仰卧位。

（2）治疗师体位：治疗师一只手固定患者关节近端，另一只手握住关节远端。

（3）方法：固定关节近端，移动关节远端完成活动。例如，活动第 2~5 掌指关节，可以一只手固定掌骨，另一只手活动近节指骨。

（4）注意：手外在肌多为跨多关节的肌肉，其长度受被动不足原理影响，改变腕关节的位置可以调整手指的关节活动范围。

（二）主动助力训练

患者可以借助健手来帮助患侧手指（包括拇指）做屈曲 – 伸展、内收 – 外展的助力训练。

（三）主动训练

患者手指的主动训练可以和日常生活活动结合起来，进行主动的掌指关节屈曲、伸展、内收、外展及指骨间关节的屈曲、伸展动作。

（苏　彬　南海鸥）

第三节　下肢关节活动度训练

一、髋关节活动度训练

（一）被动活动

1. 髋关节的屈曲

（1）患者体位：仰卧位（图6-3-1）。

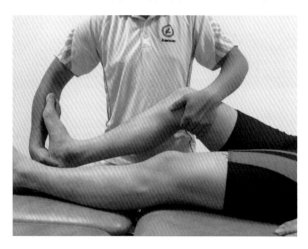

图6-3-1　髋关节屈曲被动活动（起始端）

（2）治疗师体位：治疗师一手置于患者膝关节下方，一手托住足跟。

（3）方法：在矢状面上，屈曲患者膝关节的同时，将股骨向胸壁移动以屈曲髋关节，当膝关节完全屈曲时，将手指移动到膝关节外侧（图6-3-2）。

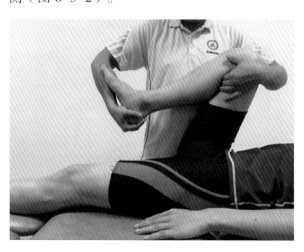

图6-3-2　髋关节屈曲被动活动（终末端）

（4）注意：为了达到髋关节屈曲的全范围活动，在屈髋的同时，膝关节需同时处于屈曲位以放松腘绳肌。

2. 髋关节的伸展

（1）患者体位：俯卧位或侧卧位。

（2）治疗师体位：治疗师一手固定骨盆，一手位于股骨远端近膝关节处。

（3）方法：将患者大腿沿矢状面向后侧活动（图6-3-3）。

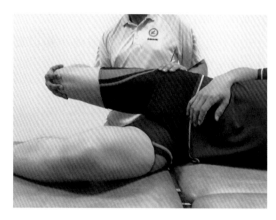

图6-3-3　髋关节伸展被动活动

（4）注意：为了达到全髋伸展，膝关节需保持伸直以消除双关节肌——股直肌的限制。

3. 髋关节的内收、外展

（1）患者体位：仰卧位。

（2）治疗师体位：治疗师一手置于膝关节下方，一手置于踝关节下方以支撑下肢。

（3）方法：在冠状面上，移动患者股骨完成外展、内收（图6-3-4）。

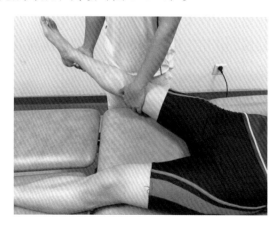

图6-3-4　髋关节内收、外展被动活动

（4）注意：为了达到全范围的髋内收，对侧下肢需处于髋稍外展位。在髋外展、内收时，需保持下肢膝关节伸直，旋转中立位。

4. 髋关节的内旋和外旋

（1）患者体位：仰卧位，屈髋90°，屈膝90°。

（2）治疗师体位：治疗师一手置于膝关节上方，一手置于踝关节下方，以支撑小腿。若膝关节不稳，用手托住膝关节及小腿近端的姿势抱住大腿。

（3）方法：像钟摆一样摆动小腿以旋转股骨（图6-3-5）。

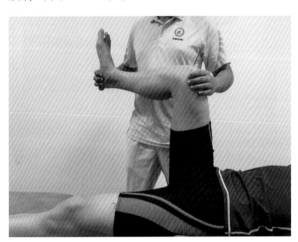

图6-3-5　髋关节内旋、外旋被动活动

（4）注意：治疗师手放置的位置会为膝关节提供支撑，但当膝关节不稳时则需谨慎使用。

（二）主动助力活动

1. 髋关节的屈曲　患者仰卧位，让患者向上拉起置于膝关节下的毛巾或治疗带以帮助屈髋屈膝，并用手将膝关节靠近胸部以达到最大范围屈髋。当患者坐位时，让患者用手抬起大腿，增加膝关节屈曲角度以达到最大范围屈髋（图6-3-6）。

2. 髋关节的内收、外展　当患者肌力较弱时，由于下肢重量和床面摩擦力的问题，很难在仰卧位辅助下肢进行外展和内收，但对于床上活动来说，这又是必需的。此时，为了完成

动作，可让患者用健足从患腿膝关节下滑动至踝关节处，并用健腿带动患腿进行外展、内收的活动。坐位时，可通过用手帮助大腿向外、向内移动以完成髋助力活动。

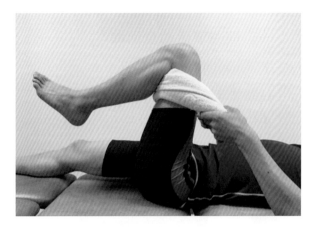

图6-3-6　髋屈曲助力训练

3. 髋关节的外展、外旋的结合　患者坐于治疗床上，患处屈髋屈膝，足置于治疗床上，让患者将膝向外侧（治疗床的方向）推，用上肢作为助力（图6-3-7）。

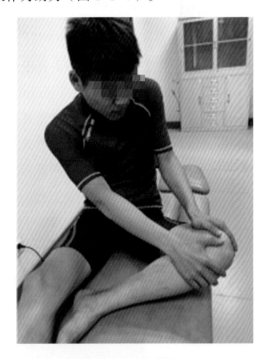

图6-3-7　髋外展和外旋助力训练

（三）主动活动

髋关节主动活动基本动作包括：屈曲－后伸，外展－内收，内旋－外旋。练习时动作要平稳，

并且每个关节必须进行全范围的关节活动。

二、膝关节活动度训练

膝关节的屈曲和伸展包括被动活动、主动助力活动、主动活动、持续被动活动等，常结合髋关节屈曲和伸展同时进行，具体操作请参考髋关节部分。

三、踝关节活动度训练

（一）被动活动

1. 踝关节的背屈

（1）患者体位：仰卧位。

（2）治疗师体位：治疗师一手固定患者小腿远端，一手用杯状抓握的方式握住足跟并将前臂贴于足底。

（3）方法：用手握住跟骨向远端牵拉的同时前臂用力向踝背屈方向推（图6-3-8）。

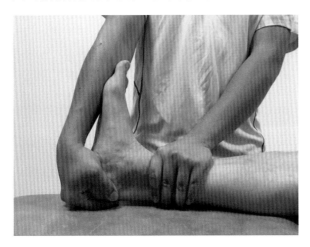

图 6-3-8　踝关节背屈被动活动

（4）注意：当膝关节屈曲时，才能达到踝关节背屈的最大活动范围。如果膝关节处于伸直位，双关节肌—腓肠肌会被拉长而限制踝关节的背屈。因此，膝关节的屈伸位置直接影响踝关节背屈的活动范围。

2. 踝关节的内翻和外翻

（1）患者体位：仰卧位。

（2）治疗师体位：治疗师一手固定小腿，一手于关节处拇指在内、其余手指在外握住足跟。

（3）方法：将足跟向内和向外翻（图6-3-9）。

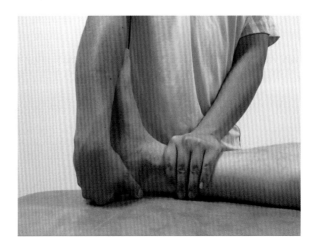

图 6-3-9　踝关节的内翻和外翻

（4）注意：足的旋后伴随着跟骨内翻，旋前伴随着跟骨外翻。

（二）主动助力活动

患者坐位，患侧下肢交叉放于对侧膝关节上，用健侧手辅助完成踝背屈、跖屈、内翻和外翻（图6-3-10）。

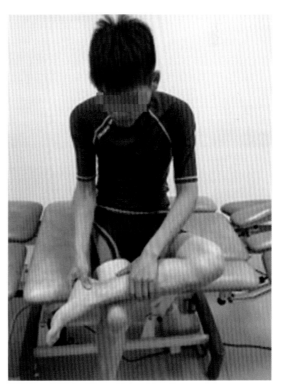

图 6-3-10　踝关节助力训练

（三）主动活动

患者取坐位或卧位，主动进行踝关节各个方向的活动。

（苏　彬　南海鸥）

第四节　脊柱关节活动度训练

一、颈椎活动度训练

（一）被动活动

1. 颈椎的屈曲

（1）患者体位：仰卧位，头置于治疗床边缘。

（2）治疗师体位：治疗师站在治疗床床头，将双手拖住患者枕部并给予稳定支撑。

（3）方法：上抬头部，做类似点头动作（下巴靠近胸骨）以屈曲颈部。一旦完成全范围的点头，继续屈曲颈椎，将头向胸骨移动（图6-3-11）。

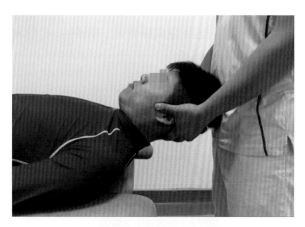

图 6-3-11　颈椎屈曲被动活动

2. 颈椎的后伸

（1）患者体位：仰卧位，头置于治疗床外。

（2）治疗师体位：治疗师站在治疗床床头，将双手拖住患者枕部并给予稳定支撑。

（3）方法：将头向后仰。

（4）注意：当患者仰卧位时，将头置于床沿外才能完成整个颈椎的后伸。

3. 颈椎的侧屈

（1）患者体位：仰卧位，头置于治疗床边缘。

（2）治疗师体位：治疗师站在治疗床床头，将双手置于患者头两侧并给予稳定支撑。

（3）方法：将患者耳朵贴近肩膀。

（4）注意：颈椎侧屈时需保持在屈伸平面的中立位。

4. 颈椎的旋转

（1）患者体位：仰卧位，头置于治疗床边缘。

（2）治疗师体位：治疗师站在治疗床床头，将双手置于患者头两侧并给予稳定支撑。

（3）方法：将患者的头转向一侧（图6-3-12）。

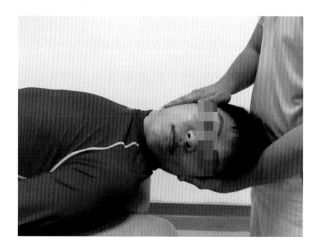

图 6-3-12　颈椎旋转被动活动

（4）注意：颈椎旋转时需保持在屈伸的中立位。

（二）主动活动

患者坐位，分别做颈椎的前屈-后伸、侧屈、左右旋转活动。

二、腰椎活动度训练

（一）被动活动

1. 腰椎的屈曲

（1）患者体位：仰卧位，屈髋屈膝。

（2）治疗师体位：治疗师一手放于患者大腿远端后侧，一手放于足底。

（3）方法：将患者膝关节抬起，并让膝关节靠近胸部，当髋关节完全屈曲且骨盆后倾时，腰椎屈曲。可通过抬起患者骶骨以达到更大范围的屈曲（图 6-3-13）。

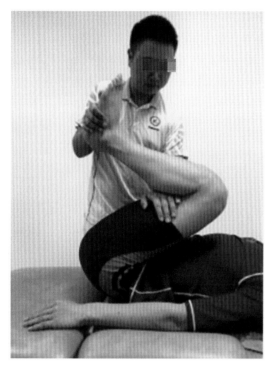

图 6-3-13　腰椎的屈曲

2. 腰椎的伸展

（1）患者体位：俯卧位，下肢自然伸直。

（2）治疗师体位：治疗师一手稳定胸椎，一手放于大腿下。

（3）方法：抬起患者大腿使其骨盆前倾、腰椎后伸。

3. 腰椎的旋转

（1）患者体位：仰卧位，屈髋屈膝。

（2）治疗师体位：一手放于对侧肩以稳定肩关节，一手放于对侧膝关节外侧。

（3）方法：将患者双膝同时向一侧推，直到对侧的骨盆离开治疗床（图 6-3-14）。

（二）主动活动

患者站立位，分别做腰椎前屈 - 后伸、侧屈、左右旋转的活动。

附：持续被动活动（continuous passive motion, CPM）

CPM 是由加拿大著名骨科医生 Robert Salter 首创。CPM 是一种有效预防关节活动受限的被动活动方法。从 CPM 发展至今，很多研究表明 CPM 能够预防关节损伤、促进关节软骨再生和修复。

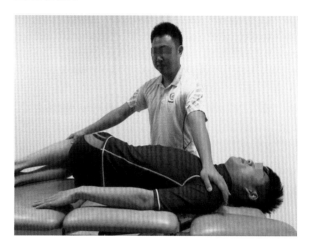

图 6-3-14　腰椎旋转被动活动

CPM 的治疗作用包括：①预防关节挛缩和软组织粘连；②促进肌腱和韧带修复；③促进活动关节伤口愈合；④通过增加滑液的分泌来促进关节内软骨的修复和再生；⑤预防制动带来的并发症；⑥促进 ROM 的恢复进程；⑦减轻术后疼痛。

操作程序：①使用时间：术后即刻开始，如手术部位敷料较厚，建议在术后 3d 内开始；②确定关节运动弧大小和位置：术后即刻常用 20°~30° 的短弧范围；然后根据患者的耐受程度逐渐增大活动范围，直至最大的关节活动范围；③确定运动速度：可耐受的运动速度为每 1~2min 一个运动循环；④疗程：根据不同的程序，使用时间不同，可连续 24h 操作，或每次连续 1h，3/d，疗程至少 1 周或达到满意的关节活动范围。

适应证：①骨折术后；②关节成形术、人工关节置换术、关节韧带重建术后；③创伤性关节炎、肩周炎、退变性关节炎、类风湿关节炎以及化脓性关节炎引流术后；④关节挛缩粘连松解术后；⑤关节软骨损伤、自体骨膜或软骨膜移植修复术后。

禁忌证：连续被动运动产生对应关节面有害的应力时或造成正在愈合组织过度紧张时，不宜采用。

注意事项：术后伤口内如有引流管，注意不要夹闭引流管。手术切口如与肢体长轴正交者不宜采用。注意避免合并使用抗凝治疗，否则易造成血肿，程序的设置应根据患者反应、外科手术方式或疾病的整体情况调整。

（苏　彬　南海鸥）

第七章

肌力训练

第一节 肌力训练的基本原理

一、概述

肌肉主要通过自身的力量对外做功，即为肌力的作用，是对抗阻力来完成运动的能力，临床多种疾病会引起肌力的下降，从而导致人体日常生活活动障碍。肌力下降以肌力训练为主要治疗方法，本章将重点介绍。

二、肌力与肌肉耐力

（一）肌力

肌力又称绝对肌力，指肌肉收缩时所能产生的最大力量。肌力大小受年龄、性别、肌肉的收缩方式及收缩速度、关节角度、心理等因素的影响。

（二）肌肉耐力

肌肉耐力是指相关肌肉持续进行某项任务的能力，其大小可以用从开始收缩直到疲劳时已完成收缩的总次数或所经历的时间来衡量。耐力的大小受肌纤维的类型、酶的作用及肌力的大小、肌红蛋白的储备、所进行的运动的强度等因素的影响。

三、肌肉收缩的形式

（一）等长收缩

等长收缩是肌肉长度基本无变化，不产生关节运动但肌张力明显增加的静态肌肉运动。肌力所面对的负荷大于或等于最大肌力时即产生等长收缩。

（二）等张收缩

等张收缩是在肌肉收缩过程中，对抗的负荷固定，产生的肌张力基本不变，但肌长度发生变化，从而引起关节的运动。根据肌肉在收缩时长度的变化，可将等张收缩分为向心性收缩和离心性收缩。

1. 向心性收缩　当肌肉收缩时起止点靠近，长度缩短称为向心性收缩。收缩方向与关节运动方向相同，是运动治疗中运用最多的肌肉收缩形式。如伸膝时股四头肌的收缩。

2. 离心性收缩　当肌肉收缩时起止点两端远离，肌肉长度增加。收缩方向与关节运动方向相反。如步行中摆动末期腘绳肌的收缩。

（三）等速收缩

等速收缩又称等动收缩。指在全关节运动范围内，利用可控制速度的设备使速度保持恒定不变的运动。此种肌肉收缩形式需要借助于专用设备来控制肌肉收缩速度。由机器提供和患者肌力大小相匹配的阻力。

四、肌力下降的原因

（一）年龄增加

在 20 岁以后随着年龄的增长肌力逐渐下降，下肢更为明显，如股四头肌肌力早期即有下降。

（二）失用性肌肉萎缩

失用性肌肉萎缩是由于肌肉纤维的变细而导致的肌肉体积的变小。制动及无功能状态所产生的以生理功能衰弱为主要特征。在完全卧床休息的情况下，肌力每周减少 10%~15%，亦即每天减少 1%~3%；如卧床休息 3~5 周，肌力即可减少一半，尤其在股四头肌、踝背伸肌处尤为明显。失用性萎缩通过适当的运动训练，肌肉的体积可逐渐复原。

（三）神经系统疾病

中枢神经障碍导致的偏瘫或四肢瘫等，由于卧床时间较长，导致肌力明显下降；如脑血管病、脑瘫、小脑障碍等。

周围神经损伤引起的无主动运动，导致肌力下降，如臂丛神经损伤等。

（四）肌源性疾病

肌源性疾病主要是由肌营养不良、多发性肌炎等疾病导致。进行性肌营养不良主要表现为四肢近端与躯干的肌力下降与肌肉萎缩。多发性肌炎出现肌力下降的部位主要为四肢近端肌群、颈屈曲肌群、咽喉肌群等。

五、影响肌力的常见因素

1. 年龄和性别　人在 20 岁之前肌力是渐增的，20 岁之后则随着年龄的增大而肌力逐渐下降；肌力与性别也有关系，男性肌力比女性大，女性肌力为男性的 2/3，如女性的握力为男性的 60%。

2. 肌肉的收缩形式及收缩速度　肌肉有多种收缩形式，收缩形式不同，产生的力也是不同的。如离心性收缩产生的肌力大于向心性收缩；收缩速度越慢，产生的肌力越大。

3. 肌肉横截面积　肌肉的横截面积表明了肌肉中肌纤维的数量和肌纤维的粗细，反映肌肉的发达程度，肌肉的横截面积越大，肌肉收缩所产生的力量也越大。

4. 肌肉的初长度　肌肉的生理结构特点决定其有效的收缩应具有适宜的初长度。一般认为肌肉收缩前的初长度为其静息长度的 1.2 倍

时，产生的肌力最大。

5. 运动时运动单位募集　在肌肉开始负荷时，即需要募集一定量的运动单位，随着负荷的增加，则需要募集更多的运动单位，以达到完成负荷的有效运动。

6. 肌纤维的走向　纤维短、数量多、呈羽毛状排列的肌肉适于产生力。纤维长、数量少、平行排列的肌肉适于产生速度。

7. 心理因素　心理状态在肌力大小方面产生明显的影响。在暗示、大声命令及有积极的训练目的时，被检查者所发挥的肌力比自主最大收缩力大 20%~30%。

（焦　龙　李　艳）

第二节　肌力训练的方法和技巧

一、概述

肌力训练是运动治疗中的基础训练方法之一。积极有效的肌力训练有助于防治失用性肌萎缩，提高肌肉力量，增强肌肉耐力和爆发力，提升心肺功能，从而恢复运动功能。

肌力训练方法有徒手肌力训练和器械训练两大类。徒手训练一般不需要仪器设备。器械训练时常采用哑铃、沙袋、弹性阻力装置、滑轮系统、悬吊系统、等速肌力训练装置等。肌力训练的方案由运动强度、运动时间、运动频率、运动间期、肌肉收缩的形式等五个要素组成，治疗师应根据患者现有的肌力情况选用不同训练方法和训练仪器。目前临床常用的 0~1 级肌力训练方法包括：被动运动、传递神经冲动训练、电疗法等；1~3 级肌力训练常采用辅助主动运动训练；3 级及以上采取主动运动、抗阻运动、等长运动、等速运动以及肌肉耐力训练等方式。下文将详细叙述。

二、被动运动、神经冲动传递训练及低频电疗法

（一）概念

采用被动运动训练、传递神经冲动训练、低频电疗法等方式，主要目的是维持肌肉的生理长度和张力，保持关节的正常活动范围，兴奋神经肌肉组织，引起瘫痪肌肉的收缩，主要适用于0~1级肌力的训练。以上方法常常综合运用。

（二）具体方法与技巧

1. 被动运动训练　被动运动训练时治疗师用手触摸被训练的肌肉，给予肌肉一定的感觉和压力刺激，让患者体会肌肉运动的感觉；训练患侧前，指导患者在健侧完成相同的运动，体会运动时肌肉收缩的方式和动作要领，患侧被动训练时反复复习这一模式。

2. 传递神经冲动训练　治疗师引导患者做主观努力，以引起瘫痪肌肉的主动收缩，常与被动运动训练结合应用，效果较好。

3. 低频电疗法　低频电疗法能兴奋神经肌肉组织，引起瘫痪肌肉的收缩，起到训练肌肉的作用；肌电生物反馈疗法将肌肉收缩与放松的肌电变化转换为听觉和视觉信号，使患者感知到肌肉出现的微小收缩。

（三）注意事项

进行被运动训练时掌握正常的关节活动度及肌张力变化；进行传导神经冲动训练时注意治疗师和患者动作的一致性，注意患者的主观感受及心血管反应；进行电疗时注意选择合适的刺激强度及观察患者皮肤的变化情况。

三、辅助主动运动训练

（一）概念

在外力的辅助下通过患者主动收缩肌肉来完成运动和动作，辅助力量可由治疗师徒手、患者的健侧肢体提供，也可利用器械、引力或水的浮力来帮助完成。主要适用于肌力恢复到2级，不能独立完成动作的部位。此方法以主动收缩为主，外力辅助完成动作。

（二）具体方法与技巧

1. 徒手辅助主动运动　不借助任何器械的帮助，完全由治疗师徒手辅助完成训练。当肌力为1级或2级时，治疗师辅助患者进行主动运动，同时给予正确的动作引导语（图7-2-1）。随着肌力的改善，随时进行辅助力量的精细调节，不受任何条件的限制，训练效果较好。缺点是训练需要治疗师与患者一对一进行，比较费时费力，工作效率较低。

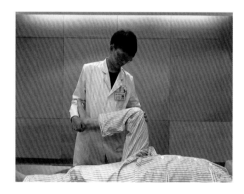

图7-2-1　徒手辅助主动运动

2. 悬吊辅助主动运动　利用绳索、挂钩、滑轮等简单装置或者专用的悬吊训练系统，将需要训练的肢体悬吊起来，以减轻肢体的自身重量，然后在水平面上进行训练。随着肌力的改善，还可以调节悬吊点的位置、悬吊的部位、改变运动面的倾斜度，用手指、弹力绳、重锤等施加阻力，以增加训练难度，提高训练效果（图7-2-2）。

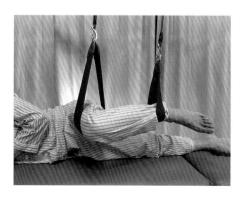

图7-2-2　悬吊辅助主动运动

3. 滑面上辅助主动运动　在光滑训练平面上利用撒滑石粉或固定滑板等方法减少肢体与滑板之间的摩擦力，减轻训练难度；也可通过垫毛巾或加大滑板的倾斜度等方法增大摩擦力，利用摩擦阻力在训练平面上做滑动运动（图7-2-3）。

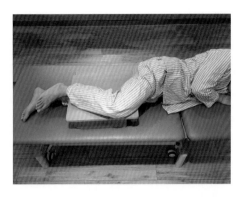

图 7-2-3　滑面上辅助主动运动

4. 滑轮重锤辅助主动运动　利用滑轮和重锤减轻需训练肢体的重量，运动在垂直面上进行。适用于拮抗肌可拉起重锤的患者，多用于髋、膝、肩、肘等大关节部位的减重主动运动，不能用于手指、腕和踝等关节部位的训练（图7-2-4）。

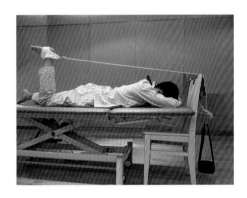

图 7-2-4　滑轮重锤的主动运动

5. 浮力辅助主动运动　多在水中进行，也可在泥疗池中进行。利用水对肢体的浮力或加上漂浮物减轻肢体重力的影响，进行辅助主动运动。

（三）注意事项

治疗前先详细评估患者的肌力大小，进行治疗时给予适当的助力以完成运动；控制治疗强度和节奏；治疗结束时应引起肌群的适度疲劳；注意患者的心血管反应。

四、主动运动训练

（一）概念

主动运动训练是指患者主动以肌肉收缩形式完成的运动。运动时既不需要助力，也不用克服外来阻力。适用于肌力达3级及以上的患者。主动运动的意义大于被动运动。

（二）具体方法与技巧

治疗师应指导患者在训练中采取正确的体位和姿势，将肢体置于抗重力位，防止代偿运动。要根据患者的实际情况对运动速度、次数、间歇等给予适当的指导，做到指导口令通俗易懂。下列示范的是常见部位的主动肌力训练方式，可抗重力进行，也可抗阻力训练。

1. 斜方肌主动训练　斜方肌由上、中、下三部分纤维组成，根据解剖和功能的不同，主动训练的方式也有不同。

上部纤维主动训练：患者取坐位，双手放在膝上，抗重力向上耸肩，反复进行训练（图7-2-5）。

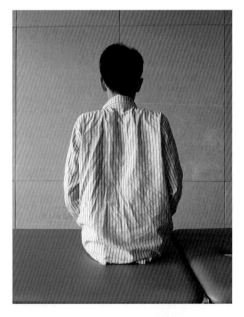

图 7-2-5　斜方肌上部纤维主动训练

中部纤维主动训练：患者取俯卧位，肩部位于床边，肩关节外展90°，肘关节屈曲，肘部向天花板方向向上提并保持，反复进行训练（图7-2-6）。

下部纤维主动训练：患者取俯卧位，训练侧上肢外展至145°，前臂中立位，大拇指指向天花板，尽最大力量上举手臂并保持住，反复进行训练（图7-2-7）。

2. 肱二头肌主动运动训练 患者坐位，肘部置于治疗台上，前臂旋后，屈肘并保持住，反复进行训练（图7-2-8）。

3. 腰大肌主动运动训练 患者取坐位，大腿在床上，小腿悬挂于床边，手放在两边床上，抬腿离开床面并保持，反复进行训练（图7-2-9）。

4. 臀大肌主动运动训练 患者取俯卧位，双手放于床两边，伸腿抬高并保持，反复进行训练（图7-2-10）。

5. 股四头肌主动运动训练 患者取坐位，

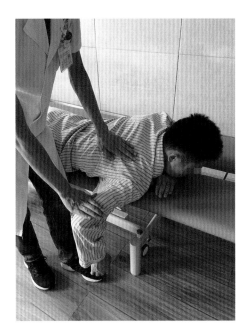

图 7-2-6 斜方肌中部纤维主动训练

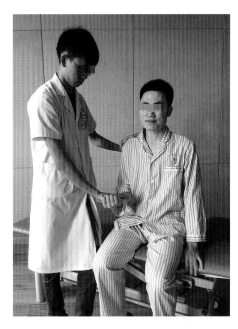

图 7-2-8 肱二头肌主动运动训练

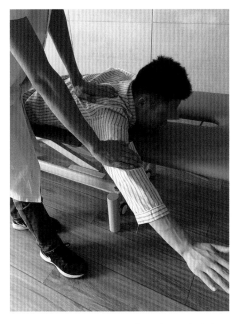

图 7-2-7 斜方肌下部纤维主动训练

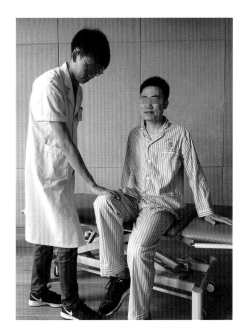

图 7-2-9 腰大肌主动运动训练

保持大腿中立位，双手抓住床沿，躯干可向后以减少腘绳肌张力，伸直膝关节并保持，反复进行训练（图7-2-11）。

6. 躯干伸展肌群主动运动训练　患者取俯卧位，双手臂抱头或放在身体两旁，治疗师固定患者下肢踝关节上方，患者伸展脊柱，将身体从床面抬起，使脐部离开床面，完成全范围活动，反复进行训练（图7-2-12）。

7. 躯干屈曲肌群主动运动训练　患者仰卧位，双手向前伸在身体上方，屈曲躯干，患者完成整个动作，肩胛下角抬离床面，反复进行训练（图7-2-13）。

（三）注意事项

充分调动患者的主动运动，在评估的基础

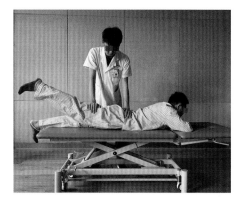

图7-2-10　臀大肌主动运动训练

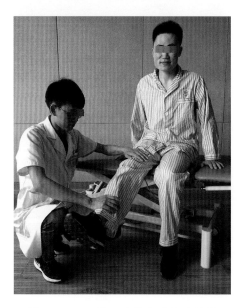

图7-2-11　股四头肌主动运动训练

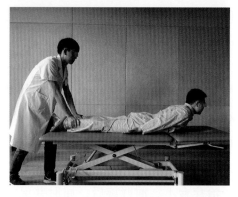

图7-2-12　躯干伸展肌群主动运动训练

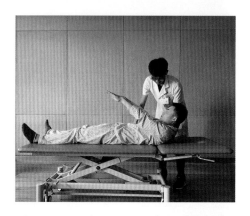

图7-2-13　躯干屈曲肌群主动运动训练

上选择适当的运动量和治疗强度、频率和节奏。注意心血管反应，应在无痛下进行训练。

五、抗阻运动训练

（一）概念

抗阻运动训练是指肌肉在克服外来阻力时进行的主动运动。适用于肌力已达到4级或5级，能克服重力和外来阻力完成关节全范围活动的患者。阻力的大小根据患肢肌力而定，以经过用力后能克服阻力完成运动为度。

（二）具体方法与技巧

1. 利用徒手、滑轮、重锤、弹簧、重物、摩擦力、液体阻力等方式施加阻力，方法与辅助主动运动的形式相同，但作用的方向相反。

（1）徒手抗阻运动：固定位置与辅助主动运动形式相同，固定关节近端。阻力方向与运动肢体成直角，根据训练要求，阻力的部位与姿势可适当变化。外加阻力时不可过急，宜缓慢，使运动中的肌肉收缩时间延长，每个动作用 2~3s 完成。开始时在轻微阻力下主动运动 10 次，然后加大阻力，使肌肉全力收缩活动 10 次，可做向心性等张收缩、离心性等张收缩及等长运动（图 7-2-14）。

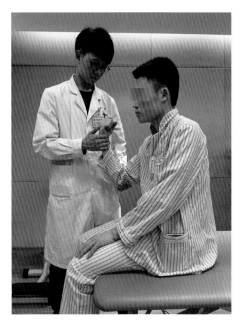

图 7-2-14　徒手抗阻运动

（2）加重物抗阻运动：直接用手拿重物或把物体绑在身体某部位进行练习。如做膝伸展动作时，将沙袋固定在踝关节的近心端进行练习（图 7-2-15）。

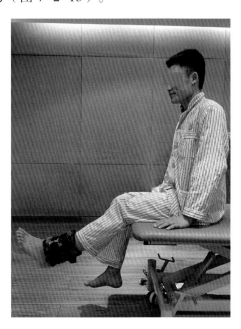

图 7-2-15　加重物抗阻运动

（3）重锤与滑轮抗阻主动运动：此方法用重锤做阻力，用滑轮改变牵引的方向，牵引方向与肢体应成直角，肌肉可发挥最大力量，运动时速度不宜过快，肌肉收缩到极限后应停 2~3s。无论是向心性或离心性收缩，每个动作都要慢慢进行。

（4）弹簧抗阻运动：用弹簧的弹性阻力进行肌力训练，根据患者的肌力状态，选择合适弹性系数的弹簧，也可用多根弹簧组合（图 7-2-16）。

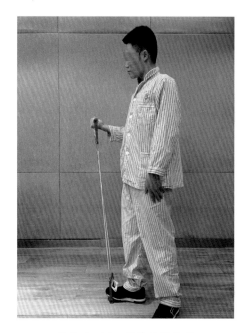

图 7-2-16　弹簧抗阻运动

（5）摩擦阻力抗阻主动运动：手部训练多用，比如训练手指屈伸肌力时，可以用豆类、米类等在容器内增加摩擦阻力，增强训练趣味性和疗效，其他部位训练一般不常用。

（6）水中抗阻主动运动：利用水的浮力可协助运动，对抗浮力的运动就是抗阻运动，可在四肢末端拴上浮漂，再向下方运动克服浮力的阻力。

2. 注意事项　避免持续的握力训练及长时间的憋气，防止加重心肺负担；在训练中应协调好呼吸，用力要吸气，放松时将气体慢慢呼出；应在治疗师监督下进行负荷较重、危险性较大的训练；训练时的负荷量要缓慢、逐渐地增加。

对于有下列症状的患者应禁止使用抗阻力的运动方法：肌肉、关节发炎或肿胀；患者训练的时候或训练结束24h后仍感到关节肌肉疼痛；关节不稳定，如有肌腱的断裂或关节周围肌肉肌张力极其低下的患者；有2级以上高血压或其他心血管合并症。

六、等长运动训练

（一）概念

等长运动训练是指肌肉在收缩过程中肌肉长度不变，不产生关节运动，但肌肉的内部张力增加。可用于肌力2~5级的患者。虽然没有做功，但肌肉能产生相当大的张力，因此能增加力量，是增强肌力的最有效的方法。

（二）具体方法与技巧

1. 训练方法　指导患者全力或接近全力收缩肌肉并维持3~10s，一般保持6s。每组训练3次，中间休息2~3min，每日训练一组。将肌肉收缩并维持6s所加的最大重量称为1RM，以1RM为基准进行等长训练，应每周测定一次1RM，再逐渐增加重量。

等长训练主要有以下优点：训练方法简单，患者易学；在家中容易进行，一般无须借助器械；术后固定的患者，可在不引起疼痛的情况下立即进行肌力的增强训练，因此常在早期的康复训练中应用。缺点包括：由于在训练中需要患者用力憋气，对心血管造成的负担很大；只能在关节活动范围内某一角度进行肌力增强训练，如要在关节活动范围内各个角度增强肌力，则需在每个角度范围都进行肌力的加强训练，因此相对费力费时。

2. 训练的方式

（1）徒手等长运动：受训练肢体不承担负荷而保持肌肉的等长收缩活动。

（2）肌肉固定下等长收缩练习：适用于肢体在石膏、支具等固定中，要求肌肉收缩时不能引起任何关节运动，如股四头肌在伸展位石膏固定的情况下进行等长收缩练习。

（3）利用器械进行训练：可利用墙壁、地板、肋木和床等各种固定不动的器械和物品，保持肢体肌肉的等长收缩。

3. 注意事项　向患者说明并演示运动的方式，使患者充分理解；整个过程中不可以出现关节的运动；注意训练强度、频率及持续时间；训练后引起肌肉的适度疲劳；整个过程中均不可引起患者疼痛。

七、等速运动训练

（一）概念

等速运动训练是指借助特定的仪器获得恒定的角速度，即训练中运动速度不变，但遇到的阻力随用力程度而变化，以使运动肢体的肌张力保持最佳状态的肌力训练方法。适用于由制动、运动减少或其他原因引起的肌肉失用性萎缩，肌肉病变引起的肌萎缩，神经病变引起的肌肉功能障碍，关节疾病或损伤引起的肌力减弱，肌肉功能障碍，健康人或运动员的肌力训练。

（二）具体方法与技巧

（1）根据训练要求，选择相应的附件。

（2）摆放患者体位，对患者进行良好固定。

（3）关节活动角度设定：通常可设定全关节活动角度，肌肉、肌腱、韧带愈合早期，关节术后或关节病变时则宜选择限定关节活动范围。

（4）训练方式：分为等速向心训练和等速离心训练。常用运动速度谱通常包括60°/s、90°/s、120°/s、150°/s、180°/s、180°/s、150°/s、120°/s、90°/s、60°/s10种，根据病情需要选择合适的运动训练速度。也可将训练程序设为8~10个速度进行，以20°/s或30°/s

的速度递增或递减（图7-2-17）。

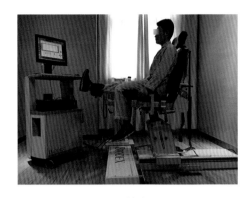

图7-2-17 等速运动训练

（5）训练次数：建议每个运动速度状态下采用重复10次的运动方式，也可根据增强肌肉力量或发展肌肉耐力来确定运动强度、间歇时间和训练频度等。

（6）注意事项：最大负荷等速运动训练前，应进行低、中等负荷的运动；全角度范围运动前要先进行小角度活动；离心等速运动训练前应先进行向心等速运动，以让患者更好地掌握用力技巧；因为离心运动时，运动的速度往往来源于机械臂而不是患者本人。

八、肌肉耐力训练

（一）概念

肌力训练的同时亦有肌肉耐力训练，但两者在训练方法上有所不同。为了迅速发展肌力，要求在较短的时间内对抗较重负荷，重复次数较少；而发展肌肉耐力则需在较轻负荷下，在较长时间内多次重复收缩。临床上常将肌力训练与耐力训练结合起来进行，从而使肌肉训练更为合理。

（二）具体方法与技巧

1. 等张训练法 先测出待训练肌肉连续10次等张收缩所能承受的最大负荷，称为10RM。每次训练3组，重复10次运动，各组间休息1min。第1、2、3组训练所用阻力负荷依次为50%、75%及100%的10RM，每日进行一次治疗。每周复测10RM值，复测后按新的10RM位标准计算。亦可采用5cm宽、1m长的弹力带进行重复牵拉练习。弹力带的一头固定于床架或其他固定物上，根据需要进行某一肌群的耐力练习，尽量反复牵拉弹力带直至肌肉疲劳，每日训练1次。

2. 短促等长训练 短促等长训练是一种利用抗阻等长收缩来增强肌力的训练方法，即让受训练的肌群在能耐受的最大负荷下做等长收缩，持续6s，重复20次，每次间隔20s，每日训练1次。

3. 短暂最大负荷训练 这是由Rose教授提出的一种等张和等长结合的肌肉练习方法，即在最大负荷下以等张收缩完成关节运动，并在完成时接着做等长运动收缩5~10s，然后放松，重复5次，每次增加负荷0.5kg。等长收缩不能维持5~10s者，则不加大负荷。

4. 等速向心肌力训练 根据患者病情需要，借助特定的仪器，选择一系列不同的运动速度谱进行肌力训练。常选用的训练速度谱为：60°/s、90°/s、120°/s、150°/s、180°/s、180°/s、150°/s、120°/s、90°/s、60°/s，每种运动速度之间间隔30°/s，每种运动速度收缩10次，10种运动速度共收缩100次为1个训练单位。根据肌肉功能情况，逐渐增加收缩次数到2~3个训练单位。每完成一种运动速度训练后，必须间歇60~90s，完成一个训练单位的训练后，必须间歇3min左右，让疲劳的肌肉得以恢复，再进行下一个训练单位的训练。每周训练3~4次比较适宜。

5. 等速离心肌力训练 根据患者病情需要，借助特定的仪器训练。开始时，可选择30°~60°/s运动速度，每次训练次数不超过30次，作为适应性训练；随后逐渐增加运动速度和训练次数，有30°/s、60°/s、90°/s、120°/s、120°/s、90°/s、60°/s、30°/s 8种运动速度。每种运动速度可重复收缩10~15次，收缩约100次为1个训练单位，根据循序渐进的原则，逐渐增加到 2~3 个训练单位。

6. **注意事项** 施加适当的阻力，以中小强度开始进行；不可以出现明显疲劳；循序渐进，持之以恒；全过程在无痛情况下进行。

九、日常生活活动中的肌力训练

日常生活活动是指人在独立生活中每天必须反复进行的最基本和最具有共性的功能性活动，包括衣、食、住、行及个人卫生等，因日常活动更具主动性、趣味性，可增强患者的主动参与性，减少对他人的依赖，所以对肌力要求更有目的性，也促使患者主动通过日常活动的任务性训练来改善和提高肌力。具体训练方法可以参考相关书籍。

（焦 龙 李 艳）

第三节 肌力训练原则及相关事项

一、肌力训练的适应证

肌力训练的适应证包括：由神经源性疾病、关节源性疾病、肌源性疾病等引起的肌力减弱，肌肉功能障碍；由制动、运动减少或其他原因引起的肌肉失用性改变，导致肌肉功能障碍；由其他原因引起的肌肉功能障碍，如内脏下垂、尿失禁等；健康人或运动员的肌力训练。

二、肌力训练的禁忌证

肌力训练的禁忌证包括：急性扭伤；新发骨折或骨折未愈合；急性感染或炎症；高热；运动时严重疼痛或血肿；局部活动性出血；骨关节肿瘤；严重的心脏病，全身情况较差，病情不稳定者等。

三、肌力训练的原则

（一）阻力原则

阻力原则是肌力训练的重要原则。为使肌力增强，训练必须给予一定的阻力，无阻力状态下的训练达不到增强肌力的目的。阻力的大小根据患者现有肌力水平制订，阻力可以来自肢体的重量、肌肉运动时外加的阻力等。

（二）超量负荷原则

超量负荷原则又称过量负荷原则，即训练时施加的阻力负荷量应适当超过患者现有的负荷水平，并维持一定的训练周期，否则就达不到改善肌力的目的。相关研究表明，肌力训练的负荷量要略高于现有的肌力水平或至少达到肌肉最大强度收缩所需负荷的 60%，训练周期持续 6 周，才能达到增强肌力的目的。

（三）反复训练原则

为了达到增强和巩固肌力水平的目的，需要进行多次的重复收缩训练，而非单次收缩。肌肉收缩的方式根据训练方法不同，可采取离心性、向心性、等长或等张收缩等方式。当患者合并存在疼痛性关节疾病或肌腱炎等情况时，训练的次数可酌情减量。

（四）适度疲劳原则

适度疲劳原则即训练时应达到使肌肉感觉疲劳但不过度疲劳的原则，是控制肌力训练不至于过度的一个主观限制指标。根据超量恢复原理，肌力训练会引起一定的肌肉疲劳，因为无明显的肌肉疲劳也无超量恢复出现，肌力训练也难以取得效果。但是，过于疲劳会极大地影响训练效果，因此，肌力训练要特别注意掌握适宜的训练频次，尽量使后一次训练在前一次训练后的超量恢复阶段内进行。

（五）选择适当运动强度

肌肉收缩强度相当于最大收缩强度的 40% 时，运动单位募集率较低，主要募集 I 型肌纤维，对增强耐力有效；收缩强度增加时募集率增高，II a 型、II b 型肌纤维也依次参与收缩，对增强肌力有效。故应根据需要选择不同收缩强度。

需要注意的是，肌力训练时，并非需要个体同时满足上述所有的原则，但必须满足阻力原则和超量原则，其余可视具体情况而定。当然，若能同时满足以上全部原则则效果更佳。

四、肌力训练须知

（1）训练前说明训练目的、步骤、方法和感受，消除患者紧张情绪，并随时鼓励患者，增强其训练的信心。

（2）注意心血管反应，训练时避免用力憋气，在无痛范围内进行。

（3）充分固定运动肢体的近端，防止出现代偿动作。

（4）给予阻力方向与肌肉收缩的方向相反，阻力点设在被测肢体的远端，并在训练过程中正确调节外力。

（5）注意姿势与肢体位置，充分调动患者潜能。

（6）根据治疗的目的、疾患及肌力的级别选择不同的训练方法。

（7）根据训练原则，结合患者的情况，设计足够合理的运动量和训练节奏。

（8）治疗中如有疼痛等异常现象，应暂停治疗，并在结果记录中注明。

（9）做好详细的训练记录，包括患者的状况。

（焦　龙　李　艳）

第八章

有氧运动

第一节　有氧运动基本理论

一、概述

有氧运动（aerobic exercise）是指大肌群进行中等强度、节律性、周期性的运动，持续一定时间，以提高机体有氧代谢能力和全身耐力为目的的一种训练方式，运动过程中所需能量主要由有氧代谢提供。体力活动缺乏可对人体健康造成众多不良影响（表8-1-1），而有氧运动对心血管功能、危险因素控制、疾病管理及个人整体健康状况均有益处（表8-1-2）。美国运动医学会（American College of Sports Medicine，ACSM）曾提出，对于以获得或保持体适能为目的的大多数成年人，推荐每周进行至少5d中等强度的有氧运动，或者至少3d较大强度的有氧运动，或者是每周进行3~5d中等强度和较大强度相结合的运动。

二、重要名词解释

1. 体适能（fitness）　形容从事体力活动的能力，从事体力活动必须具备良好的心肺功能、肌力、耐力以及肌肉骨骼柔韧性。

2. 最大耗氧量（maximum oxygen consumption）　又称最大摄氧量（maximum oxygen uptake），指机体在递增运动负荷的情况下每分钟耗氧量或摄氧量所达到的最高值，反映机体的有氧运动能力。

3. 耐力（endurance）　耐力指持续长时间运动的能力及对抗疲劳的能力。它包括肌肉耐力和心血管耐力。肌肉耐力是指单一肌群从事重复性肌肉收缩的能力；心血管耐力是指从事大肌肉群参与的活动能力，如长时间的步行、游泳或骑单车等。

4. 适应（adaptation）　心血管系统和肌肉对长时间的训练产生的适应性变化，显著性变化见于持续训练至少8周后。

5. 去适应（deconditioning）　常见于长期抱病卧床的患者，以及长期卧床或久坐生活方式的健康人群。去适应表现为肌肉容量、肌力、骨密度、心血管功能、全血容量、血浆量、心脏容积、直立位耐受程度及运动耐量的下降。

6. 心肌耗氧量（myocardial oxygen consumption）　心肌消耗的氧气量，量的多少由心率、收缩压、心肌收缩力和后负荷共同决定。后负荷由左室壁张力和中心主动脉压决定。

三、适应证和禁忌证

治疗师在为患者开具运动处方前，需清楚运动的适应证、禁忌证及患者在进行运动训练时可能会出现的症状和体征。必须在熟知这些信息后才可以让患者开始运动。为了明确这些信息，治疗师需要对患者的病史、疾病病理生理及现存的功能障碍情况有全面的认识。这有利于治疗师为患者提供一个安全而且有效的干预方案。

适应证：①心血管疾病及心脏手术后心血管功能稳定者；②慢性呼吸系统疾病及胸腔手术后恢复期；③代谢性疾病：糖尿病、单纯性

表 8-1-1　体力活动缺乏的不良影响

系统	影响
呼吸系统	↓肺活量 ↓残气量 ↓呼吸肌耐力 ↓动脉氧分压 ↓气道廓清能力 ↑通气血流灌注不匹配
心血管系统	↓静息和亚极量心脏每搏输出量 ↑静息和亚极量心率 ↓最大心率 ↓最大心排血量 ↓最大耗氧量 ↓心脏大小 ↓总血容量 ↓血红蛋白浓度 ↑发生静脉血栓的风险 ↑发生直立性低血压的风险
骨骼肌肉系统	↓肌肉容积 ↓肌肉中毛细血管密度 ↓肌力 ↓肌耐力 ↓氧化酶 ↓肌糖原 ↓柔韧性
中枢神经系统	↓认知功能 情绪和行为异常 心理敏感
代谢系统	高钙血症 骨质疏松

注：↓，降低；↑，增高。

肥胖症；④其他慢性疾病状态：慢性肾衰竭稳定期、慢性疼痛综合征、慢性疲劳综合征、长期缺乏体力活动及长期卧床恢复期；⑤进行健身锻炼的中老年人。

禁忌证：①各种疾病急性发作期或进展期；②心血管功能不稳定；③急性肺栓塞或肺梗死；④肢体功能障碍而不能完成预定的运动强度和运动量；⑤不合作或不能理解运动，精神疾病发作期间或严重的神经症。

（王亚飞）

第二节　有氧运动的生理效应

运动过程中机体的能量消耗增加，为满足机体有足够的能量供应，呼吸循环系统需要为机体提供足够的 O_2 和营养物质，并将代谢产物 CO_2、乳酸及多余的热量排出体外。此代谢过程的顺利进行，是由神经肌肉、呼吸、心血管及内分泌等系统的相互协调共同达成的。运动肌肉的氧的输送及其线粒体对氧的利用依赖于足够的血流和细胞呼吸。

表 8-1-2　有氧运动对人体健康的影响

降低心血管病危险因素：
高血压
血脂异常（↓低密度脂蛋白胆固醇和↑高密度脂蛋白胆固醇，↓甘油三酯）
身体（腹部）脂肪过量蓄积
胰岛素抵抗，葡萄糖不耐受，2 型糖尿病
血小板黏附和聚集
久坐的生活方式
降低某些疾病的发生风险：
心血管疾病（高血压、冠心病、脑卒中、外周动脉疾病）
肥胖
2 型糖尿病
骨质疏松症
癌症（结肠癌、乳腺癌）
一级预防的作用：
减少各种原因的提前死亡
降低心血管疾病、2 型糖尿病、骨质疏松所致骨折，结肠癌和乳腺癌及胆囊疾病的发病率和死亡率
二级预防（延缓疾病进程或逆转疾病进展）：
降低心血管病死亡率和全因死亡率（心肌梗死后患者参与心脏康复项目）
减缓 2 型糖尿病进程
改善功能状况：
肌力和肌耐力，减少跌倒风险
关节灵活性和减轻关节炎的症状
呼吸效率
结合饮食调整，有利于体重管理
心理健康，如缓解压力、焦虑和抑郁
睡眠质量
生活质量

注：↓，降低；↑，增高。

一、运动中的生理反应

（一）心血管系统

1. 运动中交感神经系统的反应　运动刺激骨骼肌内小的有髓鞘纤维及无髓鞘纤维，引起交感神经系统做出反应。表现为外周不收缩肌群中的血管收缩，心肌的收缩力增强，心率增加，收缩压增加。这些改变源于心输出量的增加及血流的重新分配。反应程度取决于运动所涉及的肌群大小及运动强度。

2. 运动中心脏的反应　在运动过程中，窦房结去极化频率增加，即表现为心率增加；迷走神经兴奋性下降，交感神经兴奋性增强；心肌收缩力增强，心脏每搏输出量增加；收缩压增加。在有氧运动过程中收缩压常伴随运动强度的增加而增加，但舒张压常保持不变或者轻度下降。临床上常使用心率与收缩压的乘积，即心率收缩压乘积来反映心肌耗氧量，它一般与运动负荷及耗氧量呈线性正相关关系。心率收缩压乘积常用于预测冠心病患者心绞痛的发生。在运动过程中收缩压与舒张压之差，即脉压一般增大，若脉压下降则提示患者存在运动不耐受或者直立性低血压。

3. 运动中外周的反应 在运动过程中外周血管阻力下降，血液由不收缩的肌肉、肝肾脾及其他内脏流至收缩肌肉，收缩肌肉中的血流增加。收缩肌肉的动脉血管床阻力的下降，受代谢产物如镁离子（Mg^{2+}）、钙离子（Ca^{2+}）、二磷酸腺苷酸（ADP）及二氧化碳分压（PCO_2）的影响。收缩及未收缩肌肉的静脉都维持在收缩的状态，外周静脉压增加。

（二）呼吸系统

在运动过程中，呼吸系统反应非常迅速，在运动起始时即出现。在运动的前 1~2s 内，肺泡与微血管膜之间的气体交换（O_2、CO_2）即开始增加。在运动过程中，肌肉代谢的增强，导致肌肉从动脉血中吸收的 O_2 增加，静脉中 PCO_2 增加及 H^+ 增加，机体体温升高，肾上腺素分泌增加，对关节和肌肉受体的刺激增加。这些因素中的 1 个或多个同时刺激呼吸系统，产生相应的反应。压力感受器反射、保护性反射、疼痛、心理和呼吸的自主控制都导致呼吸的增加。

在运动过程中，潮气量增加，呼吸频率增加，每分通气量增加；肺泡通气量，即毛细血管和肺泡膜之间发生的气体弥散，在高强度运动训练时可增加 10~20 倍，以补充机体需要的 O_2 和排出多余的 CO_2。

（三）骨骼肌肉系统

在运动过程中，收缩肌肉的血流量增加；肌肉从每升血中吸收的 O_2 量增加，此过程是由于局部肌肉耗氧量增加，O_2 分压下降，CO_2 产量增加，局部组织温度增加，以及糖酵解产生的 2,3-二磷酸甘油酸（2,3-diphosphoglycerate，DPG），促进了血红蛋白中 O_2 的释放。在运动过程中氧气的消耗量受以下几个因素的影响：①肌肉中分布的血流量；②肌纤维的分布情况；③线粒体的数量；④肌纤维中线粒体氧化酶存在与否。肌肉的氧化能力可通过观察动静脉 O_2 含量差来判断。

二、长期运动的适应性变化

长期的耐力训练可引起心血管系统、呼吸系统、骨骼肌肉系统的适应性变化。这些改变可在休息期和运动期体现出来，但这些适应性变化不是单次的训练可达到的。下面就各系统对运动训练的适应性变化进行阐述。

【心血管系统】

1. 休息时的变化 长期的耐力训练引起交感神经兴奋性下降，并伴随去甲肾上腺素及肾上腺素的分泌减少，导致静息心率下降；肌肉的生化变化和心房内乙酰胆碱、去甲肾上腺素和肾上腺素水平的下降，使得心房率下降；交感神经兴奋性的下降，导致副交感（迷走）神经兴奋性增强。由于外周血管阻力下降，可能出现血压下降；最大限度的收缩压下降，最常见于高血压患者。长期的运动训练还可以使血容量及血红蛋白增加，这有利于运动中 O_2 的输送。

2. 运动中的变化 长期运动训练后，机体在相同运动负荷的情况下脉率下降，其机制如前所述；由于心肌收缩力的增强及心室容积的增加，心脏每搏输出量增加；由于极量运动时的心脏每搏输出量增加，因此极量运动时，心排血量增加，其变化幅度与心脏每搏输出量增加的程度及心率下降的幅度相关。

由于氧化酶和肌肉的生化改变，肌肉吸收 O_2 的能力增强，最大耗氧量增加；最大耗氧量的增加意味着运动耐量的提高。心排血量的增加，引起更多的 O_2 转运至肌肉。肌肉吸收 O_2 的能力增强，增加了机体可利用的 O_2 量。

虽然运动中向肌肉分流的血容量有所增加，但是每千克运动肌肉的血流速度是下降的。这种改变可以从吸收 O_2 能力的增强上得到补偿。

心肌耗氧量（脉率与收缩压的乘积）的下降，可能是与心率下降及血压不变或轻度下降有关。正常人，这个值可有一定程度的下降，但不影响心脏做功。

【呼吸系统】

1. 休息时的变化　肺功能改善，肺容积增加，潮气量变化不明显。由于肺容积的增加，导致肺泡 - 毛细血管表面积增加，增加肺的弥散。

2. 运动中的变化　肺的弥散增加，但最大通气量可能不变。在同样耗氧量的情况下，通气量更少，最大的弥散能力不变。最大每分通气量增加，通气效率提高。

【代谢系统】

1. 休息时的变化　肌肉肥大及毛细血管密度增加。线粒体的数量和大小增加；提高产生 ATP 的能力；肌肉中肌红蛋白的浓度增加，增加氧气传输速率和氧扩散到线粒体的速度。

2. 运动中的变化　在亚极量运动水平下，肌糖原的消耗速率下降，这种现象称为糖原节约。由于氧化脂肪、脂肪动用及脂肪代谢酶的能力增强，亚极量运动时，血乳酸产生水平降低。对磷酸肌酸和骨骼肌中 ATP 的能量依赖程度降低，因为增加的线粒体氧化能力和肌肉糖原储存能力增强了碳水化合物的氧化能力。

【其他系统】

降低体脂水平，降低血脂水平及甘油三酯水平，增强热适应能力，增加骨骼、韧带及肌腱的韧性。

（王亚飞）

第三节　有氧运动处方的制订

科学的运动处方是安全和有效地进行运动训练的前提。运动处方是在运动功能评定的基础上，根据患者或运动者的预期目标，按其健康状况、体力水平以及心血管功能状况，以处方的形式为患者或运动者制订的运动方案。方案内容包括运动频率、运动强度、运动时间和运动形式。运动处方的制订包括五大原则和四大要素，运动处方的实施包括三个环节，下面将分别进行阐述。

一、运动处方的制订原则

运动训练的一般原则包括超量负荷原则、特异性原则、个体化原则、可逆性原则及循序渐进的原则。合理利用这些原则可以优化运动处方的效果，注重对患者的宣教可提高运动训练依从性并改善治疗效果。

（一）超量负荷原则

为达到改善功能和起到训练的效果，运动必须要有一定的生理负荷，这就需要合理制订运动处方的内容，要求运动训练对机体的需求应高于平时的水平。超量负荷可表现在运动时间的延长或特定运动形式的强度增加。对于有氧运动训练，一开始应该增加运动的持续时间，一旦持续时间达到预期目标，则着重于增加运动强度。

（二）特异性原则

运动训练的适应性变化依赖于运动训练的种类及训练量和训练强度。为了达到最好的训练效果，运动训练方案的设计应类似于机体想要改善某些目标技能的设计，因此训练应该以个体化的目标为中心，比如以重返工作岗位为目标，或以提高日常生活活动能力（activity of daily living，ADL）为目标等。

运动训练方案的设计应该符合特定目标对不同运动模式的要求。比如，如果机体想要重新回到以自行车为主的运动和休闲生活，则他 /

她的训练就应该选择固定式或标准化的自行车，而不是游泳或慢跑。然而，训练模式的多样化相当重要，因为它可以提高训练人员的兴趣，以防厌倦运动。

当评估运动训练的效果时，所选择的运动试验方案最好与运动训练的运动方式相统一，如跑步机用于评估步行和跑步能力，功率自行车用于评价骑自行车的能力等。

（三）个体化原则

不同的个体在进行相同的运动方案时也可能呈现出不同的反应和适应性改变。引起这种差异的因素包括：基因，之前的体适能水平，进阶的速率以及符合个体需求的治疗调整。因此，运动处方需要考虑患者的个体化因素，结合患者的兴趣爱好，在与患者共同沟通后制订。

（四）可逆性原则

当个体突然停止运动，生理功能和运动表现都会减弱。有研究表明，停止运动 2 周将会导致机体代谢能力、运动耐量显著下降；停止训练 4~12 周，最大耗氧量可下降 50%；停止训练 10 周至 8 个月，可返回到运动前的水平。如果是坚持有氧运动多年的人，最大耗氧量下降的程度会减慢。

因此，尽管是参与高强度训练的运动员，运动训练的效果也是暂时的和可逆的。以保持运动训练效果为目的的运动，运动强度低于要起到运动训练效果的运动。比如，为了保持心肺耐力，每周 2 次，每次持续时间和运动强度保持恒定即可；每周 1~2 次的连续性运动训练可以维持肌力。

（五）循序渐进的原则

个体的运动方案进阶的程度与其运动目标、运动耐量、对运动方案的适应性、健康状况及活动喜好有关。循序渐进的运动训练方案可分为三个阶段。

第一阶段：即初始阶段。促进患者养成低

水平运动的习惯，同时减少骨关节损伤。本阶段刚开始时，可采取间歇性运动训练的方式，每天 2~3 次，逐渐增加运动训练的持续时间和缩短休息时间。个体一旦可以耐受连续性运动，即每次运动时间 20~30min，每周 3~5d 的运动，运动强度为心率储备（heart rate reserve，HRR）的 40%~60%，那他 / 她则可以进阶到第二阶段。第一阶段一般持续 4~6 周。

第二阶段：即提高阶段。通过增加运动持续时间及增大运动强度提高运动刺激的强度。运动的持续时间从每次 30min 开始增加，运动频率为每周 4~5 次，运动强度达到 HRR 的 50%~85%。渐进性原则为先增加运动时间及增大运动频率，再增加运动强度。这一阶段运动训练所产生的体适能改变可持续 4~8 个月。

第三阶段：即维持阶段。个体一旦达到体适能训练目标，则可进入维持训练阶段。维持第二阶段可产生体适能变化，应避免停止训练。在本阶段中，个体应持续每周 3~5 次的运动训练，每次运动持续时间为 20~60min，运动强度为 HRR 的 70%~85%。多样化的运动时间、运动强度和运动方式的安排，可提高运动的趣味性。

二、运动处方四要素

有效的运动训练必须具有健身或提高心肺功能的效果，为了保证运动训练的有效性，运动处方所包括的四项内容，即运动频率（frequency）、运动强度（intensity）、运动时间（time）和运动形式（type），应该得到合理的设置。这四要素中，运动强度、运动时间和运动频率之间有一定的关联，即其中 1 个要素受限制时，可通过调整其他 2 个要素，以达到相同的改善效果。总结以往各运动训练的指南，有氧运动处方的四要素可归纳为表 8-3-1。

（一）运动形式

有氧运动是指大肌肉群进行的节律性的活

动，并持续一定时间。长期的有氧运动可以改善机体的心肺功能，并且运动者可以享受其中的乐趣。常见的有氧运动形式包括步行、慢跑(跑道或跑步机)、自行车(固定式、斜躺式或户外型)、游泳、有氧操(椅子操、低冲击性或节拍性的体操等)、舞蹈、滑冰、越野滑雪(雪地或机器)、爬楼梯、椭圆机训练及划船训练等。

对于急性期的患者，建议在病房走廊或在跑步机上进行步行训练或采用功率自行车进行训练，并建议使用弹力带进行上下肢的肌力训练。

门诊的心肺康复方案一般由多种运动形式组成，包括步行、慢跑、功率自行车和/或划

船训练。另外，还可以加上上肢的功率自行车训练及四肢的运动训练(如滑雪训练器、椭圆机)，或水中运动(游泳和水中有氧操)。抗阻训练可以改善肌力和肌耐力，可以通过健身操训练、举重和弹力带训练进行。多样化的运动可提高患者的运动动机，并减少运动损伤的发生。

为患者设计一套既实用又富有乐趣的家居式运动训练时，其运动形式的确定非常有挑战。步行或慢跑是最简单的运动训练方式，无须设备就可以进行；但对于有关节疾病或居住在不安全社区的患者并不适用。环境因素，如极端的天气、差的空气质量或山区居住环境，都可

表 8-3-1 有氧运动处方四要素指南推荐

要素	指南推荐
运动形式	大肌群进行的中等强度、有节律的周期性运动，并持续一定时间。比如：步行、慢跑、自行车、跳舞、有氧操、游泳、越野滑雪、划船、爬楼梯
运动强度	依赖于体适能水平、健康状况和运动训练的目标
	对于健康人，从久坐的生活方式到活跃的生活方式，运动强度一般是基于年龄预测的最大心率或运动试验所得最大心率的百分比（如 70%~85% 最大心率或 60%~80%HRR），根据患者的运动耐量决定百分比
	对于老年患者或合并有慢性疾病或正在服用影响心率的药物的成年人，运动强度要基于耐力评估的结果，确定自我感觉用力程度的上限
	如果患者的目标是减少体脂，控制血压，或缓解间歇性跛行，更加推荐低强度长时间的运动训练
持续时间	不同体适能状态的个体，持续时间各异
	对于体能下降的个体，一开始进行短时间的间歇性运动训练更合适，间歇期可休息 1~2min，然后递增运动训练的时间，或缩短休息时间及减少休息次数
	对于健康人，从久坐的生活方式到活跃的生活方式，起初从可耐受的运动（即出现疲劳或不适）持续时间开始，然后每天增加 1~2min
	运动持续时间的目标为总时间至少 30min，中等强度的运动，或 40~60min 低强度的运动，或 20min 高强度的运动（> 6METs 或 ≥ 77% 最大心率）
	当无足够的时间进行运动时，少量运动优于不运动；如果可能，应尽量进行至少 10min 的运动
	长时间、低强度的运动训练被推荐用于控制体重、控制高血压和间歇性跛行
运动频率	依赖于运动持续时间和运动强度
	如果运动持续时间低于 15~20min，则每天应进行 2~3 次
	如果运动持续时间大于 20min，则每天 1 次，或尽可能每周多天，依赖于运动强度
	如果是低中等强度的运动，运动训练应每周至少 5 次，最好为 7 次
	如果是高强度的运动训练，每周应至少进行 3 次

注：心率储备（HRR），代谢当量（METs）

能带来新的并发症。因此，建议社区可以为患者提供一些可控制的运动训练环境，如购物中心提前开门，可为患者的步行训练提供多一个选择。当地高校或大学的跑道也是运动训练的良好场所，可以提供足够且可测量的距离。如果能够为患者提供更多的信息和选择，运动方案的执行将变得更加容易。

当为患者推荐一些家居式的运动训练设备时，建议患者多去运动器材商店进行试用，或者去健身俱乐部进行尝试，尝试多一些种类。一旦他们确定自己的喜好，他们可以通过当地商店或在网上进行购买。

因为运动训练的特异性，交叉式的训练可以动用到更多的大肌群，利用多种运动形式，可以使运动耐量的改善程度更大化。

（二）运动强度

运动强度的确定有多种方法，一种重要的考虑即运动时间与运动强度之间的关系。如果运动强度增加，运动持续时间可能需要缩短以达到预期的目标。这种方法有利于减少运动损伤的发生风险。

1. 最大心率法　以增强体适能为目的的运动训练，建议运动强度达到最大心率的65%~80%，或最大耗氧量的50%~70%。最大心率可以通过公式计算（最大心率 =220- 年龄）或通过极量运动测试获得。对于低体适能水平的患者，低水平的运动训练，即运动强度为最大心率的55%或耗氧量储备的40%（表 8-3-2），也可以达到提高运动耐量的效果。

最大心率的计算公式的一个变换公式为：最大心率 =208-0.7×年龄。这个公式对于年龄过小或过大的患者最大心率的预测更加精确、适用。

2. 心率储备法　心率储备法考虑了患者的静息心率，并且跟耗氧量有更好的相关性。计算公式称为 Karvonen 公式：THR=HRR×（强度%）+RHR，其中 HRR= MHR-RHR [THR（target heart rate），靶心率；HRR（heart rate reserve），心率储备；MHR（maximal heart rate），最大心率；RHR（rest heart rate），静息心率]。运用这种方法确定的运动强度，HRR 的 60%~80% 与 VO_{2max} 的 60%~80% 是等同的。

3. 靶心率区间法　靶心率区间是指该范围内的运动强度可以产生一定的训练效果（图 8-3-1）。ACSM 推荐运动训练强度为最大心率的64%~93%，与 HRR 和 VO_2R（耗氧量储备）的 40%~84% 等同。该运动强度属中等，大多数人可以持续较长时间而无不适。

表 8-3-2　体力活动强度分级

	有氧运动			体适能水平的相对强度（METs）			
强度	VO_2R（%） HRR（%）	MHR（%）	RPE	12METs VO_{2max}	10METs VO_{2max}	8METs VO_{2max}	6METs VO_{2max}
非常轻松	< 20	< 50	< 10	< 3.2	< 2.8	< 2.4	< 2.0
轻松	20~39	50~63	10~11	3.2~5.4	2.8~4.6	2.4~3.8	2.0~3.1
中等	40~59	64~76	12~13	5.4~7.6	4.6~6.4	3.8~5.2	3.1~4.1
用力	60~84	77~93	14~16	7.6~10.3	6.4~8.7	5.2~7.0	4.1~5.3
非常用力	≥ 85	≥ 94	17~19	10.3~12.0	8.7~10.0	7.0~8.0	5.3~6.0
最大	100	100	20	12.0	10.0	8.0	6.0

注：HR，heart rate，心率；HRR，heart rate reserve，心率储备；MHR，maximal heart rate，最大心率；RPE，rating of perceived exertion scale，自觉用力程度评分，6~20 分；METs，metabolic equivalents [1MET=3.5mL/（kg·min）]，代谢当量；VO_{2max}，maximal oxygen consumption，最大耗氧量；VO_2R，oxygen consumption reserve，耗氧量储备

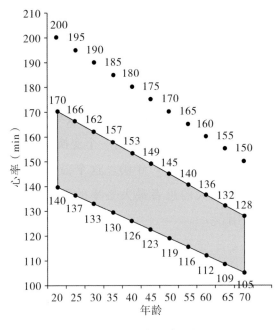

图 8-3-1 靶心率区间

当从未参加过运动训练的个体开始运动训练时，靶心率适宜从心率区间的最低值开始，若是体适能水平更高的个体，则适宜从相对较高的心率值开始。

年龄预测的最大心率所计算的运动强度，对于许多慢性疾病和正在服用影响心率的药物（如 β 受体阻滞剂）的患者是不适用的。这种情况下，此方法所估算出来的运动强度会偏高，患者较难达到这样的运动强度。而这些患者更适用于采用通过症状限制的极量运动测试所获得的最大心率。

4. 自我感觉用力程度　自我感觉用力程度量表（rating of perceived exertion，RPE）是一种非常实用的用于评估运动强度的方法。在正确的指导下，该方法用于评估耐力训练的运动强度的信度和效度都非常高。RPE 也适用于慢性疾病和正在服用影响心率的药物的患者。一般使用 6~20 分的表（表 8-3-3），12~13 分的运动强度接近于 60% 最大心率的运动强度，16 分的运动强度类似于最大心率的 85% 所对应的运动强度。有研究表明，大多数人倾向于选择 60%~65% 最大耗氧量的运动强度，对应于 RPE 则是 12~13 分，即"稍稍用力"的程度，

或是分值为 0~10 分（表 8-3-4）量表中 3~4 分的水平。

5. 代谢当量法　代谢当量（metabolic equivalents）简写为 METs，指人体处于休息状态下每千克体重每分钟所消耗的氧气，约 3.5mL $O_2/$（kg·min）。比如，以 2.0 英里每小时（约 3.2km/h）的速度进行平地步行，其耗氧量大概为休息时的 2 倍，约为 2.0METs，而以 3.0 英

表 8-3-3　自我感觉用力程度量表

记分	自觉的用力程度
6	
7	非常非常轻松
8	
9	很轻松
10	
11	轻松
12	
13	稍稍用力
14	
15	用力
16	
17	很用力
18	
19	非常非常用力
20	

表 8-3-4　自我感觉疲劳评分量表

评分	用力程度
0	无
1	
2	轻度
3	
4	
5	中度
6	
7	
8	重度
9	
10	极度

里每小时（约 4.8km/h）的速度进行平地步行，其耗氧量大概为休息时的 3 倍，约为 3.0METs。

当使用代谢当量法确定运动强度时，需要事先通过亚极量分级运动试验或耐力评估测出其中的能量消耗，并推断最大 METs 水平。若患者无法耐受分级运动试验，可通过填写杜克活动指数（Duke Activity Status Index，DASI）问卷，计算代谢当量。

代谢当量法确定的运动强度一般为最高水平的 50%~85%，治疗师可根据计算出来的代谢当量值，参考各类休闲活动和家务活动所对应的代谢当量值（表 8-3-5），为患者选择合适的运动方式。由于个体的能量消耗与体适能水平、个人经验及代谢效率有关，所以个体间可能略有差异。

在为患者设定运动强度时，应特别考虑患者的运动目标。已有研究表明，低强度长时间的运动训练有利于减轻体重，控制血压及缓解下肢跛行。然而，若个人运动训练的目标是参与竞技活动，那么高强度的运动训练则是必需的。高强度的运动训练更有利于糖尿病患者对血糖的控制。高强度的运动训练，结合中等和剧烈强度的运动可以更大程度地提高患者的健康水平和体适能水平。

（三）运动时间

运动时间是指在运动过程中维持靶心率所持续的时间。刚开始的运动时间是根据个人的健康水平和运动测量结果而确定的。

若患者非常虚弱，则刚开始的运动可能只限于在家中步行和活动，以避免诱发过度呼吸困难和其他症状。这类患者可在间歇性运动训练中受益。间歇性运动训练是由 2~3 组短时间的运动组成的，从每组 3~5min 开始，期间间隔 1~2min 休息。虽然这种短时间的运动训练从严格意义上讲不算是有氧运动，但是患者可以逐渐增加运动时间，如每天 1 组或多组训练时间

各增加 1min。应用间歇性运动训练的原则，若一开始每组步行时间为 5min 的患者，经过 1 周的训练，每组步行时间至少可增加到 10min。

久坐的健康人往往能耐受 10~20min 连续性中等强度的运动训练，随即出现外周肌肉疲劳或心肺功能受限。一开始的运动训练，应保守地设定运动时间和运动强度，有利于心肺系统对增加的生理需求产生适应，避免出现过度疲劳、不适及运动损伤。该人群进阶的速度较快，一般每天可增加 1~2min。

运动时间应达到的目标为，超过 30min 的连续运动而不引起运动损伤及出现运动不耐受的症状和体征，这时可考虑增加运动强度。根据患者的目标、时间限制、其对进步的意愿和运动强度，运动时间可以增加到 45~60min。例如，若患者的目标为减少体脂和减轻体重，理想的运动时间应为 45~60min，中到高强度的运动训练，累积起来就是每周至少 150min 的运动训练。

当然，个体的生活方式和时间安排可能会打乱运动时间的安排。某些时候可能不能完成连续 30~40min 的运动。在这种情况下，少做比不做更好。每阶段 10min 的训练，每天进行 3 次共 30min 的运动训练，与一次性进行 30min 的训练对于改善体适能可以达到相同的效果，而且短时间的运动训练对于骨密度和柔韧性的增加非常有利。

（四）运动频率

运动频率是指患者 / 健康人每周进行某项指定的运动训练的次数。它受运动时间和运动强度的影响，与个体的活动水平和运动耐量有关。

非常虚弱的患者（功能水平低于 3METs），可每天进行多组短时间的训练；若功能水平介于 3METs 和 5METs 的患者，则每天可进行 1~2 组短时间的训练，每周训练 5d。运动时间的训练目标为连续运动 20min。

表 8-3-5 各类休闲活动和家务活动所对应的代谢当量值

活动	平均METs	范围	活动	平均METs	范围
背包徒步	7.0	5~11	跳绳（60~80/min）	8.0	7~10
羽毛球	4.5	3.5~9+	跳绳（120~140/min）	12.0	11~13
篮球（非竞技）	6.0	3~9	跑步（8km/h）	8.0	6~11
篮球（竞技）	8.3	7~12+	跑步（9.6km/h）	10.0	8~13
保龄球	3.0	2~4	跑步（12km/h）	12.5	10~15
划船	—	3~12	跑步（16km/h）	16.0	14~19
体操运动	4.5	3~8+	越野跑	9.0	7.5~11+
爬山	7.0	5~10+	航海	3.0	2~5
自行车（<16km/h）	4.0	3~8+	自我照料（梳洗、穿衣、剃胡须等）	—	1.5~4
自行车（16~20km/h）	6.0	4.5~9	铲垃圾，挖土	—	6~9
自行车（22.4~25.4km/h）	10.0	8~13	铲雪	6.0	5~7
固定式	7.0	3~13	滑冰	7.0	5~9+
跳舞（交谊、广场、踢踏）	4.5	3.0~7.5	滑雪（下山）	7.0	4~10
跳舞（有氧）	6.5	5~9	滑雪（Cross-country）	8.0	6~12+
钓鱼（岸边或船上）	—	2~5	滑雪（Cross-country machine）	7.0	5~10
钓鱼（在急流中）	7.0	5~7	足球	7.0	5~12+
柔韧性训练	2.5	2.0~5	登山机	—	4~8
足球（接触）	8.0	6~10	楼梯踏步机	9.0	6~12+
园艺（轻中度）	—	3~6	踏步有氧操	8.5	7~12
高尔夫（电力车）	3.5	2~3	游泳	—	5~12+
高尔夫（步行）	4.5	4~7	乒乓球	4.0	3~5
手球	12.0	8~14	网球	7.0	4~9+
徒步（越野）	6.0	3~8	排球	4.0	3~9+
家庭维修	—	3~8	步行（3.2km/h）	2.5	2~3
掷马蹄铁	3.0	2~4	步行（4.8km/h）	3.3	3~4
家务（轻中度）	—	2~4	步行（6.4km/h）	5.0	4.5~7
家务（中重度）	—	4~8+	步行（借助支架和拐杖）	6.5	5.5~7.5
蹦床	4.5	—	水中有氧操	4.0	3~6
柔道、空手道、拳击	10.0	8~14	水中慢跑	8.0	6~10
持续上举物品（4.5~9kg）	4.0	3~5.5	滑水	6.0	5~7
登山	8.0	5~10+	举重	—	3~8+
演奏	—	1.8~4	板手球	6.5	5~12

当个体可以连续进行低强度运动 20min，运动频率可减少为每天 1 次，每周至少运动 5d。对于低强度的运动训练，高的运动频率更有效。

为改善有氧能力，人体必须每天进行中等强度的运动训练至少 30min，每周非连续地进行 3~5d 的运动；或每周进行高强度运动（大于最大心率的 77%）训练 3~5d，每天至少运动 20min。

为保持有氧体适能水平，人体每周至少需进行 3 次非连续的中等强度运动训练，每次训练时间至少 30min，或每周 2 次非连续的高强度运动训练，每次训练时间至少 20min。

治疗师在为患者制订运动处方时，应充分考虑患者的病史、功能水平、身体受限的情况、兴趣爱好、能力、动机及生活方式，设计个性化的运动方案；患者的运动安全性、有效性及依从性也是一并要考量的问题。即使是非常虚弱的患者，一样可以在运动中受益；并且应与其他健康的生活方式同时进行，以达到最好的治疗效果，减少心血管疾病的发生风险。有氧运动训练效果的评价方法包括运动耐量的评估、生活质量的评价及重返社会的能力。

（王亚飞）

第四节　有氧运动的实施与注意事项

一、实施

有氧运动的实施一般包括三部分，即热身期、有氧运动训练期及冷却期。

（一）热身期

机体从休息期进入运动期需要一个过程，这个过程有利于身体各方面逐渐进入运动状态，满足运动时期的生理需求。热身期通过进行低强度的有氧运动，有利于机体做出适应

性调整，提前进入运动状态，预防或减少骨骼肌肉系统的损伤、心肌缺血及心律失常事件的发生。在这期间，身体会发生以下生理反应：①肌肉温度升高，温度升高可降低肌肉的黏滞性（viscosity），以及增加神经传导的速度进而增加肌肉收缩的效率。②摄氧量增加，肌肉温度升高，利于血红蛋白中氧的吸收和释放，以适应运动过程中的氧化过程。③随着循环血量的增加，处于收缩状态的毛细血管开始舒张，促进氧气输送到运动中的肌肉，减少氧债和乳酸的形成。④呼吸中枢对运动中各类刺激的适应性更高。⑤血流从外周流向中心，促进静脉回流。

热身期的运动训练应是渐进性的，且不造成疲劳和削弱能量储备，引起肌肉和中心温度的增加。一般持续时间为 10min，全身性的运动（如体操或缓慢地步行），心率增加控制在 20/min 以内。

（二）有氧运动训练期

有氧运动训练期是运动计划的核心部分，运动强度、频率、持续时间及运动形式的设定与运动计划的有效性密切相关。主要是运动强度要足以使每搏输出量及心排血量增加，引起肌肉群的局部血循环和有氧代谢增加。运动训练必须在机体可耐受的范围内，应高于可引起适应性反应的阈值，低于可造成临床症状的运动水平。

有氧运动强调大肌群参与的亚极量、节律性的重复性活动。有 4 种方法可供选择，即连续性、间歇性、循环式和循环间歇性运动训练。

1. 连续性运动训练　整个训练过程持续以亚极量的能量消耗进行。一旦趋于稳定状态，肌肉即通过有氧代谢获得能量，强调慢缩肌纤维的训练。运动训练可持续 20~60min 而不造成氧气传输系统的疲劳。运动负荷根据训练的改善程度渐进性增加，一开始可通过增加运动

持续时间提高运动量。对于健康人，连续性运动训练是改善耐力最有效的方法。

2. 间歇性运动训练 间歇性运动训练是指运动和恢复期间隔进行，间歇性运动训练较连续性运动训练耗能更少。对于健康人而言，间歇性运动训练更有利于提高肌力、肌肉爆发力而不是肌耐力。间歇期中的恢复期可采用休息（被动放松）或低水平的活动（主动放松），持续时间可从几秒到几分钟不等。在恢复期，肌肉中 ATP 储存量和肌红蛋白中的结合氧可得到适当补充，使单位时间内的最大耗氧量增加。在间歇性运动训练中，运动期时间越长，对有氧代谢系统的压力越大，休息期的持续时间则越关键。当休息时间为运动时间的 1.5 倍时，下一次的运动训练可在完全恢复之前即开始，这样便于快速动用有氧代谢系统。运动期越长，休息期的持续时间就越不重要。若运动期与休息期时间恰当，则高强度运动训练可以用间歇性训练的方式进行。总的运动量可能比连续性运动的运动量更大。

3. 循环训练 由一连串的动作组成，通常是大肌群运动、小肌群运动、动态运动和静态运动互相交替，依次重复进行。此方法既有利于提高肌力、肌耐力，又有利于提高有氧代谢和无氧代谢的能力。

4. 循环间歇性运动训练 循环间歇性运动训练是一种结合循环训练和间歇性训练的运动方式，因为训练期间有氧代谢和无氧代谢交替供能，所以此方法非常有效。训练期间的休息期，可延迟糖酵解和乳酸的生成，以便补充足够的氧提供 ATP。

（三）冷却期

冷却期的目的是避免运动突然停止时大量的血液淤积在四肢，以维持静脉回流；预防心排血量及静脉回流量的下降，保证心脑供血，预防晕厥；促进代谢废物的排出，同时带走多余的热量，有利于身体功能的恢复；预防心肌缺血、心律失常和其他心血管并发症。

冷却期的运动内容与热身期类似，包括全身性的运动，如体操和静态牵伸，可持续 5~10min。

二、注意事项

运动时要注意心血管反应，保证充分热身和冷却活动，防止发生运动损伤和心血管意外。如果在运动中出现胸闷、胸痛、呼吸困难、眩晕、视物模糊等症状和体征，应立即中止运动。运动中出现单发的房性或室性早搏，可以不予处理，应密切观察。如出现严重的室性心律失常，如成对的室性早搏、频发室性早搏或室性心动过速、室颤，房性心动过速、房颤、房扑，Ⅱ度或Ⅲ度房室传导阻滞等，应立即中止运动，必要时给予适当的医学处理。饭前、饭后 1h 内不要进行大强度的运动，热水浴宜在运动结束 30min 后进行。

本节内容在有氧运动概述的基础上，详细阐述了运动过程中机体的生理变化，长期运动训练发生的适应性变化，运动处方的原则、制订和实施。运动训练贵在坚持，短期的运动训练改善心肺功能的效果有限，且考虑到运动训练的可逆转原则，运动训练应坚持执行。本来规律运动的个体，一旦停止运动，之前所积累的效果则很快消失。处于不同时期的患者，运动方案有所不同，建议在合理评估的基础上，根据患者的兴趣爱好、家庭环境等因素进行个性化制订。

（王亚飞）

第九章

呼吸运动治疗

第一节　呼吸运动治疗基本理论

治疗性运动是指身体各部位进行的系统的、有计划的动作、姿势或体力活动，目的在于改善、维持或提升身体活动能力，预防和减少健康相关危险因素，优化健康状况、体适能及心理状态。呼吸运动治疗是治疗性运动中的一类训练方法，其适用于患有急、慢性肺部疾病或伴有呼吸功能障碍的其他疾病的人群，或旨在提升个人呼吸储备的健康人。

常见的呼吸相关临床问题包括呼吸困难、肺容积下降、气流受限、气体交换障碍、气道廓清障碍、呼吸肌功能障碍、疼痛等。呼吸运动治疗可通过呼吸再训练降低呼吸时的能量消耗、减少呼吸做功，促进放松；通过松动痰液及引流，促进气道的通畅及换气，避免气道阻塞及痰液堆积而干扰正常的呼吸；提高咳嗽效率；通过姿势纠正或适当的运动，预防或矫正伴随呼吸疾病而来的姿势变形，维持或改善胸廓活动度等。

治疗师应根据患者功能受限的种类及程度，选择不同的呼吸运动治疗。其中常见的运动治疗包括深呼吸训练、气道廓清治疗、呼吸肌功能训练及胸腔松动技术。本章将从呼吸运动治疗相关的呼吸系统结构和功能，呼吸运动治疗的原则及治疗技术等方面进行阐述。

一、呼吸系统结构和功能

呼吸是指机体与外界环境之间的气体交换过程。呼吸的全过程包括三个相互衔接并且同时进行的环节，分别为外呼吸、气体在血液中的运输及内呼吸。外呼吸又称肺呼吸，包括肺通气（肺与外界空气之间的气体交换过程）和肺换气（肺泡与肺毛细血管之间的气体交换过程）；内呼吸指组织细胞与组织毛细血管之间的气体交换以及组织细胞内的氧化代谢。

【胸廓及胸壁的结构和功能】

（一）胸廓

胸廓由 12 块胸椎、12 对肋骨、1 块胸骨和它们之间的连接部分共同构成，呈上窄下宽、前后扁平形状。胸廓有上、下两口和前、后、外侧壁。胸廓上口较小，由胸骨柄上缘、第 1 肋和第 1 胸椎椎体组成，是胸腔与颈部的通道。胸廓下口宽而不整，由第 12 胸椎、第 11 及 12 肋前端、肋弓和剑突围成，膈肌封闭胸腔底。

胸廓除具有保护其内部的呼吸、循环、消化器官及对躯干的支持功能外，还参与呼吸运动。吸气时，在吸气肌的作用下，肋的前部抬高，伴随胸骨上升，从而加大了胸廓的前后径。肋上提时，肋体向外扩展，加大胸廓横径，使胸腔容积增大。呼气时，在重力和肌肉的作用下，胸廓做相反的运动，使胸腔容积减小。胸腔容积的改变，促成了肺呼吸。

（二）呼吸肌

呼吸肌附着于胸壁上，在安静呼吸（即潮气量呼吸）时，被募集的肌群为主要呼吸肌，而辅助呼吸肌只有在用力呼吸、深呼吸或劳力性呼吸时被募集。平静吸气时，膈肌、斜角肌和胸骨旁肌被激活。相反地，在安静呼气时，由于呼气是一被动过程，没有呼气肌参与；当用力呼气时，腹肌及肋间内肌被募集。当深呼吸或用力呼吸时，各辅助呼吸肌被激活的程度，与吸气和呼气过程有关。呼吸肌无力和耐力受限会影响气体交换，导致呼吸功能不足或衰竭，特别是当呼吸过程因胸腔过度充气（如肺气肿、慢性支气管炎和急性气喘发作）而改变时。

1. 吸气肌　主要吸气肌包括膈肌及肋间外肌，辅助吸气肌包括胸锁乳突肌、上斜方肌、斜角肌、前锯肌、胸大肌等。

膈肌为向上膨隆呈穹隆状的扁肌，位于胸腹腔之间，是主要的吸气肌，受膈神经支配（C_3，C_4，C_5）。当放松吸气时，膈肌起主要作用，大约占呼吸做功的 70%~80%。收缩时，膈穹隆下降，胸腔容积扩大，以助吸气；松弛时，膈穹隆上升恢复原位，胸腔容积减小，以助呼气。膈肌与腹肌同时收缩，则能增加腹压，协助排便、呕吐、咳嗽、打喷嚏及分娩等活动。

肋间外肌位于各肋间隙的浅层，由相对应的 T_1~T_{12} 的脊神经支配。起自肋骨下缘，肌束斜向前下，止于下位肋骨的上缘。肋间外肌的前部肌束仅达肋骨与肋软骨的结合处，在肋软骨间隙处，移行为一片结缔组织膜，称肋间外膜。作用是提肋，使胸廓纵径及横径皆扩大，以助吸气。

胸锁乳突肌、上斜方肌及斜角肌在放松呼气时不直接参与肋骨的运动，仅在较用力吸气

时才会参加，常见于激烈的体能活动时。辅助吸气肌在因为慢性肺部或神经肌肉疾病造成膈肌功能不全或无力时会成为主要的吸气肌。

胸锁乳突肌位于颈部两侧皮下，大部分为颈阔肌所覆盖，在颈部形成明显的体表标志，受副神经支配。作用为提高胸骨以增加胸廓的前后径。患者膈肌无力时，胸锁乳突肌成为主要的吸气肌。

上斜方肌在用力吸气时提肩胛骨，间接使胸廓上提，受副神经支配。

斜角肌在正常的放松吸气时极少参与，用于固定第 1 肋骨。而在深呼吸及病态呼吸时，如果其在颈部上方的附着处被固定，则斜角肌可上提第 1、2 肋，以增大胸腔的体积。

深呼吸时，其他肌肉如前锯肌及大、小胸肌都可作为吸气肌。当上肢固定时，这些肌肉可以往相反方向作用而将肋骨向手臂方向移动或提高肋骨。

2. 呼气肌　包括腹肌及肋间内肌。

腹肌的前外侧群，包括腹外斜肌、腹内斜肌、腹横肌和腹直肌，受 T_{10}~T_{12} 的脊神经支配。收缩时，将胸廓下拉并将腹腔脏器向上推向膈肌。腹肌收缩时，胸膜腔内压增加同时将空气推出肺部。

肋间内肌位于肋间外肌的深面，由 T_1~T_{12} 的脊神经支配。起自下位肋骨的上缘，止于上位肋骨的下缘，肌束方向与肋间外肌相反。前部肌束达胸骨外侧缘，后部肌束只到肋角，自此向后为肋间内膜所代替。作用是降肋助呼气。

【呼吸运动】

由呼吸肌的收缩与舒张所引起的节律性胸廓扩大和缩小称为呼吸运动，包括吸气运动和呼气运动。呼吸时，每条肋骨都有各自的运动

模式，但仍有一定的规律。肋骨向前方附着至胸骨（第11、12肋骨除外），向后方和椎体、椎间盘及横突形成闭锁运动链。吸气时，胸廓同时朝三个平面增大。

1. 前后径增大 胸骨及上位肋骨向前向上移动，类似老式的水泵手柄的运动（pump-handle motion），使得前后径增加；胸椎后伸，使得胸骨的活动范围更大。

2. 左右径增大 肋骨外侧（中段）部分上升并向外旋转，类似水桶把手的运动（bucket handle motion），使得左右径增加；低位肋骨（第8~10肋）等没有直接附着于胸骨上的肋骨，也向外张开，类似圆规运动（caliper motion），使肋骨下角增大；肋软骨连接处角度增加，使得吸气时段延长。

3. 上下径增大 膈肌收缩时，中心腱下降，类似活塞运动（piston action）；肋骨上升，增加胸廓的垂直径并且提高膈肌的工作效率。

当吸气结束，肌肉放松及弹性回缩的作用造成膈肌上移。肋骨恢复原来的休息位置。

【气体的移动】

如前文所述，肺通气是指外界空气与肺泡之间的气体交换过程。当肺内压（肺泡内压）低于大气压时气体入肺，引起吸气；反之则气体出肺，引起呼气。在自然呼吸时，肺内压的变化是由于肺的扩大与缩小引起的；但肺本身没有骨骼肌，无主动张缩的能力。因此，肺的张缩是由胸廓的扩大和缩小引起的，而后者又是通过呼吸肌的收缩和舒张来实现的。大气压和肺内压的压力差是肺通气的直接动力，呼吸运动是肺通气的原动力。

【肺的顺应性】

肺的顺应性是指肺组织在外力作用下的可扩张性或吸气时肺扩张的容易程度。若组织容易扩张，则顺应性大；若组织难于扩张，则顺应性小。正常肺组织的顺应性良好，顺应性随年龄和疾病有所不同。比如在正常的年龄进程中，肺组织的顺应性更好，但在组织（肺泡或胸膜）纤维化时肺弹性变差，顺应性下降；发生肺气肿时，肺组织更多的顺应性用来对抗压力，因而顺应性下降。

【气道阻力】

气道阻力的大小受多种因素的影响。气道的分叉和分支是气道阻力的来源，管腔大小是影响气道阻力的重要因素。气道内黏液、气道水肿、平滑肌收缩、肺组织的弹性变差或可扩张性减小均可导致气道内径变小。

在正常情况下，吸气时气道内径变大，呼气时气道内径缩小。当气道内径减小时，气道阻力增加。有疾病导致气管痉挛（如哮喘）或分泌物增加（如慢性支气管炎），气道阻力可大于正常，尤其是呼气时。

【流速】

流速是指气体在单位时间内进入肺内或从肺内排出的容量。与气流阻力有关，反映肺通气的难易程度。呼气流速是指单位时间内从肺内排出的气体量。

流速受支气管树或胸壁相关的疾病影响。如慢性阻塞性肺疾病，其呼气流速较正常人下降，也就是说，当患者要呼出与正常人一样的气体量时，需要花费更长的时间。

【呼吸道的解剖与功能】

呼吸系统包括鼻、咽、喉、气管、支气管和肺等器官，其中喉以上部分为上呼吸道，喉以下部分为下呼吸道。从气管到肺泡的结构是一连续而反复分支的管道，只有肺泡能完成吸入的空气与血液之间的气体交换功能，即呼吸功能。自呼吸性细支气管开始出现肺泡，并逐渐分支出肺泡管、肺泡囊、肺泡，称为呼吸部。自鼻至肺内的终末细支气管无肺泡结构，称为导气部。

（一）上呼吸道

由鼻、咽、喉组成，是气体进入肺内的门户，尚有加温、湿化、净化空气、吞咽、嗅觉及发声功能。当空气进入体内，鼻腔和咽起到过滤和移除微粒及湿化、加温至体温的作用。鼻和咽腔的黏膜层含有会分泌黏液的细胞及纤毛细胞，纤毛及黏液会捕捉微粒，打喷嚏可排出大的微粒。当生病或体温升高时，黏液层变干，体内分泌黏液增加。而黏液变干，造成恶性循环。黏膜干燥会抑制纤毛运动，患者倾向于用嘴呼吸，降低了黏液的湿度，并使黏液黏稠性增加。喉的位置位于 C_3 至 C_6 高度，可控制气体流速，当快速收缩时，会厌防止食物、液体或其他异物进入气管。

（二）下呼吸道

由气管、各级支气管组成，根据功能又分为传导气道（非呼吸性气道或解剖性无效腔，即气管、支气管和细支气管）和呼吸气道（终末呼吸单元）。从气管到肺泡囊共分支 23 级。支气管的左右分支常不对称，随着呼吸道的不断分支，数目逐渐增多，管径变小，管壁变薄，呼吸道的总横切面积增大。通常 0~16 级的呼吸道因管壁较厚而不具备气体交换的功能，为气体传导区。该区是产生气道阻力的主要部位。17~19 级管壁明显变薄，具有气体交换的功能，为呼吸性细支气管。20~22 级为肺泡管，23 级为肺泡囊。呼吸性细支气管、肺泡管和肺泡囊上均分布有肺泡，这些区域可以进行气体交换，称为呼吸区。

1. 气管　由气管软骨、平滑肌和结缔组织构成。气管软骨由 14~17 个呈 "C" 形缺口向后的透明软骨环构成。由 C_6 延伸至胸骨角（平第 2 肋，T_5、T_6 之间），在此分为左右主支气管，朝斜下方通过，是呈卵圆形、柔韧的、软骨结构的管道，由软骨半环支撑，后壁是平滑肌。内壁有大量的纤毛上皮细胞及具有黏液的杯状细胞。

2. 主支气管　气管下端分左、右主支气管，右主支气管粗短而陡直，平均长 1~2.5cm，与气管中轴延长线间的夹角为 20°~30°，约于 T_5 水平经右肺门进入右肺。左主支气管较右支气管细而长，长度约为 5cm，与气管中轴延长线间的夹角为 40°~50°，约在 T_5 水平经左肺门进入左肺。左、右主支气管的形态特点决定了异物坠入右支气管的概率较大，吸入性病变以右侧发病率高，尤以右下叶多见。

3. 叶支气管　在肺门处，左、右主支气管分出肺叶支气管，左肺有上叶和下叶支气管，右肺有上叶、中叶和下叶支气管。左、右主支气管和叶支气管有大量的软骨，有助于保持气道的开放。

4. 段支气管　肺叶支气管进入肺叶后再分出段支气管，右侧 10 条，左侧 9 条。段支气管有散布的软骨、平滑肌、弹性纤维及微血管网。支气管与气管相似，均由黏膜、黏膜下层和外膜组成。

5. 细支气管　段支气管再分出亚段支气管及细支气管，软骨及纤毛上皮细胞逐渐减少。细支气管再分出终末细支气管，是支气管树中具有软骨的最远端结构。终末细支气管不包含纤毛细胞。终末细支气管再分出呼吸性细支气管，是细支气管与肺泡间的过渡区域。呼吸性细支气管再分为肺泡管和肺泡囊。一个肺泡管支配若干肺泡囊。肺泡管具有平滑肌，平滑肌收缩时会造成管腔狭窄。

6. 肺泡　位于肺泡管与肺泡囊周围，和微血管接触形成肺泡－毛细血管膜（呼吸膜），是气体交换的场所，成人约有 3 亿个大小不等的肺泡。

（三）上下呼吸道的功能

上下呼吸道的功能包括传导空气进入肺泡系统，通过黏膜层湿化及捕捉小微粒以清洁空气，通过纤毛活动将黏液往上移动，通过血管供应温化空气，通过咳嗽反射使大气道保持廓清等。

【肺及胸膜】

肺在胸腔内，位于膈肌的上方、纵隔的两侧，呈圆锥形，包括一尖、一底、三面、三缘。借叶间裂分叶，左肺的叶间裂为斜裂，由后上斜向前下，将左肺分成上、下肺叶，含 9 个支气管肺段。右肺的叶间裂包括斜裂和水平裂，分为上、中、下 3 叶，含 10 个支气管肺段。左右斜裂相当于 T_2 棘突向前下至锁骨中线与第 6 肋相交处的斜线。右水平裂相当于右第 4 肋前部的水平线，向后至腋中线处与斜裂相交。肺下界平锁骨中线第 6 肋，腋中线第 8 肋，肩胛线第 10 肋。

胸膜是衬覆于胸壁内面、膈上面、纵隔两侧面和肺表面等部位的一层浆膜。覆盖胸壁内面、纵隔两侧面、膈上面及伸至颈根部等处肺的胸膜部分称为壁胸膜；覆盖于肺表面的胸膜称为脏胸膜；脏壁两层胸膜间密闭、狭窄、呈负压的腔隙称为胸膜腔。胸膜腔是个潜在的间隙，间隙内仅有少量浆液，可减少摩擦。

【肺容积及容量】

肺通气是呼吸的重要环节之一，应用肺量计进行测定，可得到肺容积曲线。所测得的肺容积及肺通气量等指标可用于评价肺通气功能。肺容积和肺容量与个人的年龄、体重、性别及体位有关，也受疾病影响。

（一）肺容积

肺容积是指在安静状态下，一次呼吸所出现的呼吸气量变化，不受时间限制，具有静态解剖学意义，基础肺容积彼此互不重叠，包括潮气量、补吸气量、补呼气量和残气量。

1. 潮气量（tidal volume，VT）　VT 指静息呼吸时每次吸入或呼出的气体量，一般指呼气量。健康成年人吸气潮气量一般为 500mL。约 350mL 潮气量可到达肺泡，参与气体交换。

2. 补吸气量（inspiratory reserve volume，IRV）　IRV 指平静吸气末，再尽力吸气所能吸入的气量，正常成年人为 1500 ~2000mL。

3. 补呼气量（expiratory reserve volume，ERV）　ERV 指平静呼气末，再尽力呼气所能呼出的气量，一般占肺活量的 1/4，正常成年人为 900~1200mL。在正常人群中波动范围较大，尤其与体位有关。

4. 残气量（residual volume，RV）　RV 指用力呼气末肺内残存的气体量。它是反映阻塞性通气功能障碍的常用指标，正常成年人为 1000~1500mL。支气管哮喘和肺气肿患者，残气量增加。

（二）肺容量

由两个或两个以上的基础肺容积组成，包括深吸气量、肺活量、功能残气量和肺总量。

1. 深吸气量（inspiratory capacity，IC）　IC 指平静呼气末，做最大吸气所能吸入的气量，等于潮气量和补吸气量之和。一般与肺活量呈平行关系，约占其 3/4，是完成最大通气量的主要部分（约 3500mL），也是衡量最大通气潜力的重要指标。胸廓、胸膜、肺组织和呼吸肌等发生病变时，肺通气功能下降，深吸气量减少。

2. 肺活量（vital capacity，VC）　VC 指尽力深吸气后做深慢呼气所能呼出的最大气量

（约 4500mL），等于潮气量、补吸气量和补呼气量之和，也就是肺总容积减去残气量。肺活量与体型、性别、年龄、体位和呼吸肌强弱等有关，正常成年人男性平均为 3500mL，女性平均为 2500mL。卧位时肺活量比立位时约小 300mL。反映了肺一次通气的最大能力。

3. 功能残气量（functional residual capacity，FRC） FRC 指平静呼吸时，每次呼气末肺内残留的气量，等于残气量与补呼气量之和。正常情况下约占肺总量的 40%，是肺弹性回缩力与胸廓弹性扩张力的平衡位置，正常成年人约为 2500mL。由于功能残气量对吸入气体的稀释作用，使得吸气时肺内空气中 PO_2 不致升得太高，PCO_2 不致降得太低；反之，呼气时，PO_2 不致降得太低，PCO_2 不致升得太高，以保证肺换气的进行。因此，功能残气量的生理意义是缓冲呼吸过程中肺泡气中 PO_2 和 PCO_2 的变化。

4. 肺总量（total lung capacity，TLC） TLC 指深吸气末肺内储存的气体总量，等于潮气量、补吸气量、补呼气量和残余量之和，也等于深吸气量与功能残气量之和，是反映限制性通气功能障碍的常用指标。可随性别、年龄、体型、运动锻炼情况和体位而变化。成年男性平均约为 5000mL，女性平均约为 3500mL。

5. 用力肺活量（forced vital capacity，FVC） FVC 指最大吸气后以最快速度用力呼气时所呼出的最大气量。该指标避免了肺活量不限制呼气时间的缺陷，可排除气道阻塞患者在延长呼气时测得的肺活量正常的假象，能更客观地反映肺的通气功能，是反映肺通气功能的较好指标。

6. 用力呼气量（forced expiratory volume，FEV） FEV 指最大吸气后以最快速度用力呼气时在一定时间内所呼出的气量，一般以它所占用力肺活量的百分数来表示，即 FEV1/FVC%。其中第 1s 内呼出的气量称为第 1s 用力呼气量

（the first second of a forced expiration，FEV1），是临床上反映肺通气功能最常用的指标，正常时 FEV1/FVC% 不低于 80%。

二、呼吸功能的评估

（一）目的

通过完整的评估，包括病史、系统性回顾及相关检查，可确定患者肺功能障碍的严重程度、诊断、预后及干预计划。评估的具体目的包括确定患者是原发性还是继发性的肺部疾病或通气功能受限，如何限制身体的功能活动；确定通气泵及 O_2 摄入/CO_2 排出能力是否满足休息及体力活动时的需求；确定患者是否合适参与肺康复计划；制订合适的干预计划；建立患者的基线资料，以便于评估进步情况及治疗效果；决定何时停止治疗，开始家居式治疗计划。

（二）评估内容

对已知或可疑患有原发性或继发性肺或胸部疾病患者的完整的评估包括多方面。以下介绍内容主要围绕治疗师主导的功能诊断、治疗效果评价等方面进行叙述。其他的评估内容如影像学检查、血气分析、CT、支气管镜及血液学检查在此不赘述。

1. 病史与系统性回顾 通过与患者及家属的面谈而获得。需确定患者自我感觉的功能受限程度、主诉及寻求治疗的目的。在面谈前，治疗师需在患者的医疗档案中查看患者的疾病史、临床诊断及用药的情况。相关的职业史、社会史，尤其是与工作相关的身体需求，工作的环境及影响患者健康的行为习惯，如吸烟和饮酒。评估患者家庭环境，包括家庭的支持程度、家居环境及可获得的家庭支持系统。一份简洁的系统性回顾应在充分了解患者病史之后完成。

2. 视诊 表 9-1-1 描述了视诊患者可获得的各类信息及可能的原因。其中大多数可能记

录在患者病史中或在进行系统性回顾期间获得。

3. 胸廓的形状　包括胸廓的对称性、活动度、形状及姿势。

（1）胸廓及躯干的对称性：观察胸廓前、后及侧面，胸廓应对称。

（2）躯干的活动度：观察脊柱在各方向的活动度是否受限，尤其是胸椎的活动。

（3）胸廓形状：胸廓前后径与左右径约为1:2。常见的胸廓畸形包括：①桶状胸，上胸廓的围度大于下胸廓，胸骨突出，胸部前后径增大，很多慢性阻塞性肺疾病患者由于长期利用上胸部呼吸，可发展成桶状胸；②凹陷胸，又称为漏斗胸，胸骨剑突处显著内陷而低位肋骨外张，形似漏斗，这类患者常进行腹式呼吸，呼吸时腹部过度前凸而上胸廓活动过小；③隆凸胸，又称鸡胸，胸骨突出且朝前凸。

（4）姿势：识别患者更喜欢坐位还是站立位。慢性肺病患者由于长期呼吸困难，常采用手支撑或前臂支撑的前倾位，通过稳定和提高肩带，以协助吸气（图9-1-1）。此姿势可通过增加胸肌和前锯肌的反向活动，以增加辅

助吸气的效果。观察患者睡觉时的姿势也非常重要。有心肺功能障碍的患者常倾向于采用头抬高而不是平躺位。因为水平的卧位容易诱发呼吸困难。其他变形的姿势如脊柱后凸、脊柱侧弯及胸腔手术而造成的不对称姿势，都有可能限制胸廓的活动及肺通气。

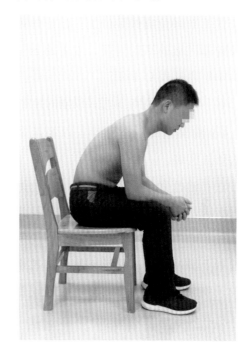

图9-1-1　患者在休息或体力活动时采用体前倾位缓解症状

表9-1-1　患者表现及相关的原因

表现	相关的原因
醒觉水平：清醒，有反应，可配合，无定向的，无注意的或昏睡	呼吸性酸中毒、高碳酸血症或低氧血症均可引起意识状态的改变
体形：正常，肥胖或消瘦	与运动耐受能力有关
颜色：发绀，外周发绀见于甲床，中心发绀见于嘴唇	外周发绀提示可能存在心输出量减少；中心发绀提示肺气体交换不足
面容或表情：瞳孔缩小或放大，鼻孔张开，发汗或窘迫面容	呼吸窘迫、疲劳或肺部、肌肉骨骼疼痛
颈静脉充血：患者仰卧位、头颈置于枕头上，抬高45°，可看到颈静脉波动	两侧肿胀提示充血性心力衰竭/右心衰
休息时辅助呼吸肌（胸锁乳突肌、斜方肌）过度用力	见于慢性肺病患者早期或膈肌无力患者
吸气时锁骨上肌或肋间肌收缩	见于劳力性呼吸困难患者
缩唇呼吸（常见于呼气相）	提示呼气困难，常见于COPD患者
杵状指：甲床和远端指间关节的角度减小	可能与灌注有关
外周性水肿	右室衰竭或淋巴功能障碍

4. **呼吸模式** 评估休息及活动时，呼吸频率、节律是否整齐及通气位置。正常成年人呼吸节律介于12~20/min。正常的吸呼比为1:2，活动时可达1:1。慢性阻塞性肺疾病患者休息时这个指标可达1:4，反映呼气困难。

评估患者的呼吸模式时，应将患者置于舒适的位置（半卧位或仰卧位）。治疗师观察上腹部和胸部区域的活动情况。常见的异常呼吸模式具体描述见表9-1-2。

5. **触诊** 可发现肺、胸壁及纵隔的异常征象。

（1）胸部活动的对称性：以提示未充分通气的肺部区域。

方法：治疗师的手置于患者胸部，评估吸气、呼气时两侧胸廓的活动性。每侧胸廓检查三个部位。

检查上肺叶扩张时，治疗师面向患者，将拇指置于胸骨切迹中线，其余手指在锁骨上展开。嘱患者充分呼气，然后深吸气。

检查中叶扩张时，同样面向患者，拇指置于剑突，其余手指置于肋骨上。同样，嘱患者充分呼气后深吸气。

检查下叶扩张时，将拇指置于患者背部下胸椎棘突，其余手指置于肋骨上。嘱患者深吸气。

（2）胸廓活动度：胸部移动度可用两种方法评估。①用皮尺分别测量腋窝水平、剑突水平及下胸廓水平胸廓的围度，记录最大吸气及最大呼气时胸廓的围度；②将双手置于患者胸前区或背部（手的位置如前所述），记录最大吸气时两个拇指间的距离。

（3）语音震颤：患者说话时可触及患者胸壁的振动感。

方法：治疗师手掌轻轻置于患者胸壁上，嘱患者重复发"yi"长音。正常时，胸壁两侧可触及对等的语音震颤。当一侧分泌物增加或肺内气体减少时，语音震颤增强。

（4）纵隔偏移：正常情况下，气管的位置在胸骨上切迹的中央。气管位置可由于胸膜腔内压力或肺容积的不对称而发生偏移。如患者有一侧肺叶切除，则手术侧肺容积减少，气管移向患侧。相反，当患者发生血气胸时，胸膜腔内压力增大，纵隔可偏向健侧。

方法：患者坐位，头处于正中位，颈部微屈，胸锁乳突肌放松。治疗师面向患者，示指轻触胸骨上切迹软组织，感受气管是否居中，或向左、右偏移。

（5）胸壁疼痛：可通过触诊确定胸部前、后或侧方的疼痛区域。

方法：双手按压胸壁以明确骨骼肌肉引起的疼痛区域。嘱患者深吸气，确定胸壁病变的位置。骨骼肌肉源的疾病，在直接按压及深吸气时疼痛加重。

注意：胸壁各方向的疼痛均有可能源自骨骼肌肉、肺部或心脏。肺源性疾病的疼痛一般

表9-1-2 异常呼吸模式

呼吸困难：窘迫呼吸或劳力性呼吸困难

呼吸急促：浅快呼吸，潮气量下降但呼吸频率加快；常见于限制性或阻塞性肺病及辅助呼吸肌过度用力患者

呼吸缓慢：呼吸频率减慢，潮气量正常或下降；可见于药物中毒

过度通气：深、快呼吸；潮气量增加且呼吸频率也增加，或呼吸节律正常

端坐呼吸：仰卧位呼吸困难

呼吸暂停：呼气相呼吸停止

长吸呼吸：吸气相呼吸停止

潮式呼吸：呼吸逐步减弱以至停止和呼吸逐渐增强两者交替出现。常见于脑损伤患者

位于胸部区域，也可在颈部或肩部感受到。心肺疾病可引起类似于骨骼肌肉的疼痛，如肺栓塞、胸膜炎、肺炎、气胸及肺动脉高压等。

6. 间接叩诊　是用于检查肺实质，气体/实质比例的方法。

方法：非利手的中指平放于胸壁肋间隙，另一手的中指指尖向胸壁上的中指进行叩击。在左、右、前、后胸壁重复进行，通过叩击时的不同声音判断肺内组织密度的差异。

若肺内有更多实性物质(如肿瘤、肺实变)，则声音和正常声音相比会更钝、更平；若肺内气体比正常增多（如肺气肿），则声音共鸣增强（可呈鼓音）。若检查发现任何不对称，应让医生做相关检查。

7. 听诊　通过听呼吸音来检查肺部的方法。在吸气相、呼气相听到气流通过气道所产生的声音。呼吸音可用于识别肺内实质的区域或痰液潴留的区域，评估气道廓清治疗的效果，判断肺是否已廓清，是否可以停止治疗。

方法：听诊时，环境应安静。患者处于舒适、放松的坐位姿势。将听诊器置于患者皮肤上，沿着前胸壁、后胸壁分别进行听诊。注意听诊器管道通畅，未覆盖在衣服上听诊。在特定的胸廓标志点（T_2、T_6、T_{10}）进行听诊，遵循对称原则，从右向左。嘱患者经口深吸气、呼气。记录呼吸音的性质、强度及高低。

注意：嘱患者深吸气时应定时穿插放松呼吸，以免患者过度通气，出现头晕。正常呼吸音可分为支气管呼吸音、肺泡呼吸音及支气管肺泡呼吸音。附加呼吸音是听到的异常呼吸音，分为湿啰音和干啰音。听诊时还应注意吸气相与呼气相的时间比。

8. 咳嗽及痰液　评估咳嗽的强度、深度、长度及频率。有效的咳嗽应尖锐且深。当患者存在或有潜在的肺部病变时，可能出现咳嗽无

力、表浅、温和、喉音。患者咳嗽无力、表浅提示咳嗽无力或疼痛。突发性的咳嗽或持续的咳嗽可被描述为阵发性咳嗽或间歇性咳嗽。若咳嗽对咳出痰液完全无效，则需要吸痰。

评估痰液时需检查痰液的颜色（清、黄、绿、血丝）、黏稠度（黏稠、稀薄、泡沫状）、量及气味（无气味、臭味）。正常的痰液应清澈或为白色。痰液较多但较清，提示慢性支气管炎，痰为黄色、绿色及脓性且伴有臭味提示有感染。含有血丝的痰液，或咯血，提示伴有肺内出血。白色泡沫痰提示肺水肿或心衰。

其他检查还包括颈肩、躯干的关节活动度，肌力的检查，呼吸相关设备的检查及整体耐力、运动测试、功能独立能力、自我感觉程度及生活质量等内容。

三、呼吸运动治疗的基本原理

呼吸运动通常包含在急性或慢性肺疾病患者的肺功能康复计划中。这些疾病包括慢性阻塞性肺疾病（慢性支气管炎、肺气肿、哮喘），囊性纤维化，高位脊髓损伤，胸部或腹部手术后，发生急性肺部并发症的高危患者或长期卧床的患者。呼吸运动和通气训练可有多种形式，包括膈肌呼吸、节段式呼吸、吸气阻力训练、激励式呼吸训练器及缓解呼吸困难的训练技巧等。呼吸运动治疗的适应证及目的分别见表9-1-3及表9-1-4。

研究表明，呼吸运动训练可以改变患者的呼吸节律、呼吸深度，但对肺泡层面的气体交换及氧合不一定会产生影响。因此，呼吸训练不可以单独用于改善患者的耐力和日常生活活动能力。而应根据患者的病理改变及功能障碍情况，结合药物、气道廓清技术、呼吸治疗的设备及渐进性运动计划一起改善患者的通气功

表 9-1-3　呼吸运动治疗的适应证

急性或慢性肺疾病
慢性阻塞性肺疾病
肺炎
肺不张
肺栓塞
急性呼吸窘迫
因为手术或外伤所造成胸部或腹部的疼痛
支气管痉挛或分泌物滞留造成的气道阻塞
中枢神经系统损伤造成的肌肉无力
高位脊髓损伤
急性、慢性或进行性肌肉病变或神经病变疾病
严重的骨骼异常，如脊柱侧弯、脊柱后凸
压力处理及放松训练

表 9-1-4　呼吸运动治疗的目的

改善气体再分布
增加咳嗽效能及促进气道廓清
预防术后肺部并发症
改善呼吸肌肌力、肌肉耐力及协调性
维持及促进胸椎的活动度
纠正无效或异常的呼吸模式，减少呼吸做功
促进放松，缓解症状
教育患者如何处理呼吸困难
改善患者整体的日常活动能力，职业活动及休闲活动参与

能。指导患者呼吸训练的一般性原则及注意事项见表 9-1-5 及表 9-1-6。

（王亚飞）

第二节　深呼吸技术

一、深呼吸技术基本原则

深呼吸训练有助于缓解和控制患者的呼吸困难症状。治疗师常指导患者进行膈肌呼吸和缩唇呼吸，以增加肺通气量、通气效率和气体交换。不管指导患者进行何种呼吸训练模式，所有呼吸模式都必须是深呼吸，能随意控制，而且是放松的。针对不同病情的患者应选择不同的训练方法，训练强度根据患者情况而定。指导患者进行呼吸训练时，遵循指导呼吸训练的一般性原则。

二、深呼吸训练的适应证和禁忌证

深呼吸训练适用于存在肺通气功能受限的患者，如急性或慢性肺疾病、术后疼痛、气道阻塞、中枢神经系统疾病、进行性肌肉或神经病变、肌肉骨骼异常导致肺通气功能受限，或存在呼吸做功增加、呼吸困难的患者。

深呼吸训练的禁忌证包括临床病情不稳定，感染未控制，训练时可导致病情恶化的其他临床情况，严重的认知缺陷及影响记忆和依从性的精神疾病。

表 9-1-5　指导患者呼吸训练的一般性原则

应选择在安静的环境进行，以集中患者的注意力
结合患者的症状及功能受限情况，向患者解释呼吸训练的目的和基本原理
患者着宽松的衣物（必要时松开紧绷的衣物），处于舒适、放松的体位
刚开始，采用床头和躯干抬高接近 45° 的斜躺卧位。头部和躯干有支撑，髋膝屈曲，大腿下垫一枕头，腹肌放松
其他体位，如仰卧位、坐位或站立位，可根据患者情况选择在开始或进阶后进行
观察患者在休息及活动时的自主呼吸模式，病理改变及功能障碍情况
确定患者是否有进行呼吸训练的指征
确定呼吸训练应着重训练吸气还是呼气
建立基线资料，以评估患者变化、进步及治疗的效果
如果可以的话，教患者放松的技巧。放松上胸部、颈部、肩部，最小化辅助呼吸肌的使用。尤其注意胸锁乳突肌、上斜方肌及肩胛提肌的放松
向患者演示正确的呼吸模式
请患者在休息及活动时演示正常的呼吸模式

表 9-1-6　指导患者呼吸训练的注意事项

不要让患者用力呼气，呼气应当是放松且轻度控制的。用力呼气会增加气道湍流，导致支气管痉挛及增加气道受限
不要让患者做过度延长的呼气，此动作有可能导致患者下次吸气时发生喘气。由此，患者的呼吸节律变得不规律且没有效率
不要让患者一开始用辅助呼吸肌及上胸部用力。建议患者在呼吸时尽量保持上胸部放松
每次深呼吸训练只让患者进行 3~4 次吸气及呼气训练，以免患者发生过度通气

三、深呼吸训练的方法

（一）膈肌呼吸

膈肌呼吸一般用于增加通气、减少呼吸做功、减缓呼吸困难、使呼吸形态正常化、减少术后肺部并发症。但膈肌呼吸是否可以达到以上这些效果仍存在争议。

膈肌作为主要的吸气肌，当其在吸气过程中发挥良好的功能时，肺通气具有较高的效率（氧耗低，放松呼吸）。当患者使用辅助吸气肌呼吸时，呼吸做功增加（氧耗增加），通气效率下降。虽然膈肌是在不随意的状态下控制呼吸的，但患者也可被指导如何使用膈肌而放松辅助肌来控制呼吸。

膈肌呼吸训练也可用于体位引流时移出肺内分泌物。其训练步骤如下：将患者处于放松、舒适的体位，如斜躺卧位。

检查患者一开始的呼吸模式，是否动用辅助吸气肌（肩部及颈部肌群），指导患者放松这些肌群（如做肩部画圈运动及耸肩运动）。

治疗师将手置于患者腹直肌上，肋弓下缘（图 9-2-1）。嘱患者经鼻进行缓慢地深吸气。患者需保持肩部、上胸部肌肉放松，腹部微微隆起。然后嘱患者放松，经口慢慢地呼气。

请患者重复 3~4 次，然后放松，避免患者过度通气。

如果患者吸气时使用膈肌呼吸有困难，可指导患者用鼻进行几次"嗅"的动作。这个动作可以激活膈肌。

教患者如何自我监测，将他／她的手置于上腹部，感受上腹部的活动（图 9-2-2）。当吸气时，患者的手应有轻微的上升，呼气时下降。

当患者已学会应用膈肌呼吸模式进行控制性呼吸时，需嘱其持续保持肩部放松，在各种姿势（坐位、站立位）下及活动（步行、上楼梯）中练习膈肌呼吸。

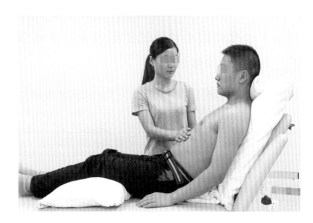

图 9-2-1　膈肌呼吸（斜躺卧位）

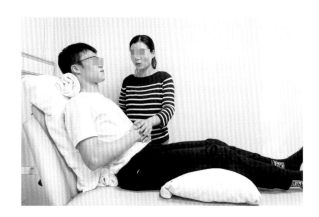

图 9-2-2　将患者的手置于上腹部，感受膈肌呼吸时上腹部的活动；也可以在呼气或咳嗽时感受腹肌的活动

注意事项：膈肌呼吸对于正常及患有肺部疾病的患者，在换气、氧合、膈肌移动和运动耐量的效果方面尚有争议。

（二）局部呼吸运动

局部呼吸运动又称为分节呼吸运动或胸廓扩张运动，优先选择用于增加肺部的局部扩张，目标为增加肺通气、改善气体交换、协助肺泡复张、松动胸廓、增加呼吸肌的肌力、耐力和效率。是否能教会患者只扩张肺的局部区域，而保持其他区域平静仍是存在疑问的。然而可以确定的是，肺纤维化、疼痛、术后防卫性肌肉收缩、肺不张和肺炎均可导致通气不足，因此，在特定情况下强调肺及胸壁有问题区域的扩张是非常重要的。

局部呼吸运动，使用徒手压力作为本体感觉输入，以鼓励胸部特定区域的扩张。表9-2-1列出了治疗师的手常放置的部位（单手或双手）。其治疗步骤如下。

表9-2-1　局部呼吸运动时治疗师手放置在患者身上的部位

治疗师手的位置	所强调的肺部区域
锁骨下区域	上叶
前胸中间	右中叶和舌叶
下肋骨前方	下叶基底前侧
下肋骨外侧区	下叶基底外侧
下胸后方	下叶基底后侧
后胸中间（当肩胛骨外展）	下叶上节

在确认治疗区域后，患者取坐位或膝屈曲仰卧位，治疗师的手放在患者胸部的适当位置。

请患者呼气，同时感到肋骨向下向内移动。

请患者呼气，治疗师置于患者肋骨上的手掌向下施压。

刚好在吸气前，快速地向下向内牵张胸廓。这个快速的牵张可诱发肋间外肌的收缩，促进吸气时肋骨向外向上提。

请患者吸气时抵抗治疗师手掌的施压以扩张下肋。

患者吸气，胸廓扩张且肋骨外张时可给予

下肋区轻微的徒手阻力以增加感觉输入，患者持续最大吸气2~3s。

当患者再一次呼气时，轻柔地向下向内挤压胸廓来协助其呼气。

注意事项：一旦患者了解上述步骤，患者可在指示下使用自己的手、毛巾或皮带，执行局部呼吸运动。患者将毛巾或皮带置于治疗区域的上方，用手抓住其末端，在呼气时施加压力。当患者经鼻缓慢地深吸气时，逐渐将毛巾/皮带阻力降低，调整以执行完整的活动度。患者在最大吸气时屏气3s，然后呼气，也可借由徒手或毛巾/皮带协助呼气。

（三）缩唇呼吸

缩唇呼吸指通过半开的嘴唇（圆唇）进行适当的主动呼气，呼气压大约为5cmH$_2$O。研究表明，缩唇呼吸较潮气量呼吸可降低呼吸做功，减少每分通气量，增加潮气量，改善COPD患者呼吸困难的症状。这种方法主要是通过增加呼气时的阻力，使支气管内保持一定压力，防止支气管及小支气管因为增高的胸膜腔内压被过早压瘪，增加肺泡内气体排出，减少肺内残气量，从而可以吸入更多的新鲜空气，缓解缺氧症状。其训练步骤如下：

让患者处于舒适的姿势并尽可能放松。

向患者解释呼气时必须放松（被动）并应避免腹肌收缩。

将双手置于患者腹肌上，以监测腹肌任何的收缩动作。

指导患者经鼻缓慢吸气。

然后让患者轻松做出缩唇姿势（吹口哨样），同时在4~6s内将气体缓慢呼出（图9-2-3）。

注意事项：是否应该指导患者进行缩唇呼吸仍具有争议。如果使用正确，缩唇呼吸是很有用的。有些患者自然就会发展出这样的呼吸

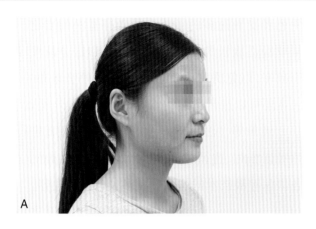

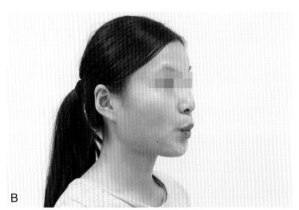

图 9-2-3　缩唇呼吸

A. 起始姿势；B. 呼气时姿势

此步骤每天可重复数次，每次 5~10 下。患者也可不使用呼吸训练器进行训练，但呼吸训练器可提供患者视觉或听觉的感觉反馈，增加患者的吸气深度。注意应避免任何形式的吸气肌长时间的阻力训练，若患者在吸气时动用辅助呼吸肌则说明存在吸气肌疲劳。

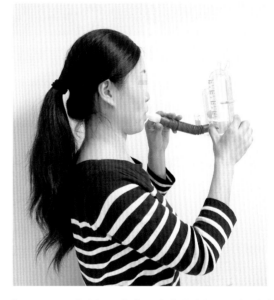

图 9-2-4　利用激励式呼吸训练器进行深吸气训练

模式，不应该禁止他们使用此方法。在进行缩唇呼吸时应避免用力呼气，缩唇姿势下用力或延长呼气会增加气道内湍流，引起细支气管的进一步受限。正是因为这个理由，有些治疗师建议如果患者执行此技巧不正确的话，就不应该指导患者使用这种呼吸方法。

由于缩唇呼吸对呼吸急促发作（劳力性呼吸困难）是很好的处理方法，因此建议慢性阻塞性肺疾病患者一定要学习此技巧。

（四）使用激励式呼吸训练器呼吸

激励式呼吸训练器是一种低阻力的训练方法，主要强调最大吸气量的维持。方法是患者取舒适体位（半坐卧位或坐位），先进行 3~4 次缓慢自然的呼吸，在第 4 次呼吸时做最大呼气，然后将呼吸训练器放入口中，经呼吸训练器做最大吸气并且持续吸气几秒（图 9-2-4）。

（五）预防和缓解呼吸困难

许多慢性阻塞性肺疾病（如肺气肿及哮喘）患者都可能遭受周期性呼吸困难发作的情况，特别是在用力或接触过敏原时。当患者正常的呼吸模式被打乱后，就会产生呼吸困难。指导患者如何监测呼吸困难程度及通过控制性呼吸技巧、节律性活动来预防呼吸困难的发生及加剧非常有用。

患者在进行功能性活动，如步行、上楼梯或进行工作相关的任务时，活动应控制在患者的通气能力范围内。虽然患者知道自身功能性活动的极限，但仍然必须知道如何识别早期的呼吸困难，然后通过停止活动及应用控制性呼吸、缩唇呼吸缓解呼吸困难。训练步骤：让患者采用放松、身体前倾的姿势（图 9-2-5，图 9-2-6），这个姿势可刺激膈肌呼吸。

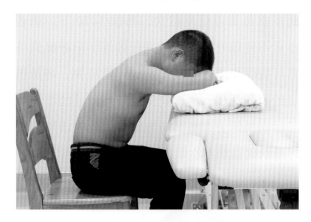

图 9-2-5　坐位前倾体位缓解呼吸困难

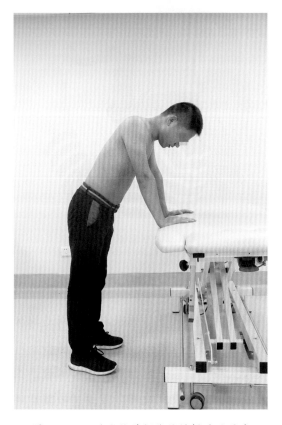

图 9-2-6　站立位前倾体位缓解呼吸困难

注意事项：患者应遵医嘱使用气管扩张剂；让患者使用缩唇呼吸控制呼吸同时减慢呼吸速率。避免用力呼气，强调患者的呼气相缓慢、放松。每次缩唇呼吸后教患者以膈肌吸气而不要使用辅助吸气肌。让患者保持此姿势并尽可能放松地继续吸气。

四、深呼吸训练的注意事项

深呼吸训练应注意，训练环境应安静，避免患者受到过多的干扰；患者穿宽松的衣物，采取舒适放松的体位；避免憋气和过分减慢呼吸频率，以免诱发呼吸性酸中毒；除呼吸运动外，患者还可以进行适量的体力训练，如散步、登阶、打太极拳等，注意营养，戒烟。指导患者进行呼吸训练时，遵循指导呼吸运动的一般性原则。各项深呼吸技术的注意事项参见各部分内容。

（王亚飞）

第三节　气道廓清技术

一、气道廓清技术的基本原则

气道廓清技术对设备的需求、对操作者的技能水平要求和在各种临床问题的用途方面都不同。选用适当的方法可以提高治疗效果，减少并发症的发生并提高治疗的依从性；并实现气道廓清的目标，即减少气道阻塞，改善通气并优化气体交换。

任何分泌物清除技术的准备都应包括对患者肺部状况的评估，这样治疗前后就有了对比。体格检查包括生命体征监测、视诊、触诊及听诊。其他的评定方法包括：胸片、动脉血气分析和肺功能。摄入足够的水分能降低分泌物黏度，从而更容易将其清除。

管饲或饭后至少30min后才能执行气道廓清技术。支气管扩张药物的吸入应该在执行气道廓清技术前，通过扩张气道以帮助分泌物的清除。为达到最佳的药物沉积，抗生素的吸入最好在气道廓清技术后。如果必要的话，为使患者尽最大努力配合治疗，应进行适当的疼痛控制。

二、气道廓清技术的适应证和禁忌证

氧转运是心肺系统的主要目的，肺泡通气是氧转运过程中的重要步骤，使氧能被更好地转运到组织。而气道内分泌物可影响氧气的交

换。分泌物必须从外周小气道转移到大气道，通过咳嗽或吸痰加以清除。

分泌物清除障碍可由一系列综合因素导致，包括纤毛运动受损、肺膨胀不全、肺弹性受损、胸壁活动性受损、呼吸肌无力或疲劳。这些因素可与气道分泌物的黏度增加相结合，导致气道廓清更加困难。常见气道廓清技术的适应证包括囊性纤维化、支气管扩张、肺不张、呼吸肌无力、机械通气、新生儿呼吸窘迫综合征及哮喘等。

气道廓清技术，尤其是被动实施的气道廓清技术如叩击、振动和摇动，由于这些技术是直接将力作用到胸廓，需要考虑其应用的注意事项和禁忌证。表9-3-1列举了叩击、摇动和高频胸外按压的胸部体表操作的禁忌证。

表 9-3-1　胸壁体表操作的禁忌证

皮下气肿
近期硬膜外脊髓注射或脊髓麻醉
近期胸部有皮肤移植或皮瓣
烧伤、开放性伤口以及胸部的皮肤感染
近期安装心脏起搏器
疑似肺结核
肺挫伤
支气管痉挛
肋骨骨髓炎
骨质疏松
凝血功能障碍
胸壁疼痛
新生儿叩击的其他禁忌证
对治疗不耐受，表现为氧饱和度很低
肋骨骨折
咯血

三、气道廓清技术的常用方法

（一）自主循环呼吸技术

自主循环呼吸技术（active cycle of breathing techniques，ACBT）是一种气道廓清技术，在适当的指导后，患者可独立执行。由呼吸控制、

胸廓扩张技术及用力呼气技术配合进行，组成一套动作系列，然后反复几次循环。每一个阶段，患者经鼻吸气后，再从口呼气。可结合体位引流治疗特定的肺部区域，或在直立位下进行。

1. 呼吸控制（breathing control，BC）　介于两个主动部分之间的休息间歇为呼吸控制。患者按自身的速度和深度进行潮气量呼吸，并鼓励其放松上胸部和肩部，尽可能多地利用下胸部即膈肌呼吸模式来完成呼吸。它使肺部和胸壁恢复至其静息位置。

2. 胸廓扩张训练（thoracic expiratory exercises，TEE）　具体方法见本章相关内容，一般连续做3~4次深吸气，强调深吸气后屏气3~5s或用鼻吸气，然后完成被动的呼气动作。此动作可以起到减少肺组织塌陷的作用。对于肺通气不均匀的肺组织，吸入气体时，气流更迅速进入到无阻塞的健康肺组织，引起通气不同步。屏气可有助于气体在肺内通过旁路、侧孔间进行传导，有助于肺泡的重新开放，并协助移除和清理过量的支气管分泌物。也可在患者呼气时，治疗师在治疗区域给予叩击或振动/摇动，以协助松动分泌物。

3. 用力呼气（forced expiration technique，FET）　开始患者做1~2次中等量的哈气，以松动周边气道的分泌物，接着进行呼吸控制，然后患者再进行1次高容量的哈气，以清除近端气道的较大分泌物。持续此循环，直到患者在连续2次循环中，中等吸气量的哈气干燥且没有痰液。哈气清除气道分泌物的机制包括等压点原理和黏液黏弹性的剪切力依赖性特性等。

注意事项：应根据患者的情况灵活选择ACBT的组合。若黏液量多，但无气道过度反应、膨胀不全或阻塞的患者，可能从简单的ACBT

中获益；然而严重的支气管痉挛可能需要较长时间的呼吸控制，气道阻塞、膨胀不全和有些反应性气道疾病的患者，可能需要从额外呼吸控制和胸廓扩张运动中获益。

（二）咳嗽训练

有效咳嗽是保持气道廓清的重要环节，保持肺部清洁所必需的，每一位患者均要被告知咳嗽的重要性及学习如何有效咳嗽。气道廓清是急性、慢性肺部疾病患者治疗中的重要部分。正常情况下，咳嗽可清除第7级支气管及以上的分泌物。纤毛上皮细胞存在于终末细支气管以上的支气管中，可将分泌物从外周小气道移到大气道。

咳嗽可以是反射性的，也可以是自发性的。当咳嗽时，机体发生一系列的动作。咳嗽动作的顺序为：先深吸气→然后短暂屏气，声门紧闭且声带绷紧→腹肌收缩且膈肌上抬至胸膜腔内压和腹内压增加→声门突然打开，发出"K"音→瞬间爆发性呼气动作，促使分泌物移出，随咳嗽排出体外。咳嗽的任一步骤不足（即吸气量不足、声门关闭不全、呼气力量降低或最大呼气流速减少）均会使咳嗽力量下降。无效咳嗽的常见原因包括：呼吸肌无力或麻痹、肌肉作用不协调、疼痛、胸廓畸形及中枢神经系统受抑制。以下为指导有效咳嗽训练的方法：

首先评估患者是自发性咳嗽还是反射性咳嗽。

让患者处于放松且舒适的姿势，利于深呼吸及咳嗽。坐位或体前倾位是最有利于咳嗽的体位。患者的颈部应轻微屈曲，使咳嗽更舒适。

指导患者进行膈肌呼吸，强调深呼吸。

示范一个尖锐、深的双重咳嗽。

演示咳嗽时正常的肌肉收缩。将患者的手置于腹部，做3次哈气，以感受腹肌的收缩。嘱患者发出"K"音，并体会声带收紧、声门关闭及腹肌收缩。

当患者把这些动作连贯起来，指导患者在双重咳嗽后做一次深呼吸。在一个单独的呼气期间，常产生第二次咳嗽。

吸气肌或腹肌无力的患者可使用腹带或舌咽呼吸，以增加咳嗽效能。

在指导患者进行有效咳嗽时应特别注意相关的注意事项（表9-3-2）。

（三）辅助咳嗽

辅助咳嗽的方法包括徒手辅助咳嗽、气管刺激和雾化。

1. 徒手辅助咳嗽　对于腹肌无力的患者，徒手辅助咳嗽。徒手压迫腹部可协助增加腹内压，做出更强有力的咳嗽。徒手施压可由治疗师或患者自己执行。

（1）治疗师施压（therapist-assisted techniques）：患者取仰卧位，治疗师一手掌根置于患者剑突远端的上腹区，另一手盖在前一只手上，手张开或交叉；患者尽可能深吸气后，治疗师在患者要咳嗽时给予徒手协助，给予腹部向内向上的压迫将膈肌往上推以产生更有力的咳嗽（图9-3-1）。若患者采取坐位，治疗师站于患者身后，在患者呼气时徒手予以施压（图9-3-2）。

表 9-3-2　指导有效咳嗽的注意事项

绝不能让患者喘气吸进空气，因为这样将导致呼吸做功增加，引起患者疲劳。并且增加气道内湍流和气道阻力，增加支气管痉挛及气道狭窄的可能。喘气可将分泌物或者异物吸入更深的气道
避免非控制的咳嗽痉挛（阵发性咳嗽）
如果患者有心脑血管及动脉瘤病史，应避免用力咳嗽。可进行哈气以清理气道，而不是咳嗽
确保患者咳嗽时处于直立位或者侧卧位

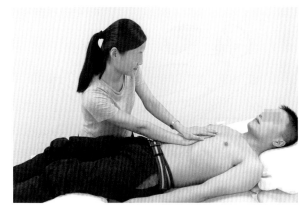

图 9-3-1 仰卧位,治疗师施压辅助咳嗽

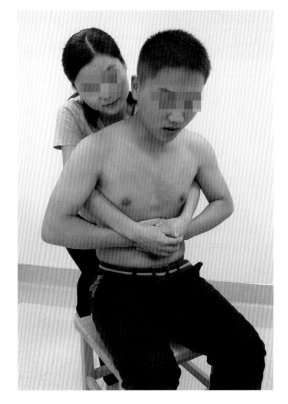

图 9-3-2 坐位,治疗师施压辅助咳嗽

(2)患者施压(self-assisted techniques):患者取坐位,手臂交叉置于腹部或手指交握置于剑突下方,深吸气后,利用手腕或前臂将腹部向内上方推,且在咳嗽时身体向前倾。

2. 气管压迫(tracheal tickle) 又称为气管搔痒,治疗师将两手指置于胸骨切迹并且做出绕圈动作向气管施予向下压迫以诱发反射性咳嗽反应。通常用于婴儿或无法遵从指令、

在治疗中无法配合的患者。

3. 湿化(humidification) 若分泌物非常黏稠,可在患者做完湿化或超声波喷雾治疗后再进行咳嗽训练,在加强黏膜纤毛输送系统功能的同时诱发有效的咳嗽。

吸痰(suctioning) 对于无法进行自主性咳嗽或反射性咳嗽的患者而言,吸痰是清洁气道唯一的方法。所有具有人工气道的患者都可以吸痰,但吸痰只能将气管与主支气管的分泌物清除。只有经过专业训练的人员才可以执行吸痰,错误的吸痰可能会引发气道感染和伤害气管、支气管黏膜层,或导致血氧过低、心搏异常及肺扩张不全。

(四)体位引流

体位引流(postural drainage) 是指利用重力促进各个肺段内积聚的分泌物排出。不同的病变部分采用不同的引流姿势(图 9-3-3)。引流频率视分泌物多少而定。分泌物少者可一天 2 次;分泌物多者可一天 3~4 次,每次 5~10min。每天治疗持续时间不超过 40~45min,以餐前进行为宜。操作前准备:穿着宽松的衣物,准备痰杯和纸巾,准备足够的枕头以便于摆位,向患者解释,并且在体位引流前教患者深呼吸及有效的咳嗽方法。若患者痰量很多,指导患者在引流姿势下进行咳嗽。表 9-3-3 列出了体位引流的相对禁忌证,选择此项治疗前应充分考虑,排除禁忌证。

(五)叩击、振动、摇动疗法

除了利用体位引流、深呼吸及有效的咳嗽排出气道分泌物以外,许多徒手技巧可以和体位引流相结合使用,使得黏膜纤毛输送系统发挥最大的作用。常用的徒手技巧包括叩击、振动、摇动及肋骨弹跳等。但这些手法的治疗作用,基于目前循证医学尚无定论。

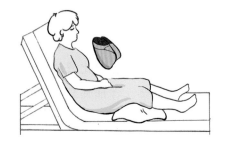

A. 双上肺叶尖段分泌物潴留

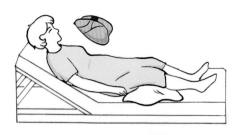

B. 左上肺叶前段分泌物潴留

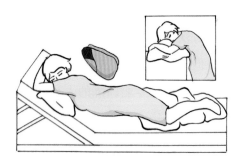

C. 左上肺叶后段分泌物潴留

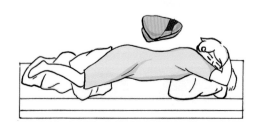

D. 右上肺叶后段分泌物潴留

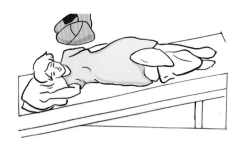

E. 左上肺叶舌段分泌物潴留

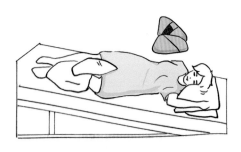

F. 右肺中叶分泌物潴留

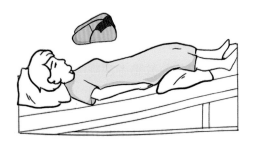

G. 双肺下叶前段分泌物潴留

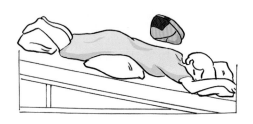

H. 双肺下叶后段分泌物潴留

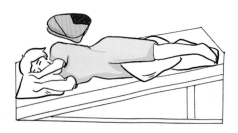

I. 左下肺叶外侧段分泌物潴留

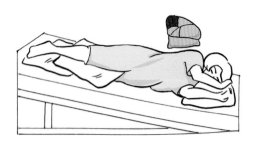

J. 右下肺叶外侧段分泌物潴留

图 9-3-3 体位引流

表 9-3-3　体位引流的相对禁忌证

严重咯血
未治疗的急性状况
严重的肺水肿
充血性心力衰竭
大量胸膜渗出
肺栓塞
气胸
心血管情况不稳定
心律失常
严重的高血压或低血压
近期发生心肌梗死
不稳定型心绞痛
近期行神经外科手术
头低位可能增加颅内压，如果要采用体位引流，应采用改良的体位

1. 胸部叩击和振动（percussion and vibration） 利用叩击和振动使黏稠的痰液松动。方法：治疗师手指并拢，掌心成杯状，运用腕部力量在引流部位胸壁上双手轮流叩击拍打 30~45s，患者可自由呼吸。叩击拍打后手按住胸壁部加压，治疗者整个上肢用力，此时嘱患者做深呼吸，在深呼气时做振动，连续做 3~5 次，再做叩击，如此重复 2~3 次，再嘱患者咳嗽以排痰。

2. 摇动（shaking） 是一种较剧烈形式的振动，在患者呼气时，治疗师的手以大幅度动作造成一个间歇性的弹跳手法。治疗师双手拇指互扣，张开的手直接作用在患者皮肤上，手指包裹住胸壁。治疗师同时加压并摇动胸壁。

（六）借用机械装置的气道廓清方法

1. 呼气正压（positive expiratory pressure，PEP） PEP 装置由一个面罩（或咬口）和一个连接呼气阻力器的单向活瓣组成。一个压力计用于测量压力。潮气量呼吸，轻微的主动呼气通过一个阻力器在呼气中段产生 10~20cmH_2O 的压力以维持气道开放，肺容积的增加使得气体绕到引起小气道阻塞的分泌物之后，以协助这些分泌物的移出。可用于认知

功能受损（只需要很少的注意力集中）和气管软化症（呼气过程中维持气道的开放）患者。

2. 震荡呼气正压（oscillatory positive expiratory pressure，OPEP） OPEP 治疗装置是用一种机械的方式打断气流和一个呼气阻力器在潮气量呼吸的呼气段产生一个震荡气流。震荡气流可以降低黏液的黏弹性，更有利于黏液的排出。

3. 高频胸壁压迫（high frequency chest wall compression，HFCWC） 使用一件可充气的背心给外胸壁提供高频和小容量的呼气脉冲。短而快速的呼气脉冲（频率为 2~25Hz）会产生一个经呼吸道的负压，以松动、聚集和利于气道分泌物的排出。

4. 肺内叩击通气（intrapulmonary percussive ventilation，IPV） 吸气时，注入短而快速的脉冲气流，进入开放的气道以产生一个经呼吸道的正压，依赖于胸壁的弹性回缩力引起被动呼气。这种方法有利于增强纤毛的清理能力。

5. 机械辅助咳嗽（mechanical cough assist，MCA） 吸气时提供正压使潮气量有轻微的增加，接着给予负压以排出气道分泌物。经典的做法是，5 个正压（吸气）、负压（呼气）呼吸循环，接着一段时间的正常呼吸或 20~30s 的通气，以避免过度通气。这个过程一直重复，直到没有痰液排出时停止。

四、气道廓清技术的注意事项

气道廓清技术的种类多样，临床应用时应充分结合患者病情及实际情况选用对患者最适合的治疗方法。熟知各项技术可能诱发的不良反应，如拍背、吸痰可能诱发患者血氧下降或出现心律失常等，尽量避免不良反应的发生。各项技术详细的注意事项参照前文。

（王亚飞）

第四节　呼吸肌训练技术

一、呼吸肌训练的基本原则

改善呼吸肌的肌力和耐力的过程称作呼吸肌训练。呼吸肌训练用于治疗各种急性或慢性肺疾病患者，他们通常表现为吸气无力、萎缩或吸气肌没有效率，特别是膈肌及肋间外肌。研究表明，可通过超负荷训练对呼吸肌进行训练，以提高呼吸肌肌力。

由于利用侵入性方法检查呼吸肌肌力及耐力不太可能，因此常用经口最大吸气压（PI_{max}）、最大呼气压（PE_{max}）、峰流速、跨膈压（评估呼吸肌肌力）及最大自主通气量（评估呼吸肌耐力）等评估呼吸肌功能。

一般阻力训练使用最大静态用力，对抗关闭声门或接近关闭的闭塞性阻力阀；而耐力训练则需通过不同阻力器，在设定好最大容量百分比下，呼吸特定的一段时间。

二、呼吸肌训练的适应证和禁忌证

呼吸肌训练主要用于因呼吸肌无力或耐力降低而功能受限的患者，如慢性阻塞性肺疾病、脑卒中、脊髓损伤、肌肉萎缩、肌萎缩性脊髓侧索硬化症、吉兰-巴雷综合征，以及其他神经、神经肌肉异常或肌肉病变导致疾病的患者。呼吸肌功能异常也常见于限制性肺疾病、慢性心力衰竭和末期肾病患者。

应该注意的是，接受肌肉阻力训练的是无力的呼吸肌，而非疲劳的呼吸肌。当出现疲劳时，执行呼吸肌训练容易诱发呼吸衰竭。当呼吸肌已出现衰竭，最好的办法应该是休息或借助辅助呼吸设备进行辅助呼吸，禁止进行呼吸肌训练。当呼吸肌功能恢复，可在密切监护的情况下开始训练。

三、呼吸肌训练的方法

（一）吸气肌训练

常用的吸气肌训练方法有 3 种形式，包括膈肌负重训练、吸气阻力训练及吸气肌耐力训练。

1. 膈肌负重训练　患者取仰卧位或头稍抬高的姿势，治疗师在患者上腹部放置适当重量的沙袋或物品（以不阻挡膈肌位移和上腹区正常鼓起为原则），指导患者利用膈肌吸气，深吸气时保持上胸廓不动，腹部向前鼓起。当患者可保持膈肌呼吸而不引起辅助肌的运动约 15 分钟时，可逐渐增加吸气阻力。徒手施加阻力也可用来增强膈肌肌力。

2. 吸气阻力训练　可使用特定的吸气阻力训练器改善吸气肌肌力和肌耐力，并减少吸气肌疲劳的发生。方法：患者手持手握式吸气阻力训练器吸气（图 9-4-1）。吸气肌肌力训练推荐的运动处方为训练强度为 $30\%\sim50\%PI_{max}$，负荷渐进性增加，运动频率为每周 5~7 次，每次 15min，每天 2 次，应持续训练 6~12 周。每次训练时间慢慢增加至 20~30min 以增加肌耐力。当吸气肌肌力、肌耐力改善时，可增加强度。

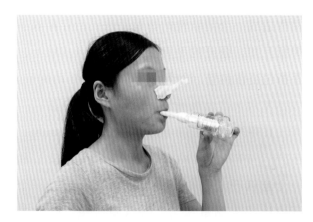

图 9-4-1　手握式吸气阻力训练器

注：训练时建议佩戴鼻夹

3. 吸气肌耐力训练　吸气肌耐力训练可用专门的设备进行，如 Normocapnic hyperpnea

设备。推荐使用的运动处方为训练强度为 $50\%\sim60\%MVV$，呼吸频率为 $50\sim60/min$，训练频率为每周 5 次，每次 30min，应持续训练 $6\sim12$ 周。

（二）呼气肌训练

腹肌及肋间内肌是主要的呼气肌，研究表明，呼气肌功能对咳嗽及发声有重要影响。通过呼气肌训练可提高咳嗽力度及声音强度。呼气肌力量训练可通过负重训练、吹蜡烛训练、吹瓶训练或使用专门的设备进行。

可通过爆发式的呼气训练和低强度腹肌收缩（类似咳嗽）及 Valsalva 动作进行训练。呼气肌训练参数可以选择高强度力量训练或中低强度耐力训练。如可在 $15\%\sim45\%PE_{max}$ 强度下持续训练 30min，以训练呼气肌的耐力；或在 $60\%PE_{max}$ 强度下连续做 15 个 Valsalva 动作，以提高呼气肌肌力。两种训练方式都可以通过经口的呼气阻力训练（expiratory muscle training，EMT）设备进行。

四、呼吸肌训练的注意事项

呼吸肌训练应注意，训练环境应安静，避免患者受到过多的干扰。患者穿宽松的衣物，采取舒适放松的体位。避免憋气和过分减慢呼吸频率，以免诱发呼吸性酸中毒。避免任何形式吸气肌长时间的阻力训练，膈肌不同于四肢其他肌肉，它无法在训练结束后完全休息。在进行呼吸肌训练时，若患者开始动用辅助呼吸肌（颈部肌肉），则提示膈肌疲劳。呼吸肌训练应持之以恒、循序渐进。运动量要因人而异、逐步增加，以不引起明显疲劳感为度。除呼吸运动外，患者还可以进行适量的体力训练，如散步、登阶、打太极拳等，注意营养，戒烟。

（王亚飞）

第五节　胸腔松动技术

一、胸腔松动技术的基本原则

胸部完整的活动度依赖于胸椎椎间关节、肋椎关节、肋横突关节、肋骨及肩关节的活动性，以及肋间肌、胸大肌和背阔肌等肌肉的延展性。肺部疾病或长期呼吸异常的患者，常合并胸部骨骼肌肉的问题，由此限制了胸部活动，导致潮气量、肺通气量下降，呼吸效能降低。

胸腔松动技术是躯干或肢体的主动动作合并深呼吸所组成的运动。目标为保持或改善胸壁、躯干及肩关节的活动度，增加肺通气量，提高呼吸效能。应用胸腔松动技术时，应首先明确治疗的部位，活动障碍或疼痛产生的原因，排除内脏疾病源性疼痛或活动障碍，确诊是胸部骨骼肌肉问题，且是由于紧绷或者肌力不平衡、姿势异常等导致的活动受限，才可以使用胸腔松动技术进行纠正。

二、胸腔松动技术的适应证和禁忌证

胸腔松动技术适用于慢性肺部疾病、长期咳嗽、术后姿势不良、先天或后天性骨骼肌肉异常等原因所导致的胸廓活动度下降、胸椎旋转度降低、肋骨活动度减小、肌肉紧绷、骨骼肌肉疼痛等问题。

对于急性内脏疾病导致的胸廓活动度下降及胸部骨骼肌肉疼痛，禁用胸腔松动技术，应首先进行内脏疾病的处理。其更多的禁忌证参见表 9-3-1。

三、胸腔松动技术的方法

常用胸腔松动技术包括单侧胸腔松动、上胸廓松动及胸肌牵伸、上胸廓及肩关节松动、棍棒运动、姿势矫正及徒手牵拉胸壁、躯干及肢体。

（一）单侧胸腔松动

患者取坐位，治疗师指导患者在吸气时朝紧绷侧的对侧弯曲，以拉长紧绷侧组织，并扩张此侧胸腔；然后，当患者朝紧绷侧弯曲并呼气时，将握拳的手朝向胸腔向侧边推（图9-5-1）。接着，患者举高胸腔紧绷侧的手臂过肩并朝另一侧弯曲，以利于紧绷侧组织做额外的牵张。

（二）上胸廓的松动及胸肌牵伸

患者坐在椅子上，两手在头后方交叉握住，患者深吸气时做手臂水平外展的动作（拉长胸肌），然后在呼气时将肘靠在一起且身体向前弯（图9-5-2）。

（三）上胸廓及肩关节松动

患者坐在椅子上，吸气时两侧手臂高举过头（两侧肩关节屈曲180°且稍微外展），然后呼气时髋关节前屈，手着地（图9-5-3）。

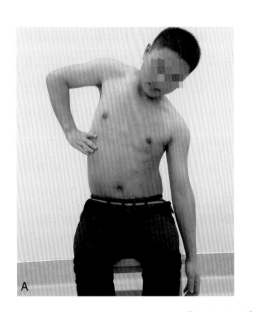
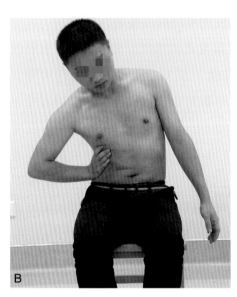

图 9-5-1　单侧胸腔松动

A. 吸气时向紧绷侧对侧侧屈；B. 呼气时向紧绷侧侧屈

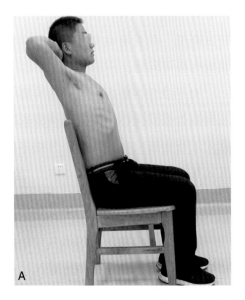
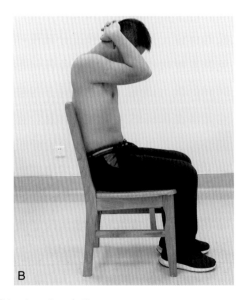

图 9-5-2　上胸廓松动及胸肌牵伸

A. 吸气时牵伸胸肌；B. 呼气时双肘靠近

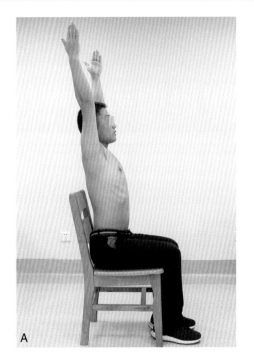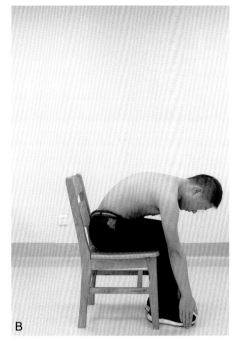

图 9-5-3　上胸廓及肩关节松动

A.吸气时，双臂抬举过头胸廓打开；B.呼气时双臂向地面靠近

（四）棍棒运动

患者取仰卧位（坐位和站立位均可），双手臂分开，与肩同宽，双手抓握住棍棒，肘伸直，然后患者吸气时肩关节屈曲举起棍棒至最大角度，呼气时肩关节回到起始位。

（五）其他运动

其他运动包括姿势纠正，徒手牵张胸壁、躯干及肌肉等。

四、胸腔松动技术的注意事项

在治疗过程中，应仔细选择体位，尽量减少呼吸困难和疼痛。其他注意事项同胸部体表操作的内容。

（王亚飞）

第十章 平衡和协调功能训练

第一节 平衡和协调的维持机制及影响因素

一、平衡

（一）定义

平衡（balance）是指对立的各方面在数量或质量上相等，或双方倾向于保持稳定的状态。身体平衡通常是指在静态或动态中，身体保持直立姿势的状态。人无论是站、坐、躺等静态活动，还是走路、跑步、跳跃等动态活动，都需要具备一定的平衡能力、协调能力。

（二）维持平衡的机制

正常人在生产活动中保持平衡，是依靠姿势和运动的不断调节。其控制通路涉及大脑、小脑、基底神经节、脑干和脊髓等多个神经结构，包含下意识的前馈控制、反馈控制和意识性的随意姿势控制等不同控制方式，并受年龄、疾病、生理状态、心理负荷等的影响。维持正常平衡的机制是需要感觉系统和运动系统共同配合完成的。

1. 感觉系统　人体通过视觉、听觉、本体感觉、前庭觉、触觉等感觉器官感知自身的运动及环境的变化，通过传入神经及上传通路传递到中枢神经系统，经过中枢的整合，再通过传出神经及下传通路传递至效应器，依靠肌肉收缩产生需要的运动来维持平衡。

（1）视觉：视觉在平衡中占有重要的地位。视觉提供头相对于周围物体位置和运动的信息，常常通过视觉来调整运动中的偏差，通过环境中的参照物调整自身的平衡。正常人闭眼后因为失去视觉的反馈调整，平衡能力会下降。但盲人在没有视觉的参与下同样可以维持平衡，可见视觉在平衡中是重要的，但不是必要的。

（2）前庭觉：前庭觉主要参与空间定向及空间知觉，提供头在重力和惯性方面的位置和信息。闭上眼睛，即关闭视觉感受器，在电梯里能够感知其上下的方向，在汽车里能够感知左转还是右转，这都和前庭觉有着密切的关系。

（3）本体感觉：本体感觉是包含关节运动觉和位置觉的一种特殊感觉形式。本体感觉在平衡中具有关键性作用。本体感觉的感受器主要在腱器官和肌梭。腱器官是压力感受器，感知着肌肉的张力；肌梭是长度感受器，感知着肌肉长度的变化。正常人不用视觉即可感知自己的肢体在何位置，这就是通过本体感觉来感知的。

2. 运动系统　人类通过感觉系统感知世界，通过运动系统去改变世界。平衡是所有运动的基础，如果失去平衡，不仅无法完成目标动作，甚至可能受伤。所有的动作输出、平衡调整都需要运动系统去完成。

（1）神经肌肉系统：神经中枢对平衡的影响包括预期姿势调整（anticipatory postural

adjustments，APAs）和补偿性姿势调整（compensatory postural adjustments，CPAs）。APAs属于前馈控制模式，在干扰可以预见的前提下，中枢神经系统提前预测了身体可能出现的移动，而对效应器提前发出命令，是姿势控制肌群先于动作肌肉开始收缩。如迈步时，腹横肌先于下肢肌肉收缩的情形就属于APAs。CPAs属于反馈调节模式，在原定动作出现意外干扰时，干扰引起的视觉、本体感觉、前庭觉等感觉反馈，使姿势肌群和动作肌群出现姿势调整。如在过马路时，通过视觉反馈看到疾驰而来的汽车，身体的姿势肌群和动作肌群做出避让的姿势变化。

（2）支持面（base of support，BOS）：支持面是人类对抗重力、维持平衡用于支持身体的面。重力的存在是支持面的基本条件，支持面主要通过本体感觉和触觉的参与调整姿势。接触部位可以感受座椅、地面等环境发出的信息从而形成感觉，结合知觉形成适应姿势控制的支持面。支持面是身体完成各种运动的出发点。生理性支持面（physiological BOS）是指身体为适应环境进行的姿势调节。当坐在狭窄的座椅上或柔软的沙发上时，通过感知觉感受座椅环境的变化，臀部张力随之增高。中枢神经损伤患者瘫痪侧肢体因缺乏这种调节，臀部和足部的支持面是无法随环境变化而变化的不稳定机械性支持面（mechanical BOS）。正常的生理性支持面具有稳定的功能性、适应性和舒适性。

（三）影响平衡的因素

平衡受诸多因素的影响，主要包括自身因素和环境因素，两者相互影响、相互作用。

1. 自身因素　影响平衡的自身因素众多，如年龄、性别、视觉功能、本体觉功能、前庭觉功能、听觉功能、运动系统功能等。通常随着年龄的增长，维持平衡的功能会衰退，从而使维持平衡的能力下降。疾病及运动损伤也会影响维持平衡的能力。

2. 环境因素　环境的变化能直接影响平衡。如松软的地面能减少人的平衡极限。视觉参照物会直接影响平衡，如在一个倾斜的房间里，因为墙与倾斜的地面垂直，所以站在房间里的人会不自觉地和墙保持平行导致跌倒；当闭上眼时，利用本体觉和前庭觉就比较容易维持平衡了。嘈杂的环境对平衡也会有影响，患者常常在复杂的环境下维持平衡更加困难。不同地域的环境因素也会影响平衡能力，如南亚地区人的头顶携物能力，跑动中的上下车能力等，是汉族人民望尘莫及的。这是因为文化背景不同，人们长期在日常活动中练就出强悍的平衡能力。

二、协调

（一）定义

协调（coordination）是指人体产生平滑、准确、有控制性运动的能力。所完成运动的质量应包括按照一定的方向和节奏，采用适当的力量和速度，达到准确的目标等几个方面。协调与平衡密切相关，同属于运动控制功能的范畴。协调功能障碍又称共济失调（dystaxia），常见于脑卒中、脑外伤、小儿脑瘫、脊髓损伤、帕金森病等中枢神经系统疾病的患者。

（二）分类

根据中枢神经系统损伤部位（如小脑、基底节、脊髓后索等）的不同，将协调功能障碍分为三种类型：小脑性共济失调、大脑性共济失调和感觉性共济失调。

1. 小脑性共济失调　小脑是人体重要的运动调节中枢，具有维持躯体平衡、调节肌肉张力和协调随意运动的功能。小脑半球损伤导致同侧肢体的共济失调，主要表现为辨距不良、运动分律、意向性震颤、轮替运动障碍、酩酊步态等，其表现与视觉无关，不受睁眼闭眼的影响。

2. 大脑性共济失调　大脑额、颞、枕叶与小脑半球之间由额桥束和颞枕桥束相联系，其损伤时可出现共济失调，但不如小脑性共济失调症状明显。分为以下三种类型：

（1）额叶性共济失调：出现于额叶或额桥小脑束病变时，表现类似小脑性共济失调，如平衡障碍、步态不稳、对侧肢体共济失调，常伴有肌张力增高、腱反射亢进和病理征阳性，以及精神症状、强握反射等额叶损害表现。

（2）顶叶性共济失调：对侧肢体出现不同程度的共济失调，闭眼时症状明显，深感觉障碍多不重或呈一过性。

（3）颞叶性共济失调：较轻，可表现为一过性平衡障碍，早期不易发现。

3. 感觉性共济失调　脊髓后索的病变会造成深感觉障碍（运动的反馈机制障碍），主要表现为站立不稳、步态异常（摇摆不定、步距不等），需视觉补偿，常目视地面行走，黑暗处难行，伴有振动觉、关节位置觉缺失，闭目难立征（Romberg 征）阳性等。

（三）维持协调的机制

维持人体协调主要有三个环节。①感觉输入：包括视觉和本体感觉，而前庭觉的作用不大；②中枢整合：依靠大脑反射调节和小脑共济协调系统发挥作用，后者作用更大，小脑的损伤除了出现平衡功能障碍外，还可出现共济失调；③运动控制：依靠肌群的力量和肌肉的协同收缩。

（四）影响协调的因素

1. 感觉　协调动作与感觉反馈密切相关，视觉对协调有补偿的作用，本体感觉有益于维持协调的作用。

2. 协调动作的频率　协调动作的频率越低，越容易保持协调；反之，协调动作的频率越高，越难保持协调。

3. 与协调有关的运动控制系统　支配运动控制的中枢神经系统和肌肉骨骼系统的功能与协调功能呈正相关。

4. 其他因素　协调功能受患者的精神、心理、认知和主动性影响，如焦虑或紧张情绪、认知功能差、主动性差等。

（祁　奇　谭丽双）

第二节　平衡功能障碍训练

一、平衡运动障碍训练的基本原则

1. 难度递增原则

（1）从静态平衡到动态平衡，从难度低的静态平衡训练逐渐向动态平衡训练过渡。

（2）支撑面由大到小、由硬到软，逐步提升难度。

（3）训练时身体重心由低逐渐向高过渡。

（4）先睁眼训练，根据训练目标需要，可逐渐增加闭眼训练难度。

（5）从单一任务训练逐渐过渡到复杂环境任务。

2. 安全性原则　训练时要保障患者的安全，避免发生不良事件。

3. 适用性原则　根据患者的自身情况、训练目的选择适合的训练难度，不是所有患者都要进行最高难度的训练。

二、平衡运动障碍训练的方法

（一）常见体位的平衡训练

1. 坐位平衡训练　坐位平衡对患者完成一些必要的日常生活活动非常重要，训练的设计可以结合穿衣、吃饭、喝水等日常生活活动。

（1）核心肌群的激活：核心肌群是维持正常姿势控制的重要结构，这里的核心肌群指的是狭义的核心肌群，主要包括腰大肌的下支、腹横肌、腹内斜肌、多裂肌等深层肌群。通过核心肌群的激活，可以让患者快速改善坐位平衡。可以采取骨盆前后倾、离心性收缩、振动等方法激活核心肌群。

（2）坐位训练：在充分保证安全的前提下，治疗师帮助患者进行坐位的平衡训练，在训练中注意患者的姿势，尽量避免不必要的代偿。可以通过支持面的大小、支持面稳固程度来增减坐位平衡的难度。支持面积越大，保持坐位平衡就越容易。例如，相对于端坐位，患者在长坐位下更容易控制平衡。支持面的稳固程度也能影响患者的坐位平衡控制，支持面越稳固，维持坐位平衡越容易，而在很柔软易变形的支持面上，对患者的坐位控制能力的要求就越高。肢体的活动对于坐位平衡控制能力也有很重要的影响，如果患者双手支撑在大腿两侧，扩大了支持面积，这种体位下的坐位控制比起双手交叉在胸前要来得更容易。在坐位平衡能力较好时，可以让患者进行坐位够物训练（图10-2-1）。坐位时进行身体前方、侧方、上方、下方的够物动作，需要患者完成坐位重心的前后转移、左右转移，躯干的弯曲、伸展、侧屈及旋转，支持面在不断地变化，这对患者姿势控制能力的要求更高。

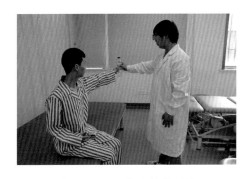

图 10-2-1 坐位够物训练

2. 站立位平衡训练 站立位平衡训练时，在保障安全的前提下，治疗师要注意患者的姿势，避免不必要的代偿，针对患者的姿势异常也要及时进行纠正和干预。

（1）左右平衡训练：进行左右平衡训练时，治疗师站在患者的弱侧，双手可以放在患者的髋、肩、胸等部位进行保护和引导。患者双足左右分开与肩同宽。治疗师要注意身体从上自下的力线位置。同时也要注意防止膝关节过伸、足趾抓地的情况出现。可以利用姿势镜进行辅助训练。当患者自己能较好地控制站立位平衡，并能够自行左右转移后，站立位平衡的训练不应该再依赖姿势镜的视觉反馈修正，应尽量依靠本体感觉来调整，治疗师在必要时通过口令纠正患者姿势。也可以通过使用不稳定支撑面，来增加训练难度，比如使用晃板、泡沫板练习站立平衡；也可以结合两侧物品的够取，来训练患者的左右平衡（图10-2-2）。

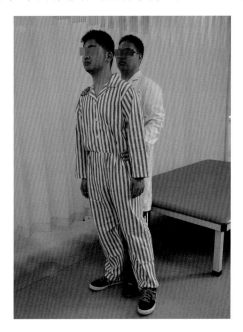

图 10-2-2 站立位左右平衡训练

（2）前后平衡训练：患者重心向前移动的训练，要保护好患者重心在前时的安全。治疗师站在患者的后方，双手放在髋、肩部进行保护和引导。可将姿势镜放在患者的侧面，患者可以通过姿势镜的视觉反馈调整姿势，治疗师缓慢地引导患者重心向前移动，注意头、肩、骨盆的力线一致。患者重心向后移动的训练，要保护好患者重心在后时的安全。治疗师站在患者的后方，双手缓慢地引导患者重心向后移动。可以通过前后间距的大小来调整训练的难度，间距越大，需要重心转移的能力就越强（图10-2-3）。

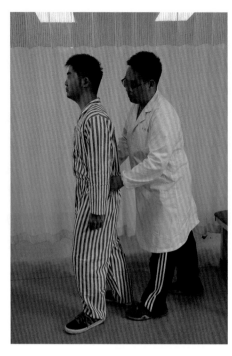

图 10-2-3　站立位前后平衡训练

（二）利用器械的平衡训练

在平衡训练的原则下，可以借助必要的器械进行平衡训练，如简单易行的弹力带、晃板、治疗球等器械。也可以借助一些专门的高端设备，如平衡评估训练系统，它可以通过计算机的分析，结合压力感应装置，使个体通过视觉反馈和对非预期的平台移动，促进身体调整反应进行平衡训练。可以通过系统精确判断平衡障碍发生的程度。不仅能用于评估平衡能力，还能用于平衡训练。近年来，虚拟现实的设备发展迅速，利用视觉模拟使得平衡训练更容易、更有趣、更生动。

（三）其他形式的平衡训练

平衡是运动的基础，几乎所有的训练都是在训练平衡，太极拳、瑜伽、普拉提、健身拳操、体育舞蹈等运动形式都能进行平衡训练；但要根据患者的功能水平和训练目标对训练方法进行甄选和改进，才能达到更好的效果。

三、平衡运动障碍训练的注意事项

（1）去除训练环境的不安全因素，尤其是患者在家进行训练时，要对家庭环境进行评估，并进行必要的改造。

（2）赤脚训练有助于足底触觉的反馈，治疗师也可以观察患者足趾的情况，尽量避免穿厚底鞋进行训练。

（3）老年患者的平衡训练，尽量避免闭眼训练。

（4）注意多鼓励患者，增强患者的信心。

（祁　奇）

第三节　协调功能训练

协调功能训练是让患者在意识控制下，利用残存部分的感觉系统（如视觉、听觉、触觉）功能，通过各种方法促进患者动作方向、节奏、力量和速度的改善，发展平稳、准确、高效的随意运动能力。协调功能训练与平衡训练的方法基本相同，区别在于平衡训练侧重于身体重心的控制，以粗大动作、整体动作训练为主，协调训练侧重于动作的灵活性、稳定性、准确性。

一、协调功能训练的基本原则

1. 渐进性　训练动作应从简单到复杂，速度由慢到快，逐步增加训练的难度和复杂性。

2. 重复性　每个训练需要以任务为导向，不断地重复强化并存储，促进大脑的功能重组，改变大脑的身体图示。

3. 针对性　应该根据患者的协调障碍进行有针对性的训练，如上肢和手的协调训练注重动作的正确性、反应速度、动作节律性；下肢协调训练注重各个方向的运动和步态等。

4. 综合性　针对协调功能障碍训练的同时，也需要进行如关节活动度、肌力、平衡等相关训练。

二、协调功能训练的方法

（一）常用徒手的协调训练

1. 上肢协调训练

（1）轮替动作练习（由近端向远端发展的运动控制训练）：①双上肢交替上举。双上肢交替上举过头顶，尽量伸直手臂，速度由慢逐渐向快速过渡；在完成交替上举的基础上，还可以进行双上肢交替摸肩上举动作，也要遵循速度由慢逐渐向快过渡的原则（图10-3-1）。②双上肢交替屈肘。双上肢向前平举，前臂旋后，左右交替屈肘，逐渐加快速度。③前臂交替旋前、旋后：双上肢前平举，左右前臂交替旋前、旋后，快速进行。④腕屈伸：双侧同时进行腕屈伸练习，或双侧交替练习。⑤交替拍手练习。双手在胸前，掌心互击，再手背互击，交替进行；左手掌心拍右手背，再用右手掌心拍左手背，交替进行。⑥对指练习。双手置于胸前，5个手指的指腹轮流与另一手的相应指腹相触，速度由慢到快。

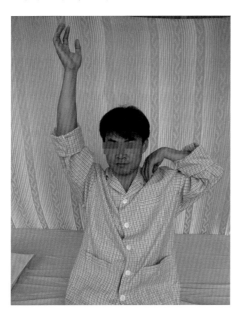

图10-3-1　双上肢交替摸肩上举

（2）定位、定向性练习：①指鼻练习。以示指指鼻，速度由慢至快；反复练习一定时间后，再换另一侧练习，或左右侧交替练习。

②对指练习。用拇指分别与其余四个手指进行对指，逐渐加快训练速度。③指敲桌面。以5个手指交替敲击桌面，或两手交替敲击，速度由慢至快。④手臂稳定性训练。利用手臂稳定度仪，由易至难，由慢至快进行训练。

（3）作业治疗：通过设计一些ADL的任务进行协调功能训练，如桌上物品的定位摆放、翻扑克牌、写字、画画、下棋、走迷宫、插木钉板等。

2. 下肢协调训练

（1）轮替动作练习：①交替屈髋。仰卧，伸膝状态下屈髋至90°，双侧交替进行，由慢至快（图10-3-2）。②交替伸膝。坐位，双侧轮流伸膝，由慢至快。③交替踏步。坐位，双足交替平踏地面，由慢至快。④交替拍地。坐位，足跟着地，双足尖轮流抬起做拍地动作，由慢至快。

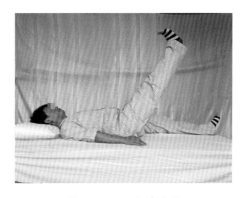

图10-3-2　交替屈髋

（2）定位、定向性练习。①脚定点触碰。坐位，嘱患者用足接近治疗师的手或球，治疗师每次变动手或球的位置。②踩脚印。立位，尽量用脚准确地踩在米字格上画好的脚印，或踩预先画好的脚印步行。③沿着直线或曲线或在两条平行线间步行。

3. 全身协调性练习

（1）接住从不同方向抛过来的软球。

（2）原地踏步：原地进行踏步的同时，双上肢交替摆臂。

（3）弓步转身：在弓步状态下，左右轮流转身。

（4）其他：跳绳、跑步等。

4. 弗伦克尔训练法（Frenkel 法） Frenkel 法是对本体感觉障碍所致步态失调的训练方法。其要点是在训练时患者集中注意力，利用视觉代替受损的本体感觉。从去重力的简单运动，逐渐发展到髋、膝在抗重力下进行的复杂运动。Frenkel 法应在治疗师的监护下进行，强调动作缓慢，位置准确。

（1）仰卧位：①屈伸下肢练习。患者做下肢交替伸直、同时屈伸、交替屈伸的动作。②外展内收髋关节练习。③屈髋屈膝抬足跟练习。④跟 - 膝 - 胫练习。

（2）坐位：①嘱患者用足接近治疗师的手，治疗师每次变动手的位置；②嘱患者将下肢抬起，再踏在预先划好的脚印上；③嘱患者静坐数分钟；④嘱患者两膝并拢，交替进行站立 - 坐下练习。

（3）立位：①嘱患者在一直线上前后移动其足；②嘱患者沿弯曲的线步行；③嘱患者在两条平行线间沿平行线步行；④嘱患者尽量准确地踏着预先划好的脚印步行。

（二）利用器械的协调训练

在协调训练的基本原则下，可以借助必要的器械进行协调训练，如利用节拍器或在音乐引导下有节律地进行协调运动。也可借助一些大型的高端设备进行协调功能训练，如上下肢主被动智能训练，根据患者的能力水平选取双上肢、双下肢或四肢联动等方式进行被动或主动模式的协调功能训练；通过情景互动评估与训练系统进行定点定位踩踏的游戏活动；运用功率自行车或划船器进行协调练习；虚拟现实的 VR 技术情境下的协调训练等，使协调训练更加具有趣味性、实用性。

（三）水中协调训练

水中协调训练是利用水的浮力和阻力，在水中进行一系列的协调训练，促进运动感觉的输入，提高协调运动控制能力。

（1）水中上下肢的交替动作练习。

（2）划水动作练习：上肢进行自由泳或蛙泳式划水练习，手扶栏杆练习双下肢打水，随着功能的进步，可从分解动作过渡到游泳的整体动作。

（3）水中步行练习：在水中双手抓杠练习步行。

（四）中医疗法

1. 针刺运动治疗 即采用头针和运动治疗相结合，选取焦氏头针的运动区、平衡区进行针刺，长留针期间进行各种协调功能训练。因头针刺激区为小脑，参与随意控制的协调运动，因此针刺该区，其针刺效应能调控躯干的平衡与协调能力。

2. 传统运动治疗 如太极拳之"云手"（图10-3-3）与八段锦之"左右开弓似射雕"（图

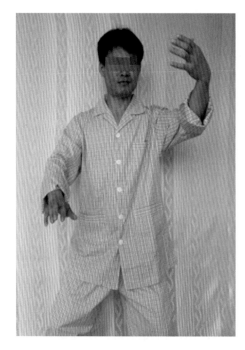

图 10-3-3　太极拳——云手

10-3-4）等。此动作可以获得一个"前馈控制技术"，而这一"前馈控制技术"的获得就是运动中枢神经系统改善的结果。做"云手"动作的

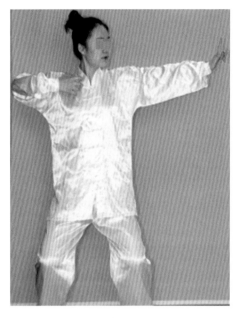

图 10-3-4　八段锦——左右开弓似射雕

过程中保持"上领下塌中间转"的身法，两手交互旋转有似画云笔法，上下开合协调。练习时要考虑患者功能状态，可由定步单云手逐步过渡到活步双云手的进阶训练。在"左右开弓似射雕"训练中，通过两侧上肢的侧拉与屈曲的交替动作实现协调训练，动作尽量舒缓流畅。

三、协调功能训练的注意事项

（1）协调功能训练与相应的肌力训练、平衡训练相结合。

（2）训练前，要求患者充分放松，避免紧张。

（3）训练中密切监控，以防跌倒等意外发生。

（4）严格掌握运动量，防止因过度疲劳而使不协调运动加重。

（谭丽双）

第十一章 转移及移乘功能训练

转移及移乘功能是患者日常生活中一个重要的组成部分，是患者生活自理的关键，掌握转移及移乘功能可以显著改善患者的生活质量。转移功能主要是指患者的体位转移，包括翻身、坐起、坐位移动、坐站及步行等。移乘功能主要是指患者在轮椅与床（或坐具）之间的移动转换。步行能力也是患者转移及移乘功能的重要内容，患者在步行训练过程中通常需要使用各种辅助具来提高步行能力。转移及移乘功能的各项技术训练包括体位转移训练、床与轮椅的移乘训练、各种辅助具的使用以及步行训练等。

第一节 体位转移训练

患者的体位转移训练包括翻身训练、坐起训练、坐位移动训练、坐站训练等。

一、翻身训练

（一）截瘫患者的翻身训练

对于高位截瘫的患者，其上肢运动功能障碍，需通过他人辅助才能翻身。而上肢功能正常的患者，可通过如下方法训练翻身：患者仰卧，双上肢上举，双上肢向左右甩摆数次，利用惯性向一侧翻身（图 11-1-1）。

（二）偏瘫患者的翻身训练

1. 向患侧翻身　患者仰卧，双手交叉，患手拇指在健手拇指前方。健侧上肢带动患侧上肢伸展并向头的上方上举，健侧下肢屈髋屈膝。双上肢在头上方水平摆动，健侧下肢蹬床，上下肢一起用力，带动身体反向患侧（图 11-1-

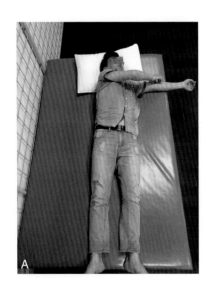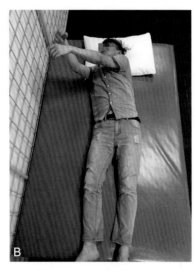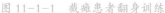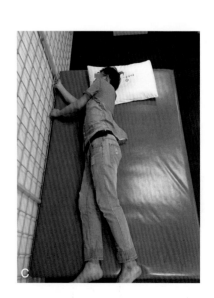

图 11-1-1　截瘫患者翻身训练

2）（以左侧瘫为例）。

2. 向健侧翻身 患者仰卧，双手交叉，患手拇指在健手拇指前方。健侧上肢带动患侧上肢伸展并向头的上方上举，健侧下肢屈曲，用健脚勾住患侧腿的下方。通过双上肢在头上方水平摆动，利用健腿伸膝的力量，带动身体翻向健侧（图 11-1-3）（以左侧瘫为例）。

二、坐起训练

患者的坐起训练是指患者由卧位坐起的训练，包括截瘫患者的坐起训练和偏瘫患者的坐起训练。截瘫患者根据损伤的节段不同，训练方法也有所不同，偏瘫患者的坐起训练又分为由患侧坐起和由健侧坐起。

（一）截瘫患者的坐起训练

截瘫患者坐起时，需要躯干的柔软性和至少一侧上肢的伸展功能，所以 C_7 损伤的患者可以从仰卧位直接坐起，而 C_6 损伤的患者则需翻身至侧卧位或俯卧位后再坐起。

1. 侧卧位坐起 患者翻身至一侧侧卧，通过双上肢的屈肌拉动躯干将躯干蜷起，再用双上肢撑住床将上半身撑起，最后摆动躯干至坐

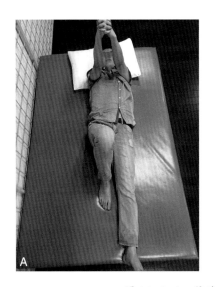
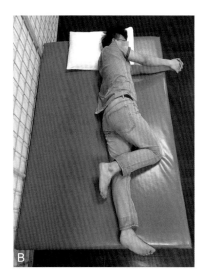

图 11-1-2 偏瘫患者向患侧翻身

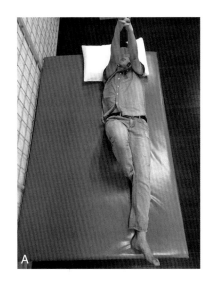
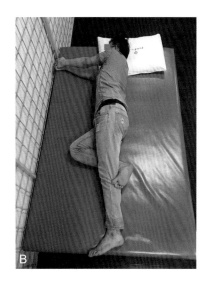

图 11-1-3 偏瘫患者向健侧翻身

位。适用于 C₆ 以下截瘫患者（图 11-1-4）。

2. 仰卧位坐起　患者仰卧位，通过双上肢屈肘向上移动将上半身撑起，再将一侧上肢的肘关节伸直并向头侧移动手掌，进一步撑高躯干，直至最后将另一侧上肢的肘关节伸直，手掌支撑。适用于 C₇ 以下截瘫患者（图 11-1-5）。

（二）偏瘫患者的坐起训练

由患侧坐起：患者先翻身至患侧卧位，用健腿勾住患腿，并将患腿移动出床沿，头部抬离床面，健侧上肢支撑身体，将健侧肘关节伸直，同时与健腿一起带动身体坐起（图 11-1-6）（以左侧瘫为例）。患者由健侧坐起的方法和患侧坐起的方法基本相同。

三、坐位移动训练

（一）截瘫患者的坐位移动训练

前向移动：患者坐位，双上肢放于身体两侧，通过伸肘将躯干抬离床面，再用双上肢向后用力推床面，将躯干向前移动（图 11-1-7）。截瘫患者的坐位后向移动训练与前向移动方法相同，方向相反即可。

（二）偏瘫患者的坐位移动训练

健侧手放在身体后方，支撑身体，健侧下肢屈曲并向需移动的方向移动，健侧下肢伸膝，

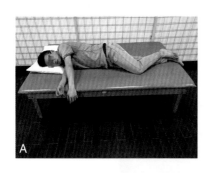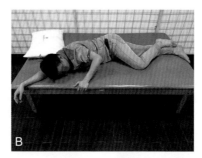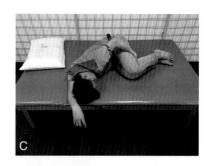
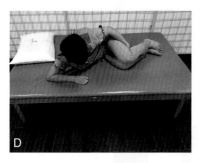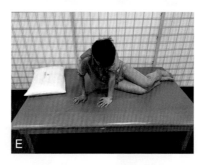

图 11-1-4　C₆ 以下截瘫患者坐起训练

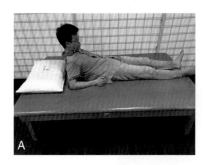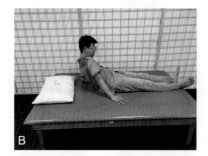

图 11-1-5　C₇ 以下截瘫患者坐起训练

移动臀部。

四、坐站训练

坐站训练一般根据患者的功能独立程度来进行，如患者功能独立程度低应给予辅助。

（一）截瘫患者的坐站训练

1. 辅助坐站训练 辅助者用手托住患者的臀部，患者用双上肢勾住辅助者的颈部，辅助者用双膝顶住并固定患者的双膝。辅助者重心后移，站起的同时将患者的臀部向前上方向托起，辅助者固定住患者的臀部，使其保持伸髋直立（图 11-1-8）。

2. 佩戴矫形器坐站训练 患者坐于轮椅前部，将躯干尽量前屈，双手抓紧轮椅扶手。双

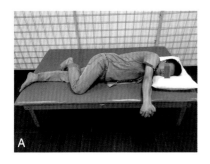
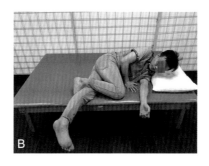
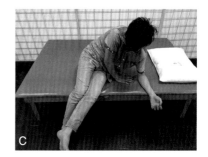

图 11-1-6 偏瘫患者坐起训练

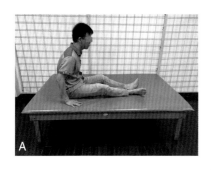
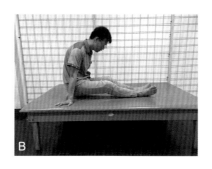
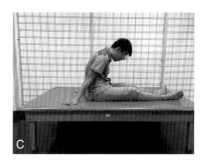

图 11-1-7 截瘫患者坐位前向移动训练

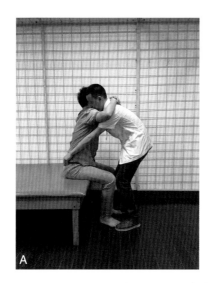
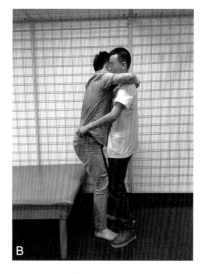

图 11-1-8 截瘫患者辅助坐站训练

手同时用力向下撑起身体，同时臀部向前，将髋关节处于过伸位，保持直立。

（二）偏瘫患者的坐站训练

1. 辅助坐站训练　辅助者用手托住患者的臀部，患者用健侧上肢勾住辅助者的颈部，辅助者用膝顶住并固定患者的患侧膝。辅助者重心后移站起同时将患者的臀部向前上方向托起，辅助者固定住患者的臀部，使其保持伸髋直立（图11-1-9）。

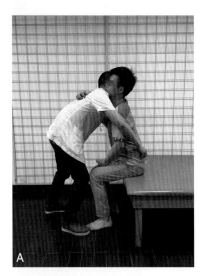

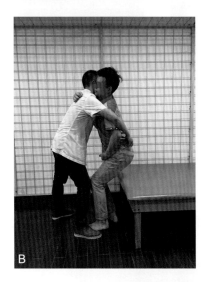

图11-1-9　偏瘫患者辅助坐站训练

2. 独立坐站训练　患者坐位，双脚分开，与肩同宽，双手十指交叉握住，慢慢向前弯腰，身体前倾，将重心前移。至双膝超过脚尖后，将臀部抬离床或座椅，伸髋伸膝，站起（图11-1-10）。

（张　洲）

第二节　移乘训练

移乘训练是指患者在床（或其他坐具）与轮椅间的体位移动转换，这是患者生活自理的关键。患者对移乘动作的掌握程度决定其日常活动的范围和生活自理程度。移乘训练就是针对患者的移乘动作进行训练，包括截瘫患者的移乘训练和偏瘫患者的移乘训练。

一、截瘫患者的移乘训练

截瘫患者的移乘训练包括：前方移乘、侧方移乘、轮椅与地面间的移乘等。

1. 前方移乘　高位损伤或高龄的患者多采用前方移乘。前方移乘时，患者先将轮椅靠近床，刹闸，脱鞋，再将双下肢放在床上，再将轮椅靠近床，用上肢支撑移动的动作将身体移至床上（图11-2-1）。

2. 侧方移乘　先将轮椅靠近床边，将轮椅的侧方挡板收起，再将双腿放在床上，利用双上肢支撑动作将臀部移至床上（图11-2-2）。

3. 轮椅与地面间的移乘　患者臀部移至坐垫前部，伸直双下肢。然后双上肢支撑身体将臀部抬离轮椅，重心前移，再慢慢屈肘，坐到地面上（图11-2-3）。用相反的动作可从地面坐回轮椅。

二、偏瘫患者的移乘训练

将轮椅斜向45°以健侧对着床，刹闸。健侧手支撑站起，再用健侧手扶床，边转身边坐下（图11-2-4）。将轮椅放回床边健侧，用相的反动作可以坐回轮椅。

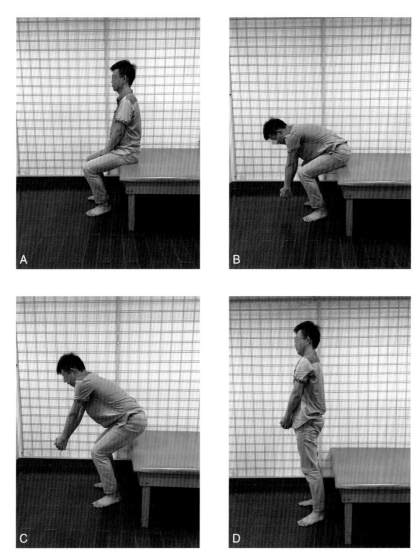

图 11-1-10 偏瘫患者独立坐站训练

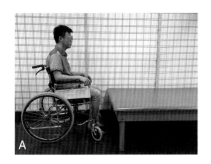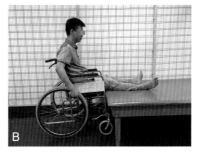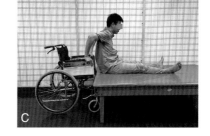

图 11-2-1 截瘫患者前方移乘训练

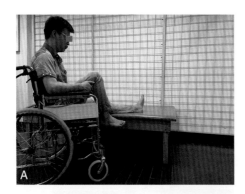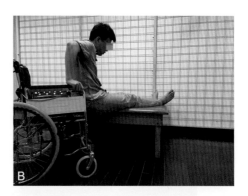

图 11-2-2　截瘫患者侧方移乘训练

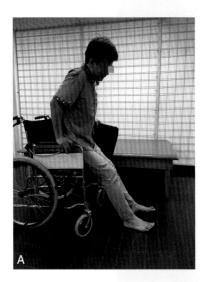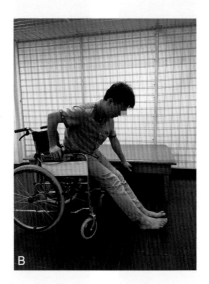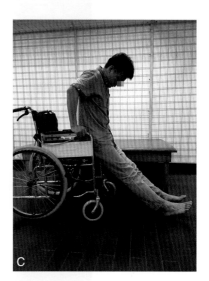

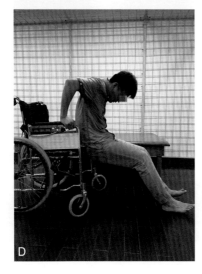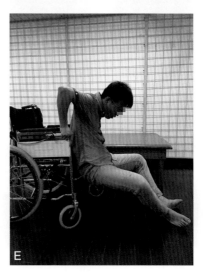

图 11-2-3　截瘫患者轮椅与地面间的移乘训练

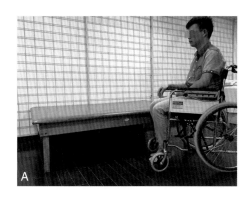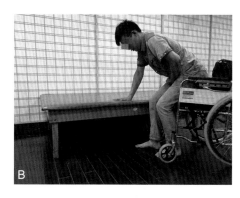

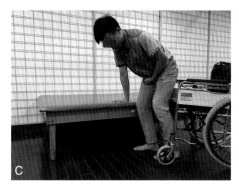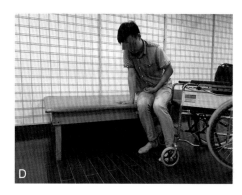

图 11-2-4 偏瘫患者的移乘训练

（张 洲）

第三节 助行器具的使用

助行器具对于患者支撑体重、增强肌力、获得平衡、帮助步行都有非常重要的作用，可以根据患者障碍程度来选用合适的辅助具。常用的助行器具包括：手杖、腋拐、助行器等。

一、手杖的使用

手杖适用于偏瘫及脊髓不完全损伤的患者，一侧上肢、肩部肌力正常，双下肢有一定负重能力的患者。手杖有单角、三角、四角拐等数种。

手杖可用来进行平衡和步行训练。平衡训练时，患者以健手挂拐，双脚分开平均负重，通过将重心在健腿与患腿之间来回转移来训练平衡。步行训练时，可借助手杖进行两点、三点步行训练。

（一）两点步行训练

手杖和患腿同时向前迈一步，再迈健腿（图

11-3-1）。

（二）三点步行训练

1. 手杖—患腿—健腿 患者先迈手杖，再迈患腿，最后迈健腿（图 11-3-2）。

2. 手杖—健腿—患腿 患者先迈手杖，再迈健腿，最后迈患腿（图 11-3-3）。

二、肘拐的使用

肘拐适用于佩戴膝踝足矫形器后的截瘫患者。

（一）基本动作训练

使用肘拐的基本动作训练包括：左右移动重心，前后移动重心，交替侧抬、上抬肘拐，将拐抬起放至身前、身后，上提一侧下肢，一侧下肢向前迈步、向后退步。

（二）行走训练

使用肘拐的行走训练包括：蹭步、摆至步、摆过步、四点步等。

1. 蹭步 将肘拐放至身体前方，前倾躯干，

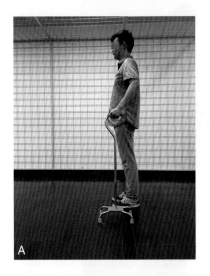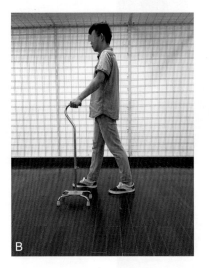

图 11-3-1　两点步

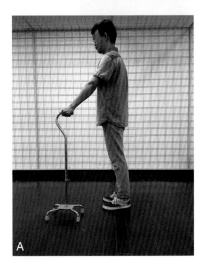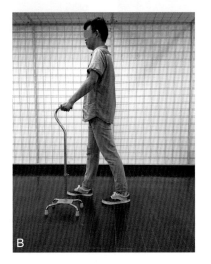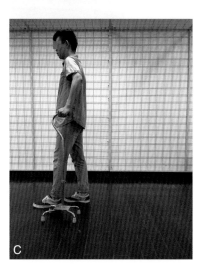

图 11-3-2　三点步（手杖—患腿—健腿）

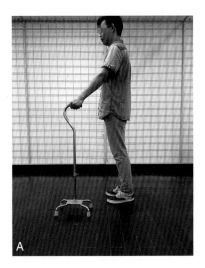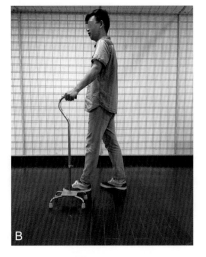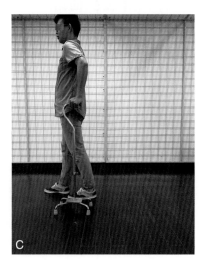

图 11-3-3　三点步（手杖—健腿—患腿）

肘拐支撑体重，将双足同时向前拖动一小步（图11-3-4）。

2. 摆至步　将肘拐放至身体前方，前倾躯干，肘拐支撑体重，将双足同时向前摆至肘拐处（图11-3-5）。

3. 摆过步　将肘拐放至身体前方，前倾躯干，肘拐支撑体重，将双足同时向前摆至超过肘拐处（图11-3-6）。

4. 四点步　一侧拐—对侧下肢—另一侧拐—另一侧下肢（图11-3-7）

三、助行器的使用

助行器与肘拐和手杖相比，具有较高的稳定性，但因在室外使用不方便，多在步行训练初期或室内行走时使用。

（一）迈步行走

将助行器的一侧向前，然后迈对侧下肢，再将助行器的另一侧向前，再迈另一侧下肢。

（二）摆步行走

将助行器抬起，放至身体前方一步左右处，再用双手支撑将身体撑起，将双下肢一起向前

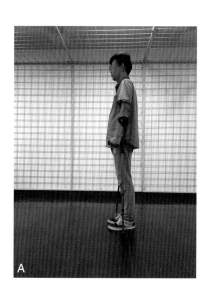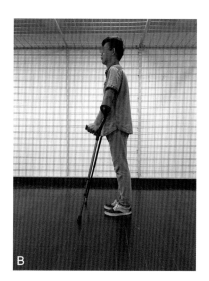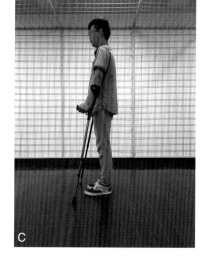

图 11-3-4　蹭步

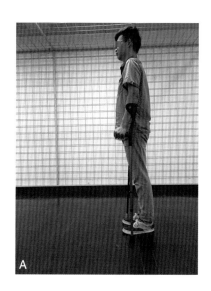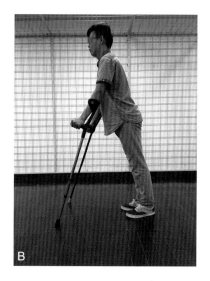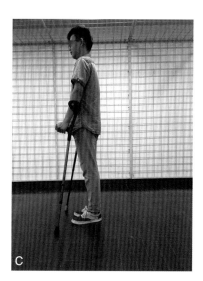

图 11-3-5　摆至步

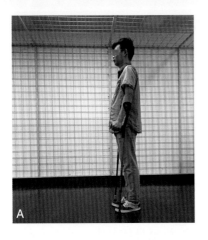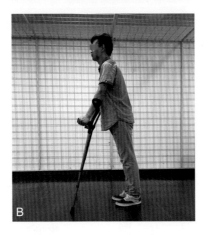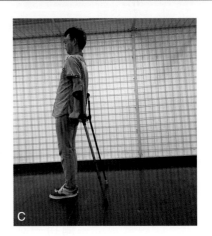

图 11-3-6　摆过步

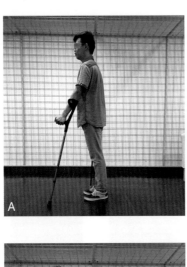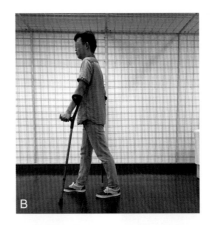

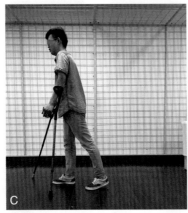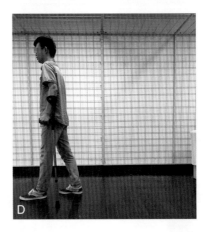

图 11-3-7　四点步

摆出一步，双脚落地站稳。

（三）使用助行器站起

将助行器稳定住，双手紧握扶手，躯干前倾，双上肢用力撑起身体，躯干直立，双足支撑身体站起。

（张　洲）

第十二章　神经发育学疗法

第一节　神经发育学疗法的基本原理

一、概述

神经发育学疗法(neurodevelopment treatment, NDT)是于20世纪40年代开始出现的易化技术,是根据实际的临床经验及理论并经过证明,逐渐形成的以应用神经生理学、神经发育学的基本原理来改善脑损伤后肢体运动功能障碍的一类康复治疗技术与方法,又被称为应用神经生理学的促进技术或易化技术。所谓的促进技术或易化技术是总称,通过利用特定的反射活动、运动模式、皮肤刺激等方式抑制患者的异常运动模式,促进患者建立正常的运动模式,其典型代表为Bobath技术、PNF技术等。

二、神经发育学疗法的基本理论

神经发育学疗法在20世纪50年代前后得到了迅速发展,这类技术的理论基础很大程度上与反射运动控制学说、层次运动控制学说相关。运动控制主要理论学说包括:反射运动控制学说、层次运动控制学说及系统运动控制学说。

1. 反射运动控制学说(reflex model of motor control)　该学说由Charles Sherrington提出,强调反射是一切运动的基础,神经系统通过整合一连串的反射来协调复杂的动作。控制运动的主要因素有:①外周感觉刺激;②反射弧;③反馈控制以修正动作。在应用易化技术时,如多种感觉刺激技术——Rood技术,利用感觉刺激来诱发反射活动,以降低痉挛,或通过快速、轻微地牵拉肌肉增强反射来诱发动作等,Rood技术将该理论作为治疗技术的理论基础。但该学说也存在很多局限性。例如:①不能充分解释当缺少感觉刺激时正常人类仍可预测地产生动作;②不能充分解释在动作执行前,中枢神经可修正即将执行的动作,即前瞻性或预期性的动作修正;也就是说按照此理论的说法有些快速动作一旦执行(如在打篮球时,投球和接球等动作)就没有修正的机会了。

2. 层次运动控制学说(hierarchical control theory)　该学说认为中枢神经系统对于运动的控制呈现阶梯状,分3个层次:①最高层是大脑皮质的联络区域和基底神经节,形成运动总的方向策略,涉及运动的目的以及达到目的所采用的最佳运动方案;②中层是运动皮质和小脑,与运动顺序相关,指平稳、准确达到目的所需肌肉收缩的空间、时间顺序;③最低层是脑干和脊髓,与执行动作相关,包括激活运动神经元和中间神经元,产生目的性动作并对姿势进行必要的调整。层次运动控制学说是神经生理疗法的治疗基础,典型代表有Bobath技术和Brunnstrom技术。但该学说有它的局限性:在正常情况下,并非所有反射都受高级中枢控制;动作的发展并非完全按照固定的顺序发生。

157

3. **系统运动控制学说（systems theory of motor control）** 该学说由 Bernsten 提出，其主要观点是：动作控制要以达成动作功能为目标；确认身体其他系统对动作控制的影响；动作控制需要考虑外在环境因素的影响；动作本身也遵循力学定律，并相互影响。在临床实践中，系统运动控制学说强调的是训练应以功能性为目的。例如，步行训练应在步态分析后进行。根据步态分析的结果，有针对性地在步行训练中解决患者存在的相关问题，而不是从发育或其他低级动作开始。

系统运动控制学说在评价等方面较前两种理论更全面、更系统，也能考虑多方面的因素。但其定义模糊，涉及范围过大，不容易明确患者动作控制的主要问题。随着现代神经康复医学的发展，在系统理论指导下所进行的康复治疗与评价越来越受到重视，因为它不仅考虑单个系统，而且考虑各个系统的相互作用。

三、神经发育学疗法的脑可塑性机制

脑可塑性（plasticity）是神经的修饰能力，这种修饰能力是短期功能改变和长期结构改变的连续统一体。通过对大脑的组织结构和恢复机制研究发现，神经元负责大脑信息的处理和加工，突触多样化的整合方式，使脑功能活动具有多样性。脑功能区的网络形成的物质基础是突触，突触具有强大的可增长性。神经元虽然不能再生，但突触可以再生，病灶周围突触的长时程增强，存活的神经元纤维组织发芽，在脑卒中后数周内形成新的突触，这些突触进行互相连接的活动，神经细胞之间建立起各种联系，促使神经系统成为功能活动系统。脑功能的恢复与神经元之间建立起来的网络复杂性密切相关。

1. **脑损伤后功能自发恢复** 在脑损伤后的前几周，大多数患者会出现一定程度的功能自发恢复。当然，恢复的程度及速度因人而异。一般认为，损伤后的自发恢复发生在发病后的前 3 个月，3 个月后智力的自发恢复多于运动功能的恢复，脑损伤较轻的患者比脑损伤严重的患者恢复得快；同一患者不同的神经功能存在不同形式的自发恢复。由于不同的神经功能区恢复的速度与程度存在差异，有关脑损伤后急性期神经功能重建的临床研究，可能需要进行针对某一特定神经功能区的行为学方法进行评价，而非整体的功能评估。

2. **结构和功能的可塑性变化** 脑的结构可塑性包括轴突发芽、神经细胞生成、突触数量增多、突触结构参数变化等。轴突发芽的形式有两种，一种是当神经元的轴突损伤时，受损轴突的残端向靶组织或神经元延伸，另一种是受损区域邻近的正常神经元轴突侧支发芽，形成新的功能性突触。脑的功能可塑性主要表现为脑功能区的重组、潜伏神经通路的启用、神经联系效率增强等，而其中比较重要的是突触传递的可塑性，突触的反复活动引起突触传递效率的增加或降低，主要表现形式是长时程增强和长时程抑制。

3. **脑损伤后的功能重组** 当大脑部分损伤后，它所支配的功能可由其他完好的、与损伤功能区无关的系统来代替。大脑存在双侧支配，起自皮质脊髓束，通过内囊后肢到达锥体，在延髓下段大部分交叉后形成脊髓的皮质脊髓束，支配对侧上下肢、躯干的运动，小部分不交叉在前索内成为皮质脊髓前束继续下行，参与支配同侧的肩胛带、上肢、手和躯干肌的运动。

4. **学习和记忆环境对脑可塑性的影响** 人们通过学习可以获得外界知识，能够通过经验做出反应而改变行为，记忆则是将获得的知识储存并读出的神经过程。脑损伤后，丰富的环境刺激能够增加大脑皮质的传入信息，激活大脑皮质感觉区，从而触发了记忆系统的活动，环境刺激的输入有助于受损后脑组织可塑成形，改善患者的功能障碍，提高其日常生活活动能力。

四、神经发育学疗法的共同特点

在神经发育学疗法的各项技术中，每个技术的基本原理都是建立在神经发育学及神经生理学的基础之上的，有着共同的特点，主要包括以下几个方面。

1. 治疗原则　以神经系统作为治疗的重点对象，将神经发育学、神经生理学的基本原理和法则应用到脑损伤后运动障碍的康复治疗中。

2. 治疗目的　把治疗与功能活动特别是日常生活活动结合起来，在治疗环境中学习动作，在实际环境中使用已经掌握的动作并进一步发展技巧性动作。

3. 治疗顺序　按照头–尾，近端–远端的顺序治疗，将治疗变成学习和控制动作的过程。在治疗中强调先做等长练习（如保持静态姿势），后做等张练习（如在某一姿势上做运动）；先练习离心性控制（如有控制的主缩肌的离心收缩），再练习向心性控制（如有控制的主缩肌的向心收缩）；先掌握对称性的运动模式，后掌握不对称性的运动模式。

4. 治疗方法　应用多种感觉刺激，包括躯体、语言、视觉等，并认为重复强化训练对动作的掌握、运动控制及协调具有十分重要的作用。

5. 工作方式　强调早期治疗、综合治疗以及各相关专业的全力配合如物理治疗、作业治疗、言语治疗、心理治疗以及社会工作者等的积极配合；重视患者及其家属的主动参与，这是治疗成功与否的关键因素。

五、神经发育学疗法的不同特点

神经发育学疗法的各个技术虽然有很多共同特点，但在治疗观念及基本技术上还存在着分歧和差异，主要包括以下几个方面。

（一）对运动控制障碍的治疗观点的差异

1. Bobath 技术　主张早期抑制不正常的姿势、病理反射或异常运动，再利用正常的自发性姿势反射和平衡反应来调节异常的肌张力，尽可能诱发正常运动，达到提高患者日常生活活动能力的目的。反对使用不正常的反射（如联合反应等）及阻力（产生扩散效应）来诱发动作。随着时代的发展，现代 Bobath 技术发生了很大的更新及发展，用"中枢性姿势控制系统"取代了"反射"这一用语。治疗中不仅考虑运动方面的问题，同时强调感觉、知觉及环境对动作的影响，把运动控制障碍的治疗作为一种管理方案（24h 管理）来实施。

2. 本体感觉神经肌肉促进（proprioceptive neuromuscular facilitation，PNF）技术　PNF 技术主张通过对本体感受器的刺激，达到促进相关神经肌肉反应，以增强相应肌肉的收缩能力的目的。同时通过调整感觉神经的异常兴奋性，以改变肌肉的张力，使之以正常的运动方式进行活动的一种康复训练方法，治疗的首选目标是募集更多的运动单位参与，提高身体各关节的活动性，加强训练主动肌与拮抗肌的平衡功能。

（二）对运动控制障碍的基本技术不同

1. Bobath 技术　治疗师通过对患者身体关键点的手法操作，或通过反射性抑制、姿势反射及平衡反应，刺激固有感受器和体表感受器等，达到控制运动障碍，促进功能性活动的目的。现代 Bobath 技术发展为：影响张力性姿势（tonic influenced posture, TIP）、诱导姿势模式及活动性负重、改善核心稳定及任务解决型方法等治疗技术。

2. PNF 技术　以发育和神经生理学原理为理论基础，强调整体运动而不是单一肌肉的活动，其特征是躯干和肢体的螺旋和对角线助力运动、主动运动和抗阻力运动，类似于日常生活中的功能活动，并主张通过语言和视觉刺激以及一些特殊的治疗技术来引导运动模式，促进神经肌肉反应。

（张艳明）

第二节 Bobath 疗法

一、概述

Bobath 疗法是用于中枢神经系统疾病患者的康复治疗技术，可被应用于成人及儿童。它最初源于 Berta Bobath 与 Karel Bobath 的临床经验以及当时的运动控制理论模型。这种整体性治疗技术历经了 50 多年的发展，今天已经以新的"运动控制和运动学习"理论模型为指导。它的理论框架将随着运动科学知识的更新而不断丰富、发展。2005 年国际 Bobath 指导者协会（International Bobath Instructor Training Association，IBITA）进一步将定义简化为"针对中枢神经系统损伤引起的功能、运动和姿势控制障碍的患者，进行逐案评价与治疗的一种解决问题的方法"。治疗中通过治疗师与患者之间的沟通互动，以促进身体功能得到进一步改善。英国 Bobath 讲师协会还进一步对 Bobath 理论做了如下说明："Bobath 理论以运动控制为核心，为临床实践提供了理论框架。为了再建患者的身体图式（body schema），通过治疗师给予各种向心性输入，促使患者完成更有效的、更具功能性的运动再学习。为此需要治疗对象与治疗师之间构筑一种良好的互动关系"（图 12-2-1）。综上可见，形成目前这种 Bobath 理论，经历了很长的历史变迁。

20 世纪 40 年代，Berta Bobath 对人体运动与姿势控制相关理论展开研究。由于当时的医学知识不能科学说明过紧张症状的机制，Karel Bobath 博士对于 Berta Bobath 提出的"过紧张"的医学解释非常困惑。后来，他们将

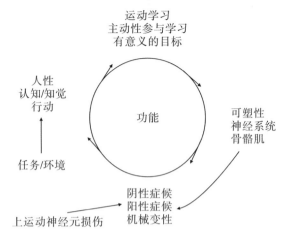

图 12-2-1 运动控制的系统疗法

Sherington 等人有关紧张性姿势反射活动的见解用于解释人体（患者）现象。

Karel Bobath 认为："'过紧张'在神经生理学里被定义为'兴奋'，若不想与催眠疗法或自主神经放松疗法混为一谈，而强调这是一种全新观念的话，最好使用它的反义词'抑制'"。因此，反射抑制姿势（reflex inhibiting posture，RIP）诞生了。在论证过程中，他们提出新的假设，"若减弱中枢神经系统疾病患者的过紧张症状，会发现患者拥有巨大的潜力"。

1970 年起 Berta Bobath 提倡在不束缚整体姿势、治疗局部异常的同时，进行关键点控制，以促进患者的自发性（主动）运动。

1985 年，Berta Bobath 从重视患者个人能力的观点出发，提出治疗师应从观察患者的能力开始，边治疗边找出患者的各种障碍及诱因。通过观察患者的姿势模式与运动模式，来确认其躯干控制能力、头部控制能力、四肢的支持性、动态平衡能力等。

Karel Bobath 曾把中枢神经系统功能称为"正常姿势反射系统"，但在 1990 年之后它被更改为"中枢性姿势控制系统（central postural control mechanism，CPCM）"，取消了"反射"这一用语。

1990 年后，Bobath 理论在英国成人神经康复领域得到普及。科学分析了 Jennifer

Bryce 等人在临床治疗上的成就，将其与 Berta Bobath 时代异同之处进行归纳（图 12-2-2），将以往的"RIP""RIPs"替换为"肌张力调整模式"，并强调不能只重视患者神经学方面的改善，非神经学方面的症状改善也很重要。

1994 年 Jennifer Bryce 所著的《姿势控制与运动控制的统合》一书出版，书中解释了姿势控制与运动控制的关系、解释了 Bobath 技术发展的变迁过程（图 12-2-3，表 12-2-1），并与最新的上运动神经元控制机制成果相结合，阐述了大脑与运动的复杂关系。

二、新 Bobath 概念

1991 年 Bobath 技术的创始人 Bobath 夫妇辞世，然而 Bobath 技术的发展并未因此而停止，相反由于讲习班的多年举办，很多医生和治疗师都以当时自己学习到的知识为基础，吸收最新的神经生理学、脑科学、神经系统理论、运动学理论，不断丰富和发展这一技术和理念，并付诸临床治疗与实践，从而逐渐形成了现代的"Bobath 技术"。

1995 年 IBITA 为 Bobath 概念做出了最新的定义：Bobath 概念是针对有中枢神经系统损伤导致姿势张力、运动功能障碍者进行评定与

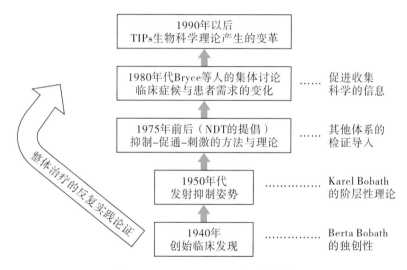

图 12-2-2 Bobath 理论的进化史

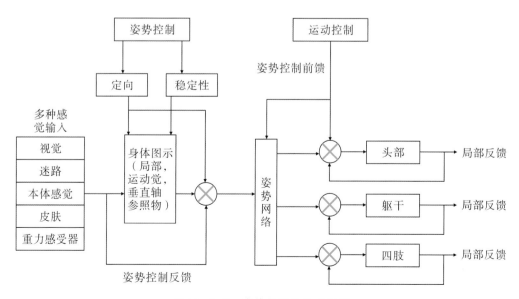

图 12-2-3 姿势控制与运动控制

表 12-2-1　Bobath 技术发展的变迁

异常姿势肌张力	手法名称	使用目的	总结
1960 年代紧张性姿势反射的释放	反射抑制姿势（RIP）	抑制原始反射中的紧张性姿势反射	静态非运动手法痉挛强直模式的逆转模式
紧张性姿势反射的释放	反射抑制姿势（RIP）	抑制原始反射中的紧张性姿势反射	继 RIP 之后遵循发育学顺序进行训练
1970 年异常姿势反射活动	反射抑制模式（RIPs）	抑制、促通、刺激同时进行	促进自动的姿势反应
1990 年以后神经活动与人体结构的异常	肌张力调整模式（TIPs）	抑制、促通、刺激与人体结构变化	姿势控制、课题完成这两个要点的提出与应用

治疗的系统性方法。治疗目标是通过促通改变姿势控制和选择性运动，从而最大限度地引出运动功能。这一概念的提出标志着 Bobath 技术的诞生。

2008 年为纪念伦敦 Bobath 中心开创 50 周年，IBITA 举行了几场专题讲演。Margret Mayston 使用图例演示了 Bobath 的过去、现在和未来（图 12-2-4），并将 Bobath 理论的核心总结为以下 5 点：① Bobath 疗法主要作为中枢神经系统功能障碍所导致的脑瘫和脑卒中患者的治疗方法；②修正不规则的协调运动模式，控制不必要的动作与运动，但是决不能因此而剥夺患者参与个人日常生活的权利；③促通日常生活活动所需的正常且适宜的肌肉活动，减少异常的不规律状态所导致的影响；控制痉挛产生的过度肌紧张，配合治疗师积极地参与治疗；④治疗不仅需要考虑运动方面的问题，也要考虑患者的感觉、知觉及环境适应程度，需要多角度、多方位的治疗；⑤治疗也是一种管理，所有的治疗都应有助于日常生活

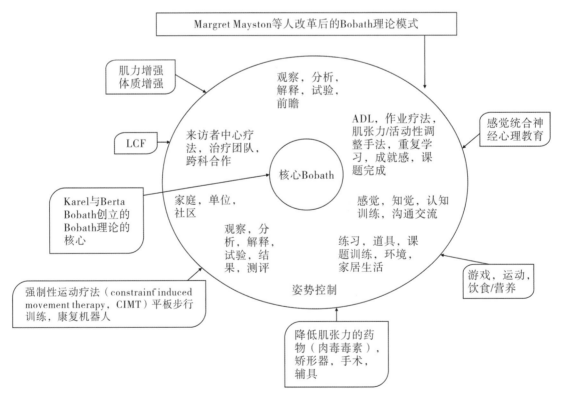

图 12-2-4　最新的 Bobath 理论与未来的发展

（24h 管理）。以上 5 项原则作为整体性治疗方针，一直被应用于实践当中。

新 Bobath 理论重视前馈与反馈的理解与应用：前馈是为了运动而先将效应器官准备到姿势运动的状态，如对上肢做够取动作之前对要够取的物体的重量、大小、质地先行判断，从而对够取姿势进行先行性准备；反馈是对运动过程中的感觉信息的判断，之后对运动的姿势进行改变，从而更好地完成运动，如对上肢触摸到够取物体后的姿势及运动的调整。可见若无感觉输入这一向心性信息的获取，则运动不能得到及时调整。也就是说在运动前大脑不断地进行思维、策划形成前馈，运动后得到向心性信息形成反馈再返回大脑，可见运动是一个不断修正的过程，在这一过程中应用新 Bobath 技术可以使大脑的可塑性得到改善。因而前馈、姿势控制、运动控制、反馈，形成正确的运动循环，此循环过程就是大脑对事物整体的策划战略，神经系统不断修缮来支配肌肉收缩，让患者的肌肉收缩更接近于正常，从而获得运动能力。

新 Bobath 技术，对偏瘫患者的认知障碍有一定的改善作用，从而调动整个身体的功能去适应环境。

新 Bobath 技术的评定也有着自身的特点，并不是简单的评价—治疗—评价，而是评价—治疗 + 评价—评价，也就是说评价是治疗的一部分，或者说时时刻刻治疗的同时伴随着时时刻刻的评价，患者与治疗师结为一体，其个体化评定内容与主要问题的分析均因人而异。

新 Bobath 的评定十分注意个人与环境及课题之间的相互关系，因家庭、地区及社会福利系统的不同也有不同的特点。评定与治疗时会将障碍问题点按 ICF 进行层次化分析。在这个基础上完成各运动课题的治疗。

可见新 Bobath 技术随着时代的发展已经有

了更为丰富的内涵。国际 Bobath 协会的指导教师及治疗师在临床实践中还在不断丰富着这一技术，目前世界上已有 25 个国家与地区的约 270 名指导教师及几百名治疗师从事此项事业。

三、Bobath 的评价理念

我们知道人类的运动，是从个体、课题，环境 3 个要素中产生的，同时也受这 3 个因素制约（图 12-2-5）。

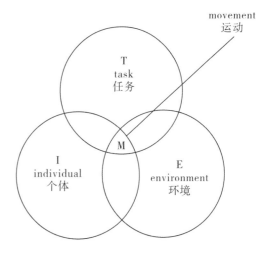

图 12-2-5　人类运动的构成要素

Bobath 的评价是以 Bobath 的理念对患者的表现做出的临床推理。通过患者的主诉及症状对病情进行推测，做出初步判断，并选择适宜的检查评估方法，最终确定最适宜的治疗方法的一系列的思考过程。这个过程，一方面需要治疗者的敏感性，同时需要基于临床经验及知识为基础的辩证性思考与鉴别能力，并在评价性治疗中循环反复验证自己的最新推理（图 12-2-6）。因此说 Bobath 的评价与治疗是不能完全割裂的，即评价中有治疗，治疗的每时每刻都存在评价。

四、Bobath 疗法的临床应用

（一）仰卧位骨盆的选择性运动（图 12-2-7）

1. 关键操作点　腹横肌下部、腘绳肌近端。

2. 目的　人类的一切运动都是以姿势控制

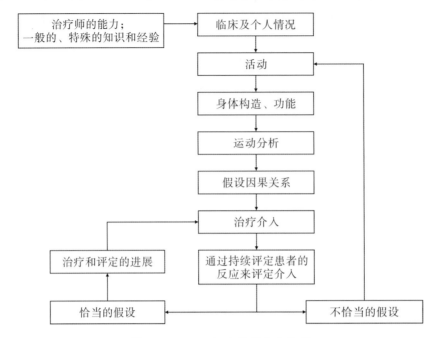

图 12-2-6　Bobath 的评价关系图

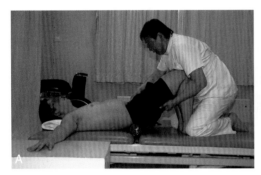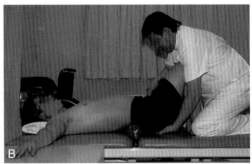

图 12-2-7　仰卧位骨盆的选择性运动

A. 仰卧位骨盆从后倾位到中立位；B. 仰卧位骨盆从中立位到后倾位

为基础的，而核心控制则是姿势控制的前提，可以说核心控制是"人类运动开始的地方"。患者偏瘫后双侧核心一般均存在问题，核心控制乃至姿势控制受到影响，骨盆是人的位置中心、质量中心，也是核心所在，此课题通过对骨盆的选择性运动的手法治疗，使包括腹肌、盆底肌、多裂肌等核心肌群得到促通，从而改善核心肌群的稳定性和控制能力。

（二）坐位姿势的调整（图 12-2-8）

目的：良好的支持基底（base of support，BOS）、躯干的抗重力伸展能力、姿势的对称性是人类获得良好姿势控制的基础，而这正是偏瘫患者最容易缺失的。利用一些小的道具使

患者的重心重新回到双侧坐骨结节之间，为躯干的抗重力伸展提供良好 BOS，使姿势的对称性得到改善。

（三）坐位躯干的抗重力伸展（图 12-2-9）

目的：没有良好的抗重力伸展就不可能出现良好的姿势定向与控制，由于躯干由双侧的上运动神经元支配，偏瘫患者双侧的躯干均会出现抗重力伸展不利的现象。治疗师于患者身体后侧对其多裂肌、竖脊肌等肌肉进行感觉输入，使躯干出现自动的抗重力伸展变化。

（四）坐位肩胛带的设置（图 12-2-10）

目的：肩胛骨的稳定与运动是上肢手运动的基础，是肩肱节律的前提，偏瘫患者肩胛骨的稳

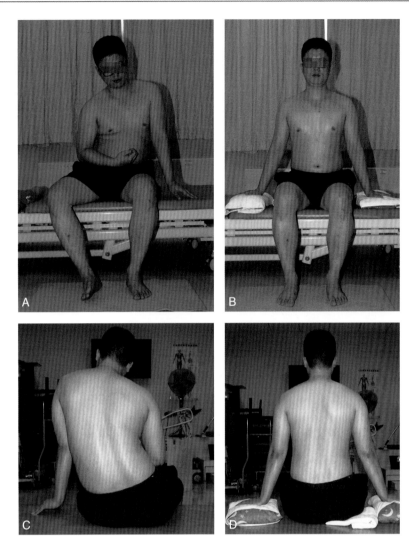

图 12-2-8　坐位姿势的调整

A、C：调整前；B、D：调整后

定性与运动的恢复，再配合上肢手的治疗可减少肩关节半脱位的概率或对半脱位进行复位治疗。

（五）立位重心的控制及骨盆的选择性运动（图 12-2-11）

目的：骨盆前、后倾的选择性运动是下肢步行等运动的基础，偏瘫患者骨盆运动的促通训练及下肢抗重力伸展肌的离心性运动是立位姿势控制、重心转移、步行等运动的前提。

（六）立位患侧下肢后方负重训练（图 12-2-12）

目的：对于偏瘫患者的步行而言，患侧下肢在后方的负重是极为重要的，也是难点所在。而小腿三头肌的离心性收缩、足部趾屈与背屈的正确力线的恢复及足跟着地感觉的确认是关键，可以提高负重的稳定性，为下一步足部蹬离地面做好关节及肌肉的准备。

（七）后方借助功能步行（图 12-2-13）

目的：偏瘫患者的步行训练是一个复杂的诱导训练过程，治疗师在后方对患者的躯干进行姿势控制与诱导，使患者的躯干与骨盆出现良好的轴向反向运动，在此基础上诱导其改善步行姿态，调整步行速度。

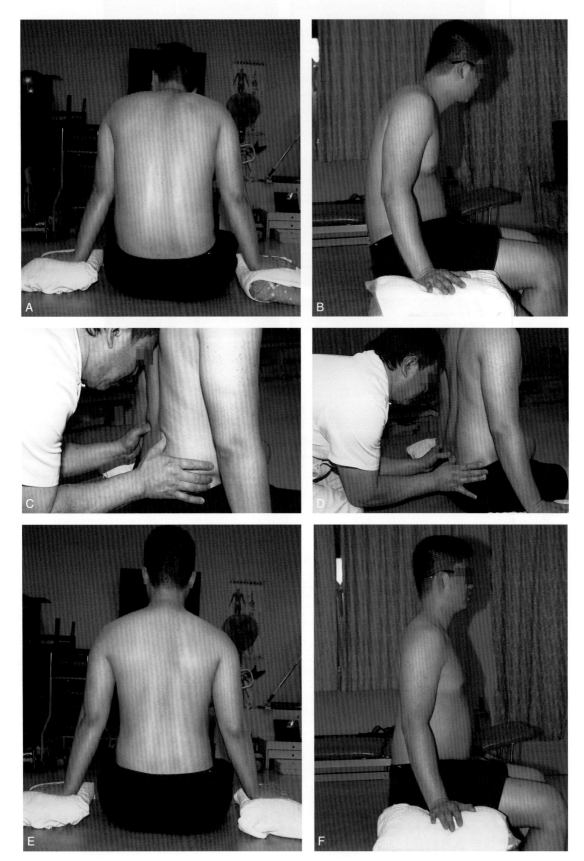

图 12-2-9　坐位躯干的抗重力伸展

A、B：抗重力伸展调整前；C、D：抗重力伸展的调整；E、F：抗重力伸展调整后

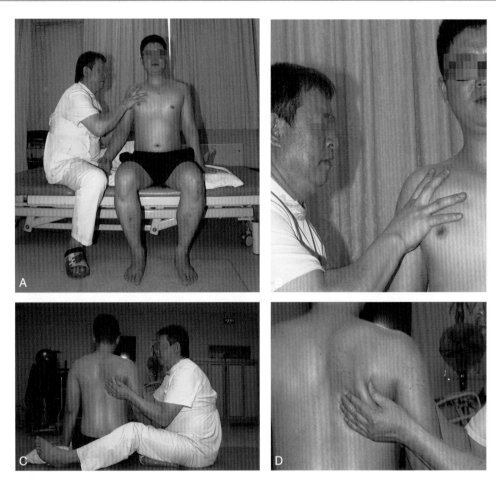

图 12-2-10　坐位肩胛带的设置

A、B：肩肱关节的外旋与肩胛带的外展；C、D：肩肱关节的内旋与肩胛带的内收

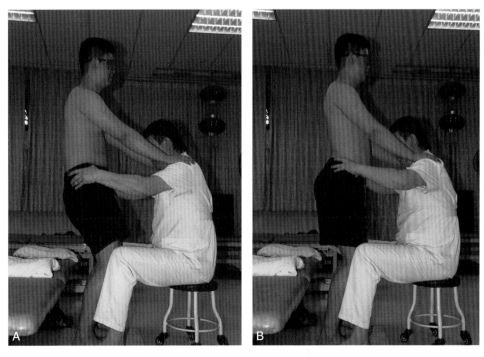

图 12-2-11　立位重心的控制及骨盆的选择性运动

A：重心下移，骨盆的后倾运动；B：重心下移，骨盆的前倾运动

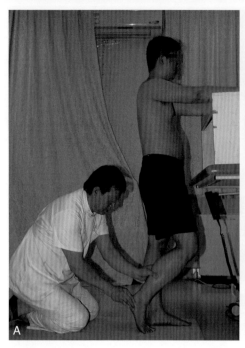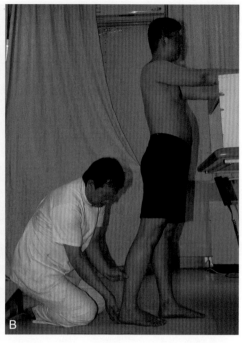

图 12-2-12　立位患侧下肢后方负重训练

A：患侧下肢先向后一步，小腿三头肌的促通与踝关节的跖屈；B：小腿三头肌的离心收缩，踝关节的背屈，足跟着地负重的确认

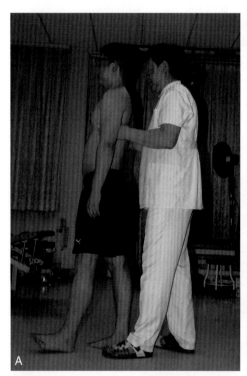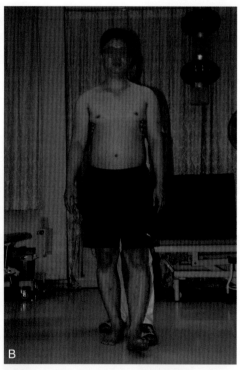

图 12-2-13　后方借助功能步行

A：后方借助下的步行（侧面观）；B：后方借助下的步行（正面观）

（刘惠林）

第三节　PNF 技术

一、概述

（一）概念

1. 定义　本体感觉神经肌肉促进（proprioceptive neuromuscular facilitation，PNF）技术由 Herman Kabat 博士首创，是现代康复治疗技术中经典的方法之一，贯穿于运动训练的各个环节。PNF 技术是在全面评估患者功能的基础上，使用多种感觉刺激，动态调整患者的肌肉关节运动，促进分离，实现随意运动的手法操作技术。其中：P（proprioceptive）即本体感觉：是指人体将接收的各种刺激，通过反馈，动态调整并确定肌肉关节的位置变化。N（neuromuscular）即神经肌肉：是指各种刺激所引起的肌肉关节特定的任务或活动。其关心的是根据不同情形做出必要的"动作"或"反应"。这个任务是特定的，并受不同的环境条件的影响。F（facilitation）即促进：是指针对患者功能运动目标的特殊需求而制订的特定运动策略，并有效完成任务的过程。

2. 特点　强调多关节、多轴位、多肌群参与的、对角螺旋形组合性的运动模式，并可以根据患者的病情，分别采用被动运动—助力运动—主动运动—抗阻运动—主动控制的功能运动的策略来完成训练，达到训练的目标。

3. 发展史　PNF 技术在 20 世纪 40 年代由 Herman Kabat（1940s）博士创立，他将科学引入治疗，将 Sister Kenney（澳大利亚护士）的手法技术与 Sherrington 的即时诱导、交互抑制相结合，发明了一套治疗方法。1946 年，PNF 技术在华盛顿 Kabat-Kaiser 神经肌肉康复研究所诞生，并由 Margaret Knott 将其发扬光大。1948 年，他们到达加利福尼亚瓦莱诺，然后发明了多种 PNF 模式，待其完善后，1951 年在瓦莱诺举办了第一届 PNF 课程班。第二年，

Dorothy Voss 加入他们的团队，并与 Maggie Knott 一起在美国及国外进行 PNF 技术的课程培训。1956 年 Maggie Knott 和 Dorothy Voss 出版了关于 PNF 技术的第一本书。国际 PNF 导师团成立于 1985 年。1990 年，国际 PNF 协会（International Propriceptive Neuromuscular Facilitation Association，IPNFA）成立。IPNFA 的目标是：传播和发展 PNF 技术的理念，维持 PNF 技术课程和导师的质量，促使 PNF 技术成为 PT 学校课程的一部分，国际统一，培训 PNF 技术的导师，促进 PNF 技术的科学研究，组织 PNF 技术的学术研讨会。

（二）哲理

哲理是指导人类行为的一种信念、价值、理论、态度或者个人的观点。PNF 的哲理是我们评估和治疗的基础。它既影响着治疗师，也影响着患者。PNF 哲理包括 5 大主要部分：积极的方式、功能性的方式、动员剩余潜能、全人以及整合运动控制和运动学习的循证与实践。

1. 积极的方式　每个人都有潜力，积极的评估与治疗，以患者可以完成的活动开始，做患者能成功的（并给予积极反馈）运动，间接治疗，无痛。

2. 功能性的方式　在身体功能、结构和活动几个层次进行治疗，使用 ICF 分类，以功能和活动为导向进行评估和治疗，优化患者功能水平。

3. 动员剩余潜能　患者主动参与，密集的强化训练，重复和适应（改变体位、活动和环境），提供支持性的训练项目（比如家庭方案、家人介入等）。

4. 全人　在评估和治疗方面（直接和间接的）将人看成一个整体，注重环境和人的因素（物理的、智力的和情绪的）。

5. 整合运动控制和运动学习的循证与实践　依据循证学习并获得永久的功能性活动的

能力。

（1）运动控制的4个阶段：①活动：活动是指维持某一身体位置完成某一特定目标的能力。影响因素包括：关节ROM、肌力、协调、本体感觉、认知能力、疼痛。②稳定：稳定是指在完成特定功能任务时维持某一身体位置的能力。要获得满意的稳定能力，需要主动肌和拮抗肌活动；远端肢体完成功能性活动时，需要姿势控制，通常需要离心控制。③在稳定的基础上进行活动：是指当身体其他部分运动时，稳定身体某一部分的能力。比如，功能性肩胛胸壁关节和盂肱关节，若前者不稳定，那么后者就无法平滑地运动。④技能：是指以合适的速度正确地完成操作性任务的能力。可以在正常情景中训练后获得（自动地）。

（2）运动学习的时期：①认知期：个体对运动的感知对于重获皮层代表区是十分重要的；学习需要认知的参与才能起作用；每一步都需要被感知并能够被描述，强调使用身体各部分时的时序；学习是在有认知的情况下发生的，单一任务也需要大量的注意力。②关联期：在这个时期，通过反复的尝试和不断纠正错误，选择完成特定功能目标的最佳策略。患者必须被允许犯错，或者观察其他人犯同样的错误，治疗师必须给予患者诚实的且具有建构性的反馈和分析，判断出哪一策略最佳，和患者一起采用最好的策略去获得运动目标，并及时运用到日常活动中被强化。③自动化期：治疗师必须构建相关的情形，使患者可以将精力分散到不同任务中，并且变换任务以满足真实生活的需要。在现实情形中，能同时进行多项任务十分重要，比如一边走路一边跟朋友说话。在这个阶段，可能将注意力转移到其他不同的任务中，如集中注意力于视觉线索或讲话上，个体不必集中精力于每一步上。如果一个患者不能同时进行多重任务，即使给

他任务，他也可能跌到，这将导致进一步的问题。

（三）原理

1. 后续效应　后续效应是指当刺激停止以后，刺激作用持续存在一定的时间。如刺激的强度和时程增加，延续作用也增加。

2. 时间总和　时间总和是指在一定时间内连续数次的弱刺激（阈下刺激）组合（总和）形成一次动作电位引起肌肉出现反应。

3. 空间总和　同时对身体的不同部位和区域施以弱的刺激，通过相互加强（总和），引起某一特定的兴奋反应，即通过时间和空间的总和，可以组合获得更大的活动。

4. 扩散　产生于刺激的数量或强度增加时，是一种反应的传播和强度的增加，所以，该反应既可以是兴奋性的，也可以是抑制性的。

5. 连续诱导　连续诱导是指主动肌兴奋性的增加发生于拮抗肌的刺激（收缩）之后，反转技术正是应用了这一特点。

6. 交互抑制　主动肌兴奋收缩的同时，伴随着对拮抗肌的抑制，放松技术正是应用了这一原理。

二、基本原则与程序

PNF的基本原则是PNF技术的基础，采用促进的原则，利用刺激中枢神经系统带有特定目标的工具，通过肌群的易化、抑制、增强和放松，去帮助患者获得有效的运动功能。程序就是一系列的步骤，或者完成某一任务要采取的一系列好的方法。PNF的基本原则和程序主要是为治疗师提供了帮助患者获得有效运动功能的工具。

易化神经系统的工具即特定刺激，主要是指针对感受器系统的，包括针对接受外界刺激的感受器和接受本体刺激的感受器进行的特定刺激。

（一）外界感觉刺激

1. 皮肤触觉　来自皮肤的感觉信息包括触觉（表浅的压觉和振动）、疼痛和温度觉。PNF 强调徒手接触（蚓状肌手抓握），环境接触。尽管所有的皮肤感受器都没有本体感受器，但来自皮肤的感受器可以对我们感受关节位置和运动有所帮助，他们对皮肤上的牵拉或增加的压力有反应。

2. 听觉　听觉信息首先由柯蒂氏器官（内耳内的器官，含有听觉感受细胞）收集，由蜗神经核处理。听觉信息从蜗神经核传递到三个结构内：网状结构负责激活整个 CNS 对声音的反应；下丘通过上丘监测声音的来源，诱发眼部运动，并将面部转向声音来源；内侧膝状体听觉信息传导初级听觉皮层时，作为丘脑延迟的部位，以便能够进行精细听觉。听觉信息可用来增加整个 CNS 的激活水平，将头和眼定位到声音来源处，提供声音的精细感知和识别，通过精细听觉（由初级听觉皮质处理的听觉信息），患者可以从认知上理解为什么、怎么样及如何来完成活动。PNF 中的三种指令：准备、活动、校正 / 反馈。

3. 视觉　视觉系统可以提供我们身体以下几个方面的功能：视野，识别、定位物体；眼球的运动控制；在姿势和肢体运动控制中使用的信息；视觉信息从视网膜到视觉皮质的路径。PNF 强调对患者身体的视觉参照，对环境的视觉参照，患者 - 治疗师的眼睛接触等。

（二）本体感觉刺激

本体感觉刺激，主要由肌梭和高尔基腱器官感知，传入到中枢神经系统，可以促进、抑制主动肌或拮抗肌，调整和监控肌肉的长度和位置的变化。

1. 阻力　在正常发育过程中，身体通过维持和改变姿势、玩玩具、拿起和放下小玩具，然后慢慢转换成拿更重的玩具来发展自己的力量；在治疗中，患者也需要通过抵抗阻力或重力重新发展他们的肌肉力量。

阻力可以促进肌肉收缩的能力；需要增加时，募集的运动单位会更多；通过抵抗阻力，患者可以更容易地感知运动和运动的方向；通过扩散和重复性抗阻训练增加肌力和耐力；增加运动控制和运动协调性。

PNF 强调使用阻力最优化（徒手、环境等），考虑肌肉收缩的类型如动态（向心、离心）和静态（等长）以及从三维方向施加阻力。

2. 牵引和挤压　牵引和挤压的信息是通过关节囊和韧带内的机械感受器感知的，都属于关节刺激，都可以用来帮助患者的运动，都可以根据期望的活动来选择使用。

牵引即躯干或肢体的延长，通常使用手法将关节面分离。常用长轴牵引即关节感受器的延长。

挤压是指躯干或者肢体沿着长轴的压缩。重力是对我们身体的一种持续的挤压刺激，对身体额外的长轴挤压力可以引出额外的肌肉活动，进行姿势反应（控制），可以促进抗重力和承重时的肌肉收缩，可以通过挤压增加本体感觉输入改善患者的位置觉，可以刺激关节内和周围的感受器，促进肌肉的协同收缩，维持关节稳定，并可协同抵抗部分不随意运动。

常用的挤压技术有三种类型。

（1）快速挤压：快速挤压是对本体感受器的一种简短的刺激，可以诱发牵张反射，如果施加在躯干或者负重的肢体会获得更好的姿势控制和更好的稳定性。

（2）慢速挤压：根据患者的耐受程度，缓慢增加施加在躯干或肢体长轴的力。

可以促进姿势反应和肌肉的协同收缩，如果在负重的肢体或躯干上施力时，可以使肌张力正常化。

（3）维持挤压：在快速或慢速挤压后，

挤压力维持不变。

注意：在进行快速挤压时，需要快速的适应性的肌肉活动。若缺乏关节稳定性、典型的肌肉无力、痉挛或疼痛时，快速挤压属于禁忌，否则会对患者造成伤害。

3. 牵张　牵张刺激即肌肉被拉长，可以促进其为收缩做准备，包括运动起始位牵张：可以对整条肌肉链拉长，包括运动的所有成分；运动中反复牵张：可以在收缩的肌肉上多次重复施加牵张，以募集更多的运动单位参与运动，使收缩更强。

（三）程序

1. 体位和身体力学　包括治疗师和患者的身体姿势和运动轨迹。好的治疗师体位和身体力学是引出期望的患者运动很重要的一点，治疗师应尽量靠近患者，并与患者一起运动，治疗师应该在对角线运动模式的交叉处，对治疗师来说要指导并且使患者运动，更加有效的是合理使用自身作为阻力以促通易化。好的患者体位应根据目标选择，满足安全、无痛的原则，以利于动作达到功能性目标，并尽可能靠近治疗师，避免任何代偿性运动。

2. 时序　时序是指运动的顺序。PNF中的正常时序是指从远端到近端即远端先动，通过旋转，朝向近端，且保持中央稳定性，外周移动性。有时，如果因近端控制问题而无法满足某一肢体运动的正常时序，那么就按正常发育规律先纠正近端的控制，然后再以正常的时序强化远端控制。

在PNF使用中，有时，正常时序会有所改变，以强调运动的某一部分或某一特定肌肉，这就是时序强调。

时序强调可以在同一模式中，使用肌肉较强壮的部分来协同刺激较弱的部分，以增强特定关节的肌力及活动。也可以通过模式的所有部分抗阻，完成等长收缩，仅允许目标关节的肌肉抵抗阻力运动（或等长收缩）。还可以根据治疗目的，与其他技术一起使用，比如重复牵张、动态反转，并可结合等张和放松技术一起使用。

3. 扩散和强化　扩散即"溢流"现象，是指当刺激的数量或刺激的强度增加到足够引起"溢流"现象时产生的反应的蔓延及力量的增强。

强化是指通过额外的新刺激，使惯有的反应强化，目的是强化目标动作或肌肉收缩的力量，可以通过时间总和和空间总和来实现。比如：目标运动是左侧髋屈、内收伴膝关节屈曲；可以通过增加右侧肩关节伸直、内收伴内旋强化。或通过激活同一腹股沟内的其他肌肉群来强化髋屈肌。

4. 模式　PNF模式是为功能而备的、与ADL相关的、选择性的肌肉链的三维运动，强调多关节、多轴位、对角螺旋组合型的运动模式，且以近端关节的运动命名。

三、技术

PNF技术是一种有序的促进方法，旨在改善治疗目标中的身体功能、结构和／或活动。常用的技术有主动肌技术、放松和／或牵伸技术、拮抗肌技术（反转技术）。

（一）主动肌技术

主动肌技术是指涉及一组肌群／肌肉链，重点强调一个方向的运动。包括节律性启动、等张组合、起始位重复牵张、全范围反复牵张、重复。

1. 节律性启动（图12-3-1）　在期望的活动范围内进行重复的、节律性的、单方向的运动。

操作：①治疗师被动地执行所期望的动作；②给予言语刺激／解释，指导患者运用模式进行主动肌的收缩运动；③要求患者在模式所期望的运动方向上进行主动或辅助运动；④治疗师被动地将患者运动部位移回模式的起始位；⑤当患者开始学会在预定方向上的运动时，逐渐地增加阻力；⑥最优化：患者脱离治疗师的手，能够独立地重复运动，并能逐步完成有控制的功能活动。

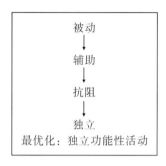

图 12-3-1 节律性启动

目的：教会患者一个期望的动作或模式，在初始学习运动时给予辅助，当出现异常肌张力时令患者放松，使运动速度正常化，提高协调性和运动感知。

动作要点：①被动地执行所期望的动作；②在进行模式运动时，给予言语刺激或解释，以促进主动肌运动；③要求患者在所期望的运动方向上进行主动或辅助运动；④被动地将患者移回原位；⑤当患者开始学会在预定方向上的运动时，逐渐地增加阻力；⑥最优化：患者脱离治疗师的手，能够独立地重复运动。

2. 等张组合（图 12-3-2） 等张组合是一种结合了协同肌群的向心等张收缩、稳定等长收缩、再离心等张收缩，而无放松的技术。

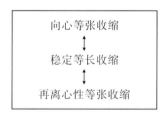

图 12-3-2 等张组合

操作：①根据患者的状况和治疗目标，对目标肌肉选择向心或静态肌肉收缩作为起始；②在所期望运动的终点，让患者保持，同时抗阻；③当募集增加后，治疗师抵抗患者的缓慢控制的离心收缩，返回到模式开始的位置；④静力收缩可能再次执行；⑤言语提示转换到另一种收缩；⑥合理地重复这一运动顺序，最终实现治疗目标；⑦选取三种肌肉收缩类型中的任何一种，结束运动。

目的：增加肌肉收缩力量和肌耐力，增加协调性和运动的主动控制，增加在功能活动中的运动控制（尤其是离心性控制的有效性），满足日常生活活动的功能性训练，通过模式控制运动轨迹。

动作要点：①根据治疗目标，运动范围可在小范围和全范围之间变化；②在不同肌肉活动类型之间无放松的反转变化；③手保持在同一接触面上；④静态/等长收缩可在离心和/或向心运动的任何部分，在期望获得更大的神经肌肉募集的部位进行静态收缩。

3. 起始位重复牵张 在肌肉延长的张力之下，对肌肉反复使用基本的快速牵拉技术（牵拉刺激联合患者的自主努力）。

操作：①被动延长肌肉；②提供一个快速的牵拉，同步给予口头指令要求患者进行一个主动地应答；③抵抗患者应答性肌肉收缩，在可控的主动范围内全程进行；④如果有必要，可以重复程序数次。

目的：易化一块肌肉的收缩，易化运动的启动，募集更多的运动单位，提高肌力，提高主动活动范围，延缓肌肉疲劳，再定向所期望的运动方向，使不正常的肌肉张力正常化。

动作要点：①在快速牵拉后即可，施加合适的阻力，并主动地在全范围内施加；②一旦肌肉收缩停止，就从活动范围起始点开始重复进行这个顺序；③起始位的重复牵拉，可以增加肌肉募集，增加主动活动范围；④在患者的主动活动范围之末，肢体可被辅助，最终完成全活动范围。

需要注意疼痛，颈部模式，不稳定的骨折，

骨折的危险，软组织受损，及外周神经伤害等。

4. 全范围重复牵拉（图12-3-3）　在收缩的肌肉上，反复地使用快速牵拉（牵拉刺激联合患者的自主用力）。

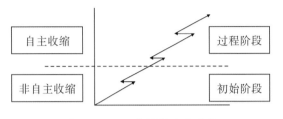

图 12-3-3　全范围重复牵拉

操作：①治疗师针对运动模式的所有轴位施加阻力；②当患者主动地收缩肌肉并逐渐接近模式的终末位时，治疗师通过对收缩的肌肉进行一个轻微的延长刺激，附加一个快速的牵拉；③这个"再牵拉"是与一个口头指令同步的，使其产生一个更强的肌肉收缩；④模式/运动的所有成分必须被再次牵拉并施加阻力，使患者不能放松停歇。

目的：募集运动单位，增强肌肉力量，提高主动活动范围，延缓肌肉疲劳/增强耐力，强调在一个模式中具有功能性的重要范围，在一个模式或运动中，再定向所期望的运动方向，使不正常的肌肉张力正常化。

动作要点：①患者必须保持注意力，持续完成模式所期望的全范围运动；②患者不能放松或在牵拉之后不能随意地反转方向；③在快速牵拉即刻，在主动地全范围内施加合适的阻力。

需要注意疼痛、颈部模式、不稳定的骨折、骨折风险、软组织受损及外周神经伤害等。

5. 重复（图12-3-4）　单向技术，其特征是在一个所期望的结束位置（目标位置）进行保持，接着向相反的方向被动移动一小段，患者抗阻或独立返回到目标位置。返回距离逐渐增加至达到能主动或抗阻全范围返回到目标位置。

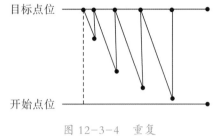

图 12-3-4　重复

操作：①将患者放在运动所期望的最终位置（目标位置）；②引导患者对抗阻力进行静力性收缩；③使患者放松；④将患者从目标位置移开一段短距离；⑤让患者在适当阻力或无阻力独立状态下恢复到以前建立的位置；⑥重复程序；⑦每次运动的重复，都是逐步地远离终点位置；⑧让患者最终能独立地重复（最优化）。

目的：教会患者达到所期望的模式或功能运动的终点位置的路线，评估患者在所期望的模式或功能活动终点维持收缩的能力，评估患者从远离终点位置的各个方向回到预定的终点位置的能力，提高协调性，提高身体感知，提高日常生活活动能力。

动作要点：①教会患者运动或活动的终末姿势；②应用于功能性活动和自我照料。

（二）放松和/或牵伸技术

主要是指能够使肌肉放松，或增强肌力的方法。包括：保持—放松、收缩—放松。

1. 保持—放松　抗阻等长收缩是由一个相匹配的外力易化，然后放松并随后移动到运动的新范围。分为直接方法（受限制肌群的收缩——"等长收缩后放松"）和间接方法（受限制肌群的拮抗肌收缩——"拮抗肌抑制"）。

直接方法：①移动身体节段到可达到的活动范围的末端，可被动或主动地进行。②不要离开这个位置，要求患者在运动模式中使受限制的肌肉或肌群进行平滑、协调的等长收缩。特别要注意的是旋转部分，不允许出现运动，也不要有运动的意图。③一旦患者已经保持这种收缩几秒钟，让其放松。④移动身体节段到新的运动范围终点；可被动或主动地进行。⑤重复这个顺序直到没有运动范围的进一步增加，或者是为了再训练新近获得的ROM。

间接方法：①与直接方法相同的顺序。移动身体节段到可控的运动范围终点，可被动或主动地进行。②不要离开这个位置，要求患者在运动模式中使受限制的肌肉或肌群的拮抗肌保持平滑、协调的等长收缩，特别要注意的是旋转部分不会发生任何动作，也没有意图移动。③一旦患者已经保持这种收缩几秒钟，让其放松。④移动身体节段到新的运动范围终点；可被动或主动地进行。⑤重复这个顺序直到没有运动范围的进一步增加，或者是为了再训练新近获得的ROM。

目的：放松和/或牵伸肌肉，增加ROM，减轻疼痛。

动作要点：如果终末位置疼痛，轻轻移动患者到无痛的位置；阻力的施加和去除，比收缩—放松更慢；用呼吸去促进放松；保持—放松是处理疼痛问题的技术；收缩放松后再教育，治疗师可易化一种主动的维持，或在新获得的ROM中用其他训练技术来重新训练肌肉。

2. 收缩—放松　抗阻等张收缩是通过提供足够的阻力去阻止运动，然后放松，并随后移动到新的运动范围。分为直接方法（受限制的肌群收缩——"等长收缩后放松"）和间接方法（受限制肌群相反的肌肉的收缩——"拮抗肌抑制"）。

直接方法：①移动身体节段到可获得的运动范围终点，可被动或主动地进行；②不要离开这个位置，要求患者在运动模式中使受限制的肌肉或肌群进行平滑、协调的等张收缩，用阻力限制运动，特别要注意旋转部分可能会出现一些运动；③一旦患者已经保持这种收缩几秒钟，让其充分地放松；④移动身体节段到新的运动范围终点，可被动或主动地进行；⑤重复这个顺序直到没有运动范围的进一步增加，或者是为了再训练新近获得的ROM。

间接方法：①与直接方法相同的顺序，移动身体节段到可获得的运动范围终点，可被动或主动地进行；②要求患者在运动模式中使受限制的肌肉或肌群的拮抗肌进行平滑、协调的等张收缩，用阻力限制运动，特别要注意旋转部分可能会出现一些运动；③一旦患者已经保持这种收缩几秒钟，让其充分地放松；④移动身体节段到新的运动范围终点，可被动或主动地进行；⑤重复这个顺序直到没有运动范围的进一步增加，或者是为了再训练新近获得的ROM。

目的：放松和/或牵伸肌肉，增加ROM。

要点：治疗师要求患者放松，然后主动地或被动地移动到新的活动范围；收缩放松后再教育，治疗师可易化一种主动的维持，或在新获得的ROM中用其他训练技术来重新训练肌肉。

（三）拮抗肌技术

拮抗肌技术即反转技术，是指主动肌和拮抗肌的连续不间断的运动，强调两个方向的协调转化运动。包括动态反转、稳定反转、节律性稳定。

1. 动态反转　动态反转是指抗阻向心运动从一个方向无停顿或松弛转换到相反的方向。

操作：①抵抗患者在一个方向移动（通常在力量比较强的方向）；②当接近所期望的运动范围的终末，反向调转手的接触，同时给予已准备好的言语提示；③在所期望的运动范围终末，口头命令无放松地启动运动方向的转换；④继续抵抗相反方向的运动；⑤向着治疗目标重复地进行反转。

目的：增加肌肉力量和耐力，增加主动ROM，提高方向转变的协调能力，降低疲劳，张力正常化。

要点：改变方向可以用来加强特定的运动范围，在一个或两个方向的速度可以改变，使用肢体模式确保远端首先发起的反方向，如果可能可尝试在功能状况下使用这个技术。

2. 稳定反转　通过改变徒手接触面，施加足够的阻力产生交替的静态收缩，以易化一个特定位置下的稳定性。

操作：①在所期望的位置上，在力量最强的运动方向上对患者施加阻力，允许极少或没有运动；②应使用静态口令，让患者"保持"姿势；③当募集增加后，治疗师移动一只手开始在另一个方向给予阻力；④当患者对新的阻力做出适当的反应，治疗师移动另一只手在新的方向施加阻力；⑤朝着治疗目标，继续改变阻力方向；⑥当治疗师改变方向时，患者要继续保持活动（无放松）。

目的：增加稳定性，提高姿势控制，提高协调性，维持一个位置，教（再教育）一种位置或 ROM，增加肌肉力量和耐力。

要点：可在阻力方向改变之前，施加挤压和／或牵引，去易化平滑的移动；从一个运动方向／模式向另一个方向变化是允许的。

3. 节律性稳定　在无放松和不改变手接触的情况下做交替抗阻等长收缩。

操作：①保持手接触患者给予主动肌群及拮抗肌群阻力；②先从力量更强的方向开始，并缓慢地提供渐增的阻力给所有的部分（等长的肌肉活动）；③适当增加挤压或牵引；④慢慢改变阻力方向防止张力的丢失；⑤使用静态口令："待在这里"或"不要让我移动你"；⑥继续改变阻力的方向；⑦有节律地重复此过程；⑧阻力可以根据你的目标和患者进行等长收缩的能力去调整。

目的：增加协同收缩的稳定性，增加姿势控制和平衡，增加协调性，维持一个位置，教（再

教育）一种新位置或 ROM，增加静息肌肉力量和耐力，促进放松。

要点：患者和治疗师都不能试图移动，他们只有试图去匹配彼此的阻力；随着反转速度的增加，当患者开始预测到指令时，肌肉就会发生协同收缩；相比挤压而言，在模式之间变化，用牵引可能是比较合适的。

四、模式

身体的对角线（图 12-3-5）是一条经过肩关节到对侧髋关节（黑线）的线和他们的平行线（蓝色和红色箭头的线）。沿着这个对角线，肌肉链可以被拉长到最紧的位置。根据身体节段，PNF 模式可以分以下几种：肩胛和骨盆模式、上肢模式、下肢模式、躯干模式、颈模式。

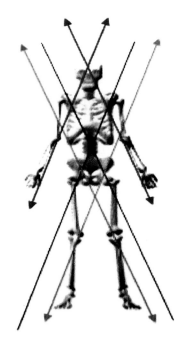

图 12-3-5　身体的对角线

肩胛的活动和稳定，影响头、颈、胸和上肢的功能，骨盆则影响腰和下肢的功能。肩胛和骨盆模式也是沿对角线进行的弧线运动，肌肉从牵拉到最长位置向着最短位置的方向收缩。我们将人体看成一个钟表，肩峰和髂嵴对角方向所对应的时间点数如下（以右肩为例）（图 12-3-6）。

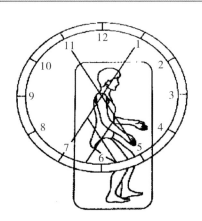

向前上抬：1点
向后下压：7点
向后上抬：11点
向前下压：5点

图 12-3-6 肩峰和髂嵴对角方向所对应的时间点数

（一）肩胛模式

1. 前伸上提—后缩下沉（表 12-3-1）

表 12-3-1 前伸上提—后缩下沉

关节	起始位	终止位
肩胛骨	后缩下沉	前伸上提
	前伸上提	后缩下沉

①前伸上提（图 12-3-7）

②后缩下沉（图 12-3-8）

2. 前伸下沉—后缩上提（表 12-3-2）

表 12-3-2 前伸下沉—后缩上提

关节	起始位	终止位
肩胛骨	前伸下沉	后缩上提
	后缩上提	前伸下沉

①前伸下沉（图 12-3-9）

②后缩上提（图 12-3-10）

（二）骨盆模式

1. 向前上提—向后下沉（表 12-3-3）

表 12-3-3 向前上提—向后下沉

关节	起始位	终止位
骨盆	后倾下沉	前倾上提
	前倾上提	后倾下沉

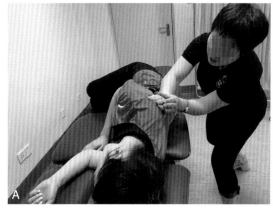

图 12-3-7 前伸上提

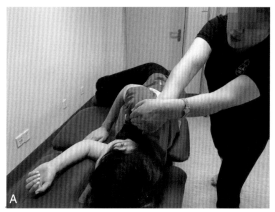

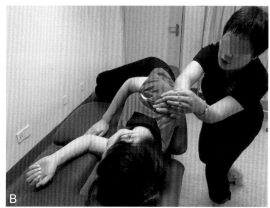

图 12-3-8 后缩下沉

①向前上提（图 12-3-11）

②向后下沉（图 12-3-12）

2. 向前下压—向后上提（表 12-3-4）

①向前下压（图 12-3-13）

表 12-3-4　向前下压—向后上提

关节	起始位	终止位
骨盆	后倾上提	前倾下沉
	前倾下沉	后倾上提

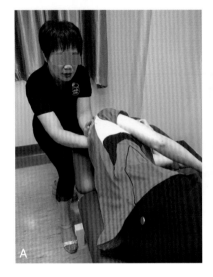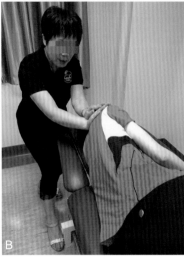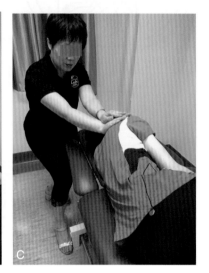

图 12-3-9　前伸下沉

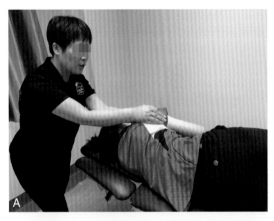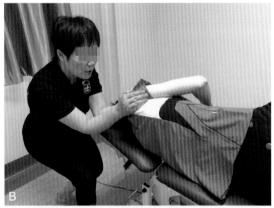

图 12-3-10　后缩上提

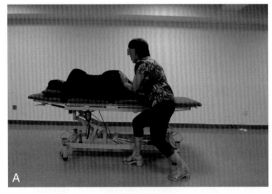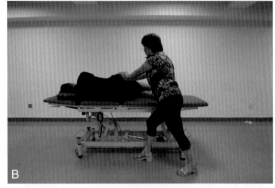

图 12-3-11　向前上提

②向后上提（图 12-3-14）

（三）上肢模式

1. 屈曲—内收—外旋（表 12-3-5）（图 12-3-15）

表 12-3-5 屈曲—内收—外旋

关节	起始位	终止位
肩胛骨	后缩下沉	前伸上提
肩	伸展、外展、内旋	屈曲、内收、外旋
肘	伸展	伸展
前臂	旋前	旋后
腕	尺侧伸展	桡侧屈曲
手指	伸展	屈曲
拇指	伸展、外展	屈曲、内收

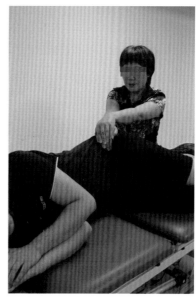

图 12-3-12 向后下沉

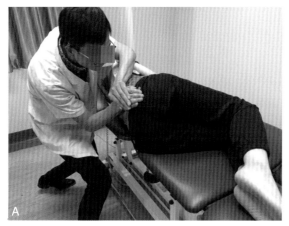

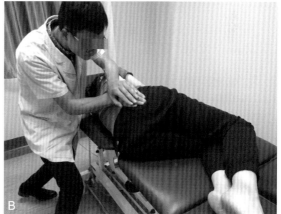

图 12-3-13 向前下压

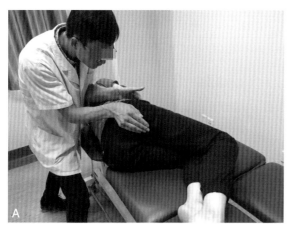

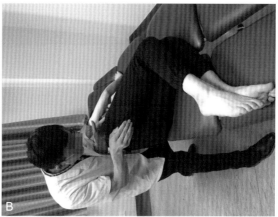

图 12-3-14 向后上提

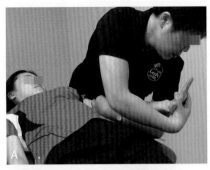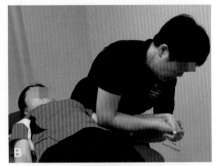
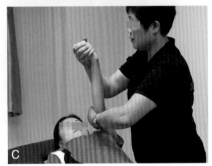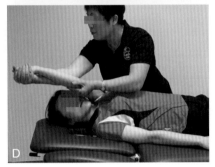

图 12-3-15　屈曲—内收—外旋

2. 伸展—外展—内旋（表 12-3-6）（图 12-3-16）

表 12-3-6　伸展—外展—内旋

关节	起始位	终止位
肩胛骨	前伸上提	后缩下沉
肩	屈曲、内收、外旋	伸展、外展、内旋
肘	伸展	伸展
前臂	旋后	旋前
腕	桡侧屈曲	尺侧伸展
手指	屈曲	伸展
拇指	屈曲、内收	伸展、外展

3. 屈曲—外展—外旋（表 12-3-7）（图 12-3-17）

表 12-3-7　屈曲—外展—外旋

关节	起始位	终止位
肩胛骨	前伸下沉	后缩上提
肩	伸展、内收、内旋	屈曲、外展、外旋
肘	伸展	伸展
前臂	旋前	旋后
腕	尺侧屈曲	桡侧伸展
手指	屈曲	伸展
拇指	屈曲、内收	伸展、外展

4. 伸展—内收—内旋（表 12-3-8）（图 12-3-18）

表 12-3-8　伸展—内收—内旋

关节	起始位	终止位
肩胛骨	后缩上提	前伸下沉
肩	屈曲、外展、外旋	伸展、内收、内旋
肘	伸展	伸展
前臂	旋后	旋前
腕	桡侧伸展	尺侧屈曲
手指	伸展	屈曲
拇指	伸展、外展	屈曲、内收

（四）下肢模式

1. 屈曲—内收—外旋（表 12-3-9）（图 12-3-19）

表 12-3-9　屈曲—内收—外旋

关节	起始位	终止位
髋	伸展、外展、内旋	屈曲、内收、外旋
膝	伸展	伸展或屈曲
踝	跖屈、外翻	背屈、内翻
足趾	屈曲	伸展

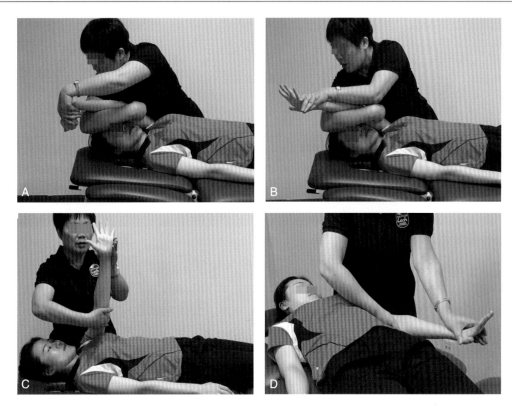

图 12-3-16　伸展—外展—内旋

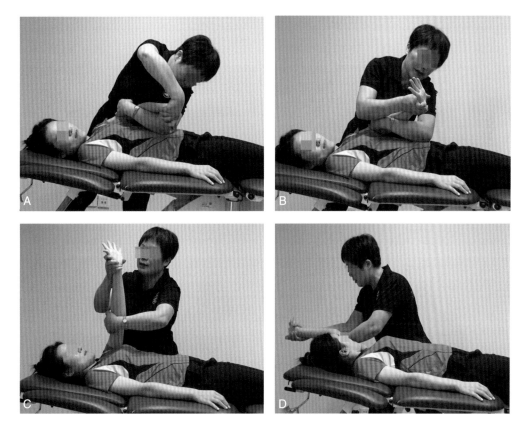

图 12-3-17　屈曲—外展—外旋

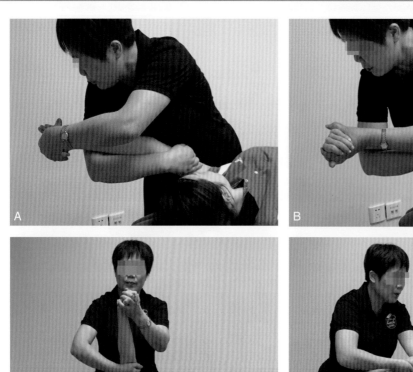

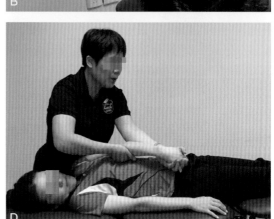

图 12-3-18　伸展—内收—内旋

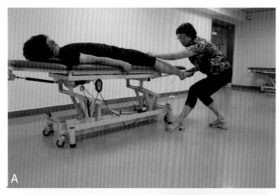
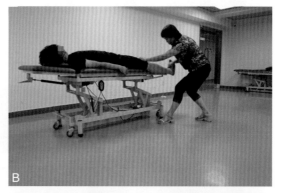
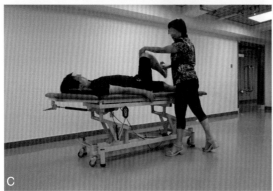
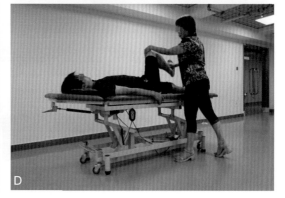

图 12-3-19　屈曲—内收—外旋

2. 伸展—外展—内旋（表 12-3-10）（图 12-3-20）

表 12-3-10　伸展—外展—内旋

关节	起始位	终止位
髋	屈曲、内收、外旋	伸展、外展、内旋
膝	伸展或屈曲	伸展
踝	背屈、内翻	跖屈、外翻
足趾	伸展	屈曲

3. 屈曲—外展—内旋（表 12-3-11）（图 12-3-21）

表 12-3-11　屈曲—外展—内旋

关节	起始位	终止位
髋	伸展、内收、外旋	屈曲、外展、内旋
膝	伸展	伸展
踝	跖屈、内翻	背屈、外翻
足趾	屈曲	伸展

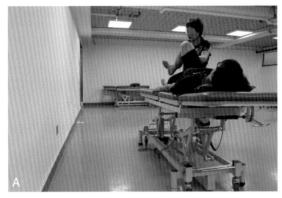
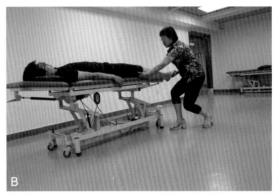

图 12-3-20　伸展—外展—内旋

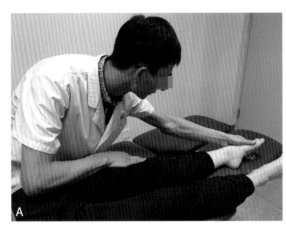
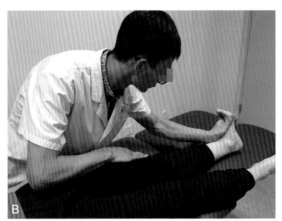
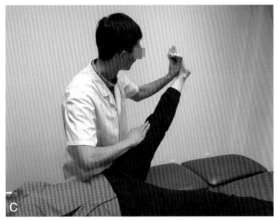

图 12-3-21　屈曲—外展—内旋

4.伸展—内收—外旋（表12-3-12）（图12-3-22）

表12-3-12 伸展－内收－外旋

关节	起始位	终止位
髋	屈曲、外展、内旋	伸展、内收、外旋
膝	伸展	伸展
踝	背屈、外翻	跖屈、内翻
足趾	伸展	屈曲

（五）头颈模式

1.颈部短屈（上部颈椎）　伸展伴右侧屈和右旋转、屈曲伴左侧屈和左旋转。

2.颈部短伸（上部颈椎）　屈曲伴左侧屈和左旋转、伸展伴右侧屈和右旋转。

3.颈部长屈（下部颈椎）　伸展伴右侧屈和右旋转、屈曲伴左侧屈和左旋转。

4.颈部长伸（下部颈椎）　屈曲伴左侧屈和左旋转、伸展伴右侧屈和右旋转。

（六）躯干模式

1.斜劈　双侧不对称性上肢伸展伴颈部屈曲。

左臂（引导臂）：伸展—外展—内旋；

右臂（跟随臂）伸展—内收—内旋；

跟随手（右手）抓握引导手的腕部。

2.上抬　双侧不对称性上肢屈曲伴颈部伸展，用于使躯干伸展。

左手臂（引导臂）：屈曲—外展—外旋；

右手臂（跟随臂）：屈曲—内收—外旋。

五、临床应用

1.信息采集　包括一般信息和患者的目标/期望。

（1）一般信息：姓名、年龄、性别、身高、体重、发病时间、诊断、既往史。

（2）相关信息：运动/爱好、患者目标/期望。

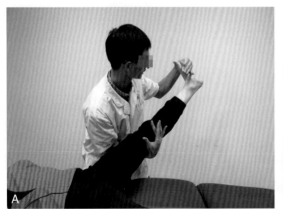
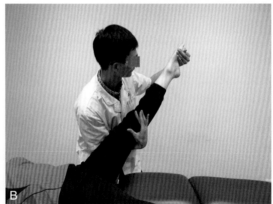
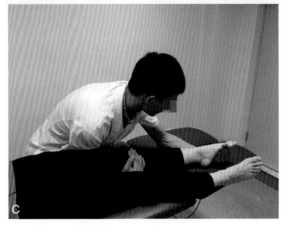

图12-3-22　伸展—内收—外旋

2.评估　包括一般评估、运动功能评估、感觉评估、ADL评估等。

（1）一般评估：病因、动机（积极/消极）、认知等。

（2）运动功能：姿势和活动、肌力、关节活动度、肌张力、平衡/协调能力、转移/步行能力等。

（3）感觉功能：浅感觉、深感觉、皮质觉；视觉、听觉；有无疼痛、麻木、异常等。

（4）ADL：常用改良Barthel指数评定法，包括大便控制、小便控制、修饰、如厕、进食、床椅转移、步行、穿着、上楼梯、洗澡十项，满分100分。得分越高，独立性越强，依赖性越小。

3.康复问题　根据ICF理念，将人类功能分为三个层次：身体结构与功能（body structure and function）、活动（activity）、参与（participation）。根据测试情况，记录患者存在的康复问题。

（1）结构和功能：评估身体结构如器官、肢体及其组成部分的肌力、肌张力、关节活动度等，功能指身体各系统的生理或心理功能，包括认知、情绪等。

（2）活动：评估个体在执行特定任务或活动时所显示的效能水平，是指个体执行一项任务或行动的能力，如学习和应用知识、完成一般任务和要求，言语表达、生活自理等。

（3）参与：评估个体参与他人相关的社会活动，如家庭生活、社交、文化活动、教育和工作等。参与受限是指个体的社会功能障碍。活动与参与的区别在于：活动是指由单独的个体执行工作或任务，参与是指能在有两人以上的生活情境中进行活动。

4.禁忌证　患者与训练相关的直接和间接危险因素。

5.治疗策略　根据患者情况选择治疗策略。

①途径：分直接治疗和间接治疗。直接治疗即施治身体受损的部位，间接治疗即施治身体未受损或受损较轻的部位。

②支持基础：选择支持面越大、重心越低，越有利于稳定，反之稳定性越差，越不利于运动训练。

③闭链/开链（动力学）：根据患者情况选择合适的运动训练形式，开链运动可进行单关节运动。

④重点部分：根据训练目的，促进近端稳定，利用远端进行技巧运动。

⑤基本原理：合理运用PNF的原理，充分利于触觉、视觉、听觉和本体觉等感觉输入，促进运动单位的募集，完成作业。

6.治疗计划　根据患者情况选择治疗时的体位、PNF模式和PNF治疗技术。

①体位：治疗的最佳位置（特别是患者的体位），安全、稳定、无痛、有利于患者发力和完成动作。

②PNF模式：模式化的组合性运动是PNF最典型的特征，治疗时要根据患者的情况，选择合理的模式，将功能性活动融入特定的模式中，进行训练和强化。

③PNF治疗技术：PNF技术分三类，即针对主动肌的训练技术、针对拮抗肌协调运动的技术和缓解疼痛等的放松技术，根据患者情况选择解决问题的最佳治疗方法。定期评估、修订治疗计划、指导患者家庭训练，直至实现终极目标。

附表

评估和治疗计划

一般信息

评估者＿＿＿＿＿＿＿＿＿＿＿　　　　评估日期：＿＿＿＿＿＿＿＿＿＿＿

（1）患者姓名：＿＿＿＿＿＿＿＿＿＿

（2）年龄：＿＿＿＿＿　　　　性别：□女性　　　　□男性

（3）身高：＿＿＿＿cm　　　　体重：＿＿＿＿kg

（4）诊断：＿＿＿＿＿＿＿＿＿＿　　　　发病时间：＿＿＿＿＿＿＿＿＿＿

（5）主要的职业活动：＿＿＿＿＿＿＿＿＿＿＿＿＿＿＿＿＿＿＿＿＿＿＿＿

（6）爱好：＿＿＿＿＿＿＿＿＿＿＿＿＿＿＿＿＿＿＿＿＿＿＿＿＿＿＿＿＿＿

（7）既往史：＿＿＿＿＿＿＿＿＿＿＿＿＿＿＿＿＿＿＿＿＿＿＿＿＿＿＿＿＿

患者的目标/期望

（1）＿＿＿＿＿＿＿＿＿＿＿＿＿＿＿＿＿＿＿＿＿＿＿＿＿＿＿＿＿＿＿＿＿＿

（2）＿＿＿＿＿＿＿＿＿＿＿＿＿＿＿＿＿＿＿＿＿＿＿＿＿＿＿＿＿＿＿＿＿＿

评估

（1）一般情况

1）病因：＿＿＿＿＿＿＿＿＿＿＿＿＿＿＿＿＿＿＿＿＿＿＿＿＿＿＿＿＿＿＿

2）动机：＿＿＿＿＿＿＿＿＿＿＿＿＿＿＿＿＿＿＿＿＿＿＿＿＿＿＿＿＿＿＿

3）定向力/智能状态：＿＿＿＿＿＿＿＿＿＿＿＿＿＿＿＿＿＿＿＿＿＿＿＿＿

（2）一般评估

1）姿势：＿＿＿＿＿＿＿＿＿＿＿＿＿＿＿＿＿＿＿＿＿＿＿＿＿＿＿＿＿＿＿

2）ADL：＿＿＿＿＿＿＿＿＿＿＿＿＿＿＿＿＿＿＿＿＿＿＿＿＿＿＿＿＿＿＿

（3）感觉测试

X：疼痛　　　　　　　○：感觉异常

□：麻木　　　　　　　△：本体感觉

（4）运动张力评估（改良 Ashworth）

（5）测试并记录康复问题

1）活动限制

例如：行走，穿衣，抓握，吃饭，坐到站等。

2）身体结构与功能缺损

例如：活动性下降，肌力下降，协调性下降，耐力下降，感觉下降，疼痛，失衡等。

3）康复问题记录表（表 12-3-13）

表 12-3-13　康复问题记录表

活动和参与水平	身体结构和功能水平
+ + +	+ + +
− − −	− − −
评估测验记录	评估测验记录

禁忌证

_____

_____

治疗策略

途径：直接 / 间接

支持基础：大 / 小

闭链 / 开链（动力学）

重点部分：近端 / 远端部分

基本原理：阻力，挤压 / 牵引等

治疗计划（表 12-3-14）

体位：治疗的最佳位置（特别是患者的体位）

模式：连接功能的最佳模式

技术：解决问题的最佳方法

表 12-3-14　治疗计划记录表

目标	体位	模式 / 活动	技术	备注

一般意见

_____

_____

再测试：活动受限和机体功能 / 结构损伤

_____

_____

假设：可改变的 / 不可改变的

_____

_____

家庭训练

_____

_____

问题解决：修正目标，调整计划，再训练，再评估……终极目标。

_____

_____

（王　翔）

第十三章　运动再学习疗法

第一节　运动再学习疗法的基本原理

一、概述

运动再学习（motor relearning program, MRP）的概念在 20 世纪 80 年代由澳大利亚著名学者 J. Carr 和 R. B. Shepherd 等最早提出，被用于中枢神经损伤患者的治疗。运动再学习技术的产生和应用与神经生理学疗法相比，是神经康复技术从周围神经水平发展到中枢神经水平的表现。易化技术的主要不足在于与患者的实际需要和日常生活的基本功能结合不够，对运动问题的分析不够，理论上仍然只从神经生理学考虑，而忽视了结合近年来运动科学、生物力学、行为科学、认知心理学等理论成果，同时疗效不够理想。因此他们提出将工作重点从易化技术向运动再学习（或运动控制模式）转变，从经验主义转向应用运动科学，重点是特殊的运动作业训练、可控的肌肉活动练习和控制作业中的各个运动成分，认为康复应该是对患者有意义的、现实生活活动的再学习，而不只是易化或练习非特异性活动。

（一）基本概念

运动再学习的本质是一种对事物响应能力不断变化的过程，源于不断实践或新的经验积累。其常会被应用到提高某些运动的流畅度和精确性上，对于一些精细复杂的运动而言显得十分重要，如说话、弹钢琴和爬树等；此外，它对于一些简单运动校准也十分重要，如反射活动方面，随着时间推移，根据身体和环境的参数改变做出校正。运动再学习行为方法的主要组成部分应该是实践和反馈，前者主要涉及操作的时间点和实践的组织形式（针对不同的子任务或任务变化），以持续获取最佳信息；而后者主要涉及对前期准备、预测和运动指导的影响的反馈。

运动再学习方法将中枢神经系统损伤后运动功能的恢复训练视作一种再学习或再训练的过程。其主要是以生物力学、运动科学、神经科学、认知心理学等为理论基础，以作业或功能为导向，在强调患者主观参与和认知重要性的前提下，按照科学的运动学习方法对患者进行再教育，以恢复患者运动功能的一套完整方法。通过对患者运动功能的分析，发现其异常表现或丧失的成分，再有针对性地设计训练方案，指导患者训练，以帮助其恢复运动功能。

（二）上运动神经元损伤综合征

急性上运动神经元损伤后，普遍认为功能性运动损害的主要表现为瘫痪和肌力减退，以及灵巧性丧失（协调性异常）。早在 1958 年，Hughlings Jackson 等就提出，与上运动神经元损害有关的功能失控的特点分为阳性特征和阴性特征。Carr 等根据自身临床经验和研究进展提出，上运动神经元损害后还会出现另外一组适应性特征，认为中枢损害后的神经系统、肌肉和其他软组织产生了适应性改变，出现适应性运动行为，这些很可能成为构成一些临床体征的基础。因此上运动神经元损伤综合征主要包括三大类特征，即阳性特征、阴性特征和适应性特征（图13-1-1）。

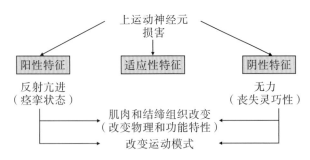

图 13-1-1　上运动神经元综合征的阳性、阴性和适应性特征

这种分类方法在临床实践中对临床体征的潜在机制有一些解释的价值，能够指导临床实践。但事实上，人体系统生来就很灵活且具有很强的适应性，很难在原发损伤和某些继发性适应之间划清界限。从历史的观点来讲，阴性特征和阳性特征曾被认为是相对独立的现象，但现在的观点认为，很多特征都是对损伤后功能缺损产生的适应以及对损伤后继发性失用的适应性变化，未来的更多的研究无疑会带来更有说服力的描述。

适应的发生是对神经损伤和继发性失用的反应（如对关节制动和肌肉收缩性缺乏的反应）。最常见的软组织的失用性适应包括肌肉僵硬程度的增加和肌肉短缩或挛缩，这些都会对重获功能性运动造成严重的负面影响。

尽管痉挛始终是康复临床工作和研究中关注的焦点，但最近的研究表明，影响运动能力和功能性活动的主要损害是肌肉力弱和运动控制的丧失，同时肌肉和其他软组织的适应性改变也是对功能恢复造成负面影响的主要因素，这些是目前公认的。同时，躯体感知觉损害和认知功能障碍也会对患者的功能活动造成影响。

1. 阴性特征　主要指急性期的"休克"，

包括肌肉无力（随意肌活动力量受损）、缺乏运动控制、肌肉激活缓慢和灵巧性丧失等。

（1）肌力减退：脑卒中患者的肌力减退有两个方面原因。①原发损伤，下传到终末运动神经元群的输出信号减少导致运动单位的募集数量减少；②肌肉活动缺乏和制动导致的肌肉适应性改变。现在的观点认为，原动肌力量减退并不是由于拮抗肌群的痉挛，而是由于下行运动指令的减少，并且伴有失用和适应性肌肉变化的原因。通常肌力的产生依赖于运动单位的募集数量和类型，以及运动单位放电和肌肉本身的特点。肌力属于神经肌肉现象，神经损伤后下行信号不足就会导致肌力减退，甚至瘫痪。逐级激活的协调肌群形成复杂的运动，运动神经元维持持续肌肉收缩的高频放电，这些都需要完整的下行输出。脑卒中后下行通路中断导致的运动单位激活数目减少，运动单位放电速率减慢和同步化受损等因素会导致患者出现节段性水平的运动输出混乱。即使仍有残存的肌力，但仍然存在运动控制的问题。

最新研究发现脑卒中后的肌力减退并不遵循特定的典型模式，并没有证据表明总是远端较近端肌力减退明显，或者屈肌比伸肌肌力弱，上下肢的力弱程度也没有明显区别。卒中后躯干肌的受累相对较轻，部分归因于其双侧的神经支配。在临床上有一个很有趣的现象，肌肉力弱根据关节位置不同和任务不同表现出不同的程度。如患者可能完成屈膝一定角度（甚至仅有几度），并能产生足够肌力支持负重站立且保持膝盖位置，却不能维持伸膝0°位。有观点认为伸膝肌的收缩依赖于最适长度，只有在特定长度时才能够产生足够的力量而在其他的长度时则不能。

（2）灵巧性丧失：灵巧性丧失是由于大脑皮质和脊髓间的感觉运动信息的持续和快速传导障碍导致的。根据Bernstein的理论，灵巧性指能够精确、迅速、合理和熟练地完成任何任务的能力。他提出灵巧性并不表现在运动本身，而是表现在变化着的环境的相互作用上。灵巧性的丧失是由于肌肉间的精细协调能力受损所致，表现为肌肉活动满足任务和环境要求的协调性丧失。据报道，当脑卒中患者通过低阻力操纵杆完成跟踪目标的屈伸肘动作时，肌肉的活动和目标运动的相关性会减弱，其原因可能是肌肉活动协调性的精细调节障碍。因为皮质到脊髓的传导速度会影响到灵巧性，而脑卒中后，患者可能不适应脊髓输入的减少，所以不得不依赖速度较慢且较间接的皮质延髓通路来进行信号输出。

有研究表明，下肢肌力的增加与站立平衡的改善及行走速度的提高具有相关性，其反映了练习之后协调能力的改善，而且证明对于有效运动而言，根据任务和环境要求，肌肉活动肌力的产生和协调性的改善都是必需的。

2. 阳性特征　主要是指所有夸大的正常现象或释放现象及增强的本体感觉和皮肤反射（痉挛状态）。

痉挛的本体感觉反射的临床特征是折刀现象、过高的腱反射和阵挛；过度的皮肤反射产生的屈肌回缩反射，伸肌和屈肌的痉挛及Babinski征。阳性特征出现的原因来自锥体外系而非锥体系，并可能与继发的功能紊乱有关。

痉挛是以速度依赖性的张力性牵张反射的反应性增高和这种高反应性导致的腱反射亢进为特征的运动障碍。然而，这一术语在临床上的应用意义更广，它包括了反射亢进或反射活跃、异常的运动模式、协同收缩和张力过高在内的一组临床体征。张力增高这一术语通常用于描述被动牵伸时感觉到的阻力。此类不准确的用法可能会给文献阅读和临床工作带来一些混乱，因为可能不清楚所评测的是牵张反射反应性增高还是肌肉的生理和机械性变化，例如

僵硬程度的增高。一些与痉挛相伴随或传统意义上是痉挛表现的症状包括反射的活跃、对被动活动的阻力、过度的肌肉活动、以共同运动为代表的肌肉协同收缩、肢体的持续性姿势和异常运动模式等。

就目前所取得的有关脑卒中后痉挛的研究证据来看，以下几点是可以确定的：①痉挛的特征为速度依赖性张力性牵张反射的反应性增高；②痉挛很可能是一种适应性反应，其在脑卒中后4~6周开始出现，随着时间推移而增加，随着肌肉长度的变化而变化；③痉挛似乎与脑卒中的功能障碍无关，对运动障碍的影响可能很小；④被动活动阻力的主要原因是适应性的肌肉僵硬和挛缩，痉挛的作用并不明显；⑤异常的运动模式、协同收缩和多余的肌肉活动的部分原因可能为对肌肉力量不足的适应，是对运动神经元放电模式改变和软组织挛缩的适应，并不是痉挛的必须表现；⑥痉挛并不是必要力量训练的禁忌证。

3. 适应性特征　主要是指身体容易产生的适应性变化。主要是肌肉和其他软组织的生理性、物理性和功能性、改变及其适应性的运动行为。

（1）软组织的生理性、物理性和功能性改变：适应性变化可以发生在神经肌肉骨骼系统的所有水平上，从肌纤维到运动皮质都有可能出现。肌肉活动减少和关节活动减少导致神经和肌肉骨骼系统在解剖、力学和功能方面发生适应性改变，这些改变包括功能性运动单位的减少、肌纤维类型的改变、肌纤维生理学的变化、肌肉代谢改变和肌肉僵硬等。关节的变化包括关节腔脂肪组织的增生、软骨萎缩、韧带连接点变弱和骨质疏松。有报道称，非脑卒中患者早在制动3d就会出现股四头肌萎缩，制动1个月肌肉横截面积减少30%。失用通过运动中枢最大限度地动员运动神经元的能力进一步下降而加重肌肉疲劳。体力活动缺乏引起

的心血管系统的适应性变化，如乏力就是有氧运动适应性水平降低和肌耐力降低的表现。

（2）肌肉僵硬和挛缩：脑卒中后出现的制动与数天内发生的肌肉改变相关。由肌纤维适应性的力学和形态学变化导致的被动活动僵硬度增高常常被患者抱怨，对他们尝试主动活动造成影响，也是临床上发现的被动牵伸阻力增高的主要原因。临床和实验室检查也证明僵硬度的增加对功能的影响十分显著，尤其是慢缩纤维占很大比例的姿势肌比较脆弱，如比目鱼肌，其僵硬程度和挛缩对下肢的功能会产生重大的影响，影响站起、站立平衡和步行等。同时，失用也会引起局部水分减少和胶原沉积，即使没有挛缩的肌肉也会出现僵硬程度增加。

（3）适应性运动模式：脑卒中后的适应性运动模式非常明显，而且在试图完成目的性、指向性运动时更容易看到功能性适应。这些运动模式反映了在特定的神经和肌肉骨骼系统及其内在动力学的可能性状态下，患者完成一项活动所进行的最大尝试状态。尝试功能性活动时的适应性运动反映了因某些肌肉瘫痪或极度力弱，而另外一些肌肉未受累及所出现的肌肉不平衡。软组织挛缩进一步限制了某些特定关节的活动度。

目前的研究文献支持的物理治疗重点在于对肌力减弱、灵巧性丧失和肌肉与结缔组织适应性改变的针对性治疗。前者需要练习和训练以增强肌力和促进运动再学习；后者则需要通过被动牵伸、训练及主动牵伸来解决，必要时可使用电刺激、夹板或肉毒毒素注射来解决。目前尚无证据表明物理治疗的重点应放在减少痉挛对功能性活动的影响上，也没有证据表明必须在训练前抑制高反应性。

（三）运动再学习的方式

运动再学习模式与传统的易化模式比较，主要有以下 4 个区别。

1. **正常运动控制**　易化模式强调姿势和运动依靠反射，由外周和运动本身刺激引出正常反射从而阻止或抑制异常的或病理的反射。运动再学习模式认为，大多数熟练的运动不是依靠计划好的神经对肌肉输出的模式进行的，而是靠反复学习在脑中形成的运动程序。必须考虑变化很快的环境，在复杂的环境中完成运动作业要由预先控制的方式来安排，不只是反应问题，甚至姿势控制也不能依靠反射，感觉对运动姿势在规律性和适应性方面发挥作用。易化模式指用感觉指导或改正进行着的运动，它由外部传感器，特别是用视觉进行调整；本体感觉使我们能依据肢体肌肉的运动及当时所处的位置来更改运动方案。

2. **技巧获得**　易化模式是用引发正常运动的刺激方式来学习运动，其依据来自传统的行为心理学，认为学习是用以建立特殊刺激和反应的联系。易化模式的学习只能解决功能作业的一半问题，尽管刺激有时候能引出正确的运动，但当除去诱发和强化的刺激时，患者常又回到异常的模式。另外，易化模式把学习技巧的先决条件——练习看作是对特殊运动的简单重复。学习模式是根据现代认知心理学，采取主动学习的态度，反复改善技术，不断解决问题的。总之，前者把患者看作是被动运动模式的接受者，后者认为患者是运动问题的主动解决者。治疗人员应根据患者的功能状况，通过一系列合适的作业改善患者病情。

3. **运动失控**　运动障碍本质是决定治疗方法的一个重要因素。易化模式用脑的等级结构观点阐述脑损伤后出现的异常运动模式及痉挛等，只用神经生理学来解释运动障碍。近几年对痉挛直接引起运动障碍的观点存有争议。有人指出，拮抗肌的痉挛不能解释运动缓慢的原因，肌电图表明是因主动肌激活不充分所导致。人们常认为步态障碍与下肢痉挛特别是腓肠肌痉挛有关，但踝关节挛缩也可以引起步态障碍。因此对缺损不但要做神经生理学分析，还要用生物力学来分析。学习模式认为，神经缺损后的运动障碍是神经组织的缺失及失代偿造成的，因此通过早期干预以阻止消极代偿方法及指导恢复过程，使患者达到最大可能的恢复是非常重要的。

4. 功能恢复 易化模式认为，脑损伤后的恢复遵循类似婴幼儿神经发育的规律，即近端到远端的顺序。学习模式认为此观点过于刻板。有研究证明，婴幼儿发育过程中近端和远端的控制是平行的，不分前后顺序。同时，在考虑运动学习时要分析发生行为的先后关系和进行运动的环境特点。

（四）运动再学习疗法的特点

1. 主动性 强调患者主动参与，治疗人员只是起指导作用。要求治疗人员能够引导患者参与分析自己存在的功能障碍问题，并解决问题，弥补缺失的成分。

2. 科学性 在生物科学、运动科学、神经科学和认知心理学的理论框架之下，针对脑卒中患者常见的运动障碍，从多个功能方面设计训练内容，并提出一套科学的学习或训练方法。经典的四步法包括：分析患者运动中存在的问题；练习丧失的成分；进行任务导向性功能训练；训练向实际生活环境中转移。

3. 针对性 强调针对患者运动功能现存的主要问题，进行有针对性的学习或训练。

4. 实用性 要求运动练习与日常生活中的功能活动相结合，从实际生活出发，进行任务导向性功能训练。

5. 系统性 运动再学习不仅要求患者在治疗环境下进行，同时还要求患者家属及其他有关人员的参与，共同为患者创造良好的学习环境，让训练向实际生活环境中转移并能长期坚持。

二、治疗原理

（一）姿势控制与运动控制原理

1. 姿势控制

（1）姿势控制的定义：姿势控制是指控制身体在空间的位置以达到获得稳定性和方向性的目的。姿势方向性的定义为：保持身体节段间和身体与任务环境间适当关系的能力。在大多数的功能性任务中，我们都需要保持身体的垂直方向性，在建立垂直方向性的过程中，我们应参照多种感觉，包括重力（前庭系统）、支撑面（体感系统）以及身体在所处环境中与目标的关系（视觉系统）。

（2）姿势控制需求随任务和环境变化：能够控制身体在空间的位置是做任何事情的基础。所有任务都需要姿势控制。也就是说，任何任务都有方向性的成分和稳定性的成分。然而，稳定性和方向性的需求会根据任务和环境的不同而不同。有些任务牺牲了稳定性，重点是保持适当的方向性。如在足球运动中成功地防守住射门，或棒球活动里接住飞来的球，都需要运动员总是保持关注球的方向，有时为了防守或接住球就有可能摔倒。因此，姿势控制通常都是任务的需求，稳定性和方向性在每种任务中需求均不同。

（3）姿势控制系统的定义：姿势控制的稳定性和方向性要求肌肉骨骼和神经系统复杂的相互作用（图13-1-2）。肌肉骨骼成分包括关节ROM、脊柱柔韧性、肌肉特性以及相连身体节段的生物力学关系。

姿势控制不是系统规范的，而是多种系统相互作用的表现。姿势控制必要的神经成分有：①运动过程，包括组织全身肌肉达到神经肌肉协同；②感觉/感知过程，包括组织和整合视觉、前庭、体感系统；③更高水平过程，对形成活动的感觉和确保姿势控制的预期和适应方面有必要。此处所指的更高水平神经过程指的是认

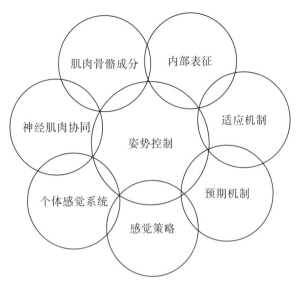

图 13-1-2 研究者使用过的用来描述姿势控制众多内容的概念模式

知对姿势控制的影响。但这里的认知并不一定是有意识的控制，姿势控制的更高水平认知是姿势控制预期和适应的基础。适应的姿势控制是指根据任务和环境要求的变化调节感觉和运动系统。姿势控制的预期方面发生在姿势要求的感觉和运动系统之前并以原有经验和学习为基础。影响姿势控制的其他认知方面包括注意、动机和目的。

因此，从系统方面讲，姿势控制是身体许多系统协调运作以控制身体的方向性和稳定性的复杂作用的结果。姿势系统特异性组织由功能性任务和完成它的环境共同决定。

2. 运动控制

（1）运动控制的定义：动作是生活中一个重要方面，人类能够行走、跑步和游戏，能够找到并食用给我们带来营养的食物，能够和我们的朋友、家人进行交流，能够谋生，这些都是生存所必需的。对于这些而言，动作是必不可少的。运动控制订义为调节或管理动作所必需机制的能力。它解释了诸如以下的一系列问题：中枢神经系统怎样将单块肌肉联合起来形成协调的功能性动作？怎样用来自环境和人体的感觉信息来选择和控制动作？研究动作的

方法是什么？怎样量化这些动作问题？

（2）运动控制的理论：运动控制的理论描述了运动是怎样被控制的，是关于控制运动的一组抽象的概念。运动控制理论发展至今，形成了诸多不同的观点，不同的运动控制理论反映了哲学上关于大脑怎样控制运动的不同的观点，这些理论通常反映了对于各种运动的中心组成相对重要性的认识方面的差异。例如，一些理论强调外周的影响，而另一些强调在控制行为时由环境得到的信息所扮演的角色。

反射理论：19 世纪末期的一位神经生理学家 Charles Sherrington 在 1906 年所著的名为《神经系统整合行为》的书奠定了经典运动控制反射理论的实验基础。其认为，复杂行为能通过一系列的单个反射的复合行为来解释。当然，该理论有其自身的局限性。

等级理论：很多学者都对神经系统可作为一个等级系统来组织的观点有所贡献。其中一位英国物理学家 Hughlings Jackson 认为大脑有高级、中级和低级水平的运动控制，同样也有高级联络区、运动皮质和脊髓水平的运动功能。总体而言，等级控制被定义为从上至下的组织控制，每一个连续的上级影响控制下一个水平。在严格的垂直等级体系中，控制线不交叉，也不会有颠倒的反向控制。

自从有了 Hughlings Jackson 关于等级控制的新的观点后，现代神经学的科学家确定了等级组织元素在运动控制中的重要性，并对在一个严格的等级系统中，高级中心总是处于控制地位的观点进行了修改。现在，描述神经系统中的等级控制观点承认：取决于任务的不同，每一级神经系统都能作用于其他等级（高级和低级）。

运动程序理论：近年来，越来越多的运动控制理论扩充了我们对中枢神经系统的理解。

他们改变了中枢神经系统作为最主要的反应系统的观点，并开始研究动作生理而非反射生理。反射理论对于解释特定固定模式的动作是有作用的。然而，一种有趣的观察反射的方式是认为移除刺激或传入输入，仍然有模式化的运动反应。若我们从运动刺激中移除刺激输入，剩下的则为中心运动模式。这种中心运动模式的观点，或运动程序比反射观点更加灵活，因为它既能由感觉刺激诱发，也能由中心运动模式激发。

当然有关中枢模式发生器的观点拓展了我们对于神经系统在运动控制中所扮演的角色的理解，但是我们必须意识到中枢模式发生器的概念并非是用来取代感觉输入在控制运动中的重要性的观点的，它只是简单地扩充了我们对于神经系统在创造动作灵活性方面的理解，包括它从反馈中独立创造动作的能力。运动程序的内容非常重要的一个局限性在于：中枢运动程序不能够被认为是动作唯一的决定因素。例如，给屈肘肌群两个完全相同的命令，在上臂置于体侧休息位和位于身体前部的抓握位这两种不同的情况下，重力将起到不同的作用，从而改变动作。此外如果肌肉疲劳，类似的神经系统命令将得到不同的结果。因此，运动程序概念没有考虑在完成动作控制时，神经系统还要处理骨骼肌肉系统和环境变化的事实。

除了上述的运动控制理论之外，还有来自俄国科学家 Nicolai Bernstein（1896—1966）的系统理论，来自物理领域对力学或协同作用研究的动态动作理论，来自生理学研究的生态学理论等。毋庸置疑，没有一个理论能够满足所有的条件，我们相信最好的运动控制理论是整合了目前所有理论的综合体。动作不仅仅是针对肌肉运动的程序或成套路的反射，还是感知觉、认知和动作系统之前动态的相互作用。

（二）功能重建的机制

脑损伤后功能恢复主要依赖脑的适应和脑的功能重组。相关学说包括剩余学说、替代功能学说、功能重组学说、神经功能联系不能学说、失神经超敏感及再生、侧支发芽、行为方法改变、无效应突触转变为有效突触等。病损前大脑的状态和脑卒中后患者所处的环境也对恢复产生深远影响。但重组的主要条件是需要练习特定的活动，练习得越多，重组就越自动和容易进行。早期练习有关的运动对大脑的可塑性有好处，如缺少有关的联系，有可能发生继发性的神经萎缩或形成不正常的神经突触。

虽然目前尚未明确运动训练是否在解剖和生理层面上发生重组以及是否能使患者从中受益。Carr 等人认为，根据临床经验，如果患者在脑卒中最初的几天里就开始使用该特定的运动训练方案，其功能恢复会比传统的物理疗法更为明显，且反射的过度活动较少出现。这一点可能是由于一方面强调了对患侧肢体肌肉进行非常早期的、特定的、有序的控制训练和预防肌肉挛缩及相关的长度变化，另一方面强调了减少过度使用健侧肢体和减少患侧肢体不必要的肌肉活动的结果。但是，直至目前在世界各国的脑卒中康复管理或治疗指南中均未发现包括 MRP、Bobath 在内的所有治疗方式与其他治疗相比所体现出来的明显的优势。

三、治疗

（一）运动再学习技术的基本原则

1. 早期开始科学训练　通过早期练习促进偏瘫患者大脑的功能及早重组。

2. 重视患者的主观参与认知　按照科学的运动学习方法对患者进行再教育以恢复其运动功能。充分重视认知在训练中的重要性，让患者了解自己的主要问题及解决对策，主动参与和集中注意力。

3. 限制不必要的肌肉活动 运动学习由激活较多的运动单位及抑制不必要的肌肉活动两方面组成，训练的目的不在于增加肌肉的力量而在于增强对肌肉运动的控制能力。因此，要训练对不必要动作的抑制，在训练中保持最佳水平的用力程度，避免异常代偿模式以及兴奋在中枢神经系统中的扩散。

4. 调整姿势 由于人体运动时姿势不断变化，其重心也在不断改变，需要不断地调整姿势以维持身体平衡。良好的姿势控制是功能性任务活动的基础，可以让患者进行多种多样的姿势控制训练，利用视觉和本体感觉进行姿势调整。

5. 功能性动作的反复强化 功能训练需要患者发挥其主观能动性，通过自身的努力让机体获得改善和恢复。对于完全丧失或丧失部分运动功能的患者，常常需要大量的反复训练才能实现。

6. 强调反馈 反馈的含义包括患者训练过程中通过视觉、听觉、本体感觉、触压觉所获得的对正在进行的功能性活动的反馈，强调在运动学习中利用视觉和语言反馈的重要性，通过明确目标、视听觉等反馈和指导，使患者学习有效的运动控制；也包括了在完成既定任务后，来自治疗师的言语指导和鼓励等，从心理支持层面上激发患者的主观能动性。

（二）优化技巧的方式

（1）目标明确，难度合理，及时调整难易程度，逐步增加复杂性。

（2）练习与日常生活功能相联系的特殊作业，模仿真正的生活条件，练习顺序要正确。

（3）开放性技术和闭合性技术相结合，前者指适应环境变化而完成运动，后者指在没有环境变化时来完成运动。为提高患者的灵活性，需要在不同环境条件下进行作业训练。

（4）整体训练和分解训练相结合。

（5）指令明确简练。学习技巧分为认知期、联系形成期和自动化期三个阶段，不同阶段要给予不同指令。在学习早期，以口头和视觉指令为主，而间断应用触觉指令可以加强视觉指令。

（6）避免错误训练，错误的训练纠正起来很困难，同时需要注意健侧代偿带来的患侧失用。

（7）患者主动参与，并集中注意力。鼓励患者采取积极态度，要了解自己的主要问题以及解决问题的对策。运动想象或复述作业有助于其学习，在患者重获肌肉收缩能力以前就可以使用。

（8）训练应该是持续的，在治疗人员直接训练的其余时间，应制订一个训练计划，制成表格，让患者能够自我监测执行情况。学习曲线和自我报告可提供反馈信息。至于运动类型、时间和次数，要依据患者技术水平和目标而定。中等负荷对发展肌力和心肺耐力是必要的。运动影像和照片也会有助于训练。

（9）患者出现疲劳时，需要考虑可能的病因，如服用过量镇静剂或肺活量降低。训练后正常程序的疲劳可以通过适当休息或从事其他动作训练来消除。

（三）脑卒中后肌力训练

肌力是肌肉特有的功能，且需要依赖完整的神经支配来实现。影响肌力的生理因素包括结构性因素和功能性因素。结构性因素包括肌肉横截面积、单位横截面积肌纤维的密度以及跨关节机械杠杆的效力；功能性因素包括单次收缩所募集的运动单元数目、类型和频率，肌肉的初长度和参与动作的协同肌间的作用。此外肌力还受到生物力学因素的影响，如牵伸主动肌时，具有黏弹性的可收缩组织和不可收缩组织可以通过能量吸收增加收缩时的向心性肌力。

想完成技巧性运动需要达到以下要求：①参与活动的每块肌肉都要在合适肌长度下产生力量峰值；②肌力的产生有等级性和时间性，所以协同性的肌肉运动是任务和环境导向的；③肌力要能持续足够长的时间；④肌力产生并达到峰值必须要足够快，以适应环境和任务需要。

有关脑损伤患者对训练的生理反应的研究目前十分有限，尽管神经系统损伤会带来受累肌肉的肌力减退和运动控制下降，但在过去很长一段时间里并未将肌力训练包含在物理治疗中。传统的观点认为，脑卒中患者进行肌肉力量训练会引起痉挛加重，但越来越多的证据表明两者并没有必然的联系，反而较为积极的肌力训练对恢复运动功能有所帮助。

单纯依照肌肉的收缩类型划分，可以将肌力的训练方法划分为两大类。①等长收缩训练：肌肉收缩时肌长度不改变，张力改变，不产生关节运动。②等张收缩训练：是一种维持恒定阻力的肌力训练，肌肉收缩时肌长度改变，张力不变，产生关节活动。包括主动抗重力训练、无重力训练、负重训练和抗阻运动训练等。此外，利用人工机械设备达到的等速训练也是一种肌力训练的方式，应用等速测力器，维持恒定的速度并给予与目标激励相匹配的顺应性阻力，运动中肌肉长度和肌肉张力均发生改变。

在脑卒中患者的训练中应强调在特定的功能性活动中重新获得最佳的运动技巧，如在不同环境条件下，活动灵活到仅需耗费极少的能量来完成。脑损伤后运动系统受到影响，患者迫切需要外界帮助其激活瘫痪的肌肉并产生自主活动的能力。肌力训练包括在强制条件下进行多次重复性活动，其可以作为一种增加肌肉收缩性和肌力、抑制协同收缩模式的方法。同时，以运动能力能够得到改善的运动任务为导向的肌力训练有利于恢复受损肌肉的力量和运动技巧。

总之，脑卒中后肌力训练可遵循以下几点：①肌力训练应在亚极量负荷下进行：一般是在极量负荷的 50%~80% 负荷水平下每组重复 10 次，完成 3 组；②可以利用自身重力进行抗阻训练，还包括无重力运动、弹力带抗阻、等速肌力训练、平板步行等；③训练量可以通过增加重复次数、完成组数以及运动负荷而增加；④肌力训练是针对所学习的任务特点进行的任务特异性或导向性训练；⑤要提高运动耐力，应该在低负荷水平进行高重复性训练，包括踏车活动、上肢自行车以及活动平板；⑥对肌力极弱的患者应该应用促进最大程度力量产生的方法，包括简单运动训练、生物反馈、运动想象、功能性电刺激等；⑦肌力训练可在监督下进行，但更多的应该是患者自主独立完成，还可以参加集体训练。

（四）创造学习和促进恢复的环境

应为患者提供一个环境，让其学习如何重获运动控制、自理能力和社交技能。本节所建议的条件是运动学习所必需的，它可以尽量刺激大脑产生适应和重组，并可从特定的康复环境转移，融入日常生活之中。

1. 及早开始　患者病情稳定后（我国最新的临床指南要求脑梗死发病 24h；脑出血发病 48h），康复训练应尽早开始，这与前述的大脑功能恢复机制有关；同时，鼓励患者尽早做正确的、自己感兴趣的运动，可以促进精神健康，以免发生继发的精神障碍。

2. 制订康复治疗计划　包括一般计划（鼓励参与日常和社交活动）和为解决特殊问题而制订的专门的计划。一般计划要求提供合适的环境，患者在其中可最大限度地康复。如患者生命体征平稳就应该学习如何起床、穿衣；在发病后第一周内应按接近常规安排患者生活，如早晨起床、集体就餐、午睡等。工作人员应主动创造一个可加速患者重获正常生活的环境，鼓励患者的亲友和志愿者参与工作，为患者提供其所熟悉的解决问题的办法，促进其更好地掌握正常生活活动。

3. **坚持练习**　运动学习要求有练习的机会。一般而言，完成作业技巧取得进步是练习的直接结果，坚持练习是康复中的难点。应在治疗时间之外的其余时间进一步练习。此外，如应用相互矛盾的康复训练方法会阻碍患者重获有效的运动行为。

4. **动力**　研究证据显示，丰富的环境对脑损伤患者的恢复起着重要的作用。必须有计划地激发患者的动力，避免因恐慌、冷漠或抑郁等造成动力减退，进而导致学习减弱。医务人员需要不断激励患者，在运动完成后对其进行必要的表扬或反馈，进行正性的强化，努力寻找导致患者意志消沉的原因，并解决。

5. **感知的刺激**　很多脑卒中患者在发病的最初几周内会感到反应迟钝和难以集中注意力。有些可能出现记忆或记忆相关的认知功能障碍。有研究指出，大脑反应迟钝是由于两侧大脑半球不能同步活动。孤独的环境、疾病和某些药物都会对患者的认知功能产生影响，加重学习困难。MRP强调学习认知，要求患者主动参与，甚至脑卒中后早期的直立位保持都可以改善患者的认知。同时，许多患者仍然需要接受心理治疗，以帮助其组织思维活动并治疗感知觉障碍。不要轻易认为抑郁、情绪不稳定和思维混乱是永久性的认知障碍。

6. **教育计划**　包括对患者及其家属和工作人员的教育。对患者及其家属应进行授课和讨论，其内容包括：脑卒中的病理生理和症状，脑卒中对患者身体和精神的影响，脑的适应能力，康复方法，出院计划和家庭及社区的参与等。患者亲属若能在患者开始执行康复计划时就参与，了解问题所在，将促进患者对治疗建议的执行，让患者在治疗时间之外进行更多的练习。患者亲友的强烈支持势必会增强患者进行康复训练的信心。

7. **出院计划**　出院计划包括治疗师进行家访，决定住房是否有改造的必要，安排患者离开康复机构的医疗环境，尽快进入家庭环境等。有些患者不能独立生活，需要有组织的家庭服务，如在轮椅上用餐，雇佣女佣或家访护士等。介绍患者加入一些患者俱乐部，参加集体活动等。康复医疗相关人员在患者出院后应定期进行家访，了解患者是否保持作业的水平，解决患者遇到的新问题，保证患者生活愉快并不断进步。同时，在训练设计和活动规划中应考虑到患者的体能问题，应循序渐进。

（陈　勇）

第二节　运动再学习技术的内容

一、平衡

平衡包括运动前预先姿势调整的能力，以及运动中针对具体任务进行不断姿势调整的能力。维持和恢复平衡是内部机制（例如肌力、视觉、触觉、本体感觉、前庭感觉输入等）和外界环境共同作用的结果。因此，平衡的控制与任务特征和外界环境高度相关。正确的身体对线在平衡的控制中起着重要的作用。

【平衡的基本成分】

（一）坐位平衡

坐位平衡的控制在不同的任务下会产生躯干和下肢肌群间不同的协调收缩模式。例如，坐位时够取物体的速度、方位、距离以及座椅的高矮、支撑面的大小。正确静态坐位对线要点：①双脚、双膝靠拢或与肩同宽；②体重均等分配；③躯干伸展，双髋屈曲，双肩在双髋的正上方；④双肩水平，头中立位。

（二）站立平衡

站立平衡的控制因站立时重心高、支撑面小，比坐位稳定性低，因此对身体的对线要求更高。正确静态站立位对线要点：①双足自然分开；②双髋在双踝前方；③双肩正对双髋；④双肩水平，头中立位；⑤躯干直立。另外，站立平衡包括静止站立时身体出现的微小摆动，以及运动前身体的预先姿势调整和运动中的姿势调整。例如，在手臂抬起之前，躯干和下肢肌肉预先收缩以调整重心，避免手臂抬起后引起的姿势不稳。

（三）行走平衡

行走时身体处于动态的平衡控制中，因此人体在行走时需要对支撑足以上的全部身体运动进行复杂的平衡控制。另外，行走的平衡控制也会受不同任务和周围环境的影响。比如，在黑暗中行走，在湿滑和移动的表面上行走等，平衡的控制受到更大的挑战。具体生物力学特点可参见本章行走部分。

（四）站起和坐下平衡

站起和坐下的平衡控制需要肌群在加速和减速活动之间相互协调，以保证身体在不同支撑面之间的姿势转换。股四头肌、腓肠肌和比目鱼肌，它们在阻止身体向前运动、维持该活动的稳定性方面起着重要作用。下肢伸肌力量弱者在整个站起和坐下过程中均难以保持平衡。具体生物力学特点可参见本章相关内容。

（五）脑卒中患者坐位平衡与站立平衡功能障碍的常见问题

中枢神经系统损伤使患者的肌肉收缩能力和平衡控制能力受到影响。该类患者常见问题包括以下几种。

（1）随意运动受限即身体僵硬或屏住呼吸。

（2）使用抬起上肢的方法维持平衡，或用手支撑或抓握支撑物等。

（3）坐位活动不适当的代偿动作，包括：①坐位侧向够物时躯干前屈代替侧屈（图13-2-1）；②坐位够物时双脚移动代替躯干相应节段的调整。

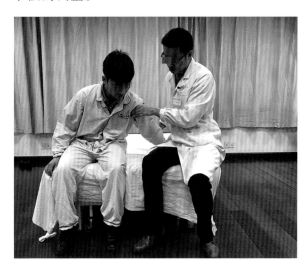

图 13-2-1　坐位侧向够物

（4）站立位活动不适当的代偿动作，包括：①支撑面过宽，双足分开或下肢（腿或足）呈外展外旋位，重心移向健侧；②向前够物时屈髋代替踝背屈；③侧向够物时躯干侧屈代替髋的侧向运动（图13-2-2）；④身体轻微移动便失去平衡，表现为过早迈步；⑤站立失衡需要及时迈步时，又不能有效迈步。

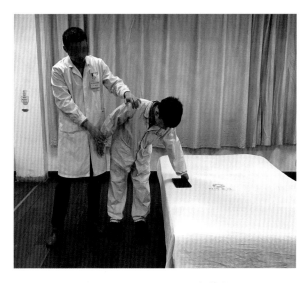

图 13-2-2　站立位侧向够物

【训练指导】

无论是坐位平衡训练还是站立平衡训练，都要鼓励患者放松，避免屏住呼吸及姿势僵硬，要给予患者足够的安全感。另外，训练需要不断重复。

（一）坐位平衡训练

早期再建立坐位平衡对于功能恢复具有重要意义。坐位平衡为气体交换提供更多的刺激，更易完成咳嗽和吞咽，鼓励视觉接触，提高交流能力，刺激觉醒中枢，消除"病患角色"行为。在康复早期过度地强调床上卧位运动训练，例如桥式和翻身运动，可能会占用患者本应用于直立位训练的时间。对于早期惧怕运动的患者，第一次训练可将患者的注意力转移到具体的任务目标上，并练习小幅度移动的简单活动，使患者重获平衡的感觉和自信。

（二）头和躯干的运动

坐于稳定平面上，手放膝上，双足分开约15cm并踩地。

（1）分别向左和向右转动头和躯干，向后看，然后回到中立位。注意：①训练时为患者提供注视目标，并逐渐增加转动的角度；②必要时，帮助患者固定患侧下肢，避免髋关节过度外展外旋；③提示患者保持躯干直立和屈髋；④提示患者避免手支撑和足移动。

（2）抬头向上看天花板，然后回到中立位。注意：患者可能会向后失去平衡，应提示患者保持上身在髋的前方。

1）取物活动：坐位，用患手向前（屈髋）、向侧方（双侧）、向后取物体，每次取物后需回到中立位，避免倒向患侧。当患者获得了平衡的感觉后，让其用健手越过身体中线取物以使患腿负重。注意：①够取物体时身体的移动范围应尽可能接近稳定极限；②向患侧取物时，要强调患足负重；③治疗师可以辅助稳定患足和支撑患侧手臂，但不能拉或推动患者被动移

动；④不鼓励健侧上肢不必要的活动，如：耸肩、抓握支撑物等；⑤不能抬起手臂的患者可以先将手臂放在一个较高的桌子上再向前够取物体。

2）拾物训练：用一只手或两只手拾起前方或侧方的杯子（图13-2-3）。注意：①可以将物体置于不同高度的凳子上以降低难度；②对于抓握能力有限的患者可以鼓励其触及物体；③必要时治疗师辅助支撑患侧手臂，但避免拉拽。

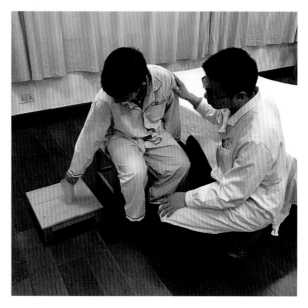

图13-2-3　坐位向侧方够物

（三）站立平衡训练

早期站立对于提高患者日常活动能力，防止卧位并发症至关重要。可通过采用支具辅助伸膝或减重悬吊减少下肢负重等方法，让患者尽早实现站立。另外，肌肉电刺激、肌力训练以及肌肉牵伸训练等均是早期干预的重点，可减少脑卒中后产生的适应性改变。平衡训练的重点在于活动，对于早期害怕活动的患者，可以将患者的注意力从平衡本身移开而转向一个具体的目标。例如：转头看谁走进门，或取物练习。

1. 诱发伸髋肌群训练　仰卧位，患腿放在床边，患者练习小范围的伸展髋关节（图13-2-4）。

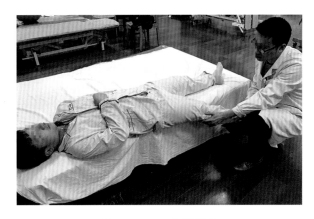

图 13-2-4 伸髋训练

2. 头和身体的运动 双足分开站立，向上看、向后看，再回到中立位。注意：①转头前可提醒患者髋前移，避免向后倒；②活动时应提供视觉目标；③患者应维持正确的站立对线，髋伸展，脚不能移动；④必要时，治疗师用脚顶在患者脚边以防止其移动。

3. 取物活动 站立位，用单手或双手向前、向两侧、向后取物，然后回到中立位。注意：①够取物体时身体的移动范围尽可能接近稳定极限；②确定身体的移动发生在踝和髋，而不只是在躯干上；③提示患者注意力不要放在平衡本身而要放在具体的目标上；④治疗师应避免抓住患者。

4. 单腿支撑 健侧下肢向前迈上踏板，再收回原地（图 13-2-5）。注意：①患侧保持髋伸展；②引导患者将注意力集中在健腿抬放的具体目标上，如放到不同高度的踏板上，而不是放在移动身体这种抽象目标上；③最初练习时可使用支具或减重悬吊。

5. 侧方行走 手扶着墙或扶着抬高的床栏杆向侧方行走。该活动可训练在伸髋时将体重从一侧转到另一侧。

6. 拾起物体 站立位，身体弯下向前方、侧方、后方拾起物体或接触物体，然后回原位。注意：①可以从凳子上拾物开始，以减小运动幅度；②必要时可以靠近桌子，或治疗师给予一定的帮助和指导，例如发现患者有向后失去

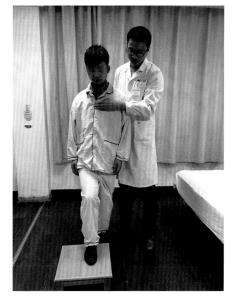

图 13-2-5 患侧腿支撑，健侧腿迈上踏板。然后收回

平衡的趋势，可以建议其髋向前移；③治疗师应注意患者操作时髋膝踝的屈伸控制。

【训练转移到日常生活中】

为提高平衡功能，训练应逐渐增加难度以及环境的复杂性，同时与日常生活结合起来，从而使患者能够更好地应对现实生活中不同的任务和环境。

当患者具备一定的坐位或站立位平衡能力后，可以通过以下方式增加平衡控制的难度以提高技能：①改变运动速度；②减少支撑面积；③增加物体的重量、体积和距离，双上肢同时参与活动；④练习时间限制性活动，如接球或拍球。

站立平衡训练还可以采用下列方式优化其技能：①拾物练习，如将物体放在稳定极限外，患者不得不迈出一步取物；②迈步训练，如站立位，重心放在健腿或患腿上，迈出另一条腿至地面上的标记处，或迈上不同高度的台阶；③增加环境的复杂性，如跨过不同大小的障碍、在有障碍物的道路上行走等。

二、站起与坐下

脑卒中患者站起和坐下的训练对于行走和

独立生活的恢复至关重要。偏瘫患者试图独立站起和坐下时，常采用代偿性或适应性方式。异常的运动模式将导致运动技能发展受限，并出现继发残损，因此站起和坐下训练应尽早进行。虽然早期肌力弱可能限制患者站起和坐下，但仍能从生物力学研究中发现一些力学要点可以帮助患者尽早获得站起和坐下的能力。

【站起与坐下的基本动作】

（一）站起

①踝背屈、双下肢负重；②躯干前倾（通过髋部屈曲伴颈和脊柱的伸展完成）；③双膝向前运动使双肩双膝前移过足，伸髋伸膝立即站起。以臀部离开座位为界将从坐位站起过程分为伸展前期和伸展期。站起时在伸展前期和伸展期之间不要有停顿，使水平向前的动能迅速转化为垂直向上的势能，这样动作省力、流畅。

（二）坐下

①躯干前倾（通过髋部屈曲伴颈和脊柱的伸展完成）；②双膝向前运动；③膝屈曲坐下。

【站起与坐下过程中常见的问题】

（1）重心不能充分前移表现为肩、膝不能前移过足（图 13-2-6）。

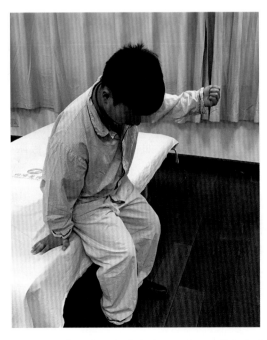

图 13-2-6　肩、膝不能前移过足，重心不能充分前移

（2）伸髋、伸膝过早，重心后移，难以站起。

（3）坐下时身体控制力差（图 13-2-7）。

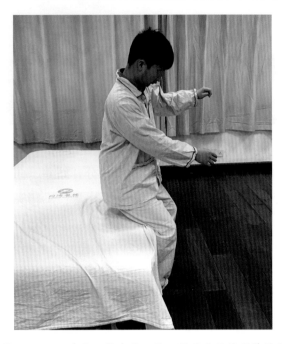

图 13-2-7　身体不能在髋、膝、踝屈曲位置保持前移过足，导致坐下时失去平衡易向后倒在座位上

（三）常见代偿动作

①主要通过健腿负重，起始位患足不能后置，加重健腿负重倾向；②用躯干和头的屈曲代替屈髋、躯干前倾及膝前移，并用上肢前伸代偿向后倾倒。

【训练指导】

（一）练习丧失的成分

1. 牵伸比目鱼肌和腓肠肌　坐位保持足后置，踝背屈位即可牵伸比目鱼肌；站立位垫高足尖使踝背屈可牵伸腓肠肌。比目鱼肌的延展性对足的后置和患肢负重来说至关重要，功能训练前短暂的被动牵伸可以降低肌肉张力。

2. 激发腘绳肌和胫前肌收缩训练　可进行屈膝及踝背屈主动辅助训练，治疗师可用手触摸相关肌肉或用肌电监测仪监测肌肉的主动收缩。

3. 下肢肌力训练　下肢伸肌无力以及身体节段间协调能力缺乏和姿势不稳是限制站起与

坐下的主要因素。因此，功能性下肢肌力训练非常重要，主要是动作本身的反复练习。例如，可将患足置于健足后面，站起时迫使患侧下肢负重。随着肌力的增加，鼓励患者加快速度。

4. 训练躯干在髋部前后移动 坐位，双上肢放在一个接近肩高度的Bobath球上，躯干和头直立，通过双手向前推动Bobath球使躯干在髋关节处前屈，然后回到直立位。必要时治疗师可以帮助患侧上肢移动，以及稳定患足（图13-2-8）。

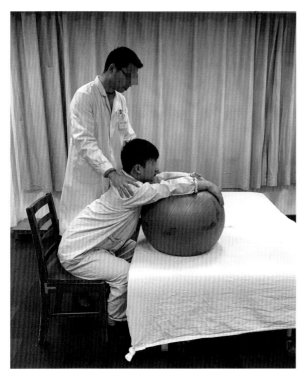

图13-2-8 通过髋屈曲和踝背屈来体会身体在足上方的前后移动

（二）练习站起和坐下

1. 站起 站起时，躯干直立，双足后移。然后，患者躯干在髋关节处屈曲前移，当双膝和双肩越过足尖后再伸髋伸膝站起。注意：①确保不出现代偿动作；②治疗师不应离患者太近，妨碍患者的身体向前移动；③必要时治疗师可以帮助患者将双足后置，或引导膝水平前移；④对于肌力弱无法站起的患者，治疗师可以从患侧膝部沿小腿向后下方施压以帮助患

者稳定患足，辅助患肢负重，这样也可以避免股四头肌收缩时足向前滑动（图13-2-9）。

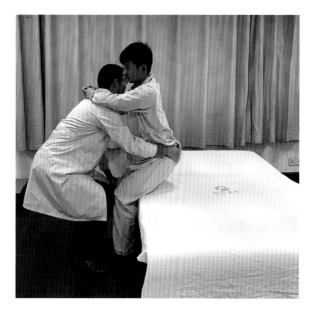

图13-2-9 辅助站起训练

2. 坐下 坐下时，膝前移启动屈膝，躯干在髋关节处前屈，重心保持在双脚上方，身体逐渐下降，接近座位时，后移坐到座位上。注意：必要时可以帮助患者稳定小腿和足以使患腿负重，然后逐渐减少帮助，针对性地训练患腿负重时坐下。

【训练转移到日常生活中】

当患者能独立站起和坐下时，及时将训练转移到日常生活中去，并增加训练的难度和环境的复杂性，以强化技能。训练方法包括：①手拿物品进行站起和坐下训练；②在与人交谈中站起和坐下；③变换站起和坐下的速度，要求停住时能停住而且不失去平衡，尤其在臀部离开座位时或接近座位之前立刻停住；④从不同类型的椅子上站起和坐下。

三、行走

行走是一项复杂的、全身参与的活动，需要众多肌群和关节的共同协调参与。独立行走是完成大多数日常生活活动的先决条件。脑卒中后神经系统对运动的控制能力减退、肌肉无

力、软组织挛缩等是导致行走障碍的主要因素。尽早地帮助患者建立独立行走功能是康复治疗的重要内容。

【行走的基本成分】

有关正常步态过程中详细的参数及运动学、力学特点可参见步态分析章节。下面就行走的生物力学要点做如下描述。

（一）独立平地行走的生物力学特点

尽管步行时有一短暂的双足支撑阶段，但为描述方便，将步行分为站立期和摆动期，其生物力学特点见表13-2-1。

表 13-2-1　步行的生物力学特点及脑卒中患者常见问题分析

步行分期	部位	生物力学特点	具体分期	脑卒中患者常见问题分析	
				问题	原因
站立期	踝	背屈（足跟着地）—跖屈（足放平）—背屈（重心向前越过脚面后）—跖屈（摆动前推离地面）	初期	踝关节背屈不够，无法完成足跟着地	①胫前肌肌力低下；②腓肠肌痉挛或挛缩
			中期	踝关节背屈受限，无法将重心前移	比目鱼肌挛缩
			后期	踝不能跖屈	腓肠肌肌力低下
	膝	屈曲约15°（缓冲吸收身体的重量和动量）—伸展—屈曲35°~40°（足趾离地前）	初期	膝关节屈曲受限，膝过伸	①比目鱼肌痉挛或挛缩；②股四头肌0°~15°控制障碍
			中期	膝关节伸展不充分（膝关节10°~15°屈曲，伴踝关节过度背屈）	①腓肠肌肌力低下；②下肢伸展肌群收缩的协同性受限
				膝关节过伸，影响足蹬离动作的准备	①比目鱼肌挛缩；②由于下肢无力支撑而出现的适应性改变
			后期	膝不能屈曲	①腘绳肌肌力低下；②股直肌痉挛
	髋	保持伸展（带动身体重心向前越过脚面，是该下肢摆动期启动的基础）	中期	髋伸展受限（无法达到10°~15°），无法将重心前移	①臀肌肌力低下；②髂腰肌痉挛或挛缩
			后期	髋关节伸展不充分	①髂腰肌痉挛或挛缩；②臀肌肌力低下
	骨盆	水平侧移，正常为4~5cm	中期	骨盆向两侧过度平移	①负重侧髋外展肌群肌力低下；②控制髋膝伸展的肌群肌力低下
摆动期	踝	背屈（离地前）	初期	背屈受限	①膝关节屈曲速度减缓；②腓肠肌痉挛或挛缩
			后期	背屈受限，影响足跟着地和负重	①腓肠肌痉挛或挛缩；②踝背屈肌肌力低下
	膝	屈曲（从35°~40°增加到60°以缩短下肢）–伸膝（着地前）	初期和中期	屈曲受限	①股直肌痉挛；②腘绳肌肌力低下
			后期	伸展受限，影响足跟着地和负重	股四头肌肌力低下，控制差

步行分期	部位	生物力学特点	具体分期	脑卒中患者常见问题分析	
				问题	原因
	髋	伸展—屈曲（提下肢）—伸展（着地前）	初期和中期	屈曲受限	屈髋屈膝肌群肌力低下
			后期	摆动幅度不一致，患者步长不匀	髋伸肌的离心收缩肌力低下，无法精确控制屈髋动作
	骨盆	围绕纵轴向前转动约4°，下降约5°（离地前）	中期	患侧骨盆过度抬高	屈髋屈膝肌群肌力低下，屈髋屈膝不充分，通过抬高骨盆将足抬离地面

（二）楼梯行走

楼梯行走与平地行走相比，关节活动范围、肌肉收缩和关节受力等方面的生物力学特点均不同，因此，需要进行特异性训练。上楼梯的基本成分中，通过踝背屈，脚将身体的重量向前传递，后脚产生的力量将全身重心斜向上、向前推进，直到越过前腿；此时前腿的髋、膝和踝关节伸展，伸肌向心收缩，继续抬高身体的重量并将后腿提起向前，准备下一步。上楼梯过程中，双腿产生协调的力量，将身体平稳地上提。下楼梯基本成分中，承担全身重量的后面支撑腿的髋、膝和踝关节屈曲，下移身体，重心继续保持在后面支撑腿上，后腿伸肌离心收缩以对抗重力，同时放好前脚准备下一步。

【脑卒中患者行走中常见的问题】

将站立期和摆动期分别划分为初期、中期和末期，常见问题及原因分析见表 13-2-1。除此之外，步行时间和空间上的适应性改变，包括步行速度降低，步幅长度或跨步长度缩短或不一致，步宽增加，双足支撑期延长，依靠手支撑也是脑卒中患者常见的问题。

【训练指导】

（一）练习丧失的成分

1. 站立期膝关节控制训练　①股四头肌诱发训练：患者坐位伸膝位做股四头肌等长收缩训练，也可以应用电刺激及生物反馈仪器诱发股四头肌收缩；②坐位膝关节控制训练：患者坐位时练习膝关节在0°~15°范围屈伸，使股四头肌做离心和向心收缩；③健腿负重膝关节控制训练：站立位，健腿迈小步至患腿之前，使健腿负重，患腿通过承受较小的重量练习膝关节在0°~15°范围屈伸；④患腿负重伸膝控制训练：患腿负重，健腿迈上迈下一个高8cm的台阶训练伸膝的控制，注意保持患髋伸展，且不能过伸。

2. 站立期骨盆水平侧移训练　①患者站立位，练习将重心从一只脚转移到另一只脚，治疗师用手指指示其骨盆移动的距离约2.5cm，注意髋膝关节保持伸展和骨盆不能侧移过远；②侧行训练：双足并拢，练习患腿向侧方迈步，再迈健腿使双足并拢，注意肩部保持水平，骨盆不能侧移过远，必要时患者可以扶栏杆自行练习（图13-2-10）。

3. 站立期伸展髋关节训练　①诱发伸髋肌群训练：同本节站立平衡训练；②健腿迈步训练：站立位，健腿迈小步至患腿之前，使患腿负重，患髋保持伸直，患膝也应保持伸直；③健腿上台阶训练：患腿负重，健腿迈上一个高8cm的台阶，进行患髋伸直训练，保持患膝伸直，且不能过伸。

4. 摆动期膝关节屈曲控制训练　膝关节屈曲的主要肌群为腘绳肌，因此腘绳肌肌力

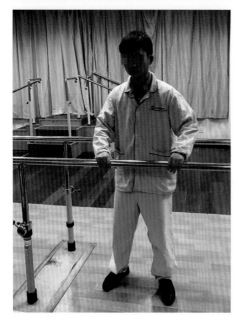

图 13-2-10 骨盆水平侧移训练

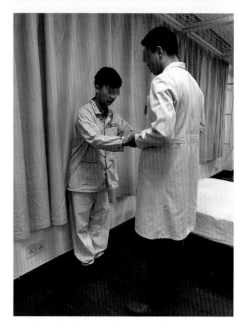

图 13-2-11 诱发踝关节背屈训练

训练是摆动期膝关节屈曲控制的关键。训练方法有：①俯卧位，治疗师屈曲患者的患膝至90°，然后让患者试着缓慢放下小腿，以诱发腘绳肌离心收缩。还可以在90°范围内屈伸膝关节练习腘绳肌向心、离心收缩，以加强膝关节控制能力。②站立位，治疗师屈曲患者的患膝至30°~60°，然后让患者试着缓慢放下小腿到足趾落到地面，再从地面提起，练习腘绳肌向心、离心收缩，以加强膝关节控制能力。③向前、向后迈步训练屈膝，让患者主动迈步，要求其在迈步前先屈膝。

5. 踝关节背屈训练　患者背靠墙而立，双足离墙10cm，治疗师握患者双手使其肘伸展并给予阻力或助力，指导患者将髋移离墙面，寻找激发足背屈的位置，诱发踝背屈。注意患者应用腿的力量离开墙面，确保患者用双足负重，双膝无屈曲（图13-2-11）。

6. 软组织牵伸　保持功能性肌肉长度的方法包括主动牵伸和被动牵伸。在每次训练开始前进行相关肌肉的维持性牵伸有助于降低肌肉的张力。主要牵伸的肌肉及方法包括三种。①腓肠肌：靠墙站立位垫高足尖，使踝背屈；

②股直肌：俯卧位或侧卧位，将患者患侧膝被动屈曲；③比目鱼肌：坐位下足跟后置使踝背屈。

（二）训练行走

行走训练初期的目的在于使患者学会行走的节奏，可以用指令"左右""迈步"等来帮助患者掌握运动的时间节奏。训练时健腿先迈步，必要时可以扶着患者前臂或者利用减重悬吊带，但不能将患者抓得太紧，或遮挡其视野，影响平衡调整和前行。

行走训练时需要提示患者的主要内容如下：①患足站立期保持患侧伸髋；②患足站立期保持患髋侧移不过度；③患足站立初期保证患足足跟先着地；④患足摆动期骨盆不过度上抬；⑤患足摆动期确保足够屈髋屈膝及踝背屈角度。

【训练转移到日常生活中】

要给患者制订训练计划，包括具体目标、重复次数和步行距离，给一个书面指导以便患者知道应该注意之处。增加复杂性的练习包括：①跨过不同高度的物体；②边说话边走，拿着东西走；③加快速度走；④在有行人的地方行走。

四、取物和操作

大多数的日常活动包含复杂的上肢运动。使用上肢取物和操作的主要先决条件包括：①能够把手移动到要进行活动的地方；②能够看见并关注物体及环境；③能够随着上肢运动进行姿势调整；④能够使用躯干感觉信息。神经系统对上肢运动的控制，如肌力产生和关节活动的顺序、程度等，与任务特性、所操作的物体、环境条件以及操作者与物体间的距离等密切相关。复杂的上肢功能使脑卒中后康复治疗面临挑战。由于脑损伤导致运动控制能力丧失，优化的运动控制程序出现问题，因此，治疗人员必须通过制订有效的功能性训练，帮助患者根据日常生活的需要重新学习一系列从简单到复杂的上肢活动，尽可能重建最佳的运动控制能力。使患者能够使用上肢达到以下目标：①拿起、抓握和松开不同形状、大小、重量和质地的物体；②拿住并把物体从一个地方转移到另一个地方；③在手中移动物体；④为特定目标操作物体；⑤坐位和站立位时，向各个方向够取物体；⑥使用双手完成任务，如揉面团、拧瓶盖等；⑦接扔物体的活动，使患者重获执行有时间要求的活动的能力，如投球、拍球、扔球等。

【取物和操作的基本成分】

上肢的基本功能包括两类：①取物或指物；②抓握、松开及操作。取物和抓握物体可分为两个成分：转移和操作。

进行转移运动相对比较灵活，而操作成分需要视觉反馈来确保以精确方式进行适当大小口径的抓握。当够取距离较远的物体时，为了控制平衡，躯干和下肢需要参与活动。由于上肢活动的目的、被操作的物体以及所处环境之间存在着多种可能的相互作用，使得上肢运动的复杂性增加。但是，还是有可能将某一活动分解成几个运动成分，其生物力学特点见表13-2-2，这些成分为上肢功能障碍分析及训练重点提供了指导依据。

表 13-2-2　上肢的基本功能、生物力学特点及脑卒中患者常见问题

部位	基本功能	生物力学特点	脑卒中后常见问题	代偿动作
臂	取物（使手在操作时放在适当的位置）	肩关节外展、前屈、后伸	肩关节外展前屈不能	提高肩带，躯干侧屈，肩关节内旋
		伴随着适当的肩带运动和盂肱关节旋转	肩胛运动不能（外旋和前伸）导致持续的肩带压低	
		肘关节屈曲和伸展	肘关节伸展不能	过度的肘关节屈曲，前臂旋前
手	抓握松开操作	桡侧偏移伴伸腕	伸腕抓握困难	抓住物体时前臂旋前；放开物体时只有屈腕才能放开，且过度伸展拇指及其他手指
		握住物体伸腕和屈腕		
		对掌：拇指腕掌关节外展和旋转	对掌抓握和放开物体困难	
		对指：各指向拇指的屈曲结合旋转	对指困难	
		掌指关节屈伸：在指间关节微屈时各掌指关节屈伸	手指抓住和放开物体困难	
		前臂旋前和旋后		

【脑卒中患者上肢常见的问题】

（一）手臂

见表 13-2-2。

（二）手

见表 13-2-2。

（三）疼痛肩

由于脑卒中所致偏瘫，正常地控制和保护盂肱关节解剖关系的肩关节周围的肌肉组织不能活动，盂肱关节处于完全不稳定状态。此时如应用下列不恰当的被动运动或体位，就可能形成或被迫形成肱骨与肩胛骨之间的一种不正常关系。

（1）被动关节活动范围训练时用力外展而无外旋训练。

（2）地心引力加软瘫臂重量的作用。

（3）拉患者上肢去变换患者的体位。

（4）肩关节长时间受压迫。

【训练指导】

（一）练习上肢功能

1. 软组织牵伸　在训练前进行短暂的被动牵伸可降低肌肉张力，具体方法有：①坐位，将患侧上肢外展外旋，肘伸直，伸腕伸指平放在身后床上，牵伸屈指长肌群、肩关节屈肌群、内旋肌群（图 13-2-12）；②主动牵伸，例如：

握持不同大小物体时拇指内收肌和指蹼得到主动牵伸，物体越大牵伸程度越大。

2. 诱发肌肉收缩　对于肌力较弱的患者，使用肌电反馈、电刺激以及诱发主动运动的简单练习可使无力的肌肉收缩能力提高。电刺激同时可配合意向性训练。诱发主动运动的训练包括肩部、前臂及腕部的运动。

（1）诱发肩关节周围肌肉收缩：①肩带前伸训练。患者仰卧位，举起并支持患者的上肢在前屈位，患者尝试朝天花板向上伸，再利用离心收缩缓慢回落。注意避免前臂旋前及盂肱关节内旋（图 13-2-13）。②三角肌和肱三头肌活动的引出。患者仰卧位，举起并支持患者的上肢在前屈位，患者将手向头部移动或将手经头上够到枕头，以及控制在所有方向和在不断增加的范围内移动。注意避免前臂旋前和盂肱关节内旋，在返回运动时利用离心肌肉收缩（图 13-2-14）。③坐位练习肩带前伸及上提。当能控制肩关节前屈大于 90° 时，进行坐位肩前屈 90° 练习肩带前伸或肩关节继续前屈，注意防止提高肩带以代替肩前屈，避免肘关节屈曲，除非由于物体位置的需要，确保患者前伸时肩关节外旋。

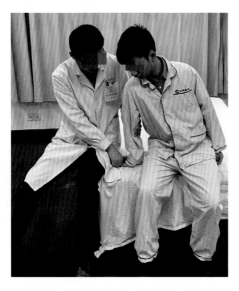

图 13-2-12　软组织牵伸

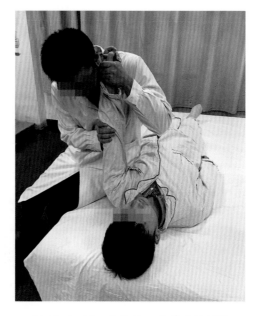

图 13-2-13　仰卧位，肩带前伸训练

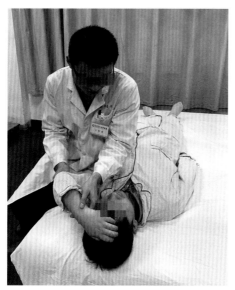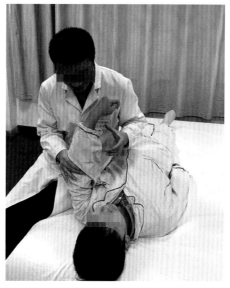

图 13-2-14　诱发三角肌和肱三头肌活动

（2）伸腕训练：①坐位，上肢放于桌上，患手越过桌子边缘并握住物体做抬起（伸腕）和放下（屈腕）的动作；②在前臂中立位，腕桡侧偏从桌子边缘拿起玻璃杯并通过屈腕和伸腕将它放在左边和右边；③在前臂中立位，通过伸腕推动桌上的玻璃杯。

（3）前臂旋后训练：用手指环握筒形物体，前臂旋后使物体的末端接触桌面；让患者用手背压胶泥或手掌向上以接纳落下的小物体。注意除非任务需要，否则不允许前臂抬离桌面。

（4）对掌训练：治疗师握患者手臂使其处于中立位及伸腕，指导患者试着抓住和放开杯子，鼓励患者在掌指关节处拇指外展和其余手指伸展。注意不能屈腕或前臂旋前，放开物体时，应是外展拇指而不是由伸展腕掌关节使拇指在物体上方滑动，拇指抓握应用指腹而不是内侧指边缘。

（5）对指训练：前臂旋后，练习拇指和其他手指相碰，特别是第四五指。

（6）拾物训练：练习用拇指和其他各个手指捡起各种小物体，然后将手旋后放入一个容器中，或移动物体，注意患者用拇指指腹抓握物体。

（二）疼痛肩的处理

肩关节周围软组织受到挤压、摩擦和牵拉而损伤，这是引起疼痛肩的主要原因之一。如果疼痛是主要问题，可用关节松动术、干扰电或经皮神经电刺激疗法来处理。如果存在慢性炎症，可应用热疗或超声波治疗。对于有肩关节半脱位或存在脱位风险的患者，在临床上可考虑使用肩托或类似支持物。预防措施在疼痛肩的处理中至关重要，具体如下：

（1）体位摆放每天至少 30min。仰卧位时，手放在头后，牵伸肩关节内收、内旋肌肉（图 13-2-15）；坐位时，可将患肢放在桌面上，使盂肱关节处于外展外旋位（图 13-2-16）。

（2）坐轮椅时，将盂肱关节置于中立位，上肢放在扶手上，不要摆放在内旋位。

（3）可进行盂肱关节外旋外展肌肉和屈曲肌肉的无痛性主动练习，强调在盂肱关节 90° 和完全上举之间练习。

（4）三角肌前后肌群的电刺激。

（5）避免可能损伤肩关节的活动，包括被动活动范围的训练，以及牵拉患者的上肢。

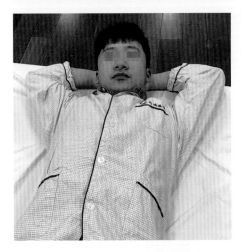

图 13-2-15　仰卧位，牵伸肩关节内收、内旋肌肉

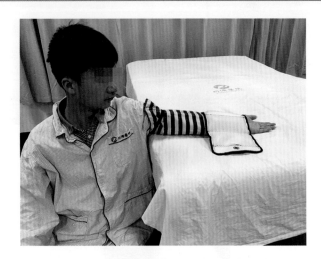

图 13-2-16　坐位，保持肩关节处于外展外旋位

【训练转移到日常生活中】

患者具备一定的运动控制后，尽快转移到日常生活中去，并在训练中注意，要坚持正确的体位转移和摆放以避免患者继发性的软组织损伤；不允许或不鼓励患者用健侧肢体来帮助患侧肢体活动或仅用健侧肢体活动，这会容易发展成习惯性弃用患侧肢体；只要有可能，还应反复集中精力练习特定的成分或运动；如果必须使用夹板，所使用的夹板必须通过把关节放在一个有利于再学习某种运动成分和作业的位置而实现使肌肉重获功能的目标。例如，用胶手托使拇指处于伸展外展位，注意这个夹板要很小，不能影响患者练习手的运动，这样才能帮助患者重新获得拇指外展、抓握和放开物体的能力。

（陈　勇）

第十四章　牵伸训练

第一节　牵伸概述

一、定义

牵伸是指为了改善关节活动范围，恢复软组织的延展性，减轻肌肉僵硬、酸痛，或作为运动前的准备训练，运用外力拉长短缩的软组织，是轻微超过软组织阻力和关节活动范围内的运动。牵伸时需将肌肉保持在延长的位置并持续一定的时间。

二、分类

牵伸的分类较多，根据牵伸力量的来源分为手法牵伸、器械牵伸和自我牵伸；根据牵伸力量来源和参与方式又分为被动牵伸、主动牵伸和神经肌肉抑制技术；根据牵伸时间分为长时间牵伸和短时间牵伸，持续牵伸和间歇牵伸；根据牵伸的部位又分为脊柱牵伸和四肢牵伸。

三、作用

牵伸训练是运动治疗中非常重要的组成部分，牵伸有以下作用。

（一）维持和改善关节活动范围

软组织的缩短会使关节活动受限，最终影响功能。比如小腿肌肉的缩短会导致踝关节背屈不足，影响步态周期摆动相的足廓清。通过牵伸可以延长这类缩短组织，使关节活动度获得改善，从而减轻功能受限的程度。

（二）预防损伤的发生

牵伸能增加身体的柔韧性。在运动训练中，通常柔韧性好的运动员损伤发生概率较低。

（三）有利于损伤后康复

无论是急性还是慢性损伤，都可能存在组织的破坏，这些组织包括骨骼、肌肉、韧带、肌腱、神经、血管等。通常这些组织损伤后会产生疼痛、炎症、瘢痕，最终影响到肌肉长度和关节活动度。损伤后应用安全的牵伸训练可以改善关节活动度，防止瘢痕过度增生。

（四）姿势矫正

从生物力学角度来看，缩短或挛缩的肌肉会影响处在休息放松位的关节，最终导致身体对线的改变，引起姿势异常。明白这个机制之后临床上就能应用牵伸训练来干预缩短的肌肉，使对线得到矫正。

（五）放松

牵伸开始会有不适的牵拉感，然而之后会带来舒适放松的感觉，此类机制尚不明确，有研究发现，牵伸会起到镇痛效果，可能与此有关。

（六）延缓因年龄增大导致的体适能下降

随着年龄的上升，机体的心肺能力、平衡、力量、柔韧性都会受到挑战，肌细胞的数量会减少，体积会减小。而牵伸能延缓这类因衰老导致的体适能下降。

需要注意的是：①超过肌肉正常长度或超过关节和关节周围软组织活动范围的伸展，最终会导致活动过度；②某些参加特殊项目的运动员，力量、稳定性均正常的人群，可通过选择性过度牵伸来增加柔韧性，提高运动表现；③当关节周围的肌肉的强度不足，关节周围的支撑结构不能在一个稳定的功能位置维持关节活动时，不能选择过度牵伸，否则会导致关节不稳，关节不稳常常引起疼痛，并且可能使个体更易于发生肌肉、骨骼损伤。

四、基本原理

为更好了解牵伸训练的原理，有必要先了解软组织的特性以及制动/牵伸的影响。身体可以不受活动度限制而自由活动，取决于软组织被动的延展性和主动的神经肌肉控制。在此，我们将软组织分为可收缩组织（肌肉）和不可收缩的其他结缔组织（肌腱、韧带、关节囊、筋膜、皮肤）。其中，由于损伤、疾病和手术后制动造成的关节活动受限，主要来自这些不可收缩的结缔组织。

可收缩组织和不可收缩组织有不同的特性，包括力学特性的差异、神经生理学特性的差异。这些差异导致它们对制动和牵伸的应答不同，最终会影响到组织的延长。其中，肌肉肌腱单元的延展性增加是牵伸训练中产生感觉变化的主要原因，比如被牵伸个体在牵伸训练之后终末位置感到放松和舒适。

（一）软组织的三种特性

软组织有三种特性，包括弹性、塑性和黏弹性。

1. 弹性　短时间作用在软组织上的拉伸力去除后，软组织直接回到其拉伸前静止长度的能力。

2. 塑性　塑性或塑性变形是指软组织具有在拉伸力去除后产生新的更大的长度改变的倾向。

3. 黏弹性　黏弹性或黏弹性变形是指对软组织施加初始拉伸力时，其最初抵抗组织的变形（例如长度变化），这种变形具有时间依赖性。如果拉伸力持续，则黏弹性允许组织的长度发生变化；并且当拉伸力被去除后软组织能逐渐回复到其拉伸前的状态。

在牵伸训练中，可收缩组织和不可收缩组织呈现出弹性和塑性；而黏弹性只在不可收缩组织上存在。当软组织牵伸后，这三种特性均会发生改变。

（二）可收缩组织对牵伸的力学反应

如果肌肉在牵伸训练中被拉伸，肌肉中的收缩单元（肌节）的解剖结构和生理功能会随时间发生许多变化，牵伸的力量会通过肌纤维内部和周围的结缔组织传递至肌纤维，这也可以认为不可收缩的结缔组织与可收缩的肌节之间存在分子间相互运动。在被动拉伸过程中，纵向和横向的力会转换，当结缔组织发生初始延长时，张力急剧上升，到达某一点之后，由于肌丝滑动，横断面发生机械破坏（受神经和生化改变的影响），导致肌节突然延长，当拉伸力解除后，个体肌肉恢复到静止的长度。如前所述，短期牵伸后肌肉恢复到静息长度的趋势称为弹性。如果想要在更长时间后发生黏弹性或塑性改变，拉伸力必须保持较长一段时间。

（三）可收缩组织的神经生理学特性

肌肉肌腱单元的神经生理学特性会影响到肌肉对牵伸的反应和延长肌肉的效果。具体来说是由于肌肉肌腱单元上存在两种机械感受器：肌梭和高尔基腱器官（Golgi tendon organs，GTO）。它们将信息传输到中枢神经系统，最终影响到肌肉对牵伸的反应。

肌梭是肌肉的主要感受器，肌梭内存在一种特殊的肌纤维，称为梭内肌纤维。梭内肌纤维又分两类：核袋纤维与核链纤维。核袋纤维对快速和持续的牵伸敏感，核链纤维只对持续的牵伸敏感。肌梭主要感受的是肌肉长度变化以及肌肉长度变化的速率。牵伸通过两个途径刺激到肌梭：①肌肉整体的延长；②通过 γ 神经通路刺激梭内肌，使其收缩。

GTO 主要感受肌肉肌腱单元张力的变化，监测肌肉肌腱单元张力的改变。肌肉的拉伸延长对肌肉本身的张力水平具有抑制作用，这种抑制作用称为自身抑制，它使得肌肉产生反射性松弛。

（四）不可收缩组织的力学特性

（1）当不可收缩组织使关节活动受限，需要牵伸干预时，了解不可收缩组织对牵伸力的强度和持续时间的反应是十分重要的。我们要认识到增加结缔组织延展性的唯一途径是改变它的基础结构。结缔组织中包含三类纤维：①胶原纤维，提供强度和刚度以抵抗组织拉伸变形；②弹性纤维，提供延展性；③网状纤维，维持体积。

（2）牵伸训练对非收缩结缔组织产生的效应取决于纤维的不同组成成分，胶原纤维比例高的组织能承受更高的牵拉负荷，并且 5 倍强壮于弹性纤维。

不同组织中胶原纤维的不同排列反映了作用在该组织上的拉伸力：①肌腱中的胶原纤维是平行的，可以抵抗最大拉伸载荷。②皮肤中的胶原纤维排列是随机的，因此抵抗拉伸的能力最弱。③在韧带、关节囊和筋膜中，胶原纤维的排列在两个极端之间变化，它们能抵抗多方向的力。抵抗关节应力的韧带具有更趋于平行的胶原纤维和更大的横截面积。

五、牵伸的基本程序

（一）牵伸前评定

牵伸前治疗师必须对患者的功能状况进行评定，了解其活动受限的部位、性质、原因以及功能情况。是否有炎症性疼痛、挛缩程度、年龄、认知、身体状况、能否主动参与等。同时评定患者的肌力、张力和关节活动范围。确定康复目标。

（二）选择合适的牵伸方法

如由治疗师进行被动牵伸，治疗师应严格掌握适应证，强度要严格控制、规范操作。手法牵伸通常采用轻柔、可控制、终末端、恒定和渐进的牵伸方法。如果受限是由软组织挛缩引起的，可以选择肌肉牵伸技术；如果是关节本身的原因，可以选用牵伸技术配合关节松动术。

（三）向患者解释牵伸的目的和步骤

在牵伸前需要向患者解释牵伸的目的，得到患者的配合和理解，患者尽量选择舒适、放松的体位；同时充分暴露牵伸部位。

（四）技术参数

1. 牵伸体位　患者选择舒适、放松的体位，一般选择坐位或者卧位，暴露治疗部位，以利于治疗时关节被牵伸至最大的活动范围。同时有效固定近端结构。

2. 牵伸方向　牵伸力量的方向应与肌肉紧张或挛缩的方向相反。

3. 牵伸强度　牵伸力量必须足够拉紧软组织的结构，但不至于导致疼痛或损伤。在牵伸的过程中，患者感受到轻微的疼痛是正常的，以患者能够耐受为原则。如果牵伸的力量过大，患者感觉到明显的、剧烈的疼痛，容易造成被牵伸组织损伤，应调整牵伸强度，避免造成损伤。实践证明低强度、长时间的持续牵伸效果优于高强度、短时间的牵伸。

4. 牵伸时间　被动牵伸持续时间为每次 10~15s，也可以 30~60s，然后重复 10~20 次，反复使被牵拉的肌肉在长度上延伸、局部有紧张牵拉感。每次休息间隔时间 30s 左右，并可以配合轻柔地手法按摩放松，以利于组织修复并缓解治疗反应。器械牵伸每次 15~20min，每日 1~2 次。如果治疗后无明显改善，应重新评定，调整治疗强度或改用其他治疗方法。

六、适应证、禁忌证

（一）适应证

（1）适用于各种原因导致的软组织挛缩、粘连或瘢痕形成。

（2）继发引起的患者关节活动范围降低和日常生活活动能力受影响。

（3）预防由于制动、内外固定和失用等造成的肌力减弱以及相应组织缩短的发生。

（4）体育锻炼前后的有效牵伸，有利于预防肌肉骨骼系统受损。

（二）禁忌证

（1）关节内外组织有感染、结核和肿瘤等，特别是各种炎症急性期。

（2）新发生的骨折和软组织损伤。

（3）严重的骨质疏松。

（4）神经损伤或神经吻合术后1个月内。

（5）关节活动或者肌肉被拉长时出现剧烈疼痛。

（6）骨性因素造成的关节活动受限。

（7）挛缩或软组织缩短已经造成关节僵硬，形成了不可逆性挛缩。

（8）对于截瘫或肌无力严重者，为了维持关节的稳定性和保持一定的肌力，应慎用肌肉牵伸技术。

（苏　彬　荣积峰）

第二节　头颈躯干肌群牵伸方法

一、颈部肌群牵伸技术

1.颈部伸展肌群牵伸（图14-2-1）

（1）参与肌肉：头大直肌、头小直肌、头上斜肌、头下斜肌、头半棘肌、颈夹肌、头最长肌、肩胛提肌。

（2）牵伸目的：牵伸颈部的伸肌群，增大屈曲活动范围。

（3）患者体位：坐位。

（4）治疗师位置：治疗师站立位，上方手放于患者枕部，下方手放于上段胸椎部位。

（5）牵伸方法：下方手固定脊柱，上方手慢慢地向下牵伸颈部的伸肌群，使患者的下巴朝向胸部运动，使颈部屈曲达到最大的活动范围，末端保持。

（6）患者感受：颈后部有牵拉感。

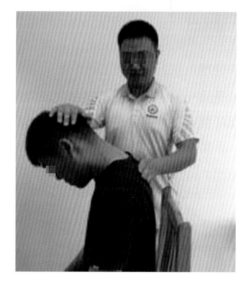

图14-2-1　颈部伸展肌群牵伸

2.颈部屈曲肌群牵伸（图14-2-2）

（1）参与肌肉：头长肌、颈长肌、胸骨舌骨肌、肩胛舌骨肌、颈阔肌。

（2）牵伸目的：牵伸颈部的屈肌群，增大伸展活动范围。

（3）患者体位：坐位。

（4）治疗师位置：站立位，上方手放于患者前额部，下方手放于上段胸椎部位。

（5）牵伸方法：下方手固定脊柱，上方手慢慢地向后牵伸颈部的屈肌群，使患者的头向下向后运动，使颈部伸展达到最大的活动范围，末端保持。

（6）患者感受：颈前部有牵拉感。

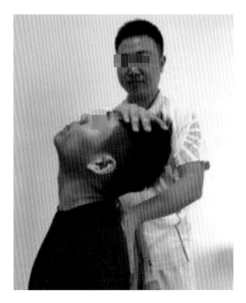

图 14-2-2　颈部屈曲肌群牵伸

3. 颈部侧屈肌群牵伸（图 14-2-3）

（1）参与肌肉：上斜方肌、前中后斜角肌、胸锁乳突肌、头夹肌。

（2）牵伸目的：牵伸颈部侧屈肌群，增大侧屈活动范围。

（3）患者体位：坐位。

（4）治疗师位置：站立位，上方手放于牵拉侧颞部，下方手放于同侧肩部。

（5）牵伸方法：下方手固定牵拉侧肩部，防止肩关节代偿运动；上方手轻缓地推动患者头部向对侧运动，使颈部侧屈运动达到最大的活动范围，末端保持。

（6）患者感受：颈部牵拉侧有牵拉感。

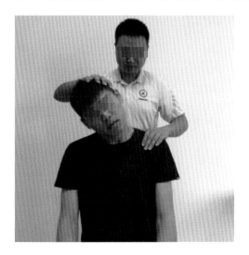

图 14-2-3　颈部侧屈肌群牵伸

4. 颈部旋转肌群牵伸（图 14-2-4）

（1）参与肌肉：胸锁乳突肌、头最长肌、头夹肌、头下斜肌。

（2）牵伸目的：牵伸颈部旋转肌群，增大旋转活动范围。

（3）患者体位：坐位。

（4）治疗师位置：站立患者身后，下方手越过患者面部放于对侧脸颊下颌部；上方手放于前一手同侧头顶部。

（5）牵伸方法：下方手拉、上方手推头部向另一侧运动，使颈部旋转运动达到最大的活动范围，末端保持。

（6）患者感受：颈部运动方向相反侧有牵拉感。

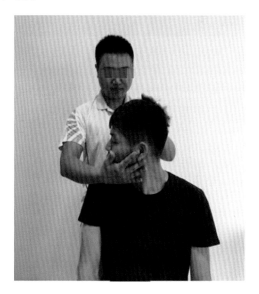

图 14-2-4　颈部旋转肌群牵伸

二、躯干肌群牵伸技术

1. 躯干伸展肌群牵伸（图 14-2-5）

（1）参与肌肉：多裂肌、棘肌、髂肋肌、最长肌、腰方肌。

（2）牵伸目的：牵伸躯干伸展肌群，增大屈曲活动范围。

（3）患者体位：站立位或坐位。

（4）治疗师位置：站立位，上方手放于胸椎背部，下方手放于腰骶部。

（5）牵伸方法：下方手固定腰骶部；上方手在胸背部，轻轻向下压，使躯干向前下方运动，使腰椎前屈达到最大的活动范围，末端保持。

（6）患者感受：躯干后部有牵拉感。

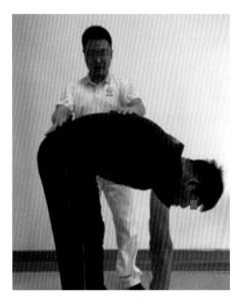

图 14-2-5　躯干伸展肌群牵伸

2. 躯干屈曲肌群牵伸（图 14-2-6）

（1）参与肌肉：腹直肌、腹内斜肌、腹外斜肌。

（2）牵伸目的：牵伸躯干屈曲肌群，增大伸展活动范围。

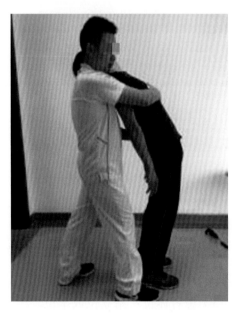

图 14-2-6　躯干屈曲肌群牵伸

（3）患者体位：站立位，头部慢慢地靠

在治疗师的肩膀上。

（4）治疗师位置：站立位，上方手放于胸骨前，下方手放于腰骶部。

（5）牵伸方法：下方手固定腰骶部；上方手在胸前轻轻向后推，使腰椎后伸达到最大的活动范围，末端保持。注意动作应缓慢，保持人体动态平衡。

（6）患者感受：躯干前部有牵拉感。

3. 躯干侧屈肌群牵伸（图 14-2-7）

（1）参与肌肉：腹内斜肌、腹外斜肌、多裂肌、腰方肌、髂肋肌。

（2）牵伸目的：牵伸躯干侧屈肌群，增大侧屈活动范围。

（3）患者体位：站立位。

（4）治疗师位置：站立位，上方手放于牵拉侧肩膀，下方手放于非牵拉侧髂部。

（5）牵伸方法：下方手固定同侧髋部；上方手在肩部轻轻向对侧推，使腰椎侧屈达到最大活动范围，末端保持。

（6）患者感受：躯干牵拉侧有牵伸感。

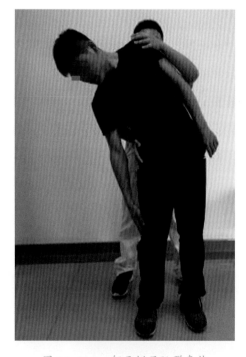

图 14-2-7　躯干侧屈肌群牵伸

4. 躯干旋转肌群牵伸

（1）参与肌肉：腹内斜肌、腹外斜肌、多裂肌、回旋肌、半棘肌。

（2）牵伸目的：牵伸躯干旋转肌群，增大旋转活动范围。

（3）患者体位：坐位或站立位。

（4）治疗师位置：站立位，上方手放于肩胛部，下方手放于对侧髂骨部。

（5）牵伸方法：下方手固定不产生骨盆运动，上方手推动身体向对侧缓慢旋转至最大活动范围，末端保持。

（6）患者感受：躯干两侧都有牵拉感。

（荣积峰　苏　彬）

第三节　上肢肌群牵伸技术

一、肩部肌群牵伸

1. 肩屈曲肌群牵伸（图 14-3-1）

（1）参与肌肉：胸大肌、三角肌前束、肱二头肌长头、喙肱肌。

（2）牵伸目的：牵伸肩屈曲肌群，增大后伸活动范围。

（3）患者体位：站立位或俯卧位，上肢放在体侧，前臂及手放松。

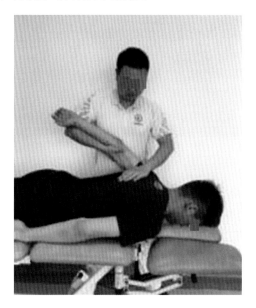

图 14-3-1　肩屈曲肌群牵伸

（4）治疗师位置：面向患者站在牵伸一侧，下方手放在肩胛骨上固定肩胛骨，上方手从掌侧握住肘关节。

（5）牵伸方法：上方手从掌侧托起肱骨远端，将肱骨被动后伸至最大范围，末端保持，注意固定好肩胛骨后部并防止代偿运动。

（6）患者感受：肩部前方有牵拉感。

2. 肩伸肌群牵伸（图 14-3-2）

（1）参与肌肉：背阔肌、大圆肌、三角肌后束、肱三头肌长头、小菱形肌、大菱形肌。

（2）牵伸目的：牵伸伸展肌群，增大前屈活动范围。

（3）患者体位：站立位或仰卧位，上肢前屈，屈肘，前臂及手放松。

（4）治疗师位置：面向患者站在牵伸一侧，上方手从内侧握住肘关节/肱骨远端的后方，下方手放在肩胛骨腋缘固定肩胛骨。

（5）牵伸方法：上方手将肱骨被动前屈到最大范围，末端保持。

（6）患者感受：肩部后面的腋窝区有牵拉感。

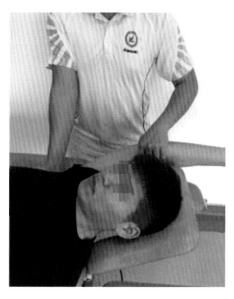

图 14-3-2　肩伸肌群牵伸

3. 肩外展肌群牵伸

（1）参与肌肉：三角肌中束、冈上肌、

上斜方肌。

（2）牵伸目的：牵伸外伸展肌群，增大内收活动范围。

（3）患者体位：站立位或坐位，将牵拉侧上肢放于身后。

（4）治疗师位置：站立于患者身后，下方手握住患者手腕处，上方手放于同侧头顶部。

（5）牵伸方法：下方手拉着患者手臂向躯干对侧运动至有轻度牵拉感，保持；上方手推动头部向对侧运动到最大活动范围。

（6）患者感受：牵拉侧肩膀和上斜方肌外侧有牵拉感。

4. 肩内收肌群牵伸（图 14-3-3）

（1）参与肌肉：胸大肌、背阔肌、大圆肌、大菱形肌、小菱形肌。

（2）牵伸目的：牵伸内收肌群，增大外展活动范围。

（3）患者体位：仰卧位或坐位；肩外展，屈肘 90° 或伸直。

（4）治疗师位置：站在患者牵伸侧，上方手托住肱骨远端，下方手固定肩胛骨。

（5）牵伸方法：上方手托住肱骨远端，

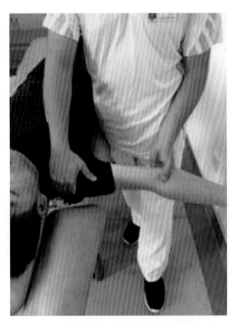

图 14-3-3　肩内收肌群牵伸

下方手固定肩胛骨肩峰处，将肱骨被动外展至最大范围，末端保持。

（6）患者感受：牵拉侧腋窝区有牵拉感。

5. 肩水平内收肌群牵伸（图 14-3-4）

（1）参与肌肉：三角肌前束、胸大肌（锁骨部）、喙肱肌。

（2）牵伸目的：牵伸水平内收肌群，增大肩水平外展活动范围。

（3）患者体位：仰卧位，肩关节外展 90°。

（4）治疗师位置：面向患者站在牵伸一侧。内侧手放于肩部，外侧手握在肘关节内侧。

（5）牵伸方法：内侧手固定肩部以免发生代偿，外侧手将肩关节完全水平外展至最大范围，末端保持。

（6）患者感受：牵拉侧的胸和肩部前方有牵伸感。

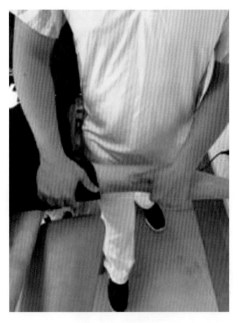

图 14-3-4　肩水平内收肌群牵伸

6. 肩水平外展肌群牵伸（图 14-3-5）

（1）参与肌肉：三角肌后束、小圆肌、冈下肌、上斜方肌、中斜方肌、大菱形肌、小菱形肌。

（2）牵伸目的：牵伸水平外展肌群，增大肩水平内收活动度。

（3）患者体位：坐位或仰卧位，肩关节前屈90°。

（4）治疗师位置：面向患者站在牵伸侧，下方手放于肩胛骨外侧缘，上方手握在肘关节外侧。

（5）牵伸方法：下方手固定肩部以免发生代偿，上方手将肩关节完全水平内收至最大范围，末端保持。

（6）患者感受：牵拉侧肩后部和肩胛骨处有牵拉感。

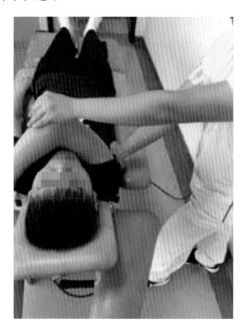

图 14-3-5 肩水平外展肌群牵伸

7. 肩内旋肌群牵伸（图 14-3-6）

（1）参与的肌肉：胸大肌、三角肌前束、肩胛下肌、背阔肌、大圆肌。

（2）牵伸目的：牵伸内旋肌群，增大外旋活动范围。

（3）患者体位：仰卧位，外展患者肩关节至一舒服的位置（30°~45°）或肩关节稳定在外展90°、屈肘90°。

（4）治疗师位置：面向患者站在牵伸侧，内侧手握住肱骨远端，外侧手握住前臂远端。

（5）牵伸方法：内侧手固定肱骨远端，外侧手移动前臂使肩关节外旋，将前臂向床面

被动运动至最大范围，末端保持。

（6）患者感受：牵拉侧肩前部有牵拉感。

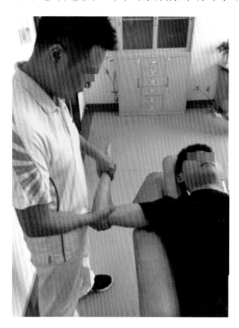

图 14-3-6 肩内旋肌群牵伸

8. 肩外旋肌群牵伸（图 14-3-7）

（1）参与的肌肉：三角肌后束、小圆肌、冈下肌。

（2）牵伸目的：牵伸外旋肌群，增大内旋活动范围。

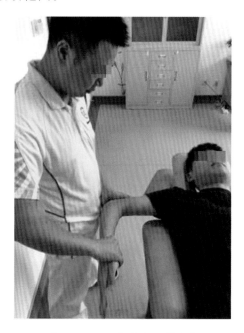

图 14-3-7 肩外旋肌群牵伸

（3）患者体位：仰卧位，外展患者肩关

节至一舒服的位置（30°~45°）或肩关节稳定在外展90°、屈肘90°。

（4）治疗师位置：面向患者站在牵伸侧，内侧手握住肱骨远端，外侧手握住前臂远端。

（5）牵伸方法：内侧手固定肱骨远端，外侧手移动前臂使肩关节内旋，将前臂向床面被动运动至最大范围，末端保持。

（6）患者感受：牵拉侧肩后部有牵拉感。

二、肘部肌群牵伸

1.肘屈肌群牵伸（图14-3-8）

（1）参与肌肉：肱二头肌、肱肌、肱桡肌。

（2）牵伸目的：牵伸屈肌群，增大伸展活动范围。

（3）患者体位：仰卧位，上肢稍外展。

（4）治疗师位置：面向患者头部站在牵伸侧，内侧手放在肱骨近端，外侧手握住前臂远端。固定患者肩胛骨和肱骨近端的前部。

（5）牵伸方法：外侧的手被动伸展肘关节至最大活动范围，末端保持。

（6）患者感受：牵拉侧肘前部有牵拉感。

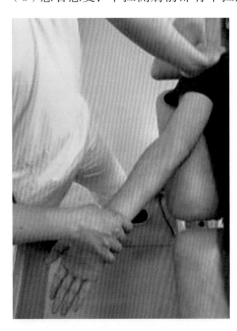

图14-3-8　肘屈曲肌群牵伸

2.肘伸肌群牵伸（图14-3-9）

（1）参与肌肉：肱三头肌长头、外侧头、内侧头，肘肌。

（2）牵伸目的：牵伸伸肌群，增大屈曲活动范围。

（3）患者体位：仰卧位，上肢稍外展。

（4）治疗师位置：面向患者站在牵伸侧，上方手握住前臂远端，下方手固定肱骨远端。

（5）牵伸方法：上方手被动屈曲肘关节至最大活动范围，末端保持。

（6）患者感受：牵拉侧上臂后方有牵拉感。

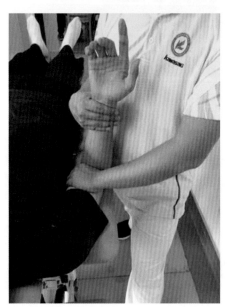

图14-3-9　肘伸肌群牵伸

3.肘旋后肌群牵伸（图14-3-10）

（1）参与肌肉：肱二头肌、旋后肌。

（2）牵伸的目的：牵旋后肌群，增大旋前活动范围。

（3）患者体位：仰卧位或坐位，患者肱骨放于桌面上屈肘90°。

（4）治疗师位置：面向患者站在牵伸侧，上方手握住前臂远端掌侧，下方手握住肘关节以固定肱骨。

（5）牵伸方法：上方手握住前臂远端掌

侧，做旋前至最大活动范围。固定肱骨防止肩关节内、外旋转代偿运动。

（6）患者感觉：牵拉侧前臂背侧有牵拉感。

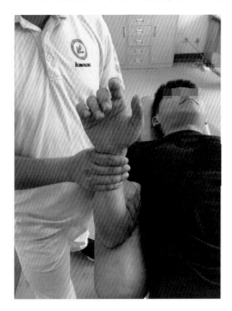

图 14-3-10 肘旋后肌群牵伸

4.肘旋前肌群牵伸（图 14-3-11）

（1）参与肌肉：旋前圆肌、旋前方肌。

（2）牵伸目的：牵伸旋前肌群，增大旋后活动范围。

（3）患者体位：仰卧位或坐位，患者肱骨放于桌面上屈肘 90°。

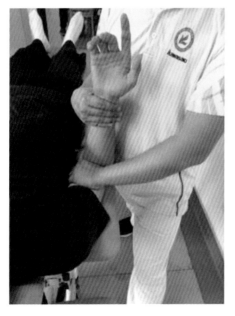

图 14-3-11 肘旋前肌群牵伸

（4）治疗师位置：面向患者站在牵伸侧，上方手握住前臂远端掌侧，下方手握住肘关节以固定肱骨。

（5）牵伸方法：上方手握住前臂远端掌侧，做旋后至最大活动范围，固定肱骨防止肩关节内、外旋转代偿运动。

（6）患者感觉：牵拉侧前臂前侧有牵拉感。

三、腕部肌群牵伸

1.腕伸肌群牵伸（图 14-3-12）

（1）参与肌肉：桡侧腕长伸肌、指伸肌、示指伸肌、小指伸肌、桡侧腕短伸肌、拇长伸肌、拇短伸肌。

（2）牵伸目的：牵伸伸肌群，增大屈曲活动范围。

（3）患者体位：仰卧位或坐位。上肢放在治疗床上，屈肘 90°，前臂旋后或中立位，手指放松。

（4）治疗师位置：站在牵伸侧，一手握住前臂远端固定，另一手握住手掌背面。

（5）牵伸方法：屈曲患者腕部，并允许其手指自然伸直，被动屈腕至最大范围，末端保持。

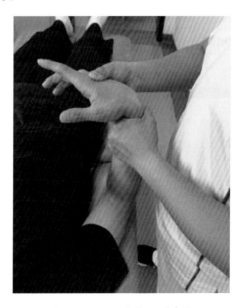

图 14-3-12 腕伸肌群牵伸

（6）患者感受：牵拉侧前臂有牵拉感。

2. 腕屈肌群牵伸（图14-3-13）

（1）参与肌肉：桡侧腕屈肌、指深屈肌、指浅屈肌、掌长肌、拇长屈肌、尺侧腕屈肌。

（2）牵伸目的：牵伸屈肌群，增大伸展活动范围。

（3）患者体位：患者仰卧位或坐在治疗床上，前臂旋前使掌心向下，或使前臂处于中立位放在桌上，手指放松。

（4）治疗师位置：治疗师一手握住前臂远端固定，另一手握住手掌。

（5）牵伸方法：使患者被动伸腕至最大范围，允许手指被动屈曲，末端保持。

（6）患者感受：牵拉侧腕屈侧有牵拉感。

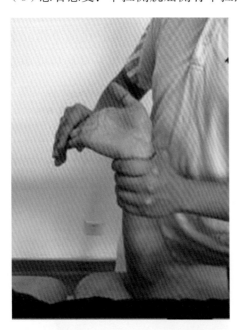

图 14-3-13　腕屈肌群牵伸

3. 腕桡侧肌群牵伸（图14-3-14）

（1）参与肌肉：桡侧腕屈肌、桡侧腕伸肌。

（2）牵伸目的：牵伸桡侧肌群，增大尺偏活动范围。

（3）患者体位：患者取坐位或仰卧位，前臂支持于治疗床上。

（4）治疗师位置：一手握住前臂远端，另一手握住第二掌骨。

（5）牵伸方法：被动尺偏至最大活动范围，末端保持。

（6）患者感受：牵拉侧前臂及桡侧有牵拉感。

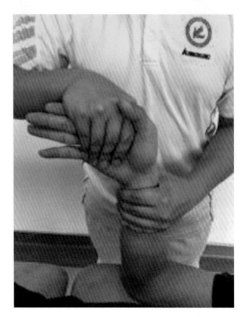

图 14-3-14　腕桡侧肌群牵伸

4. 腕尺侧肌群牵伸

（1）参与肌肉：尺侧腕屈肌、尺侧腕伸肌。

（2）牵伸目的：牵伸尺侧肌群，增大桡偏活动范围。

（3）患者体位：患者取坐位，前臂支持于治疗台上。

（4）治疗师位置：一手握住前臂远端，另一手握住第五掌骨。

（5）牵伸方法：被动桡偏至最大活动范围，末端保持。

（6）患者感受：牵拉侧前臂及腕尺侧有牵拉感。

四、手部肌群牵伸

1. 手指屈肌群牵伸（图14-3-15）

（1）参与肌肉：指浅屈肌、指深屈肌、蚓状肌、拇长屈肌、拇短屈肌。

（2）牵伸目的：牵伸手指屈肌群，增大伸指关节活动范围。

（3）患者体位；仰卧位或坐位，牵伸侧上肢稍外展，屈肘90°。

（4）治疗师位置：站立在患者牵伸侧，下方手握住患者前臂远端，上方手托放在患者手掌侧，五指相接触。

（5）牵伸方法：上方手被动伸腕至最大范围，再将手指完全伸直，末端保持。

（6）患者感受：牵伸前臂手腕和手掌前侧有牵拉感。

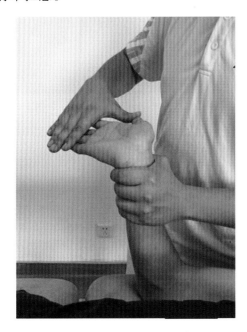

图 14-3-15　手指屈肌群牵伸

2. 手指伸肌群牵伸（图 14-3-16）

（1）参与肌肉：指伸肌、示指伸肌、小指伸肌、拇长伸肌、拇短伸肌。

（2）牵伸目的：牵伸指伸肌群，增大屈指关节活动范围。

（3）患者体位；仰卧位或坐位，牵伸侧上肢稍外展，屈肘90°。

（4）治疗师位置：面向患者站立或坐在牵伸侧，下方手握住前臂远端，上方手握住手指。

（5）牵伸方法：上方手被动屈腕至最大范围，再将手指完全屈曲，末端保持。

（6）患者感受：牵伸侧前臂及手腕和手掌背侧有牵拉感。

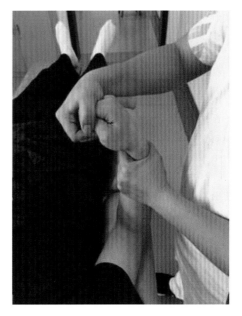

图 14-3-16　手指伸肌群牵伸

（苏　彬　荣积峰）

第四节　下肢肌群牵伸方法

一、髋部肌群牵伸

1. 髋关节伸展肌群牵伸（图 14-4-1）

（1）牵伸肌肉：臀大肌、大收肌、长收肌、短收肌、闭孔外肌、竖脊肌、背阔肌下部。

（2）牵伸目的：增大屈膝时屈髋的活动范围。

（3）患者体位：仰卧位，下肢稍屈髋屈膝。

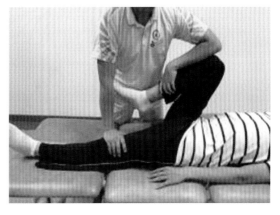

图 14-4-1　髋关节伸展肌群牵伸

（4）治疗师位置：面向患者站在牵伸侧，上方手及前臂放在患侧小腿前方，下方手放在对侧大腿上。

（5）牵伸方法：下方手固定非牵伸侧股骨，上方手及前臂轻压牵伸侧小腿前侧，同时被动屈曲髋关节和膝关节至最大范围，末端保持。

（6）患者感受：牵伸侧臀部及大腿后侧有牵拉感。

2. 髋关节屈曲肌群牵伸（图14-4-2）

（1）牵伸肌肉：髂腰肌、股直肌、缝匠肌、大收肌、长收肌、短收肌。

（2）牵伸目的：增大髋后伸活动范围。

（3）患者体位：俯卧位，牵伸侧下肢稍屈膝，非牵伸侧下肢伸膝。

（4）治疗师位置：面向患者站在牵伸侧，上方手放在臀部固定骨盆以防止骨盆运动，下方手放在股骨远端托住大腿。

（5）牵伸方法：下方手托起大腿离开治疗床面进行牵拉，后伸髋关节至最大范围，末端保持。

（6）患者感受：牵伸侧腹股沟和大腿前侧有牵拉感。

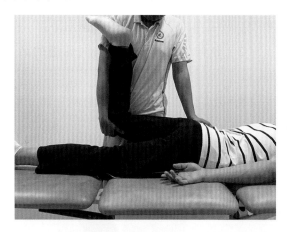

图 14-4-2　髋关节屈曲肌群牵伸

3. 髋内收肌群牵伸（图14-4-3）

（1）牵伸肌肉：耻骨肌、大收肌、长收肌、短收肌。

（2）牵伸目的：增大髋外展活动范围。

（3）患者体位：仰卧位，下肢伸直。

（4）治疗师位置：面向患者站在牵伸侧，双手分别托住大腿和小腿内侧。

（5）牵伸方法：尽可能外展髋关节至最大范围，以牵拉内收肌，终末保持。

（6）患者感受：牵伸侧大腿内侧有牵拉感。

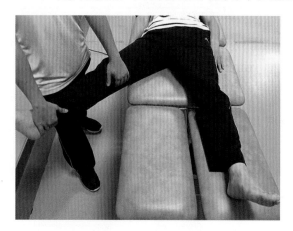

图 14-4-3　髋内收肌群牵伸

4. 髋外展肌群牵伸（图14-4-4）

（1）牵伸肌肉：臀中肌、臀小肌、臀大肌、阔筋膜张肌、梨状肌、股直肌。

（2）牵伸目的：增大髋内收活动范围。

（3）患者体位：侧卧位于床边，牵伸侧下肢在上，伸髋；非牵伸侧下肢在下，屈髋屈膝90°。

（4）治疗师位置：站于患者背后，上方手扶按在髂嵴上，下方手按在牵伸侧股骨远端外侧。

（5）牵伸方法：上方手按压髂嵴固定骨盆，屈膝、伸髋至中立位或轻度髋后伸位，轻

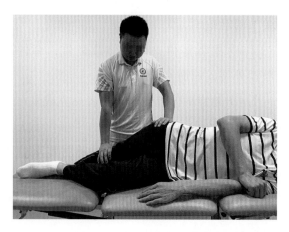

图 14-4-4　髋外展肌群牵伸

度向下方牵伸。让患者的髋部利用重力内收，或治疗师下方的手外加一定的压力至大腿远端外侧面以增强内收髋关节到最大范围，终末保持。

（6）患者感受：牵伸侧臀部及大腿外侧有牵拉感。

5.髋内旋肌群牵伸（图14-4-5）

（1）牵伸肌肉：臀中肌、臀小肌、半腱肌、半膜肌、阔筋膜张肌、股薄肌。

（2）牵伸目的：增大髋外旋活动范围。

（3）患者体位：俯卧，屈膝90°。

（4）治疗师位置：面向患者站在牵伸侧，上方手按压于臀部固定骨盆，下方手握住小腿远端外踝处。

（5）牵伸方法：上方手固定骨盆，下方手将小腿向内转至髋部外旋最大范围，终末保持以牵拉髋内旋肌群。

（6）患者感受：牵伸的大腿内侧有牵拉感。

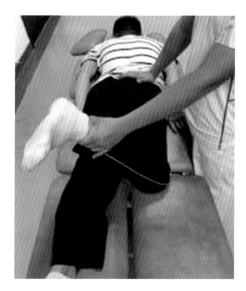

图14-4-5　髋内旋肌群牵伸

6.髋外旋肌群牵伸（图14-4-6）

（1）牵伸肌肉：臀大肌、臀中肌、臀小肌、缝匠肌、闭孔内肌、闭孔外肌。

（2）牵伸目的：增大髋内旋活动范围。

（3）患者体位：患者俯卧位，牵伸侧下肢屈膝90°，非牵伸侧下肢伸直。

（4）治疗师位置：面向患者站在牵伸侧，上方手放在臀部固定骨盆，下方手握住小腿远端外踝处。

（5）牵伸方法：上方手固定骨盆，下方手将小腿向外转至最大范围，终末保持，以牵拉髋外旋肌群。

（6）患者感受：牵伸侧髋后外侧有牵拉感。

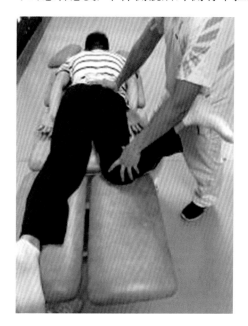

图14-4-6　髋外旋肌群牵伸

二、膝部肌群牵伸

1.膝关节屈曲肌群牵伸（图14-4-7）

（1）牵伸肌肉：股二头肌、半腱肌、半膜肌、股薄肌。

（2）牵伸目的：增大伸膝时的屈髋活动范围。

（3）患者体位：仰卧位，健侧下肢伸直，患侧下肢屈髋屈膝90°。

（4）治疗师位置：治疗师面向患者站在患侧，一手托住大腿远端，一手托住小腿远端。

（5）牵伸方法：保持屈髋90°下缓慢伸展膝关节。

（6）患者感受：牵伸下肢后方有牵拉感。

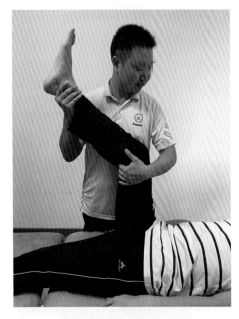

图 14-4-7　膝关节屈曲肌群牵伸

2. 膝关节伸展肌群牵伸（图 14-4-8）

（1）牵伸肌肉：股直肌、股内侧肌、股外侧肌、股中肌。

（2）牵伸目的：同时增大屈膝和伸髋的活动范围。

（3）患者体位：俯卧位，牵伸侧下肢稍屈膝，非牵伸侧下肢伸膝。

（4）治疗师位置：面对患者站在牵伸侧，上方手固定骨盆，下方手握住小腿远端。

（5）牵伸方法：保持髋关节完全伸直，另一只手握住胫骨远端并逐渐尽可能多地屈膝，不要使髋外展或旋转，使股直肌得到最大

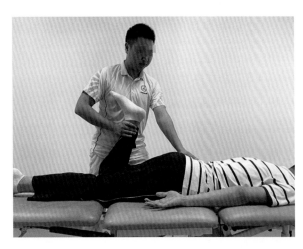

图 14-4-8　膝关节伸展肌群牵伸

限度牵伸，终末保持。

（6）患者感受：牵伸侧大腿前方有牵拉感。

三、踝部肌群牵伸

1. 踝跖屈肌群牵伸（图 14-4-9）

（1）牵伸肌肉：腓肠肌、比目鱼肌、跖肌、胫骨后肌等。

（2）牵伸目的：增大踝背屈活动范围。

（3）患者体位：患者仰卧位，双下肢伸展。

（4）治疗师位置：面向患者站在牵伸侧，上方手放在踝关节上方，下方手托住牵伸侧足跟处，前臂置于足底下方。

（5）牵伸方法：上方手固定牵伸侧膝关节及小腿，下方手轻缓施力利用前臂向近端靠近以背屈踝关节，使足背屈至最大范围，终末保持。

（6）患者感受：牵伸侧小腿后侧有牵拉感。

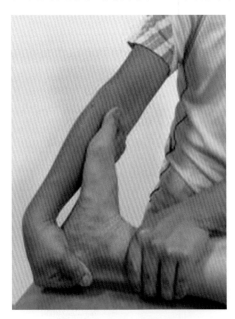

图 14-4-9　踝跖屈肌群牵伸

2. 足内翻肌群牵伸（图 14-4-10）

（1）牵伸肌肉：胫骨后肌、趾长屈肌、踇长屈肌、胫骨前肌、长伸肌。

（2）牵伸目的：增大足外翻活动范围。

（3）患者体位：仰卧位，双下肢伸展。

（4）治疗师位置：面向患者站在牵伸侧，上方手放在被牵伸侧踝关节上方，下方手放在

足跟内侧。

（5）牵伸方法：上方手固定踝关节，下方手轻缓施力使得足外翻至最大角度，终末保持。

（6）患者感受：被牵伸侧踝关节及小腿内侧有牵拉感。

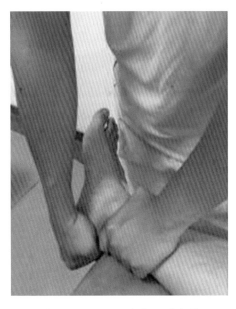

图 14-4-10　足内翻肌群牵伸

（苏　彬　荣积峰）

第五节　自我牵伸体操

一、头颈躯干肌群自我牵伸方法

1. 增大颈屈活动范围（图 14-5-1）　坐直或站直，两手交叉置于后脑顶部附近，轻轻将头部垂直向下拉，尽可能地使下巴接触胸部。

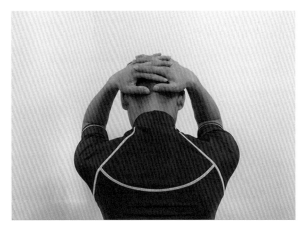

图 14-5-1　颈伸肌群自我牵伸

2. 增大颈屈和向左旋转活动范围　坐直或站直，将右手置于后头顶附近，将头向前拉，尽可能地使下巴靠近右肩。

3. 增大颈伸活动范围（图 14-5-2）　坐直或站直，两手交叉，手掌置于前额，轻轻将头向后拉至鼻子正对天花板。

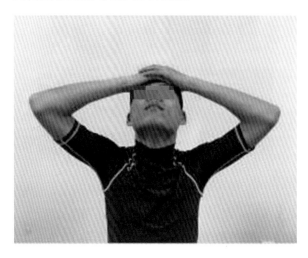

图 14-5-2　颈屈肌群自我牵伸

4. 增大颈伸和向左旋转活动范围　坐直或站直，将右手置于前额附近，将头向右后拉，尽可能地使右侧后脑勺靠近右肩。

5. 增大下躯干后伸活动范围（图 14-5-3）　仰卧于地面或硬质垫上，在后腰和地面之间放置一个泡沫轴或卷好的毛巾（直径为 2.5~5cm）。

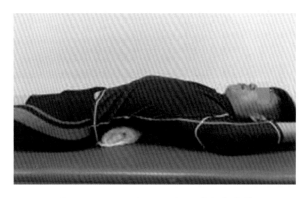

图 14-5-3　下躯干屈曲肌群自我牵伸

6. 增大下躯干屈曲活动范围（图 14-5-4）　两腿分开在椅子上坐直，慢慢屈躯干，身体前倾，继续弯腰，将头和腹部弯至两腿之间、大腿以下。

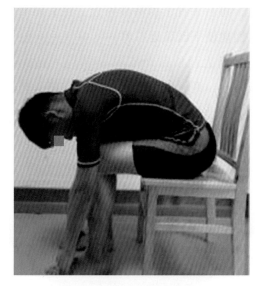

图 14-5-4　下躯干后伸肌群自我牵伸

二、上肢肌群自我牵伸方法

1. 增大肩前屈活动范围（图 14-5-5）
当上肢前屈不到 90° 时，可侧坐在桌旁。将牵伸侧上肢放在桌上，伸肘，前臂旋前，非牵伸侧手放在上臂上面，身体向前方及桌子方向倾斜，以牵伸肩后伸肌群。

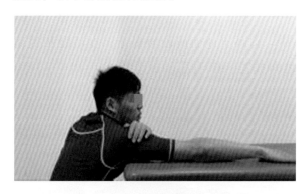

图 14-5-5　肩后伸肌群自我牵伸

2. 增大肩后伸活动范围（图 14-5-6）
患者背对桌子而坐。牵伸侧上肢后伸，手放在桌上，肘、非牵伸侧手放在肩部以固定肩关节，身体向前并向下运动，以牵伸肩前屈肌群。

3. 增大肩外展活动范围（图 14-5-7）
当上肢外展不到 90° 时，可坐在桌旁。将牵伸侧上肢放在桌上，伸肘，前臂旋前。非牵伸

侧手放在上臂上面，身体向桌子方向倾斜。

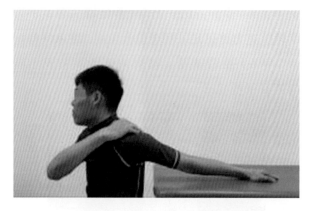

图 14-5-6　肩前屈肌群自我牵伸

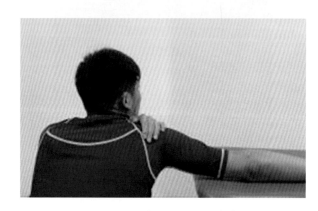

图 14-5-7　肩内收肌群自我牵伸

4. 增大屈肘活动范围（图 14-5-8）　坐位，在牵伸侧上臂后侧放一毛巾卷，将肘关节支持在治疗床上，非牵伸侧手握住前臂远端，屈肘至最大范围，以牵伸肱三头肌。

5. 增大伸肘活动范围　患者背向床头坐，双手握住扶手。伸肘，上身向前，借助上身重量牵伸屈肘肌群。

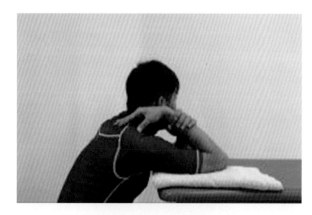

图 14-5-8　伸肘肌群自我牵伸

6. 增大屈腕活动范围（图 14-5-9）　双手手背相贴放于胸前，手指向下，腕关节向上运动，以牵伸伸腕肌群；也可以将前臂掌侧放在桌上，手伸出桌沿，非牵拉侧手放在其手背并向下施加力量，以牵伸伸腕肌群。

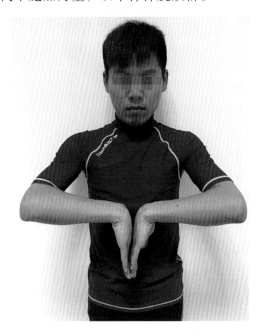

图 14-5-9　伸腕肌群自我牵伸

7. 增大伸腕活动范围（图 14-5-10）　双手手掌相贴放在胸前，手指向下，腕关节向上运动；也可以将手掌平放在桌上，非牵伸侧手放在手臂上，沿前臂向前运动。

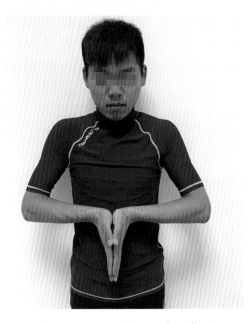

图 14-5-10　屈腕肌群自我牵伸

8. 增大掌指关节伸展范围（图 14-5-11）　牵伸侧 4 指并拢，非牵伸侧拇指放在牵伸侧背侧（掌指关节处），4 指放在手指掌侧向背侧伸展，牵伸掌指关节屈肌群。

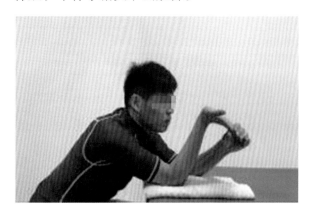

图 14-5-11　掌指关节屈肌群牵伸

三、下肢肌群自我牵伸方法

1. 增大屈髋活动范围（图 14-5-12）　患者手膝跪位，腰部保持稳定，臀部向后运动至最大范围，以牵伸伸髋肌群。

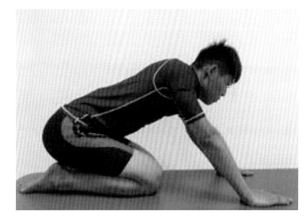

图 14-5-12　伸髋肌群自我牵伸

2. 增大伸髋活动范围（图 14-5-13）　患者俯卧位，双手放在肩前，伸肘手掌支持，上身向上抬至最大范围，以牵伸髂腰肌。

3. 增大髋内收、外展活动范围（图 14-5-14）　患者距墙一臂远处侧方站立，牵伸侧上肢外展，手放在墙上，下肢外旋放在非牵伸侧下肢后方。牵伸时躯干向外侧屈，骨盆向内侧移动，以牵伸髋外展、内收肌群。

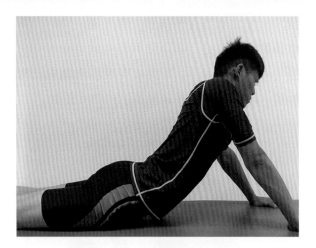

图 14-5-13　屈髋肌群自我牵伸

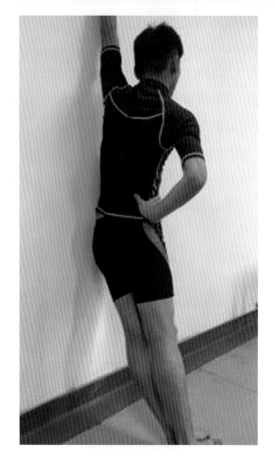

图 14-5-14　髋内收、外展肌群自我牵伸

（荣积峰　苏　彬）

第十五章 关节松动术

第一节 概 述

一、基本原理

关节松动术是通过徒手及借助工具来改变关节力学从而调节疼痛和关节活动功能障碍的技术，是实施于关节和相关软组织以生理或附属活动达到治疗目的的被动手法技术。关节异常力学的改变一般来源于疼痛和肌肉的保护，关节积液，关节囊和韧带的挛缩或粘连，关节错位或半脱位等。关节松动术的操作要求治疗师要具备解剖学、关节运动学和肌肉骨骼神经系统病理学基础，并且要明确使用该项技术的时机、禁忌证和适应证。关节活动可激活机体的生物效应，由此所产生的滑液可携带营养到关节面的关节软骨和关节盘的纤维软骨，关节活动还可使关节及周围软组织保持一定的延展性和张力。事实上，身体制动不久便可使关节软骨退化，制动还可使纤维和脂肪增生，引起关节粘连及肌腱、韧带和关节囊的生化改变，从而造成关节挛缩和韧带脆弱。正常情况下，感受器将本体感觉的运动觉和位置觉通过神经冲动传入到中枢神经系统，但关节损伤或退行性变后本体感觉的反馈能力降低，从而影响人体的平衡反应。关节活动感觉输入的感受器有以下特点：静态姿势和活动速度与关节囊表面的 I 型感受器有关；活动速度的改变与关节囊深层和关节脂肪垫的 II 型感受器有关。活动方向的感觉与 I 和 III 型感受器相关，III 型感受器在关节韧带中被发现；肌肉张力的调整与 I、II、III 型感受器相关；疼痛刺激与关节囊纤维、韧带、关节脂肪垫、骨膜和血管壁上的 IV 型感受器相关。对关节疼痛、反射性的肌肉紧张和肌肉挛缩，实施适度的关节松动术可激发神经生理效应和力学效应。神经生理学效应表现是指小振幅松动和牵引活动可兴奋机械感受器从而抑制脊髓和脑干水平疼痛刺激的传导。力学效应表现是指关节的小振幅牵引或滑动可引起滑液活动，滑液可携带营养到关节软骨或关节内纤维软骨。当关节因肿胀或疼痛无法全范围活动时，适度的关节松动术可帮助其保持营养交换，防止疼痛和退行性变的进一步发展。关节松动的牵伸不同于其他形式的被动或自我牵伸，其目的是降低关节软骨上的异常压力。

二、分类

（一）关节的基本运动类型

1. 关节的生理运动　指关节在生理范围内进行的运动，如关节的屈伸、内收、外展、旋转等运动，既可主动完成，也可以被动完成。

2. 关节的附属运动　指关节在解剖结构允许范围内进行的活动。它不能主动完成，需要他人、工具或对侧肢体帮助才能完成，是维持关节正常活动不可缺少的一种活动。人体的关节均存在附属运动，附属运动是产生正常生理运动所必需的。当关节因僵硬、疼痛而限制活动时，生理运动和附属运动均受限。关节的生理运动恢复后，如关节仍僵硬或疼痛，可能附属运动仍未恢复正常。因此在改善生理运动之前，应先改善附属运动，而附属运动的改善又可促进生理运动的改善。

（二）关节活动类型

1. 摆动　摆动即关节的生理运动，其形式有屈 / 伸、内收 / 外展和旋转，是骨的杠杆样运动，操作时要先固定关节近端，来回运动关节远端。其前提条件是关节活动度必须达到正常的 60%，如果没有达到这一范围，应先进行附属运动来改善。

2. 滚动　滚动即构成关节的两骨接触面发生接触点不断变化的成角运动。滚动时的滚动方向与成角骨的运动方向一致，与关节面的形状无关。滚动并不单独发生，一般伴随着关节的滑动和旋转（图 15-1-1）。

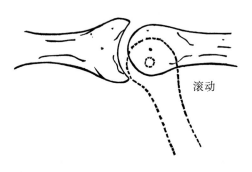

图 15-1-1　滚动

3. 滑动　滑动即构成关节的两骨面发生的一侧骨表面的同一个点接触对侧表面的不同点的成角运动。如果为单纯滑动，两骨表面的形状必须一致，或是平面，或是曲面。滑动方向与骨运动成角方向的关系取决于运动骨关节面的形状。运动骨关节面为凸面时，骨成角运动方向与其滑动方向相反；为凹面时，滑动方向与骨成角运动方向相同（图 15-1-2）。

4. 旋转　旋转指运动骨在静止骨表面绕旋转轴转动。关节不同，旋转轴的位置不同（图 15-1-3）。

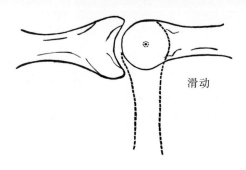

图 15-1-2　滑动

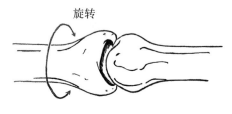

图 15-1-3　旋转

5. 分离和牵拉　分离和牵拉统称为牵引。当外力作用使构成骨关节的两骨表面呈直角相互分开时，称分离或关节内牵引；当外力作用于骨长轴使关节疏远移位时，称牵拉或长轴牵引（图 15-1-4）。

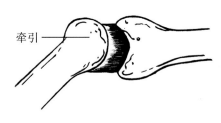

图 15-1-4　牵引

（三）手法松动

1. 分级　关节松动术的一个显著的特点是操作时实施手法分级。这种分级具有一定的客观性，不仅可以用于记录治疗结果，也可用于临床研究。手法分级较多采用 Maintland 的五级法和 Kaltenborn 的三级法。两种技术都遵循关节松动术的基本理论，如休息位 / 治疗平面 / 凹凸原则等。具体技术上的区别主要在于手法速度、作用时间和分级上。Kaltenborn 手法分 3 级，其中 3 级通过软组织的抵抗点。而 Maintland 的手法分类中第四级只是抵达软组织抵抗点。

（1）Maitland 手法分级是以关节活动的可动范围为标准，根据手法操作时活动（松动）关节所产生的范围的大小，将关节松动术分为五级。

Ⅰ级：在关节活动的起始端，小幅度、节律性地来回松动关节。

Ⅱ级：在关节活动允许范围内，大幅度、节律性地来回松动关节，但不接触关节活动的起始和终末端。

Ⅲ级：在关节活动允许范围内，大幅度、节律性地来回松动关节，每次都接触关节的终末端，并能感觉到周围软组织的紧张。

Ⅳ级：在关节活动的终末端，小幅度、节律性地来回松动关节，每次都接触关节的终末端，并能感觉到周围软组织的紧张（图 15-1-5）。

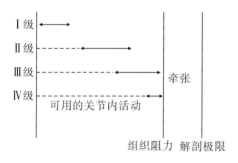

图 15-1-5　关节松动术分级

Ⅴ级：在关节活动末端粘连处，小幅度、高速推动，推动达到最大活动范围（类似中医传统手法中的扳法，操作者需具备丰富的临床经验方可使用）。

注意：临床操作时，可根据患者的病情选择不同级手法。通常情况下，Ⅰ、Ⅱ级手法用于治疗疼痛导致的关节活动受限；Ⅲ级手法用于治疗关节疼痛并伴有僵硬；Ⅳ级手法用于治疗关节周围软组织粘连、挛缩导致的关节活动障碍。用于附属运动治疗时，Ⅰ、Ⅱ级手法皆可选择；而用于生理运动治疗时，关节活动度必须达到正常的 60% 才可应用。因此，生理运动治疗时一般选用Ⅲ、Ⅳ级，极少用Ⅰ级手

法。当然临床工作中，一定要遵循个体化方案的原则，不能一概而论。手法级数过重会产生危险，过轻会降低疗效，操作方向错了也会降低疗效。

（2）Kaltenborn 体系是在关节松动术中，根据关节面的分离和滑动运动的力的强度分成Ⅰ~Ⅲ级。Kaltenborn 手法的分级标准如下：

Ⅰ级：使关节内压迫状态缓解的分离力，关节面尚未被牵开的力度。

Ⅱ级：关节周围组织松弛，由于结缔组织紧张，当运动停止时治疗者可以感到有一种使关节分离或滑动的力。

Ⅲ级：分离的力或是滑动的力超过了限制关节活动的紧张感。操作者可以尝试通过牵张挛缩的软组织，引起关节内较大的活动。

注意：关节以疼痛为主要特征时使用Ⅰ~Ⅱ级持续牵拉技术。Ⅰ级消除压力，关节面没有分离，减轻疼痛。Ⅱ级分离关节面，拉紧关节囊，用于判断关节对治疗的敏感度，常用于关节松动治疗的开始阶段。Ⅲ级用于关节僵硬、活动受限，可持续牵拉扩大关节活动度。Kaltenborn 手法的核心是牵张，它的动作是持续性的，也就是在动作终末端要停留数秒钟。Maitland 技术主要是以在滑动时进行有节律的振动为主要特征。

三、适应证

临床上任何因力学因素导致的关节功能障碍均可运用关节松动术进行康复治疗。关节松动不能改变疾病的过程，例如类风湿关节炎或损伤的炎性过程。在这些情况下，治疗旨在使疼痛最小化，保持可用的关节活动度，并减少任何活动限制的影响。治疗师的技术会影响治疗效果，只要注意预防措施且具备相关知识基础，实施此技术是安全的。但如果使用该技术前不进行评估和筛查，可能会导致关节创伤或

活动度异常。

（一）关节疼痛、肌肉紧张

疼痛的关节，反射性肌肉保护和肌肉痉挛可通过轻微的关节活动产生神经生理学和力学效应。

（二）可逆的关节活动受限

可逆的关节活动受限可采用渐进式力度的牵伸技术来延伸受限的关节囊和连带的韧带组织。持续的或振动的牵伸力可牵张缩短的组织。

（三）错位/半脱位

错位导致的关节活动受限或疼痛，常发生于跌打损伤后制动，或伴有肌肉失衡。关节错位可能会导致控制关节的神经、肌肉支配异常，当关节主动活动时会出现疼痛和活动受限。主动运动配合关节松动术可以纠正错位。

（四）进行性关节活动受限

进行性关节活动受限可以用关节松动术来治疗，以保持有效运动或阻止进行性活动限制。牵引或滑动的剂量由患者对治疗的反应和疾病状态决定。

（五）功能性关节制动

当患者在一段时间内不能进行功能性运动时，可以用非拉伸滑动或牵引技术来处理关节，以保持关节的运动并防止制动引起的退化和受限。

四、禁忌证及注意事项

在大多数情况下，关节松动术比被动的角度拉伸更安全，因骨杠杆更多地被用来拉伸紧张的组织和压缩关节。

（1）关节活动过度。通常此类患者存在潜在关节韧带、关节囊损伤或坏死的可能性，不可被牵拉。伴随疼痛的关节过度活动患者可施加轻微关节活动手法，但要保持在活动受限范围内，不建议采用 Maitland Ⅳ 级和 Kaltenborn Ⅲ 级及以上手法。

（2）关节肿胀积液。外伤或疾病可能伴有肿胀。快速肿胀的关节通常预示着关节内出血并可能存在创伤或疾病，如血友病等。医学干预的目的是促进出血的吸收及减少对关节软骨的坏死效应。慢性肿胀（超过 4h）通常是预示着轻度渗出（过量滑液的聚集）或轻度创伤、刺激或某些疾病导致的水肿如关节炎。不要用松动或被动牵拉技术牵伸肿胀的关节，因关节腔已被多余的积液牵张。这类活动受限往往来自额外的积液和肌肉对疼痛的反应，而不是来自缩短的纤维。而温和的振动手法，在不牵伸关节囊的前提下可有助于阻止疼痛刺激。通过保持有效的关节活动面活动可帮助改善液体流动。如果轻微的手法增加疼痛或患者不能耐受，要么是由于操作者施力不当或者是患者的情况不宜做手法治疗。

（3）炎症。炎症期拉伸会加重疼痛和肌肉僵硬，造成更大的组织损伤。轻柔的振动或分离活动有暂时抑制疼痛的作用。

（4）恶性肿瘤。

（5）X 线诊断的骨科疾病，如骨折不愈合（取决于所提供的断裂情况和稳定性）。

（6）过度疼痛（确定疼痛原因并修改相应的治疗措施）。

（7）相关联的关节活动度过大（相关联关节必须保持稳定，防止松动力传导而导致不良影响）。

（8）全关节置换（置换关节的活动是自限性的，因此，关节松动术可能是不恰当的）。

（9）新形成的或脆弱的结缔组织，如损伤、手术、失用或患者服用某些药物如糖皮质激素。温和渐进的技术在组织的耐受范围内可协调纤维排列，但强力的技术是有害的。

（10）全身性结缔组织疾病，如类风湿关节炎，该病会弱化结缔组织。温和的方法可降低组织的受限障碍，但过强的手法技术可能会破坏组织，造成不稳。

（11）结缔组织较脆和循环减弱的老年人。但是，温和的手法在组织的耐受范围内有利于增加活动性。

五、操作步骤及注意事项

（一）检查评估

对患有疼痛或者活动受限的患者，首先检查并确定受限组织及其病理状态。然后确定治疗方案，治疗目的主要是缓解疼痛或者牵拉关节、松解软组织活动受限。

（1）检查关节活动度时可根据疼痛程度确定恢复期及治疗手法和施加剂量。

（2）若疼痛症状先于组织受限出现，如在急性损伤期或疾病急性期后出现的肌肉僵硬（肌肉保护机制），则可使用微动手法抑制疼痛，并可帮助关节维持现有活动。此类情况下禁止使用牵拉手法。

（3）若疼痛与组织活动受限同时出现，如受伤组织开始愈合时疼痛与活动受限同时发生，此类活动受限应特别注意。针对较紧张的结构采用温和牵拉可逐步改善活动度，但要避免使组织再次受损而加重疼痛。

（4）若组织活动受限后出现疼痛症状，则是因为关节囊的牵伸或周围组织受到牵张引起的，那么此类僵硬的关节可使用关节松动术和牵拉术进行治疗。

（5）关节囊活动受限并出现以下指征时可使用关节松动术：

1）关节囊被动活动度受限。

2）当最大施压到软组织受限范围时感受到关节末端的抵抗。

3）当进行关节活动性测试时关节活动度是降低的。

4）如果关节活动受限和疼痛源于韧带粘连或挛缩；建议沿着韧带张力线方向实施松动术。

5）由于关节内结构错位导致的活动障碍，建议实施关节松动术的Ⅴ级手法。

（二）体位

（1）患者及其患肢在合适的体位时才可充分放松关节。为放松关节周围肌肉，可在松动手法之前或中间穿插使用主动抑制法。

（2）关节活动度检查及初次治疗应在患者休息位或放松位进行。有时治疗所采用的体位也可以是患者疼痛感最轻的位置。随着治疗的持续，在施加松动外力时，可将关节置于最大活动度末端。这种体位可使受限组织最大限度被拉长，牵伸力更有针对性。

（3）操作者使用绷带、助手或操作者的手固定关节的近端骨，可避免对关节和周围组织产生额外压力，并使牵伸更加有效和有针对性。

（三）操作力度与活动方向

（1）操作力度（轻柔或者用力）尽量接近对立关节面，操作者尽量使用身体的力量而非局部力量进行施力。操作部位接触面积越大，患者感觉越舒适。例如，使用手掌的舒适度优于使用拇指。

（2）操作时配合患者的呼吸，一般在患者呼气时施加力量。

（3）活动方向与治疗平面垂直或平行，关节牵引术垂直于治疗面，滑动术平行于治疗面。其中，治疗平面是指穿过关节的一个平面，它与关节凸面旋转轴心到凹面最深点连线垂直。在实践中通常将关节凹面最低点的切面作为治疗平面。

（4）滑动术的滑动方向可依据关节的滑动方向判断，滑动方向取决于骨关节的"凹凸规则"。若所移动的骨表面为凸面，滑动术方向应与骨的摆动方向相反；若关节面为凹面，滑动术方向应与骨的摆动方向相同（图15-1-6）。

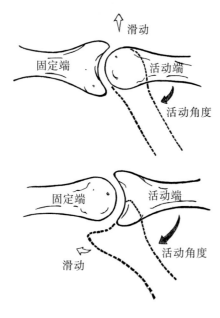

图 15-1-6　滑动术的滑动方向

（5）滑动术是一个骨关节面在另一个骨关节面上的滑行，骨作为杠杆不能有角度运动，例如不能有滚动运动，不然会增加关节面压力。

（四）操作过程

（1）不论减轻疼痛还是增大关节活动范围，首次治疗的目的还包括了解关节的情况，操作者固定准备干预的关节使患者处于休息位或放松位。一般初次治疗使用Ⅱ级松动手法，同时要注意观察患者对施加干预的关节及活动范围的即刻反应。

（2）第 2d 评估关节情况并询问患者感受。

1）若疼痛、敏感度增加，减轻振动幅度到Ⅰ级松动术。

2）若无不适感或有所改善，实施以下步骤：a.若治疗目的是维持关节活动，那么重复使用前一天的操作手法；b.若要增大关节活动度，进一步使用Ⅲ级手法或者滑动术。

（3）使用牵伸术时，将所干预骨牵拉至可活动范围末端，然后再使用Ⅲ级分离或滑动术。进一步的操作可先将干预骨重新固定到活动范围末端，然后使用Ⅲ级分离或滑动手法进行旋转。旋转方向根据关节力学结构而定，例

如随着肱骨外展的增大将伴随肱骨的外旋，再如膝关节屈曲增大时伴随胫骨内旋。

（4）牵拉前可提高周围组织温度。按摩或轻微肌肉收缩可促进血液循环从而温热组织。

（5）肌肉放松术和振动术可抑制肌肉僵硬，必要时可用牵拉术替代。

（6）使用Ⅲ级滑动术时，不应联合使用Ⅰ级分离法。Ⅱ级或Ⅲ级分离法不可以同Ⅲ级滑动法一起使用，避免关节损伤。若在受限方向上使用滑动术会造成明显疼痛，可在无痛的方向使用。运动能力有所提高或痛感减轻时，再调整至受限方向使用。

（7）使用牵伸术时，首先移动至关节活动范围末端，当感觉到组织阻力时，使用牵伸手法。

（8）当不能使用关节滑动术维持关节活动度时，可选择使用Ⅱ级持续法和Ⅱ级振动法。

（9）动态关节松动术、肌肉能量技术和脉动仪治疗技术也可作为关节松动治疗的一部分。

（五）速度、节律与持续时间

1. 速度

（1）Ⅰ级和Ⅳ级手法使用快速振动手法。

（2）Ⅱ级Ⅲ级通常为流畅规律振动，每次 2~3s，持续 1~2min。

（3）不同的振动速度，治疗效果不同，例如低幅高速可缓解疼痛，而慢速振动可缓解肌肉僵硬。

2. 节律与持续时间

（1）对于疼痛关节，使用间歇性分离法，持续 7~10s 左右后休息几秒，如此循环，连续几个循环。注意患者的反应，确定继续进行治疗或停止治疗。

（2）对于活动受限的关节，使用最小牵拉力保持 6s 左右，然后部分放松（可采用Ⅰ或Ⅱ级手法），接着每隔 3~4s 间歇性重复慢速牵拉。

3. 患者反应

（1）牵伸往往引起酸痛，可隔天进行牵伸手法治疗使酸痛感减轻促进组织愈合，但在此期间患者的关节活动度应该是逐渐增大。如治疗后 24h 疼痛加重，可考虑减少剂量或持续时间直到疼痛被控制。

（2）进入下一步治疗之前，上一个治疗期结束后应再次检查患者关节与关节活动度。根据关节恢复情况及时调整治疗方案。

关节功能受限时，关节松动术是其中的一种治疗方法。如伴随软组织障碍的活动受限，松动术可配合抑制和牵伸技术进行。若要达到满意的治疗效果，治疗内容还包括关节活动度训练、肌力训练、功能性运动和患者教育等。

（六）其他手法

1. 动态关节松动术（mobilization with movement, MWM）　Brian Mulligan 认为在整个手法治疗进程中，应顺其自然地让患者主动自我牵拉，治疗师辅助施加被动生理性活动及附属松动法。要求使用被动活动末端加压或牵拉法时不出现疼痛。在 Mulligan 的理论中，他假设一个错误姿势模式的影响概念。他认为经常变换的错误的关节力学轨迹是由于运动时旋转轴的瞬时改变及神经生理反应模式导致的。

2. 肌肉能量技术（muscle energy technique, MET）　肌肉能量技术是指通过患者主动收缩和放松肌肉配合治疗师的抗阻和牵伸，使骨与骨关节之间产生活动的关节松动术。实施 MET 很重要的一点是将干预关节放于专门的位置以便激发患者干预关节上的肌肉或肌群产生理想的等长收缩，同时抵抗治疗师施加的阻力。收缩可以使肌肉附着处关节的干预骨相对于另一骨产生移动，也可以是三维运动。一般要求患者每次收缩 3~7s 左右，患者放松，操作者牵伸肌肉。操作 3 次后再次评估。

3. 脉动仪关节松动治疗技术　脉动仪关节松动治疗技术是利用脉动仪整脊枪的共振和谐振原理使关节骨骼结构发生位移而回到中立位，具有能间接改善肌张力等作用，是一种可以替代某些手法松动治疗的辅助工具。

（南海鸥　章国伟）

第二节　周围关节松动术

一、肩复合体

肩复合体由肩胛骨、锁骨、胸骨和肱骨组成，它们形成了四个关节。肩胛骨的肩峰与锁骨远端形成肩锁关节（AC joint），锁骨近段和胸骨形成胸锁关节（SC joint），肩胛骨的关节盂和肱骨头形成盂肱关节（GH joint），肩胛骨和胸廓后外侧面形成肩胛胸壁关节（ST joint）。肩胛胸壁关节没有关节囊、关节软骨等附属结构，所以不是真正意义上的关节，而是一个功能性关节结构。在上肢上举（前屈或外展）过程中需要肩胛骨胸壁关节和盂肱关节按照 1:2 的比例活动才能完成，而肩胛骨的活动由肩锁关节和胸锁关节共同参与完成。只有肩锁关节、胸锁关节、肩胛胸壁关节和盂肱关节都有正常的关节活动，才能保证整个肩复合体的活动不受限制。

（一）胸锁关节

胸锁关节在关节分类上属于平面关节，但在关节面形状上有两个轻微的马鞍形，锁骨近段纵向为凸面，横向为凹面；相应的胸骨和第一肋软骨上面形成的锁骨切记的纵向为凹面，横向为凸面。锁骨远端可以向上/向下和向前/向后活动。当锁骨远端向上运动时，锁骨近端纵向的凸面相对于胸骨端纵向的凹面向上滚动和向下滑动；锁骨远端向下运动时则相反。当锁骨远端向前运动时，锁骨近端横向的凹面相对于胸骨端横向的凸面向前滚动和向前滑动；锁骨远端向后运动时则相反。肩胛骨的运动主要有胸锁关节驱动。胸锁关节的紧张位（close-packed position）是上臂完全上举的位置。

1. 胸锁关节向上滑动

目的：检查锁骨近端相对于胸骨向上滑动的附属运动，改善锁骨近端相对于胸骨向上滑动的附属运动（增大锁骨远端向下的活动范围），改善肩复合体的关节活动，减轻肩复合体活动时的关节疼痛。

操作方法：患者仰卧位。治疗师站在患者一侧，面向胸锁关节。治疗师一手置于锁骨下，手掌和其余四指放在患者对侧胸前；另一手拇指叠在内侧手拇指之上，手掌和其余四指放在患者同侧肩部。治疗师用内侧手控制方向，用外侧手用力推动锁骨近端向上滑动（图15-2-1）。

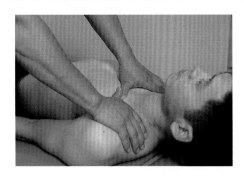

图 15-2-1　胸锁关节向上滑动

注意：锁骨在肩锁关节处经常会发生向上过度滑动的情况，检查和操作时应特别小心。

2. 胸锁关节向下滑动

目的：检查锁骨近端相对于胸骨向下滑动的附属运动，改善锁骨近端相对于胸骨向下滑动的附属运动（增加锁骨远端向上的活动范围），改善肩复合体的关节活动，减轻肩复合体活动时的关节疼痛。

操作方法：患者仰卧位。治疗师站在患者一侧，面向胸锁关节。治疗师一手置于锁骨上，手掌和其余四指放在患者对侧胸前；另一手拇指叠在内侧手拇指之上，手掌和其余四指放在患者同侧肩部。治疗师用内侧手控制方向，用外

侧手用力推动锁骨近端向下滑动（图15-2-2）。

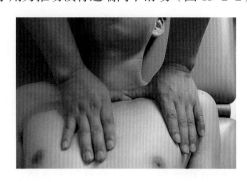

图 15-2-2　胸锁关节向下滑动

3. 胸锁关节向后滑动

目的：检查锁骨近端相对于胸骨向后滑动的附属运动，改善锁骨近端相对于胸骨向后滑动的附属运动（增大锁骨远端向后的活动范围），改善肩复合体的关节活动，减轻肩复合体活动时的关节疼痛。

操作方法：患者仰卧位。治疗师站在患者治疗／检查侧肩上方，面向胸锁关节。治疗师一手置于锁骨前面，手掌和其余四指放在患者同侧肩部；另一手拇指叠在外侧手拇指之上，手掌和其余四指放在患者对侧肩部。治疗师用内侧手控制方向，用外侧手用力推动锁骨近端向后滑动，内侧手前臂应与推动方向一致（图15-2-3）。

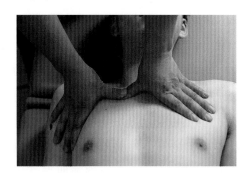

图 15-2-3　胸锁关节向后滑动

4. 胸锁关节向前滑动

目的：检查锁骨近端相对于胸骨向前滑动的附属运动，改善锁骨近端相对于胸骨向前滑动的附属运动（改善锁骨远端向前的活动范围），改善肩复合体的关节活动，减轻肩复合

体活动时的关节疼痛。

操作方法：患者仰卧位。治疗师站在患者治疗/检查侧肩上方，面向胸锁关节。因为无法将锁骨直接向前拉，只能用稳定锁骨，推动胸骨来进行操作。治疗师外侧手拇指和示指近端指节放在锁骨近端的上下两侧将锁骨固定在前面，内侧手大鱼际放在同侧胸锁关节的胸骨端，用内侧手大鱼际将胸骨向后推（图15-2-4）。

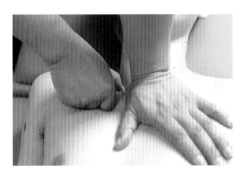

图 15-2-4　胸锁关节向前滑动

（二）肩锁关节

肩锁关节是一个微动的平面关节，由于对其运动的研究并没有取得一致意见，因此很少被描述。大多数文献认为肩锁关节可以沿着垂直轴在水平面上进行外旋/内旋运动（肩胛骨内侧缘远离胸壁的翼状隆起/肩胛骨内侧缘向着胸壁贴紧），沿着冠状轴进行前倾/后倾运动（肩胛下角远离胸壁/肩胛下角向着胸壁），沿着前后轴（肩胛骨平面）进行上回旋/下回旋运动。就附属运动而言，主要是锁骨远端相对于肩峰进行向前/向后的滑动。肩锁关节的运动主要是对肩胛骨的位置进行精确调节，使肩胛骨的运动符合胸壁形状的变化。

1. 肩锁关节向前滑动

目的：检查锁骨远端相对于肩峰向前滑动的附属运动，改善锁骨远端相对于肩峰向前滑动的附属运动，改善肩复合体的关节活动，减轻肩复合体活动时的关节疼痛。

操作方法：患者坐位。治疗师站在患者检查/治疗侧后面。治疗师外侧手置于锁骨远端

后面，手掌和其余四指放在同侧肱骨头前面；内侧手拇指叠在外侧手拇指之上，手掌和其余四指放在患者同侧胸前。治疗师用外侧手控制方向并稳定肩胛骨，用内侧手用力推动锁骨远端向前滑动（图15-2-5）。

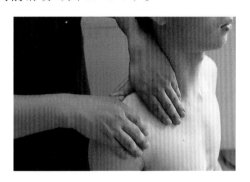

图 15-2-5　肩锁关节向前滑动

2. 肩锁关节向后滑动

目的：检查锁骨远端相对于肩峰向后滑动的附属运动，改善锁骨远端相对于肩峰向后滑动的附属运动，改善肩复合体的关节活动，减轻肩复合体活动时的关节疼痛。

操作方法：患者坐位。治疗师站在患者检查/治疗侧前面。治疗师外侧手置于锁骨远端前面，手掌和其余四指放在同侧肱骨头后面；内侧手拇指叠在外侧手拇指之上，手掌和其余四指放在患者同侧肩部。治疗师用外侧手控制方向并稳定肩胛骨，用内侧手用力推动锁骨远端向后滑动（图15-2-6）。

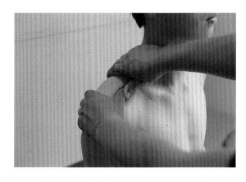

图 15-2-6　肩锁关节向后滑动

（三）肩胛胸壁关节

肩胛胸壁关节没有关节囊、关节软骨和滑膜组织等附属结构，所以不是真正意义上的关

节，而是一个功能性骨连接结构。肩胛骨相对于胸壁的运动是肩锁关节和胸锁关节协调运动产生的。肩胛骨相对于胸壁可以进行上升/下降、前伸（外展）/后缩（内收）、上回旋/下回旋运动。

1. 肩胛骨向上滑动

目的：检查肩胛骨相对于胸壁向上滑动的活动，改善肩胛骨相对于胸壁向上滑动的活动（可能能够同时改善肩胛骨上回旋的活动），改善肩复合体的关节活动，减轻肩复合体活动时的关节疼痛。

操作方法：患者侧卧位，治疗侧在上，上肢处于自然中立位。治疗师站在患者前面，面对患者肩部。治疗师上方手置于患者肩关节外上方，下方手虎口托住肩胛下角。上方手稳定肩胛骨和控制肩胛骨滑动的方向，下方手将肩胛骨向头端推动（图15-2-7）。

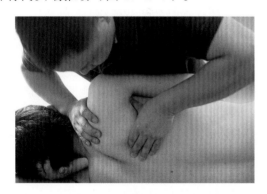

图 15-2-7　肩胛骨向上滑动

2. 肩胛骨向下滑动

目的：检查肩胛骨相对于胸壁向下滑动的活动，改善肩胛骨相对于胸壁向下滑动的活动（可能能够同时改善肩胛骨下回旋的活动），改善肩复合体的关节活动，减轻肩复合体活动时的关节疼痛。

操作方法：患者体位和治疗师体位同前。治疗师下方手稳定肩胛骨和控制肩胛骨滑动的方向，上方手将肩胛骨向尾端推动（图15-2-8）。

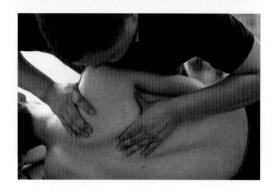

图 15-2-8　肩胛骨向下滑动

3. 肩胛骨上回旋

目的：检查肩胛骨相对于胸壁上回旋的活动，改善肩胛骨相对于胸壁上回旋的活动（改善肩关节外展和前屈），改善肩复合体的关节活动，减轻肩复合体活动时的关节疼痛。

操作方法：患者体位和治疗师体位同前。治疗师上方手引导肩胛骨内上角向内向下运动，同时下方手引导肩胛骨下角向外向上运动（图15-2-9）。

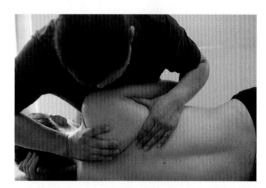

图 15-2-9　肩胛骨上回旋

4. 肩胛骨下回旋

目的：检查肩胛骨相对于胸壁下回旋的活动，改善肩胛骨相对于胸壁下回旋的活动（改善肩关节内收和后伸），改善肩复合体的关节活动，减轻肩复合体活动时的关节疼痛。

操作方法：患者体位和治疗师体位同前。治疗师下方手引导肩胛骨下角向内向下运动，同时上方手引导肩胛骨内上角向外向上运动（图15-2-10）。

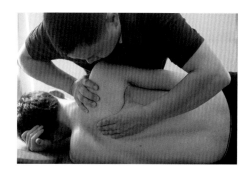

图 15-2-10　肩胛骨下回旋

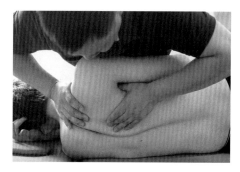

图 15-2-12　肩胛骨后缩（内收）

5. 肩胛骨前伸（外展）

目的：检查肩胛骨沿着胸壁向前滑动的活动，改善肩胛骨沿着胸壁向前滑动的活动（改善上肢向前够取的活动、改善肩部稳定性），改善肩复合体的关节活动，减轻肩复合体活动时的关节疼痛。

操作方法：患者体位和治疗师体位同前。治疗师上方手和下方手同时引导肩胛骨沿着胸壁的弧度向前外侧滑动（图 15-2-11）。

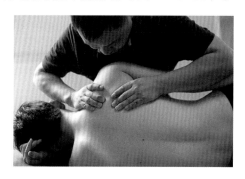

图 15-2-11　肩胛骨前伸（外展）

6. 肩胛骨后缩（内收）

目的：检查肩胛骨沿着胸壁向后滑动的活动，改善肩胛骨沿着胸壁向后滑动的活动（改善肩关节伸展活动范围、改善肩部稳定性），改善肩复合体的关节活动，减轻肩复合体活动时的关节疼痛。

操作方法：患者体位和治疗师体位同前。治疗师上方手和下方手同时推肩胛骨沿着胸壁的弧度向后内侧滑动（图 15-2-12）。

（三）盂肱关节

盂肱关节是球窝关节，由肩胛骨的肩盂和肱骨头组成。肱骨头大而凸，肩盂小而凹。肩盂在肩胛骨平面上朝向外、向前，大多数人还略微朝向上；肱骨头朝向内、向后和向上。盂肱关节休息位，即外展 55°、水平内收 30°、稍外旋。紧张位，即完全上举位。治疗平面垂直或平行于肩盂。

1. 盂肱关节分离

目的：检查盂肱关节周围软组织的紧张度和关节面相互分离的附属运动，改善盂肱关节两关节面相互分离的附属运动，改善盂肱关节的关节活动范围，减轻肩复合体活动时的关节疼痛。

操作方法：关节休息位分离，患者仰卧位，患侧上肢稍外展。治疗师立位面向患侧肩关节。治疗师一手虎口朝向外侧放在患者腋下肱骨外科颈处，手托住患者上臂，并用肘部把患者手臂夹在自己手臂和身体之间。治疗师用内侧手引导肱骨头向外、向前和向上与肩盂相互分离的方向，通过向外转动身体来增加分离的力量（图 15-2-13）。关节活动受限位分离，患者仰卧，患侧上肢上举到接近关节活动受限的位置。治疗师站在患者患侧肩上方，面向患肩。治疗师一手虎口朝外放在肱骨头的上方最接肩盂的位置，另一手托住肱骨近端，并用上臂和躯干把患者患侧上臂夹住。治疗师用内侧手引导肱骨头向外、向前和向上与肩盂相互分离的方向，通过向外转动身体来增加分离的力量（图 15-2-14）。

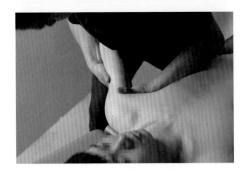

图 15-2-13　盂肱关节休息分离

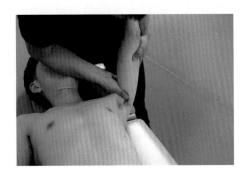

图 15-2-14　盂肱关节活动受限位分离

2. 盂肱关节向下（尾端）滑动

目的：检查肱骨头相对于肩盂向下滑动的附属运动，改善肱骨头相对于肩盂向下滑动的附属运动并同时改善肩外展和屈曲的活动范围，减轻肩关节在外展和屈曲活动中的疼痛。

操作方法：患者仰卧，患侧上肢外展到休息位（进阶手法时外展到接近关节活动受限的位置）。治疗师弓步站在患者肩上方，面朝患侧肩关节。治疗师一手虎口朝向下（尾端）并略向外，放在肱骨头最接近肩盂的位置。另一手托住患者上臂，将患者手臂夹在自己的上臂和躯干之间。治疗师先轻轻向外转动身体，使盂肱关节产生Ⅰ级分离；用内侧手引导肱骨头向下滑动，用身体的力量带动患者肱骨头和整个上肢向下移动（图 15-2-15）。

3. 盂肱关节向上（头端）滑动

目的：检查肱骨头相对于肩盂向上滑动的附属运动，改善肱骨头相对于肩盂向上滑动的附属运动并同时改善肩内收和伸展的活动范围，减轻肩关节在内收和伸展活动中的疼痛。

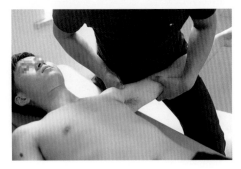

图 15-2-15　盂肱关节向下（尾端）滑动

操作方法：患者仰卧位，患侧上肢稍外展。治疗师弓步站在患者患侧上肢和躯干之间，面向患侧肩关节。治疗师一手虎口朝向外侧放在患者腋下肱骨外科颈处，外侧手托住患者上臂，并用肘部把患者手臂夹在自己手臂和身体之间。治疗师先轻轻向外转动身体，使盂肱关节产生Ⅰ级分离；治疗师用内侧手引导肱骨头向上，用身体的力量带动患者肱骨头和整个上肢向上移动（图 15-2-16）。

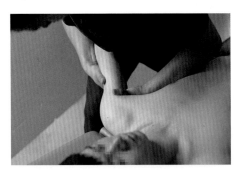

图 15-2-16　盂肱关节向上（头端）滑动

4. 盂肱关节向后滑动

目的：检查盂肱关节向后滑动的附属运动，改善盂肱关节向后滑动的附属运动并改善盂肱关节内旋、屈曲和水平内收的活动范围，减轻肩关节活动时的疼痛。

操作方法：患者仰卧位，患侧上肢稍外展（如果患者肩内旋受限，也可以将肩内旋至接近受限的位置）。治疗师弓步站在患者患侧上肢和躯干之间，面向患侧肩关节。治疗师一手虎口置于患者肱骨头前面，另一手托住患者上臂，并用肘部把患者手臂夹在自己手臂和身体之间。治疗师先轻轻向外转动身体，使盂肱关节产生 I 级分离；用内侧手引导肱骨头向后滑动，并向前弯曲前面的腿来带动患者肱骨头和整个上肢向后移动（图 15-2-17）。

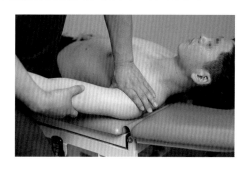

图 15-2-17 盂肱关节向后滑动

5. 盂肱关节向前滑动

目的：检查盂肱关节向前滑动的附属运动，改善盂肱关节向前滑动的附属运动并改善盂肱关节外旋、伸展和水平外展的活动范围，减轻肩关节活动时的疼痛。

操作方法：患者俯卧位，患侧上肢稍外展（如果患者肩外旋受限，也可以将肩外旋至接近受限的位置）。治疗师先调整治疗床的高度，使患者肘关节低于自己的髋关节（操作过程中保证患者肩稍水平内收）。治疗师弓步站在患者患侧上肢和躯干之间，面朝患侧肩关节。治疗师内侧手虎口放在患者肱骨头后面，外侧手握住患者上臂接近肘窝处，靠在腿上。治疗师先轻轻向外转动身体，使盂肱关节产生 I 级分离；用内侧手引导肱骨头向前滑动，利用身体的力量带动患者肱骨头和整个上肢向前移动（图 15-2-18）。

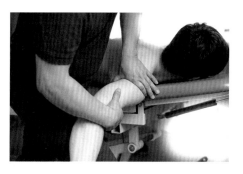

图 15-2-18 盂肱关节向前滑动

注意：由于盂肱关节前方关节囊比较薄弱，操作不当容易造成肱骨头向前脱位。进行此项技术前应仔细评估肱骨头向前滑动的情况，通常情况下肱骨头容易过度向前滑动。

二、肘关节和前臂

肘关节和前臂由三块骨和四个关节组成，包括肱尺关节、肱桡关节、桡尺近端关节、桡尺远端关节。其中肱尺关节、肱桡关节和桡尺近端关节被肘关节囊所包裹，形成肘关节。肘关节屈伸主要发生在肱尺关节和肱桡关节。桡尺近端关节和桡尺远端关节的主要作用是使前臂旋前和旋后。肘关节的屈伸和前臂的旋转将身体、手和周边空间紧密联系在一起，在日常生活中发挥着重要的作用。

（一）肱尺关节

肱尺关节由肱骨远端内侧的肱骨滑车和尺骨近端的滑车切迹组成，属于屈戌关节。肱骨滑车是一个凸面，尺骨滑车切迹是凹面，尺骨滑车切迹的关节面朝向前上方与尺骨体呈 45°。肘关节屈曲时，尺骨滑车切迹沿着肱骨滑车向前滚动和向前滑动，伸展时正好相反。由于尺骨滑车切迹的曲度很大，在实际操作中尺骨滑车切迹向前和向后滑动是非常困难的。因此，针对肱尺关节的松动通常采用分离和内外侧滑动的技术。肱尺关节的休息位为屈曲 70°，旋后 10°，紧张位是完全伸直和旋后位。

1. 肱尺关节分离

目的：检查肱尺关节周围组织紧张度，检查肱尺关节两关节面相互分离的附属运动，降低肘关节周围组织的紧张度，改善肱尺关节分离附属运动，改善肘关节活动范围，减轻肘关节活动时的疼痛。

操作方法：患者仰卧，患侧上肢靠近床边。治疗师坐在患者患侧，面向患侧肘关节。治疗师将患者肘关节屈曲约 70°，稍旋后（进阶治疗时可以将肘关节置于接近关节活动受限的角度），将患者前臂搭在治疗师内侧肩上。治疗师内侧手拇指和大鱼际放在尺骨近端后面，其余四指放在尺骨前面与拇指相对握住尺骨（注意避开桡骨）。外侧手固定肱骨远端。分离松动时，治疗师用内侧手引导尺骨近端关节面向前、向上（与尺骨大约呈45°），并利用身体向后靠的力量带动内侧手进行分离（图15-2-19）。

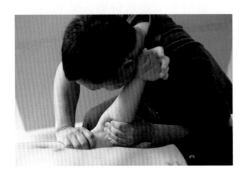

图 15-2-19　肱尺关节分离

2. 肱尺关节内侧滑动

目的：检查肱尺关节向内侧滑动的附属运动，改善肱尺关节向内侧滑动的附属运动，改善肘关节活动范围；减轻肘关节活动时的疼痛。

操作方法：患者仰卧位，患侧上肢靠近床边，稍外展。治疗师面向患肘，一手握住患者肱骨远端内侧，另一手握住前臂近端桡侧（尽量靠近肘关节）。治疗师将患者肘关节置于休息位（进阶治疗时也可以将肘关节置于接近关节活动受限的角度）。治疗师内侧手固定肱骨远端，外侧手通过向内推动桡骨来间接推动尺骨近端向内侧滑动。治疗师可以通过向内侧转动身体来增加松动的力量，外侧手主要用来引导松动的方向（图15-2-20）。

3. 肱尺关节外侧滑动

目的：检查肱尺关节向外侧滑动的附属运动，改善肱尺关节向外侧滑动的附属运动，改善肘关节活动范围，减轻肘关节活动时的疼痛。

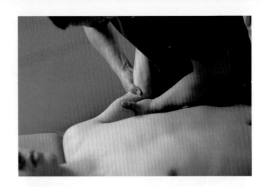

图 15-2-20　肱尺关节内侧滑动

操作方法：患者仰卧位，患侧上肢靠近床边，稍外展。治疗师面向患肘。治疗师一手握住患者肱骨远端外侧，另一手握住前臂近端尺侧（尽量靠近肘关节）。治疗师将患者肘关节置于休息位（进阶治疗时也可以将肘关节置于接近关节活动受限的角度）。治疗师外侧手固定肱骨远端，内侧手引导尺骨近端向外侧滑动。治疗师通过向外侧转动身体来提供松动的力量（图15-2-21）。

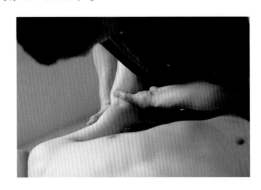

图 15-2-21　肱尺关节外侧滑动

（二）肱桡关节

肱桡关节由肱骨远端外侧肱骨小头和桡骨头小凹组成。肱骨小头为凸面，桡骨头为凹面。肘关节屈曲时，桡骨头相对于肱骨小头向前滑动，伸展时相反。肱桡关节休息位为伸直外旋位，紧张位为屈曲90°、外旋5°。

1. 肱桡关节分离

目的：检查肱桡关节周围组织紧张度，检查肱桡关节两关节面相互分离的附属运动，降低肱桡关节周围组织紧张度，改善肱桡关节两关节面相互分离的附属运动，改善肘关节的活动范围，减轻肘关节活动时的疼痛。

操作方法：患者仰卧，患侧上肢靠近床边，稍外展。治疗师面向患肘。治疗师一手将患者肱骨远端压在治疗床上并固定，另一手抓住桡骨远端（注意避开尺骨）。治疗师保持患肘在伸直位（进阶治疗时可以将肘关节屈曲至接近关节活动受限的位置）。治疗师用内侧手固定肱骨远端的同时，通过向外转动身体，用外侧手引导桡骨向远端牵拉（图15-2-22）。

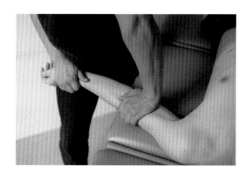

图 15-2-22 肱桡关节分离

2. 肱桡关节向后滑动

目的：检查桡骨头相对于肱骨远端向后滑动的附属运动，改善桡骨头相对于肱骨远端向后滑动的附属运动，改善肘关节伸展的活动范围，减轻肘关节活动时的疼痛。

操作方法：患者仰卧，患侧上肢靠近床边，稍外展。治疗师站在患者上肢和躯干之间，面朝患肘。治疗师内侧手从后面固定患者肱尺关节，外侧手大鱼际放在桡骨近端前面（注意避开尺骨），其余手指轻轻握住桡骨近端。治疗师保持患肘在伸直位，用内侧手固定肱尺关节，外侧肘关节伸直，利用身体前倾的力量通过外侧手大鱼际使桡骨近端相对于肱骨远端向后滑动（图15-2-23）。

3. 肱桡关节向前滑动

目的：检查桡骨头相对于肱骨远端向前滑动的附属运动，改善桡骨头相对于肱骨远端向前滑动的附属运动，改善肘关节屈曲的活动范围，减轻肘关节活动时的疼痛。

操作方法：患者仰卧，患侧上肢靠近床边。治疗师面向患肘。一手从后面固定患者肱尺关节，另一手大鱼际放在桡骨近端后面（注意避开尺骨），其余手指轻轻握住桡骨近端。治疗师保持患肘在伸直位（进阶治疗时可以将肘关节屈曲至接近关节活动受限的位置）。治疗师用头端手固定肱尺关节，尾端手肘关节伸直，利用身体前倾的力量通过尾端手大鱼际使桡骨近端相对于肱骨远端向前滑动（图15-2-24）。

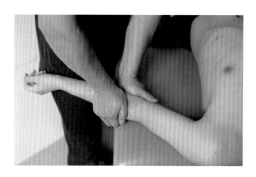

图 15-2-23 肱桡关节向后滑动

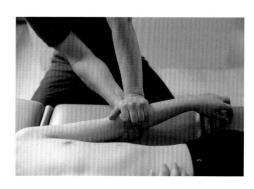

图 15-2-24 肱桡关节向前滑动

（三）桡尺近端关节

桡尺近端关节由桡骨小头和尺骨桡切迹构成，属于车轴关节。前臂旋前和旋后时，桡骨头相对于尺骨桡切迹和环状韧带进行旋转运动（spin），并由方形韧带限制桡尺骨近端相互分离。关节休息位为前臂旋后大约35°，肘屈曲大约70°。

1. 桡尺近端关节向前滑动

目的：检查桡骨头相对于尺骨近端向前滑动的附属运动，改善桡骨头相对于尺骨近端向前滑动的附属运动，改善前臂旋后的关节活动范围，减轻肘关节活动时的疼痛。

操作方法：患者仰卧，患侧上肢靠近床边。治疗师坐在患者肘关节外侧，面向患肘。治疗师一手从后面固定患者尺骨近端，另一手大鱼际放在桡骨近端后面（注意避开尺骨），其余手指轻轻握住桡骨近端。治疗师将患侧肘关节置于桡尺近端关节休息位（进阶治疗时可以将前臂旋后至接近关节活动受限的位置）。治疗师用头端手固定尺骨近端关节，尾端手肘关节伸直，利用身体前倾的力量通过尾端手大鱼际使桡骨近端相对于尺骨近端向前滑动（图15-2-25）。

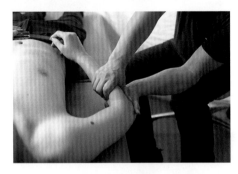

图 15-2-25 桡尺近端关节向前滑动

2. 桡尺近端关节向后滑动

目的：检查桡骨头相对于尺骨近端向后滑动的附属运动，改善桡骨头相对于尺骨近端向后滑动的附属运动，改善前臂旋前的关节活动范围，减轻肘关节活动时的疼痛。

操作方法：患者仰卧，患侧上肢靠近床边。治疗师坐在患者肘关节外侧，面朝患肘。治疗师一手从后面固定患者尺骨近端，另一手大鱼际放在桡骨近端后面（注意避开尺骨），其余手指轻轻握住桡骨近端，指尖在尺桡骨间隙处。治疗师将患肘置于桡尺近端关节休息位（进阶治疗时可以将前臂旋前至接近关节活动受限的位置）。治疗师用头端手固定尺骨近端关节，尾端手肘关节伸直，利用身体后倾的力量通过尾端手拉桡骨近端向后滑动（图15-2-26）。

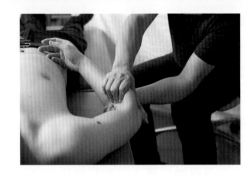

图 15-2-26 桡尺近端关节向后滑动

（四）桡尺远端关节

桡尺远端关节由桡骨远端凹面的尺骨切迹和尺骨远端凸面的尺骨头构成。前臂旋前时，桡骨远端围绕尺骨头向前滚动并向前滑动，旋后时则相反。关节休息位为前臂大约10°旋后位，紧张位为前臂完全旋前或旋后位。

1. 桡尺远端关节向前滑动

目的：检查桡骨远端相对于尺骨远端向前滑动的附属运动，改善桡骨远端相对于尺骨远端向前滑动的附属运动，改善前臂旋前的关节活动范围，减轻前臂旋转活动时的疼痛。

操作方法：患者坐位，患侧前臂放在治疗台上。治疗师站或坐在患者对面。治疗师一手从下面固定患者尺骨远端，另一手大鱼际放在桡骨远端前面（注意避开尺骨），其余手指轻轻握住桡骨远端，指尖在尺桡骨后面的间隙处。治疗师将前臂置于桡尺远端关节休息位（进阶治疗时可以将前臂旋前至接近关节活动受限的位置）。治疗师用下方手固定尺骨远端，上方手拉桡骨远端向前滑动（图15-2-27）。

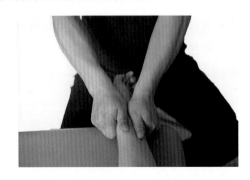

图 15-2-27 桡尺远端关节向前滑动

2.桡尺远端关节向后滑动

目的：检查桡骨远端相对于尺骨远端向后滑动的附属运动，改善桡骨远端相对于尺骨远端向后滑动的附属运动，改善前臂旋后的关节活动范围，减轻前臂旋转活动时的疼痛。

操作方法：患者坐位，患侧前臂放在治疗台上。治疗师站或坐在患者对面。治疗师一手从下面固定患者尺骨远端，另一手大鱼际放在桡骨远端前面（注意避开尺骨），其余手指轻轻握住桡骨远端，指尖在尺桡骨后面间隙处。治疗师将前臂置于桡尺远端关节休息位（进阶治疗时可以将前臂旋后至接近关节活动受限的位置）。治疗师用下方手固定尺骨远端，上方手大鱼际推桡骨远端向后滑动（图15-2-28）。

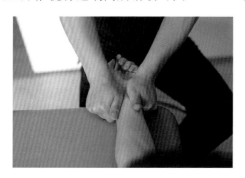

图 15-2-28　桡尺远端关节向后滑动

三、腕和手

腕关节由桡腕关节和腕骨间关节组成。桡骨远端和尺桡骨远端关节软骨盘形成一个大的凹面，构成腕关节近端关节面，该关节面略朝向尺侧和前面；腕关节远端关节面由舟骨、月骨和三角骨形成的凸面构成，略朝向桡侧和背侧。腕关节是一个双轴关节，可以进行屈/伸和尺偏/桡偏运动，还可以进行轻微的旋前/旋后运动。当腕关节屈曲时，由近侧列腕骨构成的远端关节面向前滚动并向后滑动，伸展时则相反；当腕关节向尺偏时，远端关节面向尺侧滚动并向桡侧滑动，桡偏时相反。腕关节的休息位为轻度屈曲并尺偏，紧张位为完全伸直位。

（一）桡腕关节

1.桡腕关节分离

目的：检查桡腕关节周围组织紧张度，检查桡腕关节两关节面相互分离的附属运动，降低腕关节周围组织的紧张度，改善腕关节分离的附属运动，改善腕关节活动范围，减轻腕关节活动时的疼痛。

操作方法：患者坐位。治疗师坐在患者患侧。治疗师一手握住患者桡骨远端，并将其靠在自己胸前固定，远端手握住近侧列腕骨。保持患者腕关节在休息位，治疗师用远端手向远端（略向尺侧并略向前）牵拉近侧列腕骨，使桡腕关节两关节面相互分离（图15-2-29）。

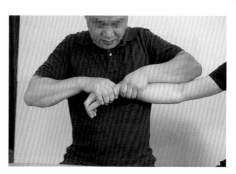

图 15-2-29　桡腕关节分离

2.桡腕关节向掌侧滑动

目的：检查桡腕关节向掌侧滑动的附属运动，改善腕关节向掌侧滑动的附属运动，改善腕关节伸展的活动范围，减轻腕关节活动时的疼痛。

操作方法：患者坐位，前臂旋前放在治疗台上使腕和手置于治疗台外。治疗师面向患者患侧腕关节。治疗师一手握住患者桡骨远端，并将其靠在治疗台上固定，另一手握住近侧列腕骨的掌侧面。保持患者腕关节在休息位（进阶治疗时可以将腕关节伸展至接近关节活动受限的位置），治疗师用远端手稍分离腕关节并向掌侧推动近侧列腕骨（图15-2-30）。

3.桡腕关节向背侧滑动

目的：检查桡腕关节向背侧滑动的附属运

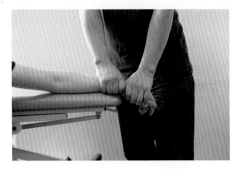

图 15-2-30　桡腕关节向掌侧滑动

动，改善腕关节向背侧滑动的附属运动，改善腕关节屈曲的活动范围，减轻腕关节活动时的疼痛。

操作方法：患者坐位，前臂旋后放在治疗台上，腕和手置于治疗台外。治疗师坐位，面向患者患侧腕关节。治疗师一手握住患者桡骨远端，并将其靠在治疗台上固定，另一手握住近侧列腕骨的背侧面。保持患者腕关节在休息位（进阶治疗时可以将腕关节屈曲至接近关节活动受限的位置），治疗师用远端手稍分离腕关节并向背侧推动近侧列腕骨（图 15-2-31）。

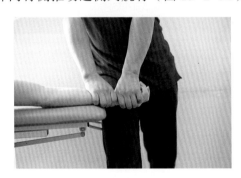

图 15-2-31　桡腕关节向背侧滑动

4. 桡腕关节向尺侧滑动

目的：检查桡腕关节向尺侧滑动的附属运动，改善腕关节向尺侧滑动的附属运动，改善腕关节桡偏的活动范围，减轻腕关节活动时的疼痛。

操作方法：患者坐位，前臂尺侧放在治疗台上并保持中立位，腕和手置于治疗台外。治疗师坐位，面向患者患侧腕关节。治疗师近端手握住患者桡骨远端，并将其靠在治疗台上固定，远端手握住近侧列腕骨的桡侧面。保持患

者腕关节在休息位（进阶治疗时可以将腕关节桡偏至接近关节活动受限的位置），治疗师用远端手稍分离腕关节并向尺侧推动近侧列腕骨（图 15-2-32）。

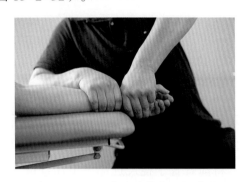

图 15-2-32　桡腕关节向尺侧滑动

5. 桡腕关节向桡侧滑动

目的：检查桡腕关节向桡侧滑动的附属运动，改善腕关节向桡侧滑动的附属运动，改善腕关节尺偏的活动范围，减轻腕关节活动时的疼痛。

操作方法：患者坐位，前臂旋前放在治疗台上，腕和手超出治疗台。治疗师坐在治疗台末端，面向患者患侧腕关节。治疗师一手握住患者桡骨远端，并将其靠在治疗台上固定，远端手握住近侧列腕骨的尺侧面。保持患者腕关节在休息位（进阶治疗时可以将腕关节尺偏至接近关节活动受限的位置），治疗师用远端手稍分离腕关节并向桡侧横向推动近侧列腕骨（图 15-2-33）。

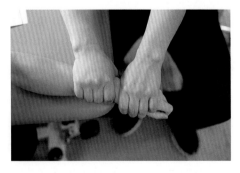

图 15-2-33　桡腕关节向桡侧滑动

（二）腕骨间关节

腕骨间关节主要由近侧列腕骨和远侧列腕

骨间形成的关节构成，当然也包括每两个相邻的腕骨间形成的关节。腕骨间关节可以分为内侧部和外侧部，内侧部由舟骨、月骨和三角骨远端形成大的凹面与头状骨和钩状骨近端形成的凸面相关节，外侧部由舟骨远端与大小多角骨构成。内侧部活动范围较大，外侧部活动范围很小。腕骨间关节的松动可以用固定一块腕骨松动相邻腕骨的方法操作。如：用一手固定月骨，另一手前后松动舟骨、头状骨或三角骨。由于篇幅限制，这里不再赘述（图15-2-34）。

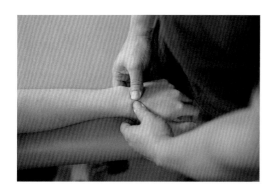

图 15-2-34 腕骨间关节松动

（三）手部关节

手部关节主要包括腕掌关节、掌指关节和指间关节。从每一个纵列来看，这些关节的近端关节面为凸面，远端关节面为凹面。针对这些关节的松动可以用固定近端松动远端的方法进行。如：用一手固定第二掌骨远端，另一手松动第二近节指骨近端。松动的手法可以采用分离牵引或滑动，在此不再赘述。

四、髋关节

髋关节是典型的球窝关节。髋臼大而深，朝向前外，周围有关节唇进一步加大了其深度，股骨头接近球形，朝向内上方。周围有关节囊紧密包裹。这样的关节结构使髋关节变得非常稳定。当髋关节活动的时候，股骨头基本上都能很好地被限制在髋臼窝内。尽管髋关节的关节运动也遵循凹凸定律，但实际上两关节面的平移活动很少。因此，针对髋关节的关节松动

分离牵引比其他方法更加重要。髋关节休息位为屈曲30°、外展30°，稍外旋。紧张位为完全伸展、内旋和外展位。

1. 髋关节分离

目的：检查髋关节周围组织的紧张度，检查髋关节两关节面相互分离的附属运动，降低髋关节周围组织的紧张度，改善髋关节分离的附属运动，改善髋关节活动范围，减轻髋关节活动时的疼痛。

操作方法1：患者仰卧位，患侧靠近治疗床边。在患者患侧股骨远端下方垫毛巾卷，使其髋微屈大约30°。治疗师站在患者患侧髋关节外侧方。治疗师调整治疗床至略低于自己臀部的高度。关节松动治疗带一端放在患者股骨近端内侧（尽量靠近腹股沟），并在治疗带与皮肤接触处垫毛巾，治疗带的另一端绕到治疗师臀部下方。治疗师一手固定患者骨盆，一手放在患者膝外侧以防止髋关节外展。治疗师用臀部向后坐的力量将股骨近端向外并略向前牵拉，使股骨头向外侧分离（图15-2-35）。

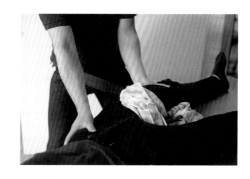

图 15-2-35 髋关节休息位分离

操作方法2：患者仰卧位，患侧靠近治疗床边。治疗师使患者髋关节屈曲90°，双手扶住患者膝关节。治疗师站在患者患侧髋关节外下方，面向患者患髋。治疗师调整治疗床至略低于自己臀部的高度。关节松动治疗带一端放在患者股骨近端内侧（尽量靠近腹股沟），并在治疗带与皮肤接触处垫毛巾，治疗带的另一端绕到治疗师臀部下方。治疗师用臀部向后

坐的力量将股骨近端向外、向下和向前牵拉，使股骨头沿着垂直于髋臼关节面的方向分离。在分离牵拉过程中，治疗师可以用双手带动患者做髋关节屈伸、内收外展和内外旋的生理运动（图15-2-36）。

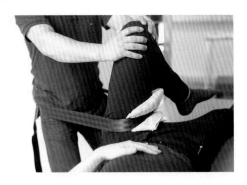

图 15-2-36　髋关节屈曲90°分离

操作方法3：患者仰卧位，患侧靠近治疗床边。治疗师站在治疗床尾端，面向患者患髋。治疗师双手从内外侧握住患者患侧踝关节（如果患者有膝关节问题，治疗师应该用双手抱住患者患侧股骨内外侧髁，避免患膝受影响）。治疗带一端绕在治疗师双手上，另一端绕过治疗师臀部。治疗师调整治疗床的高度，使患者患侧髋关节屈曲到合适的角度。治疗师利用身体向后靠的力量，沿着患者下肢长轴向尾端牵拉患者患侧下肢，使股骨头向尾端分离。该方法可以使股骨头与髋臼的负重面发生分离，可以缓解患侧髋负重时的疼痛（图15-2-37）。

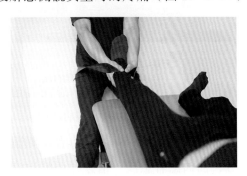

图 15-2-37　髋关节负重面分离

2. 髋关节后方滑动

目的：检查髋关节向后方滑动的附属运动，改善髋关节向后方滑动的附属运动，改善髋关节关节屈曲和内旋的活动范围，减轻髋关节活动时的疼痛。

操作方法1：患者仰卧，髋关节处于治疗床尾端。患者健侧屈髋屈膝，并用双手抱住健侧膝关节，将其压向胸部以帮助固定骨盆。治疗师用弓步站在患侧大腿内侧，面向患者患髋。治疗带的一端放在患者股骨远端，另一端绕过治疗师肩部，帮助保持大腿的位置。治疗师一手穿过治疗带放在患者膝下方，并靠在自己前面的大腿上，另一手放在股骨近端前面尽量靠近股骨颈的位置，保持肘关节伸直。治疗师通过向前屈曲自己前面的膝关节，利用身体的力量通过近端手使股骨近端相对髋臼向后滑动。治疗师向前弯曲膝关节也保证了患者股骨整体向后移动，避免髋关节产生成角运动（图15-2-38）。

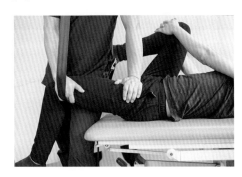

图 15-2-38　髋关节休息位后方滑动

操作方法2：患者仰卧，患侧靠近床边。治疗师将患者患侧髋关节屈曲90°，使大腿与治疗台垂直，患者膝关节屈曲。治疗师站在患者患侧，面向患者患侧膝关节。治疗师双手手指交叉放在髌骨正上方（注意不要挤压髌骨）。治疗师通过弯曲自己的膝关节，利用身体的力量向后推患者股骨，使股骨头相对于髋臼向后滑动。治疗师也可以在此过程中带动患者进行小范围的髋关节屈伸和内外旋的生理运动（图15-2-39）。

3. 髋关节前方滑动

检查髋关节向前方滑动的附属运动，改善

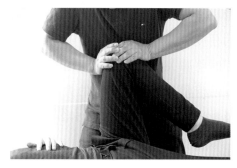

图 15-2-39　髋关节屈曲 90° 后方滑动

髋关节向前方滑动的附属运动，改善髋关节伸展和外旋的活动范围，减轻髋关节活动时的疼痛。

操作方法：患者站在治疗床的尾端，调节治疗床至略低于患者髋关节的高度。让患者上半身趴在治疗床上，健侧下肢站在地上，使髋关节正好露在治疗床尾端边缘。治疗师弓步站在患者患侧大腿外侧，面朝患侧髋。治疗师使患者患侧伸髋屈膝，治疗带一端放在患者股骨远端，另一端绕过治疗师肩膀，帮助保持大腿的位置。治疗师远端手握住患者股骨远端，近端手放在股骨近端后面尽量靠近股骨颈处。治疗师通过向前屈曲膝关节，利用身体的力量通过近端手使股骨近端相对髋臼向前滑动。治疗师向前弯曲膝盖也保证了患者股骨整体向前移动，避免髋关节产生成角运动（图 15-2-40）。

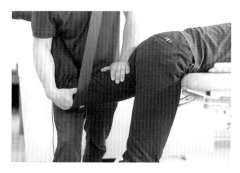

图 15-2-40　髋关节前方滑动

五、膝关节和小腿

膝关节由胫骨股骨关节和髌骨股骨关节构成。膝关节的运动主要是在矢状面上的屈伸运动，也可以在水平面上进行轻微的内旋和外旋运动。膝关节屈曲伴随胫骨内旋，膝关节伸展伴随胫骨外旋。小腿上主要有两个关节，胫腓近端关节和胫腓远端关节。胫腓近端关节比远端关节松，活动度也比远端关节大。

（一）胫骨股骨关节

胫骨股骨关节由股骨远端的内外侧髁和胫骨近端胫骨平台构成，股骨内外侧髁关节面形成两个凸面，胫骨平台略呈凹形。胫骨相对于股骨运动时符合凹面相对于凸面运动的原则，膝关节屈曲则胫骨近端关节面向后滑动并向后滚动，伸直时相反；股骨相对于胫骨运动符合凸面相对于凹面运动的原则，膝关节屈曲时股骨远端关节面向前滑动和向后滚动，伸展时相反。胫骨股骨关节的休息位为屈曲 25°~40°，紧张位为完全伸直位。

1. 胫骨股骨关节分离

目的：检查膝关节周围组织的紧张度，检查胫骨股骨关节两关节面相互分离的附属运动，降低膝关节关节周围组织的紧张度，改善胫骨股骨关节分离的附属运动，改善膝关节活动范围，减轻膝关节活动时的疼痛。

操作方法：患者坐位，膝关节位于治疗台边缘，两小腿自然下垂，在患者患侧膝关节下方垫一个毛巾卷。治疗师调整治疗床的高度，使患者踝关节在自己胸部的高度。治疗师双手从内外侧抱住患者踝关节上方，关节松动治疗带一端绕在治疗师自己的手上，另一端踩在治疗师脚下。治疗师将患者膝关节置于休息位（进阶治疗时也可以将患者膝关节置于接近关节活动受限的位置），并沿着胫骨长轴的方向向远端牵拉，治疗师可以通过脚踩治疗带的方式来增大拉力（保持治疗带与胫骨长轴的方向一致）（图 15-2-41）。

2. 胫骨股骨关节向后滑动

目的：检查胫骨股骨关节向后方滑动的附

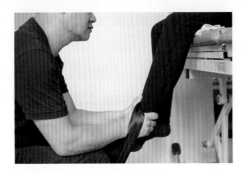

图 15-2-41　胫骨股骨关节分离

属运动，改善胫骨股骨关节向后方滑动的附属运动，改善胫骨股骨关节屈曲和内旋的活动范围，减轻胫骨股骨关节活动时的疼痛。

操作方法：患者坐在治疗台边，膝关节位于治疗台边缘，两小腿自然下垂，在患侧膝关节下方垫一个毛巾卷。治疗师站在患者对面，面对患者膝关节。治疗师上方手放在患者患侧胫骨结节前面，保持肘关节伸直，下方手握住患者小腿远端，将患者患膝置于休息位（进阶治疗时将患膝置于接近关节活动受限的位置）。治疗师利用身体前倾的力量，通过上方手推胫骨近端向后滑动（图 15-2-42）。

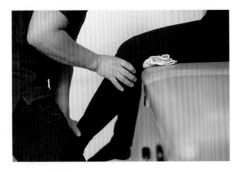

图 15-2-42　胫骨股骨关节向后滑动

3. 胫骨股骨关节向前滑动

目的：检查胫骨股骨关节向前方滑动的附属运动，改善胫骨股骨关节向前方滑动的附属运动，改善胫骨股骨关节伸展和外旋的活动范围，减轻胫骨股骨关节活动时的疼痛。

操作方法：患者俯卧位，患侧靠近治疗台边，在患侧股骨远端垫毛巾卷。治疗师站在患者患侧，面向患者患膝。治疗师一手放在患者胫骨近端后方，保持肘关节伸直，另一手握

住患者小腿远端。治疗师用远端手控制膝关节屈曲的角度，开始时将膝关节置于休息位（进阶治疗时将膝关节置于关节活动接近受限的位置）。治疗师利用身体前倾的力量，通过上方手推胫骨近端向前滑动（图 15-2-43）。

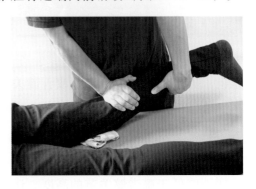

图 15-2-43　胫骨股骨关节向前滑动

4. 胫骨股骨关节向后 / 向前滑动

操作方法：患者仰卧位，患侧下肢屈髋屈膝至膝关节合适的角度。治疗师坐在患者前面，用腿部稍固定患者患侧脚。治疗师双手抱住患者胫骨结节前面，利用身体向前倾的力量将患者患侧胫骨近端向后推，使胫骨相对于股骨向后滑动。如果治疗师和患者在相同的体位，治疗师双手抱住患者胫骨近端后面，治疗师也可以利用身体向后倾的力量将患者患侧胫骨向前拉，使胫骨相对于股骨向前滑动（图 15-2-44）。

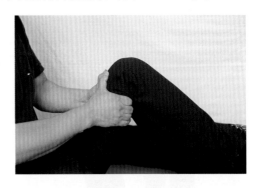

图 15-2-44　胫骨股骨关节向后 / 向前滑动

（二）髌骨股骨关节

髌骨股骨关节由股骨远端髌面和髌骨软骨面构成。当膝关节屈伸时，髌骨可以沿着股骨远端髌面向下、向上滑动，但从完全屈曲到完全伸直的过程中髌骨并不是沿着直线从下至上

滑动，而是先向内上方再向外上方滑动。髌骨相对于股骨不仅能进行上下方向的滑动，也能进行左右方向的滑动，还可以进行向内、向外的倾斜。

目的：检查髌骨股骨关节周围组织的紧张度，检查髌骨股骨关节两关节面相互分离和向各个方向滑动的附属运动，降低髌骨股骨关节周围组织的紧张度，改善髌骨股骨关节分离和各个方向滑动的附属运动，改善膝关节的活动范围，减轻膝关节活动时的疼痛。

操作方法：患者仰卧位，患侧靠近治疗台边，双下肢伸直。治疗师坐位，面向患者患侧膝关节。治疗师一手示指和大拇指捏住患者髌骨上缘内外两侧，另一手示指和拇指捏住髌骨下极内外侧。治疗师双手将患者髌骨向上提起，使髌骨和股骨关节面发生分离。在此过程中治疗师双手可以带动髌骨进行向上／向下或向内／向外的滑动。如果患者的髌骨在某个方向的活动受限特别严重，治疗师也可以将掌根或虎口放在受限方向的对侧髌骨边缘，将髌骨向受限方向推。如髌骨向下滑动受限，治疗师可以将掌根或虎口放在髌骨上缘将髌骨向下推。但在此过程中一定要注意不要挤压髌骨使髌骨与股骨发生摩擦（图15-2-45）。

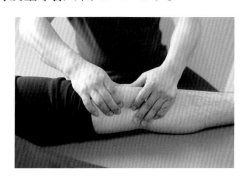

图15-2-45　髌骨股骨关节松动

（三）胫腓近端关节

胫腓近端关节向前／向后滑动

目的：检查胫腓近端关节向前／向后方滑动的附属运动，改善胫腓近端关节向前／向后方滑动的附属运动，减轻活动或负重时关节区域的疼痛。

操作方法：患者仰卧位，患侧靠近治疗台边。患者患侧下肢屈髋屈膝至合适角度，足置于治疗台上，小腿稍向内旋。治疗师面向患者坐于治疗台上，臀部稍压住患者患侧足背。治疗师一手握住患者胫骨内侧进行固定，另一手拇指和示指（或拇指和示指近端指间关节）从前后方向捏住患者腓骨头。治疗师用内侧手固定患者患侧胫骨，用外侧手推动腓骨头向前或向后滑动。注意整个过程中都要注意避开腓神经（图15-2-46）。

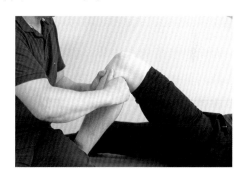

图15-2-46　胫腓近端关节向前／向后滑动

（四）胫腓远端关节

1.胫腓远端关节向后滑动

目的：检查胫腓远端关节向后方滑动的附属运动，改善胫腓远端关节向后方滑动的附属运动，改善踝关节背屈的活动范围，减轻踝关节活动或负重时的疼痛。

操作方法：患者仰卧，患侧靠近治疗台边，踝关节超出治疗台尾端。治疗师站在患者患踝外侧，面向患者患侧踝关节。治疗师一手在患者患踝内侧固定胫骨远端，另一手大鱼际放在患者腓骨远端前方并保持肘关节伸直。治疗师利用身体前倾的力量，通过外侧手将腓骨远端向后推（图15-2-47）。

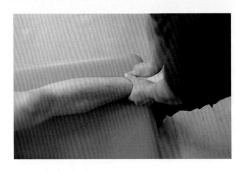

图 15-2-47 胫腓远端关节向后滑动

2. 胫腓远端关节向前滑动

目的：检查胫腓远端关节向前方滑动的附属运动，改善胫腓远端关节向前方滑动的附属运动，改善踝关节跖屈的活动范围，减轻踝关节活动或负重时的疼痛。

操作方法：患者俯卧，患侧靠近治疗台边，踝关节超出治疗台尾端。治疗师站在患者患踝内侧，面向患者患侧踝关节。治疗师内侧手在患者患踝内侧固定胫骨远端，外侧手大鱼际放在患者腓骨远端后方并保持肘关节伸直。治疗师利用身体前倾的力量，通过外侧手将腓骨远端向前推（图 15-2-48）。

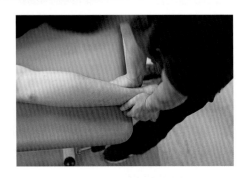

图 15-2-48 胫腓远端关节向前滑动

六、踝和足

（一）踝关节

踝关节由胫骨远端和内外踝所形成的凹面与距骨滑车的凸面构成。踝关节主要的运动是背屈和跖屈，但由于它的运动轴在额状面上从外向内侧轻微向上倾斜，因此在背屈的过程中伴有轻微的外展和外翻，在跖屈的时候伴有轻微的内收和内翻。踝关节的休息位为跖屈

10°，紧张位为完全背屈位。

1. 踝关节分离

目的：检查踝关节周围组织的紧张度，检查踝关节两关节面相互分离的附属运动，降低踝关节周围组织的紧张度，改善踝关节分离的附属运动，改善踝关节的活动范围，减轻踝关节活动时的疼痛。

操作方法：患者仰卧位，踝关节超出治疗台尾端。治疗师坐位，面向患者患侧踝关节。治疗师一手小鱼际紧贴踝关节前方距骨头背侧放置，拇指放在足底面，其余四指握住足背侧。另一手拇指和示指第一指间关节紧贴着内外踝下方从后面握住距骨内外侧，虎口正好处于跟骨结节上方，维持踝关节休息位（进阶治疗时可以将踝关节置于背屈 / 跖屈接近关节活动受限的位置）。治疗师通过身体后倾的力量将距骨向尾端分离（图 15-2-49）。

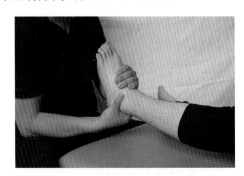

图 15-2-49 踝关节分离

2. 踝关节向后滑动

目的：检查踝关节向后滑动的附属运动，改善踝关节向后滑动的附属运动，改善踝关节背屈的活动范围；减轻踝关节活动时的疼痛。

操作方法：患者仰卧位，踝关节超出治疗台尾端。治疗师站在患者患侧踝关节的外侧，面对患者患侧踝关节。治疗师一手从内侧握住患者患侧内踝上方胫骨，固定胫骨。另一手虎口置于距骨前面，保持腕和肘伸直。治疗师利用身体前倾的力量，通过下方手推距骨向后滑动（图 15-2-50）。

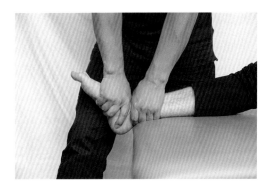

图 15-2-50 踝关节向后滑动

3. 踝关节向前滑动

目的：检查踝关节向前滑动的附属运动，改善踝关节向前滑动的附属运动，改善踝关节跖屈的活动范围，减轻踝关节活动时的疼痛。

操作方法：患者俯卧位，踝关节超出治疗台尾端。治疗师站在患者患侧踝关节的外侧，面对患者患侧踝关节。治疗师上方手从内侧握住患者患侧内踝上方胫骨，固定胫骨。下方手虎口置于距骨后面，保持腕和肘伸直。治疗师利用身体前倾的力量，通过下方手推距骨向前滑动（图 15-2-51）。

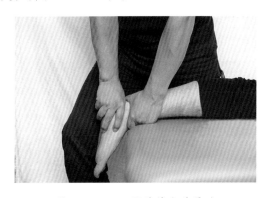

图 15-2-51 踝关节向前滑动

（二）距下关节

距下关节由距骨下面前、中、后三个关节面和跟骨上面前、中、后三个关节面构成。属于平面关节。距下关节主要运动是内翻和外翻。关节休息位为踝关节跖屈 10° 和内/外翻中立位，紧张位为完全内翻位。

1. 距下关节分离

目的：检查距下关节周围组织的紧张度，

检查距下关节两关节面相互分离的附属运动，降低距下关节周围组织的紧张度，改善距下关节分离的附属运动；改善距下关节内翻/外翻的活动范围；减轻踝关节活动时的疼痛。

操作方法：患者俯卧位，患侧靠近治疗台边。治疗师站在患者患侧，面向患者患侧踝关节。治疗师一手握住患者胫骨远端，并靠在治疗台上固定。另一手握住跟骨后面，前臂靠在患者小腿上。治疗师利用身体向前倾的力量，通过内侧手将患者跟骨沿着小腿长轴的方向向远端推（图 15-2-52）。

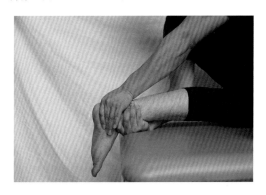

图 15-2-52 距下关节分离

2. 距下关节向外侧滑动

目的：检查距下关节向外侧滑动的附属运动，改善距下关节向外侧滑动的附属运动，改善距下关节外翻的活动范围，减轻踝关节活动时的疼痛。

操作方法：患者俯卧位，踝关节超出治疗台尾端。治疗师站在患者患侧踝关节的内侧，面向患者患侧踝关节。治疗师一手握住患者距骨前面，并靠在治疗台上固定距骨。下方手握住跟骨内侧面，保持腕和肘伸直。治疗师利用身体前倾的力量，通过下方手推跟骨向外侧滑动（图 15-2-53）。

3. 距下关节向内侧滑动

目的：检查距下关节向内侧滑动的附属运动，改善距下关节向内侧滑动的附属运动，改善距下关节内翻的活动范围，减轻踝关节活动

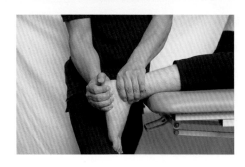

图 15-2-53 距下关节向外侧滑动

时的疼痛。

操作方法：患者俯卧位，踝关节超出治疗台尾端。治疗师站在患者患侧踝关节的外侧，面向患者患侧踝关节。治疗师一手握住患者距骨前面，并靠在治疗台上固定距骨。另一手握住跟骨外侧面，保持腕和肘伸直。治疗师利用身体前倾的力量，通过下方手推跟骨向内侧滑动（图 15-2-54）。

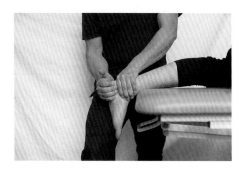

图 15-2-54 距下关节向内侧滑动

（三）其余足部关节

足部关节还包括跗横关节（距舟关节和跟骰关节）、跗骨间关节、跗骨跖骨关节、跖骨趾骨关节以及趾骨间关节。这些关节基本上近端为凸面，远端为凹面。检查和松动时可以用固定近端检查 / 松动远端的方法。下面用距舟关节和跟骰关节举例说明，其余关节限于篇幅不再赘述。

1. 距舟关节向掌侧滑动 患者仰卧位，患侧靠近治疗台边，患侧膝关节屈曲，足跟置于治疗台上。治疗师站在患者患侧，面向患者患侧足部。治疗师一手从内侧握住患者距骨头内

侧，大拇指在距骨头背侧，示指和中指位于距骨头掌侧。另一手大鱼际放在舟骨的背侧。治疗师利用身体前倾的力量，通过下方手推舟骨向掌侧滑动（图 15-2-55）。

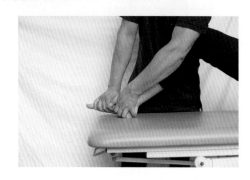

图 15-2-55 距舟关节向掌侧滑动

2. 距舟关节向上滑动 患者俯卧，患侧靠近治疗台边，患侧膝关节屈曲大约 90°。治疗师站在患者患侧，面朝患者患侧足部。治疗师一手从内侧握住患者距骨头内侧，大拇指在距骨头跖侧，示指和中指位于距骨头背侧，并靠在自己胸前固定。另一手大鱼际或拇指放在患者舟骨跖侧面。治疗师利用身体前倾的力量，通过下方手推舟骨向背侧滑动（图 15-2-56）。

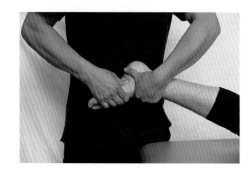

图 15-2-56 距舟关节向上滑动

3. 跟骰关节向上滑动 患者仰卧位，患侧靠近治疗台边。治疗师坐位，面向患者患侧足部。治疗师一手从外侧握住患者跟骨，大鱼际放在跟骨远端背侧。治疗师另一手豌豆骨放在患者骰骨跖面。治疗师用外侧手固定跟骨，用内侧手将骰骨向上松动（图 15-2-57）。

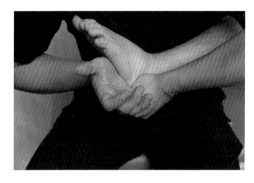

图 15-2-57　跟骰关节向上滑动

4. 跟骰关节向下滑动　患者体位和治疗师体位同前。治疗师一手握住患者跟骨，大鱼际放在跟骨远端内侧跖面。另一手小鱼际放在患者骰骨背侧。治疗师用内侧手固定跟骨，用外侧手将骰骨向下松动（图 15-2-58）。

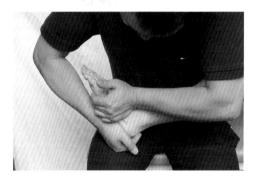

图 15-2-58　跟骰关节向下滑动

（章国伟　南海鸥）

第三节　脊柱关节松动术

一、颞下颌关节

颞下颌关节由下颌骨的一对下颌髁和颞骨的一对下颌髁窝构成。下颌髁为凸面，下颌髁窝是凹面。颞下颌关节可以进行张口/闭口、前伸/后缩、左摆/右摆的运动。张口时下颌髁先向后滚动再向前滑动，闭口时相反。下颌骨前伸时，下颌髁向前滑动，后缩时相反。向左摆动时，左侧下颌髁向上向内，右侧下颌髁向下向外。关节松弛位为口稍张开位，紧张位为闭紧位。

1. 颞下颌关节分离

目的：检查颞下颌关节周围组织的紧张度，检查颞下颌关节两关节面相互分离的附属运动，降低颞下颌关节周围组织的紧张度，改善颞下颌关节分离的附属运动，改善颞下颌关节的活动范围，减轻颞下颌关节活动时的疼痛。

操作方法：患者仰卧位，稍张口。治疗师坐在治疗床头端偏健侧，面对患者患侧颞下颌关节。外侧手示指和中指放在患者患侧耳前颞下颌关节窝处，环指和小指放在耳后，手掌压在患侧颞骨处。治疗师内侧手戴上外科手套，拇指压在患侧下臼齿上，其余四指握住下颌支。治疗师用外侧手和胸部固定患者头部，用内侧手将患侧下颌骨向尾端牵引，使关节面相互分离（图 15-3-1）。

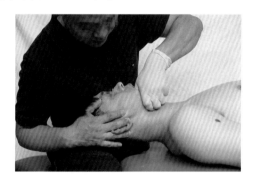

图 15-3-1　颞下颌关节分离

2. 颞下颌关节向前滑动

目的：检查颞下颌关节向前滑动的附属运动，改善颞下颌关节向前滑动的附属运动，改善颞下颌关节张口的活动范围，减轻颞下颌关节活动时的疼痛。

操作方法：患者仰卧位，稍张口。治疗师坐在治疗床头端偏健侧，面对患者患侧颞下颌关节。治疗师外侧手放在患者头部患侧面，内侧手手指勾住患侧下颌支后面。治疗师用外侧手和胸部固定患者头部，用内侧手将患侧下颌支向前拉，使下颌髁向前滑动（图 15-3-2）。

3. 颞下颌关节向后滑动

目的：检查颞下颌关节向后滑动的附属运动，改善颞下颌关节向后滑动的附属运动，改

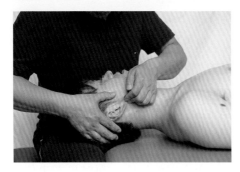

图 15-3-2 颞下颌关节向前滑动

善颞下颌关节闭合的活动范围，减轻颞下颌关节活动时的疼痛。

操作方法：患者仰卧位，稍张口。治疗师坐在治疗床头端偏健侧，面对患者患侧颞下颌关节。治疗师外侧手放在患者头部患侧面，内侧手手掌放在患侧下颌支前面。治疗师用外侧手和胸部固定患者头部，用内侧手将患侧下颌支向后推，使下颌髁向后滑动（图 15-3-3）。

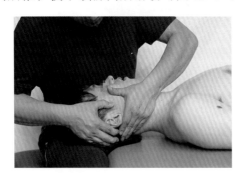

图 15-3-3 颞下颌关节向后滑动

4. 颞下颌关节向侧方滑动

目的：检查颞下颌关节向侧方滑动的附属运动，改善颞下颌关节向侧方滑动的附属运动，改善颞下颌关节左右摆动的活动范围，减轻颞下颌关节活动时的疼痛。

操作方法：以患者左侧颞下颌关节为例。患者仰卧位，稍张口。进行左侧颞下颌关节向内侧滑动时，治疗师右手放在患者右侧头面部，胸部顶住患者头顶予以固定。治疗师左手大鱼际放在患者左侧下颌髁，将左侧下颌髁向右侧推，使其向内侧滑动。进行左侧下颌髁向外侧滑动时，治疗师左手放在患者左侧头面部，胸部顶住患者头顶予以固定。治疗师右手大鱼际

放在患者右侧下颌髁，将右侧下颌髁向左推，使左侧下颌髁向外滑动（图 15-3-4）。

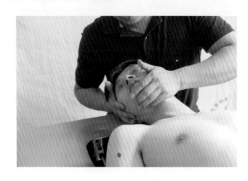

图 15-3-4 颞下颌关节向侧方滑动

二、颈椎

根据关节结构和功能，颈椎通常被分为两个部分。枕骨到 C_2（C_0~C_2）为上颈椎，C_3~C_7 为下颈椎。寰枕关节（C_0~C_1）的主要功能是屈伸，C_1~C_2 的主要功能是旋转；C_3~C_7 可以进行屈伸、旋转和侧弯运动，其中 C_5~C_6 的活动度最大。C_3~C_7 有明显的耦合运动，当发生左侧侧屈的时候也同时伴随着向左侧的旋转。

（一）寰枕 - 寰枢关节

枕骨髁关节面朝向下，寰椎上关节面朝向上与枕骨髁相关节形成寰枕关节。寰椎下关节面朝向内下，枢椎上关节突朝向外上方与寰椎相关节，寰椎还与枢椎的齿突相关节。寰枕 - 寰枢关节属于平面关节。

1. 寰枕 - 寰枢关节分离

目的：检查寰枕 - 寰枢关节周围组织的紧张度，检查寰枕 - 寰枢关节两关节面相互分离的附属运动，降低寰枕 - 寰枢关节周围组织的紧张度，改善寰枕 - 寰枢关节分离的附属运动，改善寰枕 - 寰枢关节的活动范围，减轻寰枕 - 寰枢关节活动时的疼痛。

操作方法：患者仰卧位，治疗师坐在患者头端。治疗师固定手拇指和示指置于患者 C_2 棘突旁关节柱处并固定。移动手从后面托住患者头部，拇指和示指放在两侧乳突下方。治疗师固定手固定住 C_2，移动手沿着身体纵轴向头

端牵引患者头部，使关节面产生分离（图15-3-5）。

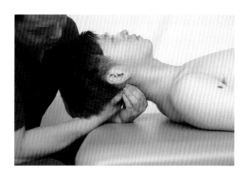

图15-3-5 寰枕-寰枢关节分离

2. 寰枕关节屈曲被动生理运动

目的：检查寰枕关节屈曲运动的活动范围和末端感觉，降低寰枕关节周围组织的紧张度，改善寰枕关节屈曲生理运动范围，改善寰枕关节的活动范围，减轻寰枕关节活动时的疼痛。

操作方法：患者坐位，治疗师站于患者侧面。治疗师后方手放在患者上颈部后面，拇指和示指置于患者寰椎横突前面，固定寰椎。治疗师前方手绕过患者前额，从对侧抱住患者的头，小指放在患者枕骨上，胸部贴紧患者头部。治疗师后方手固定住患者寰椎，躯干和前方手带动患者头部向前屈曲和向后滑动（图15-3-6）。

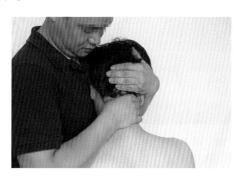

图15-3-6 寰枕关节屈曲被动生理运动

3. 寰枕关节伸展被动生理运动

目的：检查寰枕关节伸展运动的活动范围和末端感觉，降低寰枕关节周围组织的紧张度，改善寰枕关节伸展生理运动范围，改善寰枕关节的活动范围，减轻寰枕关节活动时的疼痛。

操作方法：患者体位和治疗师体位同前。治疗师后方手固定住患者寰椎，躯干和前方手带动患者头部向后伸展和向前滑动（图15-3-7）。

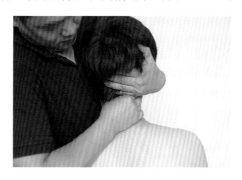

图15-3-7 寰枕关节伸展被动生理运动

4. 寰枢关节旋转被动生理运动

目的：检查寰枢关节旋转生理运动的活动范围和末端感觉，降低寰枢关节周围组织的紧张度，改善寰枢关节旋转生理运动范围，减轻寰枢关节活动时的疼痛。

操作方法：以向右侧旋转为例。患者仰卧，头部置于治疗床外。治疗师右手扣住患者下巴，右前臂放在患者右侧脸部耳前，右侧上臂和胸部贴在患者头顶。治疗师左手张开，示指掌指关节放在患者C_1左侧横突后面，拇指放在左侧下颌角附近，手掌在患者枕骨下，其余手指放在患者右侧颈部。治疗师将左手示指掌指关节作为支点推动C_1向右侧旋转。整个过程中治疗师用右手和胸部稳定患者头部（图15-3-8）。

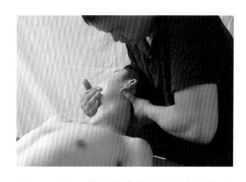

图15-3-8 寰枢关节旋转被动生理运动

（二）$C_2 \sim C_7$关节突关节

由上位椎骨的下关节突和下位椎骨的上关

节突构成。上位椎体的下关节突朝向下、向前和向外，下位椎骨的上关节突朝向上、向后和向内。当颈椎屈曲时，上位椎骨下关节突向上、向前滑动，关节面"打开"。颈椎伸展时，上位椎骨下关节突向下、向后滑动，关节面"关闭"。当颈椎向右侧屈时，左侧关节突关节"打开"，右侧"关闭"。当颈椎向右旋转时，上位椎体左侧下关节突向外、向上滑动，右侧下关节突向内、向下滑动。

1. C₂~C₇分离牵引

目的：检查颈椎周围组织的紧张度，检查颈椎椎体和关节面相互分离的附属运动，降低颈椎关节周围组织的紧张度，改善颈椎分离的附属运动，改善颈椎的活动范围，减轻颈椎活动时的疼痛。

操作方法：患者仰卧位，颈椎于中立位。治疗师坐在患者头端。治疗师固定手托住患者下巴，移动手虎口张开放在患者枕骨下。将患者头部轻轻向上抬起，使颈椎屈曲。根据需要治疗的节段来调整屈曲的角度，治疗节段越低，屈曲角度越大。治疗师移动手用力，将患者颈椎向头端牵引。固定手防止患者头部后仰，如果固定手用力过大，可能损伤患者颞下颌关节（图15-3-9）。

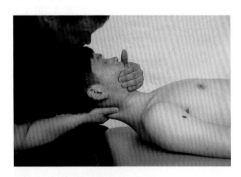

图 15-3-9　C₂~C₇分离牵引

2. C₂~C₇屈伸被动生理运动

目的：检查下颈椎屈曲/伸展运动的活动范围和末端感觉，降低下颈椎周围组织的紧张度，改善下颈椎屈曲/伸展生理运动范围，减

轻下颈椎关节活动时的疼痛。

操作方法：操作方法与寰枕关节屈曲和伸展被动生理运动方法相似。治疗师只要用后方手固定下位椎骨的横突，前方手和躯干带动颈椎进行屈曲/伸展的生理运动。

3. C₂~C₇侧屈被动生理运动

目的：检查下颈椎侧屈运动的活动范围和末端感觉，降低下颈椎周围组织的紧张度，改善下颈椎侧屈生理运动范围，减轻下颈椎关节活动时的疼痛。

操作方法：以C₃相对于C₄向右侧屈为例。患者仰卧，头部置于治疗床外。治疗师站在治疗床头端。治疗师左手手掌托住患者枕部，拇指压在左侧耳后上方，其余四指朝向患者右侧耳后。治疗师右手示指掌指关节放在患者C₃右侧关节柱后方，拇指放在患者右侧脸部或颈前，其余四指朝向患者左侧。治疗师用右手示指掌指关节为支点，将C₃向左侧推，同时左手配合使颈椎向右侧屈。治疗师也可以根据患者情况，用左手控制颈椎屈或伸，在屈曲或伸展位进行侧屈被动运动（图15-3-10）。

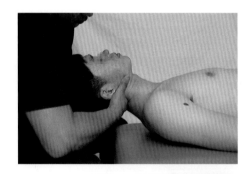

图 15-3-10　C₂~C₇侧屈被动生理运动

4. C₂~C₇旋转被动生理运动

目的：检查下颈椎旋转运动的活动范围和末端感觉，降低下颈椎周围组织的紧张度，改善下颈椎旋转的生理运动范围，减轻下颈椎关节活动时的疼痛。

操作方法：以C₃相对于C₄向右侧旋转为例。患者仰卧，头部置于治疗床外。治疗师站在治疗床头端。治疗师右手扣住患者下巴，右前臂放在患者右侧脸部耳前，右侧上臂和胸部贴在患者头顶。治疗师左手张开，示指掌指关节放在患者 C_3 左侧关节柱后面，拇指放在左侧颈前，手掌固定患者上颈部，其余手指放在患者右侧颈部。治疗师用左手示指掌指关节作为支点推动 C_3 向右侧旋转。整个过程中治疗师用右手和胸部固定患者头部（图 15-3-11）。

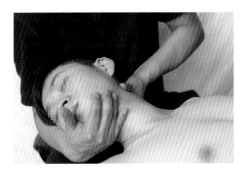

图 15-3-11　C_2~C_7 旋转被动生理运动

5. C_2~C_7 利用棘突中央向前滑动

目的：检查上位椎体相对于下位椎体向前滑动的附属运动，改善上位椎体相对于下位椎体向前滑动的附属运动，改善颈椎关节的活动范围，减轻颈椎活动时的疼痛。

操作方法：以 C_4 为例。患者俯卧，治疗师站在患者头端。治疗师双手拇指重叠放在患者 C_4 棘突后方，其余手指自然张开，置于患者颈部两侧。治疗师伸直双肘，利用身体前倾的力量将患者 C_4 棘突向前方推动。根据患者病情需要，治疗师也可以将患者 C_4 棘突向前上方或向前下方推动。向前上方推动时，治疗师固定手拇指放在 C_5 棘突上缘，移动手拇指放在 C_4 棘突下缘，用固定手固定 C_5，移动手将 C_4 棘突向前上方推动。此时可以改善 C_4 相对于 C_5 的屈曲。向前下方推动时治疗师固定手放在 C_5 棘突下缘，移动手放在 C_4 棘突上缘，用固定手固定 C_5，移动手将 C_4 棘突向前下方推动。此时可以改善 C_4 相对于 C_5 的伸展（图 15-3-12）。

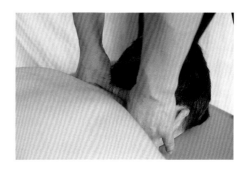

图 15-3-12　C_2~C_7 利用棘突中央向前滑动

6. C_2~C_7 单侧向前滑动

目的：检查上位椎骨相对于下位椎骨单侧关节面关节向前滑动的附属运动，改善上位椎骨相对于下位椎骨的旋转和侧屈的生理运动，减轻颈椎活动时的疼痛。

操作方法：以 C_4 右侧为例。患者俯卧，治疗师站在患者头端。治疗师两侧拇指相互交叉，左手拇指放在患者 C_5 左侧关节柱后方，右手拇指放在患者 C_4 右侧关节柱后方，其余手指环绕在患者两侧颈部。治疗师用左手拇指固定 C_5，用右侧拇指推 C_4 右侧关节柱向前滑动。该手法可以使 C_4 相对于 C_5 向左侧旋转，并使 C_4~C_5 左侧关节突关节相互分离（图 15-3-13）。

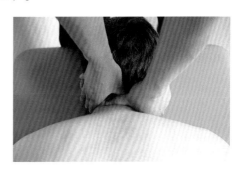

图 15-3-13　C_2~C_7 单侧向前滑动

7. C_2~C_7 利用棘突向侧方滑动

目的：检查上位椎骨相对于下位椎骨棘突向侧方滑动的附属/生理运动，改善上位椎骨相对于下位椎骨旋转的生理运动，减轻颈椎活动时的疼痛。

以 C_4 棘突向左侧滑动为例。患者俯卧，治疗师站在患者头端。治疗师右手作为固定手，拇指放在患者 C_5 棘突左侧，治疗师左手作为移动手，拇指放在患者 C_4 棘突右侧。治疗师用右手拇指固定 C_5，用左手拇指将患者 C_4 棘突向左推，使患者 C_4 棘突相对于 C_5 向左滑动，同时 C_4 椎体相对于 C_5 向右旋转（图15-3-14）。

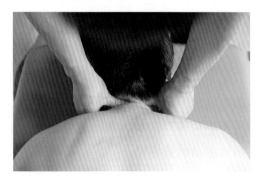

图15-3-14　C_2~C_7利用棘突向侧方滑动

三、胸椎

胸椎的关节结构与下颈椎相似，但关节面的朝向要比下颈椎更加垂直。由于胸椎与肋骨和胸骨相连，结构比颈椎和腰椎更加稳定。胸椎可以进行屈/伸、侧屈和旋转运动。

1. 胸椎被动生理运动

目的：检查胸椎被动运动的活动范围和末端感觉，降低胸椎周围组织的紧张度，改善胸椎生理运动范围，减轻胸椎关节活动时的疼痛。

操作方法1：患者坐位，双手交叉置于对侧肩部。治疗师站在患者侧面，尽量靠近患者。治疗师前方手从患者腋下穿过抱住患者对侧肩部，后方手放在需要松动的节段。在这个体位下，治疗师可以利用身体带动患者进行屈/伸和向着治疗师一侧侧屈和旋转的被动运动。以 T_5 相对于 T_6 为例。当进行 T_5 相对于 T_6 伸展被动运动时，治疗师后方手拇指和示指近端指间关节放在 T_6 两侧横突上，治疗师用身体和前方手带动患者胸椎伸展的同时用后方手将 T_6 向前和向上推。进行 T_5 相对于 T_6 屈曲被动运动时，治疗师后方手拇指和示指近端指间关节

放在 T_5 两侧横突上，治疗师用身体和前方手带动患者胸椎屈曲的同时用后方手将 T_5 向前和向上推。进行侧屈和旋转被动运动时，治疗师应站在侧屈方向的同侧，即向右侧屈和右侧旋转时，治疗师站在患者右侧，向左侧屈和左侧旋转时，治疗师站在患者左侧。下面以向右侧屈和右侧旋转为例。进行 T_5 相对于 T_6 右侧屈时，治疗师后方手大鱼际放在患者 T_5 棘突右侧，治疗师用身体和前方手将患者右肩向下压，左肩向上抬，使患者胸椎向右侧侧屈（注意患者骶骨和头部应始终保持在身体中轴线上），同时后方手大鱼际将 T_5 向左侧推动。进行 T_5 相对于 T_6 向右侧旋转时，治疗师后方手大鱼际放在患者 T_5 棘突右侧，治疗师用身体和前方手带动患者身体向右侧旋转（注意患者骶骨和头部应始终保持在身体中轴线上），同时后方手大鱼际将 T_5 向左侧推动（图15-3-15）。

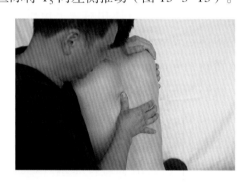

图15-3-15　胸椎被动生理运动操作方法1

操作方法2：以 T_5 相对于 T_6 运动为例。患者俯卧，肩部置于治疗床外。患者双手抱住自己对侧肩部，头放在自己前臂上。治疗师站在患者一侧，面对患者胸椎。治疗师调整治疗床至合适高度，上方手从患者腋下穿过，抱住患者对侧肩部，下方手拇指和示指近端指间关节放在 T_6 两侧横突（或者将大鱼际放在 T_6 棘突上）。治疗师用下方手固定 T_6，同时用上方手和身体带动患者进行向各个方向的被动运动。

2. 胸椎利用棘突中央向前滑动

目的：检查胸椎上位椎骨相对于下位椎骨

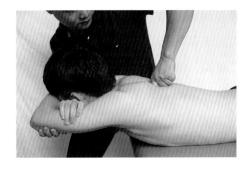

图 15-3-16　胸椎被动生理运动操作方法 2

向前滑动的附属运动；改善上位椎骨相对于下位椎骨向前滑动的附属运动，改善胸椎关节的活动范围，减轻胸椎活动时的疼痛。

操作方法：以 T_5 为例。患者俯卧，进行上胸段操作时治疗师站在患者头端，下胸段操作时站在患者一侧腰部水平。治疗师固定手豌豆骨放在患者 T_6 棘突上，移动手豌豆骨放在 T_5 棘突上。治疗师伸直双肘，利用身体前倾的力量将患者 T_5 棘突向前方推动。根据患者病情需要，治疗师也可以将患者 T_5 棘突向前上方或向前下方推动。向前上方推动时，可以改善 T_5 相对于 T_6 的屈曲。向前下方推动时可以改善 T_5 相对于 T_6 的伸展。

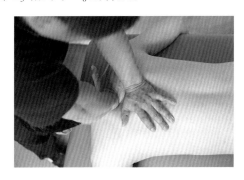

图 15-3-17　胸椎利用棘突中央向前滑动

3. 胸椎单侧向前滑动

目的：检查胸椎上位椎骨相对于下位椎骨单侧关节面关节向前滑动的附属运动，改善胸椎上位椎骨相对于下位椎骨旋转和侧屈的生理运动范围，减轻胸椎活动时的疼痛。

操作方法 1（利用拇指）：以 T_6 右侧为例。患者俯卧，治疗师站在患者左侧腰部水平。治疗师两手拇指相互交叉，左手拇指放在患者 T_6

右侧横突后方，右手拇指放在患者 T_7 左侧横突后方。其余手指自然张开，放在患者脊柱两侧。治疗师用右手拇指固定 T_7 左侧横突，用左侧拇指推 T_6 右侧横突向前滑动。该手法可以使 T_6 相对于 T_7 向左侧旋转，并使 $T_6 \sim T_7$ 左侧关节突关节相互分离。根据胸椎的自然曲度，使用该手法对 $T_1 \sim T_6$ 进行操作时，治疗师站在患者头端更利于操作。

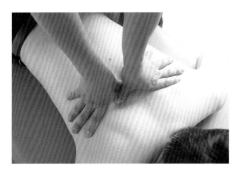

图 15-3-18　胸椎利用拇指单侧向前滑动

操作方法 2（利用豌豆骨）：以 T_6 右侧为例。患者和治疗师体位同前。治疗师右手豌豆骨放在患者 T_7 左侧横突，左手豌豆骨放在患者 T_6 右侧横突。治疗师保持双肘关节伸直，用右手固定 T_7 横突的同时，用身体的力量通过左手推 T_6 右侧横突向前滑动。

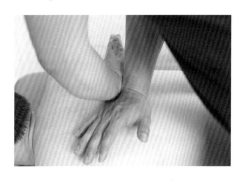

图 15-3-19　胸椎利用豌豆骨单侧向前滑动

4. 胸椎利用棘突向侧方滑动

目的：检查上位椎骨相对于下位椎骨棘突向侧方滑动的附属 / 生理运动，改善上位椎骨相对于下位椎骨的旋转生理运动，减轻胸椎活动时的疼痛。

操作方法：以 T_6 棘突向右侧滑动为例。

患者俯卧，治疗师站在患者左侧腰部水平。治疗师右手作为固定手，拇指放在患者 T_7 棘突右侧，治疗师左手作为移动手，拇指放在患者 T_6 棘突左侧。治疗师用右手拇指固定 T_7，用左手拇指将患者 T_6 棘突向右推，使患者 T_6 棘突相对于 T_7 向右滑动，同时 T_6 椎体相对于 T_5 向左旋转。注意胸椎棘突位置与椎体之间存在倾角差，T_1~T_3 棘突与椎体在同一水平；T_4~T_6 棘突尖比椎体低大约半个椎体（T_4 棘突尖位于 T_4 与 T_5 椎间隙）；T_7~T_{10} 棘突尖比椎体大约低一个椎体（T_7 棘突尖在 T_8 椎体后方）；T_{11} 的棘突位于 T_{11} 与 T_{12} 椎间隙水平；T_{12} 棘突与 T_{12} 椎体在同一水平。

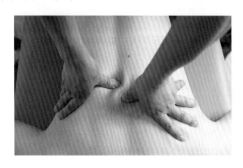

图 15-3-20　胸椎利用棘突向侧方滑动

四、腰椎

与胸椎相比，腰椎的关节面更加垂直，而且更加朝向矢状面。因此腰椎在矢状面上的屈伸活动度最大，其次是在冠状面上的侧屈运动，腰椎的旋转活动度很小。每个椎体的旋转范围只有 $1°$~$2°$，总共不超过 $10°$。

1. 腰椎被动生理运动

目的：检查腰椎被动运动的活动范围和末端感觉，降低腰椎周围组织的紧张度，改善腰椎生理运动范围，减轻腰椎关节活动时的疼痛。

操作方法 1：此方法主要用于患者腰椎屈伸的被动活动。以 L_3 相对于 L_4 的活动为例。患者尽量靠近治疗台一侧侧卧，双腿屈髋屈膝。治疗师站在患者对面，面向患者腰部。治疗师

屈曲患者双侧髋膝，并将患者两小腿近端置于自己的两大腿前面。此时如果治疗师将身体转向患者尾端，将带动患者腰椎屈曲；如果治疗师将身体转向患者头端，将带动患者腰椎伸展。治疗师上方手示指和中指分别放在 L_3 棘突两侧，下方手示指和中指分别放在 L_4 棘突两侧。当进行屈曲被动活动时，治疗师用上方手固定 L_3，身体转向患者尾端的同时用下方手带动 L_4 向尾端滑动。当进行伸展被动活动时，治疗师用上方手固定 L_3，身体转向患者头端的同时用下方手带动 L_4 向上滑动（图 15-3-21）。

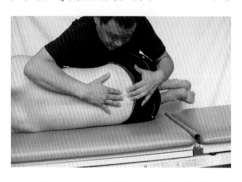

图 15-3-21　腰椎屈伸被动活动

操作方法 2：此方法主要用于患者腰椎侧屈被动活动。患者尽量靠近治疗台一侧侧卧，双腿屈髋屈膝。此处以患者左侧卧位为例。治疗师站在患者对面，面向患者腰部。治疗师下方手（此处为左手）握住患者两足跟，并用自己的大腿顶住患者双膝部。治疗师上方手（此处为右手）拇指和示指近端指间关节分别放在需要松动节段的棘突两侧。治疗师下方手将患者两侧足跟提起（向天花板方向）的同时上方手将需要松动的节段向下（治疗床的方向）推；但治疗师下方手将患者足跟向下（向地面方向）压的同时上方手将需要松动的节段向上（向天花板方向）推。这样就可以带动需要松动的节段进行左右两侧侧屈的被动活动。如果只需要进行一侧侧屈操作，治疗师可以根据需要进行单方向的活动（图 15-3-22）。

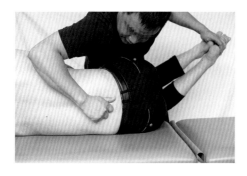

图 15-3-22 腰椎侧屈被动活动

操作方法 3：此方法主要用于患者腰椎旋转被动活动。此处以 L_3 相对于 L_4 向右被动活动为例。患者左侧卧位，前面尽量靠近治疗台一侧，左腿伸直，右腿屈髋屈膝，左手抓住右手手腕放在右侧髋部。治疗师站在患者对面，面向患者腰部。治疗师上方手穿过患者右侧腋下，拇指放在患者 L_3 棘突右侧，前臂紧贴患者右侧胸廓；下方手拇指和示指近端指间关节放在 L_4 棘突两侧，前臂置于患者右侧臀部后面。治疗师可以用身体力量，通过上方手前臂带动患者身体向右侧旋转，此时治疗师用下方手固定 L_4，用上方手拇指将 L_3 棘突向下推。治疗师也可以用上方手固定 L_3，然后用身体力量，通过下方手带动患者骨盆向左侧旋转，此时治疗师下方手拇指和示指应引导 L_4 向左旋转（图15-3-23）。

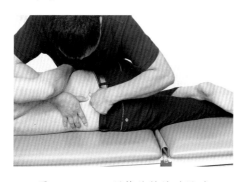

图 15-3-23 腰椎旋转被动活动

2. 腰椎利用棘突中央向前滑动

目的：检查腰椎上位椎骨相对于下位椎骨向前滑动的附属运动，改善上位椎骨相对于下位椎骨向前滑动的附属运动，改善腰椎关节的活动范围，减轻腰椎活动时的疼痛。

操作方法：以 L_3 为例。患者俯卧，治疗师站在患者一侧。治疗师固定手豌豆骨放在 L_3 棘突上，移动手豌豆骨放在 L_4 棘突上。治疗师伸直双肘，利用身体前倾的力量将患者 L_3 棘突向前方推动。根据患者病情需要，治疗师也可以将患者 L_3 棘突向前上方或向前下方推动。向前上方推动时，可以改善 L_3 相对于 L_4 的屈曲。向前下方推动时，可以改善 L_3 相对于 L_4 的伸展（图15-3-24）。

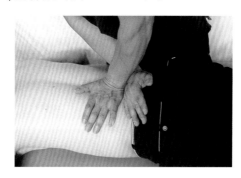

图 15-3-24 腰椎利用棘突中央向前滑动

3. 腰椎利用横突单侧向前滑动

目的：检查腰椎上位椎骨相对于下位椎骨单侧关节面关节向前滑动的附属运动，改善腰椎上位椎骨相对于下位椎骨旋转和侧屈的生理运动，减轻腰椎活动时的疼痛。

操作方法：以 L_3 右侧为例。患者俯卧，治疗师站在患者左侧腰部水平。治疗师右手豌豆骨放在患者 L_4 左侧横突，左手豌豆骨放在患者 L_3 右侧横突。治疗师保持双肘关节伸直，用右手固定 L_4 横突的同时，用身体的力量，通过左手推 L_3 右侧横突向前滑动（图15-3-25）。

4. 腰椎利用棘突向侧方滑动

目的：检查上位椎骨相对于下位椎骨棘突向侧方滑动的附属/生理运动，改善上位椎骨相对于下位椎骨旋转的生理运动，减轻腰椎活动时的疼痛。

操作方法：以 L_3 棘突向右侧滑动为例。患者俯卧，治疗师站在患者左侧。治疗师右手

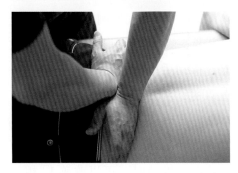

图 15-3-25　腰椎利用横突单侧向前滑动

作为固定手，豌豆骨或拇指放在患者 L₄ 棘突右侧，治疗师左手作为移动手，豌豆骨或拇指放在患者 L₃ 棘突左侧。治疗师用右手固定 L₄，用左手将患者 L₃ 棘突向右推，使患者 L₃ 棘突相对于 L₄ 向右滑动，同时 L₃ 椎体相对于 L₄ 向左旋转（图 15-3-26）。

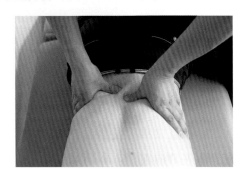

图 15-3-26　腰椎利用棘突向侧方滑动

五、骨盆

骨盆主要包括两侧骶髂关节、耻骨联合以及骶骨与尾骨间关节。骶髂关节由髂骨耳状面和骶骨耳状面构成。骶髂关节的关节面可以分为上下两个臂，上臂较短，朝向前下（腹侧和尾端）；下臂较长，朝向后下（背侧和尾端）。耻骨联合是由软骨连接的平面关节。骶髂关节的运动可以分为髂骨相对于骶骨的运动（髂 - 骶运动）和骶骨相对于髂骨的运动（骶 - 髂运动）。髂骨的运动主要是前倾和后倾，前倾时髂骨还会向外旋和向外分开，后倾时则相反。骶骨可以沿着中横轴进行前倾（屈）和后倾（伸）运动，也可以沿着左右斜轴进行扭转运动。骶骨沿着左斜轴向左转（骶骨腹侧面转向左侧）

称为左 / 左扭转，沿着左斜轴向右转（骶骨腹侧面转向右侧）称为右 / 左扭转；骶骨沿着右斜轴向右转（骶骨腹侧面转向右侧）称为右 / 右扭转，沿着右斜轴向左转（骶骨腹侧面转向左侧）称为左 / 右扭转。

1. 髂骨向前倾

目的：检查髂骨相对于骶骨向前滑动的附属运动，改善髂骨相对于骶骨向前滑动的附属运动，降低骶髂关节周围组织的紧张度，减轻骶髂关节活动时的疼痛。

操作方法：以患者右侧髂骨为例。患者左侧卧，患者左腿伸直，右腿屈髋屈膝，放在左腿前面。治疗师站在患者前面，面向患者骨盆。进行松动之前必须先用锁定技术锁定骶髂关节，具体方法为：治疗师将右手的示指和中指分别置于患者右侧髂后上棘和骶骨上，然后用左手将患者髋膝屈曲至髂骨开始出现运动的角度，再将左手示指和中指分别置于患者右侧髂后上棘和骶骨上，然后用右手向前上方拉动患者左上臂，使患者脊柱向右旋转，直至治疗师左手感觉到骶骨开始活动。治疗师将左手放在患者右侧坐骨结节后面，右手放在患者右侧髂后上棘后面，用左手将患者右侧坐骨结节向后上方推的同时右手将髂后上棘向前下方拉，使髂骨相对于骶骨向前滑动（图 15-3-27）。

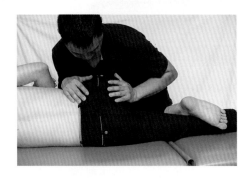

图 15-3-27　髂骨向前倾

2. 髂骨向后倾

目的：检查髂骨相对与骶骨向后滑动的附属运动，改善髂骨相对于骶骨向后滑动的附属运动，降低骶髂关节周围组织的紧张度，减轻骶髂关节活动时的疼痛。

操作方法：患者体位和治疗师体位同前。治疗师先用前面所述的锁定技术锁定骶髂关节同，然后将左手放在患者右侧坐骨结节后面，右手放在患者右侧髂前上棘前面，用左手将患者右侧坐骨结节向前下方推的同时右手将髂前上棘向后上方推，使髂骨相对于骶骨向后滑动（图15-3-28）。

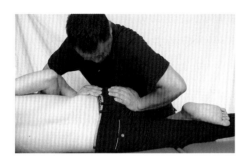

图15-3-28　髂骨向后倾

3. 骶骨向前倾

目的：检查骶骨相对于髂骨向前滑动的附属运动，改善骶骨相对于髂骨向前滑动的附属运动，降低骶髂关节周围组织的紧张度，减轻骶髂关节活动时的疼痛。

操作方法：患者俯卧，双下肢伸直，双髋关节内旋。治疗师站在患者头端一侧，面对患者骶骨。治疗师内侧手掌根放在患者骶骨基底部中间，外侧手叠放在内侧手上面。治疗师保持双肘关节伸直，利用身体前倾的力量，通过掌根将骶骨基底部向前（腹侧）和向下（尾端）推动，使骶骨相对于髂骨前倾（图15-3-29）。

4. 骶骨向后倾

目的：检查骶骨相对于髂骨向后滑动的附属运动，改善骶骨相对于髂骨向后滑动的附属运动，降低骶髂关节周围组织的紧张度，减轻骶髂关节活动时的疼痛。

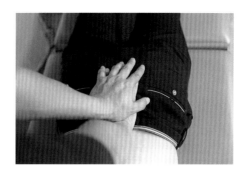

图15-3-29　骶骨向前倾

操作方法：患者体位同前。治疗师站在患者尾端一侧，面对患者骶骨。治疗师内侧手掌根放在患者骶骨尖部，外侧手叠放在内侧手上面。治疗师保持双肘关节伸直，利用身体前倾的力量，通过掌根将骶骨尖部向前（腹侧）和向上（头端）推动，使骶骨相对于髂骨后倾（图15-3-30）。

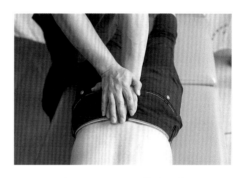

图15-3-30　骶骨向后倾

5. 骶骨左/左扭转

目的：检查骶骨左/左扭转的附属运动，改善骶骨左/左扭转的附属运动，降低骶髂关节周围组织的紧张度，减轻骶髂关节活动时的疼痛。

操作方法：患者体位同前。治疗师站在患者右侧头端，面对患者骶骨。治疗师内侧拇指放在患者骶骨基底部右侧，外侧手掌根压在内侧手拇指上。治疗师用身体前倾的力量，通过外侧手将患者骶骨右侧基底部向前和向骶骨左侧下外侧角的方向推动，使骶骨发生左/左扭转（图15-3-31）。

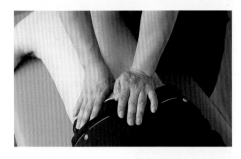

图 15-3-31 骶骨左 / 左扭转

6. 骶骨右 / 左扭转

目的：检查骶骨右 / 左扭转的附属运动，改善骶骨右 / 左扭转的附属运动，降低骶髂关节周围组织的紧张度，减轻骶髂关节活动时的疼痛。

操作方法：患者体位同前。治疗师站在患者左侧尾端，面对患者骶骨。治疗师外侧手掌根放在患者骶骨左侧下外侧角后方，内侧手叠放在外侧手上方。治疗师用身体前倾的力量，通过外侧手将患者骶骨左侧下外侧角向前和向骶骨右侧基底部的方向推动，使骶骨发生右 / 左扭转（图 15-3-32）。

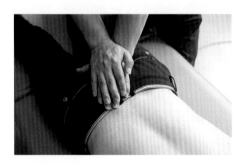

图 15-3-32 骶骨右 / 左扭转

7. 骶骨右 / 右扭转

目的：检查骶骨右 / 右扭转的附属运动，改善骶骨右 / 右扭转的附属运动，降低骶髂关节周围组织的紧张度，减轻骶髂关节活动时的疼痛。

操作方法：患者体位同前。治疗师站在患者左侧头端，面对患者骶骨。治疗师内侧拇指放在患者骶骨基底部左侧，外侧手掌根压在内侧手拇指上。治疗师用身体前倾的力量，通过外侧手将患者骶骨左侧基底部向前和向骶骨右侧下外侧角的方向推动，使骶骨发生右 / 右扭转。

8. 骶骨左 / 右扭转

目的：检查骶骨左 / 右扭转的附属运动，改善骶骨左 / 右扭转的附属运动，降低骶髂关节周围组织的紧张度，减轻骶髂关节活动时的疼痛。

操作方法：患者体位同前。治疗师站在患者右侧尾端，面对患者骶骨。治疗师外侧手掌根放在患者骶骨右侧下外侧角后方，内侧手叠放在外侧手上方。治疗师用身体前倾的力量，通过外侧手将患者骶骨右侧下外侧角向前和向骶骨左侧基底部的方向推动，使骶骨发生左 / 右扭转。

（章国伟　南海鸥）

第十六章

神经松动技术

第一节 概 述

一、周围神经的解剖基础

周围神经系统（peripheral nervous system）包括中枢神经系统以外的所有神经部分，由神经、神经节、神经丛、神经终末装置等构成，其中，与脊髓相连的称脊神经，主要分布于躯干和四肢；与脑相连的称脑神经，主要分布于头颈部和胸腹腔脏器；内脏神经与脑和脊髓都相连，作为脊神经和脑神经纤维成分的一部分，主要分布于内脏、心血管和腺体。

（一）周围神经的结构

神经系统主要由神经组织构成，神经组织由神经细胞和神经胶质细胞组成。

神经细胞（nerve cell）又称神经元（图16-1-1），是神经系统结构和功能的基本单位。

神经细胞由胞体和树突、轴突构成。一个神经元可有多个树突，但只有一个轴突。胞体和树突在功能上主要是接收信息的传入，而轴突主要是传递信息。

神经胶质细胞（neuroglia）是神经组织的间质细胞和支持细胞的统称。对神经元具有支持、绝缘、营养等作用，同时，由于它有许多神经递质的受体和离子通道，因此对神经系统活动的调节起着非常重要的作用。

神经纤维（nerve fiber）是指神经元的长轴突外胶质细胞所组成的较长的突起。每一条神经纤维由内向外依次为神经元的突起和被膜/髓鞘。髓鞘犹如电线外面的绝缘层，除起绝缘作用外，还有加快神经冲动传导的作用。神经纤维按结构特点分为有髓纤维和无髓纤维。周围神经系统中，施万细胞（属神经胶质细胞）

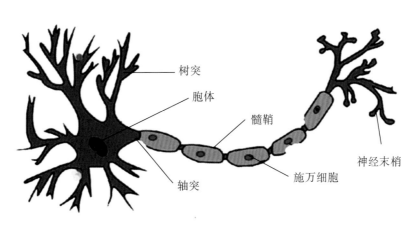

树突
胞体
髓鞘
轴突
施万细胞
神经末梢

图 16-1-1 神经元的基本结构

的突起卷绕神经元轴突形成髓鞘。

在周围神经中，神经纤维外有三层结缔组织包绕，由内至外分别为神经内膜、神经束膜、神经外膜。

（二）周围神经的血管

神经外膜的动脉血管基本上平行于周围神经干的方向。神经束膜的血管基本上与周围神经干的方向呈一斜角度穿过。神经内膜的血管又平行于周围神经干的方向。

二、周围神经的力学特征

1. 神经系统是一个连续体

（1）神经系统虽然有不同的形式，但神经的结缔组织是连续的，单个轴突能与许多结缔组织联系在一起。

（2）神经元之间通过生物电相互联系。

（3）神经系统通过轴突内细胞质的外流进行化学连接。

2. 周围神经的抗张性

神经可以承受一定的拉伸载荷，即被延长。在正常的生理性关节活动中，尤其是关节伸展的运动中，神经也会被一定程度的延长。周围神经的抗张力性体现在三个方面。第一，神经干、神经束、神经纤维是迂曲存在的，神经纤维实际长度比神经干长，这使得神经在被牵拉时，受到的力可以得到吸收与中和，从而保护神经组织。第二，神经内膜、神经束膜及神经外膜中均含有丰富的胶原纤维。胶原纤维韧性大，抗拉力强，能抵御一定程度的机械刺激，具有较高的抗张性。第三，神经束在神经干内彼此交错，呈现丛状的排列方式，也提高了神经的抗张性。

3. 滑动

神经滑动是指神经相对于周围组织进行的滑行运动。神经被周围的软组织、骨骼和关节包裹着，构建成类似"管道样"的空间，可以让神经在其内滑行。若由于神经炎、肌肉

或骨骼的创伤、手术瘢痕等原因造成神经与周围组织产生粘连，不能自由地滑动，不仅会影响肢体的活动范围，还会产生疼痛。

三、神经松动术的基本操作手法

（一）定义

神经松动术是根据神经组织的结构及机械性质，对与神经系统关系密切的肌肉和关节等组织先做详细检查，分析神经对病症的关联性之后，针对特定的神经组织，施以特定方向和特殊力度的伸展和放松手法，来增大神经组织的活动度，并促进血液进入神经组织，从而减轻疼痛及促进组织复原的手法。

（二）基本操作手法

1. 张力手法（tensioner） 将神经两头从起点至终点作牵拉动作，此时神经是被拉紧的。张力手法可用拉放的效果来减轻神经组织内的肿胀和促进循环。适用于疾病或疼痛的慢性期。

2. 滑动手法（slider） 牵拉神经的一端使神经组织往该端移动，神经将与邻近组织发生滑动。借由所产生的较小神经张力引起较大神经纵轴移动来达到治疗神经损伤的目的。

（三）注意事项

一般施加神经松动术时疼痛于结束后数秒内消失。若超过 2h 还未消失，可能产生了神经损伤。

（四）使用时机

（1）出现周围神经卡压或粘连的症状。

（2）之前的治疗无效果。

（3）产生了某种特定的不正常的神经张力姿势与动作模式。

（五）禁忌证

骨折未愈合，关节不稳定，神经支配皮肤创伤，神经松动后症状加重等。

（朱　毅）

第二节　上肢神经松动术

一、上肢神经学检查

（一）正中神经（median nerve，$C_6 \sim T_1$）

1. **解剖基础**　以两根分别发自内、外侧束，两根夹持着腋动脉，向下呈锐角汇合成正中神经。在臂部，正中神经与肱动脉伴行，沿肱二头肌内侧沟下降至肘窝。穿旋前圆肌，在前臂正中行于指浅屈肌和指深屈肌之间达腕部，自桡侧腕屈肌腱和掌长肌腱之间进入腕管，在掌腱膜深面到达手掌。正中神经在臂部一般无分支，在肘部、前臂发出肌支，支配除肱桡肌、尺侧腕屈肌和指深屈肌尺侧半以外的前臂所有前群肌。在屈肌支持带下缘，发出一粗短的返支，行于桡动脉掌浅支的外侧并进入鱼际，支配除拇收肌以外的鱼际肌（图 16-2-1）。在手掌，正中神经发出 2~3 支指掌侧总神经，下行至掌骨头附近，每支又分为 2 支指掌侧固有神经，沿第 1~4 指掌侧面的相对缘下行至指尖，分支支配第 1、2 蚓状肌并分布于掌心、鱼际、桡侧 3 个半指的掌面及其中节和远节手指背面的皮肤。

2. **损伤表现**　正中神经干如在臂部损伤，运动障碍表现为前臂不能旋前，屈腕能力减弱，拇指、示指不能屈曲，拇指不能对掌，以及鱼际肌萎缩。由于鱼际肌萎缩，手掌变平坦，成为"猿手"。感觉障碍以拇指、示指和中指的远节掌面最为显著。

3. **检查**（图 16-2-2~ 图 16-2-8）
受测者使前臂旋前并抵抗阻力。

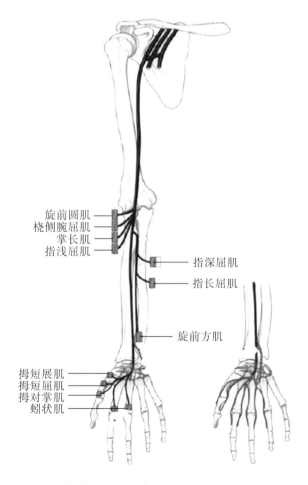

旋前圆肌
桡侧腕屈肌
掌长肌
指浅屈肌
指深屈肌
指长屈肌
旋前方肌
拇短展肌
拇短屈肌
拇对掌肌
蚓状肌

图 16-2-1　正中神经、正中神经皮支及其所支配的肌肉图解

抗阻力。

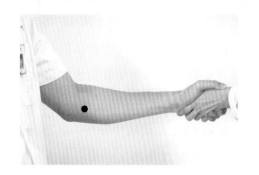

图 16-2-2　旋前圆肌（正中神经）

圆点：此处能触及并有时可看到肌腹。

受测者通过腕屈曲并尺偏腕关节，同时抵抗阻力。

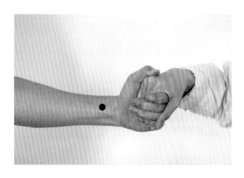

图 16-2-3　桡侧腕屈肌（正中神经）

圆点：此处能看见并可触及肌腱。

受测者保持近端指节固定，通过近端指间关节屈曲手指，同时抵抗阻力。本测试不能排除指深屈肌导致近端指间关节产生屈曲动作的可能性。

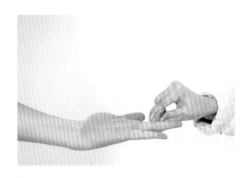

图 16-2-4　指浅屈肌（正中神经）

受测者保持示指、中指中段固定并弯曲末端指节，同时抵抗阻力。

受测者保持拇指近端指节固定，弯曲末端指节并抵抗阻力。

受测者外展拇指，与手掌呈直角，并抵

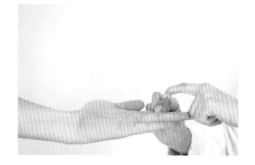

图 16-2-5　指深屈肌（正中神经）

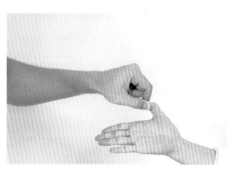

图 16-2-6　拇长屈肌（正中神经）

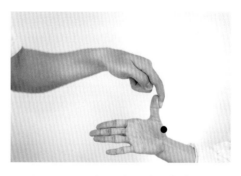

图 16-2-7　拇短展肌（正中神经）

圆点：此处能看见并可触及肌肉。

受测者拇指接触小指指根并抵抗阻力。

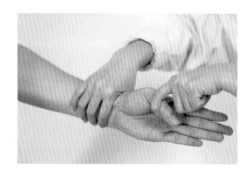

图 16-2-8　拇对掌肌（正中神经）

（二）桡神经（radial nerve，$C_5 \sim T_1$）

1. 解剖基础　在腋腔和桡神经沟内发出皮

支和肌支（图16-2-9）。皮支有臂后皮神经、前臂后皮神经，分布于臂背面及前臂背面皮肤。肌支支配肱三头肌、肱桡肌和桡侧腕长伸肌。桡神经浅支为皮支，沿桡动脉外侧下降，在前臂中、下1/3交界处转向背面，并下行至手背，分布于手背桡侧半和桡侧两个半手指近节背面的皮肤。深支主要为肌支，经桡骨颈外侧穿旋后肌至手臂背面，在前臂后肌群的浅、深层之间下行至腕部，支配除桡侧腕长伸肌外的前臂后肌群。

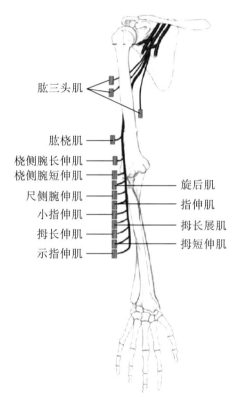

图16-2-9　桡神经、桡神经主要皮支及其所支配的肌肉图解

2. 损伤表现　肱骨中段骨折容易伤及桡神经，其运动障碍主要是前臂伸肌瘫痪，表现为抬前臂时呈"垂腕"状态。感觉障碍最为明显的区域是手背第1、2掌骨之间"虎口区"皮肤。桡骨颈骨折时，也可伤及桡神经深支，其主要症状是伸腕能力弱和不能伸指。在桡神经损伤案例中，手臂和前臂后皮神经起源的上侧可能会出现感觉异常。一般来说，该区域平均面积

小，可能无法检测到感觉异常。

3. 检查（图16-2-10~图16-2-18）
受测者通过肘关节伸展前臂并抵抗检查者施加在前臂远端的阻力。

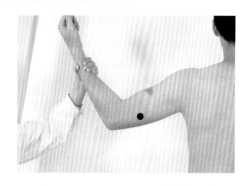

图16-2-10　肱三头肌（桡神经）

圆点：此处能看见并可触及肌肉收缩。

受测者伸展的同时屈曲手腕，并抵抗阻力。

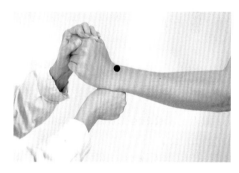

图16-2-11　桡侧腕长伸肌（桡神经）

圆点：此处能触及并有时能看见肌腹和肌腱。

受测者抵抗检查者施加在腕关节处的阻力并屈曲前臂，在屈曲过程中使前臂保持中立位。

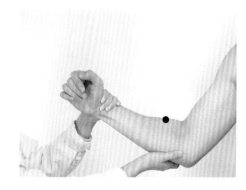

图16-2-12　肱桡肌（桡神经）

圆点：此处能看见并可触及。

受测者伸展手腕并抵抗检查者施加在手背处的阻力。

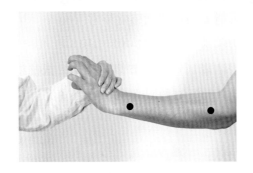

图 16-2-13　尺侧腕伸肌（桡神经）

圆点：此处能看见并可触及肌腹与肌腱。

检查者左手稳固支撑患侧手。受测者伸展掌指关节并持续抵抗检查者右手手指的阻力。

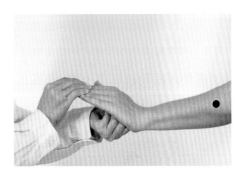

图 16-2-14　指伸肌（桡神经）

圆点：此处能看见并可触及肌腹。

（三）尺神经（ulnar nerve, C_8~T_1）

1. **解剖基础**　发自臂丛内侧束，伴随肱动脉和正中神经，沿肱二头肌内侧沟下降，至三角肌止点高度穿过内侧肌间隔至臂后面，再下行至肱骨内上髁后方的尺神经沟内。继续向下向前，穿尺侧腕屈肌上端至前臂内侧，在尺侧腕屈肌和指深屈肌之间伴尺动脉下行。经豌豆骨的桡侧，在屈肌支持带的浅面分为浅支和深支，经掌腱膜深面进入手掌（图 16-2-15）。

尺神经在臂部无分支，在前臂上部发出肌支支配尺侧腕屈肌和指深屈肌尺侧半。在前臂下部尺神经发出手背支，分布于手背尺侧半、小指、环指尺侧半近节背面皮肤。在腕部发出浅支，分布于小鱼际、小指和环指尺侧半掌面与此一指半中节指节、远节指背皮肤。深支支配小鱼际、拇收肌、骨间肌及第 3、4 蚓状肌。

2. **损伤表现**　尺神经干损伤时，运动障碍主要表现为屈腕能力减弱，环指和小指的远节指骨不能屈，拇指不能内收。由于第 3、4 蚓

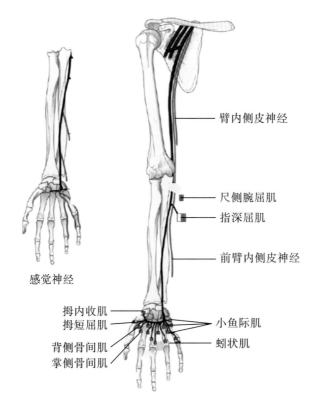

感觉神经

臂内侧皮神经

尺侧腕屈肌
指深屈肌

前臂内侧皮神经

拇内收肌
拇短屈肌
背侧骨间肌
掌侧骨间肌

小鱼际肌

蚓状肌

图 16-2-15　尺神经皮支及其所支配的肌肉图解

状肌和骨间肌瘫痪，拮抗肌作用占优势，掌指关节过伸，第4、5指指间关节弯曲，小鱼际肌萎缩变平坦，各指不能互相靠拢，伸掌时呈"爪形手"。感觉丧失区域以手内侧缘为主。

3. 检查（图16-2-16~图16-2-19）

受测者通过手腕进行屈曲和内收手部，同时抵抗检查者施加在前臂远端的阻力。

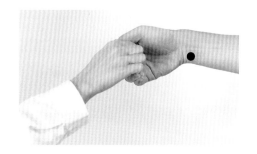

图16-2-16　尺侧腕屈肌（尺神经）

圆点： 此处能看见并可触及肌腱。

受测者保持环指、小指中段指节固定不动，屈曲末端指间关节并抵抗检查者施加在远端指间关节的阻力。

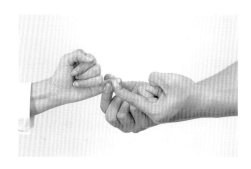

图16-2-17　指深屈肌（尺神经）

受测者外展小指并抵抗检查者施加在远端指间关节的阻力。

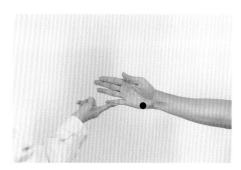

图16-2-18　小指展肌（尺神经）

圆点： 此处能看到并可触及肌腹。

受测者保持远端和近端指间关节伸展，同时通过掌指关节屈曲小指并抵抗阻力。

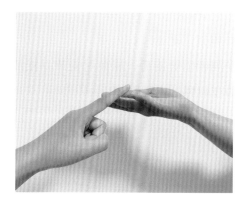

图16-2-19　小指屈肌（尺神经）

（四）肌皮神经（**musculocutaneous nerve, C_5~C_7**）

1. **解剖基础**　自外侧束发出后斜穿喙肱肌，经肱二头肌和肱肌间下行。发出肌支支配肱桡肌、肱二头肌、肱肌，其终支（皮支）在肘关节稍下方穿出深筋膜，沿前臂外侧面下行，称前臂外侧皮神经，分布于前臂外侧皮肤（图16-2-20）。

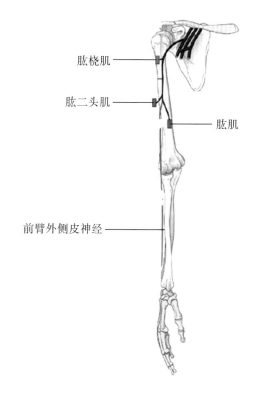

图16-2-20　肌皮神经、肌皮神经主要皮支及其所配的肌肉图解

2. 损伤表现　肱骨上中段骨折时可导致该神经损伤，表现为屈肘无力以及前臂外侧部分皮肤感觉减弱。

3. 检查（图16-2-21）

受测者前臂旋后、屈曲肘关节并抵抗检查者施加在前臂远端的阻力。

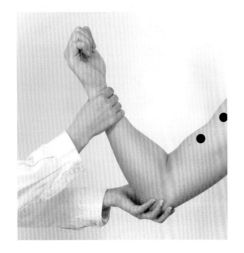

图16-2-21　肱二头肌（肌皮神经）

圆点：此处可看见并触及肌腹。

（五）腋神经（axillary nerve, C₅~C₆）

1. 解剖基础　发自臂丛后束，伴旋肱后动脉穿四边孔向后，绕肱骨外科颈至三角肌深面。肌支支配三角肌和小圆肌，皮支由三角肌后缘穿出，分布于肩部和臂外侧上部皮肤（图6-2-22）。

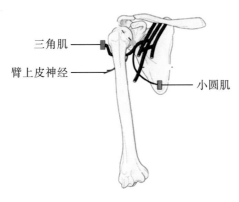

图16-2-22　腋神经、腋神经主要皮支及其所支配的肌肉图解

2. 损伤表现　肱骨外科颈骨折、肩关节脱位或不恰当使用腋杖，都有可能伤及腋神经。

主要表现为臂不能外展，三角肌区和臂外侧面上部皮肤感觉丧失。由于三角肌萎缩，肩部失去圆隆的外形。

3. 检查（图16-2-23，图16-2-24）

受测者抵抗检查者施加在肱骨远端的阻力并外展上臂。

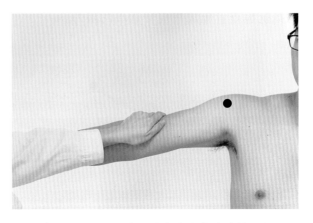

图16-2-23　三角肌前束和中束（腋神经）

圆点：此处能看见和触及前部与中部的肌肉纤维。

受测者收回外展的上臂并抵抗检查者施加在肱骨远端的阻力。

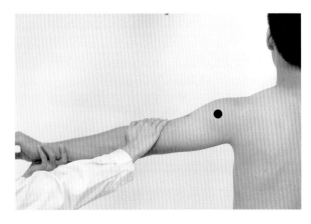

图16-2-24　三角肌后束（腋神经）

圆点：此处可看见并触及三角肌上的后侧纤维。

（六）肩胛上神经（suprascapular nerve, C₅~C₆）

1. 解剖基础　起自臂丛上干，向后行至肩胛骨上缘，经肩胛切迹入冈上窝，再入冈下窝，支配冈上肌、冈下肌。

2. 损伤表现　最常见的临床表现是疼痛，特征为肩关节后方钝性疼痛，肩关节过度上举时症状加重。冈上肌、冈下肌萎缩。

3. 检查（图 16-2-25，图 16-2-26）　受测者 30° 外展上臂并抵抗检查施加在肱骨远端的阻力。

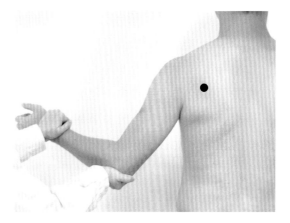

图 16-2-26　冈下肌（肩胛上神经）

圆点：此处能看见并触及肌腹。

二、正中神经神经动力学检查与松动

（一）正中神经主动快速试验

正中神经主动快速试验是一个组织鉴别的例子，如果举肩的动作能激发症状，并且在颈部向对侧屈曲和 / 或腕关节伸展时症状加重，可推断出这些症状源于神经，可能是正中神经和 / 或其神经根出现问题（图 16-2-27）。

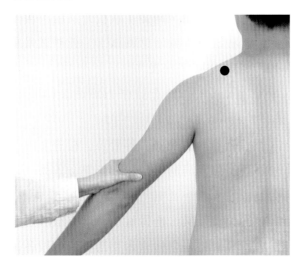

图 16-2-25　冈上肌（肩胛上神经）

圆点：此处可触及并有时可观测到肌腹。

受测者通过肩膀外旋上臂并抵抗检查者施加在前臂远端的阻力。

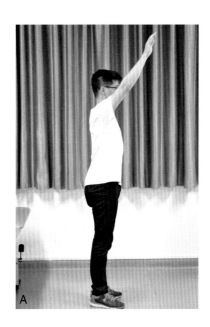
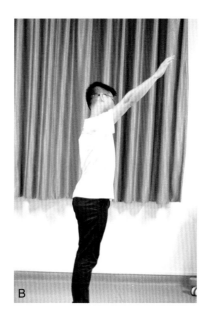
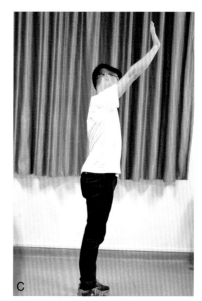

图 16-2-27　正中神经主动快速试验

A. 肩关节前屈；B. 颈部侧屈；C. 腕关节及手指伸展

（二）正中神经上肢张力测试 1（Upper Limb Tension Test 1，ULTT1）

1. 检查动作　受测者仰卧位，检查者一手虎口握住受测者受测手的虎口。受测者肩关节外展外旋至 90°，检查者肘关节屈曲 90°，腕关节维持在中立位。先将腕关节与手指伸展，前臂旋后，接着将肘关节伸展，最后将肩关节外展至 110°。为加强效果，可将颈部侧屈至对侧（图 16-2-28）。

2. 检查结果　若受测手出现症状（远端出现放射性疼痛或感觉异常）则为阳性反应，此测试主要牵拉正中神经与 C_5、C_6、C_7 神经根。

3. 注意事项　检查过程中要固定住受测者的肩胛骨，否则检查的力道会不断延伸到肩膀前方、肘窝、前臂、手部的前侧和桡侧，而造成假阳性结果。牵拉时若无任何症状，可将受测者颈部尽可能朝对侧旋转与侧屈，以增加牵拉的张力（增敏感测试）。一旦症状出现，再将头部侧屈至同侧（或松开肩膀不再下压），症状缓解（减敏感测试）。此测试最早由 Elvey 于 1994 年发表。

（三）正中神经上肢张力测试 2（Upper Limb Tension Test 2，ULTT2）

1. 检查动作　受测者仰卧位，检查者一手将受测者受测侧肩膀压低（朝脚侧），另一手将受测者的上臂外展 10°，接着将肘关节伸展，最后将肩关节外旋、前臂旋后，腕关节和各手指伸展。检查过程中检查者要逐步将上肢各关

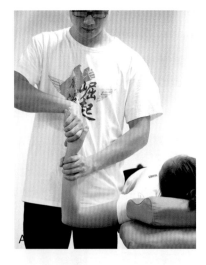
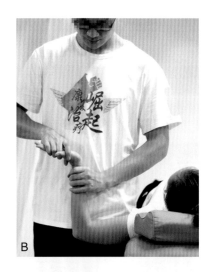
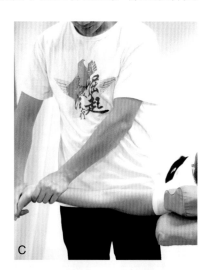
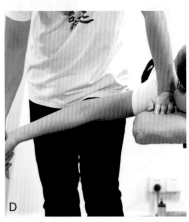
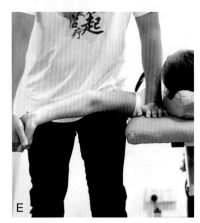
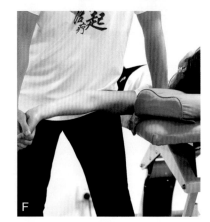

图 16-2-28　上肢张力测试 1

A. 起始位置；B. 腕关节及手指伸展；C. 前臂旋后、肘关节伸展；
D. 整个手臂外旋、肩关节下压；E. 肩关节外展至 110°；F. 颈椎向对侧侧屈

节伸直、牵拉（图 16-2-29）。

2. 检查结果　若受测手出现症状（上肢远端出现放射性疼痛或感觉异常）则为阳性。此测试主要目的是牵拉正中神经、肌皮神经和腋神经。

（四）正中神经自我松动（图 16-2-30）

受测者站于墙前，受测肩外展，肘伸展，腕关节背屈，手掌心贴向墙面，嘱受测者侧屈后旋颈部（图 16-2-30A）。若受测者出现强烈的上肢远端麻木可屈曲肘关节，使腕关节保持中立

位，颈部旋转回身体中线（图 16-2-30B）。

三、桡神经神经动力学检查

（一）桡神经主动快速试验

受测者的手臂置于体侧，握拳包住拇指，伸直肘关节，肩关节内旋并且稍外展，使拇指离开躯干一侧，同时下沉肩胛骨（图 16-2-31A）。该试验在肩关节稍后伸位更加敏感（图 16-2-31B）。上提肩胛骨的动作可以更容易地鉴别是否存在桡神经问题。

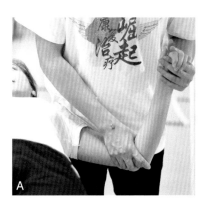

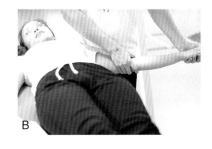
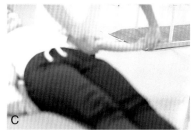

图 16-2-29　上肢张力测试 2

A. 受测者的肩胛带置于床边，用治疗师的髋部固定住肩胛骨，到达引起症状的位置，或者组织轻微拉紧的位置；
B. 肘关节伸展；C. 外旋整个上肢；D. 腕关节和手指伸展

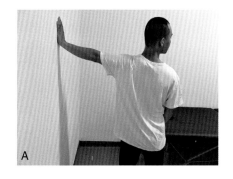
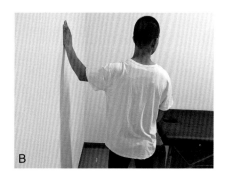

图 16-2-30　正中神经自我松动

A. 肩外展、肘伸展、腕背屈；B. 肩外展、肘屈曲、腕关节中立位

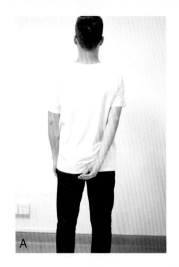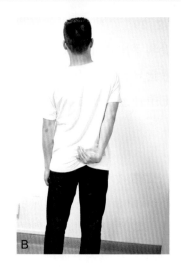

图 16-2-31　桡神经主动快速试验

A. 肩内收、后伸；B. 腕关节掌屈

（二）桡神经上肢张力测试 3（Upper Limb Tension Test 3，ULTT3）

1. 检查动作　仰卧位下，检查者站于受测者的肩部上方，使受测者受测侧肩关节下压并外展 10°，肘关节伸直，前臂旋前，腕关节屈曲并尺偏，手指和拇指屈曲，肩关节内旋，若症状不明显可增加颈椎向对侧侧屈（图 16-2-32）。

2. 检查结果　若受测者出现受测侧上肢桡神经分布区域疼痛或感觉异常则为阳性。

四、尺神经神经动力学检查

（一）尺神经主动快速试验

1. 检查动作　让受测者肩关节外展 90°，肘关节屈曲，前臂旋后，掌心放在耳后的位置（图 16-2-33A），保持掌心贴在耳朵的位置，并抬起肘关节（图 16-2-33B）。

2. 检查结果　大多数有尺神经或者神经根问题的患者，在完成这个动作或者仅完成部分动作时，在尺神经分布的区域将出现疼痛或感

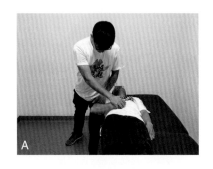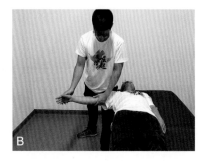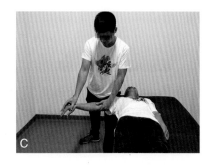

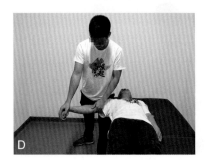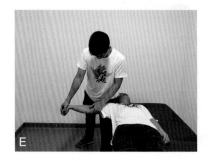

图 16-2-32　上肢张力测试 3

A. 仰卧，肩关节下压；B. 肘关节伸展；C. 前臂旋前；D. 腕关节及手指屈曲；E. 肩关节外展；F. 颈椎侧屈

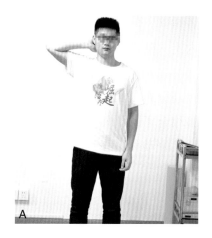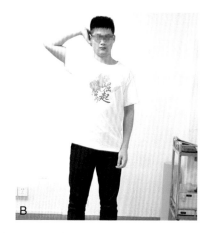

图 16-2-33　尺神经主动快速试验

A. 肩外展 90°，肘屈曲，前臂旋后；B. 抬起肘关节

觉异常的症状。

（二）尺神经上肢张力测试 4（Upper Limb Tension Test 4，ULTT4）

1. 检查动作　仰卧位，检查者面向受测者站立，使受测者受测侧肩关节外展 90°，手触耳，肘关节屈曲，前臂旋前，腕关节背屈并尺偏，手指和拇指伸展，肩关节外旋并下压，颈椎向对侧侧屈（图 16-2-34）。

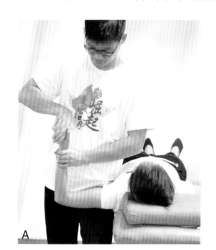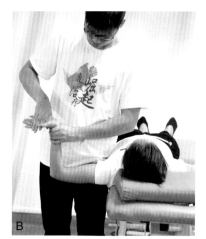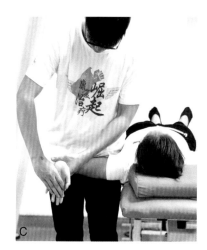

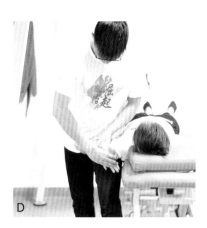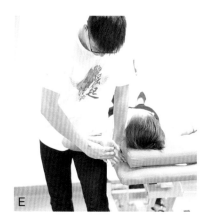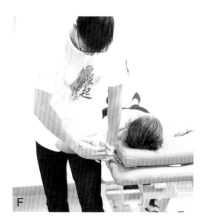

图 16-2-34　上肢张力测试 4

A. 受测者肩关节支在治疗师髋关节区域，肩外展 90°；B. 腕关节及手指伸展，一定要确保第 4 和第 5 个手指伸展；
C. 前臂旋前，肩关节外旋；D. 肘关节屈曲；E. 肩关节下压；F. 颈椎向对侧侧屈

2. 检查结果　若受测者出现受测侧上肢尺神经分布区域疼痛或感觉异常则为阳性。

五、肌皮神经神经动力学检查

1. 检查动作　仰卧位，检查者面向受测者站立，使受测者受测侧肩关节下压并外展10°，肘关节伸直，前臂旋前，腕关节屈曲尺偏，手指和拇指屈曲，颈椎向对侧侧屈（图16-2-35）。

2. 检查结果　若受测者出现受测侧上肢肌皮神经分布区域疼痛或感觉异常则为阳性。

六、腋神经神经动力学检查

1. 检查动作　仰卧位下，检查者面向受测

者站立，使受测者受测侧肩关节下压，肩关节内旋，颈椎向对侧侧屈（图16-2-36）。

2. 检查结果　若受测者出现检查侧上肢腋神经分布区域疼痛或感觉异常则为阳性。该试验结合了颈侧屈、肩胛骨下沉、肩关节内旋，这几个动作中任意一个均可以作为神经松动技术的动作。肩关节脱位后可以损伤腋神经。

七、肩胛上神经神经动力学检查

颈向对侧侧屈和肩胛骨下沉时能够牵拉到肩胛上神经，可以通过使肩胛骨产生上回旋、外扩的动作来实施神经松动技术，保持颈向对侧侧屈（图16-2-37）。

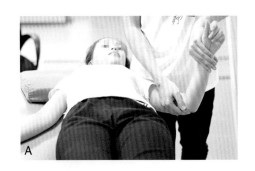
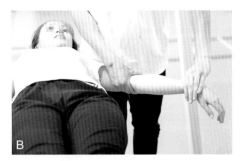
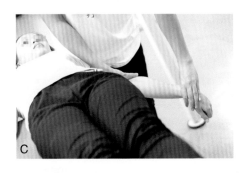
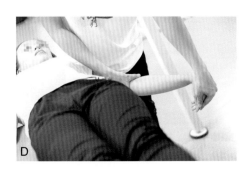

图16-2-35　肌皮神经神经动力学检查

A. 肩胛骨下沉；B. 肘关节伸展；C. 手臂旋前；D. 手腕尺偏，拇指屈曲

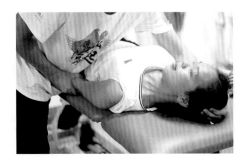
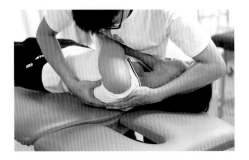

图16-2-36　腋神经神经动力学检查　　　图16-2-37　肩胛上神经神经动力学检查

（朱　毅）

第三节　下肢神经松动术

一、下肢神经学检查

（一）解剖基础（图 16-3-1，图 16-3-2）

1. 股神经　起自腰大肌外侧缘，在腰大肌和髂肌之间下行至腹股沟区，从腹股沟韧带中点稍外侧从深面穿出，于股动脉外侧进入大腿股三角区，发出数条肌支分布于髂肌、耻骨肌、股四头肌和缝匠肌。股神经皮支中有行程较短的股中间皮神经和股内侧皮神经，分布于大腿和膝关节前面的皮肤区。股神经损伤表现为屈髋无力，坐位时不能伸膝，行走困难，膝跳反射消失，股四头肌萎缩，髌骨突出，大腿前面和小腿内侧面皮肤感觉障碍。

2. 坐骨神经　为全身最粗大，行程最长的神经。坐骨神经经梨状肌下孔出盆腔至臀大肌深面，在坐骨结节与大转子连线的中点深面下行入股后区，继而行于股二头肌长头的深面，达腘窝上角处分为胫神经和腓总神经两大终支。坐骨神经在股后区发肌支支配股二头肌、半腱肌和半膜肌，同时也有分支至髋关节。

3. 胫神经　为坐骨神经干的延续，下行进入腘窝，与位于深面的腘血管相伴继续下行至小腿后群肌肉深、浅区、比目鱼肌深面，后伴随胫后血管行至内踝后方，最后在屈肌支持带深面的踝管内分为足底内侧神经和足底外侧神经，两终支进入足底。胫神经损伤表现为足不能跖屈，不能以足尖站立，内翻力减弱，伴发足底及足外侧缘皮肤感觉障碍。

4. 腓总神经　在腘窝上角由坐骨神经发出

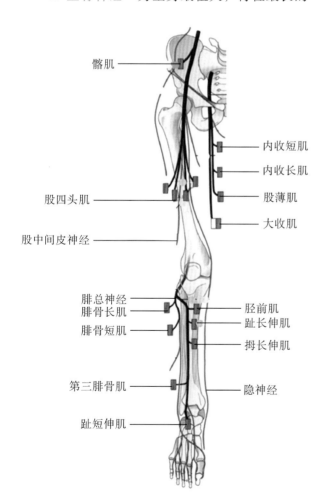

图 16-3-1　下肢前侧神经、下肢前侧神经皮支及其所支配的肌肉图解

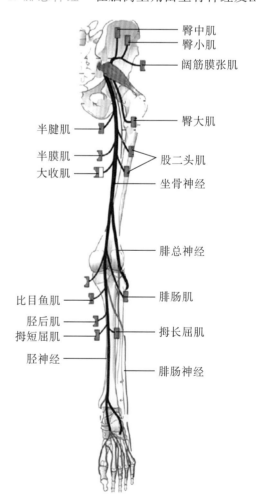

图 16-3-2　下肢后侧神经、下肢后侧神经皮支及其所支配的肌肉图解

后，沿着股二头肌肌腱内侧向下外方走行，至小腿上段外侧绕腓骨颈向前穿腓骨长肌后，分为腓深神经和腓浅神经。腓浅神经分出后开始在腓骨长肌深面下行，后于腓骨长、短肌与趾长伸肌之间下行，发出肌支支配腓骨长肌和腓骨短肌。终末支在小腿中、下1/3交界处浅出为皮支，分布于小腿外侧、足背和第2~5趾背的皮肤。腓深神经分出后在腓骨与腓骨长肌之间斜向前行，后随胫前血管行于胫骨前肌和趾长伸肌之间，继而在胫骨前肌和拇长伸肌之间下行，最后经踝关节前方达足背。沿途发出肌支分布于小腿前群肌（胫骨前肌、拇长伸肌、趾长伸肌）、足背肌及第1~2趾相对缘的皮肤。腓总神经损伤表现为足不能背屈，趾不能伸，足下垂且内翻，呈"马蹄内翻足"畸形，行走时呈"跨阈步态"。同时小腿前、外侧面及足背区出现明显的感觉障碍。

5. 隐神经 起自股神经，是股神经中皮支最长的，伴随股动脉外侧下行进入收肌管，于膝关节内侧缝匠肌下端的深面浅出至皮下，随后与大隐静脉伴行沿小腿内侧下行至足内侧缘，沿途发出肌支分布于膝关节、髌骨下方、小腿内侧面及足内侧缘的皮肤。隐神经损伤表现为小腿内侧面及足内侧缘的皮肤感觉障碍。

（二）神经学检查（图16-3-3~图16-3-10）

受测者保持膝关节和髋关节屈曲，同时利用髋关节屈曲大腿并抵抗检查者施加在股骨远端的阻力。

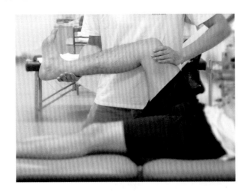

图16-3-3 髂腰肌（由脊神经L_1~L_3和股神经发出的分支，L_1~L_3）

受测者保持髋关节与膝关节屈曲，然后伸展下肢并抵抗检查者施加在踝关节处的阻力。

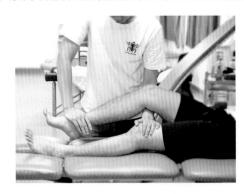

图16-3-4 股四头肌（股神经，L_2~L_4）

受测者俯卧，通过膝关节屈曲下肢并抵抗检查者施加在踝关节处的阻力。

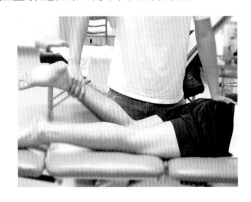

图16-3-5 腘绳肌（坐骨神经，L_5~S_2）

受测者仰卧，保持下肢伸展和足部跖屈并抵抗检查者施加在足底的阻力。若检测是否存在轻度无力，应要求受测者单腿站立，提起足跟离开地面并维持该姿势进行测试。

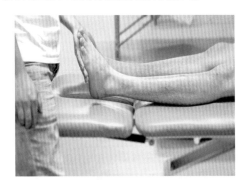

图16-3-6 腓肠肌（胫神经，S_1~S_2）

受测者仰卧，通过膝关节和髋关节屈曲下肢，然后跖屈足部并抵抗检查者施加在足底的阻力。

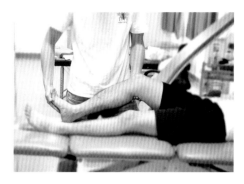

图 16-3-7 比目鱼肌（胫神经，S_1~S_2）

受测者内翻足部并抵抗检查者施加在足底内侧的踝关节跖屈阻力。

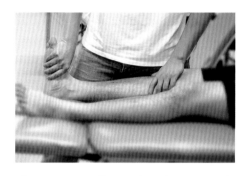

图 16-3-8 胫骨后肌（胫神经，L_4~L_5）

受测者背伸足部并抵抗检查者施加在足底内侧的内翻阻力。

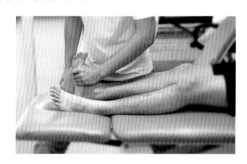

图 16-3-9 胫骨前肌（腓深神经，L_4~L_5）

受测者外翻脚掌并抵抗检查者施加在足底外侧的阻力。

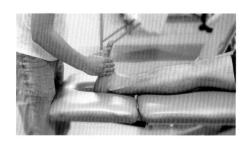

图 16-3-10 腓骨长肌和腓骨短肌（腓浅神经；L_5~S_1）

二、股神经神经动力学检查

1. 检查动作 受测者侧卧，受测侧在上。检查者一手固定骨盆，另一手握住小腿。先请受测者弯曲颈部（低头状），检查者将受测者髋关节伸展 15°，膝关节屈曲（图 16-3-11）。

2. 检查结果 伸展髋关节加上屈曲膝关节会拉扯到股神经。若受测者大腿前方出现疼痛或麻木，为阳性反应。

3. 注意事项 测试前要确定受测者下背与骨盆处于中立位。受测者疼痛区域要与其他神经支配区域加以对比，以免误判。

三、坐骨神经神经动力学检查

（一）坐骨神经神经动力学检查——直腿抬高试验（SLR 试验）

1. 检查动作 受测者仰卧，双下肢保持伸直。检查者一手抬高一侧下肢，另一手扶住足跟，将受测者一侧下肢往上抬，直到感觉紧绷或疼痛为止。将该侧下肢往下放，直至紧绷或疼痛消失。为增加神经的敏感性，可背伸受测者踝关节，或让受测者自行屈曲颈椎（图 16-3-12）。

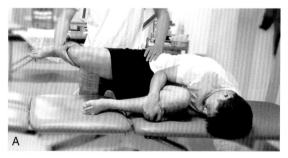

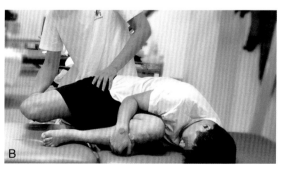

图 16-3-11 股神经神经动力学检查

A. 起始位；B. 髋关节伸展 15°，膝关节屈曲

2. 检查结果　若受测者受测下肢在直腿抬高 30°~70° 出现受测下肢或腰部坐骨神经支配区域疼痛或麻木则为阳性反应。

（二）坐骨神经神经动力学检查——Slump 测试

1. 检查动作　受测者坐于床边，双手后伸置于后背，检查者一手扶住受测者头部，使颈椎处于中立位。引导受测者腰部屈曲，颈部屈曲，询问受测者有无症状产生，若无则进行下一步。将膝关节伸展，继续询问受测者有无症状产生，若无则进行下一步。将踝关节背伸（保持腰部屈曲，颈部屈曲，膝关节伸展），询问有无症状产生（图 16-3-13）。

2. 检查结果　若受测者出现坐骨神经支配区域疼痛或麻木症状，则为阳性反应。

四、胫神经神经动力学检查

1. 检查动作　受测者仰卧，双下肢保持伸直。检查者一手抬高一侧下肢，另一手扶住足跟，将受测者一侧下肢往上抬，直到感觉紧绷或疼痛为止。将该侧下肢往下放，直至紧绷或疼痛消失。为增加神经敏感性，可背伸受测者踝关节，或让受测者自行屈曲颈椎（图 16-3-14）。

2. 检查结果　若受测者受测侧下肢胫神经支配区域出现疼痛或麻木则为阳性反应。

3. 注意事项　胫神经为坐骨神经干的直接延续，进入内踝后方后，于足底分为足底内侧神经和足底外侧神经。故胫神经神经动力学检查与松动需要分别在踝关节外翻位和踝关节内翻位进行。

五、腓总神经神经动力学检查

1. 检查动作　受测者仰卧，双下肢保持伸直。检查者一手抬高一侧下肢，另一手扶住足跟，将受测者一侧下肢往上抬，直到感觉紧绷或疼痛为止。将该侧下肢往下放，直至紧绷或疼痛消失。为增加神经敏感性，可跖屈受测者踝关节，或让受测者自行屈曲颈椎（图 16-3-15）。

2. 检查结果　若受测者出现受测侧下肢腓总神经支配区域疼痛或麻木则为阳性反应。

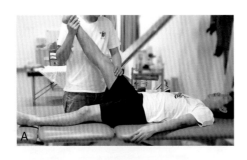
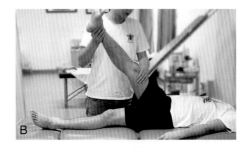
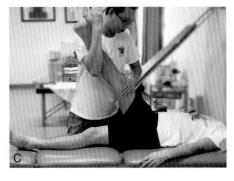
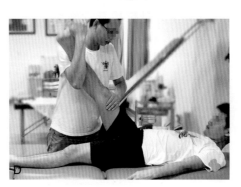

图 16-3-12　直腿抬高试验（SLR 试验）

A. 受测下肢直腿抬高；B. 髋关节内旋；C. 踝背伸；D. 颈部屈曲

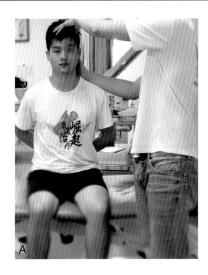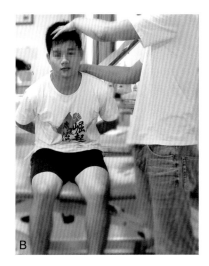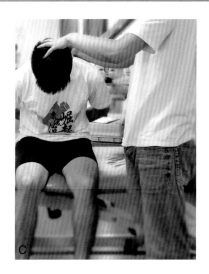

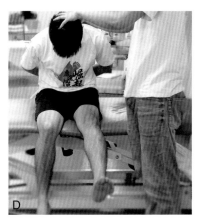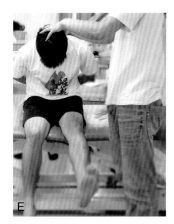

图 16-3-13　Slump 测试

A.起始位；B.腰部屈曲；C.颈部屈曲；D.膝关节伸展；E.踝关节背伸

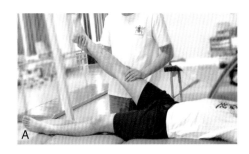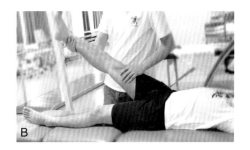

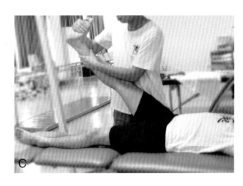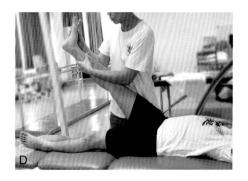

图 16-3-14　胫神经神经动力学检查

A.一侧下肢直腿抬高；B.髋关节内旋；C.踝关节内翻位背伸；D.踝关节外翻位背伸

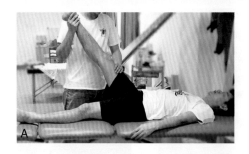
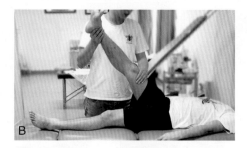
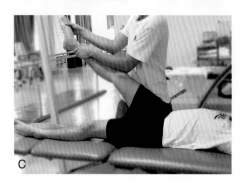
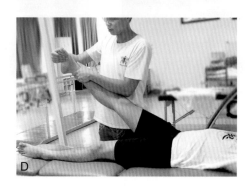

图 16-3-15　腓总神经神经动力学检查

A.一侧下肢直腿抬高；B.髋关节内旋；C.踝关节内翻位跖屈；D.踝关节外翻位跖屈

3. 注意事项　腓总神经绕腓骨颈外侧向前下方走行，分为腓深神经和腓浅神经。故腓总神经神经动力学检查与松动也需要分别在踝关节外翻位和踝关节内翻位进行。

六、隐神经神经动力学检查

1. 检查动作　受测者俯卧，检查者一手扶住足跟，使膝关节屈曲、髋关节伸展、外展，另一手固定骨盆。将受测者该侧膝关节伸展，并外旋髋关节。然后使踝关节背伸、外翻（图16-3-16）。

2. 检查结果　若受测者出现受测侧下肢隐神经支配区域疼痛或麻木则为阳性反应。

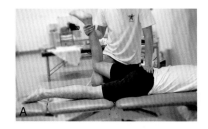
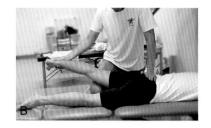
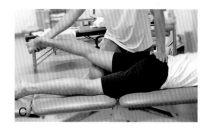

图 16-3-16　隐神经神经动力学检查

A.髋关节伸展、外展；B.膝关节伸展、髋关节外旋；C.踝关节背伸、外翻

（朱　毅）

第十七章

麦肯基疗法

第一节 概 述

一、麦肯基（McKenzie）疗法的特点

颈腰背痛对人类健康的影响很大，据统计，50%~80%的成年人有腰痛病史，发病时对患者的工作和生活造成很大影响，是45岁以下人群丧失劳动力的主要原因，且有易复发的特点。

麦肯基疗法又被称为麦肯基力学诊断和治疗方法，由新西兰治疗师Robin McKenzie先生创立。麦肯基疗法的特点是：通过运动方向与症状的相关性对骨骼肌肉系统疾病进行分类；将患者作为治疗的中心；其方法主要是患者的自我治疗、患者教育和必要时治疗师采取的手法；通过教育实现了患者的自我治疗和预防复发。此方法在全世界被广泛应用，不仅最大限度地减轻了患者痛苦，也节省大量医疗费用。Robin McKenzie先生改变了世界物理治疗界，他的理念和临床方法得到了大量的科学研究证据的支持，已经成为骨骼肌肉系统疾患患者治疗的原则性技术。

二、麦肯基疗法的理论基础

（一）导致疼痛的原因

1. 化学性疼痛　当组织受损或有炎症反应时，组织中的组胺、缓激肽、5-羟色胺、乙酰胆碱、氢离子和钾离子等化学物质的浓度增高，超过化学性伤害感受器的阈值时，伤害感受器被激活，产生化学性疼痛。化学性疼痛通常发生于创伤后20~30d内，或有炎症反应时，或有感染性疾病时，如急性类风湿关节炎、强直性脊柱炎、结核、其他细菌感染等。引起疼痛的化学物质浓度下降后，疼痛逐渐减轻至消失。

2. 机械性疼痛（力学性疼痛）　组织在外力的作用下会产生机械性变性，当变性的程度超过机械性伤害感受器的阈值时，伤害感受器被激活，产生机械性疼痛，但无病理改变。任何方向的活动过度或长时间保持在运动终点可引起即时疼痛，外力终止，疼痛消失。间歇性颈肩腰腿痛通常是机械性疼痛。出现机械性疼痛时不一定存在组织损伤。以手指为例：你用右手将自己的左手示指向手背方向用力牵拉，当用力达到一定强度和/或掌指关节伸展达到一定角度时出现局部疼痛；松开右手，左手示指回复至中立位后，疼痛消失。此过程中左手示指出现了疼痛，但没有组织损伤，只有组织变形引起机械性伤害感受器的激活。

3. 疼痛性质的鉴别和治疗　化学性疼痛的一个重要特点是持续性疼痛。持续性疼痛是指患者从醒来至入睡每时每刻都有疼痛或不适的感觉。疼痛可以因活动或休息而加重或减轻，但从不完全消失。机械性疼痛可以为持续性的，也可以为间歇性的，由组织变形的特点决定。持续性的组织变形引起持续性的机械性疼痛，间歇性的组织变形引起间歇性的机械性疼痛。

长时间的力学性疼痛可转化为化学性疼痛。机械性疼痛最显著的特点为"方向特异性"，即活动对疼痛有明显的影响，某些方向的运动可以减轻或缓解疼痛，相反方向的运动则加重疼痛。根据疼痛产生的机制，化学性疼痛的程度与化学物质的浓度有关，缓解疼痛的方法应从避免进一步损伤，减轻炎症反应，减少渗出物着手，以药物治疗为主。而机械性疼痛的治疗则不同，因化学性药物对改变力学关系无直接影响，故药物治疗对缓解机械性疼痛效果不佳，而力学治疗方法能够改变组织变形的程度，使得疼痛减轻直至消失。

（二）动态间盘模型

力学性脊柱痛的患者，脊柱反复运动后，疼痛的部位和程度发生变化，Robin McKenzie先生首先提出动态间盘模型理论来解释这一临床现象。脊柱进行某一方向的反复运动时，对运动节段的椎间盘产生了非对称性的挤压力，使椎间盘内的髓核向挤压力的反方向移动。不同方向的髓核移动改变了纤维环或神经根的张力，从而使疼痛的部位和程度发生变化。

简单表示为：腰椎反复屈曲—椎间盘前侧压力增大—髓核向后移动—间盘内层出现裂痕—椎间盘膨出—椎间盘破裂（突出、脱出）。

（三）易患因素

不良坐姿和频繁的腰部屈曲是脊柱力学性疼痛的主要原因。不良坐姿（图 17-1-1）使腰椎处于屈曲状态，腰椎后凸使椎间盘压力增大，腰椎后方韧带于终点过度牵伸，所以不良坐姿不仅可引起腰痛而且可以加重腰痛。同时，腰部的前屈使颈部向前移动，下颌前凸，颈椎下段（$C_4 \sim C_7$）产生向前的弯曲，上颈椎（$C_1 \sim C_3$）与头部之间的关节向后弯曲，使颈椎正常的生理弯曲改变，颈椎下段椎间盘前方应力加大，椎间盘发生向后移动，造成颈部力学疼痛的发生。

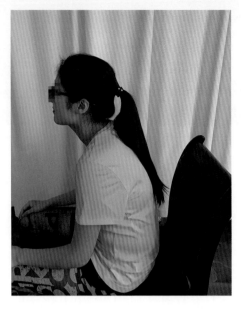

图 17-1-1　不良坐姿

三、麦肯基疗法诊疗技术流程（图 17-1-2）

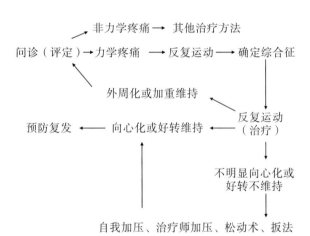

图 17-1-2　麦肯基疗法诊疗技术流程

（徐　晖　李玉明）

第二节　麦肯基疗法治疗腰椎

一、病史采集

（一）一般资料

询问患者姓名、性别、年龄、职业、日常工作姿势、日常娱乐活动项目等，以了解患者日常活动对脊柱可能产生的不利影响，推测可能的诊断。

（二）现病史

重点询问疼痛的特点：疼痛的部位（包括目前的疼痛部位、发病时的疼痛部位、发病后疼痛部位是否变化）、此次发病的病程长短、发病原因、各个部位的疼痛是持续性的还是间歇性的、症状在一天中有无变化、症状变化与时间的关系（早晚变化规律）、症状变化与体位和活动的关系（卧位、坐位、站立位与行走时症状的变化）。根据以上资料，推断患者疼痛的性质是机械性的、化学性的，还是创伤性的，初步判断该患者是否适用麦肯基疗法，如果适用，应选择哪种治疗原则。

（三）既往史

了解患者既往颈肩臂或腰腿疼痛的发作情况，确定首次发病时间及原因，询问总发作次数，询问既往发病时的治疗方法及其疗效，询问此次发病是否与既往发作有不同，这些问题对治疗方法的选择具有一定的参考价值。了解患者服用药物，尤其是止痛药的情况，询问患者近期有无手术创伤，有无不明原因的体重骤减，有无二便的明显变化，这些问题有助于排除麦肯基疗法的禁忌证。

二、体格检查

（一）姿势

在问诊时注意观察患者的坐位姿势，不良的坐姿是颈腰疼痛的重要原因。还应检查患者的站立姿势，并观察有无脊柱畸形。

（二）运动范围

检查受累节段脊柱各个方向活动范围是否正常，在运动过程中是否有偏移。患者站立位腰椎屈曲正常应可以在两腿并拢时，双手触到足尖（图17-2-1），站立位腰椎伸展时，髂前上棘应可超过足尖，肩胛下角应在足跟以后（图17-2-2），站立位躯干旋转两侧应该达

到100°。在评测时应充分考虑到正常活动范围存在着明显的个体差异，并询问患者此次发病之前的活动范围。运动范围的检查除了能够了解患者的活动情况，确定下一步运动试验是否进行及进行的程度以外，还能以此为基准，与治疗后相比较，判定特定方向的运动对患者的作用。

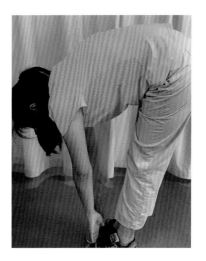

图17-2-1 站立位腰椎屈曲

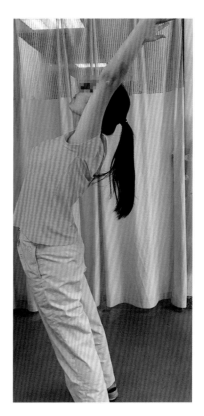

图17-2-2 站立位腰椎伸展

（三）运动试验

运动试验是麦肯基评定系统中最关键的部分，通过运动试验来确定患者的力学诊断。进行运动试验时，在每一个新的运动开始前，一定要明确患者当时症状的程度和部位，以当时的症状为基准，与运动后相比较，才能准确判定每个运动方向对症状的影响。

用以下术语对运动试验后症状的变化进行描述：

（1）活动过程中症状变化——无论反复运动或维持姿势

加重	已有症状程度加重
减轻	已有症状程度减轻
产生（P）	运动或者负荷诱发出检查前没有的症状
消失（A）	运动或负荷使检查前原有的症状消失
Centralising	运动或负荷使最远端疼痛移向近端
Peripheralising	运动或负荷使更远端产生疼痛
无效（NE）	检查过程中，运动或负荷对症状无作用

（2）活动后症状变化——无论反复运动或维持姿势：

加重维持（W）	运动或负荷诱发或加重的症状在检查后仍然存在
加重不维持（NW）	运动或负荷诱发或加重的症状在检查后回到基线
好转维持（B）	运动或负荷减轻或消失的症状在检查后仍然得到改善或诱发的症状在反复运动后减轻，在检查后仍然维持

好转不维持（NB）	运动或负荷减轻或消失的症状在检查后回到基线
Centralising	运动或负荷消除的远端疼痛在检查后仍然保持
Peripheralising	运动或负荷诱发的远端疼痛在检查后仍然保持
无效（NE）	检查后运动或负荷无变化

（四）静态试验

对于多数患者，在进行运动试验时可以发现某个运动方向对患者的症状有影响，并根据运动试验的结果进行诊断和决定治疗方案。但如果各个方向的运动都不能影响患者的症状，需要进行静态试验。静态试验是让患者维持在受累脊柱节段某个方向的终点位置 3min，观察患者的症状有无变化。

（五）其他检查

为了明确诊断，必要时应进行感觉、运动、反射等检查。在诊断不明确时，应对邻近关节进行检查，如髋关节、骶髂关节、肩胛带、肩关节等，以明确是否存在四肢关节病变。

（六）麦肯基学院腰椎评测表（图 17-2-3）

三、诊断

（一）姿势综合征（posture syndrome）

患者年龄通常在 30 岁以下，多为早期患者，多为办公室工作人员，缺乏体育运动。其症状多局限，不向下放射，且为间歇性疼痛。体检无阳性体征，运动试验结果无变化，运动中无疼痛，仅于长时间的静态姿势后出现疼痛，活动后疼痛立即缓解。疼痛的原因是正常组织被长时间过度牵拉。如果脊柱各节段在其活动范围的终点长时间静态承受负荷，则会引起软组织机械性变形，从而引起疼痛。长时间不良的坐姿和站姿易引起姿势综合征。

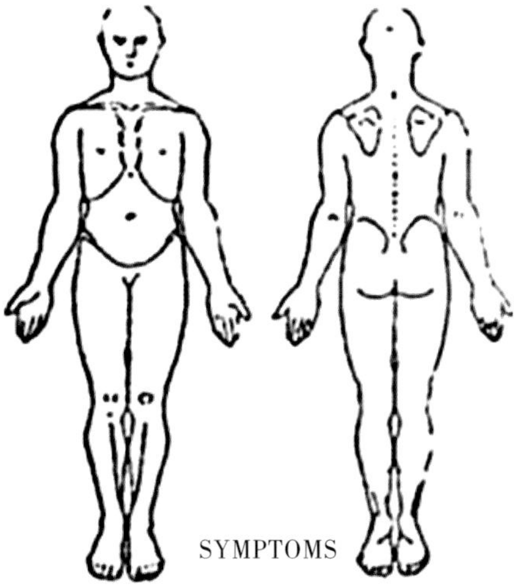

日期_____/_____/_____　　检查者_____

姓名_____

地址_____

出生日期_____/_____/_____　　身份证号_____

性别　男/女　　　　职业_____

姿势/紧张性_____

电话_____

患者来源　全科医师/骨科医师/自己/其他_____

此次发病病休：是/否　从_____/_____/_____

SYMPTOMS

病史

症状描述_____

发病日期_____/_____/_____　　症状改善/未变/加重

发病病因_____或无明显原因

起始症状：腰/大腿/小腿_____

持续性症状：腰/大腿/小腿　　间歇性症状：腰/大腿/小腿

加重：　弯曲　　　坐位/坐位起立　　　站立　　　行走　　　卧位

　　　　晨醒时/一天逐渐加重/下午　　　静止时/活动时

　　　　其他_____

减轻：　弯曲　　　坐位　　　站立　　　行走　　　卧位

　　　　晨醒时/一天逐渐减轻/下午　　　静止时/活动时

　　　　其他_____

影响睡眠：是/否　　睡眠姿势：俯卧/仰卧/侧卧（右/左）　　卧具：硬/软/下陷/水床

咳嗽/打喷嚏/张力：阳性/阴性　　膀胱：正常/异常　　　步态：正常/异常

既往发作次数：0　　1~5　　6~10　　11+　　　首次发病时间：_____年

既往史：_____

_____

既往治疗：_____

_____

X线检查：是/否_____

一般身体情况：好/一般/差_____

药物：无/NSAID/止痛药/类固醇类药/抗凝药/其他_____

手术史：有/无_____

意外事故：有/无_____

不明原因消瘦：有/无

图 17-2-3　麦肯基学院腰椎评测表

体格检查

姿势

坐位：好 / 一般 / 差　站立：好 / 一般 / 差　腰椎前凸：减少 / 增加 / 正常　侧方移位：右 / 左 / 无

其他表现：＿＿＿＿＿＿＿＿＿＿＿＿＿＿＿＿＿＿＿＿＿＿＿＿＿＿＿＿

运动能量缺失程度：

	重度	中度	轻度	无
屈曲				
伸展				
侧方滑动（右）				
侧方滑动（左）				

> 屈曲时偏移：右 / 左 / 无
>
> 伸展时偏移：右 / 左 / 无

		运动中疼痛	运动终点疼痛
运动试验：描述活动对疼痛的影响—加重、减轻、产生、消失、向心化、离心化、无效、加重维持、加重不维持、好转维持、好转不维持、			
描述试验前站立位疼痛情况＿＿＿＿＿＿＿＿			
站立位屈曲＿＿＿＿＿＿＿＿＿＿＿			
站立位反复屈曲＿＿＿＿＿＿＿＿＿			
站立位伸展＿＿＿＿＿＿＿＿＿＿＿			
站立位反复伸展＿＿＿＿＿＿＿＿＿			
描述试验前卧位疼痛情况＿＿＿＿＿＿＿＿＿			
卧位屈曲＿＿＿＿＿＿＿＿＿＿＿＿			
卧位反复屈曲＿＿＿＿＿＿＿＿＿＿			
卧位伸展＿＿＿＿＿＿＿＿＿＿＿＿			
卧位反复伸展＿＿＿＿＿＿＿＿＿＿			
需要时：站立位侧方滑动（右）＿＿＿＿＿＿			
站立位反复侧方滑动（右）＿＿＿＿			
站立位侧方滑动（左）＿＿＿＿＿＿			
站立位反复侧方滑动（左）＿＿＿＿			

静态测试：（必要时）

弓背坐姿＿＿＿＿＿＿＿＿＿＿＿＿＿＿　　挺直坐姿＿＿＿＿＿＿＿＿＿＿＿＿＿＿

弓背站立＿＿＿＿＿＿＿＿＿＿＿＿＿＿　　挺直站立＿＿＿＿＿＿＿＿＿＿＿＿＿＿

俯卧伸展位＿＿＿＿＿＿＿＿＿＿＿＿＿　　直腿坐姿＿＿＿＿＿＿＿＿＿＿＿＿＿＿

神经检查：

运动障碍：＿＿＿＿＿＿＿＿＿＿＿＿　　反射：＿＿＿＿＿＿＿＿＿＿＿＿＿＿

感觉障碍：＿＿＿＿＿＿＿＿＿＿＿＿　　脊膜体征：＿＿＿＿＿＿＿＿＿＿＿＿

其他：

髋关节：＿＿＿＿＿＿＿＿＿＿＿＿＿＿＿＿＿＿＿＿＿＿＿＿＿＿＿＿＿＿＿

骶髂关节：＿＿＿＿＿＿＿＿＿＿＿＿＿＿＿＿＿＿＿＿＿＿＿＿＿＿＿＿＿

结论：

姿势综合征　　功能不良综合征　　移位综合征　　　　创伤　　　　　其他

治疗原则：

姿势矫正＿＿＿＿＿＿＿＿＿＿＿＿＿＿＿＿＿＿＿＿＿＿＿＿＿＿＿＿＿＿

伸展＿＿＿＿＿＿＿＿＿＿＿＿＿＿＿＿＿＿＿＿＿＿＿＿＿＿＿＿＿＿＿＿

屈曲＿＿＿＿＿＿＿＿＿＿＿＿＿＿＿＿＿＿＿＿＿＿＿＿＿＿＿＿＿＿＿＿

侧方＿＿＿＿＿＿＿＿＿＿＿＿＿＿＿＿＿＿＿＿＿＿＿＿＿＿＿＿＿＿＿＿

其他＿＿＿＿＿＿＿＿＿＿＿＿＿＿＿＿＿＿＿＿＿＿＿＿＿＿＿＿＿＿＿＿

续图 17-2-3　麦肯基学院腰椎评测表

（二）功能不良综合征（dysfunction syndrome）

患者年龄通常在30岁以上（创伤除外），发病原因多为长年不良姿势并缺乏体育运动，使得软组织弹性降低，长度适应性缩短；也有许多患者的发病原因为创伤后组织纤维化愈合过程中形成了短缩的瘢痕。疼痛的原因是短缩的组织受到过度牵拉。当患者试图进行全范围活动时，机械性地牵拉短缩的软组织而引起疼痛。疼痛为间歇性的，多局限于脊柱中线附近，疼痛总是在活动范围终点发生，绝不在运动过程中出现。运动试验结果为在进行受限方向全范围活动时产生疼痛，加重不维持。当有神经根粘连时，可出现肢体症状。

（三）移位综合征（derangement syndrome）

患者年龄范围广泛，长期坐姿不良，他们经常有突发的疼痛，即在几小时或1~2d内，可由完全正常的情况发展至严重的功能障碍。通常发病时无明显诱因。症状可能局限于脊柱中线附近，可能放射或牵涉至远端，症状为疼痛、感觉异常或麻木等。疼痛可为持续性的，也可为间歇性的。进行某些运动或维持某些体位时，对症状有影响，可使症状产生或消失，加重或减轻。疼痛的范围可以变化，疼痛的程度可以加重或减轻，疼痛可能跨越中线，例如：从腰右侧发展至腰左侧。运动或体位引起的症状变化的结果是可以持续存在的。即运动试验结果为产生、加重、外周化、加重维持，或减轻、消失、向心化、好转维持。移位综合征中，尤其是严重的病例，可能出现运动功能明显丧失。在严重病例中常可见急性脊柱后凸畸形和侧弯畸形。

四、治疗

（一）姿势综合征的治疗

使患者避免产生可引发姿势性疼痛的应力。

（二）功能不良综合征的治疗

对短缩的组织进行牵伸，牵伸要有一定的力度，否则短缩的组织无法重塑牵长。有效牵伸力度的临床标准是：一过性的瞬间疼痛。

（三）移位综合征的治疗

1. Centralising　当反复运动或体位调整后，源于脊柱的放射性症状或远端牵涉性症状可减轻并趋向于脊柱中线的近端（图17-2-4）。出现"向心化"现象，说明治疗所采取的运动方向或体位是正确的，如疼痛向外周扩展，则说明治疗所采取的运动方向或体位是错误的。在"向心化"现象发生时，腰椎及腰椎周围部位的疼痛可能产生或加重。"向心化"现象仅发生于移位综合征。

2. 复位　根据移位的方向，选择脊柱反复单一方向的运动，反复运动产生复位力，可将

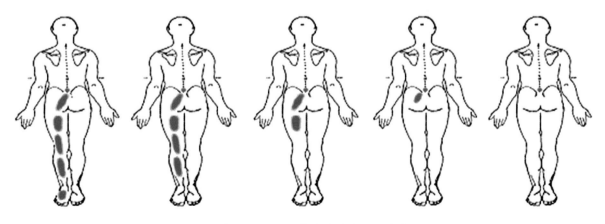

图17-2-4　腰椎治疗的向心化现象

移位的髓核复位。根据症状发生的部位，将腰椎移位综合征分为三个亚组：双侧对称症状；单侧非对称放射至膝；单侧非对称放射至膝以下，该分组与治疗方向的选择密切相关。后方移位时需要应用伸展方向的力进行复位（图17-2-5），做推起；前方移位时需要应用屈曲方向的力进行复位（图17-2-6）；伴有侧方移位时可能需要应用侧方的力进行复位；侧移畸形患者首先要进行畸形矫正，根据程度不同，轻度的可进行自我矫正（图17-2-7），严重的需治疗师进行手法矫正（图17-2-8），还可在畸形矫正的基础上实施伸展（图17-2-9）。在采用侧方力后，症状可能完全向心化，可尝试采用单纯的矢状面力。

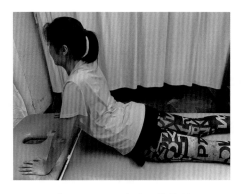

图 17-2-5　卧位腰椎伸展

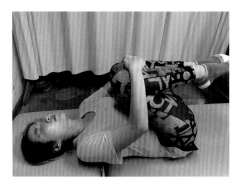

图 17-2-6　卧位腰椎屈曲

3. 复位的维持　在短时间内，避免进行与复位相反的脊柱运动，使复位得以维持。如后方移位的病例，通过伸展原则使移位复位，短时间内需避免做屈曲的运动，因为屈曲可能使后方移位复发。

4. 功能恢复　症状消失后，患者可逐渐尝试进行与复位时方向相反的脊柱运动，使各方向的脊柱运动范围保持正常，且不出现任何症状，防止功能不良综合征的发生。

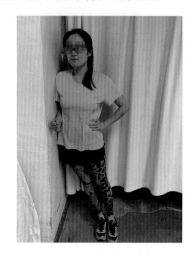

图 17-2-7　侧移畸形的自我矫正

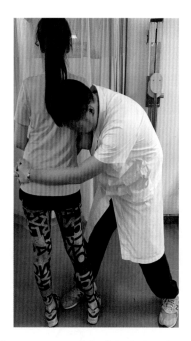

图 17-2-8　治疗师对侧移畸形的矫正

5. 力的升级　为了保证治疗的安全性，在开始选择治疗方向时，需使用较小的力，一旦出现了症状减轻或向心化现象，表明该方向是适合的治疗方向，力即为治疗的合适应力；如出现症状好转不维持或向心化不明显，则进行"力的升级"。一般情况下，力的升级是从患者自我运动开始，增加到患者自我加压、治疗师加压（图 17-2-10），其后再进行松动术、手法治疗，以尽可能由患者完成自我治疗为原则，并确保治疗的安全性和有效性。

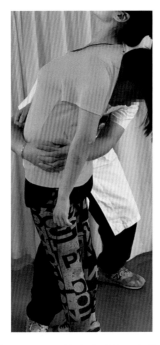

图 17-2-9　侧移畸形矫正加伸展

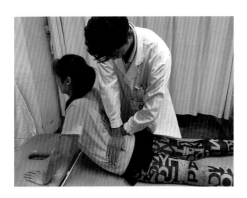

图 17-2-10　力的升级（治疗师加压）

五、禁忌证

（1）任何方向的运动都不能使疼痛有效减轻。

（2）有严重的病理改变、严重疼痛或体重明显降低。

（3）伴有鞍区麻木、膀胱无力。

（4）骨折、脱位。

（5）腰椎滑脱时需进行特殊检查诊断，可部分采用麦肯基技术。

六、病例分析

患者，男，39 岁，电脑程序员。主诉：腰痛 1 周，由长时间坐位工作引起。既往史：无特殊，曾于 3 年前发作相似腰痛 1 次。症状：疼痛由腰椎部位开始，近 2d 偶有大腿不适；弯腰及坐位工作症状加重，行走和卧位减轻。影像学检查未见明显异常病变。体检：患者坐姿较差（前屈坐位），并且引起腰痛症状；患者站姿一般；弯腰严重受限，并引起腰痛；患者伸展轻度受限，侧方滑动无异常。运动试验：站立位屈曲，运动中疼痛加重，无法完成反复屈曲；站立位伸展，运动中疼痛减轻，反复伸展，症状好转不维持；俯卧位疼痛减轻，仰卧位反复屈曲，症状加重维持；俯卧位反复伸展，疼痛好转维持。

上述患者，腰痛症状由于长时间不良坐姿引起。患者前屈运动可以加重疼痛，而后伸腰部可以使疼痛减轻，症状表现为明显的"方向特异性"。首先，此患者是力学性疼痛，并不具备明显禁忌证，可以考虑使用腰部的麦肯基技术。此患者症状为中立体位的间歇疼痛，同时屈曲运动受限，考虑为"移位综合征"。经反复卧位伸展，大腿症状消失，腰椎疼痛明显减轻。

首次治疗时分析患者发病原因，矫正患者坐姿，经过反复卧位伸展症状好转维持，所以可以使用此动作来进行治疗。要求患者每天进行卧位腰椎伸展（见图 17-2-5），每 2h 做一组，每组连续做 10 次；向患者强调，姿势动作与腰痛的关系，嘱其在工作和生活中减少长时间坐位及避免频繁弯腰动作及搬重物。3d 后复诊，主诉症状明显好转，腰部偶有疼痛，继续前述治疗。1 周后复诊，症状完全消失。逐渐恢复腰椎屈曲（图 17-2-11、见图 17-2-6）、伸展（图 17-2-12）等正常活动范围及核心肌群训练，并开始每周 3~5 次、每次 30~45min 的有氧训练。

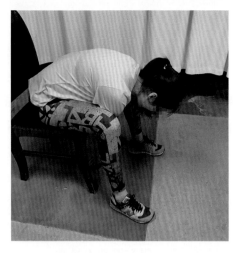

图 17-2-11 坐位腰椎屈曲

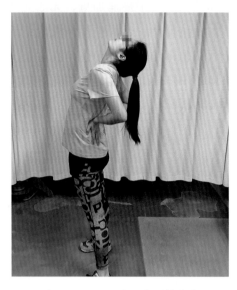

图 17-2-12 站立位腰椎伸展

（徐 晖 李玉明）

第三节 麦肯基疗法治疗颈椎

一、病史采集

病史采集与腰椎治疗相似。

二、体格检查

（一）姿势

患者的站姿、坐姿是否正确，是否有下颌前突的存在。

（二）运动范围

检查患者颈部前屈、后伸、旋转和侧屈的范围，并检查运动是否引起疼痛变化。患者前屈下颌时应能触到胸骨，后伸时面部与地面夹角应小于 15°，颈部旋转应达到 90°，侧屈应达到 45°。

（三）运动试验

与腰椎治疗类似，做颈椎各方向的反复运动，明确症状的变化。

（四）静态试验

必要时，也应做静态试验以确认症状的变化。

三、诊断

（一）姿势综合征

患者自身治疗非常重要，其他治疗方法都不能彻底解决问题。要告诉患者不良姿势与疼痛相关，教患者矫正到正确姿势。改变不良姿势通常需 6~8 周，要反复检查和提醒患者，否则难以做到。

（二）功能不良综合征

患者仅在做某一动作的运动终点时出现疼痛，对生活影响不大。由于颈部旋转的功能性较强，所以就医者中旋转功能不良者常见。对这类患者，矫正不良姿势，指导患者做可引起疼痛的动作，但离开这一点时疼痛应消失。练习时一定要引起疼痛，一定要反复练习。只有让患者自我牵拉，才会有效。患者不能自我牵拉或效果不明显时，医生可帮助患者牵拉。所有治疗技术以患者自我治疗为基础。

（三）移位综合征

患者年龄范围广泛，多见于长期坐姿不良者。疼痛部位可局限于颈部，也可放射到肩部和上肢远端，有时引起头痛，可同时伴有感觉异常或麻木症状。某些颈部活动能使症状变化。颈椎 Derangement 三个亚组：中央对称症状、单侧非对称放射至肘，以及单侧非对称放射至肘以下。颈椎的向心化现象见图 17-3-1。

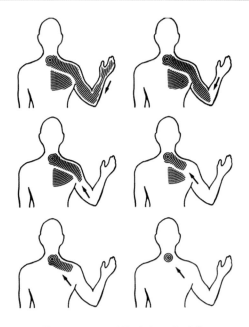

图 17-3-1　颈椎的向心化现象

四、治疗

（一）矫正患者的不良姿势（图 17-3-2）

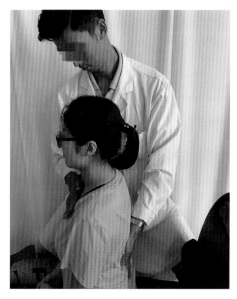

图 17-3-2　坐姿矫正

（二）确定运动方向

颈椎运动方向包括颈椎屈曲、伸展、侧屈和旋转，但在麦肯基疗法中，无论治疗还是预防，颈椎从中立位的向后方运动是最为常用的，将其称为颈椎后缩（图 17-3-3）。具体方法：正确坐姿，避免下颌前凸，将头慢慢而稳定地沿水平面向后移，逐渐将头后移，此过程中不

能低头或仰头，回到中立位，节律性进行，每 2~3s 做 1 次，重复做 10 次，后移范围逐渐加大，最后 2 次后移到终点位，每 2h 做 10 次。其他方向的运动，也需在颈椎后缩的基础上完成，如颈椎后缩加伸展（图 17-3-4），以此类推。

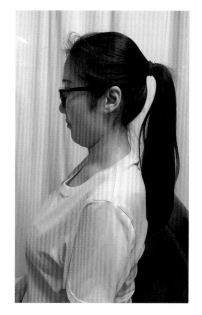

图 17-3-3　坐位颈椎后缩

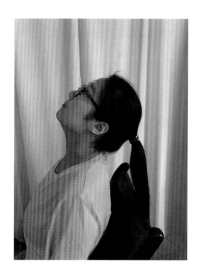

图 17-3-4　坐位颈椎后缩加伸展

（三）力的升级

与腰椎原则相似，经过反复自我运动如果出现好转不维持或向心化不明显，可以进行"力的升级"。先是患者的自我加压（图 17-3-5），必要时，过渡到治疗师的技术。下列为颈椎治疗师加压的常用治疗技术。

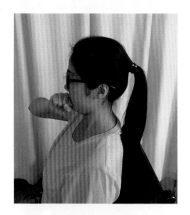

图 17-3-5　坐位颈椎后缩自我加压

（1）后缩治疗师加压（坐位／仰卧／俯卧）
（图 17-3-6）。

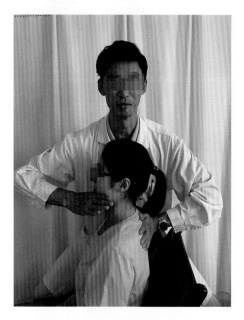

图 17-3-6　坐位颈椎后缩治疗师加压

（2）后缩松动术（坐位／仰卧／俯卧）。

（3）治疗师牵引下后缩伸展旋转（仰卧）。

（4）侧屈治疗师加压（坐位／仰卧）（图
17-3-7）。

（5）旋转治疗师加压（坐位／仰卧）（图
17-3-8）。

（6）旋转松动术（坐位／仰卧）。

（7）屈曲治疗师加压（仰卧）（图 17-
3-9）。

（8）屈曲松动术（仰卧）。

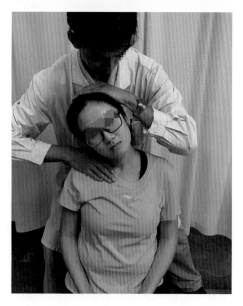

图 17-3-7　坐位颈椎侧屈治疗师加压

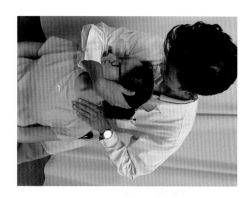

图 17-3-8　坐位颈椎旋转治疗师加压

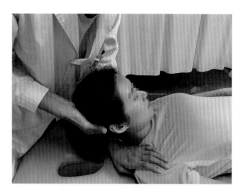

图 17-3-9　仰卧位颈椎屈曲治疗师加压

（四）健康教育

矫正不良姿势，避免头前凸，通过每天的
颈部活动度和后缩练习，可有效预防颈痛复发。
患者在以后的生活中当颈部出现不适时，选择
正确的方向反复运动，可迅速缓解症状。如不

能缓解，需及时就医，接受治疗和指导。

五、禁忌证

（1）恶性病变、严重病变、症状不典型。

（2）感染性疾病，中枢神经系统受累。

（3）结构不稳、椎体滑脱、严重骨质疏松、骨折、脱位、韧带断裂。

（4）重度糖尿病、有周围神经病变、软组织易受损。

（5）剧烈疼痛、严重痉挛。

六、病例分析

患者，女，28岁，会计。主诉：颈及右背部间歇疼痛3d，由长时间使用电脑引起。既往史：无特殊。主要症状：颈部及右肩胛疼痛并伴肌肉僵硬，坐位工作加重症状，运动后可以减轻。疼痛不影响入睡，但醒来后颈部不适，活动后可以缓解。体检：坐姿差（下颌前突）；站姿好；患者颈部屈曲、伸展、右侧屈、右旋均受限。运动试验：坐位下颌前突引起疼痛，反复前突，症状加重维持；下颌回缩，症状无变化，反复回缩，症状减轻维持；俯卧位疼痛减轻。

患者疼痛由于长时间不良坐姿引起，下颌前突可以引起疼痛加重，反复回缩疼痛减轻维持，症状表现为明显的"方向特异性"。首先，此患者是力学性疼痛，并不具备明显禁忌证，可以考虑使用颈部的麦肯基技术。同时此患者症状为中立体位的间歇疼痛，并伴随多方向功能受限，所以考虑为"移位综合征"，由于反复坐位后缩可以使症状好转维持，所以可以使用此动作来进行治疗，并同时嘱患者减少坐位工作，并矫正坐姿。睡眠时枕头高度需使颈椎处于中立位，无论仰卧还是侧卧均有良好支撑，颈部不得悬空。治疗后，如患者症状完全改善，则告诉患者姿势动作与颈背部症状的关系及其他预防复发的内容。如果患者症状改善不彻底，则进行"力的升级"，使用加压术或松动术的治疗方法。

（徐　晖　李玉明）

第四节　麦肯基疗法治疗胸椎

一、自我治疗

上段胸椎用颈椎的技术治疗，下段胸椎用腰椎的技术治疗。

二、治疗技术及力的升级

1. 自我胸椎伸展（图17-4-1）

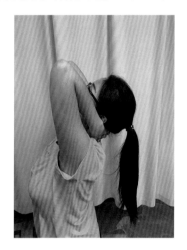

图17-4-1　胸椎伸展

2. 伸展治疗师加压术（图17-4-2）
患者自我后伸到最大范围时，治疗师身前的手上抬患者双臂，背侧手斜向上推要加压的胸椎10次。

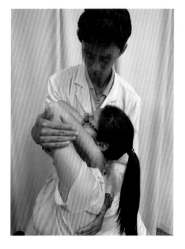

图17-4-2　伸展治疗师加压术

3. 胸椎伸展松动术 动作同上，治疗师固定患者双臂，帮助保持胸椎后伸姿态，背侧手向斜上方节律性松动相应的胸椎棘突 10 次。

4. 自我胸椎旋转（图 17-4-3）

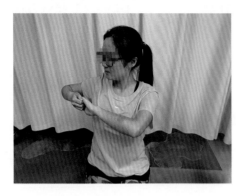

图 17-4-3 自我胸椎旋转

5. 胸椎旋转加压术（图 17-4-4） 患者自我旋转到最大活动范围时，治疗师一手扶于患者旋转侧的肩前，另一手扶对侧肩胛骨，双手同时加压推动患者躯干，增大旋转范围 10 次。

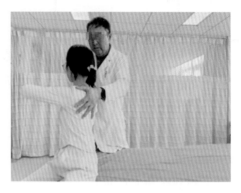

图 17-4-4 胸椎旋转加压术

6. 胸椎旋转松动术 动作同上，治疗师肩前的手帮助保持患者旋转的最大范围不动，肩胛骨上的手节律性松动脊柱的旋转功能 10 次。

（徐　晖　李玉明）

第十八章 牵引疗法

第一节 脊柱牵引疗法

一、脊柱牵引的生理学效应及其影响因素

（一）脊柱机械性拉长

影响拉长脊柱的因素有：患者的体位、牵引的角度、牵引的重量、摩擦力的大小及牵引装置。在颈椎牵引中，下颈段更容易分离，椎间隙增大的部位通常是 $C_6\sim C_7$。分离最大的部位通常在椎间盘后部，随屈曲角度的增大而增大。椎间隙增大的生理效应通常发生在最初的几分钟。随着患者年龄的增长，由于关节退行性变，分离现象更难发生。

（二）脊柱肌肉放松，缓解肌肉痉挛

患者的体位、脊柱的伸屈角度、牵引的重量和时间均有可能影响脊柱周围肌肉的紧张程度，及时调整上述影响因素可以有效缓解肌肉痉挛。解除肌肉痉挛的机制可能是通过对受累肌肉牵伸性作用打破了疼痛—痉挛—疼痛循环。这种作用可在最佳牵引重量时出现。

（三）椎体周围小关节的松动

牵引的三要素、脊柱的屈伸及旋转均影响小关节的松动效果。牵引治疗可在缓解肌肉痉挛的基础上，解除嵌顿的小关节囊，恢复小关节的正常对合关系，调整错位关节和椎体的滑脱及恢复正常的生理弧度。

（四）缓解疼痛

患者的位置、脊柱的位置、牵引的力量和时间均与缓解疼痛有关。在缓解疼痛方面，有观点认为，颈椎牵引可通过降低颈神经根处的机械压力而缓解疼痛，特别是有节律的间歇牵引，可改善血流，减少肌纤维粘连，刺激关节和肌肉感觉神经，通过闸门学说抑制疼痛的传递。

二、脊柱牵引的分类

（1）根据牵引时患者体位分类：坐位牵引、卧位牵引（仰卧位牵引、俯卧位牵引）。

（2）根据牵引时患者身体的垂直方向分类：水平位牵引、斜位牵引、垂直位牵引。

（3）根据牵引力来源分类：滑车-重锤牵引、身体自重牵引、徒手牵引、电动牵引。

（4）根据牵引时间长短分类：长时间牵引、短时间牵引。

（5）根据牵引力作用的连续性分类：持续牵引、连续牵引、间歇牵引。

三、脊柱牵引的治疗作用

（1）加大椎间隙、椎间孔和增加椎管容积，减轻对神经根的压迫。

（2）纠正椎间小关节紊乱，恢复脊柱的正常排序。

（3）解除肌肉痉挛，缓解疼痛，促进炎症消退，有利于病损组织的修复。

（4）增大关节活动范围，调节和恢复已破坏的颈椎和腰椎平衡。

（5）牵伸挛缩的关节囊和韧带，松解粘连的软组织，改善脊柱的关节活动范围。

（6）脊柱外伤时的早期制动和复位作用。

四、脊柱牵引的临床应用

（一）适应证

1. 颈椎牵引　各种类型颈椎病，包括神经根型、椎动脉型、轻度脊髓型但脊髓受压症状不明显；颈椎关节功能紊乱、颈椎侧弯、后突畸形、颈椎骨折和脱位的固定；颈部肌肉痉挛、颈椎退行性疾病、肌筋膜炎等引起的严重颈肩痛；儿童的自发性寰枢关节半脱位。

2. 腰椎牵引　适用于腰椎间盘突出症、腰椎管狭窄症、腰椎小关节紊乱、腰椎小关节滑膜嵌顿、腰椎退行性疾病、腰椎滑脱、无并发症的腰椎压缩性骨折、早期强直性脊柱炎等；脊柱前凸、侧弯、后凸畸形；腰扭伤、腰肌劳损、腰背肌筋膜炎。

（二）禁忌证

1. 颈椎牵引

（1）颈椎结构完整性受损害时，如颈椎及其邻近组织的肿瘤、结核等疾病，颈椎邻近有血管损害性疾病，颈内动脉严重狭窄有斑块形成。

（2）颈椎活动绝对禁忌的疾病，如颈椎严重失稳，颈椎椎体骨折，颈脊髓明显受压，颈椎突出的椎间盘破碎，陈旧性颈椎外伤未愈者，重要内脏器官功能不全，出血性疾病，动脉瘤。

（3）牵引治疗后症状（疼痛）易加重的疾病，如颈部肌肉等周围软组织急性拉伤、扭伤、急性炎症等；严重的骨质疏松，强直性脊柱炎，类风湿关节炎，先天性脊柱畸形；妇女月经期，孕妇等。

（4）相对禁忌：椎动脉硬化、畸形，心肌梗死恢复期，脑动脉硬化，高血压和心脏病患者。脊髓型颈椎病脊髓受压较明显者应慎用或不主张采取牵引治疗。

2. 腰椎牵引　脊髓疾病，腰椎结核、肿瘤，有马尾神经综合征表现的腰椎管狭窄症，椎板骨折，重度骨质疏松，严重高血压，心脏病，出血倾向，全身显著衰弱，孕妇及经期妇女慎用。

（三）注意事项

1. 颈椎牵引

（1）机械性颈椎牵引必须在治疗师对患者的症状和体征全面了解之后方可进行。

（2）牵引治疗过程中，患者一旦出现疼痛感觉异常等不适反应，应立即终止治疗。

（3）若徒手牵引能缓解或者减轻症状，则可给予初步治疗。若徒手牵引加重了症状，则牵引治疗可能不适宜。

（4）试验性机械牵引一般采用较轻的重量、2~5min 间歇牵引的方法。在除去牵引重量后，再对患者的症状和体征进行评价。

（5）持续牵引一般适用于严重的颈臂痛且疼痛侧颈部侧屈、旋转运动受限者，急性颈椎小关节紊乱者，对关节松动术无效的上颈段疾患者。

（6）间歇牵引适用于具有显著改变的退行性颈部疾病，且颈部运动明显受限，伴有老年骨质疏松的退行性颈部疾病患者，有明确的神经根受损症状，但无刺激性疼痛。

2. 腰椎牵引

（1）牵引前：向患者做好解释工作，消除患者紧张情绪，嘱咐其牵引时不要屏气或用力对抗。对进行屈曲旋转快速牵引者，需详细了解患者病情，最好与骨科医生共同制订治疗方案，以免对患者造成损伤。

（2）牵引时：患者应取屈髋、屈膝卧位，以减少腰椎前突，使腰部肌肉放松，腰椎管截面扩大，利于症状的缓解。

最好在牵引前或牵引的同时进行腰部热疗，以增强疗效。胸背固定带和骨盆固定带要扎紧，但胸部固定带不应妨碍患者正常呼吸，同时应注意不应卡在腋窝，以免引起臂丛神经损伤。两侧牵引绳应对称，拉紧度一致。高龄或体质虚弱者减轻牵引重量。

（3）牵引后：应嘱患者继续平卧休息数分钟后再起身。牵引治疗期间需适当增加卧床休息时间。

五、脊柱主要牵引技术

【颈椎牵引技术】

（一）徒手牵引

颈椎的徒手牵引一方面可以达到治疗作用，另一方面可以判断是否可实施牵引，特别是作为机械牵引的尝试性手段。主要分为坐位徒手牵引和仰卧位徒手牵引。

1. 徒手坐位牵引　患者取坐位，治疗师站立于患者的后侧，前方上肢屈肘用手托住患者下颌部，后方手固定在枕部，双手同时发力支持患者头部的重量，将患者头沿身体纵轴方向向上拔伸，并维持 20~30s，类似于临床检查时颈部的提颈实验。注意操作时应向上方拔伸，避免头后仰拔伸，因为在颈部肌肉放松的情况下，容易发生小关节移位，造成脊髓损伤，特别是脊髓型颈椎病。

2. 徒手仰卧位牵引

（1）患者体位：尽可能放松地仰卧于治疗床上。

（2）治疗师体位：立于治疗床头，面对患者，用双手支撑患者头部的重量。双手有以下几种放置方法：①双手置于患者枕后；②一手放于患者枕后，一手放置于前额；③双手示指放置于需牵拉椎体的棘突之上，这种方法可仅作用于特定的椎体。

（3）治疗过程：首次徒手牵引时，应相应地变换患者头部的位置，并在每一位置用一轻柔的牵引重量牵拉，注意患者的反应，以找到牵拉的最佳头部的位置。牵引的位置不是一成不变的，在以后的治疗过程中，及时调整患者头部的位置，以达到最佳的治疗效果。牵引的方式可以采用静力性收缩的方式，用双臂施加重量，治疗师站立位置应稳定，逐渐有控制地向后倚靠并牵引患者颈椎。也可以采用间歇性的牵引，治疗师经过一段时间的稳定牵引后，逐渐有控制地放松患者的颈部，或者减轻牵引重量，如此反复进行。

（二）机械牵引

1. 操作前的准备　通过阅读手册熟悉牵引装置，以了解牵引装置的性能、限制和有关参数的调节范围。

2. 确定患者的身体状况　包括患者的体重，患者的颈椎问题，是否有其他疾病。并告知患者牵引时会出现的感觉，以及牵引时不该出现的状况。

3. 选择患者的体位　①坐位：可以采用有靠背的椅子，双臂自然放松或者放于大腿上。牵引的椅子高度以患者坐后双脚在地板上或脚蹬上可舒适放置为宜（图18-1-1）。②仰卧位：在患者颈部垫枕使患者感到舒适，可通过调节枕头的高度和牵引带调节牵引所需要的角度。③斜位：该体位可通过斜椅或者可使患者半卧位的牵引床获得。这一体位主要受以下因素影响：颈部与头部的重量；是否有骨质增生和节段僵硬及其程度与分布；牵引带与牵引带和滑轮之间牵引绳的重量；枕部与下颌部的摩擦力；牵引的角度；由于牵拉方向改变和摩擦力所导致的牵引重量消耗。

4. 牵引的角度　为提高牵引疗效，应注意减轻椎间盘后部的压力，减小椎间关节面上的压力，扩大椎间孔。牵引时通常采取轻度前屈位，

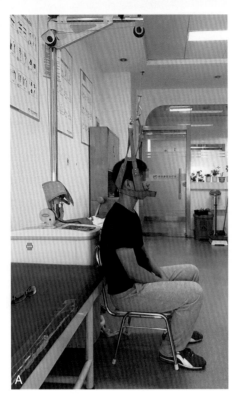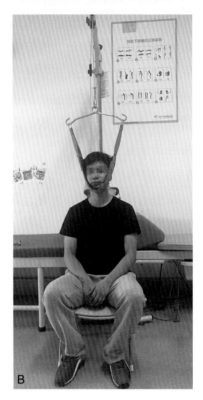

图 18-1-1 坐位机械牵引

A. 矢量面 / 侧面；B. 冠状面 / 正面

以减少其前弯曲度。颈椎前屈 10°~30° 可使颈椎间隙显著增宽，前屈 0°~5° 牵引时，最大应力作用于 C_4~C_5；10°~15° 可以使 C_5~C_6 椎间隙和椎间孔产生最大限度的分离；20°~25° 作用于 C_6~C_7，25°~30° 作用于 C_7~T_1；为获得较好的颈部肌肉放松效果，可使患者头部置于近中立位。为了获得单侧牵引效果，可使患者置于侧屈位或者侧屈略旋转位。

5. 治疗过程

（1）设置控制参数：在启动牵引装置前，显示器上的牵引重量等所有的参数应为 0。

若采用间歇牵引方法，则应设定牵引和间歇时间。虽然在任何一个周期仅需 7s 就可以获得最大限度的椎体分离，但如此之快的频率易激惹患者症状。故建议初始牵引时间和间歇牵引时间可分别为 30s、30s 或者 60s、30s。以后的牵引时间和间歇时间比例可分别为 3：1 或 4：1。

无论是持续牵引还是间歇牵引，均可根据患者的病情和治疗目的在 10~30 分内选择。

牵引的重量在患者体重的 7%~10%，假如患者首次进行牵引或者有恐惧感，牵引重量采取较小值，为避免治疗后疼痛，首次牵引重量不应超过 3.73kg，在随后的治疗过程中牵引重量的渐增值应根据治疗目的和患者对牵引的反应而定。

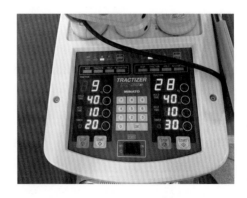

图 18-1-2 仪器参数

（2）特别说明：如果患者症状或者体征在首次牵引后得到好转，则应继续采用原有的牵引体位、牵引重量和牵引时间。

如果患者在首次牵引之后症状加重或者出现其他不适，则应停止牵引，分析问题所在，调整治疗参数，如仍未得到缓解，则患者不适合做牵引。

如果患者连续三次牵引没有得到很好的治疗效果，则牵引无效果。

（3）治疗结束后关机：①逐渐降低牵引重量使牵引带放松，所有参数归零。从患者颈部去掉牵引带，放置原位。②患者的情况再评定，询问患者本次牵引之后的感觉，在牵引过程中有无不适症状，如头晕、恶心、呕吐。根据患者的反应，确定下一次的牵引时间、重量和牵引体位。

【腰椎牵引技术】

（一）徒手牵引

患者仰卧于治疗床，最好是应用可滑动、分离的牵引床，以使摩擦阻力最小。治疗师手法应根据患者双髋和双下肢位置的变化而定。

患者双下肢伸直、腰椎伸展时，治疗师施力牵拉患者踝部。

患者双髋屈曲90°，腰椎屈曲时，双下肢悬挂于治疗师双肩，然后治疗师将双臂绕于患者双下肢施力。

治疗师应用一个绕于自身骨盆的环形皮带助力。

（二）机械牵引

1. 电动骨盆牵引（图18-1-3）

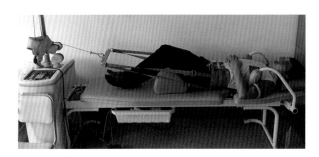

图18-1-3 电动骨盆牵引

（1）牵引的体位和角度：双下肢伸直平卧牵引，使腰椎伸直，有利于牵引力更好地作

用于腰椎上段病变位置；而屈髋屈膝90°使腰椎前凸变平处于中立位，牵引力主要作用于腰椎下段，并且有助于椎间孔打开，可减轻神经受压的症状；俯卧位牵引可使腰椎伸展，通过调节所垫枕头的高低来调节腰椎屈曲程度，并且俯卧位牵引的同时可实施脊柱按压或踩跷等操作手法。

（2）牵引的参数：首次牵引可用轻重量短时间牵引，一般可从体重的40%左右开始，每3~5d可以增加3~5kg，随着重量的增加和时间的延长，症状得到改善，以此重量继续牵引。牵引的时间一般设置为20~30min，轻重量牵引时持续时间可适当延长，大重量牵引时时间可缩短。可以选择持续牵引和间歇牵引，如牵引1~3min，间歇30s的节律性牵拉放松，周期性反复多次进行，直至牵引治疗结束。1~2/d，2周为1个疗程，一般需要1~2个疗程。

2. 骨盆重锤牵引 包括床上重锤牵引和牵引台重锤牵引。

（1）床上重锤牵引：首次牵引滑轮重量每侧7kg，两侧共14kg；以后根据患者的治疗反应每1~3d增加1~2kg，最后达到合适的重量。每牵引1h，休息20min，2周为1个疗程。待患者适应后逐渐延长牵引持续时间。夜间停止牵引，以利睡眠。此方法适用于需在病房绝对卧床的患者。

（2）牵引台重锤牵引：牵引台台面可头低脚高倾斜5°。牵引重量越大，床脚越高，但对有头晕等症状的患者则不能将床脚抬得太高。重锤重量从每侧8kg，两侧共16kg开始，增加方法同床上重锤牵引。牵引时间为每次10~15min。此方法适用于能到治疗室治疗的患者。

（三）自我牵引

攀单杠牵引，即双手拉住单杠，双足离地悬空，或不离地，双膝屈曲，利用自身下坠的重量产生牵引作用；或选择高矮合适的门框，先借助小凳，使身体悬空，并可以像进行单杠运动那样做前后摆动动作。每日进行 2~3 次，每次进行数分钟。此法适用于有腰椎间盘突出症的青壮年男性患者，或进有轻度椎间盘退化，关节突关节骨质增生的患者，可预防下腰痛的发生。

（王济红　荣积峰）

第二节　四肢关节牵引疗法

一、四肢关节牵引的治疗作用

（1）放松痉挛的肌肉，保持肌肉的休息态长度。

（2）利用牵引的重力，使挛缩和粘连的纤维产生更多的塑性延长，从而使病损的关节尽可能恢复到正常的活动范围。

（3）预防和治疗肌肉、韧带和关节囊挛缩及粘连形成，保持和恢复关节的正常活动范围。

二、牵引器具及基本方法

（一）牵引器具

1. 制作简易牵引架　在缺乏上述牵引设备的场合，可利用身边的材料如滑轮、绳索、沙袋、哑铃或杠铃片、墙拉力器等，因陋就简地自制各种临床需要的牵引装置。

2. 机械式关节训练器　主要用于肌力训练，当肌肉放松时即可达到关节牵引的目的。

3. 电动式关节运动器　由机械和微电脑控制部分组成，操作方便。参数设置有牵引力值、角度、频率和时间，并可在关节屈伸范围内定时扩大伸展范围。有连续或间歇两种工作模式，同时还有过载保护功能。

（二）基本方法

1. 牵引方法　将挛缩关节的近、远端肢体固定于支架或特定牵引器具的相应位置，设置牵引参数，启动电动牵引器具，或在远端肢体上按需要的方向施加重力进行牵引。

2. 牵引体位　根据病损关节部位的不同，可取仰卧位、俯卧位、坐位等不同体位进行关节牵引。牵引时尽量使患者处于稳定、舒适、持久的体位，能充分放松局部肌肉。

3. 牵引重量　牵引力以引起一定的紧张感或轻度疼痛感觉，但不引起反射性肌肉痉挛为度，患者能从容忍受并完成治疗。牵引力量应稳定而柔和，从小重量、间歇性牵引过渡到持续牵引。

4. 牵引时间　每次 10~20min，使挛缩的肌肉和受限的关节缓缓地伸展开，每日至少 1 次，有条件者还可增加次数。

5. 牵引疗程　取决于每次牵引的效果，只要牵引后肌肉紧缩或关节活动受限再现，则均可考虑再行牵引。

三、四肢关节牵引的临床应用

（一）适应证

四肢骨折、脱位后关节功能障碍；软组织损伤性骨化（骨化性肌炎）；关节附近烧伤后瘢痕粘连；肌肉韧带外伤手术后软组织挛缩；稳定期，前臂缺血性肌挛缩和小腿骨筋膜间室综合征的恢复期。

（二）禁忌证

新近骨折后，关节内及其周围的炎症或感染，骨性关节强直，关节运动或肌肉拉长时疼痛剧烈，有血肿或其他组织损伤征兆时。

四、注意事项

（一）牵引前

详细阅读牵引设备操作手册，了解设备性能、特点及注意事项。根据患者个体情况设定牵引参数。牵引前先采取局部热疗或热敷，使挛缩关节周围的软组织放松，提高牵引效果。牵引局部需要暴露，衣着应舒适、宽松，以免限制肢体牵引。

（二）牵引中

患者应尽量放松牵引部位，避免和牵引力对抗。牵引力不能强迫关节超过其正常的关节活动度，避免用较大的力量牵引长期制动的肌肉和结缔组织。发生运动的关节之间要加以固定保护，对存在骨质疏松的患者操作要小心。牵引时受力部位应有衬垫保护，以免出现压疮。避免牵引水肿组织和过度牵引无力的肌肉。

（三）牵引后

要询问、观察治疗后的反应，如出现疼痛、肿胀加重，特别是关节周围温度增高，要及时减轻牵引重量，预防过度牵引导致骨化性肌炎的发生。关节功能牵引亦可作为关节主动运动、被动运动等功能训练的准备。当挛缩或缩短的软组织替代正常结构对关节起稳定作用时，或当挛缩或缩短的软组织有增大功能能力作用时（尤其是瘫痪或严重肌无力患者），关节牵引必须慎重采用。

（荣积峰　王济红）

第十九章 悬吊治疗技术

第一节 概 述

一、悬吊治疗的发展历史

悬吊治疗用于治疗患者已有很长历史，远在中国元代，危亦林曾用悬吊复位法治疗脊椎骨折。德国 Thomsen 教授设计的吊带床"Thomsen-Tisch"在第二次世界大战期间，被广泛用于治疗受伤的战士。在 1940 年代末期，脊髓灰质炎在欧洲暴发，英格兰的 Guthrie-Smith 开始使用吊带床治疗患者。Wildbad 的 Ludwig Halter 把吊带床和游泳池结合起来使用，在今天看来，人们认为他是这种治疗方法的主要推进者之一。

现在的悬吊装置有许多不同的形式，可立于地面上，或是吊在天花板上，在巧妙的悬吊系统的帮助下，身体的某部分或整个身体都可以悬挂在器械上，治疗和训练时通过这种方式就可以摆脱重力的影响，悬吊亦被称为治疗师的"第三只手"。自 1960 年代以来，悬吊就已被用于治疗肩关节和髋关节疾病。随着神经肌肉再激活理论的发展，挪威发展完善 Neurac（神经肌肉反馈重建技术）并将其整合为悬吊技术的一部分。经过几年持续的临床经验积累和研究，它可有效治疗骨骼肌肉系统相关疾病。2012 年利用悬吊系统结合振动器，在骨骼肌肉系统疼痛临床治疗上取得了突破性进展。

二、神经肌肉运动控制理论

根据运动控制理论："正常运动控制是指中枢神经系统运用现有及过往的信息将神经能转化为动能并使之完成有效功能活动。"目前关于神经系统控制运动的机制有 3 种，即反射运动控制学说、系统运动控制学说和阶梯运动学说。其中阶梯运动学说认为中枢神经系统对于运动的控制呈阶梯状，一般分为 3 个层次：最高层是大脑新皮质的联络区域和基底神经节，形成运动的总的方向策略，涉及运动的目的以及达到目的所采用的最佳运动方案；中层水平是运动皮质和小脑，与运动顺序相反，指平稳、准确达到目的所需肌肉收缩的空间时间顺序；最低层是脑干和脊髓，与执行动作有关，包括激活运动神经元和中间神经元，产生目的性动作并对姿势进行必要的调整。

运动控制理论涉及的神经学机制有：神经适应性，改变脊髓反射和抑制机制，中枢神经系统激活更加高效率的运动程序。神经适应性可以使运动神经元增加运动单位的数量、增强同步化、提高神经传导的频率、改变募集的顺序，从而增强肌力。

整体功能运动模式主要通过运动控制来调节或者矫正运动，主要是维持机体在空间的稳定性、平衡控制和机体在空间的移动。个体在以任务为导向的环境下，通过运动再学习来获得或者修正动作模式。

单关节的动态稳定性需要原动肌和拮抗肌的共同激活，因此单关节的神经肌肉控制训练是必需的。神经肌肉反射训练可以从关节位置的快速变化、提供不稳定的支撑面、重心的调整方面来训练。

三、核心稳定的相关研究

运动的本质是在保持关节稳定的前提下合理分布应力，在中枢系统的复杂而精确的控制下，通过肌肉协同工作做功，达到肢体及躯干的活动。核心肌肉是身体功能的连接杠杆，身体远端良好的运动控制是以近端稳定为前提的。

根据 Panjabi 的脊柱稳定的三亚系模型理论，三个亚系分别是维持脊柱稳定性的三个独立性因素，通常某一因素的"亏损"可以由其他要素加以代偿。而各个亚系之间的功能无法代偿的时候，往往会造成脊柱稳定性破坏。稳定是神经–肌肉系统整合的结果，Jull G.A. 在 1999 年的研究和 Richardson C. 在 2000 年的研究表明，腰痛主要是由于负责脊柱稳定的肌群的运动控制异常，而非单纯的肌力和耐力的异常造成的。

脊柱的稳定系统的三个亚系分别是：由椎体、椎间盘、关节韧带构成的被动亚系，由肌肉构成的主动亚系以及整合感觉输入与运动输出的中枢神经系统。如果把腰椎比作一顶帐篷，那由肌肉构成的主动亚系就相当于拉起帐篷的绳索。腰椎的内帐篷是腹横机、多裂肌、膈肌和盆底肌。腹横机与胸腰筋膜相连包绕整个腹壁，收缩时使胸腰筋膜紧绷，使筋膜室的空间减少；多裂肌位于胸腰筋膜内，肌肉收缩体积增大，撑起筋膜室，胸腰筋膜进一步紧张，使腹壁往里收；膈肌随着呼吸运动收缩，将腹腔上缘往下收，使腹内压增大；盆底肌随着呼吸运动收缩，将腹腔下缘往上收，维持腹内压稳

定。外帐篷是指臀大肌和背阔肌，一侧臀大肌与对侧背阔肌形成后斜系统，两个后斜的系统相互交叉，作用点在胸壁筋膜中心，即腰椎棘突上，如同绳索拉起帐篷一样，借着紧绷的胸腰筋膜稳定棘突，减小椎间盘压力。整体稳定肌组成的"外帐篷"和局部稳定肌组成的"内帐篷"在结构和功能上有所不同，见表 19-1-1。因此，当主动亚系系统出现问题，腰椎周围的肌肉不能很好地发挥作用维持运动中的稳定时，则会导致腰椎的被动系统在运动过程中负荷过大，引起结构损伤和疼痛。

表 19-1-1　整体稳定肌和局部稳定肌的区别

整体稳定肌	局部稳定肌
位于背部浅层	位于背部深层
Ⅱ型纤维含量大	Ⅰ型纤维含量大
梭状	腱膜状
快肌为主	慢肌为主
爆发性活动时激活	耐力活动时激活
高负荷稳定性	低负荷稳定性
不提供节段稳定性	提供节段稳定性
优先募集	选择性弱化
缩短和紧张	募集较差，可以被抑制
大于 40% MVC 激活	在 30%~40% MVC 条件下激活

关节稳定机制包括结构稳定和功能稳定，结构稳定是被动机制，功能稳定是神经肌肉控制下的主动机制，主动机制包括局部机制和整体机制，局部机制就是指肌肉激活和共同收缩，整体机制是指核心稳定和运动链。肌肉的激活是指激活脊柱深层稳定肌肉、肩关节的肩袖和肩胛骨、髋关节的臀中肌等。

传送到肌肉的信号是中枢神经系统中本体感觉信息传输和处理的结果。Kaigle A.M. 等人在 1995 年的研究结果显示：椎间盘的高度及椎旁韧带的长度和负荷发生变化，韧带中本体感受器的适应性下降，从而使本体感觉传入减少和脊旁肌的神经肌肉反射减弱，造成腰椎不稳

和姿势控制能力下降。关节本体感觉传入减少导致反射性的关节不稳和姿势反射能力降低，大大增加了关节及其周围软组织损伤的可能性。

运动的传出方式包括反馈和前馈。反馈是指通过反射弧调节运动控制，前馈是指依据以往的经验计划运动模式，二者都依赖于正确的传入信息。"预反应"也就是"前馈"，是在躯干或四肢突然移动的情况下，身体会以"前馈"的机制尽量稳定腰椎。局部稳定肌接到传出信号并在整体运动肌兴奋之前收缩。Richardson C.A. 等人在 1997 年的研究表明，在所有上肢和下肢的快速运动中，腹横肌先于所有主动肌收缩之前开始收缩。

四、悬吊治疗技术的特点与原则

该技术是一种在治疗训练领域发展并和悬吊治疗相结合的治疗方法。这种技术的发展注重于长时间骨骼肌肉失衡患者的神经肌肉再学习，但也适用于各种神经系统疾患的功能康复。通过利用高水平的神经肌肉刺激来重新获得正常功能运动模式的治疗技术。该技术可以选择性激活神经肌肉控制、保持正常活动范围、减少或使疼痛消失。

悬吊训练的四大关键元素包括：悬吊训练（闭链运动、不稳定可控制的训练）、振动（手动式或机械式）、渐进性训练、无痛（不会产生或者加重疼痛）。

其技术包括每个动作的测试和治疗，分为两大类：局部运动控制和肌筋膜链运动。悬吊技术的评估反映了身体的运动痛、神经肌肉功能失调和生物力学失衡，其表现被称为弱链，并且被认为是问题的潜在原因。悬吊治疗通过刺激神经肌肉控制纠正这些功能失调来重新获得功能运动模式。

悬吊训练利用体重作为阻力，用一个词来形容就是负重，通常先是闭链运动。这些训练包括潜在的核心控制下的多节段性运动，这类训练提高了动态联合稳定、肌肉共同和协同运动，而且，通过绳子和吊带的自然悬吊，提供了不稳定训练平面和三维运动模式，这将进一步挑战神经肌肉系统和运动控制。

这些核心基本原则作为进阶训练的标准使用，来调整训练的水平和每一个练习的负荷量。

悬吊训练着重于优化神经肌肉控制，这就最有效地实现了相对大的负荷和较低的重复值，因此通常建议使用以下训练强度：3~6 次，2~4 组，每 2 组间休息 30~60s。

当做一个新动作时，通常要在人们可以正确完成动作但又不会诱发疼痛的水平开始。通常在开始练习的中立位置为患者创建一个清楚、可重复的起点，根据患者的功能水平，每次训练难度逐步递增，确保每一次都达到了良好的运动控制，当患者在最后一组可以完成高质量、预期的重复次数的运动，训练就可以进阶到下一个水平。

治疗作用及形式包括：肌肉放松、改善关节活动度、牵引、减重、核心稳定训练、感觉运动训练、协调训练、开链和闭链运动、平衡训练、心肺功能改善训练、体能训练。同时也可作为团体运动和长期随访的家庭运动。

五、振动刺激在悬吊治疗中的应用

振动是在一个点上进行短暂的重复动作，悬吊刺激器是一个通过连接在悬吊绳上来达到更好地提高悬吊治疗效果的振动装置。悬吊治疗震动仪是和悬吊装置结合的设备，可用于全身，也可用于局部，频率是 15~99Hz。能量水平用三种颜色标识，绿色、橙色、红色。高强度低频率（<15Hz）的震动仪是危险的，不管是工业人员还是非工业人员，长期接触振动都被认为对肌肉骨骼是危险的。Silvia Muceil 等人研究短期振动对颈痛女性的影响的结果表

明，悬吊震动仪可增强颈部肌肉肌力和稳定性。

Ia 类传入纤维能够感受 220Hz 以上的振动，最敏感的频率是 80~100Hz，Ⅱ类传入纤维能够感受 100Hz 以上的振动，最敏感的频率是 50Hz 左右，高尔基腱器官分布于肌腹与肌腱的连接处，其结构与肌梭相似，亦呈梭形，表面被结缔组织的被囊所包裹，囊内有数根腱纤维束，属于 Ib 类纤维，其相当于一种肌肉张力感受器，能感受静力工作中肌肉张力的变化，该纤维能够感受 100Hz 以上的振动。研究表明，50~100Hz 的振动可以减轻疼痛，30~50Hz 的振动可以更好地激活肌肉，增强肌力，增加灵活性。

颈部稳定测试和颈部稳定运动训练时选择的能量水平是绿色，频率 15~99Hz；腰部稳定测试时选择的能量水平是橙色，频率 20~40Hz；进一步进阶训练时可选择的能量水平是红色，频率 15~30Hz；腰部肌筋膜链测试时选择的能量水平是红色，频率 15~30Hz；上肢测试和训练时选择的能量水平也是红色，频率 15~30Hz。

（林科宇）

第二节　悬吊治疗的评估

一、悬吊治疗的动作功能测试

颈部关节活动度检查：主动关节活动度和被动关节活动度的前屈、后伸、侧屈、旋转，注意双侧对比观察是否有疼痛、活动障碍等，检查被动活动时，还应注意关节活动的末端是否有弹性。

腰部运动试验：主动关节活动度和被动关节活动度的前屈、后伸、侧屈、旋转和复合运动（常用后伸、旋转复合），重复性动作需要注意观察动作过程中、动作过程后的变化，单腿站立测试。

肩关节测试：肩关节前屈、后伸、内旋、外旋和肩肱节律。

二、悬吊治疗的肌肉筋膜链的测试（弱链接）

1. 运动链　人体若干环节借助关节使之按一定顺序衔接起来，称之为运动链（kinetic-chain）。正确高效的运动链来自地面反作用力，比如网球运动员挥拍时地面反作用力对击球力的传递，通过下肢蹬地反作用力产生的击球力占 54%，腕关节只有 10%。

2. 弱链接　弱链接是生物力学链中导致肌肉骨骼系统功能障碍的薄弱环节。这些薄弱环节可以是神经肌肉控制减弱，功能性稳定下降，肌力下降，以及恐惧性逃避反应。亚健康人与患者身上可能存在多个弱链接。其中的某个或某几个弱链接不一定就是疼痛的原因所在，但将是疼痛加重或是产生下一个疼痛点的原因。

3. 治疗常用的肌筋膜链

（1）浅层背侧线肌肉链走向

足趾底部→足部筋膜屈趾短肌

跟骨→腓肠肌

股骨突→股二头肌

坐骨结节→骶结节韧带

骶骨→竖脊肌

枕骨粗隆→颅骨筋膜

前侧眉骨上缘

（2）浅层前侧线肌肉链走向

足趾背侧→前侧肌群

胫骨粗隆→髌骨韧带

髌骨→股四头肌

髂前上棘

耻骨粗隆→腹直肌

第五肋骨→胸骨肌

胸骨上缘→胸锁乳突肌

乳突

（3）体侧链走向

第一至五跖骨→腓骨肌

腓骨头→腓骨韧带

胫骨外髁→髂胫束、外展肌→阔筋膜张肌→臀大肌

髂骨脊→侧面腹斜肌

肋骨→肋间肌

第一、二肋骨→头夹肌→胸锁乳突肌

乳突、枕骨粗隆

（4）螺旋链走向

枕骨粗隆、乳突、横突→头、颈夹肌

下颈椎、上胸椎棘突→大、小菱形肌

肩胛骨内侧→前锯肌

肋骨侧面→腹外斜肌、腹内斜肌

髂骨脊、髂前上棘→阔筋膜张肌、髂胫束

胫骨外髁→胫前肌

第一跖骨→腓骨长肌

腓骨头→股二头肌

坐骨粗隆→骶粗隆韧带

骶骨→腰骶筋膜、竖脊肌

枕骨粗隆

4. 病理发展假说（图 19-2-1） 健康人在完成抬腿运动时双侧的腹直肌、腹外斜肌、腰部多裂肌和腰部竖脊肌会以最简单的共收缩方式启动腹部和背部肌肉的收缩，这些肌肉会按照相似的时序模式完成动作。而慢性腰痛患者则有较大差异，慢性腰痛患者丧失了共收缩

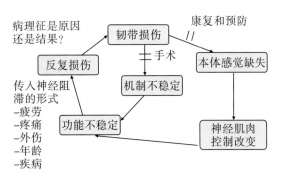

图 19-2-1　病理发展假说

的协调性。腰痛患者常常伴有躯干浅层肌肉活动增加，这可能是因为深层肌肉功能不足，要保持脊柱的稳定，特别是腰椎的稳定而发生的肌肉代偿性改变。

5. 弱链接测试的目的　局部的核心稳定测试是为了寻找人体生物力学的弱链，悬吊治疗过程就是寻找致病的弱链接并增强其功能的过程。这种诊疗技术为治疗师提供了一种手段，可以使治疗师选择正确的运动，选择高效有序的训练，增加治疗师之间的信息交流，从而为患者提供可视化的引导。

6. 弱链接测试原则

（1）在闭链运动中开始。

（2）在患者可以完成动作的水平上开始。

（3）缓慢增加负荷直到患者在完成动作时出现问题。

（4）在出现以下情况的测试水平上做标记，即弱链的三个标准：疼痛、不能正确完成动作、左右侧表现不一致。

7. 弱链接测试方法

（1）仰卧位骨盆上抬（图 19-2-2）

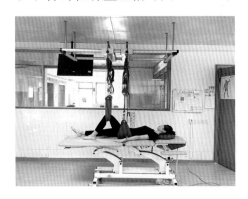

图 19-2-2　仰卧位骨盆上抬

需要的设备：1个窄带、1个宽带、2个红色弹性绳。

开始姿势：患者仰卧位，双手置于体侧，一只腿屈曲90°，脚平放在床上，悬吊点在膝关节正上方。

悬吊位置：窄带在屈曲的膝关节处。

悬吊的高度：膝关节屈曲的高度。

支撑点：宽带在骨盆处，用弹性绳连接。

动作要领：①吊带里的腿伸直；②将悬空的腿抬高和吊带里的腿保持平行；③抬高骨盆使身体呈水平位置。

（2）侧卧位髋外展（图19-2-3）

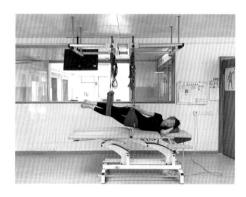

图19-2-3　侧卧位髋外展

需要的设备：1个窄带、1个宽带、2个红色弹性绳。

开始姿势：患者侧卧位，头枕于下方手上，上方手置于体侧，悬吊点在膝关节上方。

悬吊位置：窄带在膝关节下方。

悬吊的高度：下方腿的外踝和上方腿的大转子保持水平。

支撑点：宽带在髋关节处，用弹性绳连接。

动作要领：①抬高上面的腿；②伸展下方髋关节；③下方腿下压将身体抬高成一条线。

（3）侧卧位髋内收（图19-2-4）

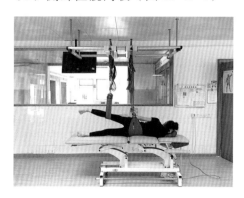

图19-2-4　侧卧位髋内收

需要的设备：1个窄带、1个宽带、2个长红色弹性绳。

开始姿势：患者侧卧位，头枕于下方手上，上方手置于体侧，悬吊点在膝关节上方。

悬吊位置：窄带在膝关节下方。

悬吊的高度：上方腿内踝在肩关节水平。

支撑点：宽带在髋关节处，用弹性绳连接。

动作要领：①抬高下方的腿；②上方腿下压将身体抬高成一条线。

（4）俯卧搭桥（图19-2-5）

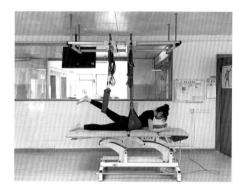

图19-2-5　俯卧搭桥

需要的设备：1个窄带、1个宽带、2个红色弹性绳。

开始姿势：患者俯卧位，双上肢支撑身体，肘关节在肩关节下方，悬吊点在小腿上方。

悬吊位置：窄带在膝关节下方。

悬吊的高度：窄带的下面和肩关节保持水平。

支撑点：宽带在腹部，用弹性绳连接。

动作要领：①将自由的腿抬离床面；②抬高骨盆使身体呈水平位置。

三、悬吊治疗的神经肌肉控制测试

1. 腰部神经肌肉控制测试（图19-2-6）

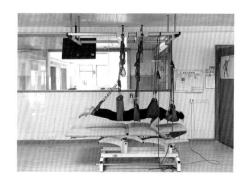

图19-2-6　腰部神经肌肉控制测试

（1）需要的设备：2个宽带，2个窄带，1个中分带，2个长的红色弹性绳，2个长的黑色弹性绳，2个短的黑色弹性绳，1根5m长的长绳，通过滑轮。

（2）开始姿势：患者俯卧，悬吊点在头部正上方（滑轮），胸部上方，腰部区域，大腿远端。

（3）绳子的位置：宽带在胸部，窄带在大腿远端，头部用中分带，通过滑轮和60cm黑色弹性绳连接，下腰部用放在腹部的宽带和弹性绳连接。

（4）在中立位holding time测定治疗步骤：在没有全身肌肉代偿的情况下，使腰椎保持在中立位的时间至少达到120s。①治疗师一手放于患者骶骨尾部，一手置于腹部；②轻轻地用双手相互挤压减少脊柱前凸大约2mm（即腰椎稳定性训练）；③慢慢地放开手让患者用小小的力保持这个姿势；④当患者下腰部感觉乏力的时候，考虑用以下方法提高功能和延长保持时间：用手抖动绳子，或在中立位对腰椎做一个小小的纠正，或通过盆底肌的收缩来增加深层稳定肌肉的收缩；⑤120s后或者患者需要休息时停止；⑥休息30s。

2. 仰卧位颈部稳定测试（图19-2-7）

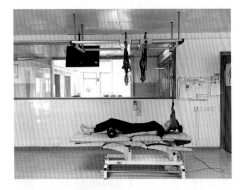

图19-2-7 仰卧位颈部稳定测试

（1）需要的设备：1个中分带、1条长绳。

（2）开始姿势：患者仰卧位，滚筒在膝

关节下，悬吊点在头的正上方。

（3）悬吊位置：中分带在头部。

（4）向患者解释：①腹式呼吸；②如果出现疼痛即停止测试；③当发生以下情况的时候举手示意：颈部感到乏力、需要休息时。

（5）告知患者的内容：颈部的姿势将会被纠正，当治疗师的手离开时要保持这个姿势。测试在中立位保持的时间：①一手的拇指和大鱼际肌置于胸锁乳突肌的外侧缘；②把其余手指置于颈椎周围，缓慢做手的桡侧屈曲；③通过缓慢压颈椎中间部分使颈椎前屈约2mm；④缓慢地移开手，告诉患者用很小的力气保持在正确的位置；⑤记录患者能够正确保持此姿势的时间，直到患者颈部感到疲乏，需要休息；⑥最大保持时间120s（如果出现疼痛，停止测试）。

四、评分与测量结果的记录

1. 肌肉筋膜链的测试（弱链接）

（1）弱链接测试流程（图19-2-8）：

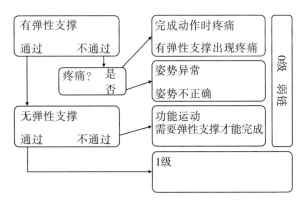

图19-2-8 弱链接测试流程

（2）仰卧搭桥分级，图19-2-9分别为0D、0F、1级、2级、3级，若出现疼痛则记为0P。

（3）侧卧外展分级，图19-2-10分别为0D、0F、1级、2级、3级，若出现疼痛则记为0P。

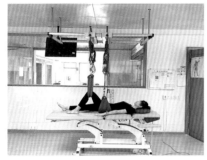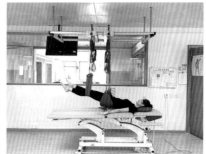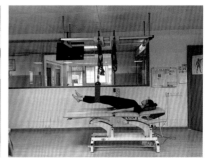

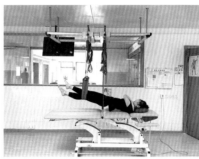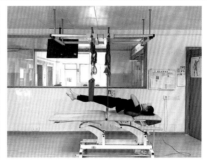

图 19-2-9　仰卧搭桥分级

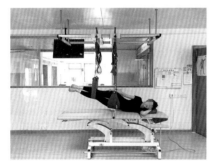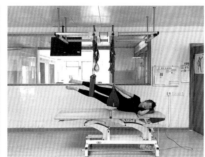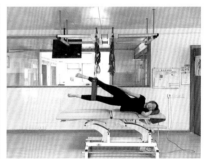

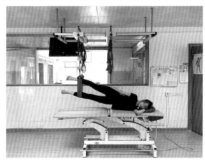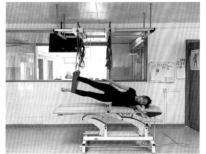

图 19-2-10　侧卧外展分级

（4）侧卧内收分级，图 19-2-11 分别为 0D、0F、1 级、2 级、3 级，若出现疼痛则记为 0P。

（5）俯卧搭桥分级，图 19-2-12 分别为 0D、0F、1 级、2 级、3 级，若出现疼痛则记为 0P。

（6）腰背部和骨盆肌筋膜链的记录表，见表 19-2-1。

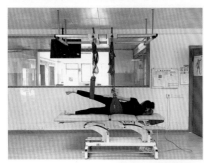
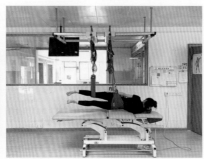
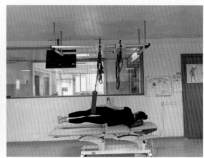
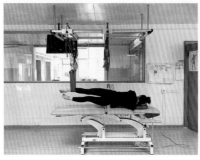
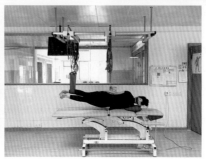

图 19-2-11　侧卧内收分级

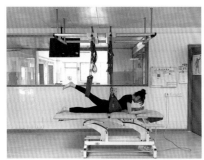
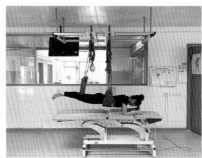
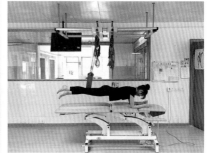
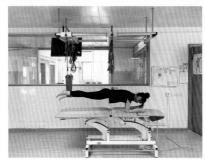
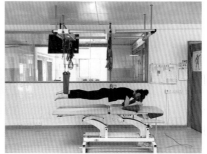

图 19-2-12　俯卧搭桥分级

表 19-2-1　腰背部和骨盆肌筋膜链的记录表

测试	左侧		右侧		备注	总分
仰卧搭桥	0 1 2 3	P D F	0 1 2 3	P D F		
侧卧外展	0 1 2 3	P D F	0 1 2 3	P D F		
侧卧内收	0 1 2 3	P D F	0 1 2 3	P D F		
俯卧搭桥	0 1 2 3	P D F	0 1 2 3	P D F		
分数	/15		/15		总分	/30

2. 神经肌肉控制测试（19-2-2，表 19-2-3）

表 19-2-2　腰部控制测试记录表

测试	整体稳定肌	姿势	疼痛	疲乏	维持时间测试	备注
仰卧搭桥	0　1	0　1	0　1			
侧卧外展	0　1	0　1	0　1			
侧卧内收	0　1	0　1	0　1			
俯卧搭桥	0　1	0　1	0　1			

表 19-2-3　仰卧位颈部稳定测试表

测试	ROM	动作质量	疼痛	备注	分数
前屈	0　1	0　1	0　1		/3
左侧侧屈	0　1	0　1	0　1		/3
右侧侧屈	0　1	0　1	0　1		/3
左侧旋转	0　1	0　1	0　1		/3
右侧旋转	0　1	0　1	0　1		/3
后伸	0　1	0　1	0　1		/3
总分	/6	/6	/6	总分	/18

（林科宇）

第三节　悬吊治疗技术的训练方法

一、骨骼肌肉系统功能障碍的解决方案

1. 悬吊治疗的训练程序

（1）静态训练 + 振动→直到累或者痛停止。

（2）动态训练 + 振动→重复 4~6 次。

（3）动态训练：3 次 / 周，3 个月，每 3~4 周复查 1 次并调整动作，减轻疼痛，提高生活质量，增加功能，先神经肌肉控制训练，再弱链训练。

2. 进阶原则

（1）可以增加负荷。

（2）没有激惹出疼痛。

（3）动作标准。

（4）患者不感到疲劳或者想停止。

3. 振动

（1）增加本体感觉：肌梭（关节感受器），

80~100Hz。

（2）肌肉激活：刺激运动单位，30~50Hz。

（3）减轻疼痛：闸门机制，50~150Hz。

4. 颈部问题的解决方案（图 19-3-1~图 19-3-4）

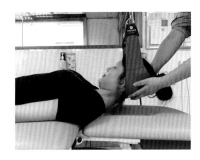

图 19-3-1　颈部前屈

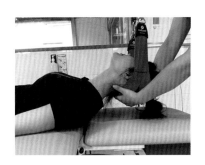

图 19-3-2　颈部后伸

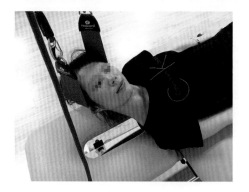

图 19-3-3　颈部侧屈

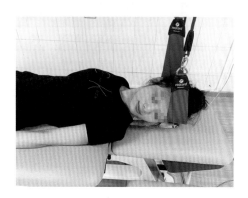

图 19-3-4　颈部旋转

5. 上肢问题的解决方案（图 19-3-5~图 19-3-8）

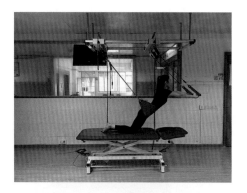

图 19-3-5　跪位肩关节前伸

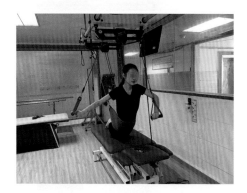

图 19-3-6　俯卧撑

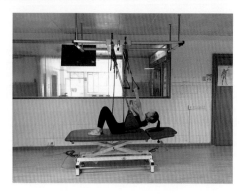

图 19-3-7　仰卧位肩后缩

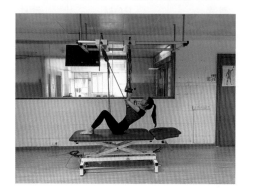

图 19-3-8　仰卧位拉起

6. 腰与下肢问题的解决方案

（1）仰卧搭桥的治疗方案选择（图 19-3-9~图 19-3-11）

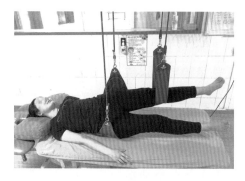

图 19-3-9　增加旋转

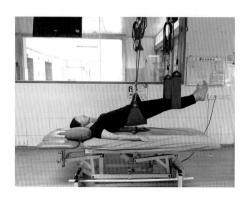

图 19-3-10　双侧支撑

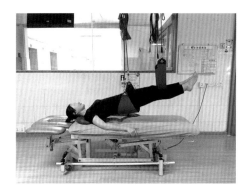

图 19-3-11 增加不稳定平面

（2）侧卧外展的治疗方案选择（图19-3-12，图19-3-13）

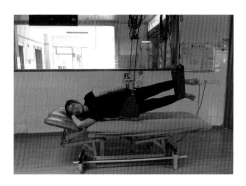

图 19-3-12 延长力臂

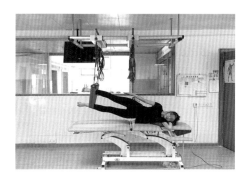

图 19-3-13 增加不稳定性

（3）侧卧内收的治疗方案选择（图19-3-14，图19-3-15）

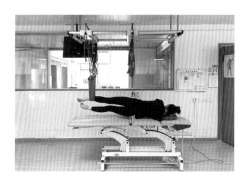

图 19-3-14 延长力臂

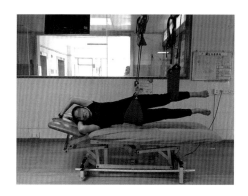

图 19-3-15 背阔肌参与

（4）俯卧搭桥的治疗方案选择（图19-3-16，图19-3-17）

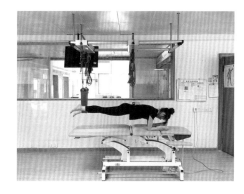

图 19-3-16 延长力臂

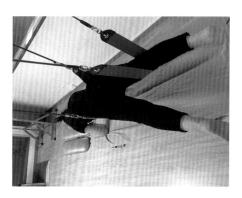

图 19-3-17 增加外展运动

二、神经系统功能障碍的解决方案

1. 脑血管意外后遗症的处理 悬吊运动作为近年来比较新的训练方案，可通过对患侧肢体的减重方案促进肢体的分离运动出现，同时对核心肌群的训练有很好的疗效。而核心稳定性对于平衡功能和步行能力的改善具有极大的促进作用。还有作为坐位平衡、坐站转移的辅助训练都在临床得到更广泛的应用，通过悬吊训练尽最大可能地提高患者的运动功能与日常生活能力，提高治疗效果，减轻患者痛苦，使患者回归家庭，回归性会。

（1）减重状态下的分离动作诱发训练：①侧卧位肩关节前屈（图19-3-18）；②侧卧位肩关节后伸（图19-3-19）；③侧卧位肩关节外展（图19-3-20）；④仰卧位肩关节外旋（图19-3-21）；⑤仰卧位屈肘中立位维持（图19-3-22）；⑥仰卧位屈肘（图19-3-23）；⑦侧卧位髋关节后伸（图19-3-24）；⑧侧卧位髋关节前屈（图19-3-25）；⑨侧卧位髋关节外展（图19-3-26）；⑩仰卧位屈膝中立位维持（图19-3-27）；⑪仰卧位膝关节伸展（图19-3-28）；⑫仰卧位屈膝（图19-3-29）。

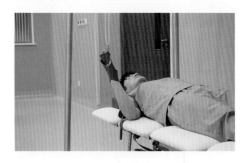

图19-3-21　仰卧位肩关节外旋

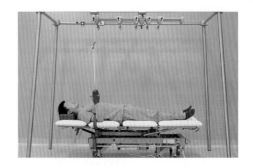

图19-3-22　仰卧位屈肘中立位维持

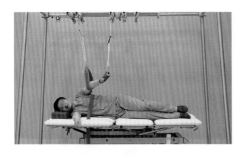

图19-3-18　侧卧位肩关节前屈

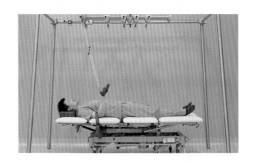

图19-3-23　仰卧位屈肘

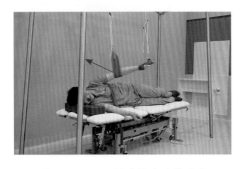

图19-3-19　侧卧位肩关节后伸

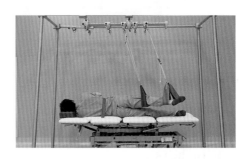

图19-3-24　侧卧位髋关节后伸

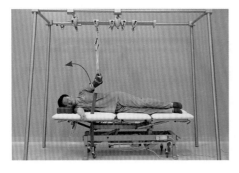

图19-3-20　侧卧位肩关节外展

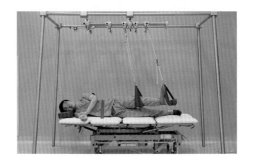

图19-3-25　侧卧位髋关节前屈

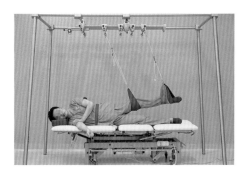

图 19-3-26　侧卧位髋关节外展

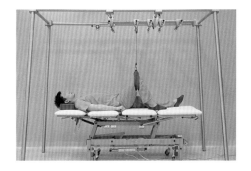

图 19-3-27　仰卧位屈膝中立位维持

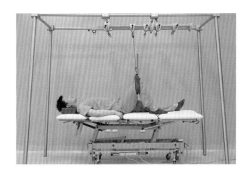

图 19-3-28　仰卧位膝关节伸展

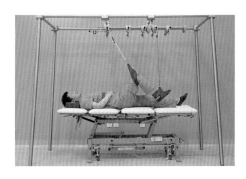

图 19-3-29　仰卧位屈膝

（2）腰背控制训练：详见前文仰卧搭桥。

（3）腹部控制及核心稳定训练：详见前文俯卧搭桥。

（4）坐位姿势辅助训练（图 19-3-30）

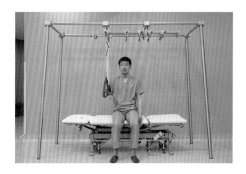

图 19-3-30　坐位姿势辅助训练

（5）坐位平衡辅助训练（图 19-3-31）

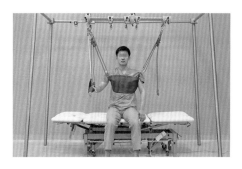

图 19-3-31　坐位平衡辅助训练

（6）坐站辅助训练（图 19-3-32）

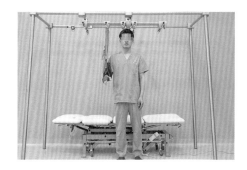

图 19-3-32　坐站辅助训练

（7）上肢肌力辅助训练：①仰卧位肩关节水平伸展（图 19-3-33）；②俯卧位肩关节水平内收（图 19-3-34）；③坐位肩关节旋前旋后（图 19-3-35）；④屈肘、伸肘训练详见前文。

（8）下肢辅助训练：①仰卧位髋外展（图 19-3-36）；②俯卧位伸膝（图 19-3-37）；③俯卧位屈膝（图 19-3-38）。

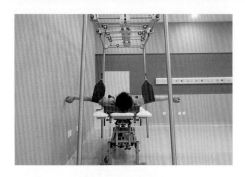

图 19-3-33　仰卧位肩关节水平伸展

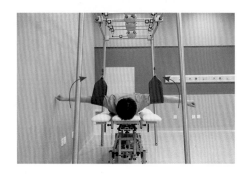

图 19-3-34　俯卧位肩关节水平内收

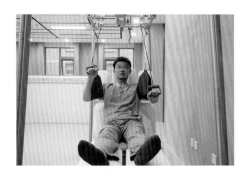

图 19-3-35　坐位肩关节旋前旋后

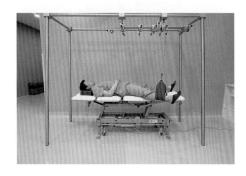

图 19-3-36　仰卧位髋外展

2. 儿童神经发育问题的处理　儿童的悬吊运动治疗是一种以主动性、娱乐性为特征的训练方法,此方法包括早期刺激和感觉统合训练,涵盖多感官刺激和运动功能训练,融合成熟、动态理论观念。该训练方法还可以对关节周围

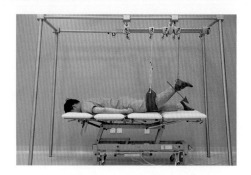

图 19-3-37　俯卧位伸膝

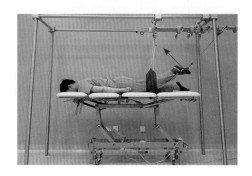

图 19-3-38　俯卧位屈膝

的局部稳定肌产生更好的刺激和激活作用。当身体在直立位时,重力和地面反作用力基本呈垂直样能通过各个关节;当身体以平行于地平面的水平位进行悬吊设备训练时,重力基本呈切线位通过各个关节,以提高身体在不稳定状态下的平衡、控制能力,加强力量在运动链上的传导。

(1)儿童悬吊治疗技术的优点:①依从性,表现在没有痛苦,孩子都很喜欢;②娱乐性,很多孩子在一起训练,能充分调动儿童主动参与的兴趣,达到在嬉戏中训练,在训练中嬉戏的目的;③互动性,治疗师除了积极对孩子进行一些训练外,家长也是参与者。

(2)儿童悬吊治疗技术的特点:可以解放治疗师的双手,治疗过程安全、放松,更容易控制身体节段的运动,可以改善肌肉的协调收缩能力,同时训练主动肌、协同肌和拮抗肌,纠正骨盆问题和躯干畸形,在不稳定的悬吊绳上或使用气垫进行闭链运动训练,可以刺激感觉运动器官,提高本体感觉和运动的协调能力,最大限度地刺激其各种感觉器官，调动及训练其深部感觉的综合协调能力，增强其神经、肌肉反馈和肌肉力量的目的。应用悬吊治疗技术，结合人体的运动状态，达到主动和被动完美地结合起来，成功地完成功能性训练。

（3）儿童悬吊治疗技术的目的：减小运动负荷、提供助力，提供不稳定及可控制的支撑，提高神经肌肉能力，不稳定支持需要患者在进行肌力训练的同时对身体的平衡和动作稳定性进行控制，可加速康复治疗过程的进展，提高康复治疗效果。在训练中，可以同时解决三大康复治疗要素：感觉运动控制、稳定性、肌力问题。

（4）儿童悬吊治疗技术的要素：放松、流畅性训练、稳定性训练、感觉运动功能、力量和耐力、团体训练。①放松是将身体某部位按预定姿势放置于悬吊装置上，轻轻地运动身体局部，在治疗前后使用，强调终止特定的肌肉活动。②流畅性训练是减少受悬吊装置的牵引，提高控制、活动关节至最大范围。③稳定性训练主要是训练稳定肌肉系统，易化主动肌和拮抗肌的协同收缩，训练近端稳定性。④感觉运动功能主要是适应身体重力的改变，增加不稳定的平面。

（5）儿童悬吊治疗技术的临床应用：发育迟缓早期干预、脑瘫、感觉统合失调、其他等。

发育迟缓早期干预主要是以玩耍为中心的刺激，支持孩子的个人活动，有助于动态稳定性和增强注意力跨度和感觉运动的整合。脑瘫患儿的训练主要是核心稳定性训练、关节活动度训练、肌力训练、平衡和协调训练、感知觉训练、抑制异常姿势。

脑瘫患儿的主要问题是稳定性差，表现为屈髋屈膝、屈髋膝过伸、挺腰突腹、鸭步体，动作幅度小、方向固定、运动速度慢，爬行困难，弓背坐，体位转换困难，轴回旋困难，基底宽。因此可进行不稳定训练和核心稳定训练。基于不稳定支持面的动态平衡训练是激活深层稳定肌的有效手段。浅层大肌群训练可完成特定的动作，传统方法包括仰卧起坐训练、搭桥训练、体轴回旋、俯卧位抬腿训练等，深层小肌群训练包括增强在运动中稳定关节、维持姿势和控制重心的能力，如平衡板上的膝立位、坐位、四点爬位、立位训练，巴氏球上的坐位、跪位平衡训练等。

感觉统合失调包括：前庭觉失调、本体觉失调、触觉失调、视听觉失调。通过悬吊系统装置可以进行早期刺激干预，包括摆动训练、辅助爬行、悬挂摇动。常用的感觉统合装置有海盗船、平衡凳、悬吊鞋、云梯、平衡双杆、多功能棒。依此来促进抓握、手眼协调能力，提高躯干、骨盆控制能力等。注意在训练过程中要保持良好的对位对线。

（林科宇）

第二十章

中国传统运动治疗

第一节 太极拳

一、基本原理

（一）简述

24 式简化太极拳是国家体委（现为国家体育总局）于 1956 年组织太极拳专家以流传面和适应面最为广泛的杨氏太极拳为基础，以简练明确、易学易练为原则，在内容上做了精简和提炼，保留太极拳传统风格，突出太极拳的群众性和实用性而创编的。

（二）循证实践

2017 年我国台湾的 Lin H.C. 与其同事在 *Evid Based Complement Alternat Med* 期刊上，报道了研究人员对 20 位哮喘儿童和 18 位无哮喘儿童进行 12 周的太极拳干预训练，干预训练结束后，对比其前后各项肺功能指标生活质量量表得分，发现太极拳锻炼提高了哮喘和非哮喘儿童的肺功能，降低了一氧化氮水平，并提高了哮喘患儿的生活质量。

2016 年我国的 Zhou J. 和其同事在 *Res Sports Med* 期刊上报道了 24 周太极拳运动对老年妇女膝盖和脚踝本体的影响。研究人员将 43 位年龄在 55~68 岁的老年女性随机分为 2 组，试验组 22 人进行为期 24 周的太极干预，对照组 21 人保持原有的生活方式。结果发现 24 周后，试验组人员的膝关节伸展、屈曲被动活动和踝关节背屈的被动活动的阈值明显小于对照组。这说明太极运动有利于老年女性下肢膝关节屈曲和伸展以及踝背屈的本体感觉。

2014 年，张兴彩报道 24 式太极拳及呼吸功能训练辅助西药对慢性阻塞性肺疾病稳定期患者的影响，其将 72 例 COPD 稳定期患者随机分为太极拳组、呼吸锻炼组、太极拳 + 呼吸锻炼组、西药对照组各 18 例。西药对照组患者根据病情对症治疗。太极拳组患者在对症治疗基础上加每日锻炼 2 次简化 24 式太极拳，每次练习 2 遍；呼吸锻炼组在对症治疗基础上加缩唇腹式呼吸，每天练习 3 次，每次 15min；太极拳 + 呼吸锻炼组在对症治疗基础上加太极拳运动联合缩唇腹式呼吸，方法同以上两组。所有患者均在治疗前和治疗后 1、3、6、12 个月时观察肺功能、6 分钟步行距离、慢阻肺评估测试及急性加重情况。结果发现太极拳与缩唇腹式呼吸均能改善 COPD 稳定期患者活动能力及生活质量，减少住院天数，太极拳配合缩唇腹式呼吸锻炼效果更明显。

2013 年，Li 与其研究小组在新英格兰医学杂志上发表了《帕金森患者的太极和姿势稳定性》一文。他们进行了一项随机对照试验，以确定太极拳是否可以改善特发性帕金森病患者的姿势控制。他们将 195 位帕金森患者随机分为太极组、抗阻训练组、拉伸组。经过 24 周，一周 2 次，每次 60min 的干预训练后，太极拳组在稳定极限测试中的成绩显著优于抗组训练和拉伸组。在次要指标（步态、肌力、帕金森功能评分量表、跌倒次数）的测量中发现，太极拳组显著优于拉伸组。太极拳与拉伸相比降低了跌倒的发生率，但与抗阻训练相比却没有差异。因此，研究小组得出结论，太极拳训练可以减轻轻度至中度帕金森病患者的平衡障碍，还可以改善帕金森病患者的功能水平和降低跌倒风险。

二、康复应用

在长期实践中，人们认识到太极拳既是一种增强体质的健身运动，又是一种防治疾病的有效手段。近年来，太极拳已被许多医院和康复中心采用，成为我国康复医学领域中具有民族特色的传统康复运动治疗手段之一。

（一）应用

1. 对中枢神经系统的作用　练习太极拳时要求意念思想集中，不存杂念，动中求静，用意不用力。在动作上要求一气呵成，上下相随，前后连贯，绵绵不断，一动百动，需要躯体感觉和运动控制之间的高度协调。无论是意念调整，还是运动控制过程，都对中枢神经系统功能起到良好的增强作用。

2. 对呼吸、循环系统的作用　太极拳要求呼吸深长、柔和自然，且要气沉丹田，是膈肌运动与腹肌运动相结合的有规律的呼吸运动。这样的呼吸运动可以增加呼吸肌的肌力，增强肺通气和换气功能，增加肺活量；还能促进血液循环，改善冠状动脉血供，增加心肌供养，从而增强心脏功能。

3. 对消化系统的作用　太极拳的腹式呼吸运动对消化道起着机械刺激作用，可以使胃肠蠕动增强；同时练习时精神放松，意念集中，可改善自主神经功能，增强消化系统的血液循环，促进消化系统的分泌、消化、排泄作用。故太极拳对由自主神经功能紊乱引起的慢性消化不良、胃下垂、肠易激惹综合征等功能障碍

均有较好疗效。

总之，简化太极拳动作缓慢轻柔，简便易学，坚持练习，能调和脏腑，调畅气机，调理阴阳，强壮身体，具有很好的康复医疗作用。主要适合于中老年人及慢性病患者练习，尤其适合于冠心病、高血压、高脂血症、脑卒中、神经衰弱、慢性阻塞性肺病病等病症的康复期。

（二）注意事项

（1）站立方位宜面南背北。

（2）动作应顺应太极，自然流畅，圆润和谐。

（3）套路架势平稳，速度均匀，外柔内刚，循序渐进，量力而行。

三、动作要领

太极拳动作轻盈、柔缓，练习时着重强调身体重心的动静结合、虚实转换，是一种全身统一的整体活动。太极拳作为中国医学史上一项重要的文化遗产，经过数百年的实践，已经证实了其具有治病健体的功效。现介绍24式太极拳的基本动作。

第一式：起势

第二式：左右野马分鬃

第三式：白鹤亮翅

第四式：左右搂膝拗步

第五式：手挥琵琶

第六式：左右倒卷肱

第七式：左揽雀尾

第八式：右揽雀尾

第九式：单鞭

第十式：云手

第十一式：单鞭

第十二式：高探马

第十三式：右蹬脚

第十四式：双峰贯耳

第十五式：转身左蹬脚

第十六式：左下势独立

第十七式：右下势独立

第十八式：左右穿梭

第十九式：海底针

第二十式：闪通臂

第二十一式：转身搬拦捶

第二十二式：如封似闭

二十四式太极拳

第二十三式：十字手

第二十四式：收势

（王雪强）

第二节　八段锦

一、基本原理

（一）简述

"八段锦"是一套动作简单、易学易练的传统运动功法。"八段"，是指其动作共有八式；"锦"，俗称织锦，有典雅华美之意，其动作古朴优雅，故而得名。

八段锦这一名称，最早见于宋人洪迈所编的《夷坚志》中。其在我国民间流传十分广泛，并在实践中不断被修改、创新，又演变出诸多种类，如岳飞八段锦、十二段锦、自摩八段锦等，各具特色。

"八段锦"功法具有柔和缓慢、行云流水，松紧相兼、动静相宜，形神合一、意气相合的习练特点，习练此功法能够柔筋健骨、养气壮力、行气活血，调和五脏六腑功能，男女老幼皆宜。现代研究也已证实，这套功法能改善神经体液调节功能，促进血液循环，对腹腔脏器有柔和的按摩作用，对神经系统、心血管系统、消化系统、呼吸系统及运动系统均有良好的调理作用，是一种具有良好康复作用的传统运动治疗。

本节介绍由国家体育总局健身气功管理中心收集、整编的"健身气功——八段锦"。

（二）循证实践

2016 年我国的 Liu X.Y. 和其同事在 *J Gerontol Nurs* 期刊上报道了八段锦对提高中国社区居住的老年人平衡能力的影响的研究。研究人员对试验组的 47 位老年人进行 12 周的八段锦训练，对照组的 48 位老年人进行 12 周的步行训练。干预后，测试老年人的各项平衡能力。结果发现八段锦组的行走计时测试和单腿站立测试在第 6 周有所增加并持续增加到第 12 周；并在 12 周时发现八段锦组在 Berg 平衡量表修订版跌倒功效量表得分有所增加。故认为八段锦可能是提高中国社区居住老年人平衡能力的有效手段。

2008 年我国的 Wang F. 和其同事在 *J Tradit Chin Med* 期刊上发表了八段锦对 2 型糖尿病患者生理与心理作用临床观察的随机对照试验。研究人员将 54 例 2 型糖尿病患者随机分为干预组和对照组。干预组进行 4 个月的八段锦干预。结果发现干预组糖化血红蛋白显著低于对照组，干预组的强迫症状、焦虑、抑郁、敌对状态评分显著小于对照组。

2014 年国内的俞婷婷研究小组检索了 2013 年 8 月以前各个数据库有关八段锦干预糖尿病的随机对照试验。结果最终纳入 10 个研究，共 825 例患者。Meta 分析结果显示：八段锦练习组在降低空腹血糖、餐后 2h 血糖、糖化血红蛋白、总胆固醇和甘油三酯以及提高高密度脂蛋白方面优于对照组，其差异均有统计学意义；但在对低密度脂蛋白影响方面，两者无明显差异。结论为八段锦运动锻炼可降低糖尿病患者的血糖值，且对血脂有改善作用。

二、康复应用

《黄帝内经·素问》有云："上工不治已病治未病"，随着国民对祖国传统医学的高度重视，八段锦已成为人们健身的传统运动与康复治疗的方法之一。

（一）应用

八段锦属中小强度的有氧训练，动作设计既可舒筋活络、强身健体，还与五脏六腑功能相对应，使全身脏腑经络气血通畅，阴阳平衡，并通过意念对大脑的调节，促进脏腑功能、肢体运动及生理心理的康复。

1. 中医调理　如肝郁气滞，表现为胸闷、急躁易怒、两胁胀痛、头晕耳鸣等，当疏肝理气，可选第一、二式经常练习；脾虚气滞，表现为脘腹胀痛、食少纳呆、恶心呕吐、消化不良等，应健脾理气，可用第二、三式；心肾不交，表现为眩晕耳鸣、失眠多梦、腰膝酸软、五心烦热等，当交通心肾，补肾清心，用第五、六式；清阳不升可用第四、七式；肝阳上亢可用第四、八式；心脑血管疾病者选练前四式为宜；呼吸系统疾病者多练第一、二、三、七式；消化系统疾病者多练第三、五式；颈腰椎疾病者多练第四、五、六式。无病之人作为防病保健可以全套锻炼。

2. 现代康复　习练八段锦有助于改善疲劳性亚健康人群和老年人的生理状况和精神状态，增强基本体质体能，提高生活质量；能够增强人体肢体及腰腹部的肌肉力量，尤其改善老年人的平衡控制能力，提高步态的稳定性；有效地改善机体的脂代谢、糖代谢，是高血压及糖尿病患者较为常用的辅助康复疗法；第三式调理脾胃需单举，可改善 COPD 患者的肺功能，减轻呼吸困难症状；双手托天、左右开弓、单举、攀足等动作能有效地牵拉相关肌肉、肌腱、筋膜，刺激相关运动神经，从而对粘连的软组织起到温和的牵拉作用，减轻疼痛，扩大关节活动范围，用于肩周炎、强直性脊柱炎、类风湿关节炎等疾病的康复治疗。

（二）注意事项

（1）习练时形体动作要柔和匀缓，圆活连贯，刚柔相济，松紧结合。

（2）运动量因人而异，应充分考虑运动强度、运动频率、运动时间及运动形式，制订合理的运动处方，以运动后不觉疲劳，微微出汗为宜。

（3）过饥、过饱不宜习练；血压过高者不宜习练；严重器质性疾病者不宜习练；妇女经期或孕妇不宜习练。

三、动作要领

（一）预备式

（二）第一式——两手托天理三焦

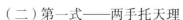

八段锦

（三）第二式——左右开弓似射雕

（四）第三式——调理脾胃需单举

（五）第四式——五劳七伤往后瞧

（六）第五式——摇头摆尾去心火

（七）第六式——两手攀足固肾腰

（八）第七式——攒拳怒目增气力

（九）第八式——背后七颠百病消

（十）收势

（谭丽双）

第三节　五禽戏

一、基本原理

（一）简述

五禽戏是通过模仿虎、鹿、熊、猿、鸟五种动物的动作，以肢体运动为主的一种气功功法，辅以呼吸吐纳与意念配合的导引类功法。最早出自东汉末年，名医华佗依据中医学阴阳、五行、脏象、经络等理论，在总结了前人以模仿鸟兽动作锻炼身体的基础上所编创，又称为"五禽操""五禽气功""百步汗戏"等。五禽戏符合中医基础理论、五禽的秉性特点，与中医的脏腑学说相关联，其中五禽对应五脏。

五禽是指虎、鹿、熊、猿、鸟，戏为嬉戏、表演之意。五禽戏不仅外形动作要仿效虎的威武、鹿的安逸、熊的稳健、猿的机敏、鸟的轻捷，而且要内蕴"五禽"神韵，做到形神合一。长期练习，能舒展筋骨、调畅气血、改善脏腑功能；灵活肢体关节，增强身体稳定控制，平衡协调能力，提高反应灵敏性。如虎戏有通气养肺的功能；鹿戏有活动腰胯，增进肾功能的作用；熊戏有健脾胃、助消化、泻心火的功能；猿戏具有利手足、养肝明目、舒筋的作用；鸟戏具有补益心肺、调畅气血、舒通经络的功能。

本节所介绍的是现代编练的一套以动功为主的五禽戏功法。

（二）循证实践

2015 年我国的 Wei 和其同事在 *Maturitas* 期刊上发表了关于五禽戏对原发性骨质疏松症的潜在影响的系统综述和 Meta 分析。研究人员检索了 7 个数据库中所有的在 2015 年 6 月之前发表的五禽戏对原发性骨质疏松症影响的研究。经过分析，发现五禽戏与抗骨质疏松药物比较，五禽戏能明显提高腰椎骨密度。五禽戏加抗骨质疏松药物对增大股骨骨密度的效果更好。此外，结果显示，使用五禽戏或五禽戏加抗骨质疏松药物时，改善疼痛评分显著。五禽戏加抗骨质疏松药物提高了骨钙素。总的来说，单纯的五禽戏疗法或者联合抗骨质疏松药可以改善疼痛症状，但是对骨密度的影响还需进一步研究。

2012 年北京体育大学田炳午博士指出 6 个月的五禽戏练习能够有效提高中老年女性膝骨性关节炎患者膝关节的本体感觉，提升动、静态平衡能力，降低其跌倒风险。上述效果可能和 6 个月练习五禽戏所导致的体重和体脂百分比降低，下肢力量和反应速度增加，患膝无痛关节活动度提高有关；临床治疗可以有效缓解膝骨性关节炎患者的疼痛、僵直和行为受限等症状，但临床治疗配合五禽戏练习似乎能够使上述效果变得更加明显和持久。

2013 年广州中医药大学卞伯高发表了《健身气功五禽戏对中老年人心血管功能的影响效果研究》。研究人员将 84 例中老年人随机分成试验组（进行五禽戏功法练习）和对照组（不进行五禽戏功法练习，保持平时生活习惯）各 42 例。结果发现试验组人员通过五禽戏练习，心脏泵力代偿性增高，心肌收缩力增强，搏血量增多；血管的弹性状况得到有效改善，血容量增加，血液的浓度和流动速度改善。五禽戏对于改善中老年人的心血管功能有着积极意义。

二、康复应用

五禽戏是一项防病治病、延年益寿的医疗体育活动，是传统康复疗法中重要的组成部分。

（一）应用

该功法通过模仿动物不同形态动作及气势，结合意念活动，与现代康复治疗技术相融合，有助于慢性疾病的康复，如中风后遗症、颈肩腰腿疼痛、慢性劳损、风湿、类风湿关节炎、骨质疏松症、骨质增生症、高血压、冠心病、神经衰弱、慢性胃炎、便秘、慢性肝炎、慢性支气管炎等。

五禽戏属中等强度的有氧训练，长期习练可提高老年人的身体功能状态，延缓衰老进程，增强神经反应能力；调整生理心理状态，改善抑郁和焦虑等情绪；防止肌肉萎缩；有效改善稳定期 COPD 患者的肺功能和呼吸困难症状，提高患者生存质量。如虎戏，通过脊柱的屈伸，提高背部肌肉的抗重力伸展能力，促进核心稳定控制，诱发骨盆分离运动；鹿抵功法的躯干旋转，可诱发脊柱的侧屈与旋转，降低肌张力；鹿奔功法在诱发前臂内旋的同时，促进前后重心转移，提高步行能力；熊戏可增强人体的本体感觉和平衡协调能力，改善骨质疏松，缓解颈肩腰背部疼痛，调理脾胃，增进食欲；猿戏能提高机体的敏捷度，按摩上焦内脏，提高心肺功能，通过左右重心转移及对角线运动，提高上下肢的协调配合能力；鸟戏能灵活四肢关节，提高肢体力量，通过重心转移、单腿负重、下肢后伸，可提高平衡协调能力；两臂的波浪式展翅，可诱发上肢各关节的分离运动，提高稳定控制能力。

（二）注意事项

1. 习练时要宁心安神，意念集中，呼吸调匀，采取腹式呼吸，并与练功动作相协调，自然有节奏地呼吸。

2. 手形、基本步形要尽量按要求做到位，以利气血流通。动作要刚柔相济、柔和连贯、舒展大方，速率要均匀。

3. 习练时每式可左右交换各做一次或数次，既可整套锻炼，又可单练一禽之戏，也可选练一两个动作。单练一两个动作时，应增加锻炼的次数。练习者需根据年龄、性别、身体状态量力而行，自行掌握练习强度，以体热微出汗为宜。在每式动作结束后，做一到两次调息动作，以调匀呼吸，为下一式做准备。

三、动作要领

（一）五禽戏基本手型（图20-3-1~图20-3-6）

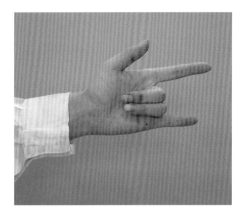

图 20-3-2 鹿角

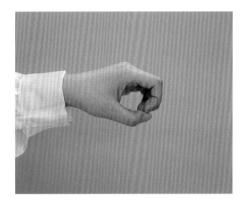

图 20-3-3 熊掌

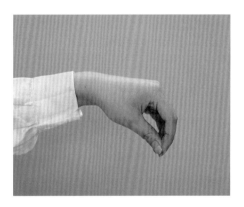

图 20-3-4 猿勾

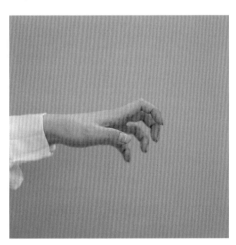

图 20-3-1 虎爪

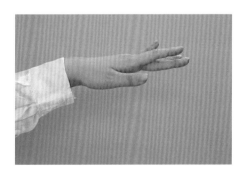

图 20-3-5 鸟翅

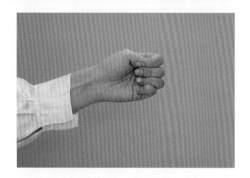

图 20-3-6 握固

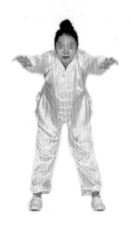

图 20-3-8 虎扑

（二）起势调息

两脚并拢，自然直立，两目平视前方，舌抵上腭，下颌微收，双臂自然下垂，双膝略屈，左脚横开一步，略比肩宽，松劲站立，呼吸调匀，意守丹田。掌心相对，屈肘内合，呈掌心向上后，上提至膻中，随上提吸气，掌心内翻向下，缓缓下按于关元，随下按呼气，再重复上提、下按一次。速度均匀，动作柔和连贯，然后两手垂于体侧。

（三）虎戏

1.虎举（图20-3-7）

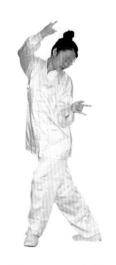

图 20-3-9 鹿抵

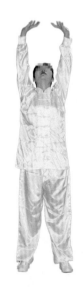

图 20-3-7 虎举

2.虎扑（图20-3-8）

（四）鹿戏

1.鹿抵（图20-3-9）

2.鹿奔（图20-3-10）

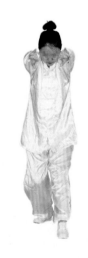

图 20-3-10 鹿奔

（五）熊戏

1.熊运（图20-3-11）

2.熊晃（图20-3-12）

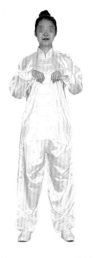

图 20-3-11　熊运

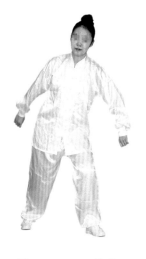

图 20-3-12　熊晃

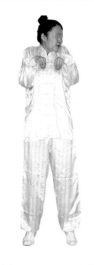

图 20-3-13　猿提

（六）猿戏

1. 猿提（图 20-3-13）

2. 猿摘（图 20-3-14）

（七）鸟戏

1. 鸟伸（图 20-3-15）

2. 鸟飞（图 20-3-16）

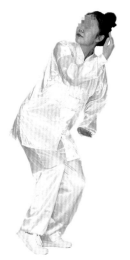

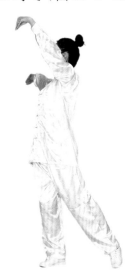

图 20-3-14　猿摘

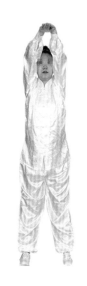

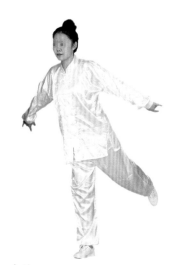

图 20-3-15　鸟伸

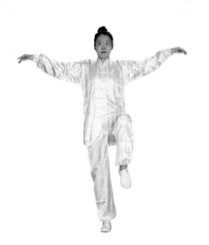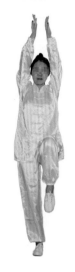

图 20-3-16 鸟飞

（八）收势

（谭丽双）

第四节 导引术

一、基本原理

（一）概述

导引术是古代的一种养生术。指呼吸吐纳，屈伸俯仰，活动关节，由意念引导动作，配合呼吸，由上而下或由下而上地运气。导引包括"导气"和"引体"两个方面，所谓"导气令和，引体令柔"。狭义的导引一般指"屈伸之法""俯仰之术"，即人的肢体运动；而广义的导引除肢体运动外，还包括呼吸运动（即吐纳法或行气），单纯的呼吸运动也可以称作行气导引。中国三大古典导引术系统包括：五禽戏、八段锦、易筋经。

本节所介绍的易筋经继承了传统易筋经十二式的精要，融科学性与普及性于一体，其格调古朴，蕴含新意。各动作是连贯的有机整体，动作注重伸筋拔骨，舒展连绵，刚柔相济；呼吸要求自然，动息相融，并以形导气，意随形走；易学易练，健身、康复效果明显。

（二）循证实践

2016 年国内张敏学者在《中国运动医学杂志》发表了学术论文——《健身气功易筋经促进慢性阻塞性肺疾病稳定期患者康复》。研究人员选取 COPD 稳定期患者 50 名，将其随机分为试验组与对照组，对照组仅采用常规治疗，试验组在常规治疗基础上采用健身气功易筋经训练，锻炼 6 个月。比较两组患者肺功能、活动能力、情绪调节能力、自我护理能力等指标，结果发现，锻炼 6 个月后，试验组患者肺功能、运动能力显著优于对照组。随着易筋经锻炼时间的延长，肺功能及运动能力改善越明显。锻炼 6 个月后，试验组患者情绪控制能力总得分、调节积极情绪的效能及调节生气／愤怒效能得分显著高于对照组；试验组患者自我护理技能得分、自我责任感、健康知识水平均显著高于对照组。从而得出结论，健身气功易筋经促进 COPD 稳定期患者肺功能康复，增强患者活动能力，提高患者情绪控制能力，利于增强患者的自我护理能力。

2014 年南京中医药大学叶倩将患有高脂血症的中老年患者 90 例，随机分为 3 组，分别为药物组、练功组和慢跑组，观察易筋经、阿托伐他汀、慢跑对高脂血症患者的血脂及血清载脂蛋白指标的变化情况，分析易筋经调脂治疗的有效性，探讨易筋经对预防血管粥样硬化及心脑血管疾病变的作用。结果发现，练功组对血脂指标中的甘油三酯、高密度脂蛋白胆固醇、低密度脂蛋白胆固醇改善效果显著，对载脂蛋白A1（ApoA1）、载脂蛋白B（ApoB）、APOA1/APOB有改善意义（$P<0.05$），对总胆固醇虽然无统计学意义，但有下降趋势；长期有规律地进行易筋经锻炼可以降低高脂血症患者血脂，预防血管动脉粥样硬化，降低冠心病等心脑血管疾病的发生率；且易筋经具有良好的强身健体的作用，值得广泛推广以改善目前人们亚健康的状态。

2011年龚利和其同事发表了文章《推拿功法易筋经对老年骨骼肌减少症患者等速肌力的影响》。研究小组将60例老年骨骼肌减少症患者随机分为治疗组与对照组。治疗组坚持易筋经锻炼，共8周；对照组不予任何特殊处理。测定两组膝关节角速度为60°/s、120°/s、180°/s时屈伸肌群的峰力矩（PT）、总功（TW）、平均功率（AP）和屈膝肌与伸膝肌比值（H/Q）的变化。结果发现，在不同角速度时，治疗组治疗后屈伸肌群的PT、TW、AP或H/Q均有不同程度的改善，且治疗组的改善优于对照组。由此研究团队得出结论，推拿功法易筋经能提高老年骨骼肌减少症患者膝关节伸肌群肌力与稳定性。

二、康复应用

易筋经是人们防治疾病，延年益寿的常用传统运动康复保健功法。

（一）应用

（1）易筋经是保健强身的基础功法，身体通过充分伸展转动能够"伸筋拔骨"，激发周身气机，有利于气血通畅，气机升降，有利于疾病与功能康复。

（2）通过脊柱的旋转俯仰，督脉和膀胱经背俞穴得以刺激，阳气振奋，脏腑功能协调，抗病能力增强；通过手足的屈伸开合，能够改善关节活动功能，增强肌肉力量，舒利关节，强筋健骨。一些特定动作如"鸣天鼓""拔耳"有醒脑聪耳的功效。

（二）注意事项

（1）易筋经动作难度较高，某些姿势不必强求做到位，视个人情况而定，做到循序渐进，量力而行。

（2）功法每天练习1~2次，初练者首先要将姿势练熟，然后再进行呼吸、意念和姿势的配合锻炼，最终达到三调合一。

（3）心脑血管疾病患者应有选择地练习，对于体位变化幅度较大的架势，应慎练或忌练。

三、动作要领

（一）预备式
（二）韦驮献杵
（三）摘星换斗势
（四）倒拽九牛尾势
（五）出爪亮翅势
（六）九鬼拔马刀势
（七）三盘落地势
（八）青龙探爪势
（九）卧虎扑食势
（十）打躬势
（十一）掉尾势
（十二）收势

（王雪强）

第五节 放松功

一、基本原理

（一）概述

放松功是静功的一种，是通过大脑思维意识的放松，把身体调整到自然、轻松、舒适，解除身心紧张状态，以消除身体和大脑疲劳，恢复体力和精力；同时能使意念逐渐集中，排除杂念，安定心神，疏通经络，协调脏腑，有助于增强体质，防治疾病。

放松功是近代人在继承古人静坐意守的基础上发展起来的一种功法，侧重精神内守，意导气行，与慢细匀长的呼吸配合。古代虽无其名，但有类似的修炼内容，如《苏沈良方》中的"静守""静坐"，近代丁福保介绍的"松弛法"，美国的"渐进性放松疗法"、日本的"松弛反应"、苏联的"自我暗示、放松训练法"都与放松功相似。

本功法具有安全有效，不受环境条件地点的限制，易学、易练、易见效益等特点，站、坐、卧、行均可。既适合健康人练习，是练功入静的基础，又适合患者练习，有助于康复。能促进气血运行和提高新陈代谢，是高血压、冠心病等心脑血管疾病的首选功法之一。

（二）循证实践

2016年学者尹海燕发表了文章《八段锦联合放松功对糖尿病并发情绪障碍患者血糖、情绪障碍的影响》。其研究小组将88例糖尿病并发情绪障碍患者随机分为对照组和观察组，每组44例。两组患者均给予糖尿病饮食、药物、运动以及心理治疗，对照组给予常规对症治疗，观察组在对照组治疗的基础上增加八段锦联合放松功治疗。结果发现，观察组治疗后糖化血红蛋白、空腹血糖水平均显著下降，且优于对照组；观察组治疗后焦虑自评量表评分、抑郁自评量表评分优于对照组。由此研究小组得出结论，八段锦联合放松功可发挥调节整体功能，通畅气机，疏通经络的效果，有利于糖尿病并发情绪障碍患者血糖指标控制和不良情绪改善。

2013年华中科技大学同济医学院曾尔亢和同事在《中国社会医学杂志》上发表了放松功对老年高血压保健效果的研究。研究人员对自愿受试的老年高血压患者进行放松功锻炼，通过对照研究，观测其高血压的治疗效果。结果发现，放松功治疗组患者血压下降水平明显优于对照组，症状改善效果尤佳。非药物治疗的5例高血压典型病例也取得较好的疗效。从而得出结论，放松功作为老年高血压患者的辅

助疗法，具有积极的保健效果。

二、康复应用

（一）应用

放松功是学习气功入门的基础功法之一，也是入静、入定等高级功夫的基础，适用范围较广。放松功适用于脑力劳动者练习，可以快速消除大脑疲劳；体力劳动者练习，可以快速消除肌体疲劳。高校的大学生练习放松功既可减轻疲劳，又可增强记忆和缓解考试前的紧张情绪。对难以入睡、失眠患者，放松功可以帮助入睡。对"亚健康"人群，放松功有特殊的调节、恢复和治疗作用。临床实践证明，放松功对一些疾病有较好的治疗作用。该功法用于治疗高血压、冠心病、青光眼、神经衰弱、胃肠病、哮喘等病，均取得较好疗效；对于由各种原因引起的疼痛也能起到较好的镇痛作用。

（二）注意事项

（1）练功时意念要轻，不要用意执着、死守。

（2）排除杂念，全身放松，不用不适之体位。

（3）呼吸要自然，切忌刻意追求深长之呼吸。

（4）练完功后安静片刻再收功。

三、动作要领

（一）意松法

（二）松通养心法

（三）三线放松法

（四）分段放松法

（五）局部放松法

（六）整体放松法

（七）倒行放松法

（八）震颤放松法

（九）拍打放松法

（王雪强）

第三篇

运动治疗的临床应用

第二十一章

颈椎病

颈椎病是一个涉及临床多学科、多方面问题的复杂病种，本病首先属于以关节退行性变为主的疾患，但又与多种因素有密切关系。颈椎间盘的退变本身就可以出现许多症状和体征。在临床工作中可发现个体差异很大，影像学所显示的征象与患者症状并不完全匹配。如有的患者在早期即出现症状，也有的可没有任何症状；有些人颈椎骨性退变严重，但仍无明显症状。我国颈椎病患病率为 3.8%~17.6%，男性患者多于女性。随着现代生活方式改变及手机、平板电脑等电子化产品的广泛使用，越来越多的年轻患者有明显的颈椎病症状，同时，随着我国人口老龄化进程的加快，颈椎病的患病率不断上升。高发的颈椎病给人们带来了躯体、心理和经济等方面的多重负担。

第一节 临床表现与治疗机制

一、临床表现

目前国内外对颈椎病的临床分型及相应的诊断标准意见尚未统一，争议亦较多。按照颈椎病的病理解剖、病理生理、受累组织和结构与临床表现等方面的不同，颈椎病类型可分为颈型颈椎病、神经根型颈椎病、脊髓型颈椎病、椎动脉型颈椎病、交感神经型颈椎病等及同时存在前述两种以上类型的混合型颈椎病。

1. **颈型颈椎病** 又称软组织型颈椎病，与长期低头和颈部不良姿势有关。多在夜间或晨起时发病，有自我缓和和反复发作的倾向。

（1）临床表现：反复落枕、颈项不适、僵硬、疼痛、活动受限。主要体征有颈项僵直，颈肌紧张，椎棘突间有压痛，颈两侧、冈上窝、肩胛区可有压痛，头颈部活动时疼痛和颈活动范围缩小。

（2）诊断要点：具有典型的落枕史及上述颈项部症状体征；影像学检查可正常或仅有生理曲度改变，少有骨赘形成及椎间隙狭窄。

2. **神经根型颈椎病** 多因颈部软组织劳损、外伤、骨赘形成、韧带劳损等，造成颈椎椎间孔缩小，压迫神经所致。

（1）临床表现：枕、颈、肩、臂疼痛和酸胀，手臂有触电样、针刺样麻木，可同时伴有活动受限、肌肉萎缩等。主要体征有颈椎棘突、横突、冈上窝、肩胛内上角和肩胛下角压痛点，手肌肉萎缩，上肢皮肤感觉障碍等。

（2）诊断要点：具有根性分布的麻木、疼痛症状及上述症状体征；压顶试验阳性，臂丛牵拉试验阳性；影像学所见与临床表现基本相符合。

3. **脊髓型颈椎病** 占颈椎病发病的 10%~15%。这一类型临床症状重，致残率高，应引起重视。

（1）临床表现：依脊髓受压的部位和程度而不同。主要表现为运动障碍、感觉障碍、自主神经及括约肌功能障碍等。症状多从下肢开始，逐渐发展到上肢。常见下肢无力、酸胀，小腿发紧，抬腿困难，步态笨拙、不稳，下肢、上肢发麻。严重者大小便失控，可致四肢瘫痪。可见肌腱反射亢进，腹壁反射、提睾反射、肛门反射减弱或消失，Hoffmann 征、Rossollimo 征、Babinskin 征等病理反射阳性，踝阵挛阳性，低头、仰头试验阳性，屈颈试验阳性。

（2）诊断要点：有颈脊髓损害的临床表现；影像学显示有颈椎退行性改变、椎间盘突出、颈椎椎管狭窄等引起颈脊髓压迫征象；排除脊髓肿瘤、脊髓侧索硬化症、末梢神经炎、脊髓损伤等其他疾患。

4. 椎动脉型颈椎病 多因血管病变、骨质增生、椎体移位或软组织病变引起。

（1）临床表现：头痛、眩晕（可伴有恶心、呕吐）、耳鸣、耳聋、突然摔倒等椎基底动脉供血不足的症状，其特点是症状的出现与消失和头部位置改变有关。

（2）诊断要点：有颈性眩晕症状；转颈试验阳性，低头、仰头试验阳性；影像学显示节段性不稳定或钩椎关节增生等征象；椎动脉造影示椎动脉异常损害；排除其他原因导致的眩晕。

5. 交感型颈椎病 椎间盘退变和节段性不稳定等因素对颈椎周围的交感神经末梢造成刺激，产生交感神经功能紊乱。

（1）临床表现：头晕、眼花、耳鸣、恶心、呕吐、胸闷、心率过速或过缓、心前区疼痛、手肿、手麻、怕凉等症状。同时伴有血压高低不稳，低头和仰头试验可诱发或加重症状。

（2）诊断要点：出现交感神经功能紊乱的临床表现；影像学显示颈椎失稳、退行性变等。

二、检查评定

1. 主观检查

（1）病史：了解患者职业、生活习惯、既往病史等。重点问询患者工作时是否长期低头或长时间保持某一姿势；居家时是否经常卧床看书、睡高枕或低枕等不良习惯。

（2）症状：了解颈部症状的性质、范围、症状加重与减轻因素、规律，关注患者 24h 的症状表现与变化过程。了解是否有颈、肩、臂、背疼痛，一侧或双侧手麻，头痛、头晕、心慌、胸闷、多汗、上下肢无力，行走不便，大小便异常等。疼痛、麻木和运动功能障碍是颈椎病最常见的临床表现。确定症状是表浅还是深层，是钝痛、锐痛、灼烧样、放射性还是电击样；确定疼痛的部位及它们之间的关联性；症状的持续时间，是间歇性还是持续性，间歇性的频率、继续时间，是否有夜间疼痛并影响睡眠；引起加重或减轻症状的日常生活活动；引发症状的诱因等。

2. 客观检查

（1）视诊：进行姿势评估，检查脊柱，注意健侧、患侧对比及整体情况。注意肢体的轴线、生理弯曲，两侧是否对称，运动时躯干和四肢的姿势，尽量再现诱发症状的动作。观察患者的皮肤颜色与连续性、体型、肌肉有无萎缩或肥大。

（2）触诊：用手在患者颈部皮肤、肌肉、颈椎棘突、横突、上下关节突进行触、摸、按、压。注意皮肤的温度，肌肉的硬度、弹性，有无纤维条索状，有无水肿，两边是否对称等。触摸棘突上下的对称性、横突左右的对称性，有无侧移或旋转。除询问患者有无压痛外，感受其椎体的僵硬程度。压痛点通常与局部疼痛的发生有关，也是治疗必须重点针对的部位，应重点检查。

（3）运动功能评定：包括关节活动范围、肌张力、肌力检查等。关节活动度检查包括主动和被动运动，检查时应两侧对比。一般先检查主动运动，后检查被动运动。检查被动运动时，若无阳性反应，可给予加强试验，如在终末端保持 5~10s 等。如在进行颈部前屈、后伸、侧屈和旋转等单向活动时未引出患者主诉的症状，再进行双向和三向联合活动检查。除此之外，还应注意对与颈椎相邻关节的筛查。肌张力增高常见于脊髓型颈椎病；肌张力减低常见于神经根型颈椎病，易出现握力下降。肌力可帮助判断下运动神经元或肌肉损害的程度、范围及分布情况，对疾病的治疗和预后有一定的临床意义。

（4）感觉功能评定：包括触觉、痛觉、温觉、位置觉、震动觉等。注意评定感觉障碍的性质、程度及范围。

（5）反射检查：一般包括肱二头肌反射、肱三头肌反射、肱桡肌反射等生理反射检查和 Hoffmann 征、Rossolimo 征、Babinski 征等病理反射检查。

（6）特殊检查：①椎间孔挤压试验和椎间孔分离试验，用于判断是否为神经根型颈椎病。椎间孔挤压试验阳性，因椎间孔狭小而出现肢体放射疼痛或麻木等感觉；椎间孔分离试验阳性，因逐渐扩大椎间孔而出现上肢麻木、疼痛等症状减轻或颈部出现轻松感。②臂丛牵拉试验，用于判断是否为神经根型颈椎病。如患者出现麻木或放射痛，则为阳性。③椎动脉扭曲试验，主要用于判定椎动脉状态。如出现眩晕、呕吐等椎基底动脉供血不足的症状，即为阳性。进行该试验时检查者应密切观察以防发生意外。④前屈旋颈试验，如果颈椎出现疼痛即属阳性，提示颈椎小关节有退变。⑤颈椎轴向叩击试验，若有颈痛或向肩臂的放射性麻痛，或原有症状加剧，即为阳性。

三、治疗机制

在临床上颈椎病的治疗手段多种多样，本章节主要介绍牵引治疗、手法治疗、肌力训练及牵伸训练等常用手段。

（一）牵引治疗

1. 增大椎间隙 颈椎牵引通过牵引带沿身体纵轴方向对颈椎施加拉力，以对抗体重而加大椎间隙，使椎间盘产生负压，减小椎间盘内压力，有利于膨出的椎间盘回缩以及外突的椎间盘回纳，减小椎间盘组织向周缘的外突压力。

2. 扩大椎间孔、减轻神经根压迫症状 颈椎牵引可扩大椎间孔，消除水肿，减轻压迫症状，使血液循环流畅，有利于损伤的软组织修复，可改善临床症状。

3. 纠正椎间小关节的紊乱、恢复脊柱的正常排序 牵引治疗可在缓解肌肉痉挛的基础上，解除嵌顿的小关节囊，调整椎后小关节的微细异常改变，复位关节突关节的错位及恢复正常的生理弧度。

4. 牵伸挛缩组织、改善脊柱的正常生理功能 牵引可以牵张周围的肌群，解除颈部肌肉痉挛，使肌肉放松，减少颈椎的应力；松解软组织粘连，牵伸挛缩的关节囊和韧带。从而缓解症状，改善或恢复脊柱的正常生理功能。

（二）手法治疗

手法治疗是颈椎病治疗的重要手段之一，是以颈椎各关节的解剖及生物力学的原理为治疗基础，针对其病理改变，对脊椎及脊椎小关节采用推动、牵拉、旋转等手法进行被动活动治疗，以调整脊椎的解剖及生物力学关系，同时对脊椎相关肌肉、软组织进行松解、理顺，达到改善关节功能、缓解痉挛、减轻疼痛的目的。常用的方法有中式手法及西式手法。中式手法指中国传统的按摩推拿手法，一般包括骨关节复位手法及软组织按摩手法。西式手法在我国常用的有麦肯基方法、关节松动手法、脊椎矫正术等。

（三）肌力训练

通过肌力训练，可增强颈肩背肌的肌力，使

颈椎稳定，改善椎间各关节功能，增大颈椎活动范围，减轻神经刺激，减轻肌肉痉挛，促进局部血液循环，消除疼痛等不适。同时通过肌力训练可调整脊椎的解剖及生物力学关系，矫正颈椎排列异常或畸形，纠正不良姿势。长期训练可促进机体的适应代偿过程，从而达到巩固疗效，减少复发的目的。核心肌力的训练可激活脊柱深层稳定肌，重建正确的肌肉运动控制模式，以增强脊柱稳定性及解决颈肌不耐受疲劳的问题。

（四）牵伸练习

通过牵伸练习，可重新获得关节周围软组织的伸展性，降低肌张力，改善或恢复关节活动范围，阻断恶性循环、缓解疼痛，提高肌肉的兴奋性，预防软组织损伤。

（胡　翔）

第二节　运动治疗内容

一、牵引治疗

颈椎牵引治疗时必须掌握牵引力的方向（角度）、重量和牵引时间三大要素，才能取得牵引的最佳治疗效果。牵引过程中要注意观察和询问患者，如有不适或症状加重，应立即停止牵引，查找原因并调整、更改治疗方案。

禁忌证：牵引后有明显不适或症状加重，经调整牵引参数后仍无改善者；脊髓受压明显、节段不稳严重者；椎骨关节退行性变严重、椎管明显狭窄、韧带及关节囊钙化骨化严重者。

（一）颈椎牵引的角度

病变在颈段上部采用小角度前屈或中立位牵引；中部采用 10°~20°，下颈段采用 15°~30°。中立位（垂直位）颈椎牵引：中立位（前屈 0°）牵引可使颈部肌肉较好的放松，使颈椎生理弧度逐渐消失、变直，使扭曲的椎动脉舒展、伸直、血液通畅，脑组织血液供应得到改善。常用于椎动脉型和脊髓型颈椎病。

后伸位颈椎牵引：后伸位（5°~10°）牵引可以防止寰椎向前滑动，提高寰枢关节的稳定性。主要应用于寰枢关节半脱位和颈椎生理屈度变直或反弓状态的颈椎病。颈椎关节不稳、椎－基动脉供血不足、脊髓型颈椎病患者要慎用牵引。

（二）颈椎牵引的重量

首次牵引从 3~6kg 开始，每 2 天增加 1kg，至症状改善后，并以此重量维持或逐渐减少重量，直到症状缓解消失。最大牵引重量视患者体质及对牵引的反应而定，一般牵引最大重量不得超过 20kg。治疗时应密切观察患者病情变化，随时调整重量。

（三）颈椎牵引的时间

牵引时间为 10~30min。每次牵引的最初阶段（10min 内）应力随时间增加，可使椎间隙产生有效分离；15min 时（应力增加速度）达到最大值，之后逐渐减慢；30min 达到饱和（即再延长牵引时间，椎间隙的分离距离也不再增加）。最佳的牵引时间是 15~20min。牵引的时间还应根据牵引的重量来调整。牵引时间长，可选择相对较轻的重量；牵引时间短，则可选择相对较重的重量。门诊患者一般牵引可每天 1 次，住院患者可每天 2 次。2 周为 1 个疗程。如采用间歇牵引，牵引时间和间歇时间比例按 3∶1 或 4∶1 的原则设定，一般是牵引 30s、间歇 10s。

徒手卧位牵引方法：患者取仰卧于治疗床，治疗师将上方手掌置于患者前额，下方手托住患者枕后部。持续牵引时由治疗师双臂采用等长收缩的方式施加牵引力量。以患者感觉舒适为原则。间歇牵引时治疗师可使用平稳、渐增的牵引力持续 30s，休息 10s，如此反复 3~5 次。

二、关节松动术

关节松动术包括：Maitland 关节松动术、Mulligan 关节松动术和 Kaltenborn 关节松动术等。此处介绍 Maitland 关节松动术。

Maitland 关节松动术颈椎部分的手法操作包括分离牵引、垂直按压棘突、垂直按压横突、侧屈摆动、旋转摆动、后伸摆动。根据手法操作时活动（松动）关节所产生的范围的大小，将关节松动术分为Ⅰ~Ⅳ级。Ⅰ、Ⅱ级手法适用于治疗因疼痛而引起的关节活动受限；Ⅲ级手法适用于治疗关节疼痛并伴有关节僵硬；Ⅳ级手法适用于治疗关节因周围组织粘连、挛缩而引起的关节活动受限。手法分级范围随着关节可动范围的大小而变化，当关节活动范围减少时，分级范围相应减小，当治疗后关节活动范围改善时，分级范围也相应增大。

存在颈椎关节僵硬导致不适的患者，可优先考虑关节松动手法。一般根据患者的反应，选择振动法或持续牵张法。针对疼痛，主要采取振动法手法；针对关节间隙运动消失或活动受限导致的不适，主要采取持续牵张手法。

【适应证】

适用于由于力学因素引起的关节功能障碍，包括关节疼痛、肌肉紧张；可逆性关节活动降低；进行性关节活动受限；功能性关节制动。

【禁忌证】

关节活动已经过度、外伤或疾病引起的关节肿胀（渗出增加）、关节的炎症、恶性疾病以及未愈合的骨折。

三、麦肯基疗法

如果疼痛仅是因为某一姿势停留过久、长时间受到牵拉而造成脊柱软组织力学变形，适当活动后症状即消失，则常将此类情形称为姿势综合征；还有一些疼痛在脊柱运动终点时出现，是由于脊柱受累节段及其邻近软组织结构挛缩，进而产生局部力学变形，则常被称为功能不良综合征。对于姿势综合征和功能不良综合征导致的颈椎病，使用麦肯基疗法效果较好。

患者体位：卧位或坐位。

1. 颈回缩　头于中立位，双眼平视前方，既不低头，也不仰头，使头部水平向后移，尽量达到活动范围的极限，稍做停顿后放松，回到中立位。

2. 颈回缩及后伸　在颈回缩到极限后继续做颈后伸动作，在颈后伸的极限处稍做停顿后颈前屈，回到后缩的位置，最后再放松回到中立位。如果情况允许，可在颈后伸到极限处做 4~5 次小幅度的颈部旋转动作，然后再回到中立位。

3. 颈回缩及侧屈（旋转）　在颈回缩到极限后做颈侧屈（旋转）动作，在关节活动的末端停顿 1s 达到活动范围的极限，停顿 1s 后放松，回到中立位。为加强效果，可在旋转至最大活动范围时，将无痛侧的手从头后置于痛侧耳部，另一手置于下颌部，将头推向更大幅度的范围后维持 1s，再回至原位。

四、牵伸技术

在进行牵伸前必须对患者进行系统的检查和评估，了解其关节活动受限的部位、性质、原因以及功能情况等。根据评估结果和牵伸目标组织。

（一）牵伸方向

牵伸的方向应与肌肉紧张或挛缩的方向相反。

（二）牵伸强度

牵伸力量必须拉紧软组织的结构，以患者能够耐受为原则。如果第 2 天被牵伸部位出现有肿胀和明显疼痛，说明牵伸力量太大，应降低牵伸强度或休息 1d。

（三）牵伸时间

被动牵伸持续时间为每次 10~15s，也可达 30~60s，间隔休息 30s 左右，然后重复 10~20 次。住院患者 1~2/d，门诊患者 1/d。

（四）牵伸疗程

10 次为 1 个疗程，只要牵伸后关节功能限制有反弹，必须重复再进行牵伸。

（五）注意事项

牵伸前必须先进行康复评估；牵伸前应做好相关肌肉的热身运动；避免过度牵伸；避免牵伸水肿组织；避免过度牵伸肌力较弱的肌肉；避免牵伸中挤压关节；患者必须积极配合治疗。

（六）肌肉牵伸方法

1. 上斜方肌

（1）动作姿势：将右手坐于臀部下面或自然下垂，左手绕过头顶搭在右耳上，将头部拉向左侧后，将右肩下沉，拉伸的感觉会更明显。保持 30~60s，然后换另一侧。

（2）注意：将头部侧屈后进行肩部下沉动作，重点在肩部下沉。斜方肌牵伸发力点在肩部。

（3）变化：上斜方肌牵伸也可以选择仰卧位进行。

2. 后斜角肌

（1）动作姿势：将右手坐于臀部下面，头部向左侧旋转，然后低下头（下巴贴向左肩），将左手扶在后脑勺，将头部往下拉，同时右肩下沉。保持 30~60s 后换另一侧。

（2）注意：将头部往下拉时用力不能太大，以免拉伤肌肉。前斜角肌、中斜角肌同样需要进行牵伸。斜角肌牵伸发力点在头部。

（3）变化：前斜角肌牵伸头部向右侧旋转并后仰；中斜角肌同上斜方肌牵伸姿势。

五、肌力训练

颈部肌力训练包括等张肌力训练、等长肌力训练和等速肌力训练。等速肌力训练可控性强、安全性好，但仪器设备昂贵而较少使用；其他 2 种形式的肌力训练因仪器简单，便于操作而被广泛使用。无论采用哪种训练方法，均应包含颈部各个方向的生理运动（前屈、后伸、侧屈及旋转）。

（一）颈部等长肌力训练

患者在中立位上做无痛的头部屈曲、后伸、左右侧屈、左右旋转的等长抗阻收缩。阻力以患者自觉可以承受的力量为限，力量由小渐大。患者在疼痛减轻、颈部活动范围增大、适应等长抗阻肌力练习后，要求患者在无痛的最大活动范围及最大活动范围内等分选取 2~3 个点处做等长抗阻肌力练习。各方向动作保持 10s，全套练习动作为 1 组，10 组为 1 次治疗，每日进行 1~3 次练习，2 周为一疗程。可以是用治疗师的手或患者的手作为阻力方式，也可用不同阻力的弹力带，阻力应根据患者的实际情况酌情增加。

（二）等张肌力训练

等张肌力训练较为常用的方法是指导患者做 "米" 字操，即要求患者自主地进行头部屈曲、后伸、左右侧屈、左右旋转的等张肌力训练。也可根据患者的实际情况酌情给予阻力，可以用治疗师的手或患者的手作为阻力方式，也可用不同阻力的弹力带。每个动作重复 5~15 次，全套练习动作为 1 组，3~5 组为 1 次治疗，每日进行 1~3 次练习，2 周为一疗程。在治疗中如侧重肌力的增加则应给予较大阻力，减少每个动作的重复次数；侧重耐力则应减少阻力，增多每个动作的重复次数。

（三）核心肌力训练

核心肌力训练是在不稳定的支持面（悬吊带）上，在无痛的前提下进行训练，旨在激活脊柱深层稳定肌，重建正确的肌肉运动控制模式，以增强脊柱稳定性。目前采用较多的为悬吊训练疗法。在悬吊训练疗法中，仰卧位颈椎中立体位动作，偏重于后部深层稳定肌；仰卧位颈部后仰动作则侧重作用于枕后及颈部后伸肌群。这两个动作相结合可以解决颈椎稳定性差及颈肌不耐疲劳的问题。

六、教育患者及家庭自我锻炼

(一)劳逸结合，纠正姿势

颈椎病患者多数有一同性特征，即长时间使颈部处于某一固定位置。人体颈椎长期处于屈颈和低头状态，在颈部前倾的姿势下，会加重颈部肌群的负担，持续负荷使胸锁乳突肌、斜角肌等肌肉产生持续性的向心收缩，而颈后的伸展肌群以离心性收缩工作方式对抗颈屈运动，长期的对抗牵拉致使颈椎动静力平衡破坏及力学性能降低，最大主动收缩力量下降和肌耐力下降。因此，在完成治疗的同时还应嘱咐患者要注意适当的休息，以利于治疗效果的巩固。让患者在学习、工作30min后抬头远视，进行适度的肩颈部运动，放松肩颈部肌肉，调节关节生理状态，维持脊柱的生理曲度。在使用电脑时，最好让视线与电脑屏幕保持水平，调整电脑和键盘的高度，在使用电脑时使肩关节、肘关节处于相对放松的体位。

在工作和日常生活中适时地改变体位、放松和牵拉肌肉，是保护颈椎的良药，与此同时，正确的姿势与肌力训练能够帮助患者有效地减少疾病的复发率。

(二)合理用枕，保证曲度

选择一个适合自己的枕头是保护颈椎的有效手段。在选择枕头是应注意三方面的内容：①合适的高度。枕头不宜过高，也不宜过低。高度因人而异，一定要适合颈部的生理需求。在侧卧和仰卧时能使颈椎处于中立位。②合适的强度。合适的枕头应有一定的强度和弹性，应用后可形成类似马鞍的形状，将颈部包裹其中。③舒适的感觉。合适的枕头在使用后应感觉到症状减轻或颈部肌力的放松，如在睡眠中或睡醒后感到颈部不适、落枕、头痛等症状，应及时调整枕头的高度和硬度。

(三)积极锻炼，关注健康

肩颈部软组织慢性劳损是颈椎病发病的主要因素，保护肩颈部肌肉对预防颈椎病有重要意义。如工作中过高的工作桌面会造成颈部屈肌肌群紧张和缩短；生活中喜欢平躺在沙发扶手或床栏上看手机、看电视的人易出现屈颈屈背；喜欢侧卧的人，易形成侧弯。因此，在保持某一姿势30min左右就应该调整姿势、牵伸相关肌肉以及做肩颈部各个方向的活动，消除肌肉、韧带疲劳，防止劳损出现。具体锻炼方法见本章节的肌肉牵伸与肌力训练。

（胡　翔）

第三节　临床病例与思考

【病例1】

王某，男，43岁，银行职员，主诉"颈肩疼痛及活动受限半月余，伴右侧肢体麻木，加重1d"。颈肩部间歇性胀痛，右上肢及手指有麻木，颈部活动时胀痛及手指麻木加重。久坐后加重，卧床休息可缓解。患者于半月前无明显诱因出现右手指麻木，以右手指指尖麻木为主，为间歇性麻木，晨起时颈部僵硬，多半右手指屈伸不利，活动后屈伸不利及麻木均可好转，制动后及局部升温后疼痛可缓解，无颈项部疼痛，无头晕头痛，无心慌胸闷，无恶心呕吐，无恶寒发热，无视物不清及旋转，无黑蒙，无耳鸣，无肢体抽搐。曾自行使用局部外用膏药及按摩，上述症状改善不明显。今晨起时自觉右手指麻木程度及颈肩疼痛均加剧，右手持物稍乏力，影响刷牙、洗脸梳头等日常活动，自行口服芬必得止痛，效果欠佳。为求诊治，遂前往门诊，门诊以"颈椎病"收入我科。自起病以来，患者精神欠佳，食欲一般，睡眠欠佳，大小便正常，体重及体力无明显变化。平时健康状况一般。否认高血压、心脏病、糖尿病病史；否认手术、外伤史；否认肝炎、结核等传染病病史，否认药物及食物过敏史。

物理治疗主观检查：①银行职员，由于工作性质，每日面对电脑的时间超过 6h，近期由于年底清算，每日加班，工作强度突然增大，每天使用电脑超过 8h。平时喜欢看书、听音乐，不喜欢运动。②晨起颈部感觉僵硬，但做一些颈部活动后可缓解，睡觉前症状加重，有时会影响睡眠。③睡觉时喜欢侧卧，习惯用高枕头。静坐时颈部疼痛 2/10（VAS），上班在使用电脑 30min 后疼痛加重 7/10（VAS），无法转头、无法继续工作，自己用手捏按肩颈部肌肉 10min 后，可部分缓解，近中午下班时上肢及手指麻木症状加重，中午午休后症状有所缓解。④身体状况良好，服用过止痛药物。⑤无眩晕、无头痛、无步行困难、无体重下降。

物理治疗客观检查：①影像学检查，X线片显示 $C_5 \sim C_7$ 椎体后缘骨质增生，关节间隙变窄，颈椎生理曲度变直。②视诊见肩颈部双侧肌肉无萎缩，右侧肩部肌肉稍肥大，有圆肩，双侧肩颈部及上肢无明显肿胀。③触诊，双侧肩颈部无水肿、无皮温升高，$C_3 \sim C_7$ 棘突有压痛，右侧 $C_3 \sim C_5$ 横突有压痛。右侧肩颈部肌肉触诊发现肌肉僵硬及有条索状。④关节活动范围，颈部前屈、右侧屈、右侧旋转活动受限，活动时疼痛加剧 6/10（VAS）。⑤神经系统检查，感觉检查正常、反射检查正常、肌张力检查正常、肌力检查正常。⑥特殊检查，压颈试验阳性、臂丛牵拉试验阳性、颈椎牵引试验阳性、椎动脉扭曲试验阴性。

思考：患者目前存在的主要问题并进行分析。为患者制订康复治疗计划。

临床推理：根据病例信息，可将患者存在的问题清单、对应的证据及可能的病理生理机制总结如下：

1. 疼痛问题　该患者静坐时颈部疼痛 2/10（VAS），在使用电脑 30min 后疼痛加重 7/10（VAS）。$C_3 \sim C_7$ 棘突有压痛，右侧 $C_3 \sim C_5$ 横突有压痛。右侧肩颈部肌肉触诊发现肌肉僵硬及有条索状。睡觉前症状加重，有时会影响睡眠。

患者同时有上肢及颈肩部疼痛，需治疗师进一步确定不同疼痛与颈椎之间的相关性。若相关，治疗师应首先将重点放在颈部治疗上；若无关，需将颈部和肩部分开治疗，及时寻找疼痛的根源。在评定对患者疼痛治疗的效果时，应同时关注服用止痛药物的影响。患者同时伴有夜间疼痛，应考虑有炎症和肿瘤问题。患者右侧肩颈部肌肉触诊发现肌肉僵硬及有条索状，说明肌肉已经出现问题，在处理疼痛的同时还应关注肌肉及其他软组织的问题。

2. 关节活动受限问题　患者有晨僵，颈部前屈、右侧屈、右侧旋转活动受限，活动时疼痛加剧 6/10（VAS）。

患者有习惯性晨僵，表明颈椎椎体间附属运动减少，可首先考虑使用关节松动术治疗。根据患者活动时疼痛加剧伴活动受限，恢复原活动度后疼痛减轻的时间选择治疗方法，如疼痛立即解除，多为软组织问题，可考虑采用手法或物理因子治疗以放松相应的软组织；如疼痛许久才减轻，多为软组织伴随椎体关节问题，需在进行手法复位的同时放松相应的软组织。改善症状后应结合颈肩部肌力训练。除此之外还应重点询问患者枕头的使用情况，及时调整枕头高度。

3. 神经症状问题　患者主诉肩颈部间歇性疼痛，右上肢及手指麻木，颈部活动时疼痛及手指麻木加重。特殊检查：压颈试验阳性、臂丛牵拉试验阳性、颈椎牵引试验阳性。

患者 X 线片显示 $C_5 \sim C_7$ 椎体后缘骨质增生，右侧关节间隙变窄，颈椎生理曲度变直。结合主诉和体格检查，还需排除颈椎病以外病变，如胸廓出口综合征、腕管综合征等问题。

4. 姿势问题　该患者静坐时颈部疼痛 2/10

（VAS），在使用电脑30min后疼痛加重7/10（VAS）。晨起颈部感觉僵硬，喜欢侧卧，习惯用高枕头，有圆肩。

不良姿势是造成肩颈部软组织慢性劳损的主要因素，纠正不良姿势对预防颈椎病有重要意义。患者有晨僵、圆肩，习惯用高枕，需我们进一步去追踪其生活中的用枕情况，并及时调整枕头的高度。

治疗计划：在治疗过程中，治疗师需要根据病情的转变及时调整治疗方案，为降低疾病的复发率，对患者进行姿势教育与指导患者进行合理的肌力训练是治疗师工作的重点。

1. 疼痛及活动受限处理　针对肩颈部疼痛可选用关节松动等手法治疗和中频电等物理因子治疗。活动受限可选择关节松动手法治疗。

2. 肌肉等紧张的软组织处理　牵拉紧张的目标肌群，对紧张的肌肉进行肌力训练，尤其是深层核心肌力训练。针对紧张及疼痛的部位选用超声波治疗等物理因子治疗，同时配合合理的运动治疗。

3. 神经症状处理　根据神经根压迫的症状可选择手法牵引或者器械牵引。

4. 姿势教育　帮助患者调整工作环境，调整坐姿；根据患者习惯调整枕头高度及睡姿。

【病例2】

李某，女，21岁，某高校大学生，主诉"昨天晨起时突觉头颈部疼痛剧烈，头颈部活动受限"。无头晕头痛，无心慌胸闷，无恶心呕吐，无恶寒发热，无视物不清及旋转，无黑蒙，无耳鸣，无肢体抽搐。今晨起时突觉头颈部疼痛剧烈，头颈部活动受限。疼痛影响刷牙、洗脸、梳头等日常活动，一直不能缓解。遂前往康复科门诊，门诊以"颈椎病"收入。自起病以来，患者精神一般，食欲一般，睡眠可，大小便正常，体重及体力无明显变化。平时健康状况良好。1年来发作过2~3次，但症状较轻，均自愈，未经临床处理。否认高血压、心脏病、糖尿病病史；否认手术、外伤史；否认肝炎、结核等传染病病史，否认药物及食物过敏史。

物理治疗主观检查：①高校大学生，前天晚上打羽毛球后未能及时保暖，晚上感觉颈部有所不适，但并未在意，睡觉前用手机看了3h电视剧。晨起时突觉头颈部疼痛剧烈，头颈部活动受限。②平时看书、用手机看电视剧大约20min后会出现不适，自行活动和休息后可缓解。平时喜欢看韩剧、听音乐，喜欢运动。睡觉时喜欢侧卧，习惯用高枕头。③静坐时颈部疼痛8/10（VAS），因疼痛无法转头、无法继续学习。④身体状况良好，未服用过止痛药物。⑤无眩晕、无头痛、无步行困难、无体重下降。

物理治疗客观检查：①影像学检查，X线片显示颈椎生理曲度变直。②视诊见肩颈部双侧肌肉无萎缩，双侧肩颈部及上肢无明显肿胀，头转向左侧，要求患者转头时其以躯干代偿。③触诊，双侧肩颈部无水肿、无皮温升高，C_2~C_3横突有压痛。右侧肩颈部肌肉触诊发现肌肉僵硬及有条索状。④关节活动范围，颈部不能前屈、后伸、侧屈、旋转。⑤神经系统检查，感觉检查正常、反射检查正常、肌张力检查正常、肌力检查正常。⑥特殊检查无法进行。

思考：患者目前存在的主要问题并进行分析。为患者制订康复治疗计划。

临床推理：根据病例信息，可将患者存在的问题清单，对应的证据及可能的病理生理机制总结如下：

1. 疼痛问题　该患者静坐时颈部疼痛8/10（VAS），C_2~C_3横突有压痛，右侧肩颈部肌肉僵硬及有条索状。

患者有颈肩部的疼痛，治疗师需进一步确定不同疼痛与颈椎之间的相关性。患者右侧肩颈部肌肉触诊发现肌肉僵硬及有条索状，同时除了疼痛和关节活动范围受限外无其他症状，可初步判断是肌肉及相关软组织的问题，在处理疼痛、放松肌肉后应进一步明确具体是哪些软组织和肌肉（如斜方肌、肩胛提肌肌肉、斜角肌等）出现问题，并结合实际情况采取措施。

2. 关节活动受限问题　颈部前屈、后伸、侧屈、旋转均受限，头转向左侧，要求患者转头时其以躯干代偿。

患者关节活动受限主要是由于肌肉痉挛、疼痛引起。因此治疗师应先处理该患者的疼痛，在疼痛得到缓解后再进行更多的相关检查。

3. 其他问题　平时看书、用手机看电视剧大约20min后就会出现不适，自行活动和休息后可缓解。用手机看了3h电视剧。睡觉时喜欢侧卧，习惯用高枕头。

患者头颈部姿势只能维持20min，说明患者肌耐力较差；喜欢用高枕、会长时间让颈部维持在一个体位，说明存在不良姿势。

治疗计划：在治疗过程中，治疗师需要根据病情的转变及时调整治疗方案，为降低疾病的复发率，对患者进行姿势教育与指导患者进行合理的肌力训练是治疗师工作的重点。

1. 疼痛及活动受限处理　针对肩颈部疼痛，且激惹性高，可进行中频电等物理因子治疗，减轻疼痛，并配合肌肉主动运动使肌肉放松。这类患者的疼痛和关节活动受限往往是伴行的，处理疼痛的同时关节受限的问题也可以得到很好的改善。如疼痛处理完后还有活动受限，此时治疗师可选择关节松动手法治疗。

2. 肌肉的处理　针对紧张及疼痛部位选用超声波治疗等物理因子治疗，同时配合合理的运动治疗。牵拉紧张的目标肌群，对紧张的肌肉进行肌力训练，尤其是深层核心肌力训练，增加其耐力。在治疗的最后可以给患者使用肌内效贴布，放松相应肌肉促进本体感觉，巩固治疗效果。同时告之患者在进行大强度运动后，如环境温度较低，一定注意对肌肉的保暖工作，防止肌肉温度快速下降而造成肌肉痉挛。

3. 其他　帮助患者掌握正确的坐姿、睡姿；根据患者习惯调整枕头高度及睡姿。

（胡　翔）

第二十二章

腰 痛

腰痛是指后背的腰、骶部疼痛或不适感，可伴或不伴有下肢放射痛，是骨科、运动医学和康复医学中常见的疾患。以腰痛为主诉来骨科门诊就诊的患者占骨科日常门诊量的 1/3 左右。流行病学表明：腰痛的发病率高达 84%，其中慢性腰痛为 23%，致残率达 11%~12%。国际上通常将腰痛分为 2 类：①特异性腰痛，是指某一特定病因引起的腰痛，如腰部椎间盘突出、骨折和肿瘤等；②非特异性腰痛，是指组织病理学结构没有确切改变，且客观检查也未找到确切其病因的腰痛，它占所有腰痛的 85%。该病的主要特点为发病时间早、发病率高、容易复发，而且伴随年龄增长，腰痛发生率有增加的趋势，它严重影响了患者的生活和工作能力，是一个严重的社会和经济问题。

在腰痛的治疗中，运动治疗一直扮演着非常重要的角色，在权威的腰痛治疗指南中强调慢性腰痛治疗手段首选运动治疗。运动治疗的主要目的是增强脊柱附近的肌群，提高脊柱的柔韧性，从而改善脊柱的稳定性，达到减轻腰痛的症状。

第一节　临床表现与治疗机制

一、临床表现

【退行性变】

人体在成年后脊柱逐渐发生退变，骨性方面，椎体上、下缘骨质增生，椎体后缘、关节突增生膨大，黄韧带和后纵韧带增厚、纤维组织发生钙化，纤维环开始退化变性，轻微外力或过度劳累即可诱使纤维环破裂，髓核脱出导致椎间盘脱出，从而造成对神经根和硬膜囊的压迫。临床上较为常见的由于退变引起腰痛的疾病有椎间盘突出和腰椎管狭窄等。

【损伤性腰痛】

从事重体力劳动的人群，由于腰椎的负担较重，活动范围大，在负重情况下，腰部需要依靠周围肌肉等软组织来维持平衡和活动的协调，但是如果超过其承受能力，或未能适应外力传导，则可引起急性损伤和慢性劳损，从而引起无菌性炎症诱发下腰部疼痛。因各种损伤引起的腰痛在临床上十分多见，如各种外伤所致脊椎骨折、椎骨附件骨折、外伤性椎间盘突出、急性腰肌扭伤、慢性腰肌劳损、第三腰椎横突综合征等。

【炎症与肿瘤性疾病】

结核菌、化脓菌破坏脊柱椎体和椎间盘时可形成结核性脊柱炎、化脓性脊椎炎或椎间盘炎等而引起腰痛，临床上较为少见且较为复杂，多由于全身症状而掩盖真实病情。由于肿瘤的转移特性，肺癌、胃癌、乳腺癌、前列腺癌等恶性肿瘤可发生脊柱转移，多发性骨髓瘤病型之一常呈播种状向腰椎转移。腰髓肿瘤、腰椎神经瘤、血管瘤、骨巨细胞瘤等肿瘤也常表现为剧烈腰痛。

【其他疾患】

引起腰痛的疾病除上述几种之外，还有腰骶部的先天性畸形如隐形脊柱裂、椎弓峡部不连、脊柱侧凸等。早期多无症状，中老年后可引起腰痛。另外除腰部构造本身的疾病外，还有肝脏、胆囊、胰腺等腹腔脏器疾病引起的疼痛和牵涉痛；还有子宫、卵巢、膀胱等后腹膜的内脏器官引致的牵涉痛。还有一些疾病如骨质疏松症、强直性脊柱炎等也可引起腰痛。随着医学模式的转变及康复医学的发展，心理因素越来越受到人们的重视。研究表明，心理因素与腰痛的发生、发展及预后有较高的相关性，如伴癔症或抑郁症的精神性疼痛等。

二、治疗机制

【非手术治疗】

（一）预防措施

针对不同原因引起的腰痛应采取一些预防措施。治疗师和医生可通过各种宣传手段告知腰痛患者相关知识并且提醒患者在工作过程中应注意保持正确的姿势，特别是提醒重体力劳动者减少劳损性腰痛的发生，并且告知患者锻炼身体也可防止骨质疏松症的发生，从而减轻腰痛的程度。

（二）药物治疗

腰痛严重影响生活与工作时，可以通过服用或局部应用一些药物来缓解和治疗疼痛。可口服非甾体抗炎药，如阿司匹林、布洛芬等，它们能抑制前列腺素的合成从而缓解疼痛，但这类药物对胃肠道的刺激较大。目前有新型的选择性 COX-2 拟制剂，如罗非昔布、塞来昔布等，它们可特异地抑制 COX-2 从而减少胃肠道反应的发生，临床应用效果较好。另外对骨质疏松引起的腰痛，还可以应用一些补钙药物或雌激素等药物来治疗。

（三）神经阻滞疗法

神经阻滞疗法是指在末梢的脑、脊神经（或神经节）、交感神经节等神经内或神经附近注入药物或以物理方法阻断神经传导功能的一种治疗方法。常用利多卡因、曲安奈得、激素等药物进行局部注射，但注射药物可以引起一些副反应的发生，如感染、粘连、神经根损伤等，故操作时应注意。另外近年来冷冻、射频热凝神经阻滞用于慢性疼痛的治疗亦取得了良好效果，如射频热凝颈腰脊神经后支可治疗腰背痛。射频热凝小关节神经切断术用于颈、腰痛治疗亦取得较好效果。

（四）物理治疗因子

物理治疗因子是利用各种物理因子对人体的刺激作用，引起机体各种反应以提高免疫力，影响病理过程而起到治疗作用。在腰痛的治疗过程中，物理治疗因子有其重要的临床价值。其治疗作用主要包括改善微循环、增强免疫功能、抗炎作用、阻断神经冲动的传导等从而缓解疼痛。物理治疗因子主要应用于急慢性软组织损伤、退行性改变等所致的腰痛。临床上较为常用的方法有电疗、磁疗、热疗、光疗、微波治疗等。另外近年来国内外许多学者开始将体外冲击波和激光等应用于骨科慢性疼痛的治疗领域并获得了成功。这些方法的原理都是通过促进血管扩张、改善血供等来达到缓解或减轻疼痛的目的。

（五）运动治疗

运动治疗越来越多地被人们所认可，腰痛患者可以通过一系列的运动治疗缓解症状。常见的疗法有：牵伸训练、关节松动术、麦肯基疗法、核心稳定训练、肌肉能量技术、神经松动术。

【手术治疗】

腰痛的原因有很多，治疗方法多种多样，手术是治疗手段之一。手术治疗主要适用于由于外伤所致的椎体骨折、椎体滑脱；椎间盘突出、椎管狭窄；腰椎的化脓性炎症或结核；肿瘤或先天性的发育异常；脊柱畸形以及重度软组织疼痛等。对上述这些情况，非手术治疗通常只能暂时缓解或减轻症状，要达到根治只有手术治疗。但手术治疗有诸如脊柱稳定性下降、感染、神经脊髓损伤等意外情况发生的可能，因此选择手术治疗时应慎重，多在严格的非手术治疗一段时间以后仍无明显效果或有明确的手术指征时选择手术治疗。

三、康复评估

【主观检查】

主观检查主要是患者提供的资料，包括患者主诉、一般情况（例如年龄、职业等）、疾病发生发展情况、当前症状、个人病史、家族病史等。主观资料主要通过临床问诊获得。临床问诊实质是资料的搜集、思考、质疑并整合患者提供的相关信息以得出康复评估和治疗方案的临床推理过程。临床推理不仅仅是康复治疗学科需要理解的概念，更是康复医师和治疗师需要学习的临床技能。康复医务人员在评估时，需明确以下问题：患者的年龄、性别、从事的职业、如何损伤的、什么部位出现症状、症状程度及持续时间、哪些姿势或动作会加重或减轻症状、是否影响生活自理能力、是否影响睡眠等。比如从年龄上，椎间盘病变：15~40岁；强直性脊柱炎：18~45岁；骨性关节炎和脊柱关节强直：45岁以上；脊柱恶性肿瘤：50岁以上。从性别上：女性的腰痛发病率高，但男性的强直性脊柱炎更常见。

【客观检查】

（一）视诊

视诊主要从以下几个方面进行：体形、步态（如间歇性跛行）、表情与姿态、脊柱的形态。脊柱的形态，正面观：头应正直，鼻应该与胸骨柄、胸骨、剑突、脐在一条直线上。双侧的髂前上棘应平行，髌骨应指向前方，双下肢应直，不能膝外翻或膝内翻，腓骨小头应平行，内踝和外踝都应平行，双足内侧的纵向足弓应明显，双侧角度应相同。侧面观：耳廓、肩峰、髂嵴的最高点是否在一条直线上。骨盆中立位时，髂前上棘应低于髂后上棘。后面观：双肩高度是否一样，脊柱与双侧肩胛骨的角度（比如翼状肩），髂后上棘应平行。侧移可能是由机械的功能障碍引起或肌肉痉挛引起，可在卧位或悬吊时消失，真正的侧弯往往有代偿弯。

（二）物理检查

1. 主动运动 在进行主动运动时需要注意：①能引起疼痛的动作最后进行；②被动施加外力必须注意在患者无痛的情况下，在达到主动运动最大活动度时施加；③每个体位在最大动度时停留10~20s；④检查侧屈时不能前屈或后伸，侧伸时腰部是一个平滑曲线，没有成角，如果出现成角，可能是这一平面活动度增加，或这一平面活动度减低；⑤L_4~L_5和L_5~S_1节段是腰椎活动度最大的节段。腰椎间盘退变时腰椎节段活动改变，退变三阶段分别是功能障碍、不稳、稳定。前两个阶段的前屈、旋转、侧屈动度加大，后一阶段动度减少。正常前屈时T_{12}~S_1的距离会增加7~8cm。旋转检查最好是做坐位前屈动作时对L_5~S_1诊断。

2. 复合运动 如果侧屈和旋转受限，或后伸受限，说明可能存在关节囊病变，单节段的关节病变很难检查出来,因为腰背部的损伤很少由单一的运动引起,例如:屈伸侧屈或是旋转,经常由复合动作引起,所以检查时一定要求患者进行复合动作。可以进行以下复合动作,前屈时侧屈,后伸时侧屈,前屈和旋转,后伸和旋转。例如,小关节突综合征患者做后伸和旋转复合动作时,会引起症状加重,其他症状也提示小关节突病变,包括神经根性症状或者神经根症状改变,髋关节或臀部疼痛或膝关节以上的腿部疼痛。

3. 等长抗阻训练　在腰椎中立位进行腰椎肌肉的等长抗阻力量测试。患者取坐位,保持肌肉正常对抗而产生动作,因为躯干部的肌肉力量,所以检查时必须嘱咐患者,要尽可能对抗治疗师的力量,尽量使动作位移最小。检查时腰椎必须保持中立位,可引发疼痛的微动作必须最后进行。腰部肌肉可以承担30%腰椎的负荷,而在胸椎区域的肌肉可以承担的负荷高达85%,所以这部分的肌肉收缩,可引起胸腔及腹腔压力增高。

4. 双腿降低实验　这个实验只有在动态腹肌耐力测试或腹部等长收缩测试中获得正常成绩的患者才能进行。这项测试是一项腹部的离心运动测试,可给脊柱施加很多的负荷,但是,之前必须确定,患者可以在测试时保持骨盆中立位。这项测试和仰卧起坐的运动强度差不多,患者仰卧位,屈髋90°,伸直膝关节,患者通过骨盆的前后倾斜,棘突紧贴床面而保持骨盆在中立位,两腿伸直离心式降低,髂前上棘开始向前旋转时,停止实验,测量床面与大腿的角度。

正常（5分）：在骨盆倾斜前双腿能够离开检查床达到0°~15°。

好（4分）：在骨盆倾斜前双腿能够离开检查床达到16°~45°。

良（3分）：在骨盆倾斜前双腿能够离开检查床达到46°~75°。

差（2分）：在骨盆倾斜前双腿能够离开检查床达到76°~90°。

极差（1分）：不能保持骨盆在中立位。

（王雪强）

第二节　腰痛的运动治疗

一、运动训练治疗

【牵伸训练】

牵伸训练总的来说,是指移动身体某一部分至某一位置,从而扩大关节活动范围的任何活动。牵伸可分为主动牵伸和被动牵伸,自己将身体部位保持在某一位置进行的牵伸称为主动牵伸。由他人将身体部位固定在某一位置并持续一段时间进行的牵伸称为被动牵伸。牵伸主要分为四大类型:静态牵伸,本体感受性神经肌肉促进技术,摆动牵伸,动态牵伸,其中最普遍的是静态牵伸。进行静态牵伸时慢慢地将身体部位移动至某一位置,并保持一定时间,从而牵涉某一肌肉或某一肌群,由于开始时静态牵伸时肌肉处于放松状态,牵伸速度较慢,因此静态牵伸不会激活牵张反射。牵张反射进行时,全身的肌肉会收缩而不会伸展,这违背了牵伸训练的初衷,PNF牵伸是指通过改变肢体关节活动范围,从而使收缩的肌肉得到牵伸的一种技术,关节活动幅度最大变化是肌肉在做这种牵伸前就会处于放松状态,肌肉收缩与肌肉牵伸相结合,可以使紧张的肌肉放松,减少肌肉的内在压力,增强柔韧性。摆动牵伸是指利用肌肉收缩,迫使肌肉不停地摆动伸展,虽说每一次摆动都可以牵伸肌肉,但是摆动也会激活牵张反射,由于牵张反射在牵伸完成后会刺激肌肉群的收缩，因此通常不鼓励使用摆动牵伸。动态牵伸是指进行某项具体的体育运动时所进行的牵伸，动态牵伸与摆动牵伸类似，两者都是利用肢体的快速运动，以达到牵伸的效果，但不同的是，动态牵伸不使用晃动或摆动，另外动态牵伸是利用具体参与某项运动的肌肉来实现的，更确切地说动态牵伸类似于体育运动的准备活动，也就是说体育运动所需的低强度准备活动，即为动态牵伸。

许多背肌僵硬的人会发现，牵伸有助于减轻背肌僵硬引起的疼痛，背肌或是躯干的伸肌不是引起背痛的唯一躯干肌肉，人们经常会发现向后靠或是过度的伸展躯干可以减轻疼痛，而这种动作牵伸的是腹肌，这说明躯干的屈肌也很重要。另外许多体育活动像高尔夫、网球和投掷运动都需要扭转躯干，包括躯干的伸肌、屈肌和侧屈肌，整个上下部的躯干肌肉都会参与到这个活动中。

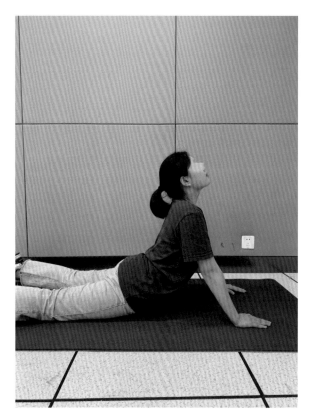

图 22-2-1 下躯干屈肌牵伸

（一）下躯干屈肌牵伸（图 22-2-1）

动作要领：俯卧在地上，双手掌朝下，手指指向髋部的前方，慢慢下腰收臀，继续将腰部、头部和胸部逐渐抬离地面。

牵伸较多的肌肉：腹直肌、腹内外斜肌、腹横肌。

牵伸较少的肌肉：髂腰肌、腰方肌、横突间肌、回旋肌。

（二）下躯干伸肌牵伸（图 22-2-2）

动作要领：两腿分开在椅子上坐直，慢慢屈躯干，身体前倾，继续弯腰，将头和腹部弯至两腿之间，大腿以下。

牵伸较多的肌肉：竖脊肌、多裂肌。

牵伸较少的肌肉：棘突间肌、回旋肌、胸棘肌。

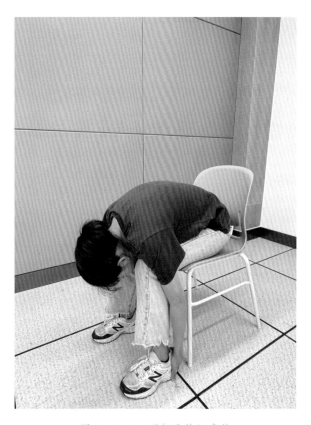

图 22-2-2 下躯干伸肌牵伸

（三）下躯干侧屈肌牵伸（图 22-2-3）

动作要领：人身体直立，双腿相距 60~90cm，右脚在左脚前方 30cm 处，双手放在右髋附近，慢慢下腰收臀推髋，继续下腰，顺时针扭转身体，向右边低头，双手划过右臀部至右腿。

牵伸较多的肌肉：腹直肌、左侧腹内外斜肌。

牵伸较少的肌肉：左侧髂腰肌、左侧腰方肌、左侧横突间肌、左侧回旋肌。

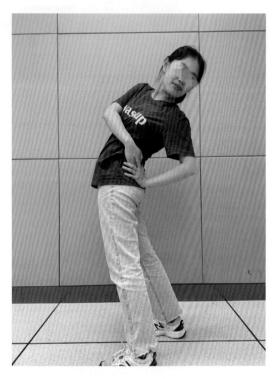

图 22-2-3　下躯干侧屈肌牵伸

【核心稳定训练】

核心稳定训练在运动医学与康复医学领域受到广泛的关注，该训练方法不仅能够训练躯干的浅层肌肉，更能对躯干深层肌肉予以训练。本研究团队为对比观察核心稳定训练与常规训练对腰痛患者的疗效，搜集了中文和英文 5 个数据库，结果表明，对比常规运动训练，核心稳定训练对腰痛患者疼痛的缓解、腰部功能的提高都有显著的效果。

对于核心的概念虽有不同的描述方法，国际上接受最多的一种概念是：核心被描述为一个肌肉区域，即前方是腹部肌群，后方是脊柱后部肌群，上方是膈肌，下方是盆底肌及髋部周围肌群。

核心肌群是指肌肉的起止点跨过核心区域的肌肉，在这核心区域的肌群有 29 对，这 29 对肌群维持脊柱的稳定性。核心肌群分为：浅层核心肌群与深层核心肌群。深层核心肌群主要维持脊柱的稳定，是保护脊柱的第一道防线；浅层核心肌群主要是让躯干产生运动，是保护脊柱的第二道防线。

核心稳定训练一般主要分为四个步骤：①中立位控制，主要目的是让腰痛患者对核心肌群进行自觉、有意识地收缩控制。例如，让患者能自我控制腹横肌、多裂肌的单独与协同收缩。②方向控制，主要目的让患者能在脊柱运动情况下，维持姿势的稳定性。例如，患者四点膝跪位，一侧上肢前屈，可用来训练脊柱在前屈方向上的动态控制。③失衡控制，主要是在第②步方向控制的基础上增加不稳定因素，目的是训练患者深层与浅层核心肌群在失衡情况下对脊柱的控制能力。例如，让患者应用悬吊系统或瑞士球进行双桥运动、单桥运动等。④核心肌群主动牵伸与抑制，主要目的是提高变紧肌群的柔韧性，同时对兴奋过高的肌群进行抑制。例如，对屈髋肌群进行自我牵伸等。

熟悉核心稳定训练基本动作之后，可通过增加不稳定因素来提高核心稳定训练的难度。目前有多种工具能够用来增加不稳定性，例如瑞士球（swiss ball）、平衡垫（balance pad）、摇摆板（wobble boards）、悬吊带（sling band）、全身振动（whole body vibration）机器等。

（一）瑞士球核心训练方法

瑞士球是一项有趣、特殊的体育健身运动，最初用于帮助身体功能障碍的患者恢复或改善平衡能力和运动控制能力。目前瑞士球以其方便、安全、趣味、有效等显著特点，受到康复医学、运动医学以及健身领域的广泛关注，随着它在训练颈椎、腰椎、髋膝关节等稳定性中发挥的作用，成为一种有效和流行的健康运动，并推广至世界各地。

采用瑞士球进行核心稳定性训练。核心稳定训练主要分为4个步骤：①热身运动，对脊柱、肩部和髋部进行5分钟的牵伸训练。②中立位和姿势控制训练，例如，保持中立位姿势，坐于瑞士球上。③核心稳定训练，例如，双桥运动、屈膝双桥运动、反桥运动、俯卧撑等。训练时需按照循序渐进，先易后难的原则，通过减小支撑面积，增加不稳定因素使难度逐渐增加。④整理运动，对脊柱、肩部和髋部进行5分钟的牵伸训练。中立位和姿势控制训练的具体方法见表22-2-1，瑞士球训练的具体方法见表22-2-2。

表 22-2-1　中立位和姿势控制训练的具体方法

具体训练方法	图示
1. 仰卧位：中立位控制训练 1）受试者仰卧，屈膝90° 2）保持颈椎、肩部和髋部为一直线 3）双手分别放于骨盆两侧，向下收缩腹部	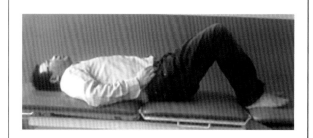
2. 坐位：中立位控制训练 1）受试者坐于瑞士球上，屈髋屈膝90° 2）保持颈椎、肩部和髋部为一直线 3）双手分别放于膝盖上方，肩部尽量放松	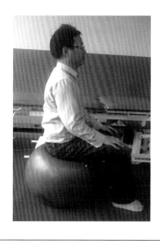
3. 俯卧位：中立位控制训练 1）受试者俯卧，双侧下肢置于瑞士球上 2）保持颈椎、肩、髋和膝部为一条直线 3）双手撑于地面	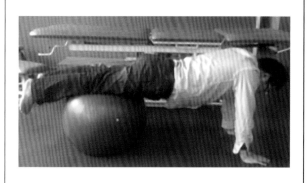

表 22-2-2　瑞士球训练训练的具体方法

具体训练方法	图示
1. 双桥运动 1）受试者仰卧，双小腿放于瑞士球上 2）抬起骨盆，并使肩峰、股骨大转子与膝部成一直线 3）维持该姿势 30s，再回到起始部位。重复 10 次	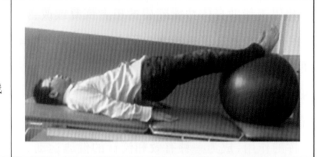
2. 单桥运动 1）受试者仰卧，双小腿放于瑞士球上 2）抬起骨盆，并使肩峰、股骨大转子与膝部成一直线 3）抬起一侧下肢，保持 15s，然后缓慢返回至最初位置，两侧下肢交替，重复 10 次	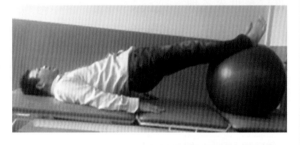 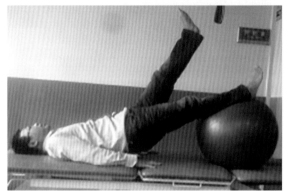
3. 屈膝双桥运动 1）受试者仰卧，双小腿放于瑞士球上 2）抬起骨盆，并保持肩部、骨盆与双足在一条直线上 3）屈曲双侧膝关节，并用双足使瑞士球靠近臀部，并使肩峰、股骨大转子与膝部成一直线，保持 15s，然后缓慢返回至最初位置。重复 10 次	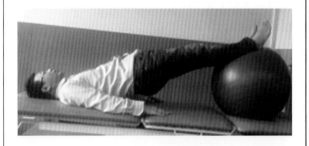 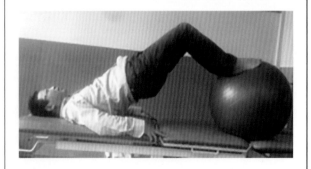

具体训练方法	图示
4.反桥运动 1）受试者仰卧，双肩放于瑞士球上 2）双脚与肩同宽平放在地面上，膝关节屈曲90°并使肩峰、股骨大转子与膝部成一直线，保持30s。重复10次	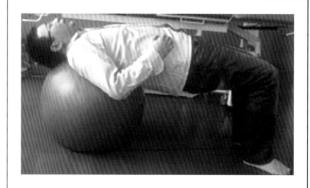
5.反桥运动：屈髋屈膝 1）受试者仰卧，双肩放于瑞士球上 2）双脚与肩同宽平放在地面上，膝关节屈曲90°，并使肩峰、股骨大转子与膝部成一直线 3）屈曲一侧髋关节尽可能到90°，保持10s，然后缓慢返回至最初位置，双侧交替。重复10次	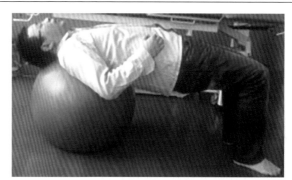
6.反桥运动：单腿伸直 1）受试者仰卧，双肩放于瑞士球上 2）膝关节屈曲90°，双足与肩同宽平放在地面上，并使肩峰、股骨大转子与膝部成一直线 3）抬起一侧膝关节，保持10s，然后缓慢返回至最初位置，双侧交替。重复10次	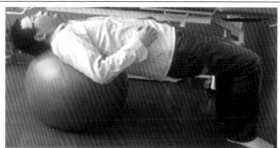 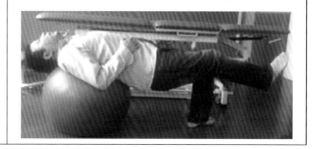

瑞士球大小的选择，一般以坐球测试。坐在瑞士球上，双脚平放在地面上，理想状况下，髋关节和膝关节应保持90°。若找不到合适的瑞士球，需要让受试者坐于瑞士球上，髋关节稍高于膝关节。众多研究表明，采用瑞士球进行核心稳定训练，可显著激活核心肌群，包括腹直肌、竖脊肌、腰方肌、腹内斜肌、腹外斜肌、腹横肌。

（二）悬吊训练（图 22-2-4）

悬吊训练是指将悬吊带一端固定在稳定的支架上，另一端可将肢体悬吊在空中进行训练，以增加运动的不稳定性。悬吊训练起源于挪威，目前被广泛应用于体育领域和康复医学领域，这是一种新兴的感觉运动训练方式，强调在不稳定状态下进行闭链运动，以达到对神经肌肉功能的最佳激活效果。悬吊训练可提高躯干和肢体的力量和稳定性，以增强核心稳定能力、运动控制能力。

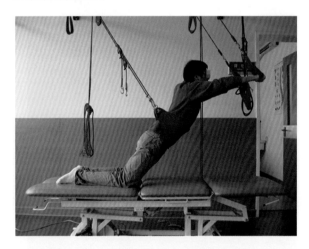

图 22-2-4　悬吊训练

（三）全身振动训练

全身振动（whole body vibration, WBV）训练是一种新型的有效的训练方法，它是通过外在抗阻负荷和机械振动诱发神经肌肉反射，进而增强肌肉收缩，且骨骼受到重复性的应力刺激，达到改善肌肉-骨骼系统功能和结构的训练技术。从文献检索看，国际文献主要涉及提高肌力、增强骨密度、改善平衡控制能力、减轻疼痛、增加柔韧性等。

全身振动训练能显著激活核心肌群（竖脊肌、腹直肌、腹外斜肌等肌群），可作为核心稳定训练干预方式之一，提高核心稳定性以改善肌肉骨骼疼痛患者的疗效。具体振动动作见表 22-2-3。

二、运动手法治疗

【关节松动术】

腰椎关节的运动学概要：通过椎间盘横轴，范围由上到下逐渐增加，腰椎的单独旋转幅度甚小，左右大约 16°。附属运动包括垂直按压棘突、侧方推棘突、垂直按压横突以及旋转摆动等。

（一）垂直按压棘突

作用：增加腰椎屈、伸的活动范围。

患者体位：去枕，俯卧位，腹部可以垫一小枕，使腰椎生理性前屈变平，上肢放在体侧，或垂直于治疗床两侧，头转向一侧。

治疗师位置及手法操作：治疗师站在患侧，下方手掌根部放在要松动的棘突上，五指稍屈曲，上方手放在下方手的腕背部，双手固定，上身前倾，借助上肢力量将棘突垂直向腹侧按压。

（二）侧方推棘突

作用：增加腰椎旋转活动范围。

患者体位：同垂直按压棘突。

治疗师位置及操作手法：治疗师站在患侧，双手拇指分别放在相邻棘突一侧，指腹接触棘突，拇指尖相对或拇指相互重叠，其余四指自然分开放在腰部，双手固定，上身前倾，借助上肢力量将棘突向对侧推动。

（三）垂直按压横突

作用：增加腰椎侧屈及旋转活动范围。

患者体位：同垂直按压棘突。

治疗师位置及操作手法：治疗师站在患侧，双手拇指放在要松动的腰椎的一侧横突上，指背相接触或拇指重叠，双手固定，上身前倾，借助上肢力量将横突向腹侧推动，如果疼痛明

显，拇指移向横突尖部；如果僵硬明显，拇指移向横突根部。

（四）旋转摆动

作用：增加腰椎旋转活动范围。

患者体位：健侧卧位，患侧在上，下肢屈

表 22-2-3　不同的振动动作训练核心肌肉力量

1.膝微屈式 1）受试者站立，双脚置于 WBV 仪器平台上 2）手握住 WBV 仪器安全扶手 3）膝关节屈曲 30°~45° 4）保持肩部与骨盆在一条直线上 5）维持该姿势 90s，再回到起始部位，休息 30s。重复 2 次	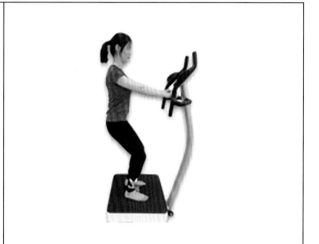
2.跪位式 1）受试者四肢跪位，双上肢放于 WBV 平台上 2）髋膝关节均屈曲 90° 3）保持肩部与骨盆在一条直线上 4）维持该姿势 60s，再回到起始部位，休息 30s。重复 2 次	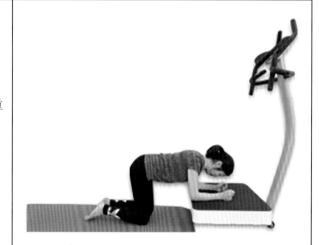
3.平卧式 1）受试者仰卧，双上肢放于身体两侧，双小腿放于 WBV 平台上 2）抬起骨盆 3）保持肩部、骨盆、膝关节与双足在一条直线上 4）维持该姿势 60s，再回到起始部位，休息 30s。重复 2 次	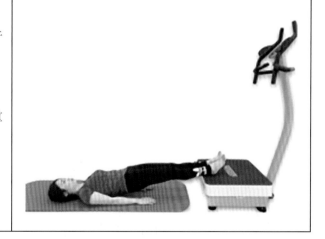

续表 22-2-3

4. 双腿交互式 1）受试者仰卧，双上肢放于身体两侧，双小腿放于 WBV 平台上 2）抬起骨盆 3）保持肩部、骨盆、膝关节与足在一条直线上 4）抬起一侧下肢 5）维持该姿势 60s，再回到起始部位，休息 30s，重复 2 次	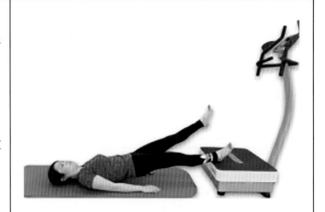
5. 双桥式 1）受试者仰卧，双上肢放于身体两侧，双小腿放于 WBV 平台上 2）抬起骨盆 3）膝关节屈曲 90° 4）保持肩部、骨盆、膝关节与双足在一条直线上 5）维持该姿势 60s，再回到起始部位，休息 30s。重复 2 次	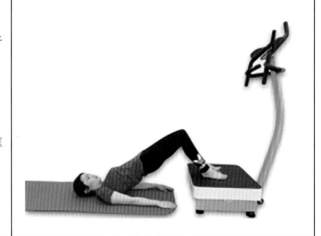
6. 放松运动 1）受试者站立，双脚置于 WBV 仪器平台上 2）手握住 WBV 仪器安全扶手 3）躯干前倾 45° 4）保持肩部与骨盆在一条直线上 5）维持该姿势 90s，再回到起始部位，休息 30s。重复 2 次	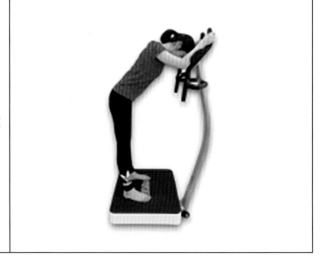

髋屈膝。屈髋角度根据松动的腰椎节段而定，松动上端腰椎，屈髋角度偏小；松动下段腰椎，屈髋角度偏大。

治疗师位置及操作手法：治疗师面向患者站立，一侧肘部放在患者的肩前，另一侧肘部放在髂嵴，双手示指分别放在拟松动的相邻椎体的棘突上。同时反方向来回摆动。

【麦肯基疗法】

麦肯基疗法的创始人是 Robin Mckenzie。Robin Mckenzie 认为有两个主要因素导致腰痛的发生。①姿势不良：坐姿不良和反复低头弯腰，使脊柱较长时间至弯曲位，腰椎的屈曲将增大椎间盘压力，因此姿势不良不但是引发腰痛的诱因，而且也是加重腰痛的因素。②脊柱频繁向前弯曲：个体在从事日常生活活动时，常使脊柱处于屈曲位置，但脊柱的伸展运动却很少涉及，从而引起腰痛。因此麦肯基运动治疗以脊柱伸展动作为主轴，强调训练脊柱的伸展肌群。主要目的：①减少腰椎间盘后侧的压力；②增加机械性刺激感受器的传入；③减少神经根的压迫与椎间盘内的压力以达到减轻疼痛的效果。

（一）麦肯基腰痛分类

1. 姿势综合征　好发于30岁以下的患者，大部分患者长期从事伏案工作，且体育活动较少。疼痛部位通常在脊柱中线附近，无四肢放射痛，且疼痛为间歇性。疼痛的主要原因：正常软组织长期处于牵伸状态。

2. 功能不良综合征　好发于30岁以上的患者，较长时间保持错误姿势和体力活动缺乏是发病的主要原因。发病原因也可能为创伤后组织纤维化，形成了短缩的瘢痕。患者进行脊柱全范围活动时，短缩的软组织被牵拉而引起疼痛。疼痛大多为间歇性，且局限于腰椎中线两侧，并常发生在活动范围终点处。

3. 移位综合征　好发于20~55岁的患者，患者多有不良及错误姿势，疼痛通常是突发的，可在较短时间内从正常的功能状况进展到严重的功能障碍。症状常表现为疼痛、感觉异常或麻木等，好发于脊柱中线两侧，可牵涉或放射至下肢。

（二）麦肯基治疗腰痛七步曲

练习一：俯卧运动（图22-2-5）。俯卧平躺，双臂放在身体两侧，伸直并放松，头转向一侧。保持这一姿势，做几次深呼吸，然后完全放松全身肌肉2~3min。解除下背部肌肉的紧张需

要持续不断努力。无法做到完全放松，就无法消除关节上可能存在的变形。

主要用于治疗急性背痛，在做每组练习前都应该做练习一。

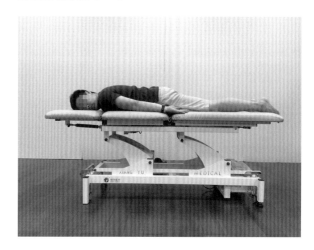

图22-2-5　俯卧运动

练习二：俯卧伸展运动（图22-2-6）。将手肘放在垂直于肩膀之下的地方，使上半身支撑在前臂之上。如同练习俯卧，首先深呼吸几次，然后尽量完全放松下背部肌肉。保持这一姿势2~3min。

主要用于急性下背痛，在做每组练习时都应该做一次练习二。

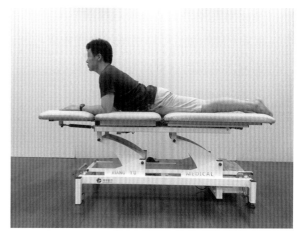

图22-2-6　俯卧伸展运动

练习三：卧式伸展运动（图22-2-7）。俯卧，面向前方。将双手放在肩膀之下，摆出准备做俯卧撑的姿势。然后伸展手臂，在疼痛

可以忍受的前提下尽量撑起上半身及骨盆以上的部分。注意完全放松髋部、臀部和双腿，使背部尽量伸展。将这个姿势保持1~2s，然后再回到开始的姿势。

每次重复这一动作时，尽量使运动的幅度比上一次更大一些。

在对急性下背疼痛进行治疗时，练习三是最有效的急救练习。每组10次，每天做6~8组。

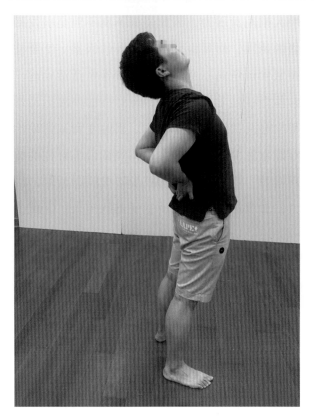

图22-2-8 站立位伸展

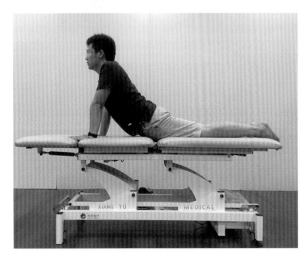

图22-2-7 卧式伸展运动

练习四：站立伸展运动（图22-2-8）。两脚分开站直，双手放在后腰部，四指靠在脊椎两侧。躯干尽量向后弯曲，使用双手作为支点。如果不能俯卧，可以用练习四代替练习三。

练习四是预防腰背痛复发的最佳练习。

练习五：平躺弯曲运动（图22-2-9）。仰卧床上，双腿弯曲，使双膝靠近胸部，并用手抱住双膝，在疼痛可以忍受的前提下轻柔而缓慢地将双膝尽量近胸部。保持这个姿势1~2s，然后放松回到开始的姿势。注意不要抬头，放下双腿时不要将腿伸直。

练习五可以用来治疗下背部受伤所引发的僵硬感。在做练习五前后，需要做一组练习三。每组做5~6次，每天3~4组。

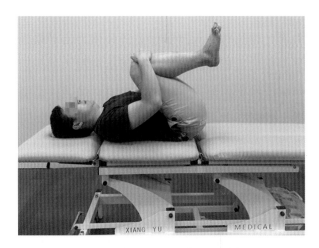

图22-2-9 平躺弯曲运动

练习六：坐式弯曲运动（图22-2-10）。坐在凳子的边缘，双腿尽量分开，双手平放于腿上。向下弯腰，双手抓住双踝或触摸地面，使身体继续向下弯曲，然后立即恢复到初始姿势。

做练习五1周后开始做练习六。每组做5~6次，每天3~4组。

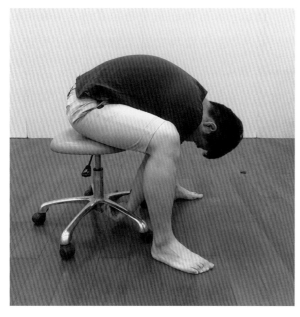

图 22-2-10　坐式弯曲运动

练习七：站立弯曲运动（图 22-2-11）。双脚分开站立，双臂放松在身体两侧。向前弯腰，双手在身体能承受的范围内尽量向下伸，然后迅速回到初始的姿势。做练习六 2 周后开始做练习七。

每组做 5~6 次，每天 1~2 组。

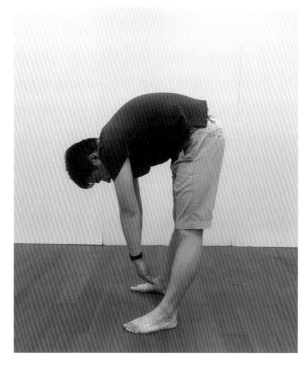

图 22-2-11　站立弯曲运动

国外学者为观察麦肯基疗法对腰痛的疗效，收集大量文献并进行系统评价，得出结论，麦肯基疗法治疗急性腰痛患者的疗效要优于其他疗法。急性腰痛患者、腰椎间盘突出症患者更适合做麦肯基脊柱伸展运动，有些腰痛患者适合做腰椎伸展运动，而有些患者适合做腰椎屈曲运动。例如，腰椎弓根断裂、关节突综合征等腰痛患者不适合做腰椎伸展运动。

【肌肉能量技术】

肌肉能量技术（muscle energy technique，MET）是针对软组织、肌肉、骨骼系统紊乱，以软组织整骨疗法为载体，由操作者精确控制方向和施力大小，通过患者主动参与、利用肌肉等长或等张收缩抗阻的方式，改善肌肉骨骼系统功能和减轻疼痛的一类操作技术。MET 是一种评估与治疗脊柱、胸廓、骨盆和四肢的关节活动受限的综合性手法治疗体系。从生物力学角度出发，通过延长紧张、短缩的肌群，强化松弛、伸长的肌群，从而调整关节周围各组相关肌肉的平衡，使关节恢复正常的生物力学，解除疾病根源，最终达到治疗效果。肌肉能量技术不仅是一种治疗方法，也是一种以生物力学分析为基础，用精确的物理诊断评估程序去鉴别和定量关节活动受限的诊断体系。通过起始的评估确定关节受限情况，且设计出合理的治疗计划，即可用 MET 进行治疗。在治疗中，MET 是一种精确控制的、有效的、安全的、特殊治疗再教育和治疗性运动的被动松动术治疗活动障碍的手法治疗技术，由操作者教导患者如何提供适当的抵抗力量，并正确控制治疗的进程。MET 主要应用在关节活动受限上，并在操作者的控制下只作用于某一特别的关节，以达到恢复正常关节活动的目的，从而改善躯体的功能障碍并缓解疼痛。在这点上肌肉能量技术能增加腰痛患者的关节活动度，而关节活动度的恢复将改善关节的灵活性和稳定性，从而减少患者的疼痛与失调的状态。

肌肉能量技术的适应证：①使短缩、收缩或抽筋的肌肉拉长；②使无力的肌肉或肌群变强壮；③使局部水肿消失；④帮助肌肉收缩，以及淋巴和静脉回流；⑤松动关节。

治疗腰椎非中立位导致的功能失调。

（一）治疗 L₄ ERSL

动作受限：屈曲，右旋转，右侧屈。

患者体位：让患者躺在左边，双髋关节，双膝关节微屈，双脚双膝并在一起，左脚、左膝、左肩、左臀垂直于床面。

治疗师体位：治疗师左手握住患者双脚踝上方，将患者下肢弯曲，直到下半身屈曲发生在 L₄~L₅，同时右手中指检测 L₄~L₅，会感受到 L₄~L₅ 椎间隙变大了。

方法：治疗师用右前臂使患者躯干右转，同时以左手中指检测 L₄~L₅。直到腰椎向右旋转发生在 L₄~L₅。治疗师左手抓住左脚踝的外上侧且支撑右脚踝，且两脚朝天花板引导出腰椎向右侧弯曲的动作。伴随着产生右旋转和右侧屈的动作阻碍，从而产生相对应肌肉的等长抗阻收缩，维持 3~5s。重复 3 次。

（二）治疗 L4 FRSL

动作受限：伸展，右旋转，右侧屈。

患者体位：让患者躺在左边，双髋关节，双膝关节微屈，双脚双膝并在一起，左脚，左膝，左肩，左臀垂直于床面。

治疗师体位：治疗师站在患者前面，从腰部摸出 L₄~L₅，然后一直感受到 L₄~L₅ 的棘突或横突。让患者向后伸展，感受阻力感。

方法：治疗师用右手将患者的右肩旋向后方，同时用左手检测 L₄ 是否跟着发生了旋转，并嘱咐患者用右手拉住床沿保持姿势。之后治疗师用左手按住患者左侧大腿的内侧面并向上抬起，保证侧屈能发生在 L₄~L₅，同时检测腰椎的活动情况。这个过程中让患者对抗用力产生等长抗阻收缩，维持 3~5s。重复 3 次。

【神经松动术】

（一）基本概念

神经松动术是根据神经组织的结构及机械性质，对神经系统相关性密切的肌肉和关节等组织先做详尽的检查，分析神经对症状的关联性之后，针对特定的神经组织施以特定方向和特殊力度的伸展和放松手法，可增加神经组织的活动度，并促进血液进入神经组织，进而减轻疼痛以及促进组织复原。

在治疗腰痛的过程中，神经松动术经常被用于腰椎间盘突出症的治疗以及神经根卡压的松解。

（二）治疗方法

进行神经松动术时，首先对相应神经进行评估，找出疼痛的位置；根据位置不同，选择近端关节活动或远端关节活动。手法治疗时一次只能对一个关节进行被动活动，进行手法操作时，需要时刻对患者疼痛的位置进行评估，找到神经张力最大的点，通常在神经张力最大的点患者会主诉疼痛。针对该类患者的特殊病情，要对腰椎神经根和坐骨神经及其分支采用神经松动术中的直腿抬高试验技术（straight leg raising，SLR）。

SLR1：患者仰卧位，治疗师将患者患侧髋关节屈曲并内收、膝关节伸直、踝关节背屈，缓慢地将该侧下肢抬起，在神经张力最大的点，对坐骨神经和胫神经交替进行牵伸和放松。

SLR2：患者仰卧位，治疗师将患者患侧髋关节屈曲、膝关节伸直、踝关节背屈、足外翻、足趾背屈，缓慢地将该侧下肢抬起，在神经张力最大的点，对胫神经交替进行牵伸和放松。

SLR3：患者仰卧位，治疗师将患者患侧髋关节屈曲、膝关节伸直、踝关节背屈、足内翻，缓慢地将该侧下肢抬起，在神经张力最大的点，对腓肠神经交替进行牵伸和放松。

SLR4：患者仰卧位，治疗师将患者患侧髋关节屈曲并内旋、膝关节伸直、踝关节趾屈、足内翻，缓慢地将该侧下肢抬起，在神经张力最大的点，对腓总神经交替进行牵伸和放松。

SLR5：患者仰卧位，治疗师将患者患侧髋关节屈曲、膝关节伸直、踝关节背屈，缓慢地将该侧下肢抬起，在神经张力最大的点，对腰椎节段神经根交替进行牵伸和放松。

需要注意的是，通常进行神经松动技术时，SLR 髋关节屈曲角度不超过70°，且不宜做持续牵伸。

（王雪强）

第三节　临床病例与思考

【病例 1】慢性非特异性腰痛

张某，女，大学生，22 岁，腰痛 1 年余，加重 1 个月。疼痛发作时腰部疼痛并伴有臀部放射痛，久坐、久站、负重后加重，卧床休息明显缓解，劳累后加重。到康复科求诊，门诊以"腰肌劳损"专科检查，行腰椎 MRI 检查示：腰椎正常。该患者无既往史。

入院后完善相关检查，身高 164cm，体重 53kg；生命体征分别为体温 36.5℃，心率 70/min，呼吸 20/min，血压 115/70mmHg；神经系统检查无异常，直腿抬高试验阴性；腰椎

的屈曲、伸展和旋转的主动关节范围基本正常；腰椎屈曲、伸展肌群的肌力基本正常；视觉模拟疼痛评分最痛时的分数为 6 分，休息时疼痛评分为 3 分；两侧 L_4 和 L_5 位置、臀部压痛。

物理治疗主观检查：没有受伤史；低头玩手机时间每天大于 3h；久坐、久站半小时以上腰骶部疼痛；腰骶部疼痛时，按摩和休息都能缓解；弯腰疼痛加重，腰部伸展疼痛减轻；入睡时疼痛未影响睡眠，但仰卧的睡姿会影响入睡，睡姿倾向于侧卧、双腿微屈。

物理治疗客观检查：侧面观，颞骨、肩峰、股骨大转子、膝关节外侧没有在一条直线上，骨盆前移，见图 22-3-1。

思考：患者目前存在哪些问题？这些问题分别基于哪些证据？造成疼痛可能的潜在因素是什么？治疗计划是什么？

临床推理：患者变紧张的肌肉主要为腹直肌、腹内斜肌及腹外斜肌的上部纤维，肋间肌，髋部伸展肌群和腰椎下部伸展肌群；变松弛的肌肉主要为腹直肌、腹内斜肌及腹外斜肌的下部纤维，胸椎下部的伸展肌群，髋部屈曲肌群。其临床证据有：患者呈凹背姿势，就整体而言，患者下腰部前凸、下胸部后凸增加，并伴随颈部的前移，出现整个骨盆前移，导致髋关节伸直，以及胸椎向后移动导致上腰椎产生屈曲。造成疼痛可能的潜在因素包括：髂股韧带、下腰椎的前纵韧带、上腰椎及下胸椎的后纵韧带承受较大的压力；下腰椎椎间孔及椎间盘变窄，压迫硬膜、神经根及血管，尤其是脊柱及椎间盘有退行性病变；下腰椎小关节面承受更多的压力，导致关节突关节紊乱。

治疗计划：

（1）姿势教育：培养正确的坐姿和站姿，

不管是坐姿还是站姿，脊柱尽可能保持中立位。

（2）持续久坐时间尽可能不要超过1h，并向各个方向活动腰椎。

（3）对紧张的肌群进行牵伸训练或手法治疗以放松。

（4）对松弛的肌群进行力量训练。

（5）患者腰部伸展疼痛减轻，疼痛发作时适合选择麦肯基疗法。

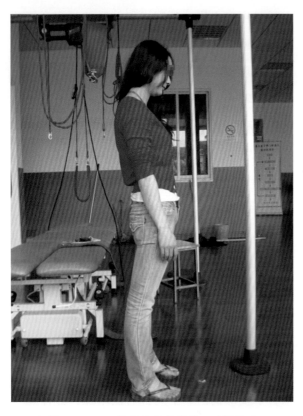

图 22-3-1　患者的姿势评估——侧面观

（6）患者存在腰部肌肉失衡，建议选择核心稳定训练，例如瑞士球训练或全身振动训练等。

【病例2】腰椎间盘突出导致的腰痛

张某，女，50岁，以"劳累致腰部疼痛伴右下肢疼痛、麻木、无力2d"为主诉入院，患者入院前2d抬重物导致腰部疼痛及右下肢疼痛出现，活动时明显加重，休息后不能减轻，并伴有右小腿外侧、足背、足底麻木、冰凉感，按摩后疼痛持续加重致不能活动，床上翻身困难，在家口服布洛芬等消炎镇痛药物无效。

入院后完善相关检查，身高160cm，体重63kg；生命体征分别为体温36.8℃，心率75/min，呼吸23/min，血压135/80mmHg；神经系统检查无异常，直腿抬高试验阴性；VAS疼痛评分6分（疼痛最高评分10分），入院前2d查腰椎CT提示：$L_{4/5}$ 椎间盘膨出，L_5/S_1 椎间盘突出、钙化。

物理治疗主观资料：腰部疼痛及右下肢疼痛，右小腿外侧、足背、足底麻木、冰凉感，按摩后疼痛持续加重致不能活动，床上翻身困难。

物理治疗客观资料：$L_4 \sim S_1$ 椎体棘突压痛、叩击痛明显，并向右下肢放射，放射痛沿着右臀部向右大腿后方、小腿外侧、足背、足底放射，右小腿外侧、足背及足底浅感觉减退，右下肢皮温正常。右足趾屈肌力减弱，约3级。右下肢直腿抬高试验阳性。仰卧挺腹试验阳性。（患者仰卧位，嘱咐患者用力鼓肚子，然后压迫腹部，导致右下肢疼痛出现）。

思考：患者目前存在哪些问题？这些问题分别基于哪些证据？造成疼痛可能的潜在因素有哪些？下一步治疗计划如何制订？

临床推理：患者 L_4 到 S_1 椎间盘突出、膨出，压迫到对应节段的神经节，从而导致下肢的疼痛与麻木，感觉功能不同程度减退，腰部神经肌肉功能也发生了紊乱。其临床证据有：① $L_4 \sim S_1$ 椎体棘突压痛、叩击痛明显，并向右下肢放射，放射痛沿着右臀部向右大腿后方、小腿外侧、足背、足底放射；② 右小腿外侧、足背及足底浅感觉减退，右下肢皮温正常。右足趾屈肌力减弱，约3级。右下肢直腿抬高试验阳性。造成疼痛可能的潜在因素包括：①腰椎间盘突出压迫神经导致的右下肢反射性疼痛；②腰椎后纵韧带承受较大的压力。肌肉失衡情况；③长时间压迫神经根导致神经根水肿，诱发疼痛；④在某些特定的动作下会诱发疼痛。

治疗计划：

（1）神经根封闭术，同时给予脱水、消炎、活血化瘀、止痛、营养神经等药物对症治疗。

（2）对腰椎失衡的肌群进行牵伸训练或手法治疗放松。

（3）对突出的腰椎关节进行牵引。

（4）在患者疼痛减轻以及椎间盘突出不明显的情况下，对于腰部肌肉失衡，可以采用瑞士球训练或全身振动训练等。

（王雪强）

第二十三章　脊柱侧凸

第一节　概　述

一、脊柱侧凸

脊柱侧凸是一种脊柱的三维畸形，X线是判断脊柱侧凸的金标准，冠状面上Cobb角大于10°即定义为脊柱侧凸，一般伴有水平面上的椎体旋转和矢状面上的生理曲度异常。目前特发性脊柱侧凸的病因还不明确，大致分析可能与基因、生长激素分泌异常、结缔组织结构异常、脊旁肌肌肉组织异常、前庭功能（与轴向姿势有关）异常、褪黑激素分泌（与生长有关）异常和血小板显微结构异常（因为血小板的收缩系统与骨骼肌的相似）有关。

（一）临床表现

脊柱侧凸往往伴随体型上的异常，比如剃刀背、双肩不等高、双肩胛骨不等高、身体侧移、胸廓异常和腰切迹不对称等。青少年脊柱侧凸患者一般不会有疼痛的症状，但成年脊柱侧凸患者往往有疼痛的症状。

（二）辅助检查

1. 视诊　脊柱侧凸检查的第一步是进行简单的视诊。尽管医生从后方观察站立的患者时，微小的侧凸可能不那么显而易见，但通过更近距离的视诊可能会发现，在双肩或双侧肩胛骨高度、腰切迹对称性及双臂自然下垂与躯干间的距离上的轻微差异。视诊过程中，一定要让患者完全裸露躯干，放松站立，有条件的可以站在形态体格评估表前进行观察。

2. X线检查

（1）Cobb角：X线是测量Cobb角、定义脊柱侧凸的金标准。Cobb角大于10°，定义为脊柱侧凸。测量Cobb角的方法分为传统方式和改良方式：①传统方式是选择上下端椎，上端椎沿椎体上缘画一条直线，下端椎沿椎体下缘画一条直线，再分别做这两条直线的垂直线，这两条直线的垂直线的交角就是Cobb角（图23-1-1）。②改良的方式更加简便，选取上下端椎后，上端椎沿椎体上缘画一条直线，下端椎沿椎体下缘画一条直线，用Scoliometer分别测量其倾斜角度，将两个角度相加即得到Cobb角（图23-1-2）。没有Scoliometer者也可以利用智能手机中的指南针功能或水平仪功能进行测量。由于测量误差的存在，一般测量结果 ±5° 均视为在可接受范围内。

（2）椎体旋转的评估：常用的脊柱侧凸椎体旋转的评估方法大致分为两种：Nash-Moe方法和Raimondi方法。

Nash-Moe方法是临床中测量脊柱侧凸椎体旋转畸形最常用的方法。它通过观察和测量正位X线中双侧椎弓根的位置来评估椎体的旋转程度，共分为5级（图23-1-3，图23-1-4）：

0级：双侧椎弓根对称，椎体无旋转。

1级：凸侧椎弓根开始向椎体中线偏移，凹侧椎弓根与椎体凹侧缘重叠。

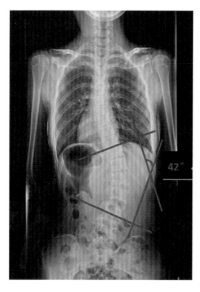

图 23-1-1　传统方式测量 Cobb 角

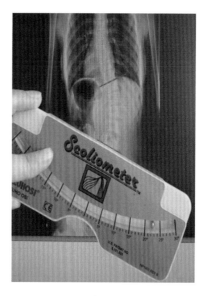

图 23-1-2　改良方式测量 Cobb 角

2 级：凸侧椎弓根移至椎体中线与凸侧缘之间 2/3 处，凹侧椎弓根正在消失。

3 级：凸侧椎弓根移至椎体中线处，凹侧椎弓根完全消失。

4 级：凸侧椎弓根位移超过椎体中线处，凹侧椎弓根完全消失。

Torsiometer 表格可以计算出椎体旋转的具体度数（图 23-1-6）。

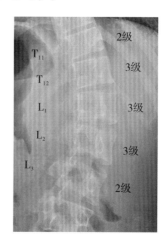

图 23-1-4　腰椎右侧凸患者

Nash-Moe 评估结果：T_{11} 和 L_3 为 2 级，凸侧椎弓根移至椎体中线与凸侧缘之间 2/3 处，凹侧椎弓根正在消失。T_{12}、L_1 和 L_2 为 3 级，凸侧椎弓根移至椎体中线处，凹侧椎弓根完全消失

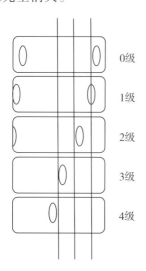

图 23-1-3　由上到下 5 个椎体的旋转畸形等级分别是 0 级、1 级、2 级、3 级、4 级

与 Nash-Moe 方法相比，Raimondi 方法将椎体旋转畸形的程度从定性分析提升到了定量分析。正位 X 线片，测量凸侧椎弓根中线到椎体凸侧缘的距离（AD）和整个椎体的距离（AA′）（图 23-1-5）。通过 Raimondi

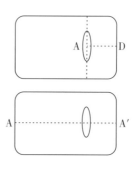

图 23-1-5　测量凸侧椎弓根中线到椎体凸侧缘的距离（AD）和整个椎体的距离（AA′）

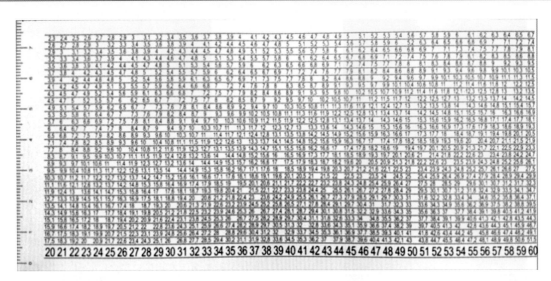

图 23-1-6　Raimondi Torsiometer 表格

（3）Risser 征：Risser 征是一种对髂嵴骨骺的骨化和融合程度进行的可视化分级，并用于评估后前位脊柱放射影像学检查中骨骼发育的成熟度。髂嵴骨骺沿髂嵴从前外侧向后内侧呈阶梯式骨化（图 23-1-7，图 23-1-8）。Risser 分级越低，剩余生长潜能越大，侧凸进展风险也越大。

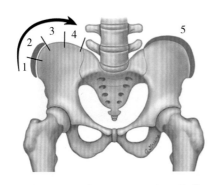

图 23-1-7　0级：无骨化；1级：小于或等于25%的骨化；2级：26%~50%的骨化；3级：51%~75%骨化；4级：大于76%的骨化，但尚未与髂骨融合；5级：髂嵴骨骺完全骨性融合

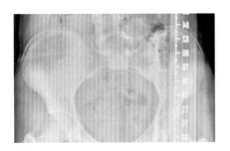

图 23-1-8　该患者 Risser 征为 4 级

（4）生理曲度评估：矢状面上生理曲度的评估对保守治疗尤为重要。一般分为 4 个节段进行测量：上胸段（T_2~T_5）、胸段（T_5~T_{12}）、胸腰段（T_{10}~L_2）和腰段（T_{12}~S_1）。上胸段（T_2~T_5）后凸角度应小于20°，胸段（T_5~T_{12}）后凸角度10°~40°，胸腰段（T_{10}~L_2）比较特殊，一般为0°，腰段（T_{12}~S_1）前凸角度一般在30°~70°。所有生理曲度的测量线均与该节段中上位椎体的上缘和下位椎体的下缘（S_1除外，测量上缘）平行（图 23-1-9，图 23-1-10）。

矢状面上：T_5~$T_{12} \leqslant 10°$ 称为胸椎平背畸形，T_5~$T_{12} \geqslant 40°$ 称为胸椎后凸畸形。T_{10}~L_2 后凸 $\geqslant 20°$ 称为胸腰段交界性后凸，T_{10}~L_2 后凸在 10°~20° 称为胸腰段交界性后凸趋势。

青少年特发性脊柱侧凸（adolescent idiopathic scoliosis，AIS）患者常见矢状面上"平背"的特点。休门式病（Scheuermann's disease）患者常见矢状面胸段后凸过大。

3. Adam's 试验和躯干旋转（axial trunk rotation，ATR）角度　Adam's 试验是筛查脊柱侧凸的重要方法之一。受试者双脚间隔 10cm 站立，双手合十，缓慢向前弯腰，检查者坐在受试者身后，视线与受试者后背的不等高最明显处平行。将 Scoliometer 中间凹槽至

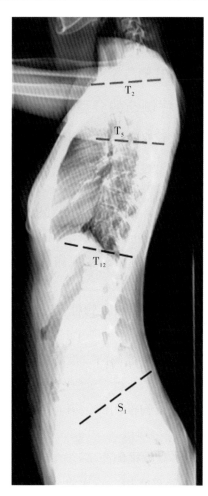

图 23-1-9 红色虚线表示 T_2~T_5 后凸角度为 8°，黑色虚线表示 T_{12}~S_1 前凸角度为 47°

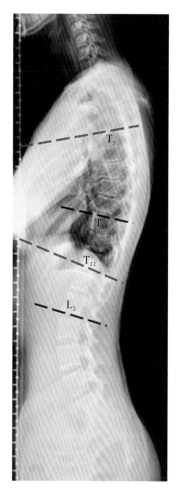

图 23-1-10 红色虚线表示 T_5~T_{12} 后凸角度为 32°，黑色虚线表示 T_{10}~L_2 角度为 3°

于棘突之上，检查者单手指放于凹槽正上方（以免检查者人为施与不对称的力），读取水银颗粒相对应的数据。没有 Scoliometer 者，也可以用智能手机的指南针功能或水平仪功能代替。此试验测量的是躯干旋转角度，一般角度大于 5°，提示受试者有很高的患有脊柱侧凸的风险，建议进行进一步的 X 线检查。躯干旋转角度也可以反映脊柱侧凸的进展程度，一般后一次测量的数值比前一次测量的数值大 3°以上，提示脊柱侧凸有恶化的风险。

4. 身高的测量　测量患者的身高，这有助于评估剩余生长潜能。6 个月内站立身高变化小于 1cm，则提示身高生长已接近完成。

5. 表面肌电评估　表面肌电评估已经广泛应用于康复医学领域。它可以间接评估出肌肉

力量、肌耐力、肌张力等指标。脊柱侧凸患者存在椎体侧移和旋转的问题。椎体两侧的肌肉各项指标也随之不对称。特发性脊柱侧凸患者中，椎体凸侧肌肉的时阈指标往往大于椎体凹侧肌肉的时阈指标，且凸凹侧的比值与脊柱侧凸的 Cobb 角度呈一定的正相关。应用表面肌电可以评定不同姿势、不同运动状态中脊柱两侧肌肉的情况，为判断脊柱侧凸的严重程度、制订康复训练计划和判断预后提供理论基础。

6. 心肺运动能力检查　脊柱侧凸常常伴有肋骨及胸廓的畸形，尤其是处于生长发育期的患者往往会累积到心肺运动能力。先天性脊柱侧凸的患者要比特发性脊柱侧凸的患者更加注重心肺运动能力的情况。目前心肺运动能力已逐渐成为脊柱侧凸术前的常规检查，对提示手术风险和手术

预后起到了至关重要的作用。长期佩戴支具的患者也需要重视心肺运动能力，以免胸廓受到长期外力束缚而带来的心肺运动能力下降。心肺运动能力受限的患者，通过长期系统的有氧训练可以不同程度地提高其心肺运动能力。

二、脊柱侧凸的分类

（一）非结构性

非结构性脊柱侧凸指脊柱及其支持组织无异常，侧方弯曲像或牵引像上畸形可矫正，针对病因治疗后，脊柱侧凸即能消除。非结构性脊柱侧凸可由下列原因引起：①姿势性脊柱侧凸；②癔症性脊柱侧凸；③神经根受刺激；④下肢不等长；⑤髋关节挛缩。

（二）结构性

结构性脊柱侧凸是指伴有旋转结构固定的侧方弯曲，侧弯不能通过平卧或侧方弯曲自行矫正，或虽矫正无法维持，但受累的椎体被固定于旋转位。结构性脊柱侧凸可分为：

1. 特发性脊柱侧凸　特发性脊柱侧凸是最常见的结构性脊柱侧凸，占全部病例的80%-85%。根据患者发病时的年龄，将其分为3个亚型：婴儿型（0~3岁）、少儿型（4~9岁）、青少年型（10~17岁）和成人型（≥18岁）。其中青少年特发性脊柱侧凸最常见。

2. 先天性脊柱侧凸　先天性脊柱侧凸是由继发于先天性畸形（如半脊椎畸形和分节不全）的椎骨不对称所引起的。先天性脊柱侧凸通常在青春期前发病。

3. 神经肌肉型脊柱侧凸　发生于存在神经性或肌肉骨骼性问题的患者中，如脑性瘫痪、脊髓脊膜膨出或肌营养不良，并由肌力不平衡和躯干控制不良所引起。大多数神经肌肉型脊柱侧凸患者伴有与基础疾病相关的其他临床发现，这些发现有助于诊断。

4. 其他　间叶组织异常合并脊柱侧凸，常见于Marfan综合征；骨软骨营养不良合并脊柱侧凸；代谢性障碍合并脊柱侧凸；脊柱外组织痉挛导致脊柱侧凸等。

三、脊柱侧凸的分型（手术分型）

国际上比较权威、比较通用的脊柱侧凸手术分型有King分型、Lenke分型和北京协和医院特发性脊柱侧凸分型（PUMC分型）。但目前还没有比较权威、比较通用的脊柱侧凸保守治疗分型。

（一）King分型

1型——S型侧凸，腰椎侧凸较胸椎侧凸更大且更僵硬。

2型——S型侧凸，胸椎侧凸较腰椎侧凸更大且更僵硬。

3型——单胸椎侧凸，没有超过中线的代偿性腰椎侧凸。

4型——长胸椎侧凸，第4腰椎倾斜入胸椎侧凸。

5型——双胸椎侧凸。

优点：简单实用，首次将分型与融合选择结合起来，曾是手术方案选择的金标准。

缺点：King分型基于Harrington器械的分型，未考虑矢状面及轴状面畸形，分型不完全（未包括单腰弯、单胸腰弯及三弯）等。

（二）Lenke分型

目前Lenke分型是被欧美国家广泛采用的分型方式。Lenke分型是一个三步分型系统：①确定侧凸类型（1型~6型）；②确定腰椎修正型（A、B、C）；③确定胸椎矢状面修正型（-，N，+）。Lenke共计42型。

特点：仅融合结构性弯曲，保留更多运动节段，但分型复杂，结构弯的定义仍有争议。

（三）PUMC分型

北京协和医院特发性脊柱侧弯分型（PUMC分型）是目前国内广泛应用的分型方法，分为3型和13个亚型（图23-1-11）。

柔韧性的好坏是依据柔韧指数判断的。首

Ⅰ型——单弯 {
　Ⅰa亚型——胸弯
　Ⅰb亚型——胸腰弯
　Ⅰc亚型——腰弯
}

Ⅱ型——双弯 {
　Ⅱa亚型——双胸弯
　Ⅱb亚型——胸弯+胸腰弯或腰弯，胸弯>胸腰弯/腰弯10°以上。
　　Ⅱb1亚型——符合以下条件：
　　①无胸腰段或腰段后凸；②胸腰段/腰段Cobbs角<45°；③胸腰段/腰段旋转度<Ⅱ度；④胸腰段/腰段柔韧性>70%。
　　Ⅱb2亚型——不符合Ⅱb1亚型条件的。
　Ⅱc亚型——胸弯≈胸腰弯/腰弯，即二者Cobb角<10°。
　　Ⅱc1亚型——胸弯柔韧性>胸腰弯/腰弯柔韧性；胸弯凸侧Bending像Cobb角<25°。
　　Ⅱc2亚型——胸弯柔韧性>胸腰弯/腰弯柔韧性；胸弯凸侧Bending像Cobb角>25°。
　　Ⅱc3亚型——胸弯柔韧性<胸腰弯/腰弯柔韧性。
　Ⅱd亚型——胸弯<胸腰弯/腰弯10°以上。
　　Ⅱd1亚型——胸弯凸侧Bending像Cobb角<25°。
　　Ⅱd2亚型——胸弯凸侧Bending像Cobb角>25°。
}

Ⅲ型——三弯 {
　Ⅲa亚型——远端弯符合Ⅱb1亚型条件。
　Ⅲb亚型——远端弯符合Ⅱb2亚型条件。
}

图 21-1-11　PUMC 分型

先测量患者站立位 X 线片上的 Cobb 角，然后测量仰卧位 Bending 像上相同端椎的 Cobb 角。

柔韧指数小于 25% 时，认为侧弯的柔韧性差，比较僵硬。

$$柔韧指数 = \frac{站立位 Cobb 角度数 - Bending 相 Cobb 角度数}{站立位 Cobb 角度数} \times 100\%$$

（袁望舒　金　光）

第二节　脊柱侧凸的运动治疗

一、脊柱侧凸的手术治疗

手术治疗的目的是通过脊柱融合防止侧凸进展，也经常完成部分侧凸矫正。一般 Cobb 角大于 45°~50° 的患者需要接受手术矫正。手术分两个方面：侧凸矫正和脊柱融合。矫形方法基本上可分为前路矫形和后路矫形，有时需要联合手术。脊柱融合的目的是保持矫形效果，维持脊柱的稳定。每个人术后恢复的程度不同，但常规恢复时间段见表 23-2-1。

表 23-2-1　脊柱侧凸术后恢复时间段

时间	状态
术后 3~6d	离院
术后 10~14d	停服止疼药物
术后 3~4 周	返回校园
术后 7d~6 个月	逐步恢复活动
术后 6 个月	参与所有活动

二、脊柱侧凸的保守治疗

（一）观察

国际脊柱侧凸研究会（scoliosis research society, SRS）将"观察"作为保守治疗方法之一。对于 Cobb 角度数较少的患者，医生可以根据情况，要求患者不必接受治疗，每 4~6 个月进行 X 线复查即可。对于 Cobb 角度数较大，但因某些原因需要暂缓手术的患者，也可以采取观察的方法，择期进行手术。

（二）矫形器治疗

脊柱侧凸矫形器治疗是目前治疗效果最好的、最确切的保守治疗方法。一般用于骨未完全发育成熟（Risser 征在 0~4 之间），且 Cobb 角在 25°~45° 之间的患者，其治疗的有效率高达 74%。目前矫形器的种类较多，包 括 Cheneau、Boston、Charleston、Lyon、Milwaukee 等，矫形器的选择主要考虑以下几个方面：①坚硬度（高度坚硬、坚硬、低度坚硬、有弹性）；②材料（聚乙烯类、聚丙烯、金属、软塑料等）；③作用面（三维方向：矢状面、额状面、水平面）；④开口处（前开口、后开口）；⑤解剖分类（腰髋、胸腰髋、颈胸腰髋）；⑥主切迹（单弯、双弯和三弯）。根据患者病情不同，选择合适的矫形器是非常重要的。选择了正确的矫形器后，要想使矫形器起到最佳的治疗效果，必须满足以下 3 个条件：①患者的骨骼尚未发育成熟且 Cobb 角度适中，佩戴矫形器后影像学改变明显；②矫形器必须由受过专业培训的支具师量身定制；③患者的依从性较好，佩戴支具的时间和强度都能按照处方执行。矫形器治疗的原理是在凸侧顶椎部位施以水平向上方向的压力。由于脊柱侧凸的节段椎间隙两侧不对称，致椎体软骨终板的承重两侧亦不对称，顶椎部位水平方向的压力可使侧凸减轻，侧凸节段的软骨终板承重的不对称亦有所缓解，因而可延缓侧凸的发展。一般建议佩戴矫形器至骨发育成熟后，可随 Cobb 角的改善调整佩戴时间。①全天佩戴：一天佩戴 20h 以上；②部分时间佩戴：一天佩戴 12~20h；③夜间佩戴：8~12h，仅在睡眠期间佩戴。长期佩戴矫形器不仅影响美观和日常体育活动，还会引起背痛、压疮、肺功能下降、腰背肌力下降等并发症，给患者的生存质量带来较大的影响，故患者必须配合呼吸训练、康复体操等才能抵消长期佩戴矫形器导致的副作用。

（三）脊柱侧凸特定性体操（scoliosis specific exercises, SSE）治疗

脊柱侧凸特定性体操不单单是核心肌力的训练，而是专门针对脊柱侧凸患者而设计的康复训练，包括自我矫正、基于自我矫正位下的运动训练和日常宣教。国际脊柱侧凸矫形与康复治疗协会（International Society on Scoliosis Orthopaedic and Rehabilitation Treatment, SOSORT）已经将脊柱侧凸特定性体操列入脊柱侧凸保守治疗的有效干预手段之列。根据患者的自身情况不同，脊柱侧凸特定性体操可以单独应用，也可以结合支具使用，甚至术前术后也可以应用特定性体操进行训练。目前国际上应用比较广泛的、效果比较显著的脊柱侧凸特定性体操有：意大利的 SEAS（scientific exercise approach to scoliosis）、西班牙的 BSPTS（Barcelona scoliosis physical therapy school）、法国的 FITs（Functional Individual Therapy of Scoliosis）、波兰的 Dobomed、英国的 Sideshift 和法国的 Lyon。

每个流派的方法不尽相同，但原理相通。脊柱侧凸特定性体操的标准特征包括以下三点：①脊柱三维的自我矫正；②自我矫正下的稳定性训练；③日常生活宣教。根据脊柱侧凸的分型不同，脊柱三维的自我矫正和日常生活宣教不同。根据患者的体能和自我矫正的程度不同，自我矫正下的稳定性训练也不同。所以，脊柱侧凸特定性体操没有统一的规范动作，因人而异，只要遵循治疗原则，都可以很好地为患者服务。

1. 脊柱三维的自我矫正

（1）小幅度自我矫正：脊柱侧凸是三维

的脊柱畸形，虽然冠状面上的 Cobb 角度是最受医生和患者关注的，但矢状面上的生理曲度和水平面上的椎体旋转也非常重要。在所有的自我矫正的力中，最为重要的是中轴延伸的力。以胸椎右侧凸 + 腰椎左侧凸的患者为例（图 23-2-1、图 23-2-2）。首先要让患者体会到中轴延伸的感觉，然后再进行脊柱三维空间上的逐一自我矫正。在冠状面上，为了使脊柱处于中立位，理论上需要在腰椎施加一个斜向右上方的力，同时在胸椎施加一个斜向左上方的力。而实际操作中，让患者同时进行腰椎斜向右上方的运动和胸椎斜向左上方的运动是十分困难的。所以训练初期，治疗师要选取两个侧凸中的主凸进行优先治疗。主凸即 Cobb 角度较大的侧凸，哪个 Cobb 角大就先做哪个方向的自我矫正。如果胸椎和腰椎的 Cobb 角度相差不多，我们可以选择患者较容易完成的施力方向进行自我矫正。这样可以让患者尽快尽早

实施自我矫正。在水平面上，为了去除椎体的旋转，理论上需要在胸椎侧凸节段施加一个逆时针旋转的力，同时在腰椎侧凸节段施加一个顺时针旋转的力。而实际操作中，让患者同时进行腰椎逆时针运动和胸椎顺时针运动也是十分困难的。所以训练初期，我们选择椎体旋转较大的侧凸进行训练。如果椎体旋转程度相差不多，则选择 ATR 角度较大的侧凸进行自我矫正；如果 ATR 角度也相差不多，则选择患者较容易完成的施力方向进行自我矫正。在矢状面上，为了增加患者的生理曲度，在 $T_{12} \sim L_1$ 处施加一个向前的力，在颈椎处施加一个向后的力。

这种自我矫正幅度较小，不会引起周围人的注意，适合在公开场合随时随地进行。在训练初期，小幅度的自我矫正很强调视觉反馈，即运用镜子作为训练的辅助设备，让患者明确自我矫正的动作是否正确，是否到位。训练后期可以脱离辅助设备，让自我矫正变成一种生活习惯。

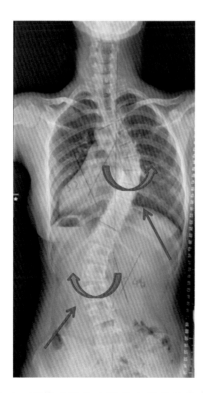

图 23-2-1 胸椎右侧凸 + 腰椎左侧凸的患者，红色直箭头表示冠状面斜向上方的力。红色弯箭头表示水平面旋转的力

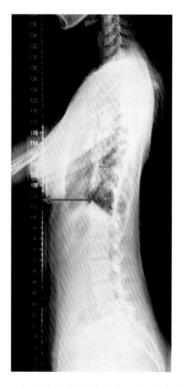

图 23-2-2 生理曲度变直的患者，红色直箭头表示矢状面向前的力

（2）大幅度自我矫正（过矫正）：为了增加自我矫正的幅度，甚至做到过矫正，把本来向右侧凸的胸椎矫正到向左侧凸，把本来向左侧凸的腰椎矫正到向右侧凸。运动形式和方法多种多样，只要遵循的治疗原则不变，可以由治疗师根据患者不同的特性自主编排。以胸椎右侧凸＋腰椎左侧凸的患者为例，可以让患者放松跪位，臀部坐在足跟上，治疗师和患者均需观察患者外观的大体形态——左侧腰切迹略平坦，右侧腰切迹略凹陷，右侧背部更加突出，右肩胛骨略高于左肩胛骨。然后进入自我矫正的摆位阶段：患者臀部向右平移，左髋稍后撤，坐在床面上，右侧身体临近墙壁，但不要接触墙壁。保持身体正直，头顶向天花板用力。左手握拳举过头顶，拳头与墙壁接触。右肘屈曲，右手伸直放在左腕前。要求左髋高于右髋，左肩高于右肩，减少右侧背部的突出，甚至使右侧背部产生凹陷。经过如此大幅度的矫正后，脊柱已经处于中立位，甚至腰椎右侧凸、胸椎左侧凸的过矫正状态。

这类自我矫正幅度大，适合在家或私密性较好的地点高强度集中训练。由于此类自我矫正运动幅度较大，可以利用肋木、体操棒、弹力带和瑞士球等辅助设备，让矫正幅度达到最佳。

2. 自我矫正下的稳定性训练　维持好自我矫正是训练的基础。在良好的基础上进行稳定性训练才能起到针对性的效果。如果单纯地做自我矫正，则只是将脊柱在三维空间上摆放到最正直的状态，并没有训练到周围的肌肉、韧带等相关结构组织。配合进行自我矫正下的稳定性训练才是真正让脊柱及其附属结构全部参与到训练中来。稳定性训练的另一个意义在于，添加的施力动作可以"破坏"自我矫正的维持，"破坏"自我矫正的同时也是在提高患者维持自我矫正的能力，患者维持自我矫正的能力就是在维持——破坏——再维持的循环中得到提高的。所以治疗师在为患者选择稳定性训练的时候，一定要因人而异，根据患者的性别、年龄、运动能力等选择最适合患者的稳定性训练。难度太小的稳定性训练，起不到破坏自我矫正的目的，不会起到很好的训练效果；难度太大的稳定性训练，患者又无法完成，也起不到良好的训练效果。

（1）小幅度自我矫正的稳定性训练：因为小幅度的自我矫正运动幅度较小，不会引起外人的注意，适合在公开场合随时随地进行练习，所以配合它的稳定性训练也是运动幅度较小，需要辅助具和设备较少，甚至完全不需要辅助的训练。比如，在维持好自我矫正位后，患者双手向下按桌子（图23-2-3）或躯干向后伸展（图23-2-4），都是很好的稳定性训练。随着患者的适应度越来越好，需要适当提高训练难度。增加难度的方法很多，主要有以下四种：一是通过增加运动的幅度，也可以说是通过改变体位来增加难度，如坐位下运动，维持好自我矫正后，做缓慢前屈或后伸躯干的动作，前屈或后伸躯干会使维持自我矫正的难度增加，随着前屈或后伸幅度的加大，难度也随之增加。二是增加运动维持的时间，比如坐位下，维持好自我矫正后，缓慢后伸躯干，在无法维持自我矫正位之前停止，并保持10s后回到放松位。如果让患者保持的时间从10s增加到20s后再放松，对患者来说就是难度的增加。三是增加运动的速度，如坐位下，维持好自我矫正后，可以让患者做左右晃动身体的动作，在维持自我矫正不变的前提下，晃动的速度越快，动作的难度就越大。四是结合以上不同的难度，如可以让患者即增加运动的速度又增加运动的幅度，这就进一步提高了稳定性训练的难度。

（2）大幅度自我矫正（过矫正）的稳定性训练：大幅度自我矫正（过矫正）运动起来幅度较大，需要借助外界器械或设备，适合在家或私密性较好的地点高强度集中训练。为了使运动强

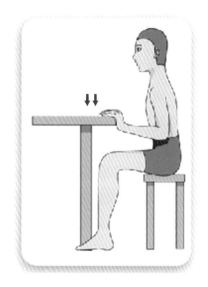

图23-2-3 患者坐位下，维持好自我矫正后躯干后伸

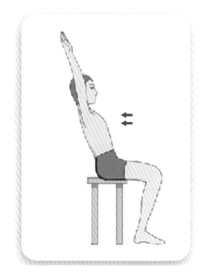

图23-2-4 患者坐位下，维持好自我矫正后双手向下按桌子

度达到最佳，相配合的稳定性训练的难度也会更大一些。以胸椎右侧凸＋腰椎左侧凸的患者来说，维持好大幅度的自我矫正位后，要从不同部位、不同方向开始用力进行相应的稳定性训练，一共要施加四个力：一是患者头部用力顶向天花板，延长脊柱竖直向上的力；二是针对胸椎右侧凸的胸廓右侧斜向左上方的力；三是左手握拳后用力顶墙的力；四是右手手指以左手腕为支点用力后撤的力。这四个力要同时进行，缺一不可。随着患者运动能力的提高，大幅度自我矫正（过矫正）的稳定性训练的难度也需要随之提高。除

了上述四种提高难度的方法外，还可以借助器械完成，哑铃、体操棒、弹力带、肋木、瑞士球等都是很好的选择。

3. 呼吸的训练与配合　德国的Schroth、西班牙的BSPTS和波兰的Dobomed等训练方法都非常重视呼吸的训练，也强调将呼吸和运动训练相结合，起到更好的效果。这里提到的呼吸训练不是胸式呼吸、腹式呼吸或呼吸肌的训练，而是去旋转式呼吸。去旋转式呼吸在胸椎侧凸的患者中被特别强调使用，而在腰椎侧凸的患者中，却不是特别强调。主要是因为胸椎侧凸（右侧凸常见）的患者往往伴有椎体的旋转和肋骨的畸形，从而使胸廓形态异常，胸廓异常势必会影响正常的呼吸模式。胸椎右侧凸的患者，椎体顺时针旋转，右后肋向后凸出，左后肋向前凹陷（图23-2-5）。呼吸的时候气体会更容易进入胸廓的右后方和左前方。去旋转式呼吸要求：吸气时将气体吸入左后肋处——将胸廓顶起；吐气的时候将右后肋处的气体吐干净——将胸廓压瘪。左后肋扩张，右后肋压缩，就迫使椎体做逆时针的去旋转运动。椎体的旋转与侧移是相辅相成的，纠正椎体旋转的同时也势必会减少Cobb角度。所以，去旋转式呼吸可以在水平面和冠状面上同时矫正脊柱侧凸。

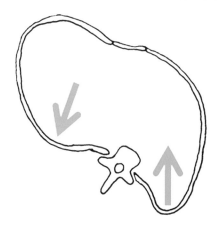

图23-2-5 胸椎右侧凸的患者，椎体顺时针旋转，右后肋向后凸出，左后肋向前凹陷。故去旋转式呼吸时吐气时需要右后肋处用力将气体挤出，吸气时将气体吸入左后肋处

去旋转式呼吸方法学习起来比较困难，所以，在患者训练初期，鼓励其单独进行去旋转式呼吸的训练。待熟练掌握后，可逐渐配合自我矫正下的稳定性训练一起完成，使训练效果达到最佳。如何将去旋转式呼吸法与自我矫正和自我矫正下的稳定性训练相结合是训练的关键。综合训练过程中需要配合脊柱和四肢发力才能起到良好的效果。发力的时间和方法要遵循脊柱侧凸的治疗原则。一般来说，强调吐气的时候发力，吸气的时候休息，一定不要憋气，最好是鼻吸嘴呼，缩唇吐气，吐气的时候可以发出"si"或是"fu"的声音，这样可以让吐气时间更久，发力的时间也越久。

4. 日常生活宣教　脊柱侧凸的矫正是一个长期、系统的大工程。教会患者如何在日常生活中时时刻刻进行矫正是非常重要的。让患者明白哪些姿势或动作可以减少脊柱侧凸的度数，要尽量刻意维持这类姿势或动作；哪些姿势或动作反而会增加脊柱侧凸的度数，要尽量避免这类姿势或动作。以胸椎右侧凸的患者为例（图23-2-6）。坐位下，患者完全放松时，一般右肩高于左肩，身体右倾，背后观右侧后背部向右凸出，左侧后背部向右凹陷，躯干呈现一个大大的反"C"型。为了矫正放松位时脊柱的塌陷，就要强调让患者身体向左上方平移，将左肘架高，使左肩高于右肩或双肩水平，从而使脊柱处于中立位，后背部左右两侧更加对称。为了让患者更好地了解自我背后的状态，可以为患者进行照相或是录像，播放给患者观看，让患者拥有正确的视觉反馈，而不要让患者单单靠自己的感觉来完成动作。

另外，对于腰椎左侧凸的患者来说，往往伴有双髋不等高的情况存在，一般左髋低于右髋。坐位时，强调患者可通过左臀下垫垫，或是跷二郎腿的时候左腿搭在右腿上，或是左臀坐椅子、右臀悬空等方式使左髋高于右髋或是双髋水平。站立位时可通过左足下垫鞋垫，或是左腿支撑、右髋下降，或是右腿支撑、提高左髋等方式进行日常生活的矫正。总之，就是教会患者用最简单的方法在日常生活中随时随地进行自我矫正。

（袁望舒　金　光）

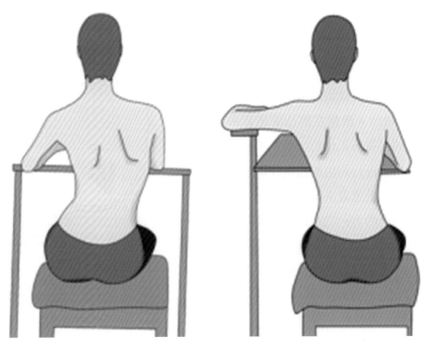

图 23-2-6　患者进行日常生活中坐姿的矫正

第三节 临床病例与思考

【病例1】

患者，女性，12岁。1周前，患者父母发现其弯腰时后背不等高，随后就诊骨科。患者主诉：无任何不适。全脊柱摄影正侧位片（图23-3-1，图23-3-2）显示：胸椎右侧凸，腰椎左侧凸，Risser征2。体格检查：左肩高，腰切迹不对称，胸廓活动度正常，胸椎躯干旋转角度为9°右（+），腰椎躯干旋转角度为10°左（+）。既往史：无。未接受任何治疗。

思考：请分别测量患者胸椎和腰椎的Cobb角度。患者矢状面上的生理曲度是否正常？患者目前最适合的保守治疗方法是什么？

临床推理：①胸椎Cobb角度34°，腰椎Cobb角度28°。测量的方法是分别找出胸椎和腰椎侧凸的上下端椎，上端椎沿椎体上缘画一条直线，下端椎沿椎体下缘画一条直线，再分别做这两条直线的垂直线，这两条直线的垂直线的交角就是Cobb角。②患者矢状面上的生理曲度不正常，胸腰段交界性后凸明显，腰椎前凸加大。正常范围为：上胸段（T_2~T_5）、胸段（T_5~T_{12}）、胸腰段（T_{10}~L_2）和腰段（T_{12}~S_1）。上胸段（T_2~T_5）后凸角度应小于20°，胸段（T_5~T_{12}）后凸角度范围10°~40°，胸腰段（T_{10}~L_2）比较特殊，一般情况下度数为0°，腰段（T_{12}~S_1）前凸角度一般在30°~70°。所有生理曲度的测量线均与该节段中上位椎体的上缘和下位椎体的下缘（S_1除外，测量上缘）平行。矢状面上：T_5~T_{12} ≤ 10°称为胸椎平背畸形，T_5~T_{12} ≥ 40°称为胸椎后凸畸形。T_{10}~L_2后凸 ≥ 20°称为胸腰段交界性后凸，T_{10}~L_2后凸在10°~20°之间称为胸腰段交界性后凸趋势。

治疗计划：支具治疗配合特定体操。患者12岁，Risser征2，病情进展的可能性极大。Cobb角无论是胸椎还是腰椎都大于25°，为了得到最佳治疗效果，支具治疗是首选。佩戴时间上要求22h以上。为了避免长期佩戴支具引发的副作用，要加以特定性体操的训练。

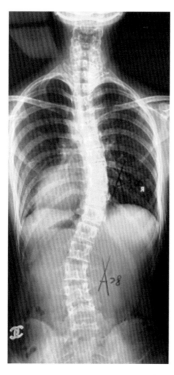

图23-3-1 全脊柱摄影正位片（病例1）

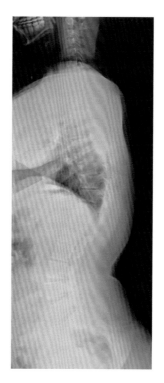

图23-3-2 全脊柱摄影侧位片（病例1）

【病例2】

患者，男性，17岁。2周前，高考体检发现脊柱侧凸风险，随后就诊骨科。患者主诉：久坐后腰椎左侧明显疼痛。全脊柱摄影正侧位片（图23-3-3，图23-3-4）显示：腰椎左侧凸，Risser征4，Cobb角度29°。体格检查：腰切迹不对称，腰椎躯干旋转角度15°。既往史：无。未接受任何治疗。

思考：该患者的自我矫正应该是哪几个平面、哪个方向的力？请为患者设计一个小幅度的自我矫正和一个大幅度的自我矫正，并分别配上自我矫正下的稳定性训练。

临床推理：该患者的自我矫正应该是冠状面和水平面2个平面的力。患者Cobb角度为29°，所以需要冠状面上的力矫正。患者矢状位的生理曲度基本正常，不需要额外纠正。患者的椎体旋转较重，故需要水平面上去旋转的力。在所有的自我矫正的力中，最为重要的是中轴延伸的力。首先要让患者体会到中轴延伸的感觉。在冠状面上，在腰椎施加一个斜向右上方的力。在水平面上，为了去除椎体的旋转，在腰椎侧凸节段施加一个顺时针旋转的力。

治疗计划：任何体位和姿势都可以，只要符合冠状面上是腰椎斜向右上方的力、水平面上是腰椎顺时针旋转的力就可以。在小幅度自我矫正下任何肢体或躯干发力的稳定性训练都可以，大幅度自我矫正下最好是利用器械的稳定性训练。

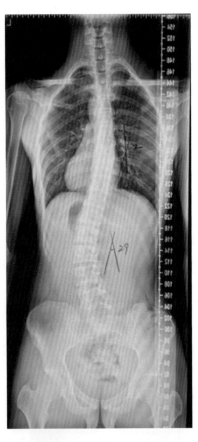

图23-3-3 全脊柱摄影正位片（病例2）

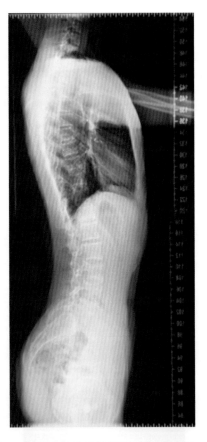

图23-3-4 全脊柱摄影侧位片（病例2）

（袁望舒　金　光）

第二十四章

强直性脊柱炎

强直性脊柱炎（ankylosing spondylitis, AS）是一种以累及脊柱和骶髂关节为特征的系统性炎性疾病，在临床上多数表现为炎性腰背痛、僵硬与活动受限，部分患者可有外周关节炎、肌腱端病、眼炎及其他关节外表现。

第一节 临床表现与治疗机制

一、临床表现

AS 多发生于 10~40 岁，发病高峰年龄为 20~30 岁，40 岁以后发病者少见。男性比女性多见，男女比例约为（5~10）:1。

（一）病史和症状

1. 发病形式 AS 发病一般比较隐匿。早期可有厌食、低热、乏力、消瘦和贫血等症状，但除儿童外一般都不严重。少数病例可有长期低热和关节痛，且常伴明显体重减轻。本病有明显的家族聚集性。

2. 首发症状 AS 通常有四大首发症状。

（1）腰痛或不适：腰痛或不适是本病最常见的症状，常为隐痛，难以定位，发生率在 90% 左右。部分患者一开始就出现腰痛、僵硬。夜间痛可影响患者睡眠，严重时在睡眠中惊醒，甚至要下床活动后始能重新入睡，此为病情活动的指征之一。休息不能缓解腰痛或不适，活动反而能使症状改善，此为炎症性腰痛与机械性腰痛的鉴别要点之一。

（2）晨僵：晨僵也是 AS 常见的早期症状之一。患者早晨起来感觉腰部僵硬，活动后可以缓解。晨僵也是病情活动指标之一，病情严重时全天都可有僵硬感。除了活动外，热敷、热水浴等方法也可使晨僵缓解。

（3）肌腱、韧带骨附着点炎症：肌腱、韧带骨附着点炎症为 AS 的特征性病理变化。由于胸肋关节、柄胸骨关节等部位的附着点炎，患者可出现胸痛，咳嗽或喷嚏时加重，也可出现轻、中度胸廓活动度降低。但因腹式呼吸代偿，极少出现通气功能受损。颈椎僵、痛一般发生于起病数年之后，但少数病例可早期出现此类症状。

（4）外周关节症状：半数以上 AS 病例病程中出现外周关节症状。受累部位以髋、膝、踝等下肢大关节多见。约 20% 病例首发症状为外周关节受累。强直性脊柱炎外周关节受累较少表现为持续性和破坏性，为区别于类风湿关节炎的特点之一。

3. 典型表现 腰背痛、晨僵、腰椎各方向活动受限和胸廓活动度减低是 AS 的典型表现，尤其在病情活动期间。随着病程进展，整个脊柱可发生自下至上的强直：先是腰椎前凸曲线消失，进而胸椎后凸呈驼背畸形；随着颈椎受累，患者体态变为头向前俯、胸廓扁平、腹部突出，靠膈肌运动来呼吸；最后患者脊柱各方向活动受限，行走时只能看见前面有限的一段路面。

4. 关节外表现 AS 患者全身症状一般不

严重。可有急性前葡萄膜炎，可累及心血管、肺部、神经、肌肉、肾等。本病慢性前列腺炎比正常人群多见。脊柱强直以后，一般都并发严重的骨质疏松。

（二）检查

早期 AS 体征不多，可有骶髂关节、髂嵴、耻骨联合等骨盆突起部位压痛。

1. 骶髂关节炎的检查　骶髂关节定位试验、"4"字试验、骶髂关节压迫试验、髂嵴推压试验、骨盆侧压试验、悬腿推膝试验等为常用检查方法。

2. 附着点炎的检查　早期可发现坐骨结节、大转子、脊柱骨突、肋软骨、肋胸关节，以及髂嵴、跟腱、胫骨粗隆和耻骨联合等部位压痛。此类体征发现率不高，可发生于疾病各期，主要提示病情活动。

3. 脊柱和胸廓的检查　Schober 试验、指地距、枕墙距、胸廓活动度等。

（三）实验室检查

AS 实验室检查指标不多，缺乏诊断意义，主要用于病情活动性判定和疗效估计。急性期半数以上血沉升高，不足半数 C 反应蛋白升高，但两者结果不一定一致。类风湿因子阳性率同普通人群。90% 左右患者 B27 阳性，故 B27 检查对诊断有重要参考价值。正常人群中也有 4%~8% B27 阳性，因此单凭 B27 阳性不能诊断本病，B27 阴性也不能排除本病。

（四）放射学检查

由于 AS 缺乏特异性实验室指标，因此放射学检查甚为重要。主要依据骨盆正位相和脊柱正、侧位相进行。

1. X 线检查　包括骨盆正位相和腰椎正、侧位相。

（1）骨盆正位相：所有强直性脊柱炎均存在骶髂关节炎，且骶髂关节为本病最常受累部位，故临床凡疑似强直性脊柱炎者，均需摄骨盆正位相。骨盆正位相除可了解骶髂关节变化外，还有利于观察髋关节、坐骨和耻骨联合的变化。

（2）腰椎正、侧位相：对轻微而意义难以肯定的骶髂关节变化，腰椎正侧位相可给临床提供更多信息，有助于除外易与本病混淆的疾患，如椎间盘病变、脊柱先天性疾病、感染性疾病甚至肿瘤等。脊柱竹节样变为本病特征性表现之一。

2. CT 检查　早期骶髂关节 X 线表现有时很难确定。CT 分辨力高，层面无干扰，有利于发现骶髂关节轻微的变化，适于本病的早期诊断，以及随访了解病情变化。

3. CT 介入检查　CT 介入技术能准确达到病变部位，获取活检标本。如此，不但有利于早期诊断，而且能达到病理诊断的目的。

4. MRI 检查　MRI 可直接显示软骨异常，AS 早期累及骶髂关节前下滑膜部，一开始为滑膜的炎性反应，形成肉芽组织增生造成关节面破坏。MRI 对骶髂关节的炎性改变更为敏感，能较早发现骨髓是否有水肿以及软骨病变的程度，可作为早期诊断方法。

二、治疗机制

（一）病因病机

近年来，现代医学对 AS 发病原因及机制的研究取得了很大进展，但尚未完全明确，一般多认为与遗传、环境、内分泌失调及自身免疫功能有关。

1. 遗传因素　AS 具有高度的遗传倾向。在 AS 发病机制中，遗传因素占有极其重要的作用。现已证实，主要组织相容复合物单倍型 HLA-B27 与 AS 的易感性密切相关，但并不是影响本病的唯一因素，科学家发现在非 MHC 区域可能存在多个 AS 易感基因。

2. 环境因素　一般认为与感染有关。临床上，多数 AS 患者都有泌尿系统及肠道感染病史，提示感染可能是 AS 的诱发因素。据国内外大量与细菌感染相关的报道显示，AS 的发生与多种细菌及衣、支原体的感染相关。

3. 内分泌因素 研究发现，AS 患者中存在下丘脑－垂体－肾上腺轴受损的情况，原因在于对这类患者注射促肾上腺皮质激素后患者体内的激素分泌无显著增加，这提示内分泌因素很可能是 AS 的一个致病因素。

4. 自身免疫因素 在 AS 患者体内，各种免疫细胞会出现异常，这表明免疫因素在 AS 的发病过程中同样发挥重要的作用。

（二）治疗原则

2010 年，国际评估 AS 工作组提出，最佳的 AS 管理方案要求非药物治疗和药物治疗相结合的方式。由于晚期病例病情难以逆转，故治疗的关键在于早期诊断。其治疗原则为：抓好早期治疗，控制中期发展，改善晚期症状，矫治障碍关节。

（三）治疗目的

目前对 AS 尚无根治办法，患者需到正规医院进行诊治。治疗目的在于：①控制炎症，缓解症状；②防止脊柱、髋关节僵直畸形及脊柱并发症，保持关节处于最佳功能位置；③最大限度恢复患者身体功能，提高生活质量；④避免治疗所致副作用。

（李　奎）

第二节　运动治疗内容

一、家庭锻炼

（一）家庭锻炼的意义与重点

家庭锻炼可以对 AS 患者疼痛、晨僵、功能、情绪、生活质量等多方面产生积极的影响。有研究提示，在疾病诊断后的最初 10 年进行常规家庭运动，可以显著提高 AS 患者功能。

家庭锻炼可以兼顾休闲运动及背部训练，两者均可缓解疼痛和僵硬。背部运动可以有效地活动特定的软组织和关节，从而有效地缓解由于结构原因及炎症引起的 AS 症状，从而减轻疼痛、提高患者躯体功能。进行家庭锻炼时应根据疾病的持续时间选择不同的运动类型。例如病程大于 15 年的患者应坚持背部运动，而不是选择休闲运动；对于病程小于 15 年的患者，休闲运动可以减轻严重的疼痛和僵硬。

（二）家庭锻炼的优点

由于不受时间限制，且经济、方便，家庭锻炼成为 AS 患者首选的运动方式。

（三）家庭锻炼运动处方

治疗师根据患者的生理功能、关节活动情况及对运动锻炼的反应开具运动处方，并定期调整。理想的家庭运动需注意运动的频率和持续时间。目前的研究证据表明，患者持续坚持运动比运动本身的强度更为重要，更有利于减缓残疾的进程；中等强度运动（每周 2~4h）比不运动及高强度运动（每周 >10h）对于患者功能状态及疾病控制更为有利。AS 患者最佳的家庭运动应是每周至少 5 次，每次 30~60min。锻炼一般包括下列内容。

1. 热身运动 头颈前屈、后伸、左右侧屈、左右侧转、前后左右环转，活动颈椎；腰部屈、伸、旋转，活动腰椎。每个动作保持 10s，整套动作重复 5 次。

2. 扩胸运动 双肘与肩平行，双手并拢至胸前后分别向两边扩展（图 24-2-1），维持 10s，重复 5~10 次。

3. 腰背肌力锻炼 俯卧，双上肢置于体测，腹部垫枕，用力抬起头和上身（图 24-2-2），维持 5~10s，重复 10~15 次。

4. 腹肌运动 四点跪位，尽量低头至两臂之间，同时尽量高地拱背；之后抬头，背、腰尽量向下弯（图 24-2-3）。重复 5 次。

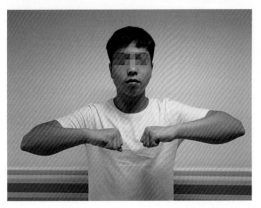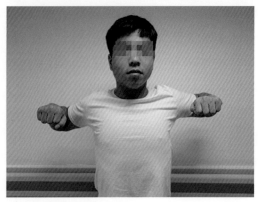

图 24-2-1 扩胸运动

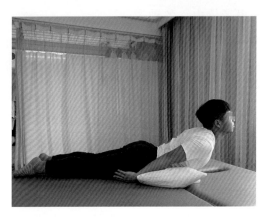

图 24-2-2 腰背力量锻炼

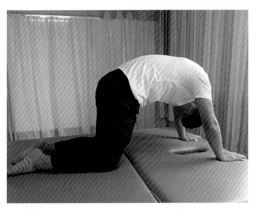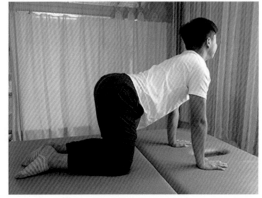

图 24-2-3 腹肌运动

5. 腰侧屈肌群牵伸运动 双腿跪下侧身睡在 50~60cm 的健身球上，尽量向侧身方向弯曲，伸展上方腰侧屈肌群，至有绷紧感（图 24-2-4），维持 30s，重复 4 次。用同样的方法做另外一侧。

二、多模式运动治疗

有研究表明，AS 患者由于吸气肌的疲劳

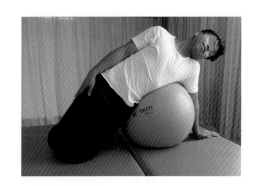

图 24-2-4 腰侧屈肌群牵伸

限制了肺功能，表现为患者最大肺活量的减少、残气量的上升及补吸气量的下降，导致日常活动能力和生活质量的下降。多模式运动治疗包括维持胸廓活动度的运动、保持脊柱和肢体灵活性的运动及背伸肌训练等。多模式运动计划能显著提高患者的胸廓活动度，改良Schober评分、枕墙距、脊柱活动度和劳动能力。但是该运动计划过程比较复杂，需要一定的设备，需在医院进行，难以长久坚持及普及推广。

多模式运动计划包括有氧运动、伸展运动和肺活量训练。该计划包括4个阶段：15min热身运动、20min低强度踏步有氧运动、10min扩胸运动（改善肺活量）及5min伸展运动。

三、全面姿势重塑运动治疗

全面姿势重塑运动治疗（global posture reeducation, GPR）是一种特殊的治疗计划。该方法通过强壮和协同四群具体的肌肉群来维持正确的姿势，包括在治疗师指导下进行一系列运动和姿势训练，旨在活动关节，维持正确姿势，拉伸短缩肌群。其中坐姿、躺姿、站姿各需锻炼15~20min。

（一）胸肌牵拉运动

面对墙面而立，双手在胸前扶墙，双手指相对，两脚前弓后箭，身体慢慢往墙面推压，缩下颚，直到肩膀前侧绷紧（图24-2-5），维持不动约30s后将手放下休息。每天3次，每次5遍。

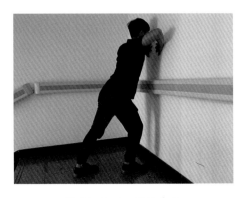

图24-2-5　胸肌牵拉

这项运动的主要特点是简单，不需要设备，运动幅度充分，在运动过程中可最大限度地牵拉胸部肌肉。这个动作对胸椎及胸锁关节部位严重受累的患者有一定难度，对此类患者要求尽量伸展，但不要过度拉伸，以免造成损伤。AS的中晚期胸背部改变非常常见，而且影响患者的整体形象，这个运动对扩胸度的改善和保持非常有益，同时可避免慢性胸锁关节肌腱附着点炎引起胸廓的固缩而导致的肺功能下降。

（二）腹直肌运动

跪坐在地板上，慢慢侧身趴下，将双手置于身体前方，肩膀和身体慢慢抬起手肘伸直，直到腹部前面绷紧，维持不动约30s后，侧身跪起，双手伸直撑于地板上。接下来再做背部拱起背部凹下的动作，约15s，侧坐休息。以上动作每天3次，每次5遍。动作不宜过急，避免损伤脊柱。

这个动作对脊柱任何部位受累的患者均有一定的难度，尤其是胸、腰椎已经融合的患者，因此建议患者在家属的帮助下进行，一是便于动作的实施，二是保证患者的安全。在这个运动步骤中，患者的腹部肌肉及腰椎得到充分的活动和松弛，竖脊肌则拉伸和松弛并有，整个脊柱得到最大程度的校正，有益于AS患者的脊柱活动度和腰椎的运动能力。

（三）腰侧肌群运动

跪坐于床面，准备一叠棉被在身边，身体侧躺在棉被上，双手举高垂下，同时脚放轻松垂下。当腰的侧面紧绷时，维持不动约30s之后坐起，身体侧弯、挺直重复约15s，然后换另外一侧。这套动作每天3次，每次5遍。

在此项运动中，腰侧肌群和髂后上棘肌腱附着点得到松弛，血液循环增加，同时使整个脊柱尤其是腰椎的锻炼得到增强。

（四）背肌运动

趴在床上，肩膀与头抬高，离开床面，缩下颚（图24-2-6），维持这个动作约5s，再慢慢放下。这样的动作每天3次，每次15遍。

这个动作主要是针对上背部肌肉的活动，看似简单，却在整套运动中难度较大，很多患者无法充分地完成，尤其是颈、胸椎已经受累的患者。在这个运动中，颈椎和胸椎同时得到锻炼。

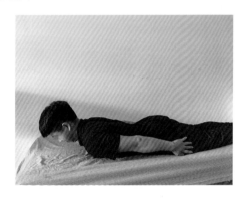

图 24-2-6　背肌运动

（五）坐、立姿矫正

坐姿矫正：坐在板凳上，双膝弯起，双脚平踩于地面，双上肢自然下垂，两肩与地面平行，身体往前推，缩小腹，腰椎往后推，胸廓挺起，缩下颚，眼睛直视正前方（图24-2-7），维持这样的姿势约30s。这套动作每天3次，每次5遍。

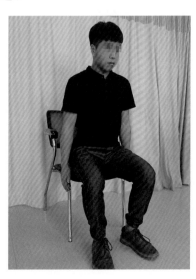

图 24-2-7　坐姿矫正

立姿矫正：双脚并拢，双膝夹紧，提臀，缩紧小腹，双上肢自然下垂，两肩与地面平行，胸部挺起，微缩下颚，眼睛直视正前方（图24-2-8），维持这个动作约30s。这套动作每天3次，每次5遍。

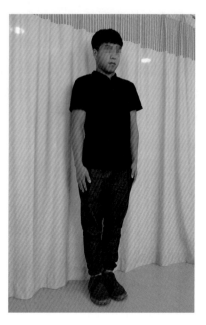

图 24-2-8　立姿矫正

这两套动作可矫正患者的坐姿及立姿，有益于患者保持经以上步骤锻炼改善后的身体功能适应度，同时保持患者整体的良好形象，减少AS脊柱改变带来的负面影响及心理创伤。

四、传统功法

（一）太极运动

太极运动是一项融中国古代哲学、体育运动和松弛运动于一体的运动，有益于身体平衡、柔韧性和心理健康，提高机体携氧能力、免疫力和精神状态，是AS患者较好的锻炼方式。

有研究发现，AS患者连续接受为期8周、每周2次、每次60min的改良21式太极拳训练后，与未进行运动的对照组相比，能显著降低疾病的活动度，提高柔韧性。太极运动还能通过改善心血管系统，从而增加患者肌肉的力量，减轻体重，增加关节的灵活性，减轻关节疼痛等症状。

（二）八段锦

八段锦是我国宋代以后兴起的一种导引功法，也是民间广为流传的一项运动健身术。此功法体势动作古朴高雅，简单易学，功效显著。这套功法体操姿态优美，绮丽多彩，犹如锦缎，八种图势依次连贯，功简而赅，效速而神，所以有"八段锦"的美称。八段锦歌诀："两手托天理三焦；左右开弓似射雕；调理脾胃须单举；五劳七伤望后瞧；摇头摆尾去心火；两手攀足固肾腰；攒拳怒目增气力；背后七颠百病消。"因为八段锦运动量不大，又颇具强身益寿作用，人人能练，随时可做，特别适合于脏腑功能衰减、四肢活动不灵的老年及体弱久病之人，所以相传至今不衰，并且在实践中得到不断发展和完善。

在常规消炎止痛的基础上增加八段锦锻炼可改善 AS 患者躯体功能。患者通过练习八段锦能够使脊柱得到很好的活动，经常坚持练习对保持脊柱和胸廓的活动度很有益处。

五、游泳和散步

推荐 AS 患者进行游泳和散步等有氧运动。研究表明，游泳运动能显著改善 AS 患者的指地距离和患者的功能状态，而散步等有氧运动较常规运动更有益于 AS 患者的肺功能。

六、水疗

水的压力作用以及在温水中运动有利于 AS 患者的康复。水的浮力作用使关节运动时所需力量明显减少，躯体的活动变得相对容易。水疗对于 AS 患者来说有预防和矫正脊柱及其他关节的畸形，改善脊柱、四肢功能，维持和改善胸部活动，增加肺活量等作用。

有研究利用矿泉水的机械刺激作用（浮力与静压力作用）、温度刺激作用和化学离子的刺激作用针对 AS 患者进行康复治疗，结果发现有利于减轻 AS 患者在水中运动锻炼时躯体对病变部位的压力，从而达到止痛、改善全身血液循环、松弛痉挛肌等目的。

（李 奎）

第三节 临床病例与思考

【病例1】强直性脊柱炎（早期）

患者周某某，男，27岁。患者"因腰骶部疼痛反复发作1年余，加重1个半月"入住我院。患者1年前无明显诱因出现腰骶部疼痛，以晨起前为甚，起床活动后症状减轻或消失，由于不影响工作和生活，而未引起注意。近一个半月前上述症状加重，并出现双膝关节肿痛，腰背活动受限，夜间翻身困难，晨僵明显，持续时间大于 1h，背冷，肢体酸楚明显，阴雨天时疼痛加重，热敷后减轻。

入院后完善相关检查，实验室检查：HLA-B27 阳性，ESR36mm/h，RF（-）。骶髂关节 CT 片示：符合骶髂关节炎（Ⅱ级）改变。

物理治疗客观检查：双侧骶髂关节压痛（+），骨盆挤压试验（+），"4"字征（+），双侧直腿抬高试验（-）。枕墙距 0cm，腰椎正常的生理弯曲存在，各方向活动度轻度受限，胸廓活动正常。

思考：患者目前存在哪些主要问题？这些问题分别基于哪些证据？其背后可能的病理生理机制是什么？下一步治疗计划如何？

临床推理：根据病例信息，可将患者存在的问题清单、对应的证据及可能的病理生理机制总结如下：

（1）问题清单：腰骶部疼痛，腰背活动受限。

（2）基于临床表现的证据：①临床表现：有 AS 典型的早期症状——腰背痛、晨僵、腰椎各方向活动受限。②体检：双侧骶髂关节压痛（+），骨盆挤压试验（+），"4"字征（+），双侧直腿抬高试验（-）。枕墙距 0cm，腰椎正常的生理弯曲存在，各方向活动度轻度受限，胸廓活动正常。③辅助检查：HLA-B27 阳性，ESR36mm/h，RF（-）。骶髂关节 CT 片示：符合骶髂关节炎（Ⅱ级）改变。

（3）可能的病理生理机制：遗传因素、环境因素、内分泌因素和自身免疫因素是该 AS 患者患病的可能因素。

治疗计划：在药物治疗的基础上，通过全身塑形计划（参考本章第一节相关内容）改善脊柱、四肢功能和全身整体运动功能。出院后可给患者提供家庭锻炼运动处方进行针对性锻炼，也可以练习太极拳、八段锦，或进行游泳和散步等有氧运动，以维持全身功能，延缓病情发展。

【病例 2】强直性脊柱炎（后期）

患者，罗某某，男，41 岁。患者因"反复腰椎疼痛 13 年，颈椎疼痛、活动受限 1 年，加重 1 月"入住我院。患者 13 年前无诱因出现右髋部疼痛，性质呈隐痛，活动后减轻，无伴晨僵，未予重视。1 年后疼痛加重，于外院行 HLA-B27 及 CT 等确诊为强直性脊柱炎，具体不详。后无规律治疗，疼痛逐渐发展至全腰椎及颈椎，4 年前于外院打益赛普治疗 4 次共 1 个月，因出现荨麻疹而停止。1 年前患者自觉颈部疼痛加重，给予理疗及解热镇痛药等无明显好转。1 个月前于当地市人民医院就诊，行骶髂关节 MRI 检查，提示双侧骶髂关节、所及 L_5/S_1 椎小关节、双侧髋关节改变，寰枢关节改变，考虑强直性脊柱炎。给予益赛普 3 次治疗后出院，并服用柳氮磺吡啶每天 3 次，每次 1g；正清风痛宁每天 2 次，每次 60mg；艾瑞昔布每天 2 次，每次 0.1g。患者 3d 前自觉颈部疼痛加剧，活动受限，现为求进一步诊治入我院。

入院后完善相关检查，体温 36.8℃，脉搏 80/min，呼吸 18/min，血压 124/82mmHg。意识清楚，

对答切题，安静面容。全身浅表淋巴结未及。心率 80/min，心律齐，各瓣膜区未闻及病理性杂音。双肺呼吸音清，未闻及干湿性啰音。腹软，全腹无压痛、反跳痛，未触及包块，肝脾肋下未及。血常规：红细胞总数 6.290×10^{12}/L，血红蛋白浓度 124.000g/L，单核细胞绝对值 0.810×10^9/L。尿常规：潜血 ++，结晶 48.40/μL，白细胞 +++，白细胞计数 1916.70 个 /μL，红细胞计数 48.40 个 /μL。体液免疫：免疫球蛋白 A3.330g/L，血清总补体 52.000U/mL。颈、腰椎、胸椎正侧位 X 线片：颈、胸、腰椎及双侧骶髂关节、髋关节骨质所见，符合强直性脊柱炎改变，骶髂关节骨性强直。颈椎螺旋 CT 平扫 + 增强扫描 + 四维检查所见，符合强直性脊柱炎改变。

物理治疗主观检查：颈部强直，颈部 VAS 疼痛评分 7 分。

物理治疗客观检查：双侧骶髂关节压痛（+），骨盆挤压试验（+），双侧直腿抬高试验（+）。枕墙距、指地距、"4"字征均无法完成，足跟、足底无压痛、肿胀。腰椎正常的生理弯曲消失呈平板状，胸椎前屈呈驼背畸形，胸廓活动受限。

思考：患者目前存在哪些主要问题？这些问题分别基于哪些证据？其背后可能的病理生理机制是什么？下一步治疗计划如何？

临床推理：根据病例信息，可将患者存在的问题清单、对应的证据及可能的病理生理机制总结如下：

（1）问题清单：颈椎疼痛、活动受限；反复腰椎疼痛 13 年，驼背畸形。

（2）基于临床表现的证据：①病史：患者 13 年前确诊为强直性脊柱炎，后无规律治疗，疼痛逐渐发展至全腰椎及颈椎。②物理治疗检查与评估：双侧骶髂关节压痛（+），骨盆挤压试验（+），双侧直腿抬高试验（+），枕墙距、指地距、4 字征均无法完成；腰椎正

常的生理弯曲消失呈平板状，胸椎前屈呈驼背畸形，胸廓活动受限；颈部强直，VAS疼痛评分7分。③辅助检查：颈、腰椎、胸椎正侧位X线片显示颈、胸、腰椎及双侧骶髂关节、髋关节骨质所见，符合强直性脊柱炎改变，骶髂关节骨性强直；颈椎螺旋CT平扫＋增强扫描＋四维检查所见，符合强直性脊柱炎改变。

（3）可能的病理生理机制：遗传因素、环境因素、内分泌因素和自身免疫因素是该AS患者患病的可能因素。无规律的治疗，特别是缺少正确的运动治疗，是造成该AS患者病情进展速度快，后期整个脊柱出现严重强直畸形和疼痛等症状的非常重要的原因之一。

治疗计划：在药物治疗的基础上，通过水疗改善全身血液循环，松弛颈部肌肉痉挛，从而达到止痛和增加颈部活动度的目的。同时，水疗也可以改善脊柱、四肢功能，维持和改善胸部活动，增加肺活量。

待疼痛减轻后，再参照本章第一节中所提的家庭锻炼运动处方或全身塑形计划加强锻炼，维持或改善功能。条件允许时，也可进行游泳和散步等有氧运动。定期追踪评估，观察治疗效果，调整治疗方案。

（李　奎）

第二十五章

肩周炎

肩周炎是累及肩关节周围软组织（肌肉、肌腱、筋膜、滑囊、关节囊等）的一类疾病，临床上以肩痛和肩关节运动障碍为主要表现。广义的"肩周炎"包括肩关节滑液囊病变（如肩峰下滑囊炎）、盂肱关节囊病变（如冻结肩）、肌腱及腱鞘的病变（如冈上肌肌腱炎、肩袖损伤、肱二头肌长头腱及其腱鞘炎、撞击综合征等）。随着医学的发展和进步，临床上通常以具体疾病名称来取代肩周炎这样笼统的称呼。在国内，狭义的"肩周炎"通常指冻结肩，又称五十肩，是一种中老年常见病，高发年龄在40~60岁。据统计，其临床发病率可达20.6%。通常认为肩周炎是一种自愈性疾病，但其自然病程可达6个月至3年时间甚至更长，给患者生活和工作带来极大不便和痛苦。本章节主要讨论狭义的肩周炎即冻结肩的康复治疗。

第一节 临床表现与治疗机制

一、临床表现

肩周炎主要表现为肩关节周围的疼痛并且伴有肩关节活动功能受限。目前，肩周炎的发病机制尚不十分明确，有学者认为是一种自身免疫性疾病，并且与全身性代谢障碍有关。本病为多滑囊病变，病变范围广泛，可及盂肱关节关节囊、肩峰下或三角肌下、肱二头肌长头肌腱滑囊等处。早期病变表现为滑囊充血、水肿和渗出。后期表现为滑膜腔粘连闭锁、纤维样变。

1. 急性期（凝结期）

（1）又称冻结进行期，临床表现以疼痛为主，疼痛剧烈，肌肉痉挛，夜间症状加重。

（2）关节镜观察，可见滑膜充血，绒毛增厚，容量减少，肱二头肌长头腱关节内段表面为血管翳覆盖。

2. 慢性期（冻结期）

（1）疼痛减轻，挛缩及关节运动障碍渐趋明显。

（2）关节囊增厚及纤维化，滑膜粘连，皱襞间隙闭锁，容量明显减少。

（3）关节镜下可观察到关节内有小碎片漂浮于腔内。

（4）肩的各方面活动度明显受限，僵硬。

（5）压痛范围广泛：喙突、肩峰下，结节间沟，四边孔等部位均可发现压痛点。

3. 功能恢复期（解冻期） 发病后7~12个月后，炎症逐渐消退，疼痛减轻，肩部粘连缓慢性、进行性松解，活动范围渐渐恢复。通常在急性期3~6个月后，该病转入慢性期，关节僵硬加重，三角肌、冈上肌、冈下肌萎缩，普通X线片一般无异常发现，偶尔发现肩峰和大结节骨质稀疏，囊样变。关节造影，肩峰下滑囊消失，肩盂下滑膜皱襞闭锁，肱二头肌长头腱充盈不良，关节腔容量从正常20~35mL降至5~15mL。关节内压力增高。

【肩周炎影像学检查】

冻结肩患者当中，普遍存在喙肱韧带的短缩以及肥厚，因此，喙肱韧带的增厚可以作为诊断冻结肩的重要依据。正常的喙肱韧带在核磁冠状位 T1 加权像，表现为一种均匀的、扁平的低信号影。而且，喙肩韧带的位置往往都是位于肩袖组织的中间部分。矢状位是观察喙肱韧带的最理想拍摄角度。很多学者通过影像学分析认为冻结肩患者会出现明显的喙肩韧带增厚，但是也有学者发现少数冻结肩患者的喙肩韧带没有明显改变。小关节核磁在矢状位可以清楚地诊断喙肱韧带的增厚。

1. X 线检查

（1）早期的特征性改变主要是显示肩峰下脂肪线模糊变形乃至消失。所谓肩峰下脂肪线是指三角肌下筋膜上的一薄层脂肪组织在 X 线片上的线状投影。当肩关节过度内旋位时，该脂肪组织恰好处于切线位，而显示线状。肩周炎早期，当肩部软组织充血水肿时，X 线片上软组织对比度下降，肩峰下脂肪线模糊变形乃至消失。

（2）中晚期，肩部软组织钙化，X 线片可见关节囊、滑液囊、冈上肌腱、肱二头肌长头腱等处有密度淡而不均的钙化斑影。在病程晚期，X 线片可见钙化影致密锐利，部分病例可见大结节骨质增生和骨赘形成等。此外，在肩锁关节可见骨质疏松、关节端增生或形成骨赘或关节间隙变窄等。

2. MRI 检查　肩关节 MRI 检查可以确定肩关节周围结构信号是否正常，是否存在炎症，可以作为确定病变部位和鉴别诊断的有效方法（图 25-1-1）。

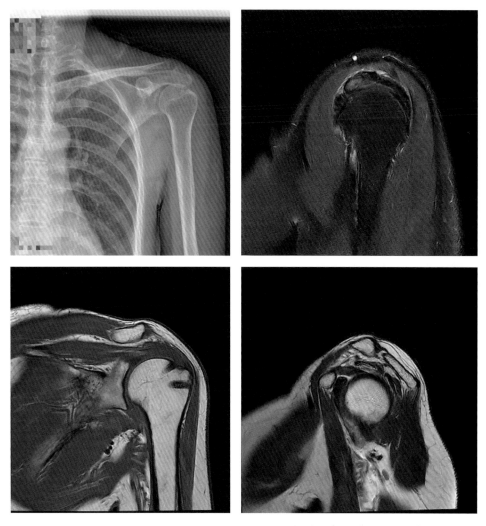

图 25-1-1　X 线检查和 MRI 检查

【诊断及鉴别诊断】

冻结肩好发于 50 岁，慢性起病，病程较长且缓慢加重，有自愈倾向。主要表现是肩部的疼痛及活动受限。查体可见肩关节各方向活动均有受限，以肩关节外展、前屈、旋前、旋后为甚。结合病史、查体及影像学表现可诊断。肩周炎需与以下疾病相鉴别。

1. **肱骨近端骨折** 肱骨近端骨折也表现为肩关节疼痛伴活动受限，常有跌倒或外伤史。查体肩关节有肿胀压痛，可及骨擦音或骨擦感。X 线检查可发现肱骨近端骨折线，部分可有移位。

2. **肩袖损伤** 肩袖损伤多见于 40 岁以上重体力劳动者，损伤后出现肩部疼痛，患者外展肩关节 60°~120°（痛弧）时疼痛明显加重，当肩袖完全断裂时，将严重影响肩关节外展功能。MRI 是诊断本病的重要依据，可见肩袖肌群（尤其是冈上肌）不同程度的撕裂表现。

临床上肩袖损伤和冻结肩的鉴别诊断往往很困难，因为这两种疾病在人群的分布中有很多共同点：①都是与年龄密切相关的退行性病变，发病年龄很相近；②肩关节都存在明显的外展功能受限，并且伴有明显的疼痛；③由于炎症的存在，触诊时疼痛的定位往往不十分明确，个体差异较大，变异很大，无法有效地进行鉴别；④病程较长。

但这两种疾病在物理治疗上存在一种矛盾现象：冻结肩的治疗，主要以外展功能锻炼为主，此类患者的患侧肩关节应避免长期处于中立位，以免加重疾病的发展；然而，肩袖损伤的患者则恰恰需要使患肢处于中立位，避免过度外展，以免加重肩峰撞击。所以，一旦这两种疾病误诊，其错误的治疗方案往往会迅速加重病情，尤其伴外展功能受限，应该常规进行小关节核磁检查，以确定疾病的性质，辅助合理的治疗。

二、治疗机制

传统观点认为，冻结肩即使不给予治疗，症状也能在 1~3 年内自发缓解。尽管如此，仍然有很多报道称，有 20%~50% 的患者会遇到长期的，甚至维持 10 年之久的活动度障碍。Clarke 等报道 42% 的患者在 6 年后仍旧存在运动能力缺失的状态。

而长期以来，国内外学者对此病做了大量探讨和研究工作，但对其疼痛和活动障碍产生的根本原因，以及部分患者能自行转好的自愈现象，至今仍存在种种不同认识，由此亦提出不同的治疗方法。

目前，肩周炎治疗并无直接有效的治疗手段，临床上多采用综合康复疗法，包括口服消炎镇痛药，物理治疗，痛点局部封闭，按摩推拿、自我按摩等综合疗法。同时进行关节功能练习，包括主动与被动外展、旋转、伸屈及环转运动。通过手法及物理因子治疗，一方面可促进肩部的血液循环，改善新陈代谢，促进损伤组织修复，另一方面通过肩周肌肉收缩放松运动，以及韧带和关节囊的牵张，使肩部肌肉的痉挛得到缓解，疼痛减轻，粘连的软组织得到松解，改善肩关节囊内外的运动，活动范围增加。当肩痛明显减轻而关节仍然僵硬时，可在全麻下手法松解，以恢复关节活动范围。

肩关节受许多病理条件的影响，和其他部位一样，其炎症可能由急性创伤或是重复微创引起。炎症又会进一步导致运动中断，力量减弱，本体感觉消失或动态不稳定。重要的是，要认识到肩关节是一个复合关节，各关节共同运动，相互协调来产生合理的肩关节运动。应评估所有的关节情况，然后治疗受损部位。重点关注一些难以诊断或是隐秘的病情，如盂肱关节内旋丧失引起的肱骨移动异常，肩袖无力引起的肱骨头上移等。作为康复专业人员，我们应该积极面对这些不利因素，不管何种病情，康复的目标是患者的功能恢复。

肩周炎的发展和治疗是一个缓慢而持久的过程，患者的自身锻炼尤为重要，并且应该养成良好的生活习惯。

（张伟明　王一祖）

第二节　运动治疗内容

一、康复评定技术

（1）"视"：患者双肩应充分暴露，观察肩关节的轮廓，有无外伤、手术改变，有无肌肉萎缩，有无畸形、肿块等。同时要注意观察肩的不对称性，运动异常以及是否出现水肿或翼状肩的情况。

（2）"触"：分别于肩锁关节、喙突、喙肱韧带、肱骨大结节、肱二头肌长头腱、Bankart点（盂唇前缘中点）等部位检查有无压痛。为了与颈椎病鉴别，还需了解颈椎有无压痛。

（3）"动"：主要观察肩关节的主动和被动活动度（range of motion, ROM）。肩关节活动度受盂肱关节、肩锁关节、胸锁关节、肩胛骨胸壁活动度的共同影响。其中盂肱关节属于球窝关节，有很大的关节活动度。为了简化临床检查程序，通常检查肩前屈（forward flexion）、外展（abduction）、外旋（external rotation）、内旋（internal rotation）四个方向的活动度。

（4）肌力评定。

（5）疼痛指数：常用 VAS 评分表、McGill疼痛量表等。

（6）肩关节稳定性试验。因为激发稳定性的肩关节测试练习可用于评估任何不稳定的过程。

二、肩关节特殊体格检查

1. 疼痛弧试验　患者在肩胛骨平面上举上臂，肘关节伸直，上臂置于旋转中立位，在外展位上臂下降至120°到60°之间会出现疼痛，说明存在肩峰下撞击。

2. 肱二头肌负荷试验　肱二头肌负荷试验Ⅰ：患肩置于恐惧位，手部旋后，让患者阻抗屈曲肘关节，疼痛感和恐惧感减轻提示该试验阴性，没有 SLAP 损伤；肱二头肌负荷试验Ⅱ：上臂置于上举120°，完全外旋位，肘关节屈曲90°，前臂旋后，肘关节抗阻屈曲疼痛加重提示存在 SLAP 损伤。

3. Neer 撞击征　患者仰卧位，上臂置于完全前屈位，这样可以重现肩峰下撞击导致的肩关节前方疼痛；上臂内旋位检查可以导致喙肩弓下的冈上肌撞击综合征，出现肩关节前方疼痛。

4. Hawkins-Kennedy 撞击征　检查者站在患者体侧，患者肩关节置于90°前屈位，肘关节屈曲90°，检查者内旋患侧上臂，重现肩峰下撞击导致疼痛。

5. Lift-off 试验　检查者将患者手置于离开背部的位置时，有肩胛下肌功能但肌力差的患者还能将手保持在离开背部的位置；肩胛下肌功能丧失的患者不能将手退离后背，也不能将手维持在离开后背的位置。

6. 疼痛激发试验　患者站立位，检查者站在患者身后，患者上臂置于90°外展和完全外旋位，患者手置于两种位置，先完全旋后，接着完全旋前，询问哪个位置疼痛。若旋前位置更疼痛，则该实验阳性，存在 SLAP 损伤。

三、日常生活活动能力

肩周疾病会较大程度地影响患者日常生活的各种功能，对患者造成极大困扰。临床上常用的功能评定方法有 Oxford shoulder Score，American shoulder and Elbow Surgeons Score，Constant-Murley Score，Simple shoulder Test等。近年来文献中使用频率最高的是 Constant-Murley Score，见表25-2-1。

表 25-2-1　Constant-Murley Score

功能类别	评判依据		得分
疼痛	无疼痛		15
	轻度疼痛		10
	中度疼痛		5
	严重疼痛		0
ADL	日常生活活动的水平	全日工作	4
		正常的娱乐和体育活动	3
		不影响睡眠	2
	手的位置	上抬到腰部	2
		上抬到剑突	4
		上抬到颈部	6
		上抬到头顶部	8
		举过头顶部	10
ROM	前屈	0°~30°	0
		31°~60°	2
		61°~90°	4
		91°~120°	6
		121°~150°	8
		151°~180°	10
	外展	0°~30°	0
		31°~60°	2
		61°~90°	4
		91°~120°	6
		121°~150°	8
		151°~180°	10
	外旋	手放在头后肘部保持向前	2
		手放在头后肘部保持向后	2
		手放在头顶肘部保持向前	2
		手放在头顶肘部保持向后	2
		手放在头顶再充分向上伸直上肢	2
	内旋	手背可达大腿外侧	0
		手背可达臀部	2
		手背可达腰骶部	4
		手背可达腰部（L_3 水平）	6
		手背可达 T_{12} 椎体水平	8
		手背可达肩胛下角水平	10

功能类别	评判依据	得分
肌力	0 级	0
	Ⅰ级	5
	Ⅱ级	10
	Ⅲ级	15
	Ⅳ级	20
	Ⅴ级	25

四、肩周炎的综合治疗

（一）物理因子治疗

1. 治疗作用　通过光、电、热、磁、波等物理因子的作用，改善肩局部血液循环，松解肌肉粘连，缓解痉挛，降低炎症反应，缓解疼痛，改善肩关节功能。

2. 治疗方法

（1）高频电疗：主要有超短波、短波、微波等。但冻结期应慎用超短波，有增加关节粘连的风险。

治疗作用：①消炎，特别是对急性化脓性炎症有良好的作用。在治疗急性炎症时，小剂量有明显的消炎作用，大剂量有时反可使病情恶化。②解除肾血管痉挛，使尿量增加，尿蛋白降低。③降低血管张力，使小动脉毛细血管扩张，组织细胞营养改善。④加强结缔组织再生，促进肉芽组织生长。

（2）中低频电疗：主要有低频电疗、等幅中频、调制中频、干扰电、低周波等。

治疗作用：①镇痛：中频电疗作用的局部皮肤痛阈明显增高，临床上有良好的镇痛作用。尤其是低频调制的中频电作用最明显。其镇痛作用为即时止痛及后续止痛。②促进局部血液循环。③锻炼骨骼肌。④软化瘢痕。⑤消炎。

（3）磁疗：主要有静磁场疗法、脉动磁场疗法、低频及高频交变磁场疗法等。

治疗作用：①止痛作用；②镇静作用；③消炎作用；④消肿作用。

（4）光疗：主要有红外线疗法、紫外线疗法及激光疗法等。

红外线：改善局部血循环，促进炎症消散，加速伤口愈合，减轻术后粘连，软化瘢痕。

紫外线：消毒杀菌，改善伤口的血液循环，刺激并增强机体免疫功能，镇痛。

激光疗法：消炎镇痛，促进血液循环。

（二）关节松动术

1. 治疗作用　①缓解疼痛；②改善关节活动范围；③增加本体反馈。

在急性期，因患者疼痛剧烈，通常采用Ⅰ级手法，缓解疼痛。在解冻期和功能恢复期，通常采用Ⅱ、Ⅲ级手法来缓解其肩关节活动受限情况。

2. 治疗方法　包括长轴牵引，盂肱关节向头侧和足侧滑动，盂肱关节前后向滑动，肩胛胸壁关节松动，侧方滑动，肩锁关节松动等。

（三）运动治疗

1. 治疗作用　①松解关节粘连，增加关节活动度；②改善血液循环，促进炎症的消除；③增强肌力，防止肌肉萎缩。

2. 治疗方法　运动治疗通常采用主动运动，带轻器械或在器械上操作，也可徒手体操。要有足够的锻炼次数和锻炼时间，才能取得明显效果。一般每日 1~2 次，每次 10~30min。酌量练习。

（1）钟摆运动：患者稍身体前屈站立，患肢完全放松，利用上肢重力模拟钟摆在无痛范围内前后或左右摆动。在恢复后期可视患者状态让患者在手中增持一定重物。

（2）手指爬墙：患者面对墙壁站立，用患侧手指沿墙缓缓向上爬动，使上肢尽量高举，到最大限度，在墙上作一记号，然后再徐徐向下回原处，反复进行，逐渐增加高度。

（3）肌肉自我牵伸：通过屈曲、外展和外旋的自我牵伸，选用各种体位，在安全的情况下达到肌肉的惯性延长，使运动受限的肩关节达到被牵张的效果。

（4）主动助力运动：通过棍棒或者滑轮等器械，健侧上肢带动患侧肩关节，在一定助力帮助下进行屈曲、外展、内收、内外旋等活动。

（5）肌力训练：包括肩胛核心肌群肌力训练、外旋肌力训练、背部肌肉训练等。在急性期和炎症期，主要以等长收缩训练为主。随着疾病进程，逐渐进展至等张抗阻训练。功能恢复期可酌情进行较大抗阻训练。

（6）稳定性训练：以上肢闭链运动为主，逐渐增加负荷的力度和角度，从稳定的支撑面进展至不稳定支撑面，同时施以抖动等干扰，增强患侧肩关节稳定性（图 25-2-1）。

（7）控制能力训练：以肩关节离心运动和向心运动、加速运动和减速运动交替进行。以生活中一些技巧性趣味性运动为主，如抛球接球训练、Bobath 球支撑训练等。

（四）主、被动活动度训练

给予患者肩关节被动活动手法，在无痛或者微痛范围内进行，尽量松解粘连组织。但是，强制性进行不顾疼痛的牵拉训练，患者是很难接受的，而且还会加重滑膜病变甚至引起后续的纤维化。所以，低强度的被动或主动牵拉训练能减少疼痛，放松肌肉，并且能保护改善该类患者的活动能力。对这类患者而言，缓解疼痛比改善肩关节功能更为重要。

进行牵拉等活动度训练时应根据患者的感觉敏感性特点进行调整。敏感性高的患者，通常容易因运动训练而恶化病情，可能只能忍受低强度的自主牵拉训练或有限弧度的活动度训练。Diercks 和 Stevens 报道称，冻结肩患者在低于疼痛发作的运动幅度下进行牵拉训练比超出疼痛阈值进行牵拉训练的表现好。在牵拉训练前给予湿热敷或者温水浸泡可以改善组织伸展性和放松肌肉（图 25-2-2）。

（五）冲击波治疗

体外冲击波治疗是近年来康复与运动医学界的热门话题，被临床证实其对肩周炎、网球肘、足底筋膜炎等肌骨关节疾患有一定的治疗

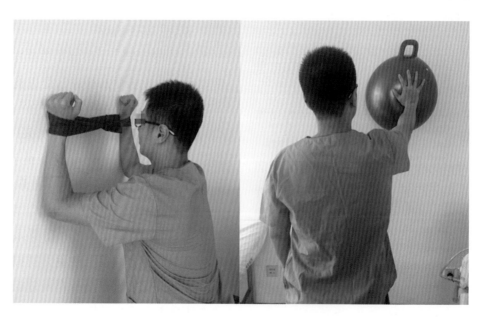

图 25-2-1 上肢稳定性训练

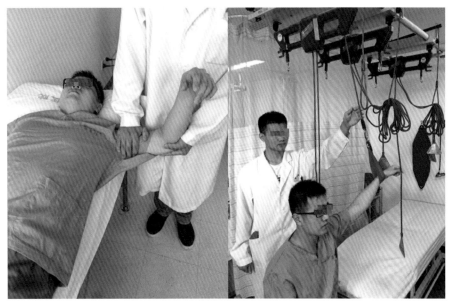

A. 被动活动度牵拉　　　　　　　　B. 主动活动度牵拉

图 25-2-2　主、被动活动度训练

效果。其中，冻结肩是继足底筋膜炎之后，第二种经美国FDA认证可运用冲击治疗的疾患。体外冲击波通过仪器发出震波，非侵入性地治疗骨关节疾患。震波可以穿过组织到达患处，其所接触的不同的介质如肌肉、韧带、肌腱及骨骼组织，在不同的介质表面会产生不同的机械应力。应力可以促使组织松解，增加微循环，促进血液摄氧。同时，局部高强度的冲击波能对神经末梢组织产生刺激，使神经敏感性降低，从而达到缓解疼痛的目的（图25-2-3）。

（六）肌肉贴扎技术（肌内效贴布）

肌内效贴布最初应用于运动损伤的预防和保护，其是具有伸缩性的材质，采用沿着肌肉走向或支持或抑制的特殊贴法，可使皮肤下的血液和淋巴循环畅通，起到预防肌肉损伤和缓解疼痛的作用。同时肌内效贴布能提供与肌肉

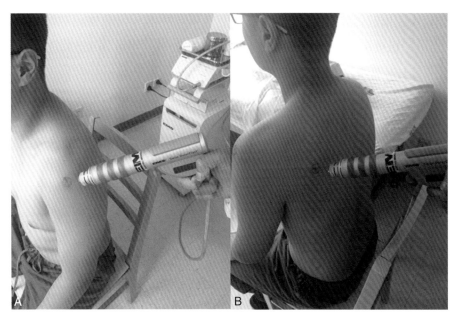

图 25-2-3　冲击波治疗

垂直的抓力，增大肌肉与筋膜等组织间间隙，加速炎症因子代谢，从而达到消炎镇痛目的，同时能放松痉挛肌肉，增加关节活动度。

（七）药物治疗

非甾体抗炎药：①阿司匹林，用法为每日服 3~6g，分 3~4 次服用。②吲哚美辛，用法为每日服 2~3 次，每次服 25mg。③吡罗昔康，用法为每日服 1 次，每次服 20mg。该类药物具有止痛、退热、消炎、抗过敏的作用，主要适合肩周炎患者在该病的急性期、疼痛症状明显的情况下使用。非甾体抗炎药有刺激胃肠道的作用，因此宜在饭后服用。哺乳期女性和儿童应禁用。

肾上腺皮质激素类药物：①强的松，用法为每日服 10~20mg，分 2~3 次服用。②地塞米松，用法为每日服 1.5mg，分 2 次服用。此类药物具有抗炎的作用，对抑制肩周炎病情的发展、缓解该病引起的疼痛有很好的效果。但由于该类药物的副作用较大，故临床上不主张肩周炎患者首选或经常使用该类药物进行治疗。

（八）局封

痛点注射、腱鞘管内注射。肩胛上神经、阻滞。

（九）麻醉下一次松解粘连

即静脉麻醉或肌间沟麻醉下，一次性松解粘连。缺点：损伤较大，术后肩部肿胀明显，疼痛严重，影响功能锻炼，以致出现再粘连。并发症：肩关节脱位，肱骨外科颈骨折，大结节骨折等。

（十）肩关节囊内液压扩张术

液体：局麻药、冰水、碱液。

（十一）关节镜下松解

（张伟明　王一祖）

第三节　临床病例与思考

【病例 1】肩周炎急性期

患者，女性，58 岁，因"右肩关节疼痛伴活动受限 3 个月"入院。患者 3 月前无明显诱因下开始出现右肩关节疼痛，伴活动受限，疼痛以夜间、阴雨天及受凉后为重，热敷及按摩可稍缓解，无胸痛胸闷，无心慌及右上肢放射痛等表现。1 个月前疼痛加重，于医院就诊，查肩关节 X 线示："右肩关节退行性变"，MRI 检查："右侧关节腋隐窝处关节囊增厚并水肿"（图 25-3-1），外科予以西乐葆（每天 2 次，每次 200mg）口服止痛治疗效果不佳，患者右肩疼痛及活动受限仍存在，为进一步诊治拟"右肩关节周围炎"收入院。

入院后完善相关检查，生病体征分别是 T 36.7℃，BP 120/75mmHg，P 72/min，R 18/min。神志清楚，精神可，查体合作，脊柱生理曲度存在，未及侧凸畸形，颈腰椎棘突、棘间及棘突旁压痛、叩击痛（−），活动无明显受限，双侧肢体针刺觉对称存在，双侧上肢肌张力正

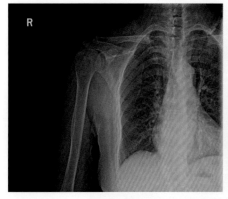
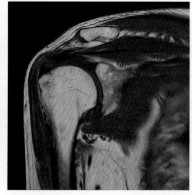
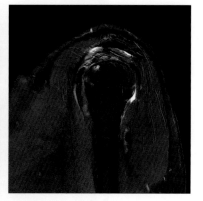

图 25-3-1　X 线检查与 MRI 检查

常，双侧病理征（－）。

物理治疗主观检查：患者右肩疼痛伴活动障碍3个月，以夜间、阴雨天及受凉后加重，热敷及按摩后缓解。1个月前疼痛加重，予以药物治疗后有缓解，但效果不佳。

物理治疗客观检查：患者右肩关节局部无肿胀，肩峰下及结节间沟处压痛，右肘、腕及指关节活动正常，右上肢皮肤感觉正常，右桡动脉搏动正常。徒手肌力测试（manual muscle test, MMT）：右肩前屈肌力5-级，外展肌力4级，后伸肌力4级，右肩内旋肌力4级，外旋肌力4-级；右肩主动关节活动度（active range of motion, AROM）：前屈85°，外展70°，后伸5°，内旋5°，外旋0°；被动关节活动度（positive range of motion, PROM）：右肩前屈90°，外展80°，后伸5°，内旋15°，外旋5°。空罐试验（－），Jobe's test（－），落臂试验（－）。日常生活活动能力（active of daily living, ADL）评定：改良Barthel指数80分。疼痛视觉模拟评分（visual analogue score, VAS）6分。

思考：患者目前存在哪些问题？这些问题的具体表现是什么？可能的原因是什么？如何制订下一步治疗计划？

临床推理：根据病例信息，可将患者存在的问题清单、对应的证据及可能的病理生理机制总结如下（表25-3-1）。

治疗计划：

（一）第一阶段（开始治疗后6周内）：疼痛控制

减少疼痛和不适是治疗中的关键。

1. 目标　缓解疼痛和恢复活动。

2. 治疗措施

（1）药物：给予口服非甾体抗炎药（如

表25-3-1　问题清单剖析表

问题清单	基于临床表现的证据	可能的病理生理机制
右肩关节疼痛	1. 疼痛以夜间、阴雨天及受凉后为重，热敷及按摩可稍缓解； 2. 肩峰下及结节间沟处压痛； 3. 主被动活动至一定角度疼痛加剧； 4. 疼痛视觉模拟评分（VAS）6分	1. 肩关节周围组织炎症； 2. 肩关节囊积液； 3. 骨性退变，骨刺的形成； 4. 肩关节周围软组织粘连等
关节活动度下降	1. AROM：前屈85°，外展70°，后伸5°，内旋5°，外旋0°； 2. PROM：右肩前屈90°，外展80°，后伸5°，内旋15°	1. 肩关节疼痛； 2. 肩关节软组织粘连； 3. 肌力减退等
肌力减退	右肩前屈肌力5-级，外展肌力4级，后伸肌力4级，右肩内旋肌力4级，外旋肌力4-级	1. 长期制动； 2. 肩关节疼痛； 3. 心理问题； 4. 肩关节本体感觉下降等
运动模式异常	肩关节主动前屈，外展时斜方肌，提肩胛肌过度收缩，出现明显耸肩	1. 肩关节运动控制能力下降； 2. 肩关节疼痛； 3. 软组织粘连等
ADL下降	改良Barthel指数80分	
其他（营养、心理等支持）	消瘦，是否存在焦虑抑郁	长期疼痛，严重影响患者日常生活，并且较大程度上降低患者睡眠质量，使患者出现焦虑、抑郁现象

塞来昔布 7.5mg，1~2/d）。非甾体抗炎药是疼痛控制的首选方法。若此类药物无效，可选择盂肱关节注射治疗（皮质类固醇 / 局部麻醉药物联合治疗）。

（2）宣教：对患者进行肩周炎知识讲解，舒缓患者心理压力。告知患者该病的病程特性，能够有效降低患者的恐惧心理，方便治疗的进一步进行。患者还应认识到在症状限制性的基础上进行防护性或者改善性活动的重要性。

（3）物理治疗方法：予以微波（右肩对置，无热量，15min，1/d），激光疗法（右肩关节，照射法，400mw，8min，1/d），短波（右肩关节对置，无热量，15min，1/d）。此外还包括开始治疗前的湿热疗法和治疗后的冰敷。

（4）冲击波治疗：使用气压弹道式冲击波，选择 8~10Hz 的频率，在患侧肩肩胛冈和三角肌处，打 2000~3000 次。

（5）肩关节活动：让患者进行可控的、有力的关节活动度训练；关节活动终末端的牵拉训练，在不造成损伤和过多刺激的情况下尽可能恢复活动范围。

①开始阶段，增加患者在患侧上肢置于体侧，肘关节屈曲 90° 情况下的主动前屈、外展和内外旋训练。

②患者仰卧位，在肩胛骨后侧给予支撑的情况下给予患者右肩关节前屈、外展、后伸等被动活动度牵拉手法，在无痛或者微痛范围内进行，尽量松解粘连组织。同时视患者疼痛情况，无疼痛或疼痛较轻患者可在外展位进行内外旋活动度牵拉训练，反之则在肩内收位进行。也可取侧卧位，在使用 SET 设备对患侧上肢进行悬吊减重情况下进行各方向被动活动度牵拉。治疗中后期可取坐位或站立位进行活动度训练。在任何训练过程中均要注意预防肩胛骨上抬和斜方肌或提肩胛肌过度收缩等代偿现象的出现。

③对患侧肩进行关节附属运动的一级关节松动手法，如关节囊的挤压分离、肱骨头的长轴牵引、盂肱关节前向后松动及头端向尾端滑动，降低肩关节囊内压力和促进体液循环。

④主动活动度牵拉。指导患者在无痛或微痛范围内，做双手爬墙运动或者手扶墙进行弯腰下蹲等主动关节活动度牵拉训练。

⑤指导患者进行低负荷的主动运动，降低患侧肩张力，增加其本体感觉，缓解疼痛。如在体侧肘关节屈曲 90° 体位下进行三角肌、斜方肌、胸大肌等肩周肌群的静力性收缩，配合患者腹式呼吸（每组 5 次，每次 10~15s，每天 3~5 组）。

⑥指导患者在关节活动终末端进行 15~30s 的持续牵拉练习。

（二）第二阶段（第 6~15 周）：强化运动

1. 目标　进一步缓解消除疼痛；提高肩关节所有平面内的活动范围；提高肩袖、肩胛骨稳定肌的力量和耐力。

2. 治疗措施

（1）进一步加强主被动关节活动度牵拉训练（前屈和肩胛骨平面外展 140°~160°，外旋 45°，内旋朝向第 12 胸椎棘突）。

（2）在无痛体位下增加患者斜方肌中下部、背阔肌、菱形肌肌力训练，应用弹力带或哑铃进行从轻到重的渐进式抗阻训练（每组 5~10 次，每天 3~5 组）。

（3）逐渐过渡到使用 Therabands 弹力带的开链强化训练。开始时采用肩关节中立位，肘关节屈曲 90°，使用不同阻力的带子（0.45~2.72kg），从轻到重进行前屈、外展、内收和水平内收、内外旋的开链抗阻训练。训练强度为每周 3~4 次，每次 3 组，每组重复 8~12 次。如果患者对目前负荷的弹力带有不适感，就休息并减轻阻力。Thera—Band 塞乐棒训练可允许肩关节进行向心性和离心收缩训练，也是一种以不同的速度和阻力为特点的等张肌肉训练。

（4）增加患者肩胛稳定肌训练。增加主动或抗阻训练。包括肩胛回缩（菱形肌、中部斜方肌），肩胛前伸（前锯肌），肩胛下压（背阔肌，斜方肌，前锯肌）等。

（5）增加患者肩胛骨控制能力训练。如将 Bobath 球固定于床沿，患者双肩或单侧肩在无痛情况下，在球上做支撑动作，动作维持30~60s。每组完成 3 次。

3. 评估

治疗完成后应对以下指标进行评估：

（1）肩关节疼痛指数（静息和运动时）。

（2）日常活动的参与能力。

（3）肩关节活动度。

（4）体格检查。

在治疗过程中当出现活动度减小或持续疼痛时，我们应当给予重视。这部分患者应该加强对上述的疼痛的治疗。如果出现持续的疼痛或活动受限，患者可能需要接受手术治疗或麻醉下的手法治疗。

【病例2】右肩关节周围炎恢复期

患者，男性，65 岁。因"右肩关节疼痛伴活动受限 5 个月"入院。患者主诉 5 个月前某日在抱完孙子后，当日晚上即出现右肩关节轻度疼痛，随后逐渐进展。疼痛以夜间、阴雨天及受凉后为重，热敷及按摩可稍缓解，无胸痛胸闷，无心慌及右上肢放射痛等表现。期间出现活动受限情况。于医院就诊，查肩关节 X 线示："右肩关节退行性变"，MRI 检查："右侧关节腋隐窝处关节囊增厚并水肿，肱骨大结节处透亮"。随后患者服用非甾体类抗炎药物，并接受针灸、推拿等治疗，疼痛稍减轻但有反复。1 个月前疼痛情况有所缓解，但活动受限情况仍较为严重。经人介绍于康复医学科就诊，经查体患者右肩疼痛及活动受限仍存在，为进一步诊治拟"右肩关节周围炎"收入院。

入院后完善相关检查，生命体征分别为 T 36.7℃，BP 125/80mmHg，P 67/min，R 16/min。神志清楚，精神可，查体合作，脊柱生理曲度存在，未及侧凸畸形，颈腰椎棘突、棘间及棘突旁压痛、叩击痛（–），活动无明显受限，双侧肢体针刺觉对称存在，双侧上肢肌张力正常，双侧病理征（–）。

物理治疗主观检查：右肩关节疼痛伴活动受限 5 个月，以夜间痛为甚，服用消炎镇痛药、针灸、推拿之后疼痛有缓解，但目前活动障碍较明显。日常生活中需要部分帮助（穿衣、沐浴）。

物理治疗客观检查：右肩关节局部无肿胀，肩峰下及结节间沟处压痛，右侧肱骨大结节处压痛，右肘、腕及指关节活动正常，右上肢皮肤感觉正常，右桡动脉搏动正常。徒手肌力测试（manual muscle test，MMT）：右肩前屈肌力 4 级，外展肌力 4 级，后伸肌力 4 级，右肩内旋肌力 3 级，外旋肌力 4– 级；右肩主动关节活动度（active range of motion，AROM）：前屈 90°，外展 80°，后伸 15°，内旋 0°，外旋 5°；被动关节活动度（positive range of motion，PROM）：右肩前屈 100°，外展 90°，后伸 25°，内旋 15°，外旋 10°。空罐试验（–），Jobe's test（–），落臂试验（–）。日常生活活动能力（active of daily living，ADL）评定：改良 Barthel 指数 90 分。VAS 4 分。

临床推理：

结合临床表现和影像学检查及查体，患者右侧肩关节周围炎诊断明确。患者症状持续 5 个月，影像学检查提示退行性改变是其病因基础，而某日抱孙子玩耍使肩关节过量负荷是其诱因。随后的 7 个月时间内，患者疼痛情况反复，符合肩周炎的经典临床表现。其病理分析以水肿和炎性物质浸润为主，且经临床治疗后无明显改善，判断应属于肩周炎慢性期即冻结期。1个月前患者疼痛情况缓解，但活动受限情况仍较为严重。经临床判断该病症已转入恢复期即解冻期。

肩周炎的急慢性期的治疗通常以缓解疼痛、消除炎症水肿情况为主。可给予患者服用非甾体类抗炎药物，疼痛严重难忍者可实施局封治疗。同时给予物理因子干预控制水肿、缓解疼痛和抑制炎症反应，可选择微波、激光、超声波及药物离子导入等治疗。

转入恢复期后应尽快接受运动治疗以防止肌肉萎缩以及长期制动引起的周围组织的粘连，帮助恢复运动功能。运动治疗应依据个性

化原则，为患者设计循序渐进的运动处方，并在医师和治疗师监督下完成。

根据病例信息，可将患者存在的问题清单、对应的证据及可能的原因总结如下（表25-3-2）。

治疗计划：

初次就诊，治疗师可使用：①肩关节周围肌筋膜松解技术，着重松解腋区冈下肌、肩胛下肌、大圆肌、胸小肌及其周围筋膜组织。②Maitland关节松动术，增加盂肱关节、肩锁关节、肩胛胸壁关节附属活动角度。③Muligan动态关节松动术，在运动过程中增

表25-3-2 问题清单剖析表

问题清单	基于临床表现的证据	可能的病理生理机制
右肩关节疼痛	1. 抱孙子后产生疼痛； 2. 疼痛以夜间、阴雨天及受凉后为重，热敷及按摩可稍缓解； 3. 肱骨大结节和腋隐窝处疼痛； 4. 主动活动时疼痛不明显，被动活动拉伸至较大角度后疼痛加剧； 5. 疼痛视觉模拟评分（Visual Analogue Score, VAS）牵伸时4分；压痛2分	1. 肩关节周围组织炎症； 2. 肩关节囊积液，关节盂内积液； 3. 骨性退变，骨刺的形成，骨组织异常对位致摩擦疼痛； 4. 主要原因：肩关节周围软组织粘连
关节活动度下降	1. AROM：前屈90°，外展80°，后伸15°，内旋0°，外旋5°； 2. PROM：右肩前屈100°，外展90°，后伸25°，内旋15°，外旋10°	1. 肩关节软组织粘连； 2. 肌力减退等； 3. 异常模式； 4. 心理因素
肌力减退	右肩前屈肌力4级，外展肌力4级，后伸肌力4级，右肩内旋肌力3级，外旋肌力4-级	1. 长期制动； 2. 肩关节疼痛； 3. 心理因素； 4. 肩关节本体感觉下降等
运动模式异常	1. 肩关节主动前屈，外展时斜方肌、提肩胛肌过度收缩，出现明显耸肩； 2. 在运动前出现身体后仰，脊柱过度伸展； 3. 出现明显肩胛骨外扩现象	1. 冈上肌、三角肌肌力减退致运动代偿； 2. 大小菱形肌、背阔肌短缩无力； 3. 前锯肌过紧； 4. 腹横肌无力致运动链失衡
ADL下降	改良Barthel指数90分	
其他（营养、心理等）支持	轻度焦虑、抑郁，对自身价值产生怀疑	1. 疼痛及活动障碍，患者无法帮助照料孙子减轻儿女负担，患者对自身价值产生轻度认知障碍； 2. 疼痛缓解后，活动却始终无法改善，患者对愈后结果产生怀疑

加关节活动生理活动角度。④肌肉牵伸技术，着重牵伸斜方肌、肩胛提肌、肩胛下肌、胸大小肌等来帮助患者松解骨关节及周围软组织，使疼痛缓解，关节活动度进一步增加。

同时，亦可采用体操棒、滑轮、弹力带等器械进行肩关节主被动活动训练，恢复肩关节正常活动范围。并进行肩袖肌群、三角肌、肱二头肌、前锯肌、菱形肌等肩周动力肌群的渐进性抗阻训练，肩胛骨运动控制及本体感觉输入训练，肩关节协调性训练，每次治疗30~40min。进行患者肩关节日常生活活动能力训练，提高日常生活活动能力。

另外还可使用SET设备来加强患者整体运动链。患者双手在悬吊带上支撑使肩关节回缩，同时身体前倾使重心前移至肩部。初期可使用胸部弹性悬吊带辅助减重，在无痛情况下进行从踝到肩部运动链加强。治疗师提醒患者腹部收缩，减少代偿。

教育患者自我锻炼，具体措施为：①屈肘甩手。患者背部靠墙站立，或仰卧在床上，上臂贴身、屈肘，以肘点作为支点，进行外旋活动。②手指爬墙。患者面对墙壁站立，用患侧手指沿墙缓缓向上爬动，使上肢尽量高举，到最大限度，在墙上作一记号，然后再徐徐向下回原处，反复进行，逐渐增加高度。③体后拉手。患者自然站立，在患侧上肢内旋并向后伸的姿势下，健侧手拉患侧手或腕部，逐步拉向健侧并向上牵拉。④展臂站立。患者上肢自然下垂，双臂伸直，手心向下缓缓外展，向上用力抬起，到最大限度后停10s，然后回原处，反复进行。⑤后伸摸棘。患者自然站立，在患侧上肢内旋并向后伸的姿势下，屈肘、屈腕，中指指腹触摸脊柱棘突，由下逐渐向上至最大限度后保持不动，5s后再缓缓向下回原处，反复进行，逐渐增加高度。⑥梳头。患者站立或仰卧均可，患侧肘屈曲，前臂向前向上并旋前（掌心向上），尽量用肘部擦额部，即擦汗动作。⑦头枕双手。患者仰卧位，两手十指交叉，掌心向上，放在头后部（枕部），先使两肘尽量内收，然后再尽量外展。⑧旋肩。患者站立，患肢自然下垂，肘部伸直，患臂由前向上向后划圈，幅度由小到大，反复数遍。

治疗师可根据患者情况，根据以上运动方式，选择合适治疗方法。患者在活动过程中应遵循循序渐进原则，少量多次。每天训练3~5次，每次训练1~2组。

（张伟明　王一祖）

第二十六章

网球肘

肱骨外上髁炎（lateral epicondylitis）在1983年首次被提出，也就是众所周知的网球肘（tennis elbow），好发年龄在40~60岁，尤其是一些羽毛球、网球爱好者或家庭主妇、搅拌操作工和器乐演奏师等，女性发病率高于男性。病因主要是前臂伸肌起点特别是桡侧伸腕短肌的慢性牵拉伤，这些肌肉反复收缩牵拉肌肉起点，造成累积性损伤。病理改变在急性期主要表现为伸肌总腱撕裂、变性、水肿等变化；慢性期则表现为粘连、增生、挛缩、瘢痕形成等改变，治疗多以保守治疗为主。

第一节 临床表现与治疗机制

一、网球肘的临床表现

（一）症状

网球肘常以肘关节外侧疼痛为主，有些病例是由于受到撞击或牵拉出现急性症状，但大多数症状是逐渐出现的，伸腕或伸指运动时出现肘关节外侧疼痛，运动停止后缓解，动作重复时又出现。症状可发展为持续性疼痛，甚至影响休息和睡眠。有时疼痛向肘上、肘下放射，重者可突然出现失力现象，即手提物品时可突然发生不可抑制的无力感而丢掉物品。

（二）体检

肱骨外上髁后外侧、肱桡关节间隙、桡骨小头及桡骨颈外缘可触摸到明显的压痛点，亦可触及前臂上段桡侧筋肉组织的轻度肿胀、压痛或僵硬感。有时可在肱骨外上髁处摸到骨质增生的锐利边缘，压痛甚剧，被动关节活动范围多正常。

Mills（密耳氏试验）试验：前臂稍弯曲，手半握拳，腕关节尽量屈曲，然后将前臂完全旋前，再将肘伸直。在肘伸直时，肱桡关节的外侧发生疼痛者，即为阳性。

伸肌抗阻力试验：患者握拳屈腕，检查者以手按压患者手背，令患者抗阻力伸腕，肘外侧疼痛者为阳性。

网球肘的康复评定主要是评定患者的疼痛、伸腕肌肌力及握力等，康复治疗效果可采用Verhaar网球肘疗效评定，见表26-1-1。

二、网球肘的治疗机制

从网球肘的病理改变来看，网球肘属于典型的肌腱末端病变，肌腱止点可因创伤而出现纤维断裂、微骨折、肌腱变形、血管增生，继发止点骨质增生或肌腱的钙化骨化。肌腱的周围同其他末端病一样，出现表面筋膜粘连血管增生，肌腱下的疏松组织也有损伤性炎症与粘连。

网球肘患者发病早期应选择减少活动，以避免损伤和水肿加重；恢复期积极给予物理因子干预，利用物理因子的机械作用、电磁作用、热作用和化学作用促进组织的血液循环、提高细胞膜的通透性、加速病灶的吸收和组织修复，以控制炎症，促进水肿吸收。

运动治疗的主要机制是恢复组织的柔韧

表 26-1-1 Verhaar 网球肘疗效评定

等级	症状
优	外上髁疼痛完全解除 患者对治疗结果满意 没有感到气力下降 腕关节背伸时不诱发疼痛
良	外上髁疼痛偶尔发生 用力活动以后出现疼痛 患者对治疗结果满意 没有或感到气力有轻微下降 腕关节背伸时不诱发疼痛
可	用力活动后外上髁感到不舒服，但比治疗前好得多 患者对治疗结果满意或中度满意 感到握力轻度或中度下降 腕关节背伸时诱发轻度或中度疼痛
差	外上髁的疼痛没有减轻 患者对治疗结果不满意 感到握力明显下降

摘自：Verhaar JAN. Walenkamp G, Kester A, Van Mameren H, Van der Linden T. Lateral extensor release for tennis elbow: a prospective long-term following-up study. J Bone Joint Surg (Am), 1993, 75:1034-1043

性，维持关节活动范围；增加肌肉组织的力量和肌纤维横截面积，提高组织抗疲劳、抗损失能力；恢复神经－肌肉调节控制，提高肌纤维募集和反应能力。

（周雅媛 罗盛飞）

第二节 运动治疗内容

运动治疗是累积性损伤疾病重要的治疗方法之一。其通过合理的运动处方治疗患者的功能障碍，提高个人的活动能力，增强社会参与的适应性，改善生活质量。网球肘的运动治疗要坚持个体化原则，循序渐进。

一、常用的运动治疗技术

（一）关节松动术

包括肘关节屈、伸、旋前及旋后的被动生理范围运动；由近端至远端的肘关节附属运动，见图 26-2-1。

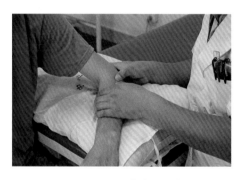

图 26-2-1 关节松动术

（二）软组织松解技术

包括前臂伸肌群的功能性按摩及腕伸肌和小指伸肌的被动牵伸技术，见图 26-2-2。

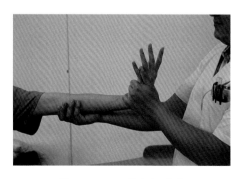

图 26-2-2 软组织牵伸

（三）医学训练治疗

根据患者病情设计适宜的医学训练方案，见图26-2-3。还可应用再学习板（re-education board）和滑轮进行主动放松性练习。

（四）肌力练习

包括肘屈、伸，旋前、旋后肌和腕屈伸肌的等长收缩、等张收缩、向心收缩及离心收缩练习，常用器械有哑铃、实心球、弹力带及弹力绳，见图26-2-4。

（五）功能性训练

模拟日常活动或工作中常见的动作，应用作业疗法和娱乐性任务引导患者进行练习，见图26-2-5，如上举、提携、推拉、拧转、抓握、投掷、摆动或放绳下降等活动。

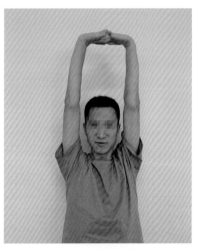
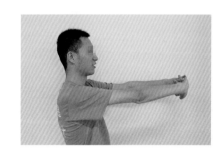
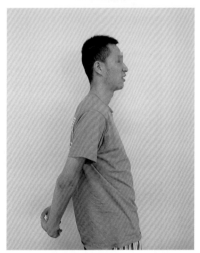
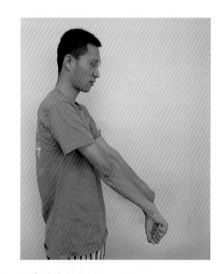

图 26-2-3　医学训练

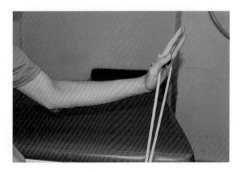
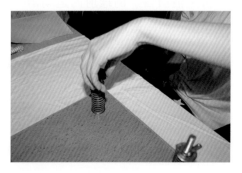

图 26-2-4　肌力训练　　　　图 26-2-5　功能性训练

二、其他运动治疗技术

（一）水疗

急性炎症稳定后，可使用水疗对患者进行进一步治疗。水中运动可以改善肘关节和上肢的功能，水的浮力可以减少肢体运动的负荷，水的压力可减轻关节肿胀促进回流，在后期可以利用水的阻力来进行抗阻训练。水疗的温度不宜过高，常选择35°~37°。水疗的时间约30min。

（二）辅助具治疗

1. 支具　应用腕伸展位30°夹板支具可以减少腕关节的反复过度使用，使伸腕肌肌肉处于放松状态，降低相关肌肉在肱骨外上髁伸肌腱起点处产生的拉力，有助于软组织的修复。

2. 肌内效贴　肌内效贴是近些年常用的运动损伤的治疗方法。其对疼痛的治疗机制目前还存在争议。但其利用生物力学原理促进肌肉收缩和降低肌肉张力的作用已得到了运动医学界的认可。贴布粘贴于皮肤上产生的拉力，一方面，在静止状态下，使肌肉处于放松状态，得到充分休息，缓解网球肘患者肌肉疼痛；另一方面，协助原动肌收缩，减轻肌肉负荷，在伸腕活动中避免损伤加重。另外，还可在低负荷的伸腕活动中提供支持，使患者早期实现功能性活动。

网球肘通常选择伸腕肌抑制技术。患者肘关节伸直位，腕关节自然放松屈曲，贴布形状采用Y形，起始端固定于背侧掌指关节处，沿伸腕肌肌群向上贴至肱骨外上髁，并固定，贴布中段采用50%左右拉力，两端采用贴布自然拉力。该技术可协助伸腕肌收缩，减轻肌肉负荷，保护损伤组织（图26-2-6）。

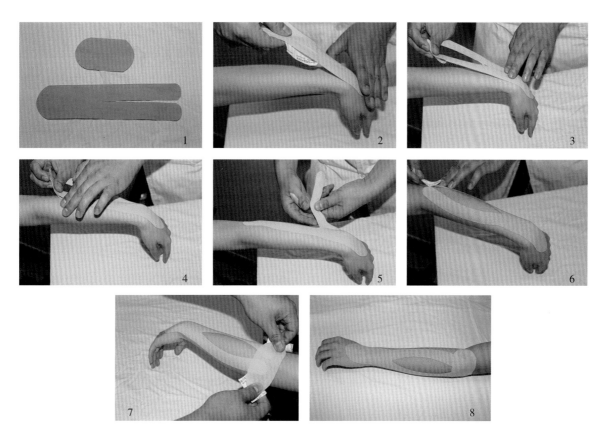

图26-2-6　肌内效贴治疗

（周雅媛　罗盛飞）

第三节　临床病例与思考

【病例1】

高某,女,37岁,小学教师,时常板书教学。因"右肘反复疼痛6月余,加重1周"来诊。患者自诉6月前渐起右肘关节外侧疼痛,拧毛巾、敲键盘和长时间书写时疼痛加重,休息时疼痛稍缓,自行外敷膏药或局部外用扶他林软膏后可好转,反复出现,未进一步治疗。1周前感疼痛加剧,不能抬腕,书写、拧毛巾等日常生活受限,夜间疼痛,外用扶他林治疗疼痛缓解不明显。

物理治疗客观检查:患者右肘局部轻度水肿,VAS评分5分,右肱骨外上髁下缘压痛,局部指压时VAS评分8分,右手握力4-级,右腕伸腕肌肌力检查不能配合完成,右肘关节AROM 155°~10°~0°,PROM正常,Mills试验阳性。高频彩色多普勒超声显示肱骨外上髁表面光滑,腕伸肌总腱肌腱增厚,回声减低,总腱内见点状强回声钙化灶,可见血流信号,未见总腱纤维中断信号。

临床推理:结合临床表现及影像学检查,肱骨外上髁炎诊断明确,患者病情持续6个月,超声显示点状强回声钙化灶,提示退行性变,是其发病基础。平素过量运动或超负荷运动是发病原因,运动后1周病情加重,局限性症状显著,超声下肌腱增厚,血流增速,分析局部病理改变以水肿及炎性物质浸入为主。康复评定有疼痛、肌力减退和关节活动受限等问题。关节活动受限考虑与疼痛和局部水肿相关。

早期治疗以减少活动、采取保护措施为主,如支具和肌内效贴等。同时给予物理因子干预控制水肿、缓解疼痛和抑制炎症反应,可选择脉冲短波、激光、超声波及药物离子导入等治疗。

症状减轻后尽快开始运动治疗以防止肌肉萎缩和弱化。运动治疗应遵循循序渐进和个体化原则,依据疾病的不同阶段合理制订运动处方。该病系过度使用所致,肌耐力的恢复和加强有助于提升腕伸肌的抗疲劳能力,运动处方的制订应紧密结合康复评定结果和康复目标。

治疗计划:

（一）运动形式

早期以腕伸肌等长收缩练习为主。等长收缩练习主要强调安全性,由于练习时不引起关节的活动,可以避免损伤的加重和再损伤,因此可以采用多角度练习,即在整个关节运动幅度中每隔20°~30°作一组等长练习。弹力带和弹力绳是常用的练习工具,根据强度的需要选择不同颜色的弹力带。

等张收缩练习可以选择哑铃、沙袋或拉力器等,等张练习增强肌力的关键在于用较大阻力。通常采用渐进性抗阻练习法,练习中向心收缩和离心收缩应交替进行。

等速运动练习需借助等速训练仪,仪器所提供的阻力可顺应性改变。肌肉的运动力矩输出经常因肌肉的长度–张力关系的改变、关节杠杆效率的改变及肌肉疲劳等因素而改变,顺应性阻力可保证在肌肉练习的全过程中,肌肉每时每刻都可承受到适宜的阻力,对整个肌肉可产生全面的训练效应。

协调性练习以功能性活动为主,应从简单的单侧动作开始,逐步进展到复杂的动作,直至双手协同动作,强调动作的速度、控制及精确性。如果患者需重回竞技体育活动,还应该进行超等长训练和专项技能训练。

（二）运动频率

运动频率是指在一个治疗阶段内训练的次数,或者每周的实际训练的次数或单一肌群的练习次数。在抗阻训练中,运动频率直接影响肌肉的适应性改变。

运动频率的设定受很多因素的影响,如运

动形式、运动量或强度、机体状况或训练状态、恢复能力、营养状况及康复目标。运动频率的多样性是需要考虑的，根据训练者的状态和肌肉恢复的情况可以设计每周 2 次、3 次或更多，每周运动频率可随机调整，这样可以减少训练者的知觉疲劳及提高训练效果。临床上每天 2 次的训练是非常常见的，需要强调的是应选择不同肌群。

动作的熟练程度增加后不需要调整运动频率，但运动形式和运动强度增加后频率应相应调整。肱骨外上髁炎多属于劳损性疾病，运动频率在康复过程中非常重要，尤其是肌耐力的训练，强调多频次、低强度，以增强肌肉的耐疲劳能力。

（三）运动时间

运动时间是指每组训练的持续时间和组间休息时间，组间休息时间的长短直接决定肌肉恢复情况和训练效果，因此针对运动时间的研究主要集中在组间休息时间方面。

组间休息时间主要受训练强度、目标、机体状况和能量利用率的影响。尽管组间休息时间越短对肌肉和肌耐力的增长越有益，但高强度训练如果间隔休息时间过短则很难维持。当以最大负荷的肌力训练时，建议组间休息时间为 3~5min，尤其是跨越多关节练习。

文献报道单一肌群的耐力训练选择增加训练重复次数，最小化间隔休息时间（2min），可显著增加线粒体和毛细血管的数量、肌纤维的适应性改变和肌肉的缓冲能力。进行伸腕肌耐力训练，设计运动处方时要更多地考虑到间隔休息时间。

（四）运动强度

指训练对人体生理刺激的程度，是构成运动量的因素之一。最常用的评定方法是心率评定法、代谢当量和主观感觉评定法。而对力量训练，运动强度的定义应该有所区别，通常是以肌肉所对抗的负荷量和运动次数或运动时间来计算。在等张练习和等速练习中，运动量由所对抗的阻力大小和运动次数决定；在等长练习中，运动量由所对抗的阻力大小和持续时间决定。

肱骨外上髁炎等长收缩练习时通常选用弹力带或徒手进行。根据患者不同阶段选择相应的弹力带颜色，持续时间常为每组 6~10s，3~5 组为一课次。等张训练时依据评估结果选择不同重量的哑铃，完成相应的数量。等速训练时爆发力和耐力训练所选择的角速度不同。

（五）注意事项

肌力训练时训练前应给予热敷和牵伸治疗，训练后应冷敷，训练中及时观察患者反应，如有不适应及时终止训练或适当调整。下一个课次的训练开始前要询问患者的疲劳程度以及局部的迟发型酸痛反应情况，必要时需调整训练强度。

总结：该患者为青年女性，从事教师职业，从网球肘的流行病学分析，两因素与该病有显著相关性。疼痛特点与临床体征显示腕伸肌张力增加时或受到牵伸时可诱发疼痛；超声检查提示伸肌总腱在肱骨外上髁止点处肿胀增厚，综上资料符合肱骨外上髁炎的诊断。

治疗早期选择物理因子干预，疼痛缓解明显，药物离子导入采取利多卡因注射液和地塞米松注射液以控制水肿和炎性物质；激光治疗有助于疼痛的快速缓解；超声波治疗促进局部代谢。从治疗结果看，疼痛控制明显，1 周后休息状态下 VAS 评分 0 分。

第 1 周后患者逐步开始接受力量训练。早期选择低强度等长收缩训练以避免肌力进一步衰退，维持肌肉记忆功能。4 周后局部的水肿和炎症已基本控制，持续等长收缩练习为更大负荷的等长收缩练习奠定了基础。等张收缩时肌肉的长度发生变化，并带动关节运动，对周围组织的刺激会比等长收缩大很多，因此伤后或术后的康复锻炼中，组织愈合到一定程度才能开始等张收缩练习。离心收缩训练时由于肌肉长度的增加使得运动控制需要更大的肌肉张力，肌肉的效率增加，更利于肌细胞增生。肌耐力训练对肱骨外上髁炎患者非常重要，可加强肌肉的耐疲劳性，这对于慢性劳损性疾病是非常重要的。

从该患者的治疗过程中，我们认为肱骨外上髁炎的早期应强调炎症和水肿控制，减少活动，避免增生性病变以及粘连的发生。早期开展肌力训练是必要的，可以延缓或防止肌肉进一退变。运动治疗要严格遵循运动处方，运动强度的实施非常关键。科学掌握运动强度既能避免疾病的复发，又能保障康复治疗持续进行。同时，贴扎治疗可以让患者在早期就开始简单的功能性活动，降低了肌肉的失用性改变，缩短了病程，可以作为临床治疗的常规手段之一。

【病例2】

杨某，女，33岁，公司职员。既往有网球肘病史，已愈。患者1d前在打乒乓球过程中，因大力挥拍致右肘外侧剧烈疼痛，活动费力，遂停止打球。今因右肘疼痛，右上肢活动费力前来就诊。患者自诉1d前运动时突发右肘关节外侧疼痛，不能抬手腕，自行外敷膏药及口服"去痛片"后疼痛减轻，夜间疼痛加重，局部肿胀。

物理治疗客观检查：患者右肘疼痛，休息时VAS评分4分，活动时疼痛加剧，VAS评分6分，右肱骨外上髁下沿伸肌总腱压痛，VAS 8分；右肘关节活动度，主动140°~5°~0°，被动155°~0°~0°，肱二头肌肌力4级，肱三头肌肌力4-级，右手握力4+级，腕伸肌肌力检查时不能配合完成；局部肿胀（左肘围度23cm，右肘围度24.5cm），局部皮温略高于对侧，Mills征（+）。右肘X线未见明显异常；

高频彩色多普勒超声显示肌腱周围和筋膜层低回声信号增强，考虑组织出血。

思考：患者现阶段的主要问题有哪些？病理生理的演变机制是什么？此阶段应给予哪些治疗方式？在以后的工作生活中的防护措施有哪些？

临床推理：患者有明确的损伤病史，结合临床表现及影像学检查，符合肌腱急性损伤表现。闭合性软组织损伤的病理演变主要经历三个阶段：①急性炎性阶段；②弹性纤维和胶原形成阶段；③组织重建阶段。

急性炎性阶段是指组织损伤（扭伤、拉伤、挫伤）后毛细血管扩张、渗出、组织水肿、炎性物质集聚、组织血肿。表现为疼痛、肿胀、局部皮温增高，水肿导致的局部压力增高和组胺、五羟色胺等炎性物质对末梢神经的刺激是疼痛的主要原因。该阶段的治疗方式主要是制动、止血、消肿、镇痛、控制炎性反应。

弹性纤维和胶原形成阶段主要是组织的结构重生和再生。该阶段的处理原则是改善损伤部位的血液和淋巴循环，促进组织新陈代谢，促进淤血和渗出物的吸收，加速再生和修复。此阶段物理治疗收益最大。运动治疗可以提高组织张力，加强肌纤维塑形，减少肌肉萎缩和弱化程度。

组织重建阶段的病理变化特点以胶原重建为标志，促进肌纤维的排列，促进组织形态结构的成熟和功能的恢复。该阶段的处理原则是增强和恢复关节肌肉的功能，提高身体功能，以功能训练为主。

结合患者实际情况，该患者目前处于软组织损伤急性炎性阶段，首先可给予物理因子干预治疗缓解疼痛，控制消肿及炎性反应。

治疗计划：

（一）物理因子治疗

1. 激光　右肘外侧疼痛处局部照射，治疗剂量 1000mW，治疗时间 10min，每日 1 次，共 3d。

2. 冷敷　使用加压冷敷治疗机在右肘关节处冷敷，温度 6℃，压力 20kPa，时间 12min，每日 1 次，共 3d。

治疗结束后，患者明显好转，休息时无疼痛，活动时右肘轻微疼痛，VAS 评分 2 分；右肘活动范围基本正常；右侧腕伸腕肌 4- 级，余肌力基本正常。右肱骨外上髁压痛减轻，VAS 评分 3 分，水肿消退（左肘围度 23cm，右肘围度 23.2cm）。Verhaar 网球肘疗效评分良。

（二）嘱患者回家自行康复训练

1. 自我牵伸训练　双手交叉上举，肘关节尽量伸直，在极限处维持 12s，重复 10 次；双手交叉前伸，肘关节尽量伸直，在极限处维持 12s，重复 10 次；双手在背后交叉后伸，肘关节尽量伸直，在极限处维持 12s，重复 10 次；两臂自然下垂，腕关节极度屈曲，在极限处维持 12s，重复 10 次。

2. 肌力训练　肱二头肌、肱三头肌肌力训练，持 2kg 哑铃做肘关节屈伸训练，训练过程中运动匀速缓慢，每天 3 组，每组 15 次；腕伸肌肌力训练，持 1kg 哑铃，前臂旋前位手悬于桌面外做腕关节背伸运动，每天 3 组，每组 15 次；握力训练，持握力训练器进行训练，每天 3 组，每组 30 次。

3. 注意事项　训练过程中出现明显疼痛或不适，应立即中止训练，并及时复诊，以调整训练方案。治疗结束后，在进行体育运动或从事劳动前，做好充分的准备活动；避免突然的肘关节过度活动；长时间从事肘部反复屈伸工作的人群注意劳逸结合；从事体育运动或从事劳动后，做好恢复放松活动。

（周雅媛　罗盛飞）

第二十七章　腕管综合征

第一节　临床表现与治疗机制

一、临床表现

腕管综合征是指正中神经在腕管内受到压迫从而造成正中神经感觉神经分布区的感觉减退、麻木以及神经支配肌肉无力等相关症状的疾病。无论是腕管内空间变小或内容物增加，都将卡压正中神经，导致其活动受限继而出现腕关节及远端肢体的神经症状。

（一）流行病学

腕管综合征最常发生于 30~60 岁的患者。国外一般人群的发病率为 1%~5%，国内目前尚未有明确的统计数据，但有研究表明女性发病率更高，尤其是 40~60 岁的女性发病率是同年龄段男性的三倍。造成这一疾病发生的危险因素主要包含职业因素（高强度或高频率重复性手腕部动作）、女性生理因素（怀孕和更年期）、手腕外伤因素、精神心理因素等四个方面。

（二）病理生理

通常临床上腕管综合征的病理因素包括腕管内腱周滑膜增生和纤维化、肌腱退化、腱鞘发炎，及腕关节重复和持续屈伸所造成的肌腱炎。另外，腕部外伤或骨折、怀孕（体内雌激素发生改变）、类风湿关节炎等因素也可能造成腕管狭窄或内容物增加，继而导致正中神经受压。不过，与怀孕相关的腕管综合征是暂时的，通常可自行恢复。

（三）临床特征

腕管综合征常见临床症状主要表现在感觉与运动功能两个方面。首先，正中神经的感觉支配区桡侧三个半手指（拇指、示指、中指和环指桡侧半）会出现感觉异常（减退或麻木），并且不随手部姿势的改变而缓解。其次，拇短展肌、拇对掌肌、拇内收肌和大鱼际肌甚至近桡侧的前两条蚓状肌都会出现无力或萎缩，出现肌肉萎缩即为神经受压的晚期。当患者产生上述症状时，常见的相关运动功能也会受到限制，例如拇指对指、腕关节持续屈伸（打字、收银、精细手工）以及感觉减退区域的功能活动。日常生活中的活动（如开车、握茶杯、打字）常使疼痛恶化，但疼痛和感觉异常有时在患者按摩或摇晃手时可缓解。

二、康复评定

腕管综合征患者的康复评定主要分为主观评定和客观评定。前者包括对患者的病史（外伤史、相关医疗史等）及社会背景（职业、生活习惯等）的问卷式询问，后者包括一般物理评定、感觉评定、疼痛评定、其他特殊评定等四方面内容。

（一）一般物理评定

1. 肢体围度　肢体围度的测量有利于明确患者手腕部是否存在水肿，测量定位常选取腕横纹及掌横纹作为标记进行测量，需注意双侧对比。水肿越明显，腕管内正中神经受到卡压的概率就越大。

2. 关节活动度　评估患者双上肢远端关节活动范围，包括肘、前臂、腕及指。大部分轻到中度的腕管综合征患者，主被动关节活动范围大多相对正常。随着病情的发展，如拇指对掌及背伸时患者可能出现拇指关节活动范围明显减少。

3. 肌力　肌力评定主要包括握力、指捏力及肘关节、腕关节、各指的肌力评估，临床常采用徒手肌力评定法并双侧对比。中到重度的患者，握力、指捏力和拇指肌力都会明显下降。

（二）感觉评定

腕管综合征患者感觉减退是其较明显的一个症状，详细的感觉评定有助于临床诊断。评定内容包括深感觉、浅感觉、温度觉、针刺觉、两点辨别觉等，有条件时也可进行 Semmes-Weinstein 单丝测试，其评定结果将更客观和准确。

（三）疼痛评定

疼痛评定主要包含疼痛部位、范围，VAS及活动时疼痛情况（增加或减弱）等内容。

（四）其他特殊评定

辅助临床诊断是否存在腕管综合征的特殊评定主要有 Phalen 屈腕试验和 Tinel 神经叩击试验。前者最敏感，后者最具特异性，但敏感性最低。

1. Phalen 屈腕试验　令患者最大限度屈曲（但不加压）腕关节，并将两腕相对，保持姿势 60s。如果出现正中神经分布区（拇指、示指、中指和环指桡侧）麻木刺痛则为试验阳性，提示正中神经受压。临床上大部分患者通常在 20s 即可出现症状。

2. Tinel's 征（正中神经叩击）　在腕部（腕横韧带处）从近端向远端轻柔地叩击患者的正中神经可引出 Tinel'征。如果患者出现正中神经支配区的刺痛或电击样感觉则为 Tinel's 征阳性。值

得注意的是，使用该检查时叩击力度必须适当，过度用力或急剧叩击会出现假阳性反应。

三、治疗机制

（一）非手术治疗

目前，对于轻度症状的患者，保守干预中的康复治疗机制主要是减轻或去除致病因素，达到症状消失或减弱至不影响日常生活的目的。主要包括以下四点：①教育患者改变错误的活动姿势（例如，持续的腕关节屈曲、尺偏及用力抓握时腕部屈伸等），促使腕管内正中神经的卡压减轻，并指导安全的手腕部运动计划，避免二次损伤或感觉减退区域的软组织外伤；②保护正中神经，采用腕部支具使关节制动，让关节处于休息位尽量减少腕管内压力；③松动正中神经，缓解神经受压症状；④采用肌肉等长收缩的形式增强手腕部肌力、肌耐力，同时训练手部灵活性，达到维持日常手部功能的目的。

（二）手术治疗

当腕管综合征进展到中到重度期时（持续麻木、无力、疼痛等症状），可考虑行手术治疗。手术治疗的机制主要是切开屈肌支持带及切除任何结痂组织，增加腕管内空间，松解正中神经。手术方式目前有很多种，无论哪一种方式都应是在尽可能减少正中神经医源性损伤的前提下进行。手术后，因手腕屈肌支持带被放松，手指屈曲时腕关节处的滑车系统将丧失，为避免屈肌肌腱产生弓弦作用，腕关节需被固定在休息位 7~10d，但这期间手指可做主动活动。

（周贤丽）

第二节　运动治疗内容

一、非手术期

非手术期的患者主要采用松动正中神经的

手法进行治疗，一共6个动作：①手部握拳，腕关节中立位姿势（图27-2-1）；②伸直五指，腕关节中立位姿势（图27-2-2）；③五指并拢，腕关节背伸姿势（图27-2-3）；④拇指背伸，腕关节背伸姿势（图27-2-4）；⑤在4姿势基础上前臂旋后（图27-2-5）；⑥在5姿势基础上，健手帮助患侧拇指加大背伸程度。这6个动作在症状不加剧的前提下，每个动作维持5~10min，每天完成3~4组。

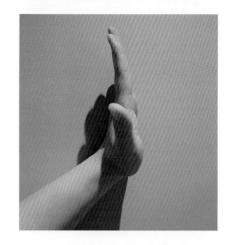

图27-2-4　动作④

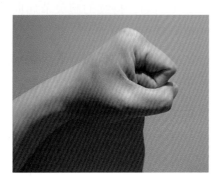

图27-2-1　动作①

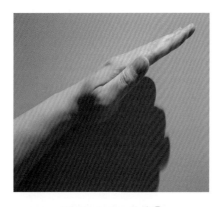

图27-2-2　动作②

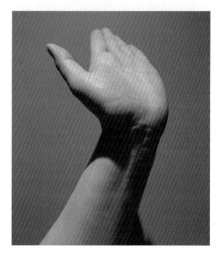

图27-2-5　动作⑤

二、术后早期

通常手术后都会以绷带包扎切口以及利用支具或夹板固定腕关节。对于术后早期3周内的患者，治疗师在医生允许的情况下，可对手指及腕部进行运动治疗，运动过程中，避免患者的腕关节过度主动屈曲，以免屈肌肌腱产生弓弦作用。

（1）将腕关节固定在中立位，训练患者五指主动屈伸，以及拇指对掌、外展与内收等活动。

（2）经医生允许的前提下，取下支具或夹板，使腕关节处于中立位，做被动屈曲再主动伸直回到中立位的活动。

（3）在（2）的步骤结束后，训练患者做

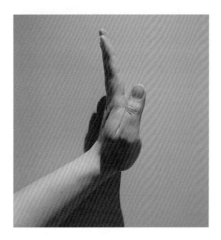

图27-2-3　动作③

主动的尺桡偏移运动。

（4）戴上支具或夹板，做整个上肢运动训练，包括肩部、肘部及前臂运动。上述运动在不加剧术后疼痛的情况下完成，每日做 3~4 次，每次每个动作完成 10~15 个。

三、术后恢复期

术后 3 周，患者由最大保护期过渡到恢复期，可行较积极的运动治疗以提高患者的手腕部功能，包括软组织牵拉、感觉刺激训练、肌力训练、手部灵活性训练等。

1. **软组织牵拉**　首先对手术瘢痕及周围软组织进行放松，其次利用肌筋膜技术松解腕部和手掌筋膜，最后对受限软组织进行牵拉。例如，当拇外展肌与对掌肌活动受限时，可分别牵拉这两条肌肉。如果患者因早期制动出现关节僵硬，活动受限，可加入关节松动的手法进行治疗。

2. **感觉再教育**　对感觉减退或过敏区域的皮肤进行感觉刺激，可利用镜像治疗或物品实物训练的方法。感觉再训练是一个漫长的过程，治疗师和患者都需要保持耐心，每次治疗时间控制在 5~10min 为最佳，治疗师注意多鼓励患者。

3. **肌力训练**　训练强度宜循序渐进。前期以等长收缩的运动形式开始手腕部的训练。术后 6 周时，可训练患者抓握、侧捏等动作。

4. **手功能训练**　当患者出现基本的抓握动作时就可进行此项训练，主要原则是从粗大抓握过渡到手指精细活动，例如拇指对掌、手指对指、拧瓶盖、扣纽扣等灵活性训练。

（周贤丽）

第三节　临床病例与思考

【病例1】

患者，女，36 岁。主诉：右手麻木 10 余天，加重 1 周。既往史：无手外伤史，无颈椎病史，无脑血管意外史。现病史：患者为家庭主妇，无明显诱因出现右手麻木无力，无头晕头痛，无饮水呛咳，无下肢不适。实验室检查：右上肢肌电图提示腕管综合征电生理表现（早期）。物理诊断：Phalen's 征和 Tinel's 征均为阳性，可诊断为腕管综合征。

思考：作为患者主管治疗师，是否建议她现阶段接受手术治疗？在保守治疗前提下，可对患者采用哪些运动治疗手段？在运动治疗干预之外，还需要对患者做哪些方面的宣教？

临床推理：根据患者主诉症状，应考虑其是否存在脑血管意外、颈椎病及周围神经损伤的可能。根据病史、临床体格检查，可排除脑血管意外与颈椎病的可能，再通过物理辅助检查手段（Phalen's 征和 Tinel's 征）可优先考虑腕管综合征，最后利用实验室电生理的检查方法确诊。患者的 Phalen's 征和 Tinel's 征呈阳性，可进一步对其进行深感觉、浅感觉、温度觉、针刺觉、两点辨别觉的评定，其次是右上肢肌力的评定，尤其要重点评估握力和捏力。

治疗计划：患者处于腕管综合征早期，治疗目标主要是针对致病因素尽可能除去相关病因，减轻神经的损伤，防止肌肉萎缩及关节挛缩等并发症的出现。

1. **康复宣教**　对患者进行该疾病的康复宣教，使其了解致病危险因素，改变日常错误的手腕部活动动作，减轻神经的卡压程度，避免症状加重。

2. **支具保护**　采用腕部休息位支具，减轻腕管内压力。患者除治疗活动、洗澡等情况外，都须佩戴该支具。

3. **神经松动**　治疗师利用正中神经松动手法，减轻卡压症状。

【病例2】

患者李某，中年男性，机械装配工，主诉：

双手麻木半年，加重两月。既往史：颈椎病史10余年，无手外伤史，无脑血管意外史。现病史：患者半年前在搬运一次重物后出现双手麻木无力，4月前到当地县医院就诊，诊断为颈椎病，予以针灸和理疗治疗20次，两月前症状加重，手指感觉明显减退，双侧大鱼际肌明显萎缩。影像学检查：外院颈椎 X 线片显示 C_6、C_7 骨质增生，$C_5 \sim C_6$、$C_6 \sim C_7$ 椎间孔变窄。实验室检查：肌电图提示两侧腕管综合征电生理表现。物理诊断：患者双侧腕关节处压痛并放射至手掌、手指，Phalen's 征和 Tinel's 征呈阳性，肌电图证实正中神经受损，可诊断为双侧腕管综合征。

思考：患者如果采取手术治疗，术后物理治疗可以怎样设定康复目标？每个目标包含哪些治疗内容？可以用哪些方法评估治疗效果？

临床推理：患者现病史及电生理检查明显支持腕管综合征的诊断，故可排除颈椎病的因素。本病例的难点在于是先行保守治疗还是先行手术治疗。从患者的目前症状及电生理检查可判断其疾病处于中后期，保守治疗的手段对处于严重卡压阶段的正中神经帮助不大，所以建议患者先行手术治疗再行物理治疗。针对此患者的评估，感觉、运动及疼痛都需要重点关注，更重要的是要做到术前术后的对比。

治疗计划：该患者术后的治疗计划可分为两个阶段，即术后 3 周内的早期康复计划和术后 3 周后的恢复期康复计划。

1. 早期计划　治疗师在和患者主治医生取得沟通后，对患者的腕部和手指进行运动治疗。其中，腕部活动以被动屈腕、主动伸腕和主动尺桡偏活动为主，手指训练重点关注各关节的主动屈伸以及拇指的对指、对掌等活动。此外，还应给予患者做整个上肢的运动训练，避免相邻关节因制动后出现运动功能障碍。

2. 恢复期计划　当患者渡过最大保护期进入到恢复期后，治疗师可行较积极的运动治疗处方，包括手术瘢痕及周围软组织的牵拉、感觉异常区域的再教育训练、肌力训练和手部灵活性训练等四方面。

（周贤丽）

第二十八章

常见骨折

骨折指骨的完整性和连续性中断。骨折的原因有很多，可大致分为创伤所致骨折和骨骼疾病所致骨折。创伤的原因包括直接暴力、间接暴力、疲劳性骨折等。后者如骨髓炎、骨肿瘤、严重骨质疏松所致骨质破坏，受轻微外力即发生的骨折，称为病理性骨折。

一、暴力作用（创伤性骨折）

1. 直接暴力　暴力直接作用于受伤部位发生骨折，常伴有不同程度的软组织损伤。

2. 间接暴力　暴力通过传导、杠杆、旋转和肌收缩使肢体远处发生骨折。

3. 疲劳性骨折　长期、反复、轻微的直接或间接损伤使肢体某一特定部位骨折(疲劳骨折)。

二、骨骼疾病（病理性骨折）

骨质疏松、各种营养不良和内分泌等因素可引起全身性骨质疏松，表现为骨皮质萎缩变薄，骨小梁变细、数量减少，受轻微外力即可发生骨折。

第一节　临床表现与治疗机制

一、骨折的分类

骨折有以下 3 种分类。

（一）根据骨折处皮肤、黏膜的完整性分类

1. 闭合性骨折　骨折处皮肤或黏膜完整，骨折端不与外界相通，称为闭合性骨折。闭合性骨折的软组织损伤较轻，骨折愈合也较快。可由创伤和骨骼疾病所致。

2. 开放性骨折　凡骨折时，合并有覆盖骨折部位的皮肤及皮下软组织损伤破裂，使骨折断端和外界相通者，称为开放性骨折。骨折处的创口可由刀伤、枪伤由外向内形成，亦可由骨折端刺破皮肤或黏膜从内向外所致。如耻骨骨折伴膀胱或尿道破裂、尾骨骨折致直肠破裂均属开放性骨折。

（二）根据骨折的严重程度和骨折后形态分类

1. 不完全骨折　指骨的完整性和连续性仅有部分中断。按其形态又可分为：

（1）裂缝骨折：指骨折间隙呈裂缝或线状，骨折片无移位，形似瓷器上的裂纹为主要表现的一类骨折。多见于颅骨、肩胛骨等。

（2）青枝骨折：多见于儿童，骨质和骨膜部分断裂，可有成角畸形。有时成角畸形不明显，仅表现为骨皮质破裂。儿童的骨骼中含有较多的有机物，外面包裹的骨外膜又特别厚，因此在力学上就具有很好的弹性和韧性，不容易折断，遭受暴力发生骨折就会出现与植物青枝一样折而不断的情况，因此把这种特殊的骨折称之为青枝骨折。该骨折一般属于稳定骨折，不需手术治疗。

2. 完全骨折　指骨的完整性和连续性全部中断。按骨折线的方向及其形态可分为：

（1）横形骨折：骨折线与骨干纵轴接近垂直。

（2）斜形骨折：骨折线与骨干纵轴呈一定角度。

（3）螺旋形骨折：骨折线呈螺旋状。

（4）粉碎性骨折：骨质碎裂成三块以上。骨折线呈T型或Y型者又称为T型或Y型骨折。

（5）嵌插骨折：骨折片相互嵌插，多见于干骺端骨折。即骨干的坚质骨嵌插入骺端的松质骨内。

（6）压缩性骨折：骨质因压缩而变形，多见于松质骨，如脊柱骨和跟骨。

（7）凹陷性骨折：骨折片局部下陷，多见于颅骨。

（8）骨骺分离：经过骨骺的骨折，骨骺的断面可带有数量不等的骨组织。

（三）根据骨折端稳定程度分类

1. 稳定性骨折　指骨折端不易移位或复位后不易再发生移位者，如裂缝骨折、青枝骨折、横行骨折、压缩性骨折、嵌插骨折等。

2. 不稳定性骨折　指骨折端易移位或复位后易再移位者，如斜形骨折、螺旋形骨折、粉碎性骨折等。

大多数骨折均有不同程度的移位，常见有以下五种，且常常几种移位合并存在。①成角移位：两骨折段的纵轴线交叉成角，以顶角的方向为准有向前、后、内、外成角。②侧方移位：以近侧骨折段为准，远侧骨折段向前、后、内、外的侧方移位。③缩短移位：两骨折段相互重叠或嵌插，使其缩短。④分离移位：两骨折段在纵轴上相互分离，形成间隙。⑤旋转移位：远侧骨折段围绕骨之纵轴旋转。

造成各种不同移位的影响因素有：①外界暴力的性质、大小和作用方向；②肌肉的牵拉，不同骨折部位由于肌肉起止点的不同，肌肉牵拉造成不同方向移位；③骨折远侧段肢体重量的牵拉，可致骨折分离移位；④不恰当的搬运和治疗。

二、骨折的临床表现及影像学分析

【临床表现】

大多数骨折一般只引起局部症状，严重骨折和多发性骨折可导致全身反应。

（一）全身表现

1. 休克　骨折所致休克的主要原因是出血，尤其是骨盆骨折、股骨骨折和多发性骨折，其出血量大者可达2000mL以上。严重的开放性骨折或并发重要内脏器官损伤时亦可导致休克。休克主要是由于有效循环血量锐减，微循环灌注不足，以及创伤后的剧烈疼痛、恐惧等多种因素综合形成的机体代偿失调的综合征。

2. 发热　骨折后一般体温正常。出血量较大的骨折，如股骨骨折、骨盆骨折，血肿吸收时可出现低热，但一般不超过38℃。开放性骨折，出现高热时，应考虑感染的可能。

（二）局部表现

1. 骨折的一般表现　骨折的一般表现包括局部疼痛、肿胀以及功能障碍。骨折时，骨髓、骨膜及周围组织血管破裂出血，在骨折处形成血肿，以及软组织损伤所致水肿，使患肢严重肿胀，甚至出现张力性水疱和皮下瘀斑，由于血红蛋白的分解，可呈紫色、青色或黄色。骨折可局部出现剧烈疼痛，特别是移动患肢时加剧，伴明显压痛。局部肿胀和疼痛使患肢活动受限，如为完全性骨折，可使受伤肢体活动功能完全丧失。

2. 骨折特有的体征

（1）畸形：骨折段移位可使患肢外形发生改变，主要表现为缩短、成角或旋转畸形。

（2）活动异常：正常情况下，肢体不能活动的部位，骨折后出现不正常的活动。

（3）骨擦音或骨擦感：骨折后，两骨折

端相互摩擦时，可产生骨擦音或骨擦感。

具有以上三个骨折特有体征之一者，即可诊断为骨折。但骨折的异常活动和骨擦音或骨擦感应在初次检查患者时予以注意，不可故意反复多次检查，以免加重周围组织损伤，特别是重要的血管、神经损伤。值得注意的是，有些骨折如裂隙骨折、青枝骨折、嵌插骨折、不完全骨折为稳定骨折，一般情况下都不会出现以上三种体征。应常规进行X线检查，以便确诊。粉碎性骨折属于不稳定骨折，可以出现骨折的特有体征。

【骨折的X线检查】

X线检查对骨折的诊断和治疗具有重要价值。凡疑为骨折者应常规进行X线检查，该检查可以显示临床上难以发现的不完全骨折、深部的骨折、关节内骨折和小的撕脱性骨折等。即使临床上已表现为明显骨折，X线检查也是必要的，其可以帮助了解骨折类型和骨折端移位情况，对于骨折的治疗具有重要指导意义。

一般X线检查应拍摄包括邻近一个关节在内的正、侧位片，必要时应拍摄特殊位置的X线片。如掌骨和跖骨拍摄正位和斜位片，跟骨拍侧位和轴心位，腕舟状骨拍正位和蝶位。有时不确定损伤情况时，尚需拍摄对侧肢体相应部位的X线片，以便进行对比。值得注意的是，有些轻微的裂缝骨折，急诊拍片未见明显骨折线，但临床症状较明显者，应于伤后2周拍片复查。此时，骨折端的吸收常可出现骨折线，如腕舟状骨骨折。

仔细阅读X线片后应辨明以下几点：①骨折是损伤性或病理性的。②骨折对位对线是否满意，是否需要整复。③骨折是新鲜的还是陈旧的。④有否临近关节或骨伤损伤。

三、骨折的并发症

骨折一般由较严重的创伤所致。一些复杂的损伤中，有时候骨折本身并不重要，重要的是骨折伴有或所致重要组织或重要器官损伤，常引起严重的全身反应，甚至危及患者的生命。骨折的治疗过程中出现的一些并发症，将严重影响骨折的治疗效果，应特别注意加以预防并及时正确处理。

（一）早期并发症

1. 休克 多发性骨折、骨盆骨折、股骨干骨折等出血量较大，易引起有效循环血量锐减，微循环灌注不足，导致机体代偿失调，而发生休克。

2. 脂肪栓塞综合征 发生于成人，因骨折处髓腔内血肿张力过大，骨髓被破坏，脂肪滴进入破裂的静膜窝内，进入血液循环，引起肺部、脑部脂肪栓塞。肺栓塞的表现：呼吸困难、发绀、心率加快和血压下降等。脑栓塞的表现为：意识障碍，如烦躁、昏迷、抽搐等。

3. 重要内脏器官损伤

（1）肝、脾破裂：严重的下胸壁损伤，除可致肋骨骨折外，还可能引起左侧的脾、右侧的肝破裂出血，导致休克。

（2）肺损伤：肋骨骨折时，骨折端可使肋间血管及肺组织损伤，而出现气胸、血胸或血气胸，引起严重的呼吸困难。

（3）膀胱、尿道损伤：由骨盆骨折所致，引起尿外渗所致的下腹部、会阴疼痛、肿胀以及血尿、排尿困难。

（4）直肠损伤等：可由骶尾骨骨折所致，出现下腹部疼痛和直肠内出血。

4. 重要周围组织损伤

（1）重要血管损伤：股骨髁上骨折，远侧骨折端可致腘动脉损伤；胫骨上段骨折可致胫前、后动脉损伤；伸直型肱骨髁上骨折，近侧骨折端易造成肱动脉损伤；锁骨骨折可损伤锁骨下动脉。

（2）周围神经损伤：在神经与骨紧密相

邻的部位，如肱骨中、下 1/3 交界处骨折极易损伤紧贴肱骨行走的桡神经；腓骨颈骨折极易致腓总神经损伤。

（3）脊髓损伤：脊柱骨折和脱位的严重并发症，多见于脊柱颈段和胸腰段，出现损伤节段以下的截瘫。

5. 骨筋膜室综合征　是由骨、骨间膜、肌间隔和深筋膜形成的骨筋膜室内肌肉和神经因急性缺血、缺氧而产生的一系列早期症候群。多见于前臂内侧和小腿，常由创伤骨折或外包扎过紧等，迫使骨筋膜室容积减小，骨筋膜室内压力增高所致。早期临床表现以局部为主，只在肌肉缺血较久，已发生广泛坏死时，才出现全身症状，如体温升高、脉率增快、血压下降，白细胞计数增多，血沉加快，尿中出现肌球蛋白等。

（二）晚期并发症

1. 坠积性肺炎　主要发生于因骨折长期卧床不起的患者，其肺底部长期处于充血、瘀血、水肿而发炎，特别是老年、体弱和伴有慢性病的患者，有时可危及生命。应鼓励患者积极进行功能锻炼，及早下床活动。

2. 压疮　压疮又称压力性溃疡、褥疮，是由于局部组织长期受压，发生持续缺血、缺氧、营养不良而致组织溃烂坏死。常见于骶骨部、髋部、足跟部。特别是截瘫患者，由于失去神经支配，缺乏感觉且局部血液循环更差，不仅更容易发生压疮，而且发生后难以治愈，成为全身感染的来源。压疮应该做到早预防，减轻局部压力、摩擦力，保持皮肤干燥等护理工作。

3. 下肢深静脉血栓形成　多见于骨盆骨折或下肢骨折患者，这些患者下肢长时间制动，静脉血回流缓慢，加之创伤所致血液高凝状态，易发生血栓形成。这些血栓一般与管壁轻度粘连，容易脱落，脱落的游离栓子可引起肺栓塞等严重病变。应加强活动锻炼，预防其发生。

4. 感染　开放性骨折，特别是污染较严重或伴有较严重的软组织损伤者，如果清创不彻底，坏死组织残留或软组织覆盖不佳，可能发生感染。处理不当可发生化脓性骨髓炎。

5. 损伤性骨化　又称骨化性肌炎。由于关节扭伤、脱位或关节附近骨折，骨膜玻璃形成骨膜下血肿，处理不当使血肿扩大，血肿机化并在关节附近软组织内广泛骨化，造成严重关节活动功能障碍。特别多见于肘关节，如肱骨髁上骨折，反复暴力复位或骨折后肘关节伸屈活动受限而进行的强力反复牵拉所致。

6. 创伤性关节炎　关节内骨折，关节面遭到破坏，又未能进行准确复位，愈合后关节面不平整，长期磨损极易引起创伤性关节炎。关节软骨的退化变性和继发的软骨增生、骨化为主要病理变化，以关节疼痛、活动功能障碍为主要临床表现。

7. 关节僵硬　患肢长时间固定，静脉和淋巴回流不畅，关节周围组织中浆液纤维性渗出和纤维蛋白沉积，发生纤维粘连，并伴有周围关节囊和周围肌挛缩，使关节活动功能障碍。

8. 创伤后骨萎缩　创伤后骨萎缩是一种反射性交感神经营养不良综合征，又称"急性骨萎缩""灼性神经痛""反射性神经血管营养不良""肢体创伤后骨质疏松"等，常常突然发生或突然加重，受累关节可呈水肿，常由于骨折后未能主动锻炼所致。好发于手、足部骨折后，典型症状是疼痛和血管舒缩紊乱。一般表现为伤肢剧烈的灼热痛，皮肤光亮、萎缩，易脱皮，皮肤苍白，发绀，浮肿或感觉过敏，皮温升高或降低。患肢关节运动受限，掌腱膜肥厚并可屈曲挛缩。另外有脱发，指甲变脆。X 线表现为骨质疏松，甚至出现进行性骨质减少，于近关节区更为明显。活体组织学活检有时发现水肿，滑膜层细胞紊乱或增殖，毛细血管增生水肿，滑膜下纤维化。骨内血管壁增厚，骨小梁非常薄，骨髓呈局灶性破坏。骨内静脉造影也常表现为骨干反流、骨内静脉淤滞。

9. 缺血性骨坏死　指骨折后由于血液供应受阻而导致的骨细胞死亡，缺血性坏死的严重程度取决于循环系统的受损程度。股骨头（髋部）是最常见的受损部位，其次为股骨远端和肱骨头（肩部）。腕舟骨、足舟骨和距骨的骨坏死也并不罕见。

10. 缺血性肌挛缩　缺血性肌挛缩是骨筋膜室综合征的严重后果，是由于上、下肢的血液供应不足或包扎过紧超过一定时限，肢体肌群缺血而坏死，终致机化，形成瘢痕组织，逐渐挛缩而形成特有畸形。预防措施主要是尽早恢复肢体血运，避免石膏夹板固定过紧。缺血性肌挛缩可用坏死肌肉切除、神经松解及功能重建等方法治疗。

四、骨折的愈合

骨折愈合过程是一个连续而复杂的过程，从组织学和细胞学的变化，通常分为三个阶段进行，但又不可截然分开，是相互交织演变的过程。

（一）血肿炎症机化期

骨折后，因骨折本身及邻近组织的血管断裂、出血，在骨折部形成血肿，血肿于伤后6~8h开始凝结成含有网状纤维素的血凝块。骨折断端因损伤及血循环中断，致部分骨细胞坏死，24h内新生的毛细血管、成纤维细胞和吞噬细胞侵入血块，一方面血肿被机化，另一方面纤维组织将血凝块分隔为许多小块，同时坏死组织被吞噬细胞清除。此后，吞噬细胞和毛细血管逐渐减少，被机化的血肿和肉芽组织再演变成纤维结缔组织，使两断端初步连接在一起，此时纤维愈合在骨折后2~3周内完成。在此期内，尚可进行再次整复，以调整外固定或牵引方向，从而矫正断端的对位及对线不良。

（二）原始骨痂形成期

原始骨痂形成期又称骨痂愈合期。伤后24h以后，断裂的外骨膜的成骨细胞和成软骨细胞开始发生，由远近两端伸延，产生骨化组织，形成新骨，称骨膜内骨化。新骨不断增多，紧贴在骨皮质的表面，填充在骨折断端之间，呈斜坡样，称为外骨痂。在外骨痂形成的同时，断裂的内骨膜也以同样的方式产生新骨，充填在骨折断端的髓腔内，称内骨痂。内、外骨痂沿着骨皮质的髓腔侧和骨膜侧向骨折线生长，彼此会合，不断钙化。当其强度足以抵抗肌肉的收缩、成角，以及剪力和旋转力时，则骨折已达临床愈合，一般需要4~8周。此时，骨折处无压痛，沿纵轴叩击时亦无疼痛，自动或被动活动患肢时，骨折处也无异常活动。此时拍X线片若显示骨折线模糊，周围有连续骨痂生成，则可解除外固定，加强患肢的功能锻炼。但若此时骨折对位不良，则手法整复相当困难，调整外固定亦难以改善对位。

（三）骨板形成塑形期

骨痂改造期包括骨愈合期和塑形期。骨折处的新生骨小梁逐渐增加，骨折断端间的骨痂逐渐完全骨化，在两断端间形成骨性连接。X线片显示骨折线消失，骨痂填充髓腔，骨痂和皮质骨界限不清，即为骨折愈合期。骨性愈合后，随着肢体的运动和负重，骨小梁逐渐调整和改变排列方向，骨痂亦连续改变其外形，多余的骨痂通过破骨细胞的吞噬作用逐渐变小，直至消失。从骨性愈合到骨折痕迹消失，称为塑形期，成人需2~4年，儿童则在2年以内完成塑形。

骨折的愈合标准包括临床愈合标准和骨性愈合标准。临床愈合标准包括：①局部无压痛及纵轴叩击痛。②局部无异常活动。③X线片示骨折线模糊，有连续骨痂形成。④功能测定：在解除外固定后，上肢能平举持重1kg达1min，下肢不扶拐在平地上连续行3min且超过30步。连续观察两周，骨折不变形。观察的第一天就是临床愈合日期。骨性愈合标准包括：①具备临床愈合标准。②X线片示骨小梁通过骨折线。掌握骨折的临床愈合标准和骨性愈合标准，有利于确定外固定的时间、康复方案的制订及合理用药。

五、骨折的治疗原则

骨折的治疗有三大原则：复位、固定和康复治疗。

（一）骨折的复位

1. 解剖复位　骨折段通过复位，恢复了正常的解剖关系，对位（两骨折段的接触面）和对线（两骨折段在纵轴上的关系）完全良好时，称解剖复位。

2. 功能复位　经复位后两骨折端虽未恢复正常的解剖关系，但在骨折愈合后对肢体功能无明显影响者，称功能复位。不同部位功能复位的标准不一样，一般认为功能复位的标准是：①骨折部位的旋转移位、分离移位必须完全矫正。②缩短移位成人肢骨折不超过1cm；儿童若无骨骺损伤，下肢缩短在2cm以内，在生长发育过程中可自行矫正。③成角移位：下肢骨折轻微地向前或向后成角，与关节活动方向一致，日后可在骨痂改造期内自行矫正。向侧方成角移位，与关节活动方向垂直，日后不能矫正，必须完全复位。否则关节内、外侧负重不平衡，易引起创伤性关节炎。上肢骨折要求也不一致，肱骨干稍有畸形，对功能影响不大；前臂双骨折则要求对位、对线均好，否则影响前臂旋转功能。④长骨干横形骨折，骨折端对位至少达1/3左右，干骺端骨折至少应对位3/4左右。

（二）骨折的固定

骨折的固定方法分为两类，即外固定（用于身体外部的固定）和内固定（用于身体内部的固定）。

1. 外固定　外固定主要用于骨折经手法复位后的患者，有时也用于骨折经切开复位内固定术后，需加用外固定者。常用的外固定方法有小夹板、石膏绷带、外展架、持续牵引和外固定器等。

（1）小夹板固定：利用具有一定弹性的柳木板、竹板或塑料板制成的长、宽合适的小夹板，在适当部位加固定垫，绑在骨折部肢体的外面，以固定骨折。

（2）石膏绷带固定：用熟石膏（无水硫酸钙）的细粉末撒布在特制的稀孔纱布绷带上，做成石膏绷带，用温水浸泡后，包在患者需要固定的肢体上，5~10min可硬结成形，并逐渐干燥坚固，对患肢可起有效的固定作用。

（3）外展架固定：将铅丝夹板、铝板或木板制成固定或可调节的外展架，然后用石膏绷带或粘胶带固定于患者胸廓侧方，可将肩、肘、腕关节固定于功能位。患肢处于抬高位，利于消肿、止痛，避免肢体重量的牵拉，产生骨折分离移位，如肱骨骨折。

（4）持续牵引：牵引既有复位作用，也是一种外固定方法。持续牵引分为皮肤牵引和骨牵引。皮肤牵引是将宽胶布条或乳胶海绵条粘贴在皮肤上或利用四肢尼龙泡沫套进行牵引。骨牵引是用骨圆钉或不锈钢针贯穿骨端松质骨，通过螺旋或滑车装置予以牵引。

（5）外固定器：将骨圆钉穿过远离骨折处的骨骼，将夹头和钢管组装成外固定器固定。利用夹头在钢管上的移动和旋转矫正骨折移位。

外固定器的适应证：开放性骨折；闭合性骨折伴广泛软组织损伤；骨折合并感染和骨折不愈合；截骨矫形或关节融合术后。

外固定器的优点是固定可靠，易于处理伤口，不限制关节活动，可行早期功能锻炼。

2. 内固定　内固定主要用于切开复位后，采用金属内固定物，如接骨板、螺丝钉、可吸收螺丝钉、髓内钉或带锁髓内钉和加压钢板等，将骨折段于解剖复位的位置予以固定。

一些骨折，如股骨颈骨折，可手法复位后，在X线监视下，从股骨大转子下方，向股骨颈穿入三刃钉或钢针作内固定。

（三）康复治疗

通过受伤肢体肌肉收缩，增加骨折周围组织的血液循环，促进骨折愈合，防止肌肉萎缩，通过主动或被动活动未被固定的关节，防止关节粘连、关节囊挛缩等，使受伤肢体的功能尽快恢复到骨折前的正常状态。

（张志杰　马　明）

第二节　常见骨折的运动治疗

一、康复评定

骨折的康复评定，旨在了解骨折所致损伤及功能障碍的程度，对制订康复治疗方案和检查康复治疗效果有重要意义。

（一）骨折后引起的主要功能障碍

（1）患肢功能丧失。

（2）肌肉、肌腱、韧带和关节囊等软组织损伤，导致瘢痕粘连和关节、肌肉挛缩。

（3）失用性肌肉萎缩、关节僵硬和骨质疏松。

（4）卧床引起的心肺功能水平下降。

（5）关节内骨折可继发创伤性关节炎。

（6）可能导致骨折部位神经、血管、脏器的损伤。

（二）评定项目

（1）关节活动范围（ROM）测定。

（2）肌力评定。

（3）肢体周径和长度的测定。

（4）步态分析。

（5）日常生活活动能力评定。

（6）长期卧床者，特别是老年患者，应注意对心、肺等功能的检查。

二、运动治疗

（一）运动治疗的作用

1. 促进肿胀减退　损伤后由于组织出血、体液渗出，加以疼痛反射造成的肌肉挛缩，肌肉的唧筒作用丧失，静脉、淋巴回流障碍，导致局部肿胀。在骨折复位、固定的基础上，早期指导患者进行肌肉等长收缩训练，有助于血液循环，促进肿胀消退。

2. 减弱肌肉萎缩　骨折后肢体长时间制动，必然引起肌肉的失用性萎缩和肌力下降。肌肉收缩训练能够改善血液循环和肌肉营养，促进肌肉的生理功能，预防失用性萎缩。

3. 防止关节挛缩　康复治疗能促进血肿及炎症渗出物的吸收，减轻关节内外组织的粘连。适当的关节运动能牵伸关节囊及韧带，改善关节的血液循环，促进滑液分泌，从而防止失用性关节挛缩。

4. 促进骨折愈合　康复治疗可促进局部血液循环，加速新生血管的成长。正确的功能锻炼可保持骨折端的良好接触，产生轴向应力刺激，促进骨折愈合。

（二）运动治疗的原则

1. 早期康复　康复治疗在骨折复位、固定后即应开始。长时间制动会造成肌肉萎缩、关节挛缩、骨质疏松等失用性综合征，延缓患者的恢复时间。早期功能训练可以防止或减少并发症、后遗症，加速骨折愈合，缩短疗程，促进功能恢复。对于关节内骨折，通过早期保护性的关节运动训练，可以使关节面塑形，减少创伤性关节炎的发生。

2. 整体恢复　骨折后的康复治疗不应仅注重于促进骨折的愈合，还应该着眼于患者整体功能的恢复。如肘关节、前臂或腕部骨折的患者，由于长时间不做肩关节功能训练，在原骨折部位完全治愈后，肩关节反而遗留功能障碍。

因此，康复治疗应包括局部和整体的功能训练。

3. 循序渐进　骨折愈合是一个较长的过程，康复治疗应循序渐进，随着骨折愈合、修复的进程，采取重点不同的康复治疗手段。循序渐进的原则使康复治疗更有针对性，从而更加安全、有效。

4. 个体化原则　因人而异，因病而异，正确指导，充分发挥患者主观能动性。

（三）运动治疗方法

骨折后的康复治疗一般分为两个阶段。

1. 第一阶段（愈合期）　包括从骨折的复位、固定等处理后，到骨折临床愈合。一般需要一个月至数月的时间，期间肢体需要制动。该阶段康复治疗的任务主要是促进肿胀消退、促进骨折愈合、预防废用综合征。

（1）伤肢未被固定的关节，应做各方向、全关节活动范围的主动运动训练，必要时可给予辅助。上肢应特别注意肩关节外展、外旋，掌指关节屈曲和拇外展的训练；下肢应注意踝关节背屈训练，防止跟腱挛缩。

（2）患肢抬高（四肢）有助于肿胀消退，为了有效抬高肢体，肢体的远端必须高于近端，近端要高于心脏平面。

（3）在骨折复位、固定后，即可开始有节奏、缓慢的肌肉等长训练，以防止失用性肌萎缩，并使两骨折端保持良好的接触，有利于骨折愈合。

（4）对累及关节面的骨折，为减轻关节功能障碍的程度，在伤后2周~3周，尽可能每天短时间取下外固定，对受损关节进行不负重的主动活动训练，并逐渐增加活动范围。对有坚固内固定的术后患者，可早期应用持续被动活动(continuous passive motion，CPM)装置，进行关节持续被动活动训练。随着骨科内固定技术的发展，术后立即做CPM被认为是一项非常有必要的康复治疗。

（5）指导卧床患者做肢体活动体操，以维持健侧肢体和躯体的正常活动。鼓励患者早期离床活动以改善全身状况，防止并发症的发生。

（6）应用物理治疗，可以起到改善局部血液循环、促进血肿及渗出物的吸收、减少瘢痕粘连、减轻疼痛、促进骨折愈合等作用。常用的方法有：①光疗法，包括红外线、白炽灯、紫外线治疗等；②直流电钙、磷离子导入法；③超短波疗法；④低频率磁场疗法；⑤超声波疗法等。

2. 第二阶段（恢复期）　一般骨折愈合需要2~3个月，当骨折达到临床愈合，去除外固定物之后，骨折的康复治疗进入第二阶段。此期要求遵守循序渐进的原则，使用各种康复治疗手段，促进关节活动和肌力、本体感觉充分恢复，同时加强日常生活能力和工作能力方面的训练。

（1）恢复关节活动范围。运动治疗是恢复关节活动范围的基本治疗方法，以主动运动为主，辅以助力运动、被动运动和物理治疗等。①主动运动和助力运动：对受累关节做各方向的运动，尽量牵伸挛缩、粘连的组织，以不引起明显疼痛为度，逐步扩大运动幅度。每一动作应多次重复，每日进行多次训练。刚去除外固定的患者，关节自主活动困难，可先采用助力运动，其后随关节活动改善而减少助力。②被动活动：对有组织挛缩或粘连严重，主动运动和助力运动困难者，可采用被动运动牵拉挛缩关节，但动作应平稳、柔和，不引起明显疼痛，切忌使用暴力引起新的损伤。③关节功能牵引：对僵硬的关节，可进行关节功能牵引治疗。固定关节近端，在其远端施加适当力量进行牵引。牵引重量以引起患者可耐受的酸痛感觉，又不产生肌肉痉挛为宜。④间歇性固定：当关节挛缩比较严重时，为减少纤维组织的回缩，保持治疗效果，在两次功能锻炼的间隙期间，可采用夹板、石膏托或矫形器固定患肢。随着关节活动范围的增大，夹板、石膏托或矫形器等也应做相应的更换或调整。⑤物理因子治疗：进行功能训练之前，应用适宜的物理治疗有助于训练的进行，在做关节功能牵引时，同时做热疗，可明显提高牵引疗效。常用的物理治疗有热疗、超声波和电疗等。

（2）肌肉力量训练。恢复肌力的有效方法是逐步增强肌肉的工作量，引起肌肉的适度疲劳。通过肌力评定，针对不同的肌力水平选择适宜的肌力训练方法：①当肌力不足2级时，可采用低频脉冲电刺激、助力运动等。②当肌力为2~3级时，肌力训练以主动运动为主，辅以助力运动，还可采用摆动运动、水中运动等。③当肌力达到4级时，应进行抗阻运动，争取肌力的最大恢复。一般采用渐进抗阻训练法，肌肉训练的方式可选用等长训练、等张训练或等速训练等。

（3）关节周围本体感觉的训练。本体感觉是维持人体平衡的重要因素，强调本体感觉的训练，是恢复运动功能的重要内容。①本体感觉神经肌肉促进技术：通过促进本体感受器来促进患肢本体感觉、控制能力、平衡和协调能力等神经肌肉功能的恢复。②平衡功能反馈训练：可以在平衡板上进行训练，先双腿后单腿；先睁眼后闭眼。③关节多角度重复训练：可在家属的配合下完成，也可自己重复睁眼闭眼进行训练。

（四）常见骨折的运动治疗

1. 上肢骨折

（1）锁骨骨折：好发于青少年，多为间接暴力引起。如跌倒时手、肘或肩部先着地，暴力沿上肢传导至锁骨，致斜形或横形骨折。直接暴力多导致粉碎性骨折，但较少见。骨折多发生于锁骨中段。由于胸锁乳突肌的牵拉，

骨折近端可向上、后移位；由于上肢的重力作用及胸大肌的牵拉，骨折远端向前、下移位。患者表现为上肢活动障碍，患肩下沉并向前内倾斜，头转向患侧以减轻疼痛。儿童青枝骨折或成人无移位骨折可用三角巾悬吊；有移位的骨折需手法复位、8字形绷带固定。

固定后即可逐步进行功能训练。开始可做腕、手部各关节的功能活动以及肘屈伸、前臂内外旋等主动训练，逐渐增大活动幅度和力量。第二周可进行被动或助力的肩外展、旋转运动。第三周可在仰卧位，头与双肘支撑，做挺胸训练。

去除外固定后，患肢可用颈腕悬吊带挂胸前，先做肩关节前后、内外的摆动训练。1周后，开始做肩关节各方向的主动运动。第2周，增加肩外展和后伸的主动牵伸。第3周可进行肩前屈及内外旋的主动前伸，逐步增加肩关节的力量训练，逐步恢复肩关节的正常功能。

（2）肱骨外科颈骨折：可发生于任何年龄，但以中、老年人居多。为避免关节囊粘连、关节挛缩和肩关节周围肌肉萎缩，应尽早进行功能锻炼。

对无移位骨折，用三角巾悬吊后，即可开始腕手部功能活动。1周左右，开始做肘屈伸、前臂内外旋、手腕屈伸及手指抓握主动训练。3周后，在三角巾悬吊保护下，用健肢托住患肢前臂做耸肩及肩胛骨内外旋训练。外展型和内收型骨折需经手法复位、小夹板外固定。康复治疗一般于复位固定后2~3d开始，内容同无移位骨折。但是，外展型骨折应限制肩外展活动，内收型骨折应限制肩内收活动。

4~6周去除外固定后，开始做肩关节各个方向的活动，逐渐增加肩带肌的负荷，并注意增强斜方肌、背阔肌和胸大肌等肌肉的力量。

7~12周除了按照上面训练项目完成每日训练外，还要做日常生活自理训练。如用患手

拧毛巾、洗脸、刷牙、梳头等。

（3）肱骨干骨折：可由直接暴力或间接暴力引起，骨折可成横形、粉碎形或斜形、螺旋形，中下 1/3 处骨折容易发生桡神经损伤。无论是手法复位外固定，还是切开内固定，术后均应早期进行功能训练。

早期宜抬高患肢，多做握拳、屈伸手指及耸肩活动。2~3 周后，患肢可在三角巾胸前悬吊带支持下做摆动训练，肘屈或伸的等长肌肉收缩训练及前臂内外旋活动。在训练过程中要随时注意检查骨折对位、对线情况，若断端出现分离现象，应及时矫正。

去除外固定后，可增加骨折端在重轴上的应力，促进骨折愈合，并逐渐增加主动活动幅度，增加肩、肘关节各个方向的活动，加强恢复肩带肌力的训练。

（4）肱骨髁上骨折：多发生在 10 岁以下的儿童，根据暴力的不同和移位的方向，可分为伸直型和屈曲型，其中 90% 以上属于伸直型。伸直型肱骨髁上骨折的近折端向前下移位可能损伤正中神经和肱动脉。保守或手术治疗，肘内翻发生率均较高。

复位及固定后应严密观察肢体的血液循环及手的感觉、运动功能。抬高患肢，早期进行上肢肌肉等长收缩及手指和腕关节的屈伸活动。一周后增加肩部主动训练，包括肩的屈伸、内收、外展及耸肩等并逐渐增大运动幅度，同时对腕、手部肌肉进行抗阻训练。

外固定去除后，开始恢复肘关节屈伸及前臂活动范围的主动训练，应注意禁止被动强力屈伸肘关节，以避免发生骨化性肌炎。

（5）前臂双骨折：多发生于青少年，可由直接、间接及扭转等暴力引起，因治疗复杂，固定时间长，容易后遗前臂旋转等功能障碍。

无论手法复位外固定或切开内固定，术后均应抬高患肢，严密观察肢体肿胀程度，感

觉、运动功能及血液循环情况，警惕骨筋膜综合征。术后一周内主要进行手指及腕关节屈伸活动，在健肢的帮助下活动肩关节。从第二周开始，患肢可做肩关节主动活动训练及手指抗阻训练。三周后进行肱二头肌、肱三头肌等长收缩训练，左肩关节各方向运动训练。四周后可做肘关节主动运动训练。

约 8 周后拍片证实骨折愈合，去除外固定，进行前臂内外旋主动训练、助力训练，逐渐恢复前臂旋转功能。右旋转功能障碍时，可采用前臂内旋与外旋牵引，促进前臂旋转功能的恢复。

（6）桡骨下端骨折：多为间接暴力引起，跌倒时手部着地，暴力向上传导，导致桡骨下端骨折。可分为伸直型骨折或称 Colles 骨折，以及屈曲型骨折或称 Smith 骨折。两者的康复治疗原则基本相同。

保护期（0~6 周）：0~4 周用定制的热塑板掌侧或双片腕部夹板在腕关节背伸 0~20° 复位固定后可进行手部主动活动训练、肩部悬吊摆动训练，同时抬高患肢、休息，冰敷 / 冷敷，加压，做主动握拳动作。肿胀减轻后，开始做肩肘关节主动运动。针对手部未受累关节，进行肌腱滑动练习，以防止肌腱粘连在骨折、固定件或固定针处。具体肌腱是指浅屈肌腱（FDS）、指深屈肌腱（FDP）、拇长伸肌腱（EPL）、拇长屈肌腱（FPL）。4~6 周去除外固定，在无痛范围内进行腕关节轻微活动，具体为腕屈 / 伸，桡尺 / 偏。

稳定期（6~8 周）：伤口完全愈合后，开始瘢痕按摩和贴硅凝胶片，针对出现的水肿问题进行向心性按摩。此时开始练习腕关节和前臂的主动活动和主动辅助练习，早期开始腕关节的单独伸展练习，以促进指长伸肌辅助腕关节伸展并促进抓捏功能。在骨折稳定性允许情况下，开始做一级和二级关节活动。

骨折愈合期（8~12 周）：逐步增强肌力

训练强度，开始腕关节和前臂抗阻训练，进一步恢复关节功能，避免疼痛和代偿性改变。

2. 下肢骨折

（1）股骨颈骨折：多发生在老年人，与骨质疏松有关，当遭受轻微扭转暴力时可发生骨折。非手术治疗患者，由于长期卧床，常引发一些全身性并发症，如肺部感染、泌尿系统感染、压疮等，甚至危及患者生命。近些年来，对股骨颈骨折多采用手术治疗，特别是人工关节置换术，术后可早期离床活动，为早期康复创造条件。

（2）股骨干骨折：临床治疗常采用 Braun 架固定持续牵引，或 THOMAS 架平衡持续牵引。必要时需要切开内固定。无论是内固定患者还是牵引治疗患者，均应尽早进行股四头肌肌力训练及膝关节 ROM 训练。牵引治疗患者，牵引后即可进行踝与足部主动训练。3~4 周后，可做髌骨被动活动，在牵引架上做膝关节主动屈伸运动。内固定患者，可在膝下垫枕，逐渐加高，以增加膝关节主动伸展活动范围。持续牵引 8~19 周后拍片证实有骨愈合，可在维持牵引条件下做髋、膝关节主动活动及股四头肌等长收缩训练，防止肌肉萎缩、粘连和关节僵硬。但有牢固的骨愈合后，才可取消牵引，在坐位下做躯干及髋膝踝关节主动运动。体力恢复后，可开始扶双拐练习不负重行走，并逐渐过渡到正常行走。

（3）髌骨骨折：髌骨骨折患者在复位、石膏托固定、疼痛减轻后，即可做髋、踝的主动运动，抬高患肢，促进静脉回流，消除肿胀。术后 3~4 周，可每天定时取下石膏托，治疗师做髌骨侧向被动活动、主动屈膝和被动伸膝训练。外固定取出后，开始做主动伸膝和抗阻屈膝训练。术后 5~8 周后可做股四头肌等长收缩抗阻训练和扩大膝关节活动范围的牵引，逐渐训练由扶拐步行至正常行走。

（4）胫腓骨骨折：胫骨中下 1/3 骨折，由于血供不足，很容易发生骨折延迟愈合，甚至不愈合。小腿严重挤压伤，会引起小腿的骨筋膜室综合征。腓骨上端骨折可能伤及腓总神经。对稳定性骨折，在复位固定术后，即可抬高患肢。2d 后开始足趾屈伸活动及股四头肌等长收缩活动。1 周后左踝关节屈伸活动，2 周后开始屈膝，屈髋活动。6~8 周后开始扶拐部分负责行走。10~12 周后可部分负重行走，逐步恢复正常行走。对不稳定性骨折，应用持续牵引和外固定的患者，在术后 3~5d 开始康复训练。去除牵引后，逐步练习不负重行走、部分负重行走至正常行走。

（张志杰　马　明）

第三节　临床病例与思考

【病例 1】桡骨远端骨折

孙某，女，65 岁，因"左侧桡骨远端骨折内固定术后 6 周"入院。患者六周前在家洗澡时不慎滑倒，左手撑地，当即感左手腕疼痛伴活动受限，可触及骨擦感，腕部压痛明显，左手各手指活动度可，无麻木，家人急送至医院。X 线摄片诊断为"左桡骨远端伸直型骨折"，于第二日行"桡骨远端切开复位内固定术"，术后患者回家自行锻炼。目前日常生活活动大部分自理，但腕关节仍有肿胀和活动受限，不能提重物。

入院后完善相关检查，160cm，体重 55kg；生命体征分别为 T 36.5℃，HR 71/min，P 16/min，T 115/69mmHg；脊柱生理弯曲存在，无侧弯畸形，脊柱各棘突旁压痛、叩击痛阴性。左腕部可见一长约 5cm 手术刀口，切口愈合可，左腕关节活动受限伴轻度肿胀，左手指各关节活动度可，无麻木，四肢肌力及肌张力基本正常。余肢体未见明显异常。生理反射存在，病理反射未引出。

物理治疗主观检查：患者左手腕有明显肿胀、关节活动受限，晨起时手腕僵硬明显，活动后能缓解，但活动至受限位置时伴有疼痛；手腕部可见 5cm 术后瘢痕，未见明显增生；左手指可完成抓握和对指动作，并能完成简单家务活动，但无法完成提起重物、抱重物等复杂的家务活动。

物理治疗客观检查：

关节周径：腕关节，左 / 右，17cm/15cm；腕关节上 5cm，左 / 右，17cm/17cm；腕关节上 10cm，左 / 右，20cm/23cm。关节活动度：背伸 AROM/PROM，45°/50°；掌屈 AROM/PROM，30°/40°；尺偏 AROM/PROM，15°/20°；桡偏 AROM/PROM，5°/15°；余各手指、掌指关节活动度基本正常。徒手肌力（目前关节活动范围内）：背伸 4- 级，掌屈 3 级，尺偏 3+ 级，桡偏 3 级，余肩、肘、手指肌力基本正常。疼痛：左腕关节活动至受限位置时伴有疼痛，VAS 评分 4 分。感觉：轻触觉和深压觉存在；Tinel 征（－），Froment 征（－）。

思考：患者目前存在哪些问题？这些问题分别基于哪些证据？其背后可能的病理生理机制是什么？下一步治疗计划如何？

临床推理：根据病例信息，可将患者存在的问题清单、对应的证据及可能的病理生理机制总结如下（表 28-3-1）。

治疗计划：

（一）治疗目标

1. 近期目标 ①左侧腕关节背屈和掌屈的活动范围增加 10°~20°（4 周）；②左腕周各薄弱肌群肌力各增加 1 级（4 周）；③患者活动到终末时的疼痛感减轻，VAS 评分 2 分。

2. 远期目标 左手腕运动功能恢复至伤前 80%~90% 水平（3 周）。

（二）治疗内容

（1）抬高患肢，休息、冷敷、加压、向心性按摩，可减轻水肿和疼痛。

（2）增加主、被动关节活动度训练，以达到最大的活动度。

（3）进行渐进性肌力训练，以便恢复功能、工作和运动。腕关节单独伸展练习以防止指长伸肌辅助腕关节伸展并促进抓捏功能提高。屈肘进行前臂旋转练习，防止肩关节代偿前臂旋转。

（4）配合物理因子治疗（中频干扰电等）以软化粘连组织，增加关节活动度。

（5）配合作业治疗增强屈腕、伸腕、屈指、对指、对掌的练习，以达到组织愈合、功能恢复、职能重建、就业辅导、重返社会的目的。

（6）利用康复辅助具，预防和矫正畸形，促进愈合。

（三）注意事项

当对桡骨远端骨折患者实施运动治疗时，

表 28-3-1 问题清单剖析表

问题清单	基于临床表现的证据	可能的病理生理机制
肿胀	腕关节周径患侧较健侧↑	术后周围组织液渗出，血液循环障碍
关节活动度受限	检查活动度测量较正常活动度范围↓	术后水肿、疼痛，关节周围软组织瘢痕粘连，制动后僵硬、关节结构异常
肌肉萎缩、肌力减退	徒手肌力评估肌力↓	术后水肿、疼痛，关节周围软组织瘢痕粘连，制动后僵硬
疼痛	VAS 评分	关节周围软组织瘢痕粘连，制动后肌肉萎缩、僵硬，感觉过敏，心理因素

应注重运动对身体整体功能的影响，并且结合药物、营养支持、心理行为矫正等手段共同干预，将治疗方案最优化。注意：①训练强度注意循序渐进，以不引起左侧腕关节明显疼痛为度；②防止骨折处再次损伤。

（四）疗效评价

患者目前已部分好转。①左腕关节 ROM：背伸 AROM/PROM，65°/70°；掌屈 AROM/PROM，55°/60°；尺偏 AROM/PROM，25°/30°；桡偏 AROM/PROM，15°/20°；余各手指、掌指关节活动度基本正常。②MMT：左侧腕关节周围肌群肌力均为 5– 级。③肢体形态：腕关节：左 / 右，16.5cm/15cm；腕关节上 5cm：左 / 右，17cm/17cm；腕关节上 10cm：左 / 右，21cm/23cm。④疼痛：左腕关节活动至受限位置时伴有疼痛，VAS 评分 2 分。

（五）出院建议

继续加强左腕关节周围肌群肌力，方式：左腕关节各方向等张抗阻训练，可使用沙包或弹力带等，10RM×3 组 × 天；适当进行左腕关节的自我牵伸；同时，预防继发性损伤，如有不适随时复查康复门诊。

【病例 2】右股骨中上段粉碎性骨折

患者邱某某，19 岁，重物砸伤致右大腿出现上段肿痛、畸形、活动受限，诊断为右股骨中上段粉碎性骨折。

患者缘于 2016 年 3 月 4 日凌晨 4 点工作时不慎被重物砸伤右大腿，当即出现右大腿上段肿痛、畸形、活动受限，无明显皮肤破损、活动性流血，无头痛、头晕、呕心、呕吐等症状，遂送医院就诊。行右股骨 X 线：右股骨上段粉碎性骨折。予以胫骨结节骨牵引、消肿等对症处理。诊断为"右股骨上段粉碎性骨折"。患者自受伤以来，饮食可，大小便正常，精神一般，睡眠差。既往史：既往体健。否认"高血压、糖尿病、冠心病"病史，否认"病毒性

肝炎、肺结核、伤寒"等传染性疾病史；否认食物、药物过敏史；否认其他外伤、手术史，无输血史，预防接种史不详。

经过切开复位内固定术后进行康复训练，及物理治疗检查。①ROM：右膝关节屈曲 75°/80°，伸展 –2°/0°；右下肢余各关节活动范围无明显异常。②MMT：右侧髋关节屈曲、外展肌群肌力均为 4 级，伸展、内收肌群肌力 4– 级，屈膝肌群肌力 4– 级，伸膝肌群肌力 4– 级。③平衡：双腿站立平衡Ⅲ级，左单腿站立平衡Ⅲ级，右单腿站立平衡无法完成。④步态：双腋拐辅助下独立步行，步速稍慢，10m 步行用时 12.5s。⑤肢体形态：右下肢肌群萎缩，测量肌围度，髌上 10cm：L/R 39.5/38.0cm，髌下 10cm：30.0cm/29.0cm。⑥疼痛：右股骨中上段瘢痕区内有钝痛，VAS 评分 3~4/10 分。

思考：患者目前存在哪些问题？这些问题分别基于哪些证据？其背后可能的病理生理机制是什么？下一步治疗计划如何？

临床推理：根据病例信息，可将患者存在的问题清单、对应的证据及可能的病理生理机制总结如下（表 28-3-2）。

治疗计划：

（一）治疗目标

1. 近期目标　①右侧膝关节屈曲活动范围增加 10°~20°（4 周）；②右下肢各薄弱肌群肌力各增加 1 级（4 周）；③右单腿站立平衡达Ⅰ级（4 周）；④纠正异常步态，10m 步行能力测试总时间减少 1~2s（4 周）。

2. 远期目标　右下肢运动功能恢复至伤前 80%~90% 水平（3 周）。

（二）治疗内容

（1）热敷 10min。

（2）膝关节牵伸：手法进行右膝关节屈曲静态牵伸，30s×5 组。

表 28-3-2　问题清单剖析表

问题清单	基于临床表现的证据	可能的病理生理机制
膝关节屈曲障碍	右膝关节屈曲75°↓	周围软组织粘连
肌肉力量下降	右髋周围肌力↓	肌肉失用性萎缩
平衡能力下降	单、双腿平衡↓	肌肉力量下降
步态缓慢	步行10m用时12.5s↓	肌肉萎缩、力量下降、疼痛，关节周围组织粘连
肢体萎缩	肌肉围度下降↓	肌纤维成分含量下降
疼痛	瘢痕区域钝痛	炎性物质分泌

（3）力量训练：HUR训练，包括蹬踏、屈膝、髋外展、内收，各10RM×10次×3组。

（4）平衡训练：使用平衡仪进行双下肢平衡训练，各1min×5组。

（5）步行步态训练：指导患者进行矫正镜视觉反馈步行步态训练及跑步机（小至中频率）训练，10~15min/d。

（三）注意事项

训练强度注意循序渐进，以不引起右股骨中段明显疼痛为度；防止骨折处再次损伤。

（四）疗效评价

患者目前已部分好转。① ROM：右膝关节屈曲125°/130°，右下肢余各关节活动范围无明显异常。② MMT：右侧髋、膝关节周围肌群肌力均为5-级。③平衡：双腿站立平衡Ⅲ级，左单腿站立平衡Ⅲ级，右单腿站立平衡Ⅱ级。④步态：患者独立10m步行能力测试为7.8s。⑤肢体形态：右下肢肌群萎缩，测量肌围度，髌上10cm，L/R 40.0/38.0cm；髌下10cm：30.7cm/29.5cm。⑥疼痛：右股骨中上段瘢痕区内有麻痹感，VAS评分2/10分。

（五）出院建议

继续加强右下肢周围肌群肌力。方式：右下肢各大肌群各方向等张抗阻训练，可使用沙包或弹力带等，阻力点置于骨折上端，10RM×3组×天。同时，预防继发性损伤，如有不适随时康复门诊复查。

【病例3】腰椎压缩性骨折

患者颜某，男性，59岁，农民，半个多月前于骨科行"腰5椎体压缩性骨折切开复位内固定术＋同种异体骨植入术"，今为求进一步康复转入康复科。入院后完善相关检查，身高173cm，体重60kg；生命体征分别为体温36.7℃，心率102/min，呼吸15/min，血压145/89mmHg。患者一个多月前不慎跌倒出现腰背部疼痛，转侧困难，咳嗽、如厕时疼痛加重，右下肢麻木无力，无畏寒、发热。伤后送至医院骨科就诊，拍腰部CT片提示：① L_5 椎体压缩性骨折；②腰椎退行性变；③ L_4 椎体轻度滑脱。骨科医师进行会诊后，行"腰5椎体压缩性骨折切开复位内固定术＋同种异体骨植入术"，术后嘱患者卧床休息，并要求其下床或者坐起时需佩戴腰部支具，术后患者恢复良好。

物理治疗主观检查：手术伤口拆线后仍然疼痛，VAS评分5分，右下肢仍遗留部分无力与麻木感。

物理治疗客观检查：神志清楚，查体合作，心肺腹未见异常。腰椎活动受限，左下肢感觉无异常，右下肢小腿后侧和足外侧麻木；左下肢屈髋伸髋肌力5级，屈膝伸膝肌力5级，右下肢屈髋伸髋肌力4级，屈膝伸膝肌力4级，胫骨前肌肌力1级，踝主动背屈不能；直腿抬高试验，左侧80°，右侧50°，右侧加强试验（＋）、屈髋屈膝试验（－）。

思考：患者目前存在哪些问题？这些问题

分别基于哪些证据？其背后可能的病理生理机制是什么？下一步治疗计划如何？

临床推理：根据病例信息，可将患者存在的问题清单、对应的证据及可能的病理生理机制总结如下（表28-3-3）。

治疗计划：

（一）治疗目标

1. 近期目标 ①右下肢各薄弱肌群肌力各增加1级（4周）；②使功能活动（转移、大小便等）得到比较明显的改善（4周）；③控制术后疼痛，将VAS评分降到2分（4周）。

2. 远期目标 躯干整体的运动功能恢复至伤前80%~90%水平（5周）。

（二）治疗不利因素

治疗骨折处伴随神经根的损伤。

（三）治疗内容

术前：建议患者在术前就接受全面的理疗训练，包括稳定、伸展和常规适应性练习。宣教疼痛护理，如从髋部开始弯腰的理念、避免腰部运动的重要性等。强化力量和功能，在不诱发神经体征的前提下，练习床上体位转换时上肢的力量和腘绳肌腱的灵活性。

术后第一阶段（第1~14d）：此阶段最大的困难是控制疼痛，随着患者活动的改善，冷冻疗法和经皮电神经刺激（TENS）也许是合适的治疗选择。该病例中的患者有神经根症状，其症状不会很快缓解，需要医师持续观察症状的变化。总体目标：患者宣教；为愈合中的融合部位提供最佳保护性环境（臀肌、股四头肌训练等）；使功能活动最大化（利用滚木进行翻身、利用助行器进行坐站等体位转移训练）；控制术后疼痛；独立进行治疗性家庭训练计划；提高对日常活动的耐力和耐受性。注意避免所有的腰部活动，坐位时间不能超过20分钟，训练时带上支具。

术后第二阶段（第2~6周）：患者宣教；为愈合中的融合部位提供最佳保护性环境（腹肌练习加足跟滑动，全身伸展，躯干位于中立位的稳定性练习等）；使功能活动最大化（患者通常在第6周时就能独立进行日常生活活动）；继续控制术后疼痛；独立进行治疗性家庭训练计划；提高对日常活动的耐力和耐受性（固定自行车踏车练习等）。注意避免所有的腰部活动，坐位时间可以适当达到30~45min，训练时带上支具。

术后第三阶段（第6~14周）：患者宣教；为愈合中的融合部位提供最佳保护性环境（进展性腰椎稳定性练习，腹肌练习加足跟滑动，全身伸展，垫枕俯卧位练习、手足着地练习等）；使功能活动最大化（在这个阶段，患者可以根据自己的职业返回工作岗位）；继续控制术后疼痛；独立进行治疗性家庭训练计划；提高对日常活动的耐力和耐受性。注意避免所有的腰部活动，逐渐提高坐姿的耐受性，训练时根据外科医生的意见决定是否带上支具。

术后第四阶段（第14~22周）：患者宣教；为脊椎提供安全的环境；使功能活动最大化（患者在充分理解保持腰椎活动安全性的情况下可重新开始部分体育活动）；独立进行治疗性家庭训练计划；提高对日常活动的耐力和

表28-3-3 问题清单剖析表

问题清单	基于临床表现的证据	可能的病理生理机制
瘢痕粘连、手术节段肿胀	术后创伤性炎症表现	术后周围组织液渗出，血液循环障碍
下肢麻木，感觉异常	小腿后侧和足外侧麻木	术后神经根的粘连、炎症刺激
手术伤口部位疼痛	VAS评分	手术创面所致炎症以及术后循环障碍
踝背屈主动不能	胫骨前肌肌力↓	术后神经根的粘连、炎症刺激

耐受性。注意避免所有的腰部活动，逐渐提高坐姿的耐受性。此时若仍然穿着支具，经外科医生允许后方可脱掉支具。

术后第五阶段（重返运动）：此阶段可以进一步宣教（针对一些需要改进的运动）；逐步重返一些术前曾从事的运动；独立进行治疗性家庭训练计划；最大限度减小作用于术后邻近节段上的过度作用力。此时仍需注意：可以在非手术节段加上轻柔的活动范围练习；提醒患者在进行特定运动时戴上支具；可以做一些上肢的抗阻训练。

（四）注意事项

训练强度注意循序渐进，以不引起腰部明显疼痛为度；防止骨折处再次损伤（注意支具的佩戴、负重训练的时机、避免腰部直接的活动）。

（五）疗效评价

患者目前已部分好转。① MMT：左下肢肌力接近正常，右下肢大肌群肌力达到 5- 级，右侧胫前肌肌力 2 级；②感觉：右下肢麻木感有所缓解；③右侧手术伤口疼痛评分，VAS 评分 1 分；④双侧直腿抬高试验：左侧 80° 右侧 70°，右侧加强试验（–）。

（六）出院建议

继续加强右下肢周围肌群肌力，尤其强化胫骨前肌肌力。方式：右下肢各大肌群以及胫骨前肌各方向等张抗阻训练，可使用沙包或弹力带等，10RM×3 组 × 天。同时，预防继发性损伤，如有不适随时康复门诊复查。

（张志杰　马　明）

第二十九章

截 肢

截肢（amputation）是指将已失去生存能力、危及患者生命安全或已丧失生理功能的肢体全部或部分切除，以挽救患者的生命。截肢会严重致残，需要进行积极有效的康复治疗并及时安装合适的假肢，以帮助患者重建丧失的肢体功能，减轻截肢对身体结构与功能、活动与参与及心理健康造成的不良影响，促进患者全面回归社会并重返工作岗位。其中，运动治疗是贯穿于截肢康复路径全流程的重要内容，不但影响手术和假肢的效果，对患者的功能恢复也起着重要作用。

第一节　临床表现和治疗机制

截肢患者由于术前、术后制动或运动不足等因素，可能导致结构与功能层面的疼痛、关节活动受限、肌肉萎缩、肌力肌耐力下降、平衡与协调功能障碍、残肢肿胀、残端瘢痕粘连、综合体能下降，甚至出现痛阈减退、痛觉敏感、幻肢觉和幻肢痛等。同时，也可能出现活动与参与层面的日常生活活动能力、步行和/或移乘能力的降低。另外，患者截肢术后可能出现悲观、焦虑、抑郁及创伤后应激障碍等心理问题，继而导致患者因为社会环境因素和/或个人因素丧失对未来生活的信心，甚至出现自杀倾向，对截肢患者全面康复造成不利影响。

制动导致综合体能下降，卧床休息1~2周，可直接出现基础心率增加，心输出量减少，细胞摄氧能力降低，血红蛋白下降，进而导致心肺耐力下降。卧床休息3周后，身体最大摄氧量降低至正常人的73%，而截肢患者在站立、步行训练期间会消耗较多的能量，故术后心肺功能训练是患者必不可少的运动治疗项目，不仅可增加呼吸容量，还可以改善氧的吸入和二氧化碳的排出。另外，运动治疗可增强残肢肌力、关节活动度及残肢各主动肌与拮抗肌之间的肌力平衡，从而保持残肢良肢位，提高运动协调性，给假肢装配创造良好的残肢条件。

因此，截肢后及时有效地介入运动治疗，可有效对抗运动不足，促使体能尽快恢复，保持正常肌力和关节活动范围，改善心肺功能，提高全身功能代谢水平，从而以足够的体能去适应佩戴假肢，恢复和改善ADL能力，回归家庭，重返社会，提高生活质量。

（刘四文　邓小倩　石芝喜）

第二节　截肢的运动治疗

截肢的运动治疗是截肢康复治疗服务中重要的组成部分，以下主要从截肢运动治疗强度的把握、截肢前的运动治疗、截肢后的运动治疗、穿戴临时假肢的运动治疗、穿戴正式假肢及截肢患者注意事项等方面阐述截肢运动治疗的内容。

一、运动强度的掌握

对于截肢患者运动治疗时运动强度大小的

判定，一方面可依据其主观感觉，即以主观感觉很轻松为好，不要过于强迫自己，另一方面则可采用心率监测的方法，即自测1min心率，视其快慢变化控制运动强度。截肢手术后，由于手术应激及出血，心率往往略有增快或不变，如在初始运动治疗时出现心率过多增加，可能是由于患者的锻炼方法不当或力量过大、运动幅度过大或疼痛刺激引起，此时应立即停止以防手术伤口再度损伤。随着伤口愈合、体能恢复，运动强度可渐增至中小强度。适宜运动强度的心率控制在（220- 年龄）×（35%~60%）之间，即最大心率（HR_{max}）的35%~60%。

二、运动治疗的主要内容

（一）截肢前的运动治疗

若截除上肢为利手，截肢前需要进行利手转换训练。为保持截肢侧残端良好的功能，需要进行残端邻近关节周旁肌肉力量训练和关节活动度训练。而下肢截肢则应进行健侧下肢单腿站立训练、平衡训练，还需要进行双上肢肌力训练，保证上下肢有足够的肌力。还要教会患者挂拐步行训练，以及迈至步、迈越步等使用技巧。

1. 关节活动度训练　截肢术前若患者病情稳定则应尽早开展运动治疗预防关节挛缩。具体训练措施应根据患者的情况每日行2~3次全关节范围的主动或被动运动，每个关节每个方向做10次。对于已出现关节挛缩、活动受限的患者，根据受限的类型和原因进行相应强度的关节松动术、牵伸等治疗，以改善关节活动范围，便于术后假肢装配和使用。

2. 肌力训练　患者术前加强上肢、躯干及健侧肢体的力量训练，有利于患者术后早期支撑和站立，可使用拐杖或助行架进行步行步态训练。

3. 平衡及步态训练　单侧下肢截肢者，如全身状态允许，要进行单（健）足站立平衡训练或持拐训练，为术后康复和加快康复进程打好基础。为了良好地利用拐杖，需让患者进行俯卧撑、健肢抗阻训练，使上下肢有足够的肌力。还需教会患者利用三点步、迈至步、迈越步等持拐行走的技术。

4. 利手交换运动训练　如截肢侧为利手，需进行将利手改变到对侧手的"利手交换训练"，以便于术后健手能完成利手的功能。

（二）截肢后的运动治疗

截肢术当天，若残端已经妥善包扎固定，患者情况稳定，则应该介入如下治疗：①保持正确的残肢姿势，预防和减轻残肢关节挛缩畸形；②残肢肌力训练和关节活动度训练；③加强背肌、腹肌力量的训练；④残肢的承重训练；⑤学习轮椅前进、后退、转弯等的基本操纵，学会助行器如腋拐步行的灵活使用。

1. 关节活动度训练　截肢后，残端周围软组织由于疼痛、制动、肌肉失衡而发生短缩，或由于外科手术及皮肤移植而导致残端软组织弹性丧失。软组织弹性丧失及短缩会导致关节活动度受限，影响后期假肢的穿戴、适配和步行及疼痛。关节活动度可通过残肢的良肢位摆放、牵伸及主动运动得到较好的改善。

（1）保持合理的残肢体位

大腿截肢：髋关节应保持伸直位，避免外展。仰卧位时不要在腰部下面放入枕头或在两腿之间放入枕头，站立时不要将残肢放在腋拐的扶手上，以防止髋关节屈曲外展畸形。仰卧位髋关节保持伸展、内收位，侧卧位时以患侧在上方的卧位及髋关节内收为宜，还可以采取俯卧位的睡觉姿势（图29-2-1）。

小腿截肢：仰卧位时膝关节应伸直，不要在膝部的下面垫枕头（图29-2-2），不要躺在床上将小腿垂在床边，也不要坐在床边或轮椅上下垂小腿（图29-2-3），站立时也不要将残肢放在腋拐的扶手上（图29-2-4）。小腿截肢的正确肢位应当是保持膝关节的伸直位（图29-2-5）。

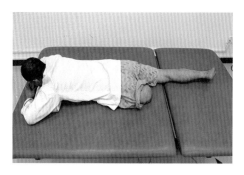

图 29-2-1　俯卧位良肢位摆放

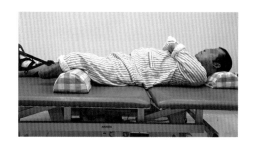

图 29-2-2　错误的仰卧位摆放

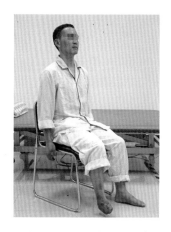

图 29-2-3　错误的坐姿

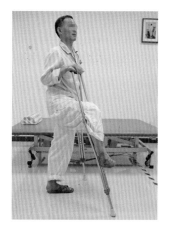

图 29-2-4　错误的站姿

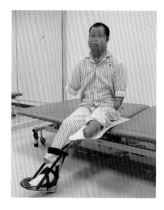

图 29-2-5　坐位良肢位摆放

2. 牵伸治疗　鼓励患者或其陪护牵伸残肢周围挛缩的软组织。牵伸的强度应在患者能忍受的范围内；每次牵伸应达到活动度末端，且保持稳定不反弹，持续30s，重复10次，为1组，每天至少3组。

（1）下肢截肢：①髋关节屈伸。患者仰卧位，治疗师或陪护固定一侧下肢，使其屈髋屈膝运动，同时固定另一侧大腿，使该大腿紧贴床面。一侧下肢牵伸结束后，在另一侧肢体重复该动作（图29-2-6）。②髋关节内收外展。患者仰卧位，主动或被动做残肢的内收外展运动，如关节有挛缩发生，治疗师可一手固定对侧骨盆，另一手置于残肢，被动将髋关节向内收方向运动，扩大关节活动度。③膝关节牵伸。小腿截肢术后易出现膝关节屈曲畸形，应在术后第2d开始屈伸膝关节，尤其是注重伸直膝关节，在仰卧位时主动伸直膝关节。坐位时，患者将膝关节伸直，并以硬质板材置于膝关节下方以维持膝关节为伸直位，同时用手在髌骨

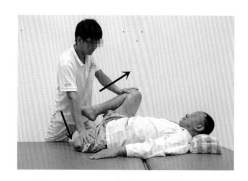

图 29-2-6　髋关节屈肌群牵伸训练

上方施压，帮助膝关节维持在伸直位（图29-2-7）。

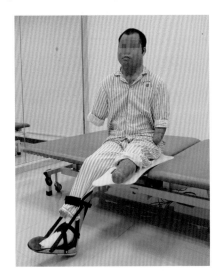

图29-2-7　膝关节屈曲肌群牵伸训练

（2）上肢截肢：①肩关节内收肌群牵伸。健侧上肢辅助截肢侧上肢肩关节进行内收肌群牵伸治疗，至腋窝处有中等程度拉扯感为宜（图29-2-8）。②肩关节水平外展肌群牵伸。健侧上肢固定残肢末端进行残肢侧肩关节水平外展肌群牵伸，至肩关节后面有中等程度拉扯感为宜（图29-2-9）。③肘关节屈曲肌群牵伸。将残肢置于桌面，健侧上肢固定残肢远端，缓慢牵伸肘关节屈曲肌群，至肘关节前方有中等程度拉扯感为宜（图29-2-10）。④肘关节伸展肌群牵伸。将截肢侧肘关节置于桌面，用健侧肢体固定残肢远端，缓慢牵伸肘关节伸展肌群，至肘关节后方有中等程度拉扯感为宜（图29-2-11）。

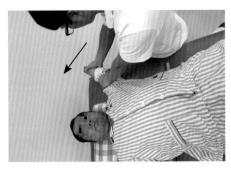

图29-2-8　肩关节内收肌群牵伸

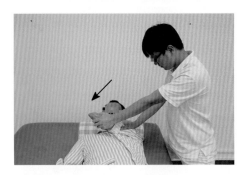

图29-2-9　肩关节水平外展肌群牵伸

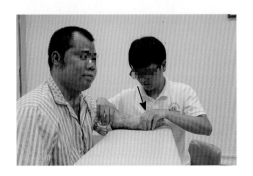

图29-2-10　肘关节屈曲肌群牵伸

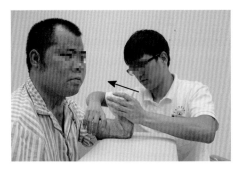

图29-2-11　肘关节伸展肌群牵伸

3. 肌力训练　一般术后2~3d即可开始，遵循"超量恢复"训练原则。一般每个动作执行3~5组，每组重复10~20次，每组间休息时间为10s，不同动作间休息的时间为1~2min。如果患者可以执行3组、每组15次的抗重力活动，可以通过增加训练时的阻力来提高训练的难度（图29-2-12，图29-2-13，图29-2-14）。

（1）下肢截肢

①仰卧起坐训练：患者仰卧位，双上肢交叉于胸前，躯干屈曲直至肩胛骨下角抬离床面（图29-2-15）。

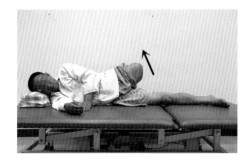

图 29-2-12　髋外展抗重力训练

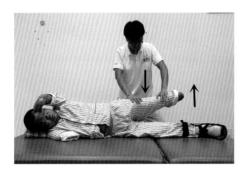

图 29-2-13　髋外展抗阻训练（治疗师施加阻力）

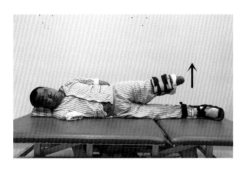

图 29-2-14　髋外展抗阻训练（重物）

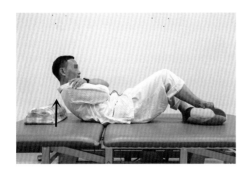

图 29-2-15　仰卧起坐训练

做外展上抬动作，再缓慢放回起始位置，另一侧肢体重复该动作，可在肢体上抬时施加徒手抗阻或沙袋抗阻等（图 29-2-17）。

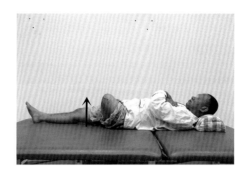

图 29-2-16　髋关节屈曲抗重力训练

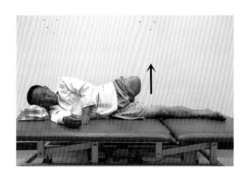

图 29-2-17　双腿分开抗阻训练

④髋关节伸展抗阻训练：仰卧位，将毛巾卷放置于残端下方，对侧下肢弯曲，将臀部从床面抬离，再缓慢放回起始位置，另一侧肢体重复该动作（图 29-2-18）。

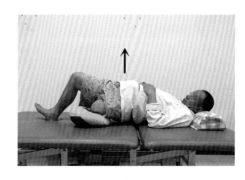

图 29-2-18　髋关节伸展抗阻训练

②髋关节屈曲抗重力训练：将一侧肢体抬高约 30cm，再缓慢放回起始位置，另一侧肢体重复该动作（图 29-2-16）。

③双腿分开抗阻训练：侧卧位，外侧下肢

⑤髋关节内收抗阻训练：侧卧位，两下肢之间放置一毛巾卷，使外侧下肢做髋关节内收动作向下夹紧毛巾卷，维持 10s，再缓慢放松，另一侧肢体重复该动作（图 29-2-19）。

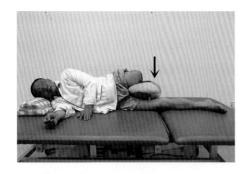

图 29-2-19　髋关节内收抗阻训练

⑥膝关节伸展抗阻训练：坐位下，截肢侧膝关节伸展，在残肢末端施加阻力，每次维持10s，再慢慢放松（图29-2-20）。

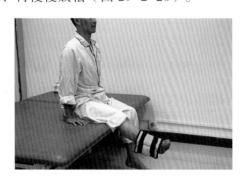

图 29-2-20　膝关节伸展抗阻训练

⑦背部伸肌肌群抗阻训练：俯卧位，双下肢及头部做向后抬离床面的伸展运动，再缓慢放回起始位置（图29-2-21）。

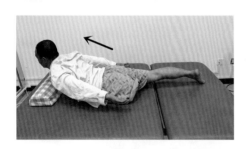

图 29-2-21　背部伸肌肌群抗重力训练

（2）上肢截肢

①肩关节屈曲训练：将双上肢上抬到尽可能高的位置，再缓慢放下（图29-2-22）。

②肩关节伸展训练：将双上肢向后伸展至尽可能远的位置，再缓慢放回至起始位置（图29-2-23）。

③双上肢前伸训练：仰卧位，双上肢前屈至90°位，两侧肩关节向前伸，做肩胛骨前

突的动作，直至肩胛骨抬离床，再缓慢返回至初始位置（图29-2-24）。

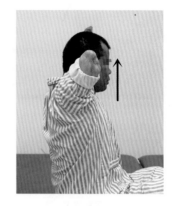

图 29-2-22　肩关节前屈训练

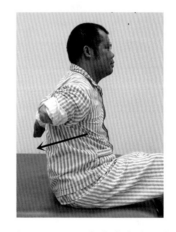

图 29-2-23　肩关节伸展训练

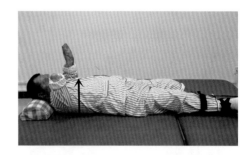

图 29-2-24　双上肢前伸训练

④手臂上抬训练：俯卧位下，双侧肩关节前屈至180°，并继续上抬，再缓慢返回至起始位置（图29-2-25）。

⑤耸肩训练：将双侧肩关节向耳朵方向上抬，再缓慢返回至起始位置（图29-2-26）。

⑥肩关节内旋训练：将一侧上肢远端置于背部，并往对侧肩关节的方向缓慢运动，再缓慢返回至起始位置，另一侧上肢重复该动作（图

29-2-27）。

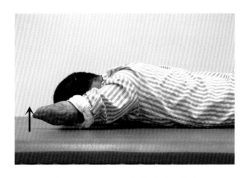

图 29-2-25　手臂上抬训练

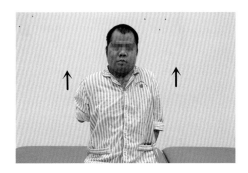

图 29-2-26　耸肩训练

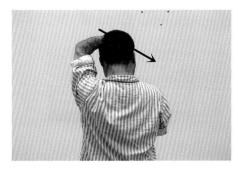

图 29-2-27　肩关节内旋训练

⑦肩关节外旋训练：将一侧上肢上抬，并使该侧肢体远端向上背部方向触摸，上抬至尽可能高的高度，另一侧肢体重复该动作（图29-2-28）。

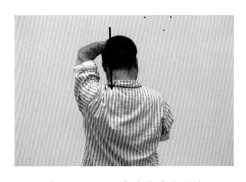

图 29-2-28　肩关节外旋训练

（3）耐力训练：有研究发现双侧大腿截肢者平均比正常人多消耗110%或更多的能量，因此要加强各种适合患者的运动训练，如轮椅篮球、坐地排球、引体向上、水中运动、利用残肢端在垫上站立和行走运动训练等，并强调体能训练在截肢手术后尽早开始。

耐力训练方式有：①步行训练。上肢截肢患者，步行训练可于手术后即刻开始，下肢截肢患者可在患者熟练掌握拐杖和助行架使用时开始步行训练。早期步行训练应在没有障碍物的平地开始。上肢截肢患者可通过改变路面的平整度来增加训练强度，也可通过提高步行训练的频次和时间来增加不同部位截肢患者的步行挑战性。步行训练每次应保证有20~45min的训练时间，每周5~7次。②慢跑训练。上肢截肢患者可在手术后即刻开展该运动训练项目；双上肢截肢的患者在开展慢跑训练计划之前应确保患者的平衡能力良好，并教会患者在跌倒时如何保护头部免受损伤。早期慢跑训练时应在较平整、没有危险的路面进行，后期可进展至不平整、坡道多的地面进行。慢跑训练每次应保证有30~45min的训练时间，每周3次。③静态自行车训练。多数截肢患者均适用；可在截肢后尽早开展，早期训练时间维持在20min左右，后期可进展至45min。

4. 转移及行走训练

（1）单侧下肢截肢

①床/椅和地面间转移：端坐位，将臀部移动至床边或椅子的边缘，双手支撑在床边或椅子边缘，单侧下肢支撑在地面上，缓慢地将臀部移动至地面。双手支撑在床边或椅子边缘，单侧下肢屈曲支撑在地面，双上肢用力将躯干向上向后使臀部转移到床面或椅子上（图29-2-29，图29-2-30）。椅子和地面间转移的方法另一种是：将臀部移至椅子边缘，躯干上半身旋转，直至面部朝向椅子，双手抓住椅子坐

垫面，再将膝关节屈曲直至跪位于地面。从地面按相同方法往相反方向转移即可重新坐回椅子上（图29-2-31，图29-2-32）。

腋窝处神经和血管的受压损伤。患者手握住把手时应保证肘关节屈曲角度在15°左右（图29-2-33，图29-2-34）。

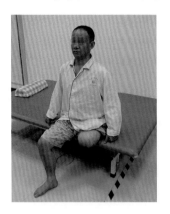

图29-2-29　从床向地面转移

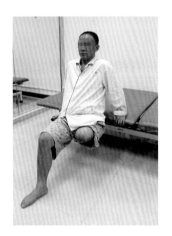

图29-2-30　从地面向床转移

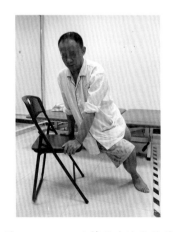

图29-2-31　从椅子向地面转移

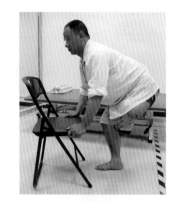

图29-2-32　从地面向椅子转移

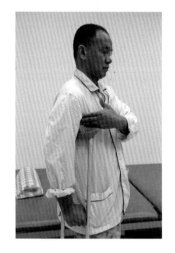

图29-2-33　腋杖正确使用方法

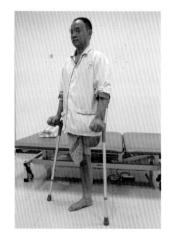

图29-2-34　肘拐正确使用方法

②步行训练：单侧下肢截肢患者手持支撑设备可实现步行功能，这些辅助支撑设备包括腋拐、肘拐、助行架、手杖。使用腋拐时应保证腋拐上端和腋窝间距至少为三横指，以避免

使用双腋拐时，应使腋拐和身体体侧的间距在15~20cm，每次向前移动腋拐的幅度在25~30cm。手在把手上支撑时，腋拐上端应和

胸廓两侧相抵而固定。双腋拐先向前摆动，健侧下肢再向前摆动至与双腋拐相平行的距离，实现步行功能（图29-2-35，图29-2-36）。

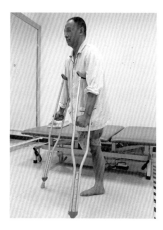

图29-2-35　双腋拐正确使用方法（1）

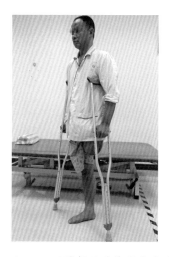

图29-2-36　双腋拐正确使用方法（2）

年老体弱的截肢患者一般推荐使用助行架，助行架可以为患者提供更稳固的支撑面，使步行更为安全，也可提高患者步行的信心。使用助行架时，双手握持助行架两侧把手，保证此时肘关节屈曲约15°左右，双手握住助行架向前摆动20~25cm，然后双上肢支撑在助行架上，将健侧下肢向前摆动相同距离（图29-2-37，图29-2-38）。

③上下阶梯：患者可从借助楼梯扶手、拐杖联合健侧下肢向前跳跃进行上下楼梯活动。当患者双上肢能轻松地支撑起整个身体重量时，可以借助拐杖（如肘拐）来上下楼梯。上

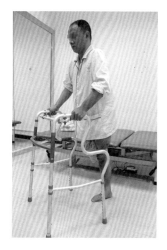

图29-2-37　助行架正确使用方法（1）

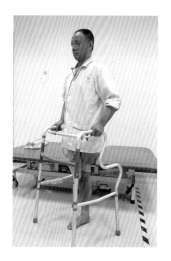

图29-2-38　助行架正确使用方法（2）

楼梯时，患者双侧持肘拐，面向台阶（若此时楼梯侧旁有扶手，也可一侧手扶住楼梯扶手，另一侧手固定在肘拐处），躯干稍向前弯曲将重心前移，双上肢向下用力撑起身体，此时健侧下肢向上跨至更高一层阶梯，重复该动作。下楼梯时，将双腋拐放置于较下一层台阶处，躯干重心稍前移，双上肢用力将身体支撑，再将健侧下肢向下迈至该层台阶，重复该动作。

（2）双侧下肢截肢

①前后转移：从轮椅转移至床上，前后转移是最安全的转移方式，转移过程中应避免拉扯到皮肤和伤口。具体方法为：轮椅推送至正对床边的位置，将双侧残肢抬起放置于床面，将轮椅继续往前推，直至轮椅坐垫和床面

平齐，将轮椅稳稳固定，双上肢放在体侧轮椅扶手处，将身体撑起并向后推，使躯干向前转移，重复该操作，直至转移至床上。从床转移至轮椅上时，与上述操作过程相反（图29-2-39）。

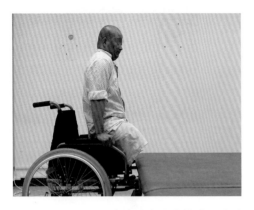

图 29-2-39　双下肢截肢患者床椅前后转移

②侧向转移：侧向转移更适用于不同高度差支撑面间的转移。当从床面向轮椅转移时，将轮椅停放在床边并固定，轮椅和床边所成角度在30°左右。若轮椅扶手可打开，最好将靠近床面的扶手打开，再进行转移。患者将一只手固定在远离床面未打开的扶手处，另一只手固定在床面，双侧上肢支撑并将臀部推移至轮椅坐垫。从轮椅转移至床面时与上述过程相反（图29-2-40）。

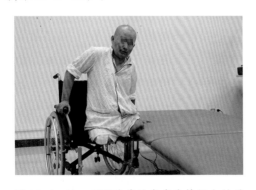

图 29-2-40　双下肢截肢患者床椅侧向转移

③地面和座椅间转移：患者从座椅向地面转移时，将躯干翻转至面朝椅背，双手握在轮椅扶手处固定，将双下肢缓慢滑向地面。待残肢接触地面固定后，再缓慢将躯干下放，直至坐于地面为止。也可在椅子坐垫和地面之间放

置一个木箱，以方便患者转移（图29-2-41，图29-2-42）。从地面转移至椅子上时，先将臀部移至椅子边缘，背对椅子正面，双上肢支撑在椅子坐垫处，将躯干撑起，并向后使臀部转移至坐垫处（图29-2-43）。

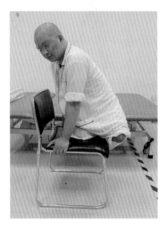

图 29-2-41　双下肢截肢患者地面和座椅间转移（1）

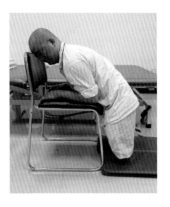

图 29-2-42　双下肢截肢患者地面和座椅间转移（2）

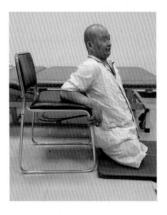

图 29-2-43　双下肢截肢患者地面和座椅间转移（3）

④移动训练：对双下肢截肢患者来说，唯一安全的移动性训练就是乘坐轮椅用双手推动进行移动了。一旦医生告知患者截肢处伤口已

愈合良好，患者即可将衬垫固定于残肢末端进行移动训练了（双侧膝上截肢患者）（图29-2-44）。

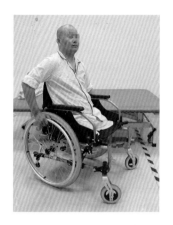

图29-2-44　双下肢截肢患者移动训练

（三）穿戴临时假肢的运动治疗

截肢术后2周，切口已基本愈合。通常第3周即可安装临时假肢开始训练，在此期间，除继续常规的运动治疗外，增加的其他运动治疗内容包括：临时假肢穿戴方法、平衡训练、站起、坐下、迈步、步行、上下楼梯等应用性训练。

1. 步行训练前的运动治疗　下肢截肢患者在步行训练之前，必须穿戴临时假肢进行一些基本步行技巧训练。主要包括穿戴临时假肢后向身体两侧和前后的体重转移训练（向穿戴假肢侧的体重转移训练尤为重要）、穿戴临时假肢后站立平衡训练等。

（1）体重侧向转移：穿戴临时假肢站立位，双手分别放置在身体侧旁两张足够高的椅子上（椅子要保证是稳固的），调节姿势，使双下肢负重均等，将躯干或髋部移至假肢侧并将体重转移至该侧，再缓慢返回至起始位置，重复该动作30次，注意上半身需保持直立位（图29-2-45，图29-2-46）。

（2）体重前后转移：患者穿戴临时假肢站立位，将双手固定在一个稳固的支撑面上，如治疗床、平行杠、椅子的靠背等。然后将身

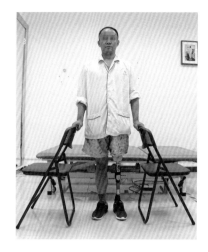

图29-2-45　双手辅助体重侧向转移训练

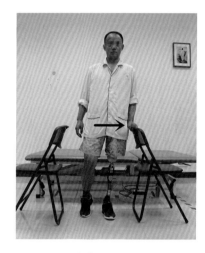

图29-2-46　单手辅助体重侧向转移训练

体重心前移，将体重从脚跟缓慢转移至脚趾处，再缓慢将体重转移至脚跟处。可由双手支撑进阶至单手支撑，再进阶至没有手部支撑，每次训练重复30次（图29-2-47，图29-2-48）。

（3）体重前后足间转移：患者穿戴临时假肢后站立位，双手固定在稳定的支撑面上，将穿戴假肢侧下肢向前迈出一小步（步幅根据患者情况由小到大进行调整），将身体重量由后足转移至前足，直至前足全脚掌着地。重复该动作30次，再换另侧肢体重复该动作。

（4）健侧下肢前向迈步：穿戴临时假肢后站立在10~20cm高的台阶上，双手固定在稳定的支撑面上，健侧下肢向前摆动至前方台

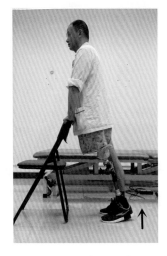

图 29-2-47　体重前后转移训练（1）

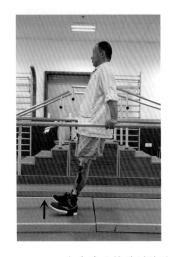

图 29-2-48　体重前后转移训练（2）

阶上，此时身体重量转移至患侧下肢。患者上身尽量保持直立位，可由双手支撑进阶至单手支撑，再进阶至没有手部支撑，也可以增加台阶高度来增加训练难度，每次训练重复30次。此项训练的重点是通过大幅度地迈出健肢来伸展截肢侧的髋关节，掌握假肢后蹬时的感觉（图29-2-49）。

（5）穿戴临时假肢侧肢体向前迈步：将穿戴临时假肢侧肢体退后半步，使假肢负重，在假肢足尖触及地面的状态下，将体重移向健肢，迈出假肢，使其足跟部落在健肢足尖前面。为使膝关节保持伸直位，臀大肌要用力收缩，防止膝打软。患者要特别注意体会用力屈曲残肢使小腿摆出和伸展膝关节时的感觉。

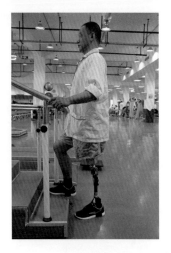

图 29-2-49　健侧下肢前向迈步

（6）健侧肢体球上支撑运动：穿戴临时假肢站立位下，双手分别放置在身体侧旁两张足够高的椅子上，健侧肢体放置在一坚硬的球上，并控制球在前后及侧向方向移动，每个方向重复20次。可进阶至向顺时针和逆时针方向转动，每个方向20次。也可由双手支撑进阶至单手支撑，再进阶至没有手部支撑，或换成体积更小、硬度更大的球来给训练增加难度（图29-2-50，图29-2-51）。

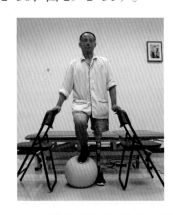

图 29-2-50　辅助下健侧肢体球上支撑运动

（7）双侧直线行走：患者穿戴临时假肢后站立位，双侧下肢间距15~20cm，分别在患者双足前方画一条直线，嘱患者双足分别沿着该两条直线行走（保证足部不偏离直线方向），再返回至起始位置，重复至少20次。

（8）交替迈步：在平行杠内或借助手杖进行交替迈步训练。训练中注意步幅不要过短，腰身挺直，残肢向正前方摆出。

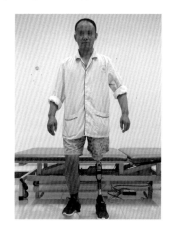

图 29-2-51　健侧肢体球上支撑运动

2. 平地上步行运动治疗　单侧下肢截肢患者装配假肢后，在助行架、腋／肘拐、手杖等辅助具的帮助下，早期可开展步行训练。

（1）助行架辅助步行：使用助行架时，双手握持助行架两侧的把手，保证此时肘关节屈曲约15°左右，双手握住助行架向前摆动20~30cm。然后双上肢支撑在助行架上，将穿戴临时假肢侧下肢向前摆动至助行架中间位置，再将健侧下肢摆动至刚超过假肢足尖位置，重复以上动作。

（2）腋拐或手杖辅助步行：使用腋拐时应保证腋拐上端和腋窝间距至少为三横指；使用手拐时，持拐侧肘关节轻微屈曲。使用时腋拐和手拐均放置在距离躯干侧旁20cm处。步行时，患者将腋拐或手拐及穿戴临时假肢侧下肢一同摆动至前方20~30cm处，再将健侧下肢摆动至假肢足尖前方位置（图29-2-52）。

（3）步行训练的几种特殊情况：①在石子路、砂地、泥泞地的步行训练；②跌倒后站立起来的训练、灵活性训练和对突然意外情况做出快速反应能力的训练。

（4）纠正患者各种异常步态：要分析阐述异常步态的原因，针对不同原因进行矫正和训练。当步幅不协调时，可以将训练场地画上带有颜色的条状标记，也可以在节拍器的辅助

下进行训练。

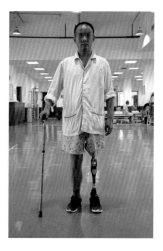

图 29-2-52　腋拐或手杖辅助步行训练

3. 上下不同高度设施的运动治疗

（1）有扶手时上下楼梯：远离楼梯扶手侧的手握持住腋杖或手杖，健侧下肢先向上迈步，稳定后，穿戴临时假肢侧肢体再向上迈步；下楼梯时，先将腋拐或手杖放置在下一层阶梯处，稳定后，穿戴临时假肢侧下肢再向下迈步，紧接着健侧下肢再向下迈步（图29-2-53）。

（2）上下路缘运动训练：该训练需借助助行架、腋拐或手拐。上路缘：使用双手杖时，先将与健侧下肢同侧握持的手拐向前摆动至路缘上，再将健侧下肢摆动至路缘上，然后将穿戴临时假肢侧下肢摆动至路缘上，最后将另一侧肘拐摆动至路缘上。下路缘：先将双侧手拐摆动至路缘下，再将穿戴假肢侧下肢摆动至路缘下，最后将健肢摆动至路缘下（图29-2-54）。

（3）上下斜坡运动：该运动需借助助行架、腋／肘拐或手杖。上斜坡时先将助行架、腋／肘拐或手杖向前摆动至斜坡坡道上，稳定后健肢迈出一大步，假肢向前跟一小步，身体稍向前倾。下斜坡时先将助行架、腋／肘拐或手杖向前摆动至斜坡坡道下，稳定后假肢先迈一步，假肢残端压向接受腔后方，再迈健肢。当斜坡较陡时，可采用侧向平移的方法。上斜坡时，患者侧向斜坡，穿戴临时假肢侧的肢体

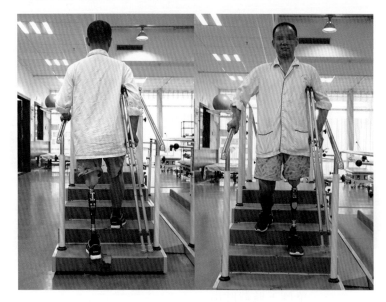

图 29-2-53　扶手辅助下上下楼梯训练

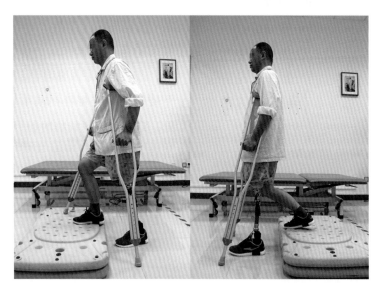

图 29-2-54　上下路缘运动训练

在下，健肢在上，缓慢往上带动躯体向上平移；下斜坡时，身体同为侧向，健肢在上、穿戴临时假肢侧下，截肢侧在下带动整个躯体向下平移（图 29-2-55）。

（4）跨越障碍物：跨越障碍物时，健肢靠近障碍物站立，假肢承重，健肢先跨越，然后健肢承重，身体前屈，假肢腿髋关节屈曲，带动假肢跨越。

（四）穿戴正式假肢后的运动治疗

患者在佩戴临时假肢后就不应该再坐乘轮椅，更不是每日仅仅 1h 在运动治疗师指导下

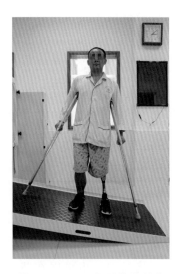

图 29-2-55　上下斜坡训练

的训练，而是应该坚持每日 5~6h 的各种训练。当患者全身状态良好，没有其他系统性疾病，且评估残肢基本已成熟定型，假肢代偿功能已达到预期目标时，便可更换正式假肢。

穿戴正式假肢的运动治疗基本同前，主要训练患者对正式假肢的适应，巩固和加强以前的训练效果，达到熟练使用假肢、提高独立生活活动能力的目的。

此阶段更倾向于患者功能性活动的训练，包括：

（1）从卧位或坐位站立的动作训练。
（2）在步行中转变方向的动作训练。
（3）上下楼梯的动作训练。
（4）向后方或侧方步行的动作训练。
（5）倒地和站起的动作训练。
（6）从地面上拾物的动作训练。
（7）上下坡路的动作训练。
（8）跨过门槛或沟道的动作训练。
（9）假手的操控训练。

三、截肢患者注意事项

截肢患者步行的能量消耗与下肢截肢平面和体重有关，截肢平面越高，体重越重，步行时的能量消耗越高。膝下截肢患者步行时能量代谢增加 40%~100%，膝上截肢患者步行时能量代谢增加 90%~200%。肥胖的截肢患者步行时更会给心血管带来超负荷的压力。体重增加后假肢的负重要求增加，残端形状的改变也不利于对假肢的控制，导致假肢类型的选择性减少、制作费用昂贵。接受腔的选择种类也随着肥胖程度增加而减少，残端处结实的软组织有利于对接受腔的操控，肥胖或残端脂肪堆积将导致残端软组织过于松软，不利于假肢操控。

不同平面的截肢决定残端的保护及照顾方法，部分保护方法可以通用。这些方法包括：敷料、绷带、残端清洁、合适的皮肤护理和卫

生习惯、适应假肢的残端调整等。

（刘四文 邓小倩 石芝喜）

第三节 临床病例与思考

【病例 1】上臂截肢

罗某，女，49 岁，因车祸至右上臂截肢。现创面愈合良好，幻肢觉及幻肢痛明显，为求进一步康复治疗及安装假肢入院。

物理治疗客观检查：①右上臂中下段缺失，残肢呈圆柱形，残肢长 15cm，占健肢长 47%。②关节活动度，右肩关节主动屈曲伸展 85°/0°/40°，内收外展 0°/0°/80°，内收与内旋无明显受限。③皮肤，残肢末端残留一手术瘢痕，无瘢痕粘连。④徒手肌力检查：肩屈曲、伸展及外展肌群肌力为 4 级。⑤感觉，残端感觉减退，幻肢感、患肢痛明显。

思考：影响该患者截肢康复的因素有哪些？这些因素分别基于哪些证据？对假肢装配的影响如何？下一步运动治疗计划如何制订？

临床推理：根据病例信息，理清影响患者康复的因素，基于临床表现的证据及对假肢装配的影响而推理出运动治疗的解决策略（表 29-3-1）。

治疗计划：

1. 假肢装配前的运动治疗 ①关节活动度训练：采用主动牵伸技术，以提高肩屈曲、伸展的活动范围为主；②肌力训练：主要进行右上臂及躯干的肌力训练，如患者装配肌电假肢，需进行肱二头肌和肱三头肌的肌电信号控制训练；③残肢感觉再训练：按闭眼–睁眼–闭眼的步骤反复训练患者的深、浅及复合感觉；④镜像治疗：以视觉刺激替代感觉刺激，改善幻肢觉及幻肢痛；⑤利手交换训练：患肢利手截肢，加强以左手为主的日常生活活动能力训练。

2. 假肢装配后的运动治疗 包括：①穿脱

表 29-3-1　上肢截肢患者运动治疗策略

影响截肢康复的因素	基于临床表现的证据	对假肢装配的影响	运动治疗解决策略
利手截肢	患者受伤前为右侧利手，现右上臂中端以远缺失	目前临床上应用的上臂假肢功能还比较单一，代偿功能有限，仅能起到一定辅助作用，绝大部分日常活动还需健手完成	进行利手交换功能训练
残端感觉过敏	残端触碰有麻痛感	上臂假肢需插入式穿戴，残端感觉过敏	进行残端感觉及脱敏训练
残肢较短	残肢长 15cm，占健肢长 47%，属于上臂短残肢	截肢者需利用残肢控制假肢，残肢越短，控制假肢的力臂就越短	增强残肢肌力及关节活动度训练

假肢训练；②上肢假肢的使用训练，如假手的开合，肘关节屈伸的灵活性训练及减少使用中错误动作的训练等，如图 29-3-1、图 29-3-2 所示。

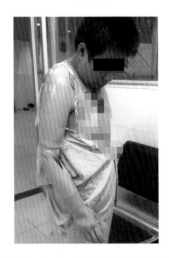

图 29-3-1　上肢肌电假肢训练

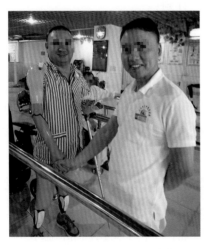

图 29-3-2　上肢假肢训练

【病例2】双膝离断截肢并大面积烧伤

麦某，男，34 岁。因乙烯渗漏爆炸致全身特大面积烧伤，烧伤面积达95%，浅Ⅱ度~Ⅲ度，于外院接受多次手术及对症支持治疗，并因双小腿筋膜间室综合征行双侧膝关节离断术及瘢痕增生切除术。患者为进一步康复及安装假肢而入院。

物理治疗客观检查：①双侧膝关节以下肢体缺失。②皮肤。除会阴、头皮及面部部分皮肤外，其余部位均有不同程度的瘢痕。③关节活动范围。髋关节主动屈曲伸展 96°/0°/15°，无屈曲、外展、外旋挛缩；肩关节屈曲伸展 150°/0°/40°，外展 142°/0°/0°，内外旋 81°/0°/85°；肘关节屈曲伸展正常；腕关节掌屈背伸 70°/0°/68°，双手挛缩于功能位。④徒手肌力检查。髋屈曲伸展、外展及内收肌群，躯干肌群、肘屈曲及伸展肌群均为 4+ 级；肩屈曲、伸展及外展，腕手部肌群均为 4- 级。⑤感觉功能。残端感觉减退，有压痛，无明显幻肢痛。⑥负重能力。残端软组织包覆少，骨突明显，负重能力差，如图 29-3-3 所示。

思考：影响该患者截肢康复的因素有哪些？这些因素分别基于哪些证据？对假肢装配有什么影响？下一步运动治疗计划如何制订？

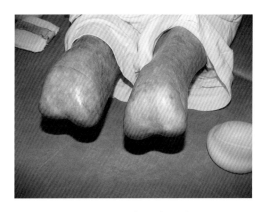

图 29-3-3　患肢残肢情况

临床推理：根据病例信息，理清影响患者康复的因素，基于临床表现的证据及对假肢装配的影响而推理出运动治疗的解决策略（表 29-3-2）。

治疗计划：对于这种复杂的截肢病例，在制订运动治疗方案时，应以尽可能为假肢装配创造良好条件为目标，并通过装配假肢后的实用性训练，实现最佳代偿功能。

1. 假肢装配前的物理治疗　①关节活动度训练：采用主动牵伸技术，以提高髋屈曲、颈后伸、双侧肩屈曲、双腕和手指屈曲伸展 ROM 为主。②肌力训练：主要进行双侧大腿、躯干、双上肢和手的肌力训练。③残肢感觉再训练：按闭眼 – 睁眼 – 闭眼的步骤反复训练患者的深、浅及复合感觉。④承重能力训练：由双腿到单腿训练患者的承重能力，直到单腿能承受全部体重，承重时间由短到长。⑤物理因子治疗：紫外线疗法，应用 1 个生物剂量照射残端皮肤；超声波疗法，针对口面部和颈前部的增生瘢痕，采用接触移动法；音频电疗法，针对躯干的增生瘢痕。

2. 假肢装配后的运动治疗　该双侧膝离断患者的假肢训练从临时短桩假肢（不带膝关节，以降低假肢重心及训练难度）开始，逐步过渡到穿戴正式假肢训练，见图 29-3-

表 29-3-2　双膝离断患者运动治疗策略

影响截肢康复的因素	基于临床表现的证据	对假肢装配的影响	运动治疗解决策略
双侧膝以下缺失，运动耐力下降	双侧膝离断截肢	以同样的速度行走同样的距离，单侧膝离断截肢者消耗的能量比正常人多约 40%，双侧截肢消耗的能量比正常人多一倍以上	进行残肢、双上肢、躯干肌力、关节活动度训练，尽可能提高肌力及综合体能
残端承重能力极差	双侧残端处骨突明显，软组织较少，皮肤极薄，感觉减退	膝离断假肢主要利用残端负重，如残端承重能力差，将极大影响假肢使用效果	进行残端负重训练，逐步提高残端承重能力
残肢皮肤耐磨性差	双侧残肢皮肤瘢痕愈合	膝离断假肢采用插入式穿戴，在步行过程中，假肢接受腔会和残肢皮肤产生一定摩擦运动。若皮肤耐磨性差，则极易产生水泡	进行残肢皮肤耐磨性训练及紫外线疗法，逐步提高对摩擦力的耐受能力
双手抓握功能障碍	双手挛缩于功能位	下肢假肢在早期训练中，需使用平行杠、助行架、拐杖等助行器辅助步行训练，双手功能障碍将影响步行训练	进行双上肢关节活动度及肌力训练，尽可能改善双手抓握功能
其他（营养、心理等支持）	全身大面积烧伤，面部毁容，消瘦，是否存在焦虑抑郁等心理问题	严重的肢体功能障碍及面部毁容会给患者带来较大心理障碍，若想取得良好的效果，需充分调动患者参与的积极性	治疗过程中，对患者微小的进步，都应及时进行鼓励；也可通过介绍与患者病情相似的成功康复案例，帮助患者树立信心

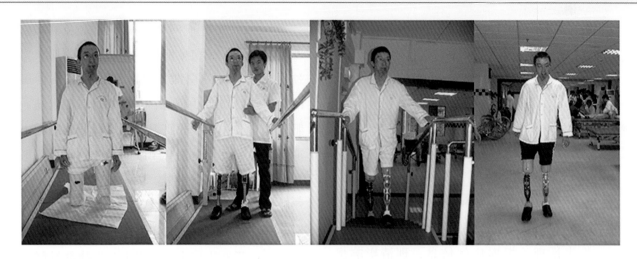

图 29-3-4 假肢装配后训练

4。包括：①室内穿、脱假肢的技巧训练；从椅子或轮椅上站起和坐下训练；站立、平衡功能再训练，从双腿站立过渡到单腿站立，重心左右和前后转移，患者平衡能力提高后再于平衡板上进行训练；平行杠内双手、单手扶平行杠进行前行、侧行和后退的步行训练；平行杠外从扶助行架行走过渡到扶双肘拐行走，再到扶单肘拐行走训练等；扶双肘拐上、下楼梯训练。②室外训练包括上下斜坡、跨越障碍物和在不同的地面上行走训练等。

（刘四文　邓小倩　石芝喜）

第三十章 膝骨性关节炎

膝骨性关节炎（knee-osteoarthritis, KOA，以下简称OA）是最常见的骨性关节炎。患者大多存在关节疼痛和功能受限，但发病年龄、关节受累顺序和疾病进展情况个体差异显著。大约80%的OA患者存在一定程度的运动受限，其中25%无法完成日常活动。轻者为在临床和/或放射影像学检查中偶然发现的无症状疾病，重者为最终导致"关节功能丧失"的快速进展性致残性疾病。

第一节 临床表现与治疗机制

一、临床表现

（一）流行病学

OA临床上发生率逐年增高，但原因不明，既往被认为是老化的正常结果，因此导致将其称作退行性关节病。已经证实老化、职业、创伤和随着时间的反复小损伤等都与OA相联系，OA是多种复杂因素（包括关节完整性、遗传因素、局部炎症、机械力及细胞与生物化学过程）相互作用导致的结果。年龄和性别是重要的危险因素，肥胖是最强可干预危险因素。由于人口预期寿命延长、肥胖等因素，老年人群发病率明显增高。在我国60岁以上人群中OA发病率高达42.8%。男女均可发病，比例大约为1:2。虽然年龄增长和OA有重要联系，但年龄并不直接导致OA，OA更不是老化过程的

一部分。罕见情况下，遗传因素可能使个体易于发生骨性关节炎。职业或体育相关的体力活动也是危险因素，特定职业可能涉及关节负荷和随着时间的反复损伤。

（二）病理生理

OA可能与年龄、遗传、体质、代谢等多种因素相关，其病理改变发生于软骨、骨、关节腔和关节囊上。始发部位通常在软骨，可能是由于软骨的积累性损伤和软骨黏多糖下降及纤维成分的增加，导致软骨韧性下降。退变以软骨退行性改变为核心，逐步累及骨质并包括滑囊、关节囊及关节其他结构的全方位、多层次、不同程度慢性炎症。早期软骨细胞成堆或成串增生，晚期细胞数目减少。软骨下骨可硬化、增厚，骨面致密，其间血管扩张充血，有新骨形成即骨赘。大骨赘可致关节半脱位。骨髓腔常被纤维软骨代替，也可形成新骨，后期有骨质疏松，可见骨小梁微骨折和骨痂。关节附近骨质可见囊性变。关节腔内液可增多，色泽较黄，质地变稠，有时腔内可见软骨碎片脱落而成的游离体，俗称"关节鼠"。关节囊可增厚，滑膜早期充血，后期可见局灶出血、纤维化，甚至可见淋巴滤泡和免疫复合物，其表面可见绒毛增厚，内可埋藏软骨或骨质碎片。

（三）临床表现

OA病史通常相对缓慢、持续、时轻时重，其显著症状为疼痛，但症状和体征常限于局部，

其他症状包括关节肿胀、僵硬、畸形及功能表现低下。临床常见累及双侧者，但其中一侧较为严重；髌股关节和／或内侧胫股关节最常受累，孤立的外侧胫股关节 OA 相对罕见。疼痛常呈酸痛性质，位置局限于受累关节间隙，只有伴有滑膜炎时全膝关节疼痛，但很少有放射性疼痛。关节活动时疼痛加重，休息后缓解。若患者病情突变、剧痛、发热、关节肿胀明显，应注意与类风湿关节炎、感染性炎症、痛风等相鉴别。

体格检查可见股四头肌无力和萎缩，也可能存在髋关节外展肌和其他肌肉的无力。膝关节粗大，滑膜增厚，关节内渗出通常较少，但只有急性滑膜炎时才有大量关节积液，偶尔可触及滑膜肿胀及浮髌试验阳性。髌骨深面及膝关节周围压痛，并可触知摩擦音。关节主动活动时疼痛，但被动屈伸时可无症状，活动度轻度或中度受限，过屈过伸不能，但一般不出现关节强直。侧方活动检查可见关节韧带松弛体征，单足站立时可观察到膝关节向外或向内侧弯曲的现象，严重病例可见固定性屈曲和／或内翻、较少见的外翻畸形。步态检查可见患肢着地时间缩短，坐、站及上下楼梯困难。虽有关节僵硬、关节弹响等症状，但门诊绝大多数仍以关节疼痛及活动受限为主诉。

（四）诊断标准

目前对 OA 的病因尚未完全明了，大多数患者的发病尚缺乏明确病因。由于其症状与放射学表现并不一致，因此诊断标准尚未有明确的定义。临床上常见 X 线影像上存在明确的 OA 表现的患者可能并不出现明显的症状，而影像学上相对轻微的 OA 表现却可能并存有严重疼痛和关节僵硬的情况。美国风湿病协会列出了如下 6 条诊断标准，除膝关节疼痛以外，必须满足以下标准的 3 条以上，临床上才能诊断为膝关节骨性关节炎。

（1）年龄≥50岁。

（2）晨僵少于 30min。

（3）膝关节主动活动时的摩擦感。

（4）骨性压痛。

（5）骨性膨大。

（6）皮温不高。

实验室诊断标准，包括 ESR<40mm/h，类风湿因子 <1∶40，以及 OA 的滑膜液表现等 3 条，合计共 9 条，满足以上 9 条标准中的 5 条，才能诊断 OA。OA 也可出现其他伴随症状，包括滑膜刺激导致的滑膜渗出和肿胀，关节内软骨下骨硬化，交界性骨赘导致的长骨骨端、关节囊、韧带、肌腱和肌肉的增生性改变。这些继发性病理改变可能是明显的致痛源进而导致下肢功能逐渐下降和失用。

二、康复评定

通常根据患者的临床症状、体征和体格检查，通过影像学检查确定病变的具体部位，然后根据患者的功能障碍，主要针对疼痛与感觉功能、运动功能、平衡功能及日常生活活动能力进行康复评定，评定分为主观部分和客观部分。

（一）主观检查

患者通常并不能够准确、全面地告知或提供必要的信息。在了解病史的过程中，必须询问的关键信息应包括：年龄，主诉（疼痛、不稳定、四肢无力、捻发音、僵硬等特点和位置），症状发生时的详细情况，持续时间和特点，目前能干什么、不能干什么，是否有能力跑、摇摆、旋转、扭转、爬楼梯或下楼梯，已行治疗和反应（是否服用控制症状的药物？休息或保护性措施的应用？是否曾经注射、物理治疗或手术等），一般健康状况（是否合并代谢性疾病或免疫疾病？抑郁、生活方式、行为习惯等）。较复杂的情形是患者前期诊断可能有误，症状已迁延很久，膝关节以前有直接或间接的损伤或有任何的无力感，患者（包括家属）可能不清楚患者当时的受伤情况等；不同病理表现的类似症状问题，真正问题的继发性症状，多个病理同时出现的可能情况等。只有全面、系统地回顾病史，明确患者的期望，并从临床的视角和患者的视角去发现引起患者主诉症状的物理检查基础，才有可能全面理解并发现患者的主要问题。此外，疼痛是一种主观的复杂感觉，是患者的最常见症状，需明确疼痛对患者功能活动及睡眠、休息的影响，确认患者痛阈、痛觉分辨能力和反应态度，疼痛的伴随症状和患者的应对方法等。因此，选用恰当的量表或工具来评估患者的疼痛程度、性质、部位、持续时间及发生频率等信息非常重要。

（二）客观检查

为方便检查，患者必须脱去适当的衣物及鞋袜等以便检查者清晰观察脊柱、髋、膝、踝和足的姿势。检查患者受累下肢的承重情况，站立时膝是否存在内翻畸形；观察单足站立时膝关节有无向外或向内侧弯曲的现象；观察股四头肌有无萎缩，膝关节是否粗大；了解髌骨深面及膝关节周围压痛情况，有无可感知的摩擦音。检查患者的关节活动情况，通常为轻度或中度受限，过伸过屈不能，但纤维性或骨性强直者少见；严重者明显膝内翻或外翻畸形，活动受限严重；侧方活动检查可见关节韧带松弛体征。患者坐位站起及上下楼梯时动作困难；步行时患肢着地时间缩短。通常，肌肉力量和疼痛可以比 X 线诊断更能解释患者功能上的缺失。详细评估如下：

1. 身体测量

（1）Q 角。Q 角是代表股四头肌力量的角度，由股四头肌（主要是股直肌）牵拉力线与髌腱的延长线于髌骨中心交叉所形成。临床上该角相当于髂前上棘到髌骨中心连线与胫骨结节到髌骨中心连线之间的交角，测量时首先保证双下肢相对于双侧髂前上棘连线的角度正确，髌骨在股骨滑车的中央。仰卧位和俯卧位时脚和大腿保持中立位，以免因为内旋或外旋影响角度测量。

（2）测量膝关节周长，评估膝周肿胀程度；也可用刮擦、抚摸、集合试验（也叫擦拭试验），切迹试验，髌周肿胀试验等。

（3）测量真性腿长，通常采用卷尺或测量仪（用于肢体测量的光电子设备）测量髂前上棘到内踝与髂前上棘到外踝的肢体长度。

2. 触诊与疼痛评估　触摸双膝的温度；检查髌骨上区、前区、下区是否肿胀，通过浮髌试验、改良积液诱发试验证实大量关节积液的存在；触诊膝关节内、外侧的股骨髁、髌骨及胫骨结节，触诊髌韧带，触摸膝后方检查腘窝囊肿。通过膝关节的屈伸及内外旋转动作明确捻发音或者运动范围受限。此外，疼痛程度可先行筛查，再行详细评估。筛查时，能够交流表达的患者可选 0~10 分数字评分法、视觉模拟评分法、脸谱法、疼痛描述法；不能交流表达的患者则选择行为疼痛评估法。

3. 关节活动范围（生理或附属运动）评估

（1）髋关节主被动内旋、外旋、屈曲、伸展的活动度测量。

（2）膝关节主被动屈曲、伸展活动度测量。

（3）膝关节运动终末感觉评估。

4. 肌肉长度、力量与功能表现评估

（1）评估下肢主要肌肉长度：包括髂腰肌（Thomas 试验与改良式 Thomas 试验、俯卧位髋伸展试验）、腘绳肌（直腿抬高试验、仰卧屈髋位膝伸展测试）、股四头肌（主要是股直肌，可采用 Thomas 试验与俯卧位检查技术等）、腓肠肌（不同髋膝关节姿势下的踝关节背屈角度评估）等肌肉长度。

（2）髋关节外展肌肉力量徒手测试。

（3）膝关节屈伸徒手测试，股四头肌最

大自主等长收缩力量测量。

（4）等速肌力测定法：定量评价肌肉功能表现。使用定制软件确定测试中健患肢的最大自主发力。测试后计算出力量测试评分（患肢最大力量／健肢最大力量）×100%，再算出股四头肌指数。

（5）功能性活动检查：例如坐→站，抬高脚跟（踮脚），仰卧位髋关节伸展。

5. 特定的专用试验与测量

（1）"4"字试验：又称 Faber's 试验、Patrick 试验。Faber（代表屈曲、外展并外旋），是该试验的髋关节体位。受测者仰卧平躺，一腿伸直，提起另一侧小腿置于伸直腿的膝上弯曲下压，可检测出髋关节骨性关节炎的早期表现。

（2）麦氏征试验：是检查半月板撕裂最常用的方法。

6. 步态、移动和平衡功能评定

（1）评估步态。

（2）静态稳定性：单腿站立测试。

（3）动态稳定性：四方阶测试，上下15cm 台阶测试。

（4）平衡与本体感觉测试：患者的本体感觉障碍常影响平衡，而平衡功能障碍又可能成为关节损伤、加重 OA 病理改变，甚至导致患者跌倒的原因。疼痛也常影响生物力线及负荷平衡。

（5）步行测试：2/6min 步行测试；自踱步行走试验；上下楼梯试验和计时"起立－行走"测试。

7. 日常生活活动能力评定 严重的 OA 影响患者日常生活活动能力时，应进行 ADL 评定，评估方法采用 Barthel 指数／改良 Barthel 指数、FIM 等与家庭管理能力评估。通常以活动评定为重点，推荐应用西部安大略省和麦克马斯特大学 OA 指数（Western Ontario and McMaster Universities osteoarthritis index, WOMAC）进行评定。WOMAC 评分量表总共 24 个项目，

从疼痛、僵硬和关节功能三个大方面来评估关节的结构和功能，其中疼痛部分 5 个项目，僵硬部分 2 个项目，关节功能部分 17 个项目。此外，国内还有站立行走测试（香港）、Lysholm 膝关节评分量表等。

8. 社会参与能力评定 评估其工作、社交和休闲活动能力。

OA 导致关节结构异常、功能障碍及活动受限，可影响患者的工作、社会交往及休闲娱乐，降低其生活质量。可根据患者的情况对其社会参与能力进行评定，如职业评定、生存质量评定。

三、治疗机制

OA 的治疗目标是控制疼痛和肿胀、尽量减少失能、提高生存质量，预防病程进展以及帮助患者在康复团队中获得更大的收益。由于患者的症状可以很轻，也可能致残，因此应根据患者的期望、功能和活动水平、受累的关节、病情严重程度、职业需求以及任何内科共存疾病的性质，进行个体化的治疗，通常分为三个阶段。

（一）非药物治疗

OA 的运动治疗是药物治疗及手术治疗的基础，通常在药物治疗前实施。临床干预常根据患者的主诉和客观表现设定合适的治疗目标并提供个性化的治疗方案，但常综合多种物理因子治疗，同时调整改变患者的日常生活、工作及娱乐活动方式。治疗通常需要正确归因目标部位的体征和症状，鉴别疼痛及 OA 其他症状与软组织病程（如关节周围部位的滑囊炎），因为特定区域的疼痛可能从另一部位 OA 牵涉而来，或可能因非关节疾病所致。有效的非药物治疗可减少症状控制的药物需求，降低用药风险。持续干预则取决于个体需要，包括体重控制、动静平衡、物理治疗、支撑辅助具、矫形器、助行用具和肢体功能锻炼等。

（二）初始药物治疗

药物治疗的选择取决于疾病严重程度、是否存在局部炎症性改变，以及先前所用治疗方法的效果。对初始非药物措施未产生充分反应的症状性患者需使用药物干预，包括 APAP、NSAID 和关节内糖皮质激素。局部用药物（包括局部用 NSAID 和辣椒碱）可能对某些患者有效。初始药物治疗使用 APAP、NSAID、局部治疗和关节内糖皮质激素呈无效的患者，可采用阿片类药物、关节内透明质酸化合物、秋水仙碱和其他药物。

（三）手术治疗

运动干预与药物治疗无效且存在手术指征的患者常需手术治疗。全膝关节成形术（置换术）是非手术性干预失败患者的根治性治疗。对于存在不太严重的和 / 或 OA 区域更局限的较年轻患者，其他手术操作可能包括关节表面置换、自体软骨细胞移植和单髁置换术。因膝内翻畸形、膝外翻畸形或先天性髋关节发育不良的某些 OA 患者可能会获益于截骨术。已用但通常不推荐使用的手术操作包括：关节冲洗、关节镜下清理术、关节镜下磨削性关节成形术和关节镜下滑膜切除术。

（陈文君）

第二节 膝骨性关节炎的运动治疗与管理

OA 治疗通常遵循非药物治疗与药物治疗相结合、必要时手术治疗、治疗方案个体化的原则，以减轻或消除疼痛，矫正畸形，改善或恢复关节功能、日常生活能力、社会参与能力，以及提高患者的生活质量为目标。

一、明确患者主要康复问题

（一）日常生活活动限制

OA 患者活动时症状加重，常因此减少活动，而活动的减少则影响软骨的营养，进而加重软骨退变。由于患者体力活动减少，肥胖、高血脂、高血压和冠心病发病率增加，进一步加重病情。同时肥胖加重关节负荷，更易导致活动时疼痛，从而形成恶性循环。

（二）疼痛与活动受限

明确患者疼痛与其重复性负荷活动程度的关系，了解疼痛是否已影响患者睡眠，或仅日常生活活动受限，或只是某些活动（活动的开始阶段、活动过程、活动后）受影响。

（三）肥胖 / 体重管理

虽然体重增加导致 OA 发生的原因目前还不十分明确，但可能与超负荷导致的软骨退变有关。在超重人群中存在的力学因素可能是影响膝关节的力线。

（四）职业因素

与职业因素相关的关节长期超负荷（过度使用）或高强度体力活动可能增加 OA 发病的风险。风险与强度和时间有关。早期诊断和治疗有益于患者的康复。

（五）肌肉萎缩和肌力减退

股四头肌收缩力减弱也可能增加 OA 的发生风险，甚至加重发展。疼痛可引起肌肉活动减少，可通过神经性抑制作用，影响肌力，长期的慢性疼痛可造成失用性肌肉萎缩和肌力减退。关节周围肌肉力量减退和肌力失衡是 OA 运动康复的重点。

（六）生物力学改变 / 关节活动障碍

正常关节生物力学的改变将增大关节的易损性并导致 OA，改变包括关节表面的破坏或不平整，发育异常，对位不良，失稳，关节韧带和肌肉神经支配的异常，以及肌力或耐力的异常。适度、间歇、周期性的关节负荷对保持健康关节的功能是有益而且是必需的，但持续的压迫会抑制关节软骨代谢活性，造成组织损伤；而关节固定或者剧烈活动或者运动量突然增加也会造成软骨的破坏。关节挛缩、关节负荷异常，不仅增加活动时的能量消耗，而且常导致步态异常。膝内翻可导致 OA 患者内侧关节病变进展，同样膝外翻也可加快外侧关节的病变。膝关节内、外侧松弛，本体感觉受损促使疾病发生并加快其进展。

（七）生活质量下降和心理障碍

OA 往往会造成软弱无力和肢体功能下降，因此会对患者生活质量产生负面影响。精神和社会经济等多个因素会改变患者的疼痛体验，而关节疼痛的反复发作和对日常活动的恐惧，会使患者的生活质量显著下降，进一步加重心理障碍。由于避免活动而造成活动减少、肌肉萎缩和体力下降这一恶性循环。恶性循环不断进展，最终导致活动功能下降，疼痛症状加重。

二、康复宣教与关节保护

（一）宣教和心理社会支持

宣教包括疾病、躯体活动受限、治疗选择，以及不同治疗方式的风险与获益。心理社会支持的影响可能与内科治疗一样意义重大。

（二）体重控制

减肥有助于减少负重关节的载荷并提高患者整体生理功能。将减肥与运动锻炼相结合，最能有效改善关节疼痛和功能。完善的一线减肥方案始于合适的训练计划和饮食调整方案，非药物减肥干预内容包括在医生和减肥支持小组的支持下限制脂肪和热量摄入、增加体育活动、行为强化和长期的体重控制方案。减肥的实现和效果的维持都需要患者对自我有相当强的约束力，因此需严密监控患者体重并执行全面减肥计划。

（三）动与静的平衡

减少关节负重，进行综合治疗减轻症状并保持关节稳定是 OA 的主要治疗策略。骨性关节炎与关节长时间使用后的其他症状和疼痛相关，这些症状在休息时得到改善。处理关节疼痛的重点之一是把体力活动限制在关节能承受的范围内，过度使用病变关节，不仅会加剧疼痛，而且增加病变关节的损伤程度。为保持膝关节稳定性及减少股四头肌萎缩，应每日进行适当的肌肉锻炼活动，根据疾病不同阶段和活动耐受情况控制动静平衡。

关节炎患者由于关节活动减少，肌肉容易萎缩，全身无力，疼痛，关节肿胀，不稳，改变关节负重反应等容易造成动力学的失衡。因此，需进行适宜运动增加关节活动，增强肌力，增进静力性和动力性的运动耐力，减少关节肿胀。在正常生活工作的范围内，尽量减少膝关节的负重即可。关节在较好的生物力学条件下进行活动，有助于提高骨密度，改善全身状况和提高生活质量。在患者出现症状而关节软骨尚未发现明显病变，关节间隙尚未变窄时即可开始预防及综合性治疗；当膝关节或合并多关节受累时，应根据病变关节的耐受度来限制其活动量，使受累关节得到适当休息，以缓解疼痛；也可视情况以夹板或支具短期固定病变关节局部，固定时应维持正确姿势。考虑长时间休息可能导致肌肉萎缩和关节活动度降低，因此推荐只进行短时间休息（急性疼痛和炎性征象的休息时间通常为 12~24h，通常情况不需要长时间的完全休息 / 卧床），随后应重新开始主动和被动的关节活动及锻炼，包括肌肉等长收缩练习，或在轻微帮助下主动练习，以缓解疼痛，防止肌肉萎缩及粘连，维持关节活动度。采用能量节省技术练习的患者，每活动或工作 30min 左右应有短暂的休息，并记录有无关节不适、疲劳等。如在活动中出现关节疼痛或疲劳，宣教给患者如何调整其活动的方法以减轻症状。这种方案与完全休息组相比症状改善较明显，活动能力较好。

（四）关节保护计划

发生关节炎的关节如果受到过度应力和过

重的负担会加重炎症及关节退变，因此所有慢性关节病变患者都应接受关节保护原则的相关教育。下肢关节保护的目标是避免易损伤关节/组织受到过度负荷，预防反复扭伤及劳损，减少疼痛和炎症，从而保护关节完整性。关节保护的原则是对关节位置的简单实际应用，使活动符合人体生物力学和姿态，有效减少局部关节应力并保护关节的完整性。一般首选指导患者在进行某种活动时采取措施，使关节承受的应力更小，而不是避免这种活动。具体措施包括教育患者、改善行为、节约能量；给特定患者使用辅具、矫形器械、夹板，适应性装置，以及在下肢保护患者中选择合适的鞋子。具体原则包括：①重视疼痛；②减轻过重的体重；③展示正确的姿势及身体力学；④使用最低限度的力量以节约能量和预防损伤；⑤在能耐受的情况下定期锻炼，维持功能、关节活动度、力量及平衡。一般情况下，手杖和助行器等辅助具可减少多达50%的髋关节应力。柔软、有弹性后跟的运动鞋也可用于减少冲击负荷。日常活动中应注意减少或避免一些有害动作，上下楼梯应扶楼梯扶手；坐位站起时，用手支撑椅扶手以减少关节软骨所承受的压力；病情严重时亦应扶手杖行走。

三、物理因子治疗

（一）热疗

热疗已被用于治疗 OA 多年。浅层温湿热疗包括热敷袋、发热垫和石蜡，作用深度较浅，可提高软组织温度，提升痛阈，通过作用于游离神经末梢产生镇痛作用，减少肌肉痉挛；短时间浅表热（如湿热敷 3min）可使炎症的膝关节温度降低 1℃。治疗时间以 20min 为宜，避免烫伤。关节温度通常低于体温，深层的透热治疗并不适宜，如果关节温度由 30.5℃ 增至 36℃（如活动性类风湿关节炎），其胶原酶活

性提高 4 倍，易破坏软骨。微波治疗膝关节温度上升约 4.4℃，短波上升约 5.4℃，超声波温度升高最明显。超声波治疗的内生热效应增加了深部热量，改善了结缔组织延展性和肌肉挛缩，增加了关节活动度，但由于会明显提高关节浅表或深部的温度，因而并不适宜关节炎的治疗；若为非热效应，可尝试调整为 20% 的通断比、5~10min 的治疗方案。

（二）冷疗

冷疗也已用于治疗 OA 多年。浅表冷疗也是耐受性好、有良好镇痛效果的理疗方式。但冷疗对 Raynaud 病，冷过敏者、冷沉球蛋白血症和阵发性寒冷性血红蛋白尿者禁忌。冷疗通过降低皮肤和肌肉温度，抑制滑膜中胶原酶活性，减轻肌肉痉挛，降低肌梭活性，从而提高疼痛阈值。冷疗工具包括冰袋和局部用喷雾，切忌直接使用冰块等突然加冷方式，否则易产生不适和应激反应。另外，对于国内民众而言，尚需改变寒湿影响关节的理念。

（三）电疗

电疗包括低频电疗或直流电疗、中频电疗、高频电疗和离子电渗透疗法等。大多数研究因为治疗时间的限制、不一致用量及治疗区域大小和机械频率难以控制而效用不一。经皮神经电刺激疗法（transcutaneous electrical nerve stimulation，TENS），通常在冷疗或牵张运动中应用，可增进 OA 患者关节活动范围，但治疗疗效数据并不一致。

四、运动治疗

OA 运动治疗视患者情况而定。常用的有医疗体操，活动身体各部位，也有器械主动、抗阻运动以增强肌力，增大关节活动范围。合适的锻炼方案能够安全地逆转步态、肌力、灵活性、有氧能力和运动能力的不足，减少关节疼痛症状并改善患者的身体功能。对于不同锻

炼方案患者依从性差异很大，但可通过简化方案，设置可实现目标，教育患者锻炼的重要性及获益，提供互动（与锻炼小组、理疗师或私人教练），及定期随访，根据方案初始效果的反馈调整方案等方式达到依从性的最大化。因此，制订锻炼方案的细节时，应考虑到多种因素，包括受累关节的类型、是否存在炎症、肌肉情况、关节活动度、锻炼能力和躯体共病，进行更细致地评估与描述，备注任何可能需要的矫形器或辅助装置。

（一）锻炼前的评估

锻炼目标包括减少疼痛和功能受损，保护受累关节和存在风险的关节，以及预防活动受限相关的失能。为患者制订个体化方案时，须考虑患者疾病的严重程度和特定表现，以及严重去适应作用的频繁出现（其原因是关节炎造成的不活动），后者会令患者患心血管疾病的风险增加。因此，在制订锻炼方案之前，久坐患者需要筛查冠状动脉性心脏病。中至重度患者从锻炼得到的症状获益可能不及轻度患者，特别是采用相对高强度的有氧锻炼方案时。所有锻炼方案都要包括关节活动度和等长增力锻炼。对于有活动性关节炎症、晚期疾病或严重功能障碍的患者，这些干预可能是最初所能安全达到的最高程度锻炼。病情不太严重或病情更为稳定的患者，可逐步开展等张增力锻炼、有氧锻炼，最终开展休闲锻炼。

患者进行关节活动度和强化肌力的锻炼可减少疼痛并增加活动度。在开始锻炼方案之前，应评估被动和主动的关节活动度、步态、爬楼梯和／或连续坐站试验。这些评估应针对肌力看起来较弱的肌群。OA 患者通过增强四头肌肌力，可对疼痛和功能产生有益的影响。专门针对关节炎患者设计的太极拳锻炼也可能缓解一些症状。Currier 等推出 OA 临床预测方法，有症状的 OA 患者如果符合以下 2 条以

上的条件，可通过活动髋关节短时间减轻患者膝关节疼痛症状：①髋部或腹股沟区疼痛或感觉异常；②大腿前侧疼痛；③被动膝关节屈曲 <122°；④被动髋关节内旋 <17°；⑤髋关节牵拉时疼痛。

（二）关节活动、肌肉做功与运动表现

1. 改善膝关节软组织柔韧性和活动度的运动技巧

（1）增进膝关节的伸直：神经肌肉抑制技巧，腓肠肌、腘绳肌被动牵拉、自我牵伸技巧；

（2）增进膝关节的屈曲：神经肌肉抑制技巧，股四头肌、髂腰肌被动牵拉、自我牵伸技巧（减重、直立／阶梯辅助、坐姿）。

2. 增进肌肉表现和功能控制的运动

（1）无承重的运动：伸膝练习——股四头肌定位收缩练习，直腿抬高练习，直腿下降练习，多角度等长运动，短弧终末伸展运动，全弧伸展练习；屈膝练习——腘绳肌定位收缩练习，多角度等长运动，开链膝关节屈曲练习。

（2）闭链运动：闭链等长运动——坐位定位收缩练习，站立稳定性练习，站立抗弹性阻力闭链等长运动；闭链动态运动——蚌式运动、单侧闭链膝终末伸展练习，半蹲、微蹲与小弧度训练，向前、向后及侧向的上下台阶练习，站姿墙面滑行，部分及完全弓箭步练习，坐（椅上）姿步行。

（3）模拟功能性活动技巧的练习：肌力与耐力训练，体育休闲活动，本体感觉及平衡训练（扰动训练），肌力强化训练，协调与敏捷的步伐训练，模拟与工作相关的活动。

3. 恢复肌肉力线、髌骨活动轨迹与肌肉做功效率 膝关节由伸展到屈曲的过程中，髌骨不是沿直线移动的，通常沿曲线移动，检查或练习时均应注意动态运动是否会引起髌骨的外倾、前后倾斜或旋转运动（图 30-2-1）。由于膝关节股四头肌的复杂构成（图 30-2-

2），膝关节在屈曲约 60° 时，具有最大的伸肌力，在 45°~10° 时具有最大的屈肌力。为了膝伸展的最后 15°，股四头肌需要增加 60% 的肌力。因此，如果是仰卧位小腿悬挂下做伸膝训练则主要的做功肌肉为股直肌；坐位屈髋

90° 做伸膝训练则主要的做功肌肉为股内侧肌和股外侧肌。这个时候考虑肌肉的有效收缩状况，则伸膝过程中的膝屈 150°~90° 主要的做功肌肉为股直肌和股中间肌；膝屈 90°~15° 主要的做功肌肉为股外侧肌；膝屈 15°~0° 主要的做功肌肉为股内侧肌（图 30-2-3）。

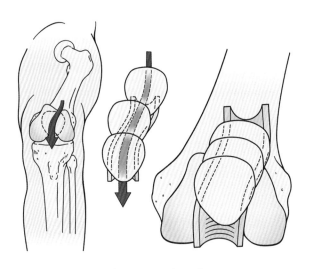

图 30-2-1　膝屈曲过程中髌骨的活动轨迹

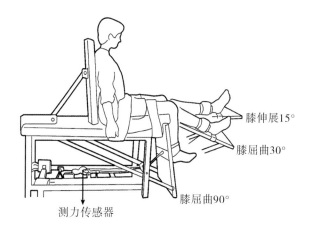

图 30-2-3　膝关节三种不同屈曲角度姿势伸膝力量的测试装置示意图

引自：Chan AY, Lee FL, Wong PK, et al. Effects of knee joint angles and fatigue on the neuromuscular control of vastus medialis oblique and vastus lateralis muscle in humans. Eur J Appl Physiol, 2001, 84(1−2): 36−41.

（三）锻炼强度与负荷效应

运动治疗可改善关节疼痛和活动度，逆转肌萎缩，以及增加骨矿物质密度（可以降低骨质疏松性骨折的风险）。不同锻炼强度对整体健康均有益处，如改善心血管功能（降低冠状动脉疾病风险）、心理社会健康（如抑郁症状减轻），因此并不一定需要高强度的锻炼。研究证实有氧训练、抗阻训练（如股四头肌肌力增强训练）和功能训练（如做特定活动的能力）缓解疼痛的效果相近；与结合多种不同训练类型的运动方案相比，同时期着重单一训练类型（如股四头肌肌力增强训练、有氧训练）的运动方案更能有效地减轻疼痛和失能；无论患者特征（包括放射影像学严重性、基线疼痛和体重指数）如何，个体化的锻炼方案缓解疼痛的效果类似。不过，潜在的

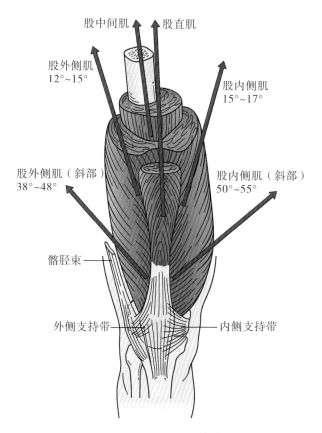

图 30-2-2　股四头肌的复杂构成

引自：David JM. Orthopedic Physical Assessment, 6th ed. Philadelphia: ELSEVIER Saunders, 2014.

问题是，骨矿物质密度增加会加大负重关节的负荷，进而增高 OA 的风险。

低负荷效应的锻炼（如游泳、骑车、行走或太极拳）可能更有助于增强肌力并保护关节。这些锻炼大多为闭链运动，运动时双脚要稳定地置于接触面上以避免关节过度扭转。水上运动特别有益于严重关节炎和 / 或有显著去适应作用的患者，水提供的浮力可减少关节压缩，并摆脱体重带来的束缚，患者可进行相对自由的锻炼。过度爬楼梯易增加膝关节内侧或负重面的负荷，因此不推荐。虽然跑步的安全性意见并不一致，但研究普遍未能显示跑步会增加 OA 的风险。推荐在锻炼前进行心血管系统热身并进行拉伸，以便促进循环并限制关节的压力。此外，使用夹板进行短期或长期的关节制动也能实现一定的关节保护，可减少疼痛和炎症。许多夹板可以昼夜佩戴且无明显妨碍。

负重抗阻训练一般注意事项包括：训练前咨询医学专家和治疗师或训练师；选择有恰当督导及器械的训练场所；关注可能影响训练安全和效能的其他健康问题（包括用药、一天中何时进行训练，以及超重和其他医学问题）；尽可能找到训练搭档。有效锻炼包括：锻炼前热身、锻炼后做放松运动、恰当的拉伸、在锻炼中应用适当的技巧，以及在锻炼中坚持使用合适的鞋以及医生开具的护具或矫正器。如果肌肉或关节疼痛或肿胀加剧、弹响、关节交锁、打软腿，或新发肌肉骨骼疼痛、腹痛、腹股沟疼痛、胸痛或呼吸急促，则应该停止锻炼。

五、其他支持性治疗

多种不同组织作为缓冲装置对关节起着保护作用，包括关节软骨、软骨下骨、滑液和关节周围的肌肉 / 肌腱。任何缓冲装置的缺陷均可导致关节退变，而关节和关节周围组织的退行性变，导致关节挛缩，进一步强化了缓冲装置的缺陷，关节活动障碍陷入恶性循环。

矫形器通过改变 OA 的承重反应，重新分配关节上的应力。使用支具和夹板可能有助于缓解症状。内侧膝关节 OA 患者应用膝外翻支具对膝关节疼痛有作用，但与对照矫形器组相比的临床获益程度小于其与未使用矫形器组相比的临床获益程度。膝外翻支具通过降低内侧膝关节负荷对膝关节起到了直接的生物力学作用，但尚不确定随着时间的推移这种作用是否会对结构性结局有影响。其他方法包括手杖和助行器。这些辅助具可以减少多达 50% 的髋关节应力，对膝关节的应力改变也相当有效。OA 患者宜穿着合适的鞋子，但指导具体鞋型的证据有限。

膝关节贴扎对膝关节 OA 患者可能有用，治疗性贴扎包括：在髌骨上前方横向位置，每周在低致敏性胶带基础上使用捆扎带，以使"髌骨内移、内倾和前后倾"；根据压痛最强烈的部位，使用胶带再次环绕以覆盖髌下囊或鹅足囊。走路时内侧负荷大于外侧，对于内侧胫股关节面，关节力学改变可促成膝骨性关节炎的发生甚至进一步恶化。支持性治疗有可能通过辅助纠正行为学而起作用。

（陈文君）

第三节　临床病例与思考

【病例 1】

患者赵某，男性，36 岁。2015 年 12 月被烧烤竹签刺伤左膝部，当时未做特殊治疗。2016 年 6 月初跑步后发现左膝活动受限，疼痛，肿胀；当时无出血，无昏迷，无恶心、呕吐，无胸闷、气急，无腹痛、腹胀，无二便失禁，未做特殊处理。于 2 周后至某医院就诊，诊断为膝关节感染，给予抗感染治疗及相应临床治疗，具体不详。2016 年 11 月至今，患者一直在家康复，效果不佳。2017 年 5 月 12 日，患者为求进一步康复治疗收治入院。诊断为左膝骨性关节炎。患者既往体健，"青霉素"过敏，父母健在，否认家族性遗传病史。患者神志清，精神一般，饮食睡眠尚可，体重无明显减轻。

入院后完善相关检查，生命体征分别是：BP 120/78mmHg，P 82/min，R 20/min，T 37.0℃。神清，精神可，情绪低落，自主步入病房，疼痛步态。口唇无发绀，全身浅表淋巴结未触及肿大，两肺呼吸音清，未闻及干湿性啰音。心率82/min，律齐，未闻及明显病理性杂音。腹平软，无压痛及反跳痛。左膝关节肿胀，无手术瘢痕。MRI：左膝半月板损伤，左膝内外侧副韧带及前后交叉韧带损伤。

物理治疗客观检查：患者左膝关节皮温略升高，肿胀明显，局部压痛（＋），浮髌试验（＋）。左足背动脉搏动良好，左膝关节下浅感觉较右侧减退。关节活动度测试，左膝屈曲P/A：115°/85°，伸展P/A：-5°/-20°。左大腿围度42cm（髌骨上缘上10cm处），右大腿围度44cm；左小腿围（髌骨下缘下4cm处）34.5cm，右小腿围度33cm。左侧伸膝肌力4-级，屈膝肌力3级，股四头肌较右侧轻度萎缩。其余关节活动度、肌力检查未见异常。ADL能力评估：改良Barthel指数100/100分。

思考：请列出患者的功能限制并叙述适当的康复目标，包括近期目标、长期目标与远期目标。描述可能会用到的徒手治疗技巧及要教导患者的运动，并简述其理由。建立符合目标的运动治疗处方应包含哪些内容？预防措施有哪些？具体如何展开运动计划？

临床推理：患者年纪较轻，病程较长，前期症状迁延已久，根据其一般信息和主诉症状，应以OA指数WOMAC评定。从疼痛、僵硬和关节功能三个方面来评估患者关节的结构和功能，辅以X线和详细的体格检查明确半月板及韧带损伤对关节稳定的影响。评估患者社会参与能力，包括工作、社交和休闲活动能力。了解疼痛和功能现状，选用恰当的量表或工具来评估患者的疼痛程度、性质、部位、持续时间及发生频率等信息，明确患者疼痛对功能活动的具体影响，症状持续时间和特点。详细评估人体特征，特别注意患者的肌肉表现与功能性检查、步态、移动和平衡能力、行为学习惯，并完成心理压力测试，帮助其树立信心。

治疗计划：患者皮温高、关节肿胀明显，肌肉萎缩也明显。因此，在康复治疗干预前，临床检查和药物干预必不可少。早期，治疗目标应是控制感染，并确认适合的康复干预治疗方式与强度，帮助患者树立信心。通过冰敷、加压与TENS治疗，帮助患者控制疼痛。其次，针对致病因素尽可能除去相关病因，减轻肌肉萎缩，加强神经肌肉再训练，加强关节稳定性的处理。再次，评估关节完整性，处理好髋、膝关节的灵活性问题，纠正步态，必要时使用辅助具保护。最后，强化患者的心肺及有氧耐力，增进体能，引入职业评估与功能训练。

【病例2】

患者尹某，女，84岁。因"右侧肢体活动不利、言语含糊10d"门诊拟"左侧后循环脑梗死"收治入院。患者10d前晨起时无明显诱因下出现右侧肢体活动不利，并伴有言语含糊，但上下肢仍能抬起，无视物旋转及视物成双，无意识丧失，无肢体抽搐，无大小便失禁，当即送往当地医院查CT，未见明显异常，未予治疗。至下午患者上述症状仍未见明显缓解，转至某省级医院就诊，查头颅平扫+DWI，结果提示：桥脑新鲜梗死灶，诊断为"左侧后循环脑梗死"，以"脑梗死"收治入院。入院后给予阿司匹林抗血小板聚集，立普妥稳定斑块及改善微循环等治疗后，症状较前改善。现患者右侧肢体仅可床上小幅度移动，吐字欠清，为求进一步康复治疗来我院就诊，予"左侧后循环脑梗死"收住入院。诊断：左侧后循环脑梗死、高血压病 2 级（极高危组）、2 型糖尿病、高同型半胱氨酸血症。患者病来精神可，饮食睡眠可，大小便无特殊，体重无明显减轻。患者高血压病史 10 年，最高血压 170/100mmHg，口服安博诺治疗，血压控制可。2 型糖尿病 4 年，口服阿卡波糖治疗，血糖控制可。既往：血小板减少 40 余年，经治疗后（具体不详）目前血小板检查未见异常。

入院后完善相关检查，生命体征分别是 BP 145/80mmHg，P 72/min，R 21/min，T 36.6℃。神清，口唇无发绀，全身浅表淋巴结未触及肿大，两肺呼吸音清，未闻及干湿性啰音。心率 72/min，律齐，未闻及病理性杂音。腹平软，无压痛及反跳痛，移动性浊音阴性，肠鸣音 5/min。平车推入病房。定向力、理解力、记忆力可。构音障碍。双瞳等大等圆，直径 3mm，对光反射灵敏，眼球各向活动可，未及眼震。额纹对称存在，左侧鼻唇沟变浅，伸舌右偏。双侧肢体深浅感觉对称存在，右侧肌张力无亢进。右侧巴氏征（+）。右侧腱反射（+），右侧肢体 Brunnstrom 评定：上肢Ⅱ级，手Ⅱ级，下肢Ⅱ级。洼田饮水试验 2 级。ADL 评估（Barthel 指数）：20 分。头颅平扫 +DWI：①双侧基底节区、放射冠、半卵圆中心多发缺血灶，双侧基底节区多发腔梗灶。桥脑新鲜梗死灶；②双侧脑室旁白质脱髓鞘改变，右侧上颌窦囊肿。

经过 1 周治疗，患者右侧肢体 Brunntrom 评定：上肢Ⅲ级，手Ⅲ级，下肢Ⅲ级，坐位平衡Ⅱ级。康复治疗第 8 天，患者第一次实现辅助站立，时间约 10min，双下肢承重差距不超过 20%。站立练习后，患者即诉右膝不适。次日右膝肿胀明显，浮髌试验（+），膝关节外侧压痛明显，小腿水肿不明显。遂于当日行双膝正侧位 X 线检查。影像可见双膝关节胫骨平台

及股骨远端增生硬化，髌股关节面亦见增生硬化，髁间隆突骨质变尖；关节间隙略变窄，关节关系基本正常。影像诊断为双膝关节退行性骨关节病。

思考：患者目前应该进行什么处理？康复目标应该做何种调整？描述可能会用到的徒手治疗技巧及要教导患者的运动，并简述其理由。患者什么时候可以进行站立和步行练习？具体如何展开治疗计划？

临床推理：神经疾患高龄患者常常合并有肌骨问题，结合影像检查可知双膝关节退行性改变应有较长时间。目前患者为脑血管意外后遗右侧肢体偏瘫，于负重站立时引发瘫痪侧（右侧）膝关节症状，关节积液明显。临床应加行肌骨超声检查，必要时关节腔穿刺，抽取关节积液。康复评估上应注意患者的本体感觉的评价，关注患者的膝关节稳定及屈伸膝活动的分离运动控制能力，调整患者站立训练与下肢负重相关的治疗计划及目标。

治疗计划：虽然患者的根本问题是卒中所致的肢体瘫痪问题，但鉴于目前的关节功能状态，应评估患者的本体感觉，采取低负荷效应锻炼增强肌肉控制并保护关节。在锻炼前应先进行心血管系统热身随后进行拉伸，以促进循环并限制关节的压力。采取直立承重练习时应使用矫形器通过改变膝关节 OA 的承重反应，重新分配关节上的应力。根据双膝关节的 Q 角及疼痛症状，调节膝内外翻支具的限定范围与对线。站立或步行时使用手杖和助行器，对膝关节的应力改变也相当有效。锻炼时并不需要高强度的膝关节负荷以避免失能。可采用诸如功率车或四肢联动等设施来改善患者的下肢协调与节律性运动，同时增强心血管功能和体能。个体化的锻炼方案和循序渐进的负重对患者信心的建立和症状的改善非常有效。

（陈文君）

第三十一章
膝关节前交叉韧带损伤

膝关节前交叉韧带（anterior cruciate ligament, ACL）又称前十字韧带，位于膝关节内，连接股骨与胫骨，它的主要作用是限制胫骨向前过度移位，它与膝关节内其他结构共同作用，从而维持膝关节的稳定性，使人体能完成各种复杂和高难度的下肢动作。ACL的解剖和生物力学特点决定了它在人群分布、损伤机制及合并损伤等方面表现出与其他膝关节损伤不同的疾病特征。在体育运动中，所有的膝关节韧带损伤中ACL损伤约占50%，内侧副韧带约占30%，两韧带合并损伤约占全体的90%。而美国人群的ACL断裂发病率约为10万人次/年。对我国现役运动员的普查发现，ACL断裂的发病率是0.43%。

第一节　临床表现与治疗机制

一、损伤机制

ACL断裂的主要原因是运动损伤，约占70%以上。接触性损伤约占30%，非接触性损伤约占70%。患病人数最多的项目男女有差异，男性运动员主要是足球、篮球、排球与棒球，女性运动员主要是篮球、滑雪、器械体操与手球。此外在从事柔道、摔跤和田径的专业运动员中，和在爱好羽毛球、排球运动的普通人中，ACL断裂也较多见。非运动损伤，包括交通伤，生产生活意外伤，约占27%。

在有身体冲撞或者高速度的运动中，ACL容易断裂。常见的受伤机制包括方向转换动作（cutting），落地动作（landing），减速并停止动作（stopping）。常见的受伤动作例如在足球运动中与对方球员对脚发生外翻伤，在篮球运动中带球过人时支撑腿膝关节发生急速扭转导致外旋伤，投篮后单腿落地扭伤，在滑雪运动中高速下滑时滑板插入积雪，运动员被绊倒发生过伸伤，都容易导致ACL损伤。一些群众性运动，例如拔河、跳马、跳箱等也容易出现ACL损伤。骑电动自行车跌倒或是一些体质弱的人不慎跌倒，都有可能导致ACL损伤。

ACL非接触性损伤的机制（图31-1-1）：①正常运动状态的膝关节。②屈膝23°左右（一般小于30°）单腿负重，膝关节发生外翻，外侧间室压力增大，内侧副韧带紧张。③股四头肌发力，胫骨前移，股骨外髁相对于外侧胫骨平台后移（一般还认为身体重压合并扭转暴力使得股骨相对于固定住的胫骨发生外旋，同样是股骨外髁相对于胫骨平台后移即胫骨相对于股骨内旋），ACL受此暴力发生断裂（一般在损伤动作发生的40ms内）。④ACL断裂后，内侧胫骨平台亦发生前移，胫骨相对于股骨外旋，外侧间室复位（一部分ACL损伤患者核磁上所见股骨外髁与胫骨平台后缘的对吻骨挫伤即发生在此时）。

从上述ACL致伤过程可以看出，ACL非接触性损伤时有下列因素：①单腿落地，全足着地固定住胫骨；②膝关节小角度屈曲；③膝

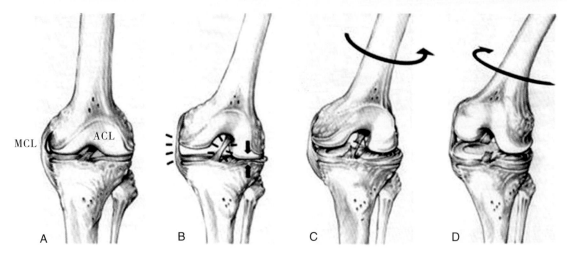

图 31-1-1 ACL 非接触性损伤的机制

A. 正常关节受力；B. 单腿负重；C. 单腿负重，同时发生胫骨外旋；D. ACL 断裂

关节发生外翻；④股四头肌发力时，腘绳肌（主要是股二头肌）未发生有效对抗，致使胫骨过度前移。

因此，ACL 非接触性损伤的预防措施主要为：①训练运动员在落地时必须有足够的前足支撑时间，大于 40ms，这样胫骨会在"可能致伤时间内"随股骨移动，避免过度旋转和过度前移；②训练运动员相对大屈膝角度着地，并控制外翻；③训练运动员的腘绳肌（主要是股二头肌）力量，使之与股四头肌有效对抗。

二、临床表现

好发群体：25 岁以内的专业运动员，18~35 岁的非运动员；女性发病率高于男性；一些特殊职业如军人、舞蹈演员和杂技演员发病率高于一般人群。

临床症状分为三类：①ACL 的专有损伤症状，这一点在下面详细讲述；②合并半月板、软骨或者其他韧带损伤时，可表现为膝关节疼痛、弹响、交锁或者相应韧带的特有表现；③膝关节非正常状态表现，大部分患者可有膝关节周围肌肉萎缩尤其表现为股四头肌的萎缩。

（一）ACL 损伤的急性期症状

1. 膝关节疼痛 膝关节疼痛位于关节内部，患者可因膝关节剧烈疼痛而不敢活动，部分患者疼痛轻微可行走甚至可继续小量运动。

2. 膝关节肿胀 膝关节肿胀一般发生于膝关节扭伤的数分钟至 3h 内。

3. 膝关节伸直受限 膝关节伸直受限 ACL 断裂后韧带残端翻转至髁间窝前方产生炎症刺激。部分患者因半月板损伤可致伸直或屈曲受限。合并内侧副韧带损伤有时也表现为伸直受限。

4. 膝关节不稳 膝关节不稳部分患者在受伤时感觉到膝关节内错动一下（有的会闻及伴随响声），伤后 1~2 周在恢复行走时可开始感觉膝关节有晃动感。

5. 膝关节活动度受限 膝关节活动度受限多因创伤性滑膜炎导致膝关节肿胀和疼痛引起。

（二）陈旧性 ACL 断裂的表现

ACL 超过 6 周属陈旧性，陈旧性 ACL 断裂多有不稳症状，表现为下列 3 种程度。

1. 严重不稳 严重不稳是由于 ACL 合并膝关节肌肉代偿差导致，表现为在日常生活中行走或慢跑时即可感觉到膝关节有错动感，这种错动感一般表现为膝关节的股骨和胫骨的左右错动。

2. 中度不稳 ACL 断裂合并肌肉适度代

偿，表现为不敢加速快跑，快跑时不敢急停、急转。

3. 轻度不稳 ACL断裂合并肌肉较好代偿，表现为可从事一般的运动，患者可以跑、带球，但是比赛中的一些动作如跳起单足落地、以患侧下肢为支撑，用健侧足射门等动作不能完成，或者完成时需要一个反应时间（前交叉韧带与膝关节周围肌肉的反射通路中断，需要经过大脑建立新的反射）。不论患者表现为哪种不稳，膝关节在运动或生活中易反复扭伤也是ACL断裂的标志性临床表现。

三、康复评估

（一）常用查体实验

1. 屈膝90°前抽屉试验（anterior drawer test, ADT） 患者平躺，屈膝90°，双足底平放于床面，检查者坐在患者足面，向前拉胫骨，如有移位则提示ACL损伤。需要注意的是，查体前应该先观察胫骨结节是否塌陷，先查后抽屉试验以防漏诊后交叉韧带损伤。

2. Lachman试验 患者平躺，屈膝20°~30°，检查者以左手握住右膝大腿远端，右手握住右膝小腿近端，将小腿向前平拉，如

有松弛则提示ACL损伤。此试验强调抵抗感（endpoint），即向前提拉小腿近端时，正常的ACL会阻止胫骨过度前移，此时右手会感觉小腿突然被拽住。ACL完全断裂患者自然没有抵抗感，部分断裂患者或者韧带断端有粘连时可能会感觉到抵抗，但抵抗感弱，与正常抵抗感不同。

3. 轴移试验（pivot shift test, PST） 检查者使小腿内旋外翻，附加轴向应力，将膝关节由伸直向屈曲活动。ACL断裂的患者在膝关节伸直时胫骨相对于股骨在正常位置；轻度屈曲时，胫骨向前半脱位（此时不易察觉）；继续屈曲至30°左右，胫骨复位，貌似股骨"向前半脱位"（此时易观察）。

一般认为，ACL损伤最有效的查体是Lachman试验，对于不典型的患者，可在屈膝（图31-1-2）20°~30°甚至到40°检查，体会抵抗感和松弛程度。部分患者可出现ADT假阴性。至于PST，一方面阴性率较高（患者稍有紧张即不便检查），另一方面是小负荷模拟损伤动作，部分患者会有不适，一般为术后评价效果的检测手段。

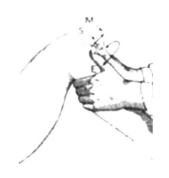
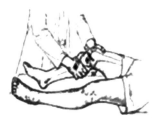
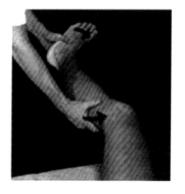

图31-1-2 体格检查

（二）影像学检查

1. X 线检查（图 31-1-3） 对于膝关节扭伤合并肿胀或不适的患者，临床医生一般会建议做 X 线检查。当然，绝大部分 ACL 损伤患者的膝关节 X 片会表现为正常。部分合并有外侧关节囊胫骨端撕脱骨折的患者可以看到 Segond 骨折，此骨折是 ACL 损伤的特有征象。

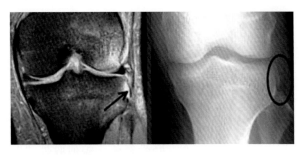

图 31-1-3 ACL 损伤 X 线检查

2. 磁共振成像（magnetic resonance image，MRI） ACL 断裂的诊断不难，有经验的运动医生仅靠查体即可诊断绝大部分此类损伤。如果医生考虑 ACL 断裂，一般会建议患者行 MRI 检查。ACL 损伤的 MRI 征象有两种：①直接征象：MRI 片上可以见到 ACL 实质部或者近上止点处撕裂；②间接征象：股骨外髁及外侧胫骨平台后缘骨挫伤。MRI 检查的目的在于：①确诊 ACL 损伤，为手术治疗提供诊断证据。部分陈旧 ACL 损伤，因其上止点粘连于髁间窝侧壁等部位，有时会给医生查体造成假象，容易被误诊为未断或部分断裂，MRI 检查有助于明确这种情况。②明确有无关节软骨、半月板等其他膝关节结构的损伤，在手术之前做好充分准备。

四、治疗机制

根据撕裂程度的不同可以分为不完全撕裂和完全撕裂。

前交叉韧带不完全撕裂时，如果患者已经停止了大强度的包含有急停和转向的运动，并且能够长时间地休养，通常能够依靠保守治疗

及物理疗法使部分撕裂的前交叉韧带得到很好的恢复。此时，并不需要进行重建手术。

当前交叉韧带完全撕裂时，断裂的韧带两端是无法直接缝合回去的，若想最大限度地恢复韧带的原有功能，大多需要用韧带替代物（取自患者本人大腿其他部位的韧带、来自遗体捐赠者的韧带或者人工合成的韧带）进行重建手术治疗。

五、手术治疗

（一）ACL 重建手术指征及时机

年轻患者被确诊为 ACL 损伤后，具备下列任何一项均需接受 ACL 重建手术：①膝关节反复扭伤；②有膝关节不稳感；③合并膝关节半月板或其他重要稳定结构损伤；④有明确膝关节软骨损伤需要修复者。

不需要韧带重建手术治疗的患者：①无上述手术指征，且无关节不稳；②在医生建议下急性期（一般在伤后 2 周内）佩戴支具或者石膏行保守治疗至韧带愈合的患者；③韧带断裂多年，软骨损伤非常严重，要根据具体情况采取其他治疗措施。

重建手术时机：①单纯 ACL 断裂患者，在急性期过后，关节基本消肿、关节活动度基本正常后即可接受手术。如果暂时不能手术，在急性期后应该去掉制动性支具，恢复正常行走，勤练肌力，以防肌肉萎缩。②合并可缝合的半月板损伤或需要修复的软骨损伤（医生判断），急性期过后尽早手术，以争取半月板或软骨的修复机会，最好不要超过 3 个月。③在②中，如果有交锁症状，争取在 3 周内手术，以防止术后关节功能锻炼困难。④合并有需要缝合的内、外侧副韧带损伤，最好在 2 周内手术，过了急性期，上述韧带基本无法缝合，额外重建的效果不如缝合，且创伤、花费都会更大。

（二）术前准备

ACL 急性损伤，如果发生肿胀，应该用厚棉垫对受伤的膝关节及近端、远端 10cm 左右区域进行加压包扎；部分明显肿胀患者，应由医生决定是否穿刺抽出部分积血后再加压包扎。休息 3~4d 后，应积极进行功能训练，应该尽量在手术前将膝关节的伸直和屈膝功能练习到正常，否则，术后的膝关节活动度练习会相对困难。在被确诊为 ACL 断裂后等待手术床位期间，除了功能练习和肌力练习外，患者需要保护好膝关节（急性期戴夹板，急性期过后戴护膝），避免长时间的行走及体育运动，以免因膝关节不稳而产生继发损伤。另外需要注意避免患上感冒、腹泻等感染性疾病，保护好膝关节周围的皮肤，防止蚊虫叮咬及抓挠破损。

（三）手术风险

手术风险包括手术部位的出血、术后感染、关节疼痛、关节僵硬或者关节乏力、重建后康复不良、症状无法缓解等。

（四）手术方法

目前的主流技术仍然是用自体腘绳肌腱作为移植物行关节镜下单束 ACL 重建，技术成熟，临床效果可靠，一些运动员接受了这种手术后不仅可重返赛场而且重新取得了奥运冠军。重建手术所用自体腘绳肌腱是大腿内侧的两根肌腱：半腱肌腱和股薄肌腱，肌腱取全长、全段，手术医生用一个长约 3cm 的小切口即可完成取腱。重建 ACL 需要在胫骨和股骨上钻制骨道，然后将肌腱移植入关节腔及两端的骨道以代替 ACL，肌腱在骨道的两端用内固定装置固定。这种固定装置根据手术的需要采用，一般为可吸收钉和金属钉联合固定。内固定是否要取出主要取决于内固定的部位有无异物反应，术后内固定部位没有疼痛等可不必再次手术取出。

（五）ACL 术后常见症状

1. 后方疼痛　术后的这种疼痛一般由取腱时取腱器造成皮下组织、深筋膜等损伤引起，表现为大腿后方或者膝关节后方疼痛。此类疼痛一般持续至术后 1 周左右，也有患者根本就没有此类疼痛。有时会有少量出血渗至皮下也会有刺激从而产生疼痛。患者可以自己观察，若看到大腿后方或者膝关节后方的皮下有淤血（可以用热毛巾热敷，每天 2~3 次，每次 5min），轻度压痛，没有明显肿胀，就是正常现象。

2. 体温升高　术后体温轻度升高，在 38℃ 以内，持续不过 4d，一般为术后吸收热，属正常情况。如果体温超过 38℃ 或体温尽管在 37.5℃ 左右但持续时间大于 4d，要警惕术后感染或呼吸道感染等，需尽快就医。

3. 关节肿胀　ACL 重建术后膝关节一般都会有肿胀，因软骨等损伤的程度不同，肿胀的程度也不一样。一般来说，肌力练习较认真、效果好的患者在术后 4~6 周肿胀就会好转，一般在术后 3 个月内可以消肿，如果软骨损伤较重，术后 6~8 个月甚至持续数年膝关节间歇性肿胀的患者也有。一般建议 3 个月以上膝关节没有消肿的患者要及时就医。膝关节肿胀一般由积液引起，若感觉膝关节肿胀很明显、张力很大（有时会伴有体温升高），应看医生，由手术医生根据情况决定是否要穿刺抽液及加压包扎等。3 个月以内的轻度肿胀，若正在进行膝关节屈膝等角度康复，可加强冰敷。若膝关节活动度已经恢复，可以外用关节洗药、口服扶他林等进行消炎，同时加强膝关节肌力练习。

4. 内踝淤血　重建 ACL 取腱处或者骨道口会有少量出血，出血量若在 20~30mL 以上则不能在其附近吸收。不能吸收的出血会沿着皮下与深筋膜之间的间隙向下流到内踝处停留，慢慢渗出，在皮下形成青紫等淤血的表现，按之有轻度疼痛。这种现象一般在术后 7~10d 出现，持续 3~4 周。有时淤血也会在胫骨前方或者表现为胫骨前方的肿胀等，可局部热敷（前述热毛巾法）、加强踝泵练习，抬高患肢，促进其吸收。

5. 皮肤麻木　这种麻木的特殊区域是取腱切口的前下外侧或者小腿内侧，其他区域麻木需就医。此类皮肤麻木的原因为取腘绳肌腱时隐神经损伤，有临床研究认为取腱时用斜切口可以减少隐神经的损伤，但仍不能有效避免。这种麻木不会对患者的生活造成影响，但是会引起轻度不适或恐慌。大部分麻木感在术后3~6个月恢复，恢复初期可有局部皮肤的虫咬感或者发痒的感觉，不必担心；有的要延续到术后 1 年左右才可恢复。

6. 行走不利　所谓行走不利即是行走时有"瘸"的现象。一般多见于术后膝关节伸直受限，术后早期有些患者往往注重屈膝练习，伸直往往差 3°~5°，这样的患者在行走时患膝会"拖后腿"，造成瘸的现象。这种情况应该到门诊找手术医生，由医生排除其他导致膝关节伸直受限的原因后及时加强伸直练习，不能耽误。还有两种情况：一种是患侧膝关节周围肌肉萎缩，解决方法是加强力量练习。另一种是合并软骨修复、半月板缝合等手术，负重行走较一般重建手术延后，解决方法是适当增加行走时间，找双下肢平衡的感觉。

行走不利的另外一个常见现象是膝关节屈伸时灵活度不够，这种情形一般在术后 6~8 周左右膝关节活动度接近正常后表现得尤其明显，与患者此时的期望值较高有关。正常的灵活度不够一般在活动后会有好转，术后 5 个月左右时，膝关节的灵活度一般会完全恢复正常。

六、保守治疗

保守治疗的适用范围：ACL 断裂后多数医生都会选择手术，重建 ACL 进行治疗，现就适合非手术治疗的情况进行讨论。

1. ACL 部分断裂　ACL 部分断裂的定义是少于 50% 的韧带纤维撕裂。Ng 等将羊的 ACL 部分切断后，定期观察其愈合情况（用保守治疗），观察 3 年后发现最后愈合的韧带具有很高的韧度和弹性，从而为保守治疗提供了可靠依据。Bray 等切断兔的部分 ACL，观察 4 个月后发现 ACL 部分血管增生，血液供应显著增强，充足的血液供应可以促进韧带的愈合。Bak 等对 56 例单纯的 ACL 部分断裂患者进行了 5 年的随访，发现大多数患者能获得满意的膝关节功能及稳定性。Casteleyn 等对 228 例 ACL 损伤采取保守治疗的患者进行了长期随访，发现只有少数患者发生了韧带和半月板的二次损伤，并对 109 例随访 5 年的患者进行 IKDC（国际膝关节文献委员会膝关节评估表）评分，23% 为正常（A 级），50% 接近正常（B级），21% 异常（C 级），6% 严重异常（D 级），大多数患者愈合良好。Ahn 等对 48 例 ACL 损伤的患者（12 例 ACL 完全断裂，36 例部分断裂）进行长期随访，发现 46 例表现出韧带的连续性，39 例患者在 MRI 上表现出低强度信号，预后普遍良好。

2. 青少年 ACL 完全断裂　青少年发生 ACL 损伤有很高的比例。Luhmann 对 44 例年龄 <18 岁的关节积液患者研究发现，16 例患者有 ACL 损伤。在年纪偏小的患者中，又以男孩多见。有很多报道指出儿童在接受手术治疗后出现诸如两腿长短不一，股骨或胫骨发育畸形等情况。少年儿童骨骼发育尚未成熟，ACL 重建术治疗易损伤骺板，容易导致肢体不等长、成角畸形。基于此种考虑，很多医生主张采取保守治疗至骨骼成熟，若此时仍有症状，再行 ACL 重建。

3. 老年 ACL 完全断裂　ACL 损伤如果发生在老年人身上多采取保守治疗。因老年人运动量少，对膝关节没有太大的需求，进行手术重建韧带就是为了防止患者的关节提前磨损、老化。如果是年纪较大的患者,多数关节都有磨损,与手术带来的创伤相比保守治疗引起的老化更严重。有报道称在保守治疗的群体中,年纪越大,运动量越少,保守治疗的效果就越好。

(马全胜)

第二节 ACL 损伤的运动治疗

一、手术患者的运动治疗(重建术后,以一种手术方式为例)

(一)分期运动治疗方案

重建手术应该在炎症消退、关节活动度正常以及肌肉功能和步态恢复后才能进行。术前恢复 ROM 可以减少术后关节纤维粘连的可能性。术前的一项重要内容是康复教育。术前康复计划可以使患者或运动员为术后练习做好思想准备。教育和由此产生的术后康复练习中的独立性可以加速康复进程,减少并发症。术前康复计划包括足跟后垫毛巾卷被动过伸、股四头肌收缩练习、直腿抬高练习(术后支具固定在 0°)以及主动屈曲练习或用对侧健肢帮助患肢进行主动伸膝练习(ROM 为 90°~0°)。ACL 损伤后和髌股关系病变术后早期应避免伸膝最后阶段的开链练习。教会患肢自主松动髌骨以改善正常的髌股关节生物力学。

为患者定制术后支具,并教其如何穿卸。鼓励患者在睡眠、行走和仰卧位做直腿抬高练习时戴上支具,直到医生或理疗师允许其不戴、教会患者在术后采取冷疗来控制术后疼痛和渗出、为患者定制拐杖,并教会其 50% 部分负重。用 KT1000 膝韧带测量仪记录术前松弛度,如果合适的话,进行肌力测试(等速或功能测试)和平衡测试。术前至少应进行一次治疗咨询,其中包括描述手术治疗方案、运动治疗、术后进程、常见问题和答案。

ACL 重建术后应立即开始康复治疗计划。康复医师必须小心保护 ACL 重建物并要考虑术后康复过程 ACL 生理变化。据 Noyes 等报道髌腱中 1/3 的强度时正常的 186%。重建时移植物强度较大,然后经历坏死、再血管化和塑性重建、坏死期的重建物强度下降,在血管化和塑性重建期的重建物强度逐渐增加。应重视移植物的固定方法及其生物学固定。一般而言,力学止点重建需 3~6 周,患者逐渐恢复功能,术后 4~6 个月完成康复。

1. 初期(术后 0~2 周) 目的:减轻疼痛及关节肿胀;早期进行肌力练习及关节活动度练习,以防止粘连及肌肉萎缩。练习的初期以静力练习(关节不活动,保持某一姿势直至肌肉疲劳)为主。

(1)手术当天:麻醉消退后,开始活动足趾、踝关节,如疼痛不明显,可尝试收缩股四头肌。

(2)术后第 1d:术后 24h 可扶双拐脚不着地行走。运动建议:①踝泵练习(图 31-2-1):用力、缓慢、全范围屈伸踝关节,尽可能多做,对于促进血液循环、消退肿胀、防止深静脉血栓具有重要意义;②股四头肌等长练习,在不增加疼痛的前提下尽可能多做,大于 500/d;③腘绳肌等长练习,患腿用力下压所垫枕头,使大腿后侧肌肉绷紧及放松,大于 500/d;④正确体位摆放(图 31-2-2):患腿抬高放于枕头上,足尖朝向正上方,不能歪向一边,膝关节下方应空出,不得用枕头将腿垫成微弯位置,如疼痛不能忍受,则应在医生指导下摆放于舒适体位;⑤开始尝试直腿抬高(图 31-2-3):伸膝后直腿抬高至足跟离床 15cm 处,保持至力竭,每组 10 次,每天 2~3 组。

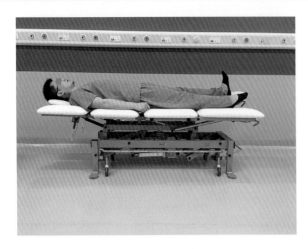

图 31-2-1 踝泵练习

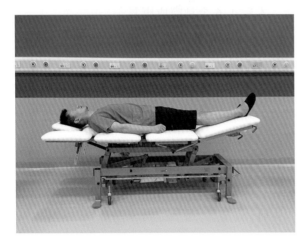

图 31-2-2 正确体位摆放

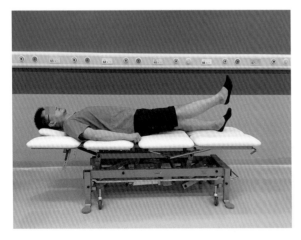

图 31-2-3 直腿抬高

（3）术后第 2d：视情况拔除引流管。运动建议：①继续以上练习；②踝泵练习改为抗重力练习（图 31-2-4，可由他人协助或用手扶住大腿），每次下床后练习可有效防止肿胀；③开始侧抬腿练习，每组 30 次，每天 2~4 组，

组间休息 30s；④开始后抬腿练习（图 31-2-5），俯卧（脸向下趴在床上），患腿伸直向后抬起至足尖离床面 5cm 为 1 次，每组 30 次，每日 2~4 组，组间休息 30s。

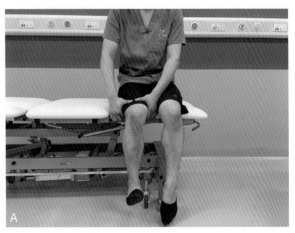

图 31-2-4 抗重力练习

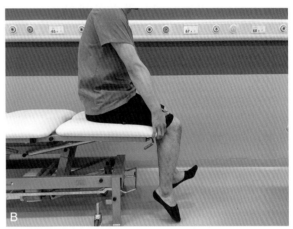

图 31-2-5 后抬腿练习

（4）术后第 3d：根据情况由医生决定开始关节活动度练习。活动建议：①继续以上练

习。②负重及平衡：在有保护的情况下双足左右分开，在微痛范围内左右交替移动重心，争取达到单腿完全负重站立，每次5min，2/d。双足前后分离，移动重心，争取达到单腿完全负重站立。③开始屈曲练习（在微痛范围内，早期练习尚有一定危险性）。④屈曲练习后即刻冰敷20min左右。⑤伸展练习：去除夹板，于足跟处垫枕，使患腿完全离开床面，放松肌肉使膝关节自然伸展。每次30min，1~2/d。与屈曲练习间隔时间尽可能长。

（5）术后第4d：①继续以上练习；②加强负重及平衡练习，逐渐至可用患腿单足站立。如可轻松完成，则开始使用单拐（扶于健侧）行走；③屈曲练习至0°~60°。

（6）术后第5d：①继续并加强以上练习；②屈曲练习至70°~80°，并可开始主动屈伸练习，开始5次后，逐渐增加至10~20次，训练后冰敷。

（7）术后1~2周：①主动屈曲达90°；②根据膝关节稳定程度，调节支具至30°~50°内活动（图31-2-6）。

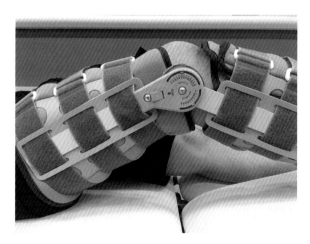

图31-2-6　佩戴支具

2. 早期（术后2~4周）　目的：加强关节活动度及肌力练习，提高关节控制能力及稳定性，逐步改善步态。

（1）术后2周：①被动屈曲至90°~100°；②强化肌力练习（直抬腿可在大腿一侧加重物作为负荷）；③如可单足站立1min，即可用单拐行走，并于室内可脱拐行走；④伸展可达与健侧基本相同；⑤开始在医生指导下自行练习屈曲；⑥逐渐调整支具至0°~70°屈伸，并每3~5d加大角度，术后满4周调节至110°，如调整后行走及负重时关节不稳明显，则减小至调整前角度。

（2）术后3周：①被动屈曲至100°~110°；②加强主动屈伸练习，强化肌力练习；③开始尝试脱拐行走。

（3）术后4周：①睡眠时可不戴支具；②被动屈曲至110°~120°；③调整支具至可在0°~110°屈伸；④开始前后、侧向跨步练习。前侧向跨步练习：患腿向前跨出，再向前转移重心。后侧向跨步练习方法相似，每组30次，每日4组；⑤静蹲练习（图31-2-7）：后背靠墙，双脚与肩同宽，脚尖及膝关节正向前，不得出现"内外八字"，随力量加大逐渐增加下蹲的角度（小于90°），每次2min，间隔5s，每组5~10次，每日2~3组；⑥力求达到正常步态行走。

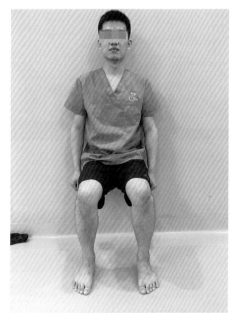

图31-2-7　静蹲练习

3. 中期（术后 5 周 ~3 个月）　目的：强化关节活动度训练至与健侧相同。强化肌力训练，改善关节稳定性。恢复日常生活活动能力。随着肌力水平的提高，中期以绝对力量的练习为主。选用中等负荷（完成 20 次动作即感疲劳的负荷量），每组 20 次，2~4 组连续练习，组间休息 60s，至疲劳为止。

（1）术后 5 周：①被动屈曲达 120°~130°；②开始患侧单腿 45° 位半蹲屈伸膝练习：患腿单腿站立，上体正直，缓慢下蹲至屈曲 45° 处，再缓慢蹬直至完全伸直，要求缓慢、用力、有控制（不打晃），每组 20~30 次，组间间隔 30s，2~4/d；③固定自行车练习，无负荷至轻负荷，每次 30min，2/d。

（2）术后 8~10 周：①被动屈曲角度逐渐至与健侧相同；②"坐位抱膝"（图 31-2-8）：与健腿完全相同后，开始逐渐在保护下全蹲；③强化肌力，使用皮筋进行股四头肌、腘绳肌等肌力训练。

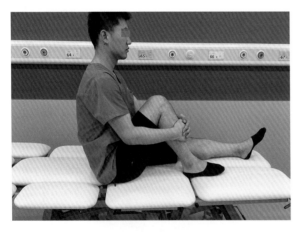

图 31-2-8　坐位抱膝

（3）术后 10 周 ~3 个月：①主动屈伸膝关节，角度基本与健侧相同，且无明显疼痛；②每日俯卧位屈曲使足跟触臀部，持续牵伸，每次 10min；③坐位抱膝角度与健侧完全相同后，开始跪坐练习；④开始蹬踏练习；⑤术后 3 个月如有条件可进行各项功能测试，为下阶段日常生活及正常运动提供客观依据。

4. 后期（术后 4~6 个月）　全面恢复日常生活活动。强化肌力及关节稳定训练。后期提高最大力量，选用大负荷 70% 1RM（完成 12 次动作即感疲劳的负荷量），8~12 次 / 组，2~4 组连续练习，组间休息 90s，至疲劳为止。

（1）开始膝绕环练习。

（2）开始跳上、跳下练习。

（3）开始侧向跨跳练习。

（4）开始游泳（早期禁止蛙泳），跳绳及慢跑。

（5）运动员开始基项动作的专项练习。在此期间重建的韧带尚不够坚固，故练习应循序渐进，不可勉强或盲目冒进。且应强化肌力以保证膝关节在运动中的稳定性及安全性，戴护膝保护。

5. 恢复运动期（术后 7 个月 ~1 年）　全面恢复运动或剧烈活动，强化肌力及跑跳中关节的稳定性，逐渐恢复剧烈活动或专项训练。

（二）晋级标准

1. 初期到早期的晋级标准　①直抬腿练习时无股四头肌迟滞；② ROM：0°~90°；③患肢单侧负重时无痛。

2. 早期到中期的晋级标准　① ROM：0°~125°；②步态正常；③可以迈上 8 英寸（1 英寸 =2.54cm）高台；④髌骨活动度良好；⑤ KT1000 和功能评定时功能提高。

3. 中期到后期的晋级标准　① ROM 在正常范围内；②在无痛且很好控制小腿的情况下从 8 英寸高的台阶迈下；③ KT1000 和功能评定时功能提高。

4. 后期到恢复期的晋级标准　①跑步时无症状；②跳跃试验患膝达到健侧的 75% 以上；③ KT1000 和功能评定时功能提高。

（三）注意事项

1. 初期注意事项　①避免主动伸膝 40°~0°；②支具锁定在 0° 时行走；③避免热疗；

④避免长时间站立、行走。

2. 早期注意事项　①在充分股四头肌控制和下肢力线恢复前，避免反复下楼；②在训练和进行功能活动时避免疼痛。

3. 中期注意事项　①在训练和进行功能活动时避免产生疼痛；②在没有足够肌力和术者允许的情况下，避免跑步和运动训练。

4. 后期注意事项　①在进行治疗训练和功能活动时避免疼痛；②在足够的肌力恢复和医生允许前，避免运动。

5. 恢复期注意事项　①在进行训练动作和功能活动时避免疼痛；②在肌力得到足够恢复和医生允许前，避免运动。特别强调以下几点：

（1）本计划所提供的方法及数据均按照一般常规情况制订，具体执行中需视自身条件及手术情况不同，在医生指导下完成。

（2）功能活动中存在的疼痛，是不可避免的。如疼痛在活动停止半小时内可消退至原水平，则不会对组织造成损伤，应予以耐受。

（3）肌力练习应集中练习至肌肉有酸胀疲劳感，充分休息后再进行下一组。练习次数、时间、负荷视自身情况而定，且应同时练习健侧。肌力的提高是关节稳定的关键，必须认真练习。

（4）除手术肢体制动保护外，其余身体部位（如上肢、腰腹、健侧腿等）应尽可能多地练习，以确保身体素质，提高整体循环代谢水平，促进手术局部的恢复。

（5）早期关节活动度（屈、伸）练习，每日只进行一次，力求角度有所改善即可，避免反复屈伸，多次练习。如屈曲角度长时间（>2周）无进展，则有关节粘连的可能，故应高度重视，坚持完成练习。

（6）活动度练习后即刻给予冰敷15~20min。如平时感到关节肿痛、发热明显，可再冰敷，每日2~3次。

（7）关节肿胀会伴随整个练习过程，肿胀不随角度练习及活动量增加而增加即属正常现象，直至角度及肌力基本恢复正常后，肿胀才会逐渐消退。肿胀突然增加应调整练习，减少活动量，严重时应及时复诊。

二、非手术患者的运动治疗

对于ACL损伤的治疗，原则是早期诊断、早期治疗。保守治疗是在限制患膝运动量的基础上，通过患膝肌力、活动度和本体感觉的训练来达到功能性稳定的目的。

（一）分期运动治疗方案

ACL损伤治疗的近期目标是恢复膝关节的稳定性和患者的活动水平，远期目标为延迟骨性关节炎的发生，而这又以稳定性的恢复为基础。Dorizas等将保守治疗分为三个阶段：①在受伤后不久开始进行基础负重；②在疼痛消失后，维持至少6周的关节活动和肌肉强度训练，可以使用膝关节支具帮助训练；③在肌肉力量逐渐恢复后，要适当进行一些对抗性的体育运动。

（1）消除关节肿胀：PRICE原则，P指保护（Protection），R指休息（rest），I指冰敷（ice），C指加压包扎（compression），E指抬高损伤部位（elevation）。

（2）伤后立即开始踝泵训练和直腿抬高练习，增强股四头肌肌力。

（3）伤后第1周开始扶拐使患肢部分负重下床活动，逐渐增加活动量。6~8周弃拐使患肢完全负重行走。

（4）关节活动度训练：伤后3周开始膝关节屈曲练习，伤后6周恢复正常活动范围。

（5）肌力训练：在疼痛肿胀明显时，进行股四头肌、腘绳肌等长收缩训练。疼痛消失后逐步开始股四头肌和腘绳肌的等张肌力训练。以闭链运动为主，如膝关节屈曲0°~45°小范围静蹲。在做开链运动时，早期应避免最后30°主动伸膝，以免增加前交叉韧带上的应力。在训练时要特别注意腘绳肌的肌力训练，腘绳肌能够部分代偿前叉韧带限制胫骨前移的作用。

（6）本体感觉训练：在加强膝关节周围肌力训练的基础上进行膝关节本体感觉的强化训练。①平衡功能反馈训练：在0°~30°膝屈曲位行平衡板训练，先双腿后单腿，先睁眼后闭眼进行平衡板练习，每天训练1次，每次30min；②盲视下膝关节多角度重复训练：可在家属的配合下完成，也可自己重复睁眼、闭眼的训练；③半蹲训练：双腿半蹲和单腿半蹲（膝关节屈曲0°~30°），并用手抛球以分散注意力，每天训练1次，每次20min；④固定自行车练习，双腿交替用力，逐渐增加阻力和速度，每天练习2次，每次15~30min；⑤步行灵活性训练，行前进步、后退步、侧向活动练习，每次15~30min，每天训练1次；⑥刺激腘绳肌、股四头肌快速收缩的功能训练，每天1次，每周5次，共4周。

（二）晋级标准

1. 初期到早期的晋级标准　①在进行直抬腿练习时无股四头肌迟滞；②ROM：0°~90°；③患肢单侧负重时无痛。

2. 早期到中期的晋级标准　①ROM：0°~125°；②步态正常；③可以迈上8英寸高台；④髌骨活动度良好；⑤KT1000和功能评定时功能提高。

3. 中期到后期的晋级标准　①ROM在正常范围内；②在无痛且很好控制小腿的情况下从8英寸高的台阶迈下；③KT1000和功能评定时功能提高。

4. 后期到恢复期的晋级标准　①跑步时无症状；②跳跃试验患膝达到健侧的75%以内；③KT1000和功能评定时功能提高。

（三）注意事项

在进行运动训练时应在患者无痛的范围内进行，避免加重关节的损伤。

（马全胜）

第三节　临床病例与思考

【病例1】手术治疗

患者李某，男，22岁，维吾尔族。因"外伤致左膝关节疼痛伴活动后加重4年余"于2015年1月27日收住入院。于2015年1月29日在连续硬膜外麻醉下行经关节镜前交叉韧带重建术，内侧半月板修复术。术后置引流管1根，支具外固定。患者因4年前踢足球时不慎扭伤左膝关节，当时感觉关节剧痛、肿胀、伴伸屈功能受限，未在意，在家休息，4年来患者左膝关节疼痛不能缓解，活动时加重。4d前新疆医学院MRI检查发现前交叉韧带完全断裂，外侧半月板后脚损伤，左膝关节少量积液。以"左膝前交叉韧带断裂"收住。患者入院后给予详细的体格检查及专科评估，并进行X线、MRI检查，评估患者手术的风险性，手术的方式及预测术后可能会出现的并发症，经过术前讨论，确定手术时间，手术方式。与患者沟通，减轻患者的焦虑。做好充分的术前准备，实施手术。手术选取自体腘绳肌腱单束重建，术后立即给予康复介入。

物理治疗客观检查：左膝部稍有肿胀，膝关节活动度欠佳，膝关节屈曲100°，过伸10°。抽屉实验（＋），Lachman试验（＋），轴移实验（＋）。大腿肌肉萎缩，尤其是股四头肌，内侧头最甚。股四头肌、腘绳肌肌力较对侧明显减弱。关节松弛不稳，不能用患腿单腿支撑。

临床推理：①术后肿胀严重，解决方案为训练后及时给予冰敷及超短波治疗，减少训练强度及训练频率，让机体有足够的修复时间。②腘绳肌肌力过弱，加大腘绳肌的等长及等张肌力训练，恢复腘绳肌与股四头肌的正常比例。

治疗计划：

1. 术后1d~1周　术后1周的康复治疗目标为消除患者膝关节肿胀，并避免出现关节积液。①给予患者局部冰敷处理和超短波治疗，后者每次治疗10min，每日1次；②踝泵运动；③髌骨松动；④进行股四头肌等长收缩练习。注意：术后第1d患者即开始肌肉等长收缩训练，随着支具角度的调整，开始进行等张收缩训练。前交叉韧带重建术后以腘绳肌训练为主，后交叉韧带重建术后以股四头肌训练为主，并按不同角度分别进行股四头肌及腘绳肌的等长收缩训练。

2. 术后2~4周　对症处理过多渗出情况，于术后2周拆线，继续开展康复训练。训练的重点是ROM的恢复。进行膝关节的CPM被动屈伸活动训练，从0°至正常屈伸范围逐渐进行。进行关节活动范围的训练时尤其要关注关节的伸直功能，加强股四头肌和腘绳肌的肌力训练。

3. 术后第4~8周　进行膝关节的免负重主动屈伸活动训练，从30°至正常屈伸范围。在此期间应尽量避免最后30°的主动伸直训练，但还需进行最后30°的被动伸直训练并关注关节的伸直情况。同时加强股四头肌和腘绳肌的训练。

4. 术后第2~6个月　开始进行膝关节最后30°的主动伸直活动并开始逐步负重行走训练到正常。3个月后完全去除支具进行日常活动，期间加强各肌力训练，尤其是提高肌群耐力。5个月后可逐步进行小的体育运动。半年后可进行正常体育训练。

【病例2】保守治疗

患者王某，男，15岁，一个月前打篮球跳起落地时扭伤左膝关节，膝关节肿胀、疼痛，屈伸活动轻度受限，急诊收入院。患者入院后一般状况良好，膝关节的肿胀、疼痛没有加重。入院后给予相应专科检查和体格检查，经综合分析给出保守治疗意见。随即转入康复科，开始系统康复治疗。

物理治疗客观检查：患膝体格检查，Lachman实验（＋），前抽屉实验（＋），膝关节MRI检查：可见ACL信号模糊、韧带纤维呈波纹状、连续性中断，提示ACL损伤，但至少有一个层面可见韧带纤维连续性存在并显示张力状态且直接连接胫骨和股骨，提示ACL部分断裂。

临床推理：因王某为青少年患者，损伤为部分断裂，没有合并半月板、内侧副韧带损伤，经过综合评价后，决定对该患者实施保守治疗。患者年轻，肌肉状态良好，注意不可过早恢复体育锻炼，以免造成膝关节的退行性变或者造成交叉韧带的再次撕裂。

治疗计划：

（1）消除患膝的肿胀、疼痛。用冰敷、佩戴膝关节支具等方式限制膝关节的过度活动。可配合无热量超短波等理疗，加速肿胀消退。

（2）被动关节活动度训练：早期限制最后30°的主动伸膝。肿胀、疼痛消退后可进行主动关节活动度的训练。

（3）股四头肌肌力训练：在早期进行等长收缩，逐渐过渡到等张收缩。

（4）腘绳肌肌力加强训练。

（5）膝关节本体感觉训练。

（6）伤后0~2周扶拐步行，2周后可弃拐完全负重步行。

（7）伤后4周开始进行上、下楼梯训练。

（8）伤后2个月恢复日常活动，3个月可进行轻度体育活动，6个月可恢复受伤前同水平体育运动。

（马全胜）

第三十二章 关节置换术后

第一节　全髋关节置换术后康复

全髋关节置换术（total hip arthroplasty，THA）是以解除髋部疼痛、保持髋关节的稳定性，以获得较大的关节活动，提高患者的生活质量为目的的手术。术后患者可能有全身功能减退、疼痛、肿胀等不适症状，患者 ADL 评分也会有较大幅度的下降。但良好的功能很大程度上来自及时正确的康复功能锻炼，故患者术后应在康复治疗师的正确指导下，克服不良情绪，及早进行功能锻炼。

一、临床表现与治疗机制

陈旧性股骨颈骨折，股骨头和髋臼均有破坏且有疼痛者；股骨头缺血性坏死；髋关节有严重的骨性关节炎；髋关节强直；骨肿瘤；髋关节发育不良等患者均要进行髋关节置换术。髋关节置换术后需要开展早期康复治疗，只有这样才能使置换后的髋关节恢复良好的功能。在术前要进行相关的检查与评估，术前有针对性地教会患者正确的体位摆放方法及防止假体松动甚至脱位的要点，并让患者学习正确使用辅助具的方法。术后要早期制订康复目标，及时开展介入康复治疗，包括早期活动、术后并发症的防治、负重及保护性练习；术后中期及后期的保护性练习应尽最大可能恢复髋关节的关节活动度、肌力、本体感觉以及患者的平衡

及步行能力等。THA 术中对假体一般采用两种固定方法：骨水泥固定和非骨水泥的生物型固定。骨水泥固定的远期问题是髋臼假体发生松动，生物型固定远期效果较理想，但微孔与表面涂层促进骨组织长入需 3~6 个月周期，且随后还有塑型周期，因此允许负重时间与所需康复时间要长于骨水泥固定法。全髋关节置换骨水泥固定法，术后 24h 即可负重，但在早期及初期，训练方法仍应以静力性等长练习为主。注意避免髋内收动作，平卧时在双腿之间垫枕头，使双腿不能并拢；不得向患侧翻身，向健侧翻身时应保护患腿，使其在整个运动过程中保持髋稍外展位；侧卧后在双腿之间垫高枕头，使患腿保持髋稍外展位；不得过多行走。

二、运动治疗的内容

运动治疗是 THA 康复治疗计划的核心内容。应根据患者的全身状况、手术路径制订相应的运动治疗处方。已有大量的证据表明，THA 患者接受系统的运动治疗干预可以获得最理想的康复结局，其效果取决于运动治疗的方式、强度、持续时间及频率。

（一）术前康复

1. 术前评估　术前评估内容包括疼痛、关节活动范围、肌力、下肢长度、平衡能力、步态、辅助具的使用、全身功能状况、对功能障碍的认识程度等。

2. 术前运动治疗　术前运动治疗包括正

确摆放体位、卧位至坐位转移、坐站转移、床椅转移、卫生间内一系列转移；给予相关宣教手册，教会患者踝泵练习、下肢肌肉等长收缩练习以及正确使用助行架、双拐及单拐；保持心肺功能的呼吸训练；健侧下肢肌力维持性训练等。

（三）术后康复

1. 康复目标　预防深静脉血栓、压疮、坠积性肺炎、尿路感染等常见并发症；改善及恢复关节活动范围；维持并提高肌力；促进本体感觉恢复；能独立完成一系列与 ADL 相关的转移；在助行器的辅助下步行至完全独立步行。

2. 术后 0~2 周

（1）术后患肢摆放于伸直位，可用枕头垫于腿下，以抬高患肢预防下肢肿胀。

（2）麻醉消退后开始主动活动足踝，早期开始踝泵练习（图 32-1-1）：每天 1h。此练习有助于预防肿胀及深静脉血栓形成，能有效促进患肢血液循环。训练要点：患者取仰卧位，膝关节伸直，缓慢、用力、最大限度地勾足尖和绷足尖，一般在极限处保持 10s，10次 / 组。

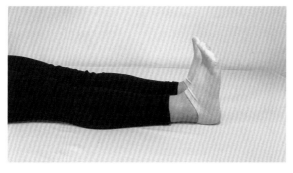
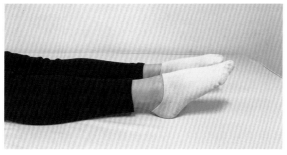

图 32-1-1　踝泵练习

（3）股四头肌及腘绳肌等长收缩（图32-1-2，图 32-1-3）练习：应在不加重疼痛的前提下尽可能重复训练。股四头肌等长收缩的训练要点：患者取仰卧位或坐位，患膝伸直，股四头肌绷紧及放松。在不增加疼痛的前提下尽可能用最大力量绷紧肌肉 10s，再放松肌肉10s 为 1 次。此练习对于股四头肌来说，强度较弱，只能减慢肌肉萎缩速度，故应尽可能多练习，重复次数：200 ~300/d。腘绳肌等长收缩要点：患者取仰卧位或坐位，患膝伸直或稍屈曲，大腿及足跟用力向下压所垫枕头，使大腿后侧肌肉绷紧。在不增加疼痛的前提下尽可能用最大力量绷紧肌肉 10s，再放松肌肉 10s为 1 次。此练习只能减慢腘绳肌萎缩速度，故应尽可能多练习，重复次数：200 ~300/d。

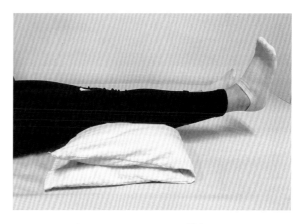

图 32-1-2　股四头肌等长收缩

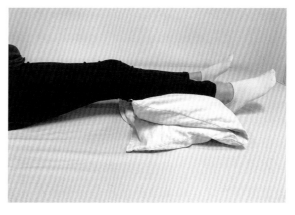

图 32-1-3　腘绳肌等长收缩

（4）术后 3d 即可开始 CPM 练习，2/d，每次 30min，练习后即刻冰敷 20min（设定角度在无痛或微痛情况下逐渐增大），由医务人员指导完成。

（5）直抬腿练习（图32-1-4）：患者取仰卧位，尽可能伸直膝关节直腿抬起至足跟距离床面15cm处。保持10s为1次。力量增强后改为坐位。并可在踝关节处加沙袋作为负荷以强化练习。此练习主要锻炼股四头肌及屈髋肌肉，提高髋膝关节控制能力及维持膝关节稳定性。10~20次/组，每天1~2组。

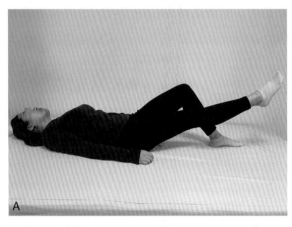

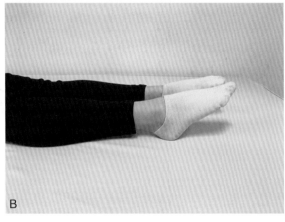

图32-1-4　直抬腿练习

（6）后伸腿练习（图32-1-5）：患者取俯卧位，尽量伸直膝关节直腿向后伸至足尖离床面5cm处（膝关节可微屈30°强化对腘绳肌的练习作用），保持10s完成动作为1次。力量增强后可在踝关节处加沙袋作为负荷以强化练习。此练习主要锻炼腘绳肌及臀大肌等，提高髋膝关节控制能力及稳定性。30次/组，每次4~6组，组间休息30s，每天练习2~3次。

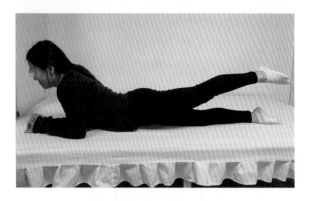

图32-1-5　后伸腿练习

（7）俯卧位屈膝练习（图32-1-6）：患者取俯卧位，患侧大腿不离开床面，用力向后勾起小腿尽量屈曲膝关节。屈膝至大腿后侧感到最用力后保持10s为1次。在踝关节处加沙袋或用弹力带的阻力作为负荷以强化练习。此练习主要锻炼屈膝肌群腘绳肌，提高膝关节控制能力及稳定性。10次/组，每次保持10~15s，每次间隔5s，连续练习4~6组，组间休息30s。

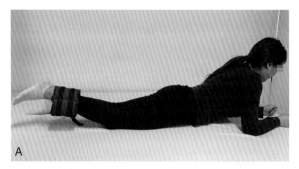

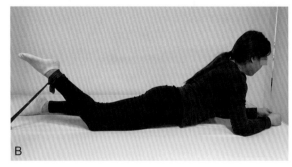

图32-1-6　俯卧位屈膝练习

（8）下肢主动屈伸练习（图32-1-7）：患者仰卧于床上，健侧腿伸直不离开床面，腰及臀部也不离开床面，双手抱住患侧大腿，缓慢用力向胸前拉，至感到疼痛及大腿后侧肌肉有明显牵拉感处保持5~10min，待疼痛减轻后适度加大角度。10~20 次 / 组，每天 1~2 组，力求在 6~8 周膝关节屈曲角度达 120°，髋关节屈曲角度接近 90°。

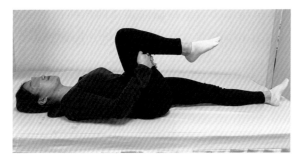

图 32-1-7 下肢主动屈伸练习

（9）负重练习（图 32-1-8）：术后第 1d 即可开始，负重由 1/4 体重 ~1/2 体重 ~2/3 体重 ~4/5 体重 ~100% 体重逐渐过渡，每周进阶负重比例。可在体重秤上让患腿负重，以明确部分体重负重的感觉。逐渐至可达到患侧单腿完全负重站立。在保护下站立，双足左右分立与肩同宽，缓慢左右交替移动重心，下肢肌肉绷紧控制动作及身体平衡，逐渐增加患侧下肢的负重及用力程度，争取可达到患侧单腿完全负重站立。一般为每次 5min，2/d。

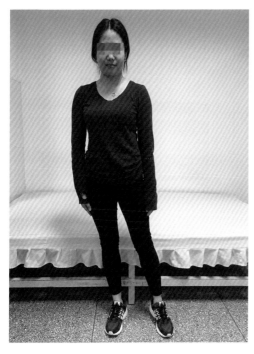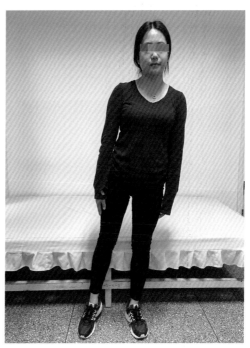

图 32-1-8 负重练习

3. 术后 3~4 周

（1）坐位抱腿（图 32-1-9）：患者取坐位，双手抱踝，使足跟缓慢往臀部方向运动，至感到疼痛处保持 10min，待疼痛减轻后适度加大角度。开始前测量足跟与臀部间距离，逐渐使距离缩短至与健侧腿角度相同。此练习应循序渐进，切忌盲目冒进或畏痛不前。可通过足跟与臀部之间的距离间接评价膝屈曲角度，在动作正确的前提下足跟距离臀部越近即屈曲角度越大。

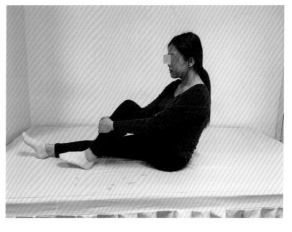

图 32-1-9 坐位抱腿

须在明确假体无异常后进行。在髋关节感到轻微疼痛处保持每次 5~10min，1~2/d。

（2）有条件的话可以开始固定自行车练习，由轻负荷至大负荷，并逐渐降低座位的高度。每次 20~30min，2/d。

（3）抗阻伸膝练习（图 32-1-10）：患者取坐位，屈膝小腿自然下垂于床外，踝关节处系弹力带一端，另一端固定于某处，伸膝向前用力牵拉弹力带，至最大角度保持 10s 完成动作为 1 次。此练习主要锻炼股四头肌，提高下肢蹬踏力量，膝关节控制能力及稳定性。或者使用沙袋作为负荷，采用以上姿势练习，可取得同样的练习效果。10 次 / 组，每次保持 10~15s，每次间隔 5s，4~6 组连续练习，组间休息 30s。

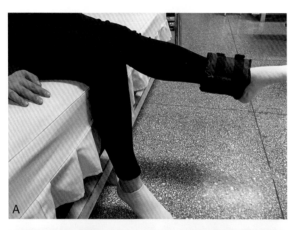

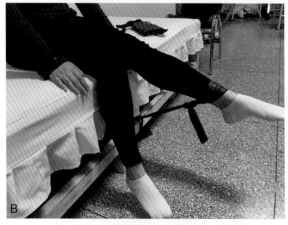

图 32-1-10　抗阻伸膝练习

（4）提踵练习（图 32-1-11）：提踵即用足尖站立，包括双足分立与肩同宽，足尖正向前；"外八字"站立；"内八字"站立三种姿势，以练习不同肌肉及肌肉的不同部分。患者于 30° 位置保持一定时间或完成动作为 1 次。此练习主要锻炼小腿三头肌的不同部分，提高踝关节蹬踏力量，控制能力及前后向稳定性。每次 2min，休息 5s，3~5 次 / 组，每天 2~3 组。

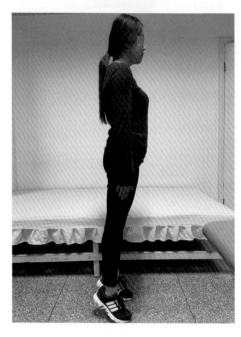

图 32-1-11　提踵练习

4. 术后 1~3 个月　本期训练旨在强化肌力及关节稳定性，全面恢复日常生活各项活动。

（1）静蹲练习（图 32-1-12）：上身正直，靠墙站立，双足与肩同宽，足尖及膝关节正向前方，左右腿均匀分配体重，缓慢下蹲至无痛角度，调整脚离墙的距离，使膝一直垂直于足尖下蹲幅度 ≤ 90°，即下蹲角度小时，距离墙近；下蹲角度大时，距离墙远。膝屈至 90° 内的无痛及可控制的最大角度保持 20~30s 为 1 次。此练习主要锻炼股四头肌，提高膝关节控制能力及稳定性。

力量增强后可抬起健侧腿，把重心完全移动至患腿单腿静蹲。此练习可更好地锻炼股四头肌，尽快纠正健侧与患侧腿之间力量的差异。

随力量增加逐渐增加下蹲的角度（小于 90° 范围内），每次 2min，间隔 5s，连续做 5~10 组，每天 2~3 组。

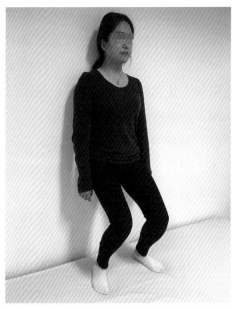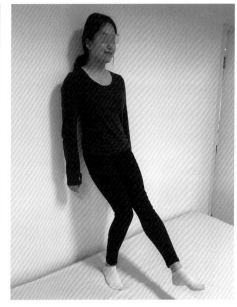

图 32-1-12　静蹲练习

（2）跨步练习（图 32-1-13）：双足与肩同宽站立，患腿足尖正直向前跨出一大步，逐渐移动体重至患腿并缓慢有控制地屈膝支撑，再缓慢用力蹬直患腿收回至起始位，至最大角度或完成动作为 1 次。力量增强后双手可提重物为负荷或在踝关节处加沙袋为负荷。要求动作缓慢、有控制、上体不晃动。此练习主要强化下肢在运动中的控制能力，并与步行中重心移动及跨步等作为必要的基础练习。一般

为 20 次 / 组，组间间隔 30s，2~4 组连续完成，每天 2~3 次。

（3）患侧单腿蹲起练习（图 32-1-14）：在有保护的情况下患侧单腿站立，上体保持正直，缓慢蹲下约 45°，再缓慢伸直下肢站起。即在 0°~45° 范围蹲起，要求动作缓慢、有控制、上体不晃动。此练习主要强化下肢在运动中的控制能力，因此练习时不要求速度，关键在于通过下肢肌肉协调的收缩控制稳定的

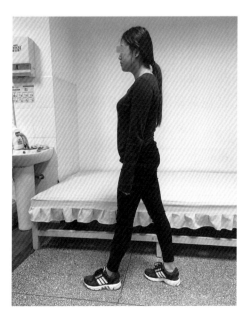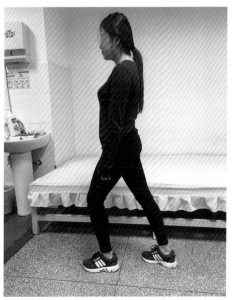

图 32-1-13　跨步练习

动作。必要时可双手提重物以增加练习难度。一般为每次 3~5min，2~3 次 / 组，每天 2~3 组。要求缓慢、用力、有控制地进行。

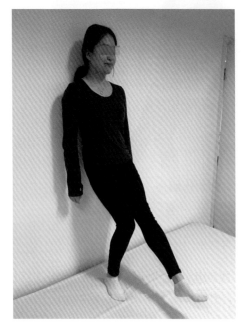

图 32-1-14　单腿蹲起练习

三、临床病例与思考

【病例】左侧全髋关节置换术

患者张某某，男，60 岁。"左侧全髋关节置换术后"入院。既往有股骨头无菌性坏死病史 5 年。日常生活活动穿裤、穿袜困难，短距离步行需使用助行器，上下台阶困难，状态不好时需要家属提供较多的帮助。收治入关节外科，择期行全髋关节置换术。术后 1d，转入康复医学科病区。

入院后完善相关检查，身高 172cm，体重 75kg；生命体征分别为体温 37.5℃，安静心率 86/min，呼吸 26/min，血压 140/85mmHg；血常规、生化检查提示正常，胸片提示肺纹理增加，心电图检查正常。

物理治疗主观检查：术前左髋关节疼痛加重 1 周，负重及步行时 VAS 5；近 5 年来疼痛逐渐加重，步行距离 50m，病情稳定时能自我照顾（如坐位淋浴和穿裤、穿袜），但现在需要旁人提供较多的帮助。

物理治疗客观检查：患者体格健壮，双上肢及健侧下肢力量正常，手术入路为髋关节后外侧，全髋置换假体类型陶对陶，生物型固定，术后患者仰卧位，双膝关节之间垫软枕，保持轻度外展位，患侧足穿"丁"字鞋，防止髋关节旋转，手术切口部位轻微疼痛、轻度肿胀。

思考：患者目前存在哪些问题？这些问题分别基于哪些证据？其可能的病理生理机制是什么？下一步治疗计划如何？

临床推理：根据病例信息，可将患者存在的问题清单，对应的证据及可能的病理生理机制总结如下表（表 32-1-1）。

治疗计划：

术前即开始进行康复干预，包括术前评估，术前运动治疗，主要包括双上肢力量维持性训练、健侧下肢肌力训练、心肺功能维持性训练、还包括踝泵练习、下肢肌群等长收缩练习、正确

表 32-1-1　问题清单剖析表

问题清单	基于临床表现的证据	可能的病理生理机制
髋关节疼痛	主动活动不能，被动活动受限	术后组织的炎性反应期
髋周软组织肿胀	手术部位炎性反应	手术部位循环机制障碍
髋关节活动受限	术后限制性运动	关节挛缩，手术对外展、外旋肌不保留
下肢肌力减退	围手术期相对制动，主动运动减少	制动导致运动单位募集率降低
深静脉血栓	下肢主动运动减少	医源性因素
其他（假体松动、脱位、感染）	体位摆放不正确，异常活动，疼痛，皮温增高	生物型固定愈合未坚，术前抗感染治疗不充分

翻身、正确使用助行器等内容的宣教；术后早期要进行踝泵练习及股四头肌、腘绳肌等长收缩以预防深静脉血栓；要教会患者正确的健侧翻身以预防压疮；保持患者的心肺功能以防止坠积性肺炎；要分阶段合理介入运动治疗以改善及恢复关节活动范围；维持并提高肌力；促进本体感觉恢复；提高并逐步完善日常生活活动能力。置换后的髋关节要避免出现不稳及脱位，包括：坐位、站立位及卧位时避免双腿交叉；坐位时保持双脚分开与肩同宽；避免坐低矮的凳子；坐位时始终保持双膝在髋平面以下；坐站转移时，置换侧下肢在前方，降低应力负荷，然后用助行器或拐杖支撑站立；患者尽量避免弯腰动作，穿鞋时尽量用长柄鞋拔；加高厕位，避免坐位时过度屈髋。术后随患者功能性运动水平的不断提高，肌力及肌耐力进一步增强的时间约为 1 年。

全髋关节置换术后的主要并发症是若干年后再骨水泥与骨界面发生无菌性假体松动，从而导致髋关节的稳定性降低及疼痛的出现。而人工关节的聚乙烯存在磨损问题，所以术后患者不宜进行过度活动，最好参加不增加关节负荷的运动，例如游泳、散步等，避免跑跳、爬山等运动。研究表明，置换假体寿命在 15~20 年，为了延长假体使用年限，患者应避免参与高强度的体育与休闲运动，应有针对性地进行职能训练，降低活动强度。

（万 里）

第二节 全膝关节置换术后康复

全膝关节置换术（total knee arthroplasty，TKA）的适应证包括严重的膝骨性关节炎，负重时出现严重的膝关节疼痛而影响功能性活动；广泛的关节软骨剥脱或龟裂，类风湿关节炎导致膝关节软骨面严重破坏，膝关节显著的内外翻畸形等。全膝关节置换术发展至今，是一个半限制性假体，以置换 2 个或 3 个膝关节腔。假体通常采用骨水泥、非骨水泥或混合式固定。骨水泥固定适用于老年患者，而非骨水泥固定及混合式固定适用于年轻人及运动爱好者。术后可能有发热、疼痛、肿胀等不适。但良好的功能很大程度上来自及时正确的康复功能锻炼，故术后应在康复治疗师的正确指导下，克服恐惧心理、惰性等不良情绪，及早进行功能锻炼。

一、临床表现与治疗机制

接受膝关节置换术后的患者，肿胀及疼痛会伴随整个功能锻炼过程，若肿胀不随关节活动度练习及活动量的增加而呈加重趋势即属正常现象，直至膝关节活动度及肌力基本恢复正常，肿胀才会逐渐消退。肿胀程度突然加重时应即时调整锻炼方案，减少活动量，严重时应停止功能锻炼并及时复诊。在术前要进行相关的检查与评估，术前有针对性地教会患者相关的转移训练及防止假体松动甚至脱位的要点。术后要早期制订康复目标，及时开展康复治疗，包括早期活动、术后并发症的防治、负重及保护性练习；术后中期及后期的保护性练习应尽最大可能恢复患膝关节的关节活动度、肌力、本体感觉以及患者的平衡、步行能力等。

二、运动治疗的内容

运动治疗是 TKA 康复计划的核心内容。应根据患者的全身状况制订相应的运动治疗处方。已有大量的证据表明，TKA 患者接受系统的运动治疗干预可以获得最理想的康复结局，其效果取决于运动治疗的方式、强度、持续时间及频率。

（一）术前康复

1. 术前评估 术前评估包括疼痛、肿胀、关节活动范围、肌力、下肢绝对长度、相对长度、平衡能力、步态、辅助具的使用、全身功能状况、对功能障碍的认识程度等。

2. 术前运动治疗 术前运动治疗包括正确体位摆放、卧位至坐位转移、坐站转移、床椅转移、卫生间内一系列转移；给予相关宣教手册，教会患者踝泵练习、下肢肌肉等长收缩练习以及正确使用助行架、双拐及单拐。

（二）术后康复

1. 康复目标 预防深静脉血栓、压疮、坠积性肺炎、尿路感染等常见并发症；改善及恢复关节活动范围；维持并提高肌力；促进本体感觉恢复；能独立完成一系列与 ADL 相关的转移；在助行器辅助下的独立步行。

2. 手术当天

（1）术后患肢摆放于伸直位，用枕头或毛巾卷垫于小腿及足跟下，以抬高患肢预防肿胀，并能有效防止屈膝挛缩。

（2）麻醉消退后开始活动足趾及踝关节，如能承受，即开始踝泵练习（图 32-2-1）：患者取仰卧位，膝关节伸直，缓慢、用力、最大限度地勾足尖和绷足尖，一般在极限处保持10s，10 次 / 组，1h/d。此练习有助于预防肿胀及深静脉血栓形成，促进患肢血液循环。

（3）预防肺部并发症，进行深呼吸练习以预防坠积性肺炎。

3. 术后 1d

（1）股四头肌及腘绳肌等长收缩练习（图32-2-2，图 32-2-3）：股四头肌等长收缩训练要点如下，患者取仰卧位或坐位，患膝伸直，股四头肌绷紧及放松。在不增加疼痛的前提下尽可能用最大力量绷紧肌肉10s，再放松10s 为 1 次。此练习对于股四头肌来说，强度较弱，只能减缓肌肉萎缩速度，故应尽可能多加练习。腘绳肌等长收缩训练要点如下，患者取仰卧位或坐位，患膝伸直或稍屈曲，大腿及足跟用力向下压所垫枕头，使大腿后侧肌肉绷紧。在不增加疼痛的前提下尽可能用最大力量绷紧肌肉10s，再放松10s 为 1 次。此练习只能减缓腘绳肌萎缩速度，故应尽可能多练习。在不加重肿胀程度以及不增加疼痛的前提下保持 200~300/d。

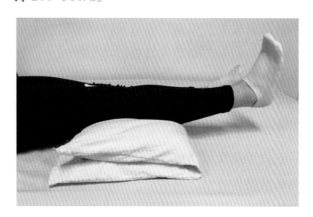

图 32-2-2 股四头肌等长收缩练习

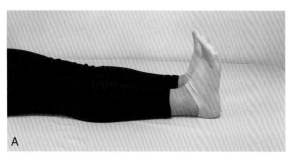

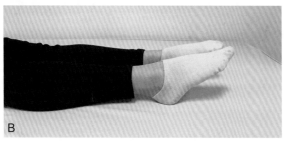

图 32-2-1 踝泵练习

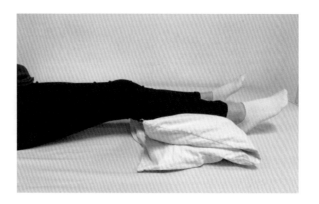

图 32-2-3 腘绳肌等长收缩练习

（2）持续被动活动练习（CPM）：1~2/d，每次 30min。CPM 调节至慢速度，以减小屈伸频率，屈伸幅度在无痛范围内 0°~40°，并在最大屈伸角度处分别保持 10~30s，待患者可从容耐受时逐渐增大活动范围，如患者疼痛较轻可在治疗结束前于最大屈曲角度处保持 5min。治疗结束后冰敷 15~20min，早期由医务人员完成，并在医生指导下逐渐自行增加角度。

（3）伸展练习（图 32-2-4）：患者取坐位或仰卧位，足跟处垫高，使小腿及膝关节处完全空出，完全放松肌肉靠肢体自重自然下垂，保持 15~20min。必要时可于膝关节以上处加重物。伸展练习适用于伸膝角度轻微受限的患者，每次 15~20min，2/d。

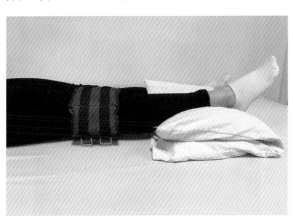

图 32-2-4 伸展练习

4. 术后 2d

（1）继续并加强以上练习。

（2）CPM：屈伸幅度在 0°~60°，根据手术类型及患者自身条件确定屈曲角度。

5. 术后 3d

（1）CPM 逐渐增大角度：如患者疼痛、肿胀、体温等情况良好，可按照 5°/d~10°/d 的强度增大活动范围。

（2）如果疼痛较轻微，可在仰卧位或坐位下练习足跟滑行，并开始直腿抬高练习（图 32-2-5）：患者取仰卧位，尽可能伸直膝关节直腿抬起至足跟距离床面 15cm 处。保持 10s 为 1 次。

力量增强后改为坐位。并可在踝关节处加沙袋作为负荷以强化练习。此练习主要锻炼股四头肌及屈髋肌肉，提高髋膝关节控制能力及维持膝关节稳定性。5 次/组，每天 2~3 组。如疼痛明显或患者身体虚弱，可减量或暂缓练习。

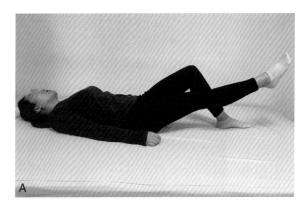

A

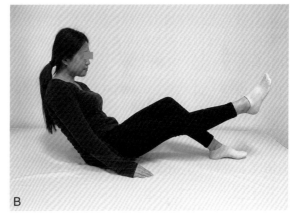

B

图 32-2-5 直腿抬高练习

（3）经常保持坐位，不可长时间卧床，以避免发生直立性低血压。

（4）在有保护的情况下轻度负重站立，患腿在微痛范围内负重，持助行器保护下短距离行走（仅限去厕所等生活必须活动）。时间不可过长。患者若虚弱明显，应暂缓练习。

6. 术后 4d

（1）CPM 练习继续加大范围。

（2）加强伸展练习。

（3）负重及平衡练习（图 32-2-6）：在有保护的情况下站立，双足左右分立与肩同宽，缓慢左右交替移动重心，下肢肌肉绷紧控制动作及身体平衡，逐渐增加患侧下肢的负重及用

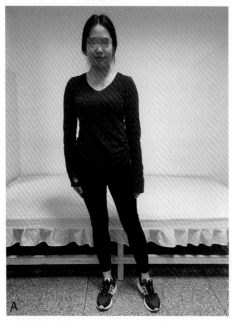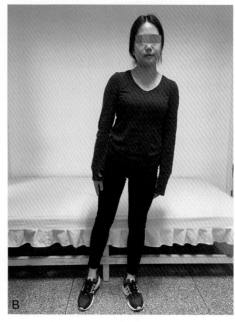

图 32-2-6 负重及平衡练习

力程度，争取可达到患侧单腿完全负重站立。一般为每次 5min，3/d。

7. 术后 5d

（1）继续并加强以上练习。

（2）步行练习（使用助行器，在有保护的情况下进行），并逐渐延长行走距离。

（3）练习挂拐行走。

（4）体位转移练习：如上下床，起坐练习等。

8. 术后 1 周

（1）继续 CPM 练习至被动 100°~110°，主动屈膝可达 90°。

（2）坐位垂腿（图 32-2-7）：患者取坐位或仰卧位于床边，膝以下悬出床外自然下垂。放松大腿肌肉，在有保护的情况下（可以用健侧腿搭在患腿下慢慢放下）使小腿自然下垂，至微痛处保持 10min，待疼痛减轻后适当加大角度。必要时可于踝关节处加负荷。适用于早期屈曲约 0°~90° 范围。至极限处保持 10min。必要时可于踝关节处加适度负荷。1~2/d，力求屈曲角度每日有进展。

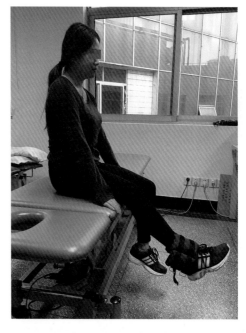

图 32-2-7 坐位垂腿

9. 术后 2 周

（1）髌骨松动术（拆线后进行）（图 32-2-8）：髌骨的附属运动，在很大程度上影响了膝关节的活动度。因此当关节活动度受限时，可先行髌骨松动术，再进行膝关节屈伸练习。以手指指腹或掌根推住髌骨边缘，向上下左右四个方向缓慢用力推动髌骨至极限位置。

髌骨活动灵活者无须进行，单方向 20~30 次 / 组，每天 2~3 组。

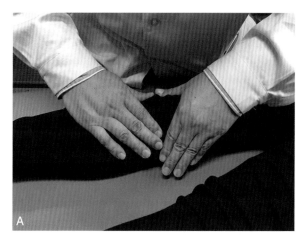

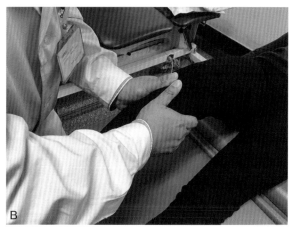

图 32-2-8　髌骨松动术

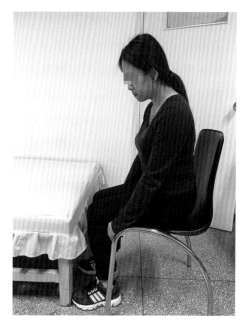

图 32-2-9　被动屈膝练习

（2）患侧下肢完全负重。

（3）被动屈膝练习（图 32-2-9）：患者取坐位，上体正直坐于椅子上，面向台阶等固定物体，患侧足尖顶住固定物以固定不使脚移动，缓慢向前移动身体以增大屈膝角度，至感到微痛处保持 10~15min，待疼痛减轻后继续加大角度。不得歪斜身体或抬起患侧臀部。被动屈曲角度大于 110°，主动屈曲大于 90°。

（4）提踵练习（图 32-2-10）：提踵即用足尖站立，双足分立与肩同宽，于 30° 左右位置保持 10s 为完成 1 次。此练习主要锻炼小腿三头肌，以提高踝关节蹬踏力量，控制能力及前后向稳定性。15~20 次 / 组，每天 2~4 组，组间休息 30s。

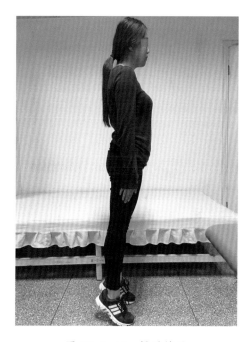

图 32-2-10　提踵练习

10. 术后 3 周

（1）每周增长 10° 左右屈膝角度。如疼痛不明显，则尽快加大活动范围。

（2）开始侧抬腿练习（图 32-2-11）：①取患侧卧位（图 A），即如图中所示右侧下肢的伤病就取右侧卧位。伸膝向内侧直腿侧抬。保持 10s 为完成动作 1 次。力量增强后可在踝关节处加沙袋为负荷以强化练习。此练习主要锻炼内收肌，提高膝关节内侧方向稳定性及髋内收控制能力。②取健侧卧位（图 B），即如图中所示左侧下肢的伤病就取右侧卧位。伸膝向外侧直腿侧抬。保持 10s 为完成动作 1 次。力量增强后可在踝关节处加沙袋为负荷以强化练习。此练习主要锻炼外展肌，提高膝关节外侧方向稳定性及髋外展控制能力。30 次 / 组，每天 2~4 组，组间休息 30s。

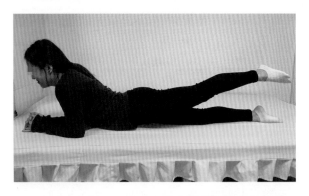

图 32-2-12　后伸腿练习

（4）抗阻伸膝练习（图 40-2-13）：患者取坐位，屈膝，小腿自然下垂于床外，踝关节处系弹力带一端，另一端固定于某处，伸膝向前用力牵拉弹力带。至最大角度保持 10s 完成动作为 1 次。此练习主要锻炼股四头肌，提高下肢蹬踏力量，膝关节控制能力及稳定性。或者使用沙袋为负荷采用以上姿势练习，可取得同样练习效果。10~20 次 / 组，每天 2~3 组。

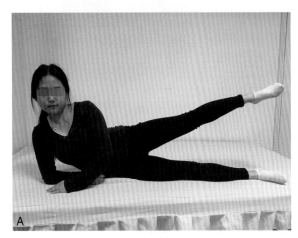

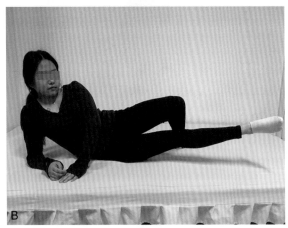

图 32-2-11　侧抬腿练习

（3）开始后伸腿练习（图 32-2-12）：患者取俯卧位，尽量伸直膝关节直腿向后伸至足尖离床面 5cm 处（如膝关节可屈曲，微屈 30°可更强化对腘绳肌的练习作用）。保持 10s 完成动作为 1 次。力量增强后可在踝关节处加沙袋为负荷以强化练习。此练习主要锻炼腘绳肌及臀大肌等，提高髋膝关节控制能力及稳定性。30 次 / 组，每天 2~4 组，组间休息 30s。

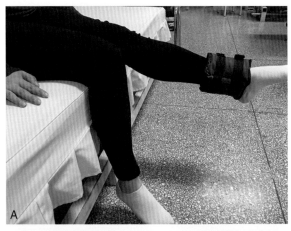

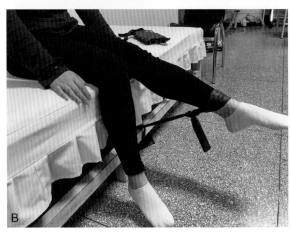

图 32-2-13　抗阻伸膝练习

11. 术后 4 周

（1）开始静蹲练习（图 32-2-14）：上体正直，靠墙站立，双足与肩同宽，足尖及膝关节正向前方，左右腿均匀分配体重，缓慢下蹲至无痛角度，调整脚离墙的距离，使膝一直垂直于足尖，下蹲幅度 ≤ 90°，即下蹲角度小时，距离墙近；下蹲角度大时，距离墙远。膝屈至 90° 内的无痛及可控制的最大角度保持 20~30s 为 1 次。此练习主要锻炼股四头肌，

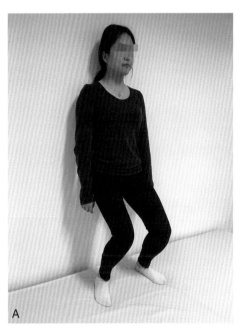

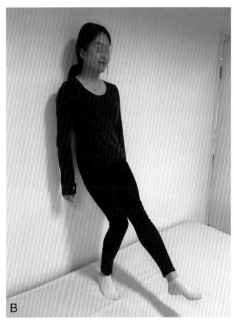

图 32-2-14 静蹲练习

提高膝关节的控制能力及稳定性。力量增强后可抬起健侧腿，把重心完全移动至患腿单腿静蹲。此练习可更好地锻炼股四头肌，尽快纠正健侧腿与患侧腿之间力量的差异。每次 2min，间隔 5s，5 次 / 组，每天 2 组。

（2）俯卧位屈膝练习（图 32-2-15）：患者取俯卧位，患侧大腿不离开床面，用力向后勾起小腿尽量屈曲膝关节。屈膝至大腿后侧感到最用力后保持 10s 为 1 次。在踝关节处加沙袋或用弹力带的阻力为负荷以强化练习。此练习主要锻炼屈膝肌群腘绳肌，提高膝关节控制能力及稳定性。屈膝至无痛角度保持 10~15s。30 次 / 组，每天 4 组。练习后即刻冰敷。

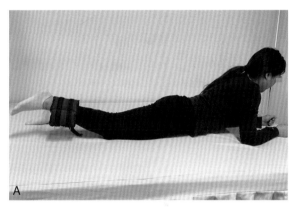

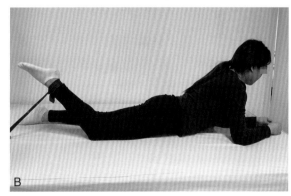

图 32-2-15 俯卧位屈膝练习

（3）跨步练习（图 32-2-16）：双足与肩同宽站立，患腿足尖正直向前跨出一大步，逐渐移动体重至患腿并缓慢有控制地屈膝支撑，再缓慢用力蹬直患腿收回至起始位。至最大角度或完成动作为 1 次。力量增强后可双手提重物为负荷或在踝关节处加沙袋为负荷。要求动

作缓慢、有控制、上体不晃动。此练习主要强化下肢在运动中的控制能力，并与步行中重心移动及跨步等作为必要的基础练习。一般为20次/组，组间间隔30s，2~4组连续，2~3/d。

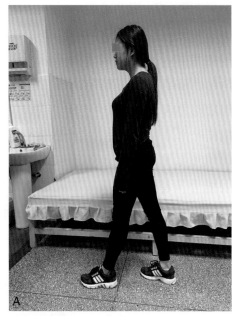

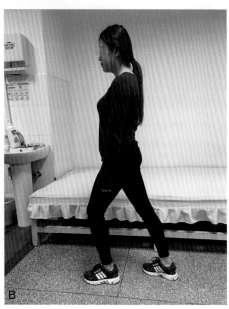

图32-2-16 跨步练习

（4）如有条件可开始进行固定自行车练习，从无负荷至轻负荷逐渐增加强度。每次10~15min，2/d。

12. 术后1~3个月

（1）强化肌力和关节活动度练习，改善本体感觉和平衡能力，平衡板站立、单腿支撑站立、上下斜坡等。

（2）开始患侧单腿蹲起练习（图32-2-17）：在有保护的情况下患侧单腿站立，上体保持正直，缓慢蹲下约45°，再缓慢伸直膝关节站起。即在0°~45°范围蹲起，要求动作缓慢、有控制、躯干不晃动。此练习主要强化下肢在运动中的控制能力，因此练习时不要求速度，关键在于通过下肢肌肉协调的收缩控制稳定的动作。必要时可双手提重物以增加练习难度。一般为每次3~5min，2~3次/组，每天2~3组。

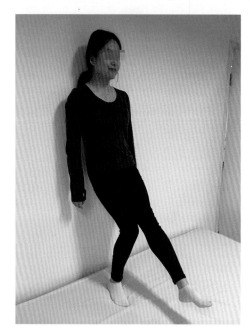

图32-2-17 单腿蹲起练习

（3）上下台阶练习：患者面向台阶，上体正直，健腿先向上跨步，患腿跟上；面向地面，背向台阶站立于一层台阶上，上体正直，健腿单腿站立，患腿向前伸出（图32-2-18）。要求动作缓慢、有控制、上体不晃动。此练习主要强化下肢在运动中的控制能力，并且是上下台阶等日常生活必须动作的功能性练习。一般为20次/组，组间间隔30s，2~4组连续，2~3/d。

13. 术后3个月后 经复查，膝关节假体结构稳定，患侧下肢功能恢复理想，即可逐渐全面恢复功能性活动。

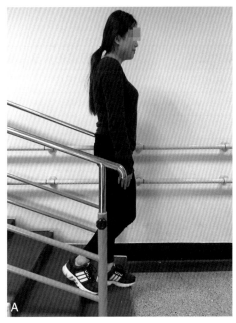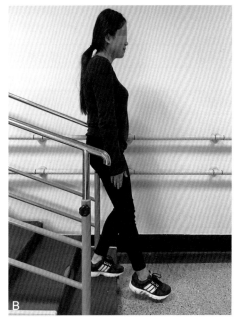

图 32-2-18　上下台阶练习

三、临床病例与思考

【病例】右侧全膝关节置换术

陈某某，女，67岁，"右侧全膝关节置换术后"入院。既往有膝骨性关节炎病史10年。日常生活活动穿裤、穿袜、坐站转移、蹲起困难，短距离步行需使用助行器，上下台阶困难，状态不好时需要家属提供较多的帮助。收治入骨关节外科，择期行全膝关节置换术。术后1d，转入康复医学科病区。

入院后完善相关检查，身高162cm，体重65kg；生命体征分别为体温37.3℃，安静心率76/min，呼吸24/min，血压130/80mmHg；血常规、生化检查提示正常，胸片提示正常，心电图检查正常。

物理治疗主观检查：术前右膝关节疼痛加重1个月，负重及步行时伸膝不能，呈屈膝位挛缩，VAS 6；近10年来疼痛逐渐加重，步行距离30m，目前需要提供较多的帮助。

物理治疗客观检查：患者体重指数较高，双上肢及健侧下肢力量正常，手术入路为膝关节正前方切口，全膝置换假体类型为金属假体，

骨水泥固定，术后患者仰卧位，右膝关节保持伸直位，踝足后方垫毛巾卷，手术切口部位疼痛、肿胀明显。

思考：患者目前存在哪些问题？这些问题分别基于哪些证据？其可能的病理生理机制是什么？下一步治疗计划如何？

临床推理：根据病例信息，可将患者存在的问题清单，对应的证据及可能的病理生理机制总结如下表（表32-2-1）。

治疗计划：

术前即开始进行康复干预，包括术前评估，术前运动治疗，主要包括双上肢力量维持训练、健侧下肢肌力训练、心肺功能维持训练、还包括踝泵练习、下肢肌群等长收缩练习、正确转移方法、正确使用助行器等内容的宣教；术后早期要进行踝泵练习及股四头肌、腘绳肌等长收缩以预防深静脉血栓；保持患者的心肺功能以防止坠积性肺炎；要分阶段合理介入运动治疗以改善及恢复膝关节活动范围；维持并提高肌力；促进本体感觉恢复；提高并逐步完善日常生活活动能力。置换后的膝关节要避免出现关节不稳及脱位，包括：早期3d内保持伸膝位；

表 32-2-1 问题清单剖析表

问题清单	基于临床表现的证据	可能的病理生理机制
膝关节疼痛	主、被动活动不能，被动活动受限	术后炎性反应
膝周软组织肿胀	手术部位循环障碍	医源性因素
膝关节活动受限	术后限制性运动	关节挛缩
下肢肌力减退	围手术期相对制动，主动运动减少	制动导致运动单位募集率降低
深静脉血栓	下肢主动运动减少	医源性因素
其他（假体松动、脱位、感染）	体位摆放不正确，异常活动，疼痛，皮温增高	固定不坚固，术前抗感染治疗不充分

避免坐低矮的凳子；坐位时始终保持双膝在髋平面以下；坐站转移时，置换侧下肢在前方，降低应力负荷，然后用助行器或拐杖支撑站立；患者尽量避免做下蹲动作，穿鞋时尽量用长柄鞋拔；加高厕位，避免坐位时过度屈膝。多数 TKA 的患者，术后要经过 6~12 个月的康复训练才能使膝关节达到充分的功能性活动范围（充分主动伸展，屈曲在 90°~110°）。部分在术前就存在明显关节活动度受限的患者，术后即使经过强化的康复训练，也难以达到理想的关节活动范围。术后屈伸膝肌群力量要提高至术前水平，训练周期约 3 个月。术后伸膝肌群肌力低下的时间要长于屈膝肌群肌力低下的时间。

术后随患者功能性运动水平的不断提高，肌力及肌耐力进一步增强的时间约为 1 年。

全膝关节置换术后的主要并发症是若干年后在骨水泥与骨界面发生无菌性假体松动，从而导致膝关节的稳定性降低及疼痛的出现。而人工关节也存在磨损问题，所以术后患者不宜进行过度活动，最好参加不过度增加关节负荷的运动，例如游泳、散步等，避免跑跳、爬山等运动。有研究表明，置换假体寿命在 15~20 年，为了延长假体使用年限，患者应避免参加高强度的体育与休闲运动，应有针对性地进行职业训练，降低活动强度。

（万　里）

第三十三章

脑卒中

脑卒中（stroke）又称脑血管意外（cerebrovascular accident，CVA），是指突然发生的、由脑血液循环障碍引起的局灶性神经功能障碍，并且持续时间超过24h或引起死亡的临床症候群。按其病理机制和过程可分为出血性脑卒中和缺血性脑卒中两大类。出血性脑卒中包括脑出血和蛛网膜下腔出血，缺血性脑卒中又称脑梗死。

第一节 临床表现与治疗机制

一、临床表现

由于发生脑卒中时损伤的部位、范围和性质不同，在临床上可以表现为：①感觉和运动功能障碍，表现为偏身感觉（浅感觉和深感觉）障碍、一侧视野缺损和偏身运动障碍；②交流功能障碍，表现为失语、构音障碍等；③认知功能障碍，表现为记忆力障碍、注意力障碍、思维能力障碍和失认等；④心理障碍，表现为焦虑、抑郁等；⑤其他功能障碍，如吞咽困难、二便失禁、性功能障碍等。

二、运动治疗评定

美国心脏协会（American Heart Association，AHA）与美国卒中协会（American Stroke Association，ASA）成人脑卒中康复指南（2016版）指出，需要系统地考虑患者的康复需求。脑卒中评定应以《国际功能、残疾和健康分类

（ICF）》理论作为依据，分别从身体结构与功能、活动、参与三个层面以及个人因素和环境因素对患者进行全面评定，这样才能为患者制订出较为合适的个体化运动治疗方案。主要的评定内容和方法可参考以下方式。

（一）身体结构与功能

1. 脑损害严重程度的评定　比较常用的有以下几种量表。

（1）格拉斯哥昏迷量表（Glasgow coma scale，GCS）：GCS用以评定患者有无昏迷及昏迷严重程度。GCS根据睁眼情况（1~4分）、肢体运动（1~6分）和言语表达（1~5分）来判定患者脑损伤的严重程度。GCS ≤ 8分为昏迷，属于重度损伤，9~12分为中度损伤，13~15分为轻度损伤。

（2）美国卫生研究院脑卒中评分表（NIH stroke scale，NIHSS）：NIHSS是国际上使用频率最高的脑卒中评分表，有11项检测内容，得分低说明神经功能损害程度轻，反之说明神经功能损害程度重。

2. 感觉功能评定　感觉分为躯体感觉、内脏感觉和特殊感觉，其中躯体感觉是康复评定中最重要的部分，包括浅感觉、深感觉及复合感觉。浅感觉主要检查轻触觉、痛觉等。深感觉主要检查位置觉、运动觉和/或震动觉。当深浅感觉都基本正常时，可进一步检查复合感觉，如定位觉、两点辨别觉、图形觉和实体觉等。

在临床实际应用中，常对患者进行快速感觉评估。即选取患者的上肢和下肢几个点进行痛觉、触觉、关节运动觉和位置觉评估，分别记录患者上肢、下肢的浅感觉和深感觉为正常、减退或消失。

3. 痉挛评定　改良 Ashworth 评定法是评定痉挛最常用的方法。在评定时，检查者徒手牵拉痉挛肌进行全关节活动范围内的被动运动，通过感觉到的阻力及其变化情况，把痉挛分成 6 个级别（表 33-1-1）。

4. 运动功能评定　运动功能评定多采用以下几种方法。

（1）Brunnstrom 运动功能评定：Brunnstrom 运动功能评定是脑卒中最常用的运动模式评估方法。Brunnstrom 认为中枢性损伤引起的瘫痪是一种失去了运动控制的质变过程，常将此过程分为

表 33-1-1　改良 Ashworth 评定表

级别	痉挛程度
0	无肌张力的增加
1	肌张力轻度增加：受累部分被动屈伸时，在持续被动活动之末时呈现最小的阻力或出现突然卡住和释放
1+	肌张力轻度增加：在 ROM<50% 范围内出现突然卡住，或呈现最小的阻力
2	肌张力较明显地增加：在 ROM>50% 范围，肌张力较明显地增加，但受累部分仍能较容易地被移动
3	肌张力严重增高：全 ROM 被动运动困难
4	僵硬，受累部分被动屈伸时呈现僵硬状态而不能动

表 33-1-2　Brunnstrom 运动功能评定

	上肢	手	下肢
I	弛缓，无任何运动	弛缓，无任何运动	弛缓，无任何运动
II	开始出现痉挛以及联合反应	仅有细微的手指屈曲	开始出现痉挛以及联合反应
III	屈肌、伸肌共同运动模式达到高峰	可做钩状抓握，但不可伸指	屈肌、伸肌共同运动模式达到高峰
IV	出现部分分离运动，异常运动开始减弱，可做以下 3 个动作之一：①肩 0°、肘屈曲 90° 时，前臂旋前、旋后；②肘伸直时，肩前屈 90°；③手背可触及腰后部	能侧方抓握及松开拇指，手指可随意做小范围伸展	异常运动开始减弱，下肢出现以下两个动作之一：①坐位，足跟触地，踝能背屈；②坐位，足不离地向后滑动，使屈膝 >90°
V	出现分离运动，可做以下 3 个动作之一：①肘伸直，肩外展 90°；②肘伸直，肩屈曲 30°~90°，前臂旋前、旋后；③肘伸直，前臂中立位，臂可上举过头	上肢出现以下两个动作之一：①用手掌抓握，能握圆柱状及球形物，但不熟练；②能随意全指伸开，但范围大小不等	出现分离运动，下肢出现以下两个动作之一：①立位，髋伸展位能屈膝；②立位，膝伸直，足稍向前踏出，踝能背屈
VI	运动协调正常或接近正常	①能进行各种抓握；②可全范围伸指；③可进行单指活动，但可能比健侧稍差	下肢出现以下两个动作之一：①立位伸膝位，髋能外展；②坐位，髋关节可交替进行内旋、外旋，并伴有踝内、外翻

弛缓、痉挛、共同运动、部分分离运动、分离运动和正常六个阶段。具体方法见表33-1-2。

（2）Fugl-Meyer运动功能评定：共100分，其中上肢66分，下肢34分，得分越低表示运动功能障碍程度越重。50分以下为患肢严重运动功能障碍，50~84分为患肢明显运动功能障碍，85~95分为患肢中度运动功能障碍，96~99分为患肢轻度运动功能障碍。该评定的优点是内容详细并使功能障碍的评定量化，但其项目过多、评估费时，且分数并不能直接反映患者的功能状况等，这些不足之处也限制了其在临床上的应用。

5.平衡与协调功能评定

（1）平衡功能评定：常用的评定方法有Bobath三级平衡评定、Fugl-Meyer平衡评定和Berg平衡评定等。① Bobath三级平衡检查：分为三个级别进行评定，一级平衡为静态平衡，二级平衡为自动态平衡，三级平衡为他动态平衡。② Fugl-Meyer平衡评定：Fugl-Meyer平衡功能评定法内容比较全面且简单易行。7项检查均按3个等级记分，最高平衡评分为14分，评分少于14分，说明平衡功能有障碍，评分越少，功能障碍程度越严重。③ Berg平衡评定：包含14个动作项目，根据患者完成的质量，将每个评定项目均分为0、1、2、3、4五个功能等级予以记分。4分表示能够正常完成所检查的动作，0~3分表示不能完成或需要中等或大量帮助才能完成。最低分为0分，最高分为56分，分数越高代表平衡功能越好。

（2）协调功能评定：协调功能是指产生平滑、准确、有控制的运动的能力，它要求有适当的速度、距离、方向、节奏和肌力。临床上常用的协调功能评定方法有指鼻试验和跟膝胫试验。做10次，分别记录准确完成的个数，例如：7/10。

（二）活动评定

1.移动能力评定　移动能力是指患者进行翻身、坐起、站立、床椅转移和步行等体位变换的能力，常使用改良Rivermead移动量表（Modified Rivermead Mobility Index，MRMI）进行评定。MRMI量表是被国际认可并广泛运用于临床及科研的量表，该量表简单易操作，能较好地反映患者的移动能力。该量表共分为8个评定项目，根据患者完成的情况分为0~5分共6个级别，满分40分，得分越高表示移动能力越好。

2.日常生活活动能力评定　活动水平的评定是指对能力障碍、个体残疾水平的评定，多通过对患者的日常生活活动能力（activities of daily living，ADL）来进行评定。目前，国际上有关脑卒中ADL的评定方法有很多，如Katz指数分级法、Barthel指数分级法等。其中，Barthel指数（Barthel Index，BI）是使用最为广泛的量表之一。BI评定量表总分为100分，100分表示生活能完全自理，不需要他人帮助；60分以上表示生活基本自理，需要少量帮助；60~41分为中度残疾，生活需要大量帮助；40~20分为重度残疾，生活依赖明显；<20分为完全残疾，生活完全依赖。

（三）社会参与评定

社会参与评定主要描述患者投身于其特定的生活、工作及社交场合等环境之中所需要的功能或能力及其可能体验到的困难。工作能力评定有美国的定向和工作评定测试（testing orientation and work evaluation in rehabilitation，TOWER）、精简版微塔法（micro tower）以及Valpar评定系统（Valpar component work sample series）等。休闲娱乐评定可根据患者的兴趣和爱好来对某一项活动进行具体分析、评估，观察记录患者在完成这些活动时的障碍有哪些。生活质量评定可采用

SF-36、WHOQOL-100 等量表进行评定。

（四）环境因素和个人因素评定

1. **环境因素** 环境因素是指影响评估实施的个人以外的因素的总称，分为以下几个方面：①物质环境：指个人以外的环境，包括各种建筑和设施（家居、社区以及公共设施），交通工具，各种可以利用的空间、工具及物品，家庭经济状况等；②社会环境：包括配偶、朋友、照顾者以及公众的态度，也包括较大的社会群体对于建立标准和社会常规所产生的影响；③文化因素：指一个特定的社会群体所具有或接受的习俗、信仰、活动方式、行为标准与期望。

2. **个人因素** 个人因素是指患者自身或内在的因素，包括躯体（感觉运动）、认知、心理社会技能和心理成分，这些因素在不同的角度、时期或阶段起着积极、促进或消极、妨碍的作用。这些对我们设定治疗目标、制订治疗计划都具有非常重要的作用。

三、脑卒中运动治疗的机制

1. **神经可塑性理论** 有研究认为以下这些复杂的结构是运动皮质功能重塑的基础：脑区图上有特定肌肉和关节的代表区并且广为重叠；单个皮质脊髓神经元可分支到多个运动神经元库；纵横交错的神经纤维连接着各个分散的代表区。有研究发现运动皮质损伤后，经过运动训练可以改变运动皮质代表区的大小和形状，并形成新的运动感觉皮质网络的连接。这种可塑性不仅发生在受损部位，非受损大脑半球的皮质也发生改变。可能的机制包括：细胞膜兴奋性的变化、新连接的增加或潜伏连接的开放、抑制的消除和活动依赖性的改变等。脑卒中后恢复主要是在发病后 11 周内，最大的恢复是在病后 4~5 周，恢复的过程和结果与脑卒中的严重程度相关。

2. **运动控制理论** 运动控制理论主要描述和解释运动是如何被控制的，它是整合了反射理论、等级理论、运动程序理论、系统理论、动态动作理论、生态学理论的理论综合体。该理论认为动作是由个体、任务和执行任务时的环境之间的相互作用产生的。因此要制订有效的治疗计划，必须理解影响动作表现的个体、任务与环境因素。

3. **运动再学习理论** 运动再学习理论认为中枢神经系统损伤后的运动功能恢复是一种再学习或再训练的过程。强调患者主动参与，以任务为导向，以恢复患者最大需求的功能为训练重点，着重按照运动学习的信息加工理论和现代运动学习的方法以恢复其运动功能。

4. **其他** 脑卒中后早期运动可以促进血管再生和增加微血管密度。有研究表明脑卒中后进行早期运动治疗可以促进梗死部位的血流量，减小梗死面积，促进功能恢复，主要机制可能与运动促进血管生成素和受体的表达，从而促进大脑皮质血管再生相关。

（高 强 叶赛青）

第二节 脑卒中的运动治疗

一、运动治疗方案的制订

（一）确定治疗目标

1. **近期目标** 综合患者的实际情况以及患者的意愿，治疗师与患者一起协商设定 1~2 周内可以改善的活动目标。目标设定遵循 SMART [具体（specific）、可测量（measurable）、可达成（achievable）、相关（relevant）、有时限（timed）]原则。例如：在 1 人中度辅助下，在 10s 内完成从卧位到坐位。在治疗过程中可根据患者治疗后的表现适当调整近期目标。

2. **远期目标** 综合患者的实际情况以及患者意愿，设定 1~2 个月内可以改善的活动目标或是出院目标。目标设定遵循 SMART 原则。

例如：患者能独立扶拐在室内步行 200m、能独立上下一层楼梯、能重返现有工作岗位。

（二）确定需要解决的主要问题

1. "主要问题"的真正含义　主要问题是指影响目标达到的主要因素，而非罗列出患者所有的功能障碍。如患者可能有疼痛、肌张力低下、平衡障碍、转移障碍等多个功能问题，但主要问题是指近期特别需要解决的主要矛盾。主要问题可随着患者功能的改善或需求的改变而变化，需要医生、治疗师与患者充分沟通并综合考虑来确定。可以从身体结构和功能、个体活动、社会参与三个层面来记录。

2. 脑卒中偏瘫患者常见的主要问题

（1）身体结构与功能层面：①运动控制障碍，主要表现为肢体软瘫或异常运动模式，如联合反应，共同运动；②肌张力障碍，如肌张力降低或增高；③感觉功能障碍，主要表现为深、浅感觉减退或消失；④平衡功能障碍，主要表现为无法维持特定的姿势或错误的平衡策略。⑤其他严重影响患者运动功能的主要问题也需要考虑，如认知功能障碍、失语症、吞咽功能障碍、失用症和心理障碍等。

（2）活动层面：移动能力受限（床上翻身、翻身坐起、从卧位到坐位等），步态异常，日常生活活动障碍（穿衣、进食、如厕等）。

（3）社会参与层面：患者工作、娱乐、社会交往等社会参与能力受限，生活质量低下。

（三）制订运动治疗计划

1. 制订运动治疗计划的思路与方法　根据患者的主要问题制订个性化的运动治疗方案，这也是通过系统和全面的评定后找准主要问题的重要性。常见思路有：①根据解决主要问题的循证证据为患者制订治疗计划，如主要问题为坐位平衡差，则使用具有循证证据的提高坐位平衡的方法来改善该功能；②以快速提高患者的功能和能力来制订治疗计划，如通过直接训练患者的坐位活动来改善患者的坐位平衡能力，此方法多用于对运动模式要求不高，而希望快速提高功能的患者；③以提高患者基本的运动要素来制订治疗计划，如通过训练翻身、躯干肌的分离运动、基本的姿势控制能力等来改善患者的坐位平衡能力，此方法多用于对正常运动模式和美观性等要求较高、可接受长期康复治疗的患者。

2. 开始运动治疗的时间　《中国脑卒中康复治疗指南》指出：脑卒中患者发病后，急性期经神经内科或神经外科规范治疗，生命体征平稳，神经系统症状不再进展48h以后即可介入康复治疗。近年来，脑卒中的超早期康复治疗，即脑卒中后24h内即开始康复，也在逐步开展。2010年一项 Mata 分析结果表明，与常规康复治疗（脑卒中后平均31h开始运动训练）相比，超早期活动（脑卒中后平均21h开始运动训练）可显著改善发病3个月后的功能独立。但2015年 AVERT 试验合作组的多中心大样本研究结果显示，与脑卒中后平均22.4h开始的常规康复训练相比，脑卒中后平均18.5h开始高强度的康复训练会降低患者发病3个月后的结局满意度。因此，不推荐超早期的高强度康复训练。

3. 常见的运动治疗计划　制订计划的时候需要规定运动种类、运动强度、运动时间及运动频率，治疗需要循序渐进、由易到难。常见的运动治疗计划有以下几种。

（1）移动能力训练：床上翻身、从卧位到坐位、从坐位到站立、床椅转移、步行训练等。具体治疗方法参见本书相关内容。

（2）平衡功能训练：坐位、站立位的平衡策略以及平衡能力的训练。具体治疗方法参见本书相关内容。

（3）骨盆控制和躯干控制训练：具体治疗方法参见本书相关内容。

（4）上下肢功能训练：具体治疗方法参

见本书相关内容。

（5）步态矫正训练：具体治疗方法参见本书相关内容。

（6）呼吸训练和心肺功能训练：具体治疗方法参见本书相关内容。

（高　强　叶赛青）

第三节　临床病例与思考

【病例1】

患者，女，38岁，因"左侧肢体无力27+d"于2017年1月4日门诊入院。患者27+d前无明显诱因出现左侧肢体乏力，跌倒于自家厕所内，不伴恶心、呕吐，无视物成双、视物旋转及视物模糊，无肢体抽搐，无头痛、头晕及意识障碍。于当地医院急诊就诊，经CT检查被诊断为：右侧额颞叶脑梗死。给予静脉溶栓治疗，并予抗血小板、稳定斑块、脑保护、改善循环、脱水降颅压、防静脉血栓、控制血糖等内科治疗。今日来我院门诊复查，头颅CT显示：右侧额颞叶脑梗死（图33-3-1）。为求进一步诊治，今收住我科。既往史无特殊，患者自患病以来，精神、食欲、睡眠一般，小便正常，大便干燥，体重未见明显变化。

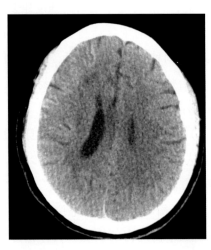

图33-3-1　右侧额颞叶脑梗死

思考：需要对该患者进行哪些运动治疗评定？评定结果如何？从运动治疗的角度来看，该患者的主要问题是什么？该患者的运动治疗目标是什么？该患者目前的运动治疗方案是什么？如何进行进阶训练？该患者预后如何？

临床推理：

1. 需要对该患者进行哪些运动治疗评定？评定结果如何？

（1）身体结构与功能：结构损伤，右侧额颞叶脑梗死；痉挛评定，上下肢肌张力均正常；感觉评定，左侧肢体深、浅感觉均减退；被动关节活动度评定，均正常；疼痛评定，无疼痛；Brunnstrom运动功能评定，左侧上肢Ⅱ期，左侧手Ⅰ期，左侧下肢Ⅳ期；平衡功能评定，坐位Ⅱ级，站立无法维持。

（2）活动：MRMI移动能力评分19/40，其中床上翻身4分，坐位维持5分，上下楼梯0分，其余均为2分。BI：60/100。

（3）参与：该患者为办公室文员，生病期间无法回归工作岗位；爱好跳舞，无法参与该项娱乐活动。

（4）环境和个人因素：患者家住3楼，有楼梯，无电梯，家庭经济情况一般；家属态度积极，患者配合程度良好，理解能力较好，无焦虑和抑郁等心理问题。

（5）患者意愿：生活能基本自理，能回归家庭和工作岗位。

2. 从运动治疗的角度来看，该患者的主要问题是什么？

（1）身体结构与功能：左侧肢体运动控制障碍，左侧上肢Ⅱ期，左侧手Ⅰ期，左侧下肢Ⅳ期；坐位、站立位平衡功能障碍：坐位Ⅱ级，站立无法维持。

（2）活动：移动能力障碍：从卧到坐、床椅转移、从坐到站需1人中度辅助，不能完成室内步行、上下楼梯。日常生活活动中度受限。

（3）参与：无法回归工作岗位，无法参与喜爱的娱乐活动。

3. 该患者的运动治疗目标是什么？

（1）近期目标（2周）：①能独立完成从卧位到坐位；②能独立完成床椅转移；③在别人监督下完成从坐位到站立；④站立平衡Ⅰ级；⑤BI：75/100。

（2）远期目标（2个月）：①能独立完成上、下楼梯；②能独立在室内步行200m；③能回归工作岗位。

4. 该患者目前的运动治疗方案是什么？

（1）躯干控制训练：在卧位或坐位下进行，可采用PNF的躯干模式，以增强躯干屈伸、侧屈、旋转的控制能力。每组10次，每次2~4组，1/d，每周5d。

（2）从卧位到坐位训练：分别训练从患侧和健侧翻身坐起，可给予辅助及口头提示。每组5次，每次2组，1/d，每周5d。

（3）坐位重心转移训练：患者取坐位，双脚着地，与肩同宽。利用Bobath球，做重心前后、左右转移训练，注意骨盆的活动。每组10次，每次2组，1/d，每周5d。

（4）床椅转移训练：患者取坐位，轮椅放在健侧，与床沿成45°。患者躯干前倾，健手前伸扶住轮椅对侧扶手，重心充分前移，抬高臀部旋转躯干转移至椅子上。在训练过程中治疗师可手扶患者肩胛带给予一定的帮助。每组2次，每次2组，1/d，每周5d。

（5）从坐位到站立训练：在他人辅助下完成从坐位到站立训练，注意左右重心分布均匀。每组5次，每次2组，1/d，每周5d。

（6）站立位平衡训练：调整站姿，控制膝关节，维持站立姿势。每组2min，每次5组，1/d，每周5d。

（7）其他：同时应该配合上下肢功能性作业训练、日常生活活动能力训练等作业治疗，及配备矫形器等辅助具治疗。

5. 如何进行进阶训练？

辅助由多到少，口头提示由多到少，活动可先分解运动到整体运动，支撑面由大到小，设计运动的难度以不引起肢体联合反应和其他部位代偿为宜。

6. 该患者预后如何？

该患者较年轻，发病时间较短，损伤部位为右侧额颞叶大脑皮质，无基础疾病，故该患者预后较好。预计治疗1个月后，可达到独立步行以及在一人辅助下上、下楼梯。

【病例2】

患者，男，17岁，因"右侧基底节区血肿清除术后40+d"于2017年1月22日入院。患者40+d前（2016年12月9日）因右侧基底节区脑出血于当地医院行血肿清除术，其余治疗不详。今日来我院门诊复查，头颅CT显示：右侧额顶颞部骨瓣影，右基底节区、额叶、颞叶软化灶（图33-3-2）。为求进一步诊治，今收住我科。既往无特殊病史。

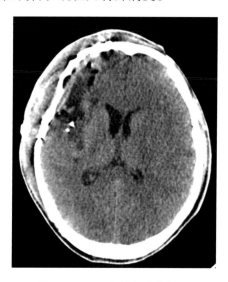

图33-3-2　右侧大脑软化灶

思考：对该患者应该进行哪些运动治疗评定？评定结果如何？从运动治疗的角度来看，该患者的主要问题是什么？该患者的运动治疗目标是什么？该患者目前的运动治疗方案是什么？该患者预后如何？

临床推理：

1. 对该患者应该进行哪些运动治疗评定？

评定结果如何？

（1）身体结构与功能：结构损伤，右侧基底节区、额叶、颞叶软化灶；痉挛评定，左侧肘伸肌1级、肘屈肌1级，左侧伸膝肌1级，左侧踝跖屈肌2级；感觉评定，左侧肢体深、浅感觉均减退；被动关节活动度评定，均正常；疼痛评定，无疼痛；Brunnstrom运动功能评定，左上肢Ⅳ期，左手Ⅱ期，左下肢Ⅳ期；平衡功能评定，坐位Ⅲ级，站立Ⅱ级；Fugl-Meyer平衡功能评分，10/14。

（2）活动：MRMI评分34/40，其中由坐到站4分，室内步行3分，上、下楼梯2分，其余均为5分。BI，80/100。步态分析：患者可独立行走，呈左侧偏瘫划圈步态。左侧支撑相：首次着地期，左足尖着地，踝阵挛明显；承重反应期，左侧重心加载缓慢，左膝关节过伸；支撑中期，左膝关节过伸，躯干向左侧侧屈；支撑末期、摆动前期，左侧下肢伸肌抑制不充分，骨盆后撤。左侧摆动相，左侧骨盆上提，左髋关节外展、外旋，左上肢联合反应明显，躯干向右侧屈。

（3）参与：该患者为学生，生病期间无法上学，无法参加学校组织的活动，爱好打篮球，无法参与该项娱乐活动。

（4）环境和个人因素：患者家住4楼，有楼梯，无电梯；家庭经济情况一般；家属态度积极，该患者配合程度较好，理解能力较好，轻度抑郁。

（5）患者意愿：能实现生活自理、尽快回归家庭和学校。

2. 从运动治疗的角度来看，该患者的主要问题是什么？

（1）参与：患者目前无法回学校，无法参与学校活动。

（2）活动：患者移动能力障碍，上、下楼梯需一人辅助，步态异常，日常生活活动轻度受限。

（3）身体结构与功能：患者左侧肢体运动控制障碍，左上肢Ⅳ期，左手Ⅱ期，左下肢Ⅳ期；站立位平衡功能障碍，站立Ⅱ级；Fugl-Meyer平衡功能评分，10/14；左侧肘伸肌、肘屈肌、伸膝肌、小腿三头肌张力增高。

3. 该患者的运动治疗目标是什么？

（1）近期目标（2周）：①提高平衡功能：Fugl-Meyer评分13/14；②独立步行10m；③BI：90/100。

（2）远期目标（2个月）：①患者能独立上、下楼梯；②患者能回归学校。

4. 该患者目前的运动治疗方案是什么？

（1）平衡功能训练：坐位、站立位展翅反应训练。每组15次，每次2组，1/d，每周5d。

（2）下肢控制训练：健侧卧位，患侧骨盆旋转带动下肢往前摆动，模拟摆动相。每组10次，每次2组，1/d，每周5d。

（3）患侧负重训练：站立位，前方放置5cm台阶，患侧单腿负重，健侧腿踏台阶，治疗师在患侧给予辅助。每组15次，每次2组，1/d，每周5d。

（4）纠正步态训练：在平衡杠内，在患腿摆动期时重心充分转移到健侧，抑制患侧骨盆上提，辅助骨盆旋前抑制下肢伸肌模式。支撑相，促进重心充分转移到前。每组5min，每次3组，1/d，每周5d。

（5）上肢控制训练：患者坐位，双上肢捧住Bobath球，球直径不宜超过胸廓的宽度。治疗师位于患侧，一手控制前臂及手掌，另一手控制肘关节，保持手掌充分贴于球面。前臂及肩关节中立，诱导患者向前上举球。运动过程可给予助力，抑制异常运动模式。让患者充分体会运动过程中各主动肌与拮抗肌之间的控制。每组10次，每次2组，1/d，每周5d。

（6）其他：根据患者治疗过程中的具体情况设计和调整治疗方案。同时应该配合上下肢功能性作业训练、日常生活活动能力训练等作业治疗，及佩戴矫形器等辅助具治疗。

5. 该患者预后如何？

该患者较年轻，发病时间较短，损伤部位为右侧额叶、颞叶和基底节，无基础疾病，功能损害一般，故该患者预后尚可。治疗1个月后，患者上肢恢复到辅助手，达到生活完全自理状态，独立步行时协调性有改善，划圈步态改善。

【病例3】

患者，男，60岁，因"言语、认知、情感障碍伴右侧肢体活动受限4+月"入院。患者于入院前4+月，无明显诱因出现右上肢活动能力下降，但能自主行走，无头痛、头昏、发热、呕吐、意识障碍等现象。在当地医院治疗后缓解，3+月前无明显诱因病情加重呈昏睡状，右侧肢体无力，不能言语，小便失禁。头颅CT显示：大面积脑梗死。于2016年10月8日入住我院神经内科行抗血小板聚集、改善脑循环、营养神经、补液、维持电解质平衡等处理，病情稳定后于2016年10月25日转入我科行康复治疗，经治疗后床上翻身及坐位平衡稍好，小便控制改善，于2017年1月4日出院，现为求进一步康复，于2017年2月4日再入院，门诊以"脑血管病性偏瘫"收入我科。既往史：发现高血压2年，2年前有右侧脑出血病史，经康复后生活能自理。2016年12月22日在我院做头部CT显示：左侧额顶枕叶软化灶，右侧颞叶软化灶，右侧外囊软化灶，脑萎缩（图33-3-3）。

思考：对该患者应该进行哪些运动治疗评定？评定结果如何？从运动治疗的角度来看，该患者的主要问题是什么？该患者的运动治疗目标是什么？该患者目前的运动治疗方案是什么？该患者预后如何？

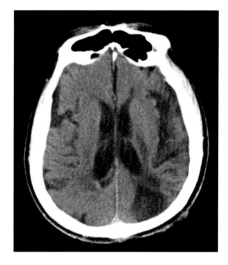

图33-3-3　双侧大脑多处软化灶

临床推理：

1. 对该患者应该进行哪些运动治疗评定？评定结果如何？

（1）身体结构与功能：损伤部位，左侧额顶枕叶、右侧颞叶和右侧外囊。痉挛评定：右侧腕屈肌、肘屈肌、指屈肌2级，右侧下肢内收肌1+级。感觉评定：因言语障碍无法测评。被动关节活动度评定：均正常。疼痛评定：无疼痛。Brunnstrom运动功能评定：右侧上肢Ⅱ期，右侧手Ⅰ期，右侧下肢Ⅱ期，左侧上肢、手、下肢Ⅵ期。平衡功能评定：Bobath三级平衡评定，坐位平衡Ⅰ级不达，站位平衡Ⅰ级不达；Fugl-Meyer评定：2/14。

（2）活动：MRMI评分10/40，其中床上翻身、从卧到坐、坐位维持、床椅转移2分，从坐到站、站立位维持1分，其余均为0分。BI：25/100。

（3）参与：该患者已退休，无特殊兴趣爱好。

（4）环境和个人因素：患者家住3楼，有电梯，家庭经济情况一般，家属态度一般，患者配合程度消极，理解能力一般，患者有焦虑。

（5）患者意愿：能达到生活自理，能简单步行。

2. 从运动治疗的角度来看，该患者的主要问题是什么？

（1）身体结构与功能：肢体运动控制障碍，右侧上肢Ⅱ期，右侧手Ⅰ期，右侧下肢Ⅱ期。平衡功能障碍：坐位无法维持，站立无法维持。右侧肌张力增高。

（2）活动：移动能力障碍，床上翻身、从卧到坐、床椅转移需1人中度辅助，从坐到站需2人中度辅助；日常生活活动重度受限。

（3）参与：无法回归家庭。

3. 该患者的运动治疗目标是什么？

（1）近期目标（2周）：①在1人轻度辅助下完成床上翻身；②在1人轻度辅助下完成床椅转移；③在1人轻度辅助下完成从卧到坐；④能独立维持坐位平衡10s。

（2）远期目标（2个月）：①坐位平衡Ⅱ级，②轮椅出行。

4. 该患者目前的运动治疗方案是什么？

（1）床上翻身训练：在他人辅助下完成健侧/患侧翻身。每组5次，每次3组，1/d，每周5d。

（2）躯干控制训练：使用Bobath球，在他人辅助下双下肢屈髋、屈膝以及左右摆动。每组15次，每次2~5组，1/d，每周5d。

（3）坐位平衡训练：在他人辅助下维持坐位姿势，并进行重心前后左右的转移训练。每次3min，每次2~5组，1/d，每周5d。

（4）其他：应注意预防患者肩痛、跌倒、深静脉血栓等并发症，同时应该配合上下肢功能性作业训练、日常生活活动能力训练等作业治疗，及配备矫形器等辅助具治疗。

5. 该患者预后如何？

该患者年龄较大、病程较长，双侧大脑均有梗死且面积较大，有认知言语障碍，既往有脑梗病史，故该患者预后较差，进展缓慢，最终目标以健侧代偿完成日常活动，并且轮椅出行。

（高　强　叶赛青）

第三十四章 脑外伤

脑外伤（traumatic brain injury, TBI）是指头部受到一定强度的外力作用，导致脑神经细胞功能发生异常变化，甚至脑组织出现挫裂、水肿、血管破裂等损伤病变，属于中枢神经创伤性疾病，常发生于交通事故、工伤、意外坠落、体育运动创伤、自然灾害、战伤等。据统计，颅脑外伤约占全身各部位创伤总数的20%左右。

第一节 临床表现与治疗机制

一、常见的临床表现及特点

1. 临床表现 颅脑损伤很少是孤立的，大多并发有身体其他部位的严重损伤，死亡率高，致残率也高。急性期的表现主要包括脑挫裂伤、弥漫性轴索损伤、原发性脑干损伤、脑水肿、颅内血肿等各种颅内病变以及其他器官的损伤。恢复期的表现复杂多样，常见的有精神障碍、认知障碍、言语障碍、吞咽障碍、颅神经损害、锥体束损害、锥体外系损害、共济失调、感觉障碍、二便障碍、情绪障碍、外伤后癫痫、脑积水等；其他如骨骼肌肉系统、内分泌系统、血液系统、循环系统、自主神经系统等的相关问题；也有精神、心理和智能障碍，表现为记忆缺失、逆行性遗忘、失语、注意力难以集中、抑郁、焦虑、淡漠、额叶损伤还会引起人格改变，即使用药或介入心理治疗，效果也各不相同，常留下永久性残疾，是现代康复的主要对象之一。

2. 损伤特点

（1）患者多较年轻、既往体健。多因交通事故，突发意外、自然灾害等所致。

（2）认知和行为障碍突出，包括精神障碍、言语障碍等，增加了康复的难度。

（3）多个系统损伤并存，常合并骨折、其他脏器损伤等。颅脑损伤不仅有脑实质的直接和间接损伤，也可合并多脏器损伤以及损伤后处理不当或并发症所致的二次损害，损伤是复杂的，康复也将是复杂的。

（4）有时影像学变化与临床体征不符，且常因损伤严重及康复资源不足，不恰当的制动或运动，导致失用综合征或误用综合征，使得恢复期相对更长。

3. 损伤分类

（1）根据损伤后颅腔是否与外界相通分为闭合性损伤和开放性损伤。

（2）根据头部遭受外界暴力分为直接暴力损伤和间接暴力损伤。直接暴力所致的损伤通常有3种方式：一是静止的头部受到运动物体撞击所致加速性损伤，如交通意外撞伤、砸伤等；二是运动过程中头部撞击到静止的物体，引起减速性损伤，如坠落伤等；三是头部受到两侧对应外力的挤压所致，如分娩产伤等。间接暴力是指外力作用于身体其他部位，经传递到头部所致的损伤，如高空坠落臀部着地、暴力上传引起颅底骨折，脑损伤等。

（3）根据损伤机制分为原发性脑损伤和

继发性脑损伤。原发性脑损伤如脑震荡、脑挫裂伤、原发性脑干损伤和弥漫性轴索损伤等，其病变性质和严重程度在受伤当时已决定，立刻出现临床症状和体征；继发性脑损伤是指在原发性脑损伤的基础上产生的脑水肿、颅内血肿、脑移位和脑疝等病变，其症状和体征在伤后逐步出现或加重，且严重程度并不一定与原发性脑损伤的严重程度一致。

二、治疗机制与预后

1. 原则与机制　脑外伤后康复治疗必须尽早开始，当患者生命体征（体温、脉搏、呼吸、血压等）稳定，特别是颅内压持续 24h 稳定在 180mmH$_2$O 内即可进行早期康复治疗；预防性康复措施应该完全融入伤病急性期的治疗中。促进患者回归家庭，回归社会。

2. 预后　颅脑损伤患者中轻伤占 80%，轻、中度脑外伤，甚至部分重度损伤患者一般功能障碍较轻，经过急性期救治处理后，很多患者很快恢复功能，部分中度和大部分重度患者会遗留较严重的功能障碍，仅有部分患者可以回归家庭，回归社会。格拉斯哥昏迷量表（Glasgow Coma Scale，GCS）和格拉斯哥预后分级（Glasgow Outcome Scale，GOS）的相关性见表 34-1-1。

表 34-1-1　GCS 和 GOS 的相关性

严重程度	GOS	恢复良好和中度残疾	重度残疾和植物状态生存	死亡
重度	3~8 分	50%~60%	19%	21%~23%
中度	9~12 分	87%	10%	3%
轻度	13~15 分	100%	—	—

（王　翔）

第二节　脑外伤的运动治疗

一、评估（图 34-2-1）

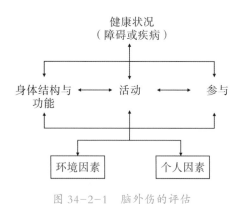

图 34-2-1　脑外伤的评估

（一）结构与功能

（1）意识障碍程度是反映脑损害状况的主要指标，临床上常以昏迷深浅来判断伤情轻重，国际上以格拉斯哥昏迷量表（GCS）为判断标准广泛应用于临床，GCS 以睁眼、语言和运动三种反应作为评价指标，分别记分评价，GCS 最高分 15 分，表示意识正常；最低分为 3 分，表示深昏迷；8 分以下属重度损伤。具体为：轻度——13~15 分，伤后昏迷 20min 以内；中度——9~12 分，伤后昏迷 20min~6h；重度——3~8 分，伤后昏迷 > 6h。

（2）运动功能障碍包括肌张力异常、肢体活动障碍、平衡与协调障碍等，常选用改良 Ashworth 评定表、Fugl-Meyer 运动功能评定、Bobath 三级平衡检查、Berg 量表评定等。

（3）感觉包括躯体感觉、内脏感觉和特殊感觉，其中躯体感觉是康复评定中最重要的部分，包括浅感觉、深感觉及复合感觉。在实际临床应用中，常对患者全身关键点进行痛觉、触觉、关节运动觉和位置觉的快速感觉评估，分别记录患者的浅感觉和深感觉为正常、减退或消失的部位。

（4）吞咽障碍常用洼田饮水试验进行筛

查，发现问题可进一步行X线吞钡检查，或光纤内窥镜检查。

（二）活动

活动水平的评定是指对能力障碍、个体残疾水平的评定，多通过对患者的日常生活活动能力（ADL）、步行能力（Hoffer步行能力分级）来评定（表34-2-1）。

（三）参与

（1）认知功能障碍常用简易精神状态检查（mini-mental state examination，MMSE）进行筛查，发现问题可再进行针对性检查，如注意力检查，偏侧忽略检查，定向力、记忆力检查等。

（2）生活质量量表，采用《健康状况调查问卷SF-36》等进行评估，详见附表。

（四）环境因素和个人因素评定

1. 环境因素　环境因素是指影响实施的个人以外的因素的总称。分为：①物质环境包括家居、社区以及公共设施及建筑，交通工具，家庭经济状况等；②社会环境包括配偶、朋友、照顾者以及公众的态度，也包括较大的社会群体对于建立标准和社会常规所产生的影响；③文化因素包括宗教信仰、特定的社会习俗、活动方式、行为标准与期望等。

2. 个人因素　个人因素是指患者自身或内在的因素，包括躯体（感觉运动）、认知、心理社会技能和心理成分，这些因素在不同的角度、时期或阶段起着积极促进或消极妨碍的作用。这些对我们设定治疗目标、制订治疗计划都具有非常重要的作用。

二、主要康复问题

（一）结构与功能

主要有意识障碍、肢体运动障碍、感觉障碍、言语和吞咽障碍等。

（二）活动

主要包括步行障碍、平衡协调障碍、ADL活动障碍等。

（三）参与

由于受到认知功能的影响，患者不能完善个人角色，没有意愿和要求，社会功能退化，社会参与障碍。

三、目标

（一）急性期目标

在保证病情稳定的前提下，积极促醒，预防并发症。

（二）远期目标

远期目标的着眼点是功能的恢复，致力于生活质量的提高，并将促进患者回归家庭、重返社会。

表 34-2-1　Hoffer 步行能力分级

	分级	分级标准
I	不能步行	完全不能步行
II	非功能性步行	用膝-踝-足矫形器（knee-ankle-foot orthosis，KAFO）或肘拐等辅助具能在治疗室内行走，故又称治疗性步行。训练时耗能大、速度慢、距离短、无功能性价值，但有预防压疮、血液循环障碍、骨质疏松等治疗意义
III	家庭性步行	用踝-足矫形器（ankle-foot orthosis，AFO）、手杖等可在室内行走自如，但不能在室外长时间行走
IV	社区性步行	用或不用踝-足矫形器（AFO）、手杖可在室外和所在社区内步行，并可进行散步及去公园、诊所、购物等活动，但时间不能过长，如果活动范围超出社区范围，仍须乘坐轮椅

四、康复治疗

（一）早期康复（预防性康复）

1. 预防压疮 颅脑损伤患者的皮肤保护应注意两个方面，一是要避免因躁动不安引起的皮肤擦伤，二是要注意因长期卧床，特别是全身状况较差和伴有低蛋白血症的患者，一定要注意保持床单干燥、平整，勤翻身，防止局部受压而致压疮。

2. 预防关节挛缩 颅脑损伤后由于自发的非功能姿势或缺少必要的活动，患者常出现关节挛缩畸形。因此应注意正确体位特别是抗痉挛模式的体位的摆放，并应指导家属和护工，提倡24h管理。

3. 预防感染 由于患者昏迷卧床，采用气管插管、导尿管、鼻饲管等，感染的预防和及时处理至关重要，多一根管子，就多一个感染源，应加强临床护理及对患者各种管子的管理，必要时合理用药。

4. 膀胱的管理 应关注膀胱功能，注意排尿的问题，特别是压力-容量的变化，保护肾功能。

5. 合并症的治疗 应根据患者的情况，针对病因，对症处理。注意气管套管的拔除。

（二）恢复期的康复（综合性康复）

1. 综合性康复的对象 中度和重度颅脑损伤的患者，具有进行综合性康复治疗的指征。但重症颅脑损伤患者的康复治疗是困难和长期的，许多患者甚至不可能通过治疗达到基本的自理水平，因而这部分患者也不全是合适康复的对象。一般认为，对于成人昏迷患者，若意识状态不能被改善，除非家属提出要求且不计较能否获效，否则在医院进行的早期治疗可于4周后停止。因为昏迷超过4周者，恢复随意运动的可能性已经很小。因此，康复的重点应放在训练家属掌握日常的护理技术和提供必要的设备为目标。但儿童例外，期望治疗应持续至6个月甚至更长。

2. 综合性康复 综合性康复是根据患者日常生活需求所涉及的基本方面进行的，包括：移动、持物、自我照顾、直肠和膀胱管理、认知、交流、社会适应、精神稳定、娱乐和就业等10个方面。应根据ICF理念设计康复计划。运动功能的训练与脑卒中患者的训练大相径庭，但训练中运动功能恢复需注意以下几点：①不适当的姿势影响平衡；②痉挛或挛缩使运动受限；③肌肉无力影响运动能力及稳定性。因此在指导患者训练时，要注意避免这些不利因素对患者的影响。

颅脑损伤最突出的问题是认知和行为障碍。许多颅脑损伤患者的身体障碍和言语障碍难以恢复，往往是由于合并有认知障碍，注意力不集中，从而影响了患者的学习、记忆能力以及运动功能和ADL的恢复。因此颅脑外伤患者的康复，重点是解决好患者的认知、注意力和学习能力，让患者学会自我管理，使患者能够早日回归家庭，回归社会。

（1）注意力训练

训练1　猜测游戏（shell game）：取2个透明的杯子和2个不同颜色的彩球，让患者注视，由医生将杯子分别倒扣在彩球上，再让患者找出指定的彩球。反复数次，无误差后改用两个不透明的杯子，操作同上。此时患者已不能透过杯壁看到彩球，让患者指出医生指定的彩球在哪个杯子里面，反复数次，成功后改用3个或更多的不透明杯子和1个彩球，方法同前，成功后改用3个或更多的不透明杯子和两个或更多的颜色不同的彩球，扣上后让患者指出各种颜色的彩球在哪只杯子里，移动容器后再问，通过游戏提高患者的注意力。

训练2　删除作业（cancellation task）：在16开白纸上多写几个大写字母如KBLZBOY

（亦可根据患者文化程度选用阿拉伯数字、图形等），让患者用铅笔删去医生指定的字母如"B"。难度调整可通过改换字母的顺序和规定要删的字母，反复进行数次，成功后改用两行印得小些的字母，以同样的方式进行数次；成功后再改为三行或更多行的字母，方式同前；成功后再改为纸上同时出现大写和小写字母；再让患者删去指定的字母（大写及小写的），反复数次，成功后在此基础上穿插加入以前没出现过的字母，让患者删去，反复数次，成功后再将以前没出现过的字母3个1组地穿插入其中，让患者把这些3个1组插入的字母一并删去。

（2）记忆力的训练

训练1 视觉记忆（visual memory）：先将3~5张绘有日常生活中熟悉物品的图卡排成1行放在患者面前，告诉患者每张卡可以看5s，当看15~25s后将卡收回，让患者用笔写下所看到的物品的名称，反复数次，成功后增加卡片的数目；反复数次，成功后再增加卡片的行数（如原来仅一行，先改放两行，再增加到三行卡片等）。

除上述专门的训练外，在日常生活中建议采用下述的方式：①建立恒定的每日活动常规，让患者不断地重复和排练；②耐心细致地向患者提问和下命令，等候他们缓慢、审慎地回答；③练习从简单到复杂进行，将整个练习分解为若干步骤，先一个步骤一个步骤地训练，成功后再逐步联合；④利用视、听、触、嗅和运动等多种感觉输入来配合训练；采用代偿方法，如患者视记忆不佳就多用听记忆等；⑤每次训练时间要短，记忆正确时要及时、明确地给予奖励；⑥让患者分清重点，先记住最需要记的事，不去记忆一些无关的琐事。

（3）定向能力训练：常采用代偿方法，如提示卡、钟、日历等。

训练1 多利用记忆辅助物（prosthetic memory aids）：如在患者房间内挂大的钟、大的日历，大字写的每日活动表等；将每日经常要进行的活动，分步骤地写成清单放在床边；门上贴患者家庭的合照可帮助他找到自己的房间；让患者常带记事本，本中记有家庭地址、常用电话号码、生日等，并让他经常做记录和查阅。

训练2 现代康复设备的研发和临床应用：如VR技术，数字化上肢智能OT桌等，给康复治疗带来了新的思路，让患者残存的功能在各种趣味性的游戏中得到进一步的训练和提高，也为临床康复带来更加广阔的前景。

（三）常见并发症的预防

1. 外伤后癫痫 尽管外伤后癫痫发作的机制至今尚有许多不明，但抑制已经形成的癫痫灶以控制癫痫发作是重要的预防措施之一。从外伤后癫痫发生的相关因素考虑，主要与损伤部位和损伤的严重程度有关，颅骨可凹陷骨折（特别是在皮质运动区及其附近的凹陷骨折，以及骨折同时硬脑膜亦受累者），颅内金属异物残留合并颅内感染等情况均会增加癫痫的发生。

（1）发病率：轻度——0.7%；中度——1.2%；重度——10.0%；穿透性创伤——34%。

（2）分类：①根据病程分类，急性癫痫发作、早期癫痫发作、晚期癫痫发作；②根据发作的部位又分为局灶性发作（占55%）、全身性发作（占40%）和其他（占5%）。

（3）治疗：是否预防性使用抗癫痫药物治疗和手术治疗，至今仍有争议。

2. 外伤后脑积水

（1）发生率：19%左右。

（2）诱发因素：蛛网膜下腔出血、外伤后24h内颅内压增高、颅内感染等。

（3）诊断标准：①有明确外伤史；②临

床出现痴呆、步态不稳、尿失禁症状之一；③CT显示：脑室扩大，侧脑室额角周围低密度，但脑回无萎缩、脑沟无加宽的表现。

（4）对外伤后脑积水的患者，一定要动态观察，必要时及早进行手术治疗。

（四）影响预后的因素

1. 与急性TBI预后相关的因素　①TBI的病因及严重程度：一般来说，单纯打击伤较车祸和高空坠落伤预后好。②手术后处理是否得当：早期诊断、及时手术、积极预防各种继发性损害，能显著减少死亡率和致残率。③受伤部位：与颅内血肿相比较而言，脑被膜损坏的程度与预后的关系较大；硬膜下血肿较硬膜外血肿预后差；伴有原发性或继发性脑干损伤，尤其是脑干后外侧损伤预后极其不良；胼胝体损伤预后较差；需急诊手术者预后较差。④颅内压：颅内压超过40mmHg，经积极治疗不见好转，反而持续增高者预后不良。⑤CT扫描：显示广泛脑挫裂伤、弥漫性脑肿胀、颅内多发性血肿、脑室脑池出血等均提示预后不良。中线结构移位≥15mm者，80%可能死亡或呈植物状态。此外，是否并发复合伤、脑积水、神经内分泌紊乱、低血压、低氧、高热等也与预后有关。

2. 与TBI长期预后相关的因素

（1）年龄：随着年龄的增长，结局不良的幸存者的比例上升，良好结局的比例下降。成人大脑随着年龄的增长，其修复能力下降，这一假说是因为随着年龄的增长，功能性神经原的数量减少，加之大脑长期处于极微小的（亚临床的）、反复的损伤中，使脑的修复能力下降。

（2）损伤或残疾严重程度：对于TBI患者的长期生存状态或生存率来说，残疾状况是一个非常重要的指标。

（3）情绪：存在的精神心理并发症对于患者的长期预后如社会心理的适应和重返工作有严重的影响。

（4）并发症：癫痫发作严重影响患者的功能恢复和长期预后。TBI后癫痫者寿命明显缩短。其他并发症如脑积水等可能对TBI的长期预后也会产生一定的影响，但目前尚需进一步研究。

（5）就业：美国人口调查显示失业者的死亡率明显高于非失业者。流行病学家把这种现象称为"健康工作者效应"（healthy worker effect）。Harrison的研究显示，那些受伤时未就业的TBI患者1年后的死亡率更高。

（6）环境因素：包括家庭支持、环境设施、交通设施、就业环境、周围人的态度以及政府所制订的相关政策等。这些因素会影响患者的活动能力及活动范围，情绪心理变化、婚姻状况、社会交往能力以及上学或就业情况。

总之，创伤性颅脑损伤康复有其特殊性，不能完全混同于脑卒中康复，在临床工作中应抓住其特点，使患者得到最大程度的恢复。

（王　翔）

第三节　临床病例与思考

【病例1】

患者，男，23岁，未婚，因纠纷被殴打致昏迷，行左额颞开颅去骨瓣减压术+硬膜下血肿清除术，遗留四肢活动不利，功能障碍两年余。头颅CT显示：①左侧额叶、颞叶、顶叶、枕叶，左侧基底节大面积软化灶形成；②双侧脑室、第三脑室扩大；③左侧颞顶骨部分缺如。既往体健，无特殊病史；左眼无视力，眼球固定于外展位，活动受限，右眼视力正常，其他一般检查无特殊：T 36.5℃，P 72/min；R 18/min，BP 100/60mmHg；轮椅推入，查体合作。

物理治疗客观检查：①肌力：左侧上肢未见异常；右侧上肢屈肘4级，伸肘3级，屈指肌4级、伸指肌3+级；下肢屈髋肌左侧3级，右侧3-级，伸膝左侧3+级，右侧3级，踝跖屈左侧3级，右侧3-级；②肌张力（改良

附表 《健康状况调查问卷 SF-36》及评分标准

1. 总体来讲，您的健康状况是： ①非常好 ②很好 ③好 ④一般 ⑤差	权重或得分依次为1, 2, 3, 4 和 5
2. 跟 1 年以前相比您觉得自己的健康状况是： ①比 1 年前好多了 ②比 1 年前好一些 ③跟 1 年前差不多 ④比 1 年前差一些 ⑤比 1 年前差多了	权重或得分依次为1, 2, 3, 4 和 5
【健康和日常活动】	
3. 以下这些问题都和日常活动有关。请您想一想，您的健康状况是否限制了这些活动？如果有限制，程度如何？ （1）重体力活动，如跑步、举重、参加剧烈运动等： ①限制很大 ②有些限制 ③毫无限制 （2）适度的活动，如移动一张桌子、扫地、打太极拳、做简单体操等： ①限制很大 ②有些限制 ③毫无限制 （3）手提日用品，如买菜、购物等： ①限制很大 ②有些限制 ③毫无限制 （4）上几层楼梯： ①限制很大 ②有些限制 ③毫无限制 （5）上一层楼梯： ①限制很大 ②有些限制 ③毫无限制 （6）弯腰、屈膝、下蹲： ①限制很大 ②有些限制 ③毫无限制 （7）步行 1500m 以上的路程： ①限制很大 ②有些限制 ③毫无限制 （8）步行 1000m 的路程： ①限制很大 ②有些限制 ③毫无限制 （9）步行 100m 的路程： ①限制很大 ②有些限制 ③毫无限制 （10）自己洗澡、穿衣： ①限制很大 ②有些限制 ③毫无限制	权重或得分依次为1, 2, 3。 注意：如果采用汉化版本，则得分为 1, 2, 3, 4, 得分转换时做相应的改变
4. 在过去 4 个星期里，您的工作和日常活动有无因为身体健康的原因而出现以下这些问题？ （1）减少了工作或其他活动时间：①是 ②不是 （2）本来想要做的事情只能完成一部分：①是 ②不是 （3）想要干的工作或活动种类受到限制：①是 ②不是 （4）完成工作或其他活动困难增多（比如需要额外的努力）：①是 ②不是	权重或得分依次为1, 2
5. 在过去 4 个星期里，您的工作和日常活动有无因为情绪的原因（如压抑或忧虑）而出现以下这些问题？ （1）减少了工作或活动时间：①是 ②不是 （2）本来想要做的事情只能完成一部分：①是 ②不是 （3）干事情不如平时仔细：①是 ②不是	权重或得分依次为1, 2
6. 在过去 4 个星期里，您的健康或情绪不好在多大程度上影响您与家人、朋友、邻居或集体的正常社会交往？ ①完全没有影响 ②有一点影响 ③中等影响 ④影响很大 ⑤影响非常大	权重或得分依次为5, 4, 3, 2, 1

续表

7. 在过去 4 个星期里，您有身体疼痛吗？ ①完全没有疼痛　②有一点疼痛　③中等疼痛　④严重疼痛 ⑤很严重的疼痛	权重或得分依次为 6，5.4，4.2，3.1，2.2
8. 在过去 4 个星期里，您的身体疼痛影响了您的工作和家务吗？ ①完全没有影响　②有一点影响　③中等影响　④影响很大　⑤影响非常大	如果 7 无 8 无，权重或得分依次为 6，4.75，3.5，2.25，1.0； 如果为 7 有 8 无，则为 5，4，3，2，1
【您的感觉】	
9. 以下这些问题是关于过去 1 个月里您自己的感觉，对每一个问题所说的事情，您的情况是什么样的？ （1）您觉得生活充实： ①所有的时间　②大部分时间　③比较多时间　④一部分时间 ⑤小部分时间　⑥没有这种感觉 （2）您是一个敏感的人： ①所有的时间　②大部分时间　③比较多时间　④一部分时间 ⑤小部分时间　⑥没有这种感觉 （3）您的情绪非常不好，什么事都不能使您高兴起来： ①所有的时间　②大部分时间　③比较多时间　④一部分时间 ⑤小部分时间　⑥没有这种感觉 （4）您的心里很平静： ①所有的时间　②大部分时间　③比较多时间　④一部分时间 ⑤小部分时间　⑥没有这种感觉 （5）您做事精力充沛： ①所有的时间　②大部分时间　③比较多时间　④一部分时间 ⑤小部分时间　⑥没有这种感觉 （6）您的情绪低落： ①所有的时间　②大部分时间　③比较多时间　④一部分时间 ⑤小部分时间　⑥没有这种感觉 （7）您觉得筋疲力尽： ①所有的时间　②大部分时间　③比较多时间　④一部分时间 ⑤小部分时间　⑥没有这种感觉 （8）您是个快乐的人： ①所有的时间　②大部分时间　③比较多时间　④一部分时间 ⑤小部分时间　⑥没有这种感觉 （9）您感觉厌烦： ①所有的时间　②大部分时间　③比较多时间　④一部分时间 ⑤小部分时间　⑥没有这种感觉	第（1）（4）（5）（8）题权重或得分依次为 6，5，4，3，2，1； 第（2）（3）（6）（7）（9）题权重或得分依次为 1，2，3，4，5，6
10. 不健康影响了您的社会活动（如走亲访友）： ①所有的时间　②大部分时间　③比较多时间　④一部分时间 ⑤小部分时间　⑥没有这种感觉	权重或得分依次为 1，2，3，4，5，6
总体健康情况	

续表

11. 请看下列每一个问题，哪一种答案最符合您的情况？ （1）我好像比别人容易生病： ①绝对正确　②大部分正确　③不能肯定　④大部分错误　⑤绝对错误 （2）我跟周围人一样健康： ①绝对正确　②大部分正确　③不能肯定　④大部分错误　⑤绝对错误 （3）我认为我的健康状况在变坏： ①绝对正确　②大部分正确　③不能肯定　④大部分错误　⑤绝对错误 （4）我的健康状况非常好： ①绝对正确　②大部分正确　③不能肯定　④大部分错误　⑤绝对错误	第（1）（3）题权重或得分依次为1，2，3，4，5； 第（2）（4）题权重或得分依次为5，4，3，2，1

Ashworth）；屈肘肌1+级，伸肘肌1级，伸腕及屈腕3级；屈膝肌双侧1+级，髋内收肌左侧1+级，右侧2级；③关节活动度：左上肢，未见异常；右上肢，肩关节前屈150°，外展90°，外旋0°，腕关节屈伸均0°；双下肢，右踝背伸0°，跖屈40°，左踝背伸0°，跖屈40°；④平衡：坐位平衡3级，站立平衡2级；⑤腱反射：双侧膝踝反射亢进，双侧踝阵挛（+）；⑥病理征：Babinski征：（+）；⑦ADL（MBI）：65分（上厕所：-5，上、下楼梯：-5，转移：-5，洗澡：-5，行走：-5，吃饭：-5，穿衣：-5）。

思考：患者的康复诊断是什么？该患者是否需要住院进行康复治疗？针对该患者应进行哪些评估？如何确定康复目标和住院目标？如何制订和实施康复计划？

临床推理：基于病史、体格检查和相关的辅助检查结果，诊断为"脑外伤后遗症期、四肢功能障碍"。该患者目前处于脑外伤的后遗症期，有明显的神经功能障碍和四肢运动障碍，严重限制其ADL，故有条件应住院接受系统的康复治疗，能更有效地改善患者的ADL能力，提高生活质量。脑外伤后应根据不同神经功能障碍选用不同的评估量表和评定方法，如针对运动功能的Fugl-Meyer量表，改良Ashworth量表用于痉挛评定，关节活动度包括主动和被动关节活动度检查，肌力检查，认知功能检查如简易智能状态检查（MMSE），针对ADL能力采用Barthel指数，针对吞咽障碍采用电视X线透视术（VFSS）或纤维光学内窥镜检查（FEES），还有感觉、情绪、精神心理等评估。

治疗计划：

1. 治疗目标　针对该患者，应根据评估结果，锁定本次住院的康复目标：①扶拐安全步行；②ADL提高20分达到85分(上、下楼梯-5，洗澡-5，穿衣-5)，除复杂的活动需要帮助，日常生活能够实现大部分自理。

2. 治疗内容　经过入院检查和评估，由康复医师、PT、OT、ST、护师等组成团队，共同讨论确定患者的治疗目标、治疗方案和注意事项，并定期检查修订治疗方案。根据该患者目前情况，治疗计划包括：

（1）肌力及核心控制训练：强化股四头肌、臀中肌训练、单桥训练、躯干控制训练等。

（2）小腿三头肌、腘绳肌牵伸治疗：抑制痉挛，降低肌张力。

（3）患侧负重训练：提高患腿的支撑力，促进步行功能的恢复。

（4）扶拐步行训练：增加步行的稳定性和安全性，促进患者独立步行。

（5）腓骨长、短肌生物反馈电刺激：帮助激活腓骨长、短肌收缩，抑制足内翻。

（6）ADL训练：提高患者独立生活的能力。

【病例2】

患者，男，31岁，8年前因车祸致颅脑损伤，出现昏迷，大小便失禁，四肢活动不能，急诊手术。术后经对症处理，高压氧治疗，两月后意识渐好转，四月后意识转清，遗留四肢活动障碍，言语不能，生活不能自理。头颅CT显示：①脑外伤术后并右侧颅板修补术后；②右侧颞顶枕叶脑软化；③右侧脑室积水引流术后。现患者不能自行进食，梳洗、穿衣不能，二便能控制；不能自行站立、行走。查体：T 36.4℃，P 72/min，R 18/min，BP 120/80mmHg；一般查体无特殊；无自发言语，听理解尚可，不能应答，计算力、定向力不配合，执行功能差。

思考：患者的康复诊断是什么？该患者是否需要住院进行康复治疗？针对该患者应进行哪些评估？如何确定康复目标和住院目标？如何制订和实施康复计划？

临床推理：基于病史、体格检查和相关的辅助检查结果，诊断为"①脑外伤术后；②四肢功能障碍；③言语障碍；④认知障碍；⑤脑积水腹腔分流术后"。

1. 根据患者的神经功能障碍进行以下评估

（1）坐位平衡2级，立位不能。

（2）关节PROM

PROM	左	右
腕关节	屈70°	屈70°
	伸30°	伸30°
肘关节	正常	正常
髋关节	屈90°	屈70°
膝关节	屈90°	屈80°
踝关节	趾屈30°	趾屈45°
	背屈 −20°	背屈 −30°

（3）肌张力（Ashworth分级）：双侧，屈肘肌2级；旋后圆肌1+级；指浅屈肌1+级；指深屈肌1级；小腿三头肌3级；腘绳肌、股

四头肌2级；余张力正常。

（4）肌力无法检查。

（5）深浅感觉检查不配合。

（6）双侧腱反射活跃：踝阵挛（+）；右巴氏征（+）。

（7）Barthel指数：20分（大小便）。

（8）MMSE、吞咽和言语检查不能配合。

（9）头颅CT显示：①脑外伤术后并右侧颅板修补术后；②右侧颞顶枕叶脑软化；③右侧脑室积水引流术后。

2. 主要康复问题

（1）四肢肌张力高，关节活动受限。

（2）平衡能力差。

（3）转移及步行障碍。

（4）言语认知障碍。

（5）流涎，饮水呛咳。

（6）生活不能自理。

治疗计划：

1. 治疗内容

（1）降低肌张力：姿势控制、手法牵伸，降低肌张力，必要时报告医师给予口服药物或局部行肉毒毒素阻滞术。

（2）促进立位平衡1级的训练。

（3）电子生物反馈：左侧踝背伸。

（4）吞咽及言语训练：改善流涎症状及吞咽功能，改善言语功能，促进交流。

（5）ADL训练：Barthel指数提高10分（转移 +5分，行走 +5分）。

2. 预后 由于患者存在认知障碍，将影响患者的预后判断。所以对此类患者的预后应慎重，不能只盯着运动功能，应根据患者的认知情况综合考虑。

（王 翔）

第三十五章　脊髓损伤

脊髓损伤（spinal cord injury，SCI）是指由于各种原因导致的脊髓结构、功能损害，进而造成损伤水平以下运动功能、感觉功能、自主神经功能发生障碍。颈段脊髓损伤造成四肢瘫痪时称为四肢瘫，胸段及以下脊髓损伤造成躯干及下肢瘫痪且未累及上肢时称为截瘫。根据发生原因的不同，SCI 可分为外伤性 SCI 和非外伤性 SCI 两大类。外伤造成的称为外伤性 SCI，占大多数，其原因在我国通常为跌落伤、车祸、暴力伤等。另外少数是由非外伤造成的，称为非外伤性 SCI，通常由脊柱、脊髓的病变所引起。本章涉及的内容主要为外伤性 SCI。

第一节　临床表现与治疗机制

一、临床表现

脊髓损伤的主要临床表现包括脊髓休克、运动和感觉功能障碍、体温控制障碍、心肺功能障碍、痉挛、二便功能障碍、性功能障碍等。此外还包括继发的挛缩、压疮、自主神经反射异常、直立性低血压、深静脉血栓、异位骨化等。不完全性脊髓损伤具有特殊的表现，包括中央索综合征（central cord syndrome）、前索综合征（anterior cord syndrome）、后索综合征（posterior cord syndrome）、脊髓半截征（Brown-Sequard syndrome）、圆锥综合征（conus medullaris syndrome）和马尾综合征（cauda equina syndrome）。

二、治疗机制及预后判断

（一）治疗机制

脊髓损伤是中枢神经系统的严重创伤，由于损伤后脊髓自我修复能力差，其功能损害往往是不可逆的，导致其终生丧失劳动能力，生活不能自理，造成沉重的家庭和社会负担。脊髓损伤后康复训练的重要性已成为共识。康复训练可以减轻继发性损伤、改善再生微环境、促进内源性神经干细胞增殖分化和诱导机体可塑性，能有效改善脊髓损伤患者的神经运动功能。康复的介入虽不会使损伤严重的患者功能恢复超越损伤所限定的最高水平，但早期、规范、足量的康复治疗可促使患者 ADL 能力得到最大程度的改善。脊髓损伤因其发生的突然性，给患者带来了巨大的心理打击。良好的心理支持及健康教育能提高患者依从性，并减少并发症的发生。

（二）评定内容

1. 评定损伤的等级

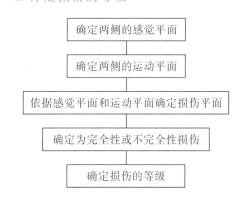

图 35-1-1　评定 ASIA 等级的步骤

2. 呼吸功能评定　包括肺功能评定、呼吸

513

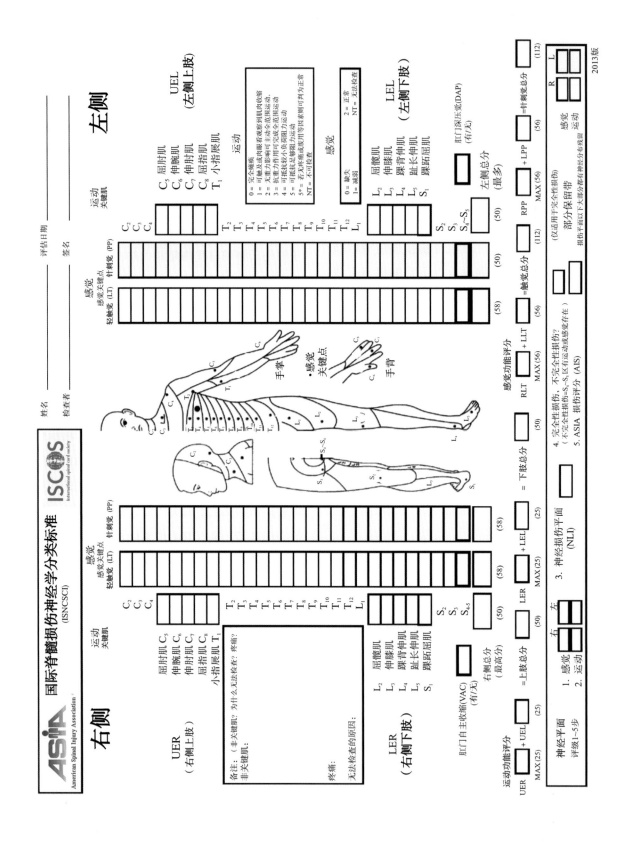

分级步骤

对脊髓损伤分级时推荐以下鉴别程序：

1. 确定身体左右两侧的感觉损伤平面。
   感觉平面是身体两侧最靠近有正常轻触觉和针刺觉的皮节，且正常的最靠近身体尾侧水平轻触觉和针刺觉都正常的感觉皮节区。

2. 确定身体左右两侧的运动损伤平面。
   根据身体左右或大于或等于三级（仰卧位）的最低关键肌肉（其上的所有关键肌肉功能须正常）来定义身体左右两侧的运动损伤平面，且身体两侧所有关键肌损伤平面以下运动功能保留均不超过3个节段。
   注：在一个节段评估肌力三级的区域，损伤平面以上的运动功能须正常。

3. 确定神经损伤平面（NLI）。
   神经损伤平面是指感觉功能正常和具备抗重力功能（肌力大于或等于三级）肌群的最低神经平面，但近端身体双侧的感觉和运动功能都正常。
   NLI是根据1、2两步确定的最高感觉和运动平面。

4. 判断是否为完全性损伤。
   （是否有任骶部保留？）
   如果肛门深压觉=消失，且骶部（S₄、S₅）感觉=不存在，且肛门主动肛门收缩=消失，则为完全性损伤。

5. 判断损伤等级：
   是否为完全性损伤？　是　AIS=A　记录感觉残留带ZPP
   　　　　　　　　　　　　　（身体每侧保留的最低感觉和运动平面）
   否↓
   运动功能完全损伤？　是　AIS=B
   　　　　　　　　　　　（是否感觉平面以下是否达3级或以上）
   否↓
   神经损伤平面以下是否有半数（含）以上的关键肌肉力达3级或以上？
   　否　　　　　　　　　　是
   AIS=C　　　　　　　　AIS=D

   如果各节段感觉和运动功能都正常，则AIS=E
   注：AIS E 用于评估既往有过记录的脊髓损伤但恢复正常功能。如果平最初就没有发现神经功能的缺损，则认为该患者神经没有损伤，本表则不适用。

   2013版

ASIA损伤程度分级（AIS）

A=完全性损伤骶部（S₄～S₅）无感觉或运动功能保留

B=感觉不完全性损伤平面以下，包括骶段（S₄～S₅）有感觉功能（轻触觉、针刺觉或肛门深压觉）保留，但无运动功能，且身体两侧运动神经损伤平面以下运动功能保留均不超过3个节段。

C=运动不完全性损伤神经，损伤平面以下有运动功能保留**，且超过半数的关键肌肉肌力小于3级（0～2级）。

D=运动不完全性损伤，神经损伤平面以下有运动功能保留**，至少半数的关键肌肉肌力大于或等于3级。

E=正常如果ISNCSCI检查各阶段感觉和运动功能均无异常，则为AIS E级。对于既往有神经功能异常史才可诊为AIS E级。如果之前检查所有阶段感觉和运动功能均无异常，则无需做AIS分级。

**若患者被诊为C级或D级，即：运动功能不完全性损伤，则必须有（1）肛门括约肌随意收缩；或者（2）骶部感觉有超过3个节段的运动功能保留。但在身体一侧运动损伤平面以下，本次修订的国际标准允许用损伤平面以下超过3个平面的非关键肌肉判断运动功能损伤程度（AIS B级或C级）。

注意：评定身体运动平面以下运动功能残留范围以区别AIS B级与C级时，身体两侧的运动平面都需要评估。当区别AIS C级和D级时（关键肌肉肌力3级或以上的比例）时需使用神经损伤平面。

肌力分级

0=完全瘫痪

1=可触及或可见肌肉收缩

2=在无重力下可以完成关节全范围运动

3=抗重力可以完成关节全范围运动

4=抗重力以及一定的、在功能位上可抵抗中等强度的阻力

5=肌力正常，抗重力及一定阻力下可以完成关节全范围运动，且可抵抗在其他体位上的外力

5*=肌力正常，尤其是未有其他影响因素（如疼痛或废用）下，可对抗重力以及能够在正常关节全范围活动下抵抗充分外力

NT=无法检查（如：制动，严重疼痛，截肢，关节挛缩，关节活动>50%ROM等）

感觉分级

0=缺失

1=改变，包括感觉减退或过敏感

2=正常

NT=无法检查

非关键肌功能（可选）

可用于判断和区分运动功能AIS B级和C级

	运动	神经平面
肩关节：	屈、伸、外展、内收、外旋、内旋	C₅
肘关节：	旋后	
肘关节：	旋前	C₆
腕关节：	屈	
手指：	屈曲、伸展近端指间关节	C₇
拇指：	屈曲、伸展和拇指水平外展	
手指：	掌指关节屈曲	C₈
拇指：	对掌、内收、食指外展	
手指：	食指外展	T₁
髋关节：	内收	L₂
髋关节：	外旋	L₃
髋关节：	伸展、外展、内旋	
膝关节：	屈曲	L₄
踝关节：	内翻、外翻	
足趾：	跖趾和趾间关节外展	
足趾：	近趾趾关节屈曲和趾间关节伸展	L₅
足趾：	足跖趾关节屈曲、足趾外展	S₁
足趾：	内收	

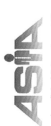

American Spinal Injury Association

ISCoS International spinal card society

国际脊髓损伤神经学分类标准

图 35-1-2　脊髓损伤神经学分类国际标准检查表

引自：许光旭，蔡可书．脊髓损伤物理治疗学．北京：电子工业出版社，2019.

本图可以复制，但未经美国脊柱损伤协会（ASIA）的允许不得修改（南京医科大学第一附属医院康复医学中心蔡可书译）

表 35-1-1　ASIA 损伤分级

	损伤程度	临床表现
A	完全损伤	S_{4-5} 无任何感觉或移动功能保留
B	不完全感觉损伤	神经平面以下包括 S_{4-5} 无运动但有感觉功能保留，且身体任何一侧运动平面以下无 3 个节段以上的运动功能保留
C	不完全运动损伤	神经平面 * 以下有运动功能保留，且单个神经损伤平面以下超过一半的关键肌肌力小于 3 级（0~2 级）
D	不完全运动损伤	神经平面 * 以下有运动功能保留，且神经损伤平面以下至少有一半以上（一半或更多）的关键肌肌力大于或等于 3 级
E	正常	使用脊髓损伤神经学分类国际标准检查所有节段的感觉和运动功能均正常，且患者既往有神经功能障碍，则分级为 E。既往无 SCI 者不能评为 E 级

　　*：如患者需要评为 C 级或 D 级，即不完全运动损伤，则需要满足下列之一：①肛门括约肌自主收缩；②鞍区感觉保留，同时身体一侧运动平面以下有 3 个节段以上的运动功能保留。本标准允许根据运动平面以下非关键肌是否保留运动功能来确定运动损伤完全与否（确定 AIS 为 B 级还是 C 级）。

　　引自：李建军，王永方，译. 脊髓损伤神经学分类国际标准（2011 年修订）. 中国康复理论与实践，2011，17（10）：963-972.

肌肌力评定、咳嗽能力评定等。

　　3. 日常生活能力评定　截瘫患者采用改良 Barthel 指数（modified Barthel index, MBI），四肢瘫患者采用四肢瘫功能指数（quadriplegic index of function, QIF）来评定。

　　4. 参与受限评定　包括家庭、工作/学习、社会等社会参与状况的评定。

　　5. 环境评定　包括相关人员的态度、经济状况、家庭及社区无障碍设施等。

　　6. 个人因素评定　包括个人生理及心理等相关因素。

　　（三）预后判断

　　脊髓损伤患者主要功能恢复一般发生在损伤后 2~6 个月，与康复治疗密切相关，其中的机制可能包括神经重塑或重组。在整个康复治疗的过程中，患者都是主要的主动参加者，而不只是被动的接受者。在设定目标时，要依照患者的损伤程度、损伤水平、开始时的肌力、有无脊椎移位、年龄、预期并发症来制订。通常完全性损伤的情况还有保留三节不全性损伤区，所以一般会把治疗的长期目标定的比预期恢复能力还要略高一些。而对于不完全性损伤的患者，因其功能在 3 个月后渐趋稳定，所以应在此时重新评估以评定预后。部分年轻的患者经过系统正规的物理治疗后，在特定环境下会表现得超出预期。针对一般完全性损伤患者所得的分数，其功能性预后的目标见表 35-1-2。

（叶正茂）

第二节　脊髓损伤的运动治疗

一、改善运动的训练

　　1. 肌力训练　肌力训练是脊髓损伤患者物理治疗的基本内容，患者生命体征稳定后即可进行肌力训练，但需要注意避免牵拉到患处。由于仍受神经支配的肌肉需要代偿失神经支配的肌肉以执行活动，其肌力需要高于所谓正常肌力方可完成日常活动。例如在日常生活中的大部分活动需要上升及下压肩胛骨、屈曲及水平内收肩关节、肘关节伸展，因此这些部分相关的肌群都需要针对性地进行强化训练。具体训练方法参见本书相关章节。

　　2. 关节活动范围训练　维持和增加关节活动范围的方法包括关节主被动活动、对主动肌

表 35-1-2　损伤平面与功能预后的关系

| | 不能步行，在轮椅上仍需依赖 | | | | 在轮椅上独立，有步行可能性 | | |
	完全依赖	大部分依赖	中度依赖	小部分依赖	轮椅基本独立步行可能性小	轮椅完全独立，用KAFO加双拐可步行但能耗大	用AFO加手杖或可独立步行
C$_{1~3}$	√						
C$_4$		√					
C$_5$			√				
C$_6$				√			
C$_{7~8}$					√		
T$_{1~12}$						√	
L$_1$~S$_1$							√

肌力的增强、对拮抗肌柔韧性的提高等。与正常患者的关节活动范围训练不同，脊髓损伤患者因功能性活动完成方式的不同，对于部分关节的活动范围要求更高。例如为了完成长坐位，需要腘绳肌具有更好的柔韧性。具体训练方法参见本书相关章节。需要注意的是，为了功能性活动的完成，部分关节的活动范围具有特殊的要求，详见表 35-2-1。

3. 床边物理治疗　当患者因故不能主动完成运动时，可采用低强度的被动的肢体关节活动、双下肢踏车训练、正压顺序循环疗法等治疗来预防下肢静脉血栓、关节活动范围降低、肌肉萎缩等并发症。

二、改善膀胱和直肠功能的训练

1. 排尿障碍　早期留置尿管，病情稳定后应及早间歇导尿，有条件的应进行尿动力学检查以确定膀胱的安全容量、顺应性、贮尿期压力等，为确定间歇导尿的每次导尿量提供依据。

急性期：常规留置尿管，每 2 h 间断开放 1 次。

亚急性期：留置尿管，每 2 h 1 次间断开放；尿色混浊，可进行膀胱冲洗。

伤后 3 周~3 个月：将留置尿管改为间歇导尿，开始时 4/d；限制每天饮水量（<2000mL），少量多次饮水；尿色混浊，残渣多，可用生理盐水冲洗膀胱。残余尿低于膀胱容量 20%，可停止导尿。高张力膀胱，且逼尿肌与外括约肌无明显不协同患者，可训练膀胱反射性排尿。

（1）对于潴留型障碍，治疗原则为促进膀胱排空，防止感染。①对于圆锥以上损伤所致的尿潴留，可以采用间歇导尿的方法来达到

表 35-2-1　关节活动范围的特殊要求

损伤部位	目标部位	活动范围	目的
颈段	肩关节	较正常更大的后伸及外旋范围	代偿肘关节伸展受限
	指深屈肌	维持其适当的紧张度	完成肌腱固定抓握
	下背部	维持其适当的紧张度	维持坐位稳定性
	腘绳肌	直腿抬高应超过 110°	防止骨盆后仰，维持长坐位稳定性
胸段	肩关节	较正常更大的后伸及外旋范围	利于完成地面到轮椅的转移
	腘绳肌	直腿抬高应超过 120°	利于完成地面到轮椅的转移、穿脱裤子、袜子等功能性活动

平衡膀胱。②对于圆锥及以下损伤所致的尿潴留,可以挤压阴茎区;牵拉阴毛;在耻骨联合上进行有节奏的拍打,拍 7~8 次,停 3s,反复进行 2~3min;也可采取压迫法:患者坐直,深吸气,闭住会厌,缩腹,用手四指压在耻骨上方,加大压力引起排尿。

(2)对于失禁型障碍,处理原则为促进膀胱贮尿功能,男性尿失禁患者可使用阴茎套集尿器或纸尿裤,女性尿失禁患者可垫护垫或穿纸尿裤。对有尿失禁的患者应注意会阴部皮肤的护理,及时更换尿垫、尿裤、集尿器,每日用温水清洗会阴,保持会阴部清洁干燥,防止臀红、湿疹等的发生。除特殊情况外,不宜采用耻骨上膀胱造瘘。

2. 直肠功能 脊髓损伤后很多患者立即表现为麻痹性肠梗阻,通常出现于伤后 24h,持续约 1 周。一旦肠鸣音恢复,预示着麻痹性肠梗阻的消失,无论损伤平面如何,都应该鼓励患者进行排便训练。建议按照患者伤前习惯安排固定时间开始排便训练,排便频率控制在每 1~2d 1 次。患者取坐位,便秘可用甘油灌肠剂,并可使用手指进行肛门或直肠按压刺激。

三、改善心理状态的训练

脊髓损伤给患者带来了巨大的心理打击,部分患者经过一段时间后会逐渐接受现实,而对于另一部分人而言,这种打击则可能长期存在。这种不良的心理变化会导致患者与社会隔离。治疗师除了进行常规的功能训练以外,还应关注患者的心理变化。通过有效的沟通,对患者的微小进步给予及时的鼓励,帮助患者增强康复信心,消除不良情绪,增强心理适应能力,提高康复治疗依从性,从而达到良性循环。引导患者积极发现问题、分析问题、解决问题,重新设计未来的规划,培养其社会独立意识和能力,也是治疗师的重要工作内容。

四、改善日常生活活动能力的训练

(一)床上活动

1. 翻身

方法一:使用辅助具翻身。对于躯干控制差、肌肉无力或痉挛严重的患者,可采取用手勾床栏或其他固定装置的方法,利用上肢的力量帮助完成翻身。

方法二:不使用辅助具翻身。对于具有一定躯干控制能力或上肢控制较好的患者,可以通过双上肢摆动的方法来帮助完成翻身。其方法如下:双上肢伸展,头颈与双上肢同时向一侧快速摆动,利用上肢摆动引起的惯性通过肩胛、躯干、骨盆传递到下肢从而完成翻身。对于损伤平面在 C_6 及以上的患者,因其肱三头肌无力完成伸肘,需要将肩关节外旋、前臂旋后,并同时保持肩关节前屈 45°~60°,利用重力帮助肘关节伸展,从而达到上肢延长,增大摆动惯性的目的。

2. 卧坐转移

方法一:使用吊环坐起。在床上方根据患者的需求设置数个特定高度与位置的悬吊吊环,患者将手部固定于吊环上,利用肘关节屈曲的力量拉动上部躯干向上,同时快速将另一手套于稍上方的吊环上,利用肘关节屈曲的力量继续向上拉动,左右交替,带动身体完成长坐位坐起动作。

方法二:翻身后双上肢支撑坐起。患者先向一侧翻身,并利用该侧肘关节支撑住身体,将另一侧上肢快速向后甩出,完成双侧肘关节支撑,之后利用身体重心左右交替变换,变成双手支撑,完成长坐位坐起动作。对于损伤平面在 C_6 及以上的患者,注意始终保持其肩关节外旋、前臂旋后。

方法三:坐起。患者将手掌压在臀部下方,屈肘肌群强力收缩的瞬间将躯干上半部分推离床面，同时快速后伸肩关节并完成一侧肘部支撑。之后将身体重心移至该侧，重复上述步骤完成双侧肘关节支撑。之后利用身体重心左右交替变换，变成双手支撑，完成长坐位坐起动作。此方法对肘屈肌群肌力及肩关节后伸活动范围要求较高。

3. **身体移动** 患者保持床上长坐位，双手撑床或使用支撑器撑床，肩部下压，使臀部离床，用力将头及上半身向前（后）甩动，从而使得臀部向后（前）移动。如欲向左右方向移动身体，方法同前，但需移动方向侧上肢向外稍离开身体，以留出向该侧移动的空间。

（二）转移活动

转移活动包括同一高度平面间的转移与不同高度平面间的转移。值得注意的是，进行所有转移活动前务必锁住轮椅刹车。为了更好地完成床椅转移，建议选择可拆卸脚托的轮椅。

1. **床与轮椅间的转移** 属于同一高度平面间的转移。

方法一：利用滑板转移。将轮椅与床平行并靠近，刹车后卸下轮椅近床侧的扶手，将滑板置于床椅之间，双肩下压，使用臀部侧移的方法完成床椅转移。

方法二：前向转移。轮椅正面靠近床，刹车后将双脚置于床上，解除刹车并前移轮椅，尽量减少床椅之间的空隙，再次完成刹车后使用臀部前移的方法完成床椅转移。

方法三：侧向转移。轮椅平行靠近床，刹车后卸下轮椅近床侧的扶手，尽量减少床椅之间的空隙，将双脚置于床上，使用臀部侧移的方法完成床椅转移。

2. **地面与轮椅间的转移** 属于不同高度平面间的转移。

方法一：从后方上轮椅。患者背对轮椅坐于地上，将双下肢尽量屈曲，双肩后伸，双手撑住轮椅的座椅后双肩下压，将臀部抬离地面

至略超过椅座高度后，臀部后移坐进轮椅并调整至舒适坐位。注意此种方法对肩关节后伸角度及肱三头肌肌力要求较高。

方法二：从侧方上轮椅。患者侧坐于轮椅前方的地面，将双下肢尽量屈曲，左（右）手撑于轮椅椅座，右（左）手撑于地面，双肩下压，伸直双上肢，将臀部抬离地面并向侧方移动至略超过椅座高度后，臀部后移坐进轮椅并调整至舒适坐位。注意此方法对双侧肱三头肌肌力及双侧腘绳肌柔韧性要求较高。

方法三：从前方上轮椅。患者面对轮椅坐于地上，将双下肢摆放为朝向轮椅的侧坐位，左（右）手撑于椅座，右（座）手撑于地面，利用头颈肩部向右（左）下方快速摆动的同时双手下压的方式促使臀部抬离地面，再依次将双手上移至扶手，用力撑住扶手将身体带起，利用瞬间转身的动作坐回轮椅并调整至舒适坐位。注意此方法对肱三头肌、背阔肌肌力要求较高。

方法四：从轮椅到地面的转移。患者将双下肢置于地面并伸直双膝关节，左（右）手勾住轮椅手推把，右（左）手支撑腿部，并由大腿逐渐下滑至地面，左（右）手放松手推把后撑于椅座，双手下压抬高臀部离开椅座，略转身后缓慢降至地面。

（三）轮椅活动

1. **平地驱动轮椅** 驱动轮椅前行时双上肢后伸，稍屈肘，双手握住手轮的后半部分，上身前倾的同时双上肢向前推动手轮至肘关节伸直后松手，双上肢自然下垂并向后方移动，双手趁势握住手轮的后半部分进行下一周期的驱动。驱动轮椅后退时动作与之相反。驱动轮椅原地转向时（以向左侧转向为例），左上肢前伸并握住手轮的前半部分，右上肢后伸并握住手轮的后半部分，双手同时发力，左手向后，右手向前，即可完成轮椅的原地向左转向。

2. 驱动轮椅上下坡道　患者应掌握双手同步推或拉的动作，并学会灵活使用刹车，以便失控时尽快把轮椅刹住。上坡道时，为使轮椅不向后倾倒，患者身体应尽量前倾和低头。下坡道时，应尽量后退下坡，但需注意提前观察好环境。为了防止轮椅失控，患者驱动的幅度不应太大，且在两次驱动之间快速换手。

3. 驱动轮椅上下台阶

（1）患者要独立驱动轮椅上下台阶，必须首先掌握大轮平衡技术。大轮平衡技术是指由大轮支持，脚轮抬起悬空并保持平衡的一种技巧，是使用轮椅在社区通行的基本技能。其动作要领如下：患者头稍向后仰，上身挺直两臂后伸，肘微屈，手抓紧手轮，拇指放在轮胎上，先将手轮轻轻向后拉，随后快速向前推，脚轮离地，注意调整身体和手轮以维持平衡，即当轮椅前倾时上身后仰，同时前推手轮；当轮椅后仰时上身前倾，同时后拉手轮。

（2）当患者掌握大轮平衡技术后方可开始练习上下台阶。轮椅面对台阶，利用大轮平衡技术抬起脚轮并置于台阶边缘，双手置于手轮的恰当位置处，用力前推使轮椅冲上台阶。下台阶时，先将轮椅后退到台阶边缘，控制大轮缓慢下降至台阶下，最后将脚轮从台阶上放下。

4. 驱动轮椅倾倒时的自我保护　患者在驱动轮椅时如果发生向后倾倒，需立即将颈部屈曲并向一侧扭转，避免头部撞击地面。同时尽快用头转向侧的手抓住同侧轮子以稳定身体，另一侧上肢快速越过腿上方，抓住对侧的扶手或座垫，防止轮椅后倾的瞬间双下肢翻出轮椅撞到面部。

5. 跌倒后轮椅直立　跌倒后首先刹住双侧刹车，利用原本抓握轮子的那一只手向后撑住地面并尽量靠近轮椅以作支撑臂，原本抓扶手的手改为抓轮子，用支撑臂推动轮椅朝直立位转动，撑起的同时配合头颈躯干的屈曲以协助

轮椅直立。支撑臂逐步向前移动直至完成轮椅直立位。

（四）步行训练

步行训练可分为治疗性步行训练、家庭功能性步行训练和社区功能性步行训练。对于完全性脊髓损伤患者而言，步行的基本条件是上肢具有足够的支撑力和控制力；对于不完全性脊髓损伤患者而言，需要根据其残留的肌力确定步行的能力。

1. 准备训练

（1）跪姿训练：脊髓损伤患者早期可利用跪姿来训练上半身的控制。当髋关节伸肌群无力时，可将上半身稍微后仰，练习髋关节伸展并锁住此姿势的动作，以代偿髋伸肌群对躯干稳定的作用。

（2）站姿训练：髋关节伸肌群无力的患者可以在完成跪姿训练后于平行杠内训练上半身相对于髋关节的后仰姿势，练习髋关节伸展并锁住此姿势的动作，以代偿髋伸肌群对躯干稳定的作用。同时还需要练习此姿势下不扶平行杠时维持数秒平衡的能力，以便为扶拐步行做准备。

2. 平地步行

（1）平行杠内步行：早期可给患者提供安全的步行环境，但应注意提醒患者应以下压而非横拉平行杠的方式来维持平衡。必要时可以使用减重系统来诱发患者的步行能力。

（2）摆至步：可使用平行杠或双拐来进行摆至步训练，速度较慢，但步行稳定，具有较高的实用性，可在训练初期采用。方法如下：同时向前伸出双拐，支撑把手并向前摆动身体使双足拖地向前，到达双拐落地点连线后方。此种方法对于肱三头肌和背阔肌肌力具有较高要求。

（3）摆过步：可使用平行杠或双拐来进行摆过步训练，速度较快，姿势美观，但开始时容易跌倒，且需要路面宽阔、干扰较少的场

所方能使用，一般在训练后期使用。方法如下：同时向前伸出双拐，身体重心前移，支撑把手使双足离地向前摆动，到达双拐落地点连线前方，再将双拐向前伸出以保持平衡。此种方法耗能较大且易失去平衡。

（4）四点步行：步态与正常步行相近，速度较慢，但稳定性较好，适用于具备骨盆上提或髋屈曲功能的患者使用。方法如下：先伸出左拐，迈出右足，再伸出右拐，迈出左足。

3. 上下楼梯　可采用面对或背对楼梯任一种方式来上下楼梯。

（1）上楼梯：以面对楼梯为例。一手支撑楼梯栏杆，一手扶拐，躯干前倾，双手下压抬高身体，同时将双下肢摆动至上一级楼梯。双足落地后立即将上半身轻度后仰，以髋关节伸展并锁住此姿势的动作来维持平衡。

（2）下楼梯：以背对楼梯为例。一手支撑楼梯栏杆，一手扶拐，躯干前倾，双手下压抬高身体，同时将双下肢摆动至下一级楼梯。

4. 安全跌倒与重新站起　患者步行即具有跌倒的风险，应在练习独立步行前学会安全跌倒与重新站起，以避免或减少跌倒时受伤，且在跌倒后能自行起身，降低患者的安全顾虑。

（1）跌倒时，患者应立即推开拐杖，以免摔在拐杖上或上肢与拐杖产生过大的反作用力而受伤。患者向前跌倒时，应及时内收双上肢于胸前，用双手掌着地，配合肩肘的缓冲，以免面部直接着地。患者向后跌倒时，应立即屈颈团身，避免头部直接着地，并利用身体的滚动来缓冲地面的反作用力。

（2）从地上爬起时，患者翻身至俯卧位，双拐置于合适的地方，以双手掌撑地；利用髋-头关系，使身体形成爬行姿势并充分提起骨盆；抓住一侧拐杖，用其支撑地面并保持平衡，同时抓住另一侧拐杖，利用双侧拐杖推直躯干并重新站直。此种方法对腘绳肌柔韧性具有较高要求。

五、改善工作能力的训练

可根据患者受教育程度、伤前职业、个人兴趣、脊髓损伤程度有目的地进行物理治疗，并和作业治疗师紧密合作，针对性地提高患者的各项功能。

六、防治并发症的训练

脊髓损伤后的并发症主要包括压疮、泌尿系感染、呼吸功能失调、直立性低血压、深静脉血栓、自主神经反射异常等。

1. 压疮　压疮是指不同程度的压力造成皮肤及皮下组织的坏死和溃疡。其预防重点是降低身体承重部位的压力强度，可以通过定时减压、使用充气床垫或座垫、增加承重部位的接触面积等措施来实现。

（1）床上定时减压

急性期：平卧、侧卧，每2h轴向翻身1次，避免发生压疮。

亚急性期：卧床，每2h轴向翻身1次，防止发生压疮，患者可通过摇床练习半坐位，如无不适取床上长坐位或床边短坐位。

伤后3周~3个月：可采取包括俯卧位在内的各种卧位。每2h体位变换1次，防止发生压疮。

（2）轮椅定时减压

侧方减压：一侧上肢勾住轮椅手推把以维持躯干稳定，将躯干主动向侧方倾斜以完成交替式单侧减压（图35-2-1）；当躯干控制较差时，可通过一侧上肢下压、另一侧上肢侧推的方式来完成躯干的倾斜及保持稳定。

前倾减压：将躯干前倾趴在大腿上，将坐骨结节处的压力分散至大腿（图35-2-2）；当躯干控制较差时，可通过一侧上肢向后勾住轮椅手推把以稳定躯干，另一侧上肢尽量前伸以带动躯干前倾，从而将坐骨结节处的压力分散至大腿；恢复到正常坐姿时，也可通过向后勾住的上肢来协助躯干直立。

下压减压：双上肢按住轮椅扶手下压，使坐骨结节离开座垫而完成减压（图35-2-3）；对于肱三头肌肌力较好者均可使用此种方法。

2. **泌尿系感染** 泌尿系感染是尿路上皮对细菌侵入导致的炎症反应，通常伴随有菌尿和脓尿。一旦确诊，应及时进行药物治疗并注意清洁导尿。

3. **呼吸功能失调** 对颈髓损伤致呼吸肌麻痹的患者应重视其呼吸功能的训练，以预防及治疗呼吸系统并发症并促进呼吸功能，呼吸功能主要包括呼吸能力与气道清洁能力。

（1）呼吸能力：高位颈椎损伤患者呼吸能力通常会明显下降，需要进行呼吸肌的训练以促进呼吸形态正常化。必要时进行辅助呼吸肌的训练。由于躯干过度屈曲导致胸廓活动不足的患者，应注意调整其姿势，避免由于骨盆过度后仰所导致的躯干过度屈曲。对于胸廓活动不足导致呼吸能力下降的患者，可以进行徒手松动以增加其扩胸能力。徒手松动方法如下：患者仰卧，暴露胸廓；治疗师立于患者身侧，一手示指掌指关节置于患者肋骨腹侧，另一手示指掌指关节置于下一肋骨背侧，双手固定，于患者呼气末时相互挤压以松动胸廓。

（2）气道清洁能力：根据患者情况进行体位引流、叩击及不同体位下咳嗽的能力。具体训练方法参见本书相关章节。

4. **直立性低血压** 直立性低血压是由于体位的改变，如从平卧位突然转为直立坐位或站立位时发生的脑供血不足引起的低血压。通常认为，收缩压下降20mmHg或舒张压下降10mmHg，即为直立性低血压。主要表现为突然血压偏低，还可伴有站立不稳、视物模糊、头晕目眩、软弱无力等，严重时会发生晕厥。

通常采用的预防方法包括逐步摇高床头保持坐位，然后过渡到使用斜床由直立30°开始练习站立，渐进式地由卧位转至直立90°站立位。此外，使用下肢功能性电刺激、穿弹

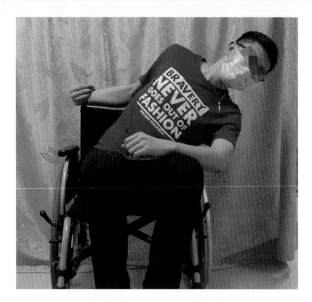

图35-2-1 侧方减压

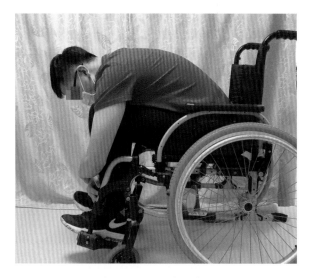

图35-2-2 前倾减压

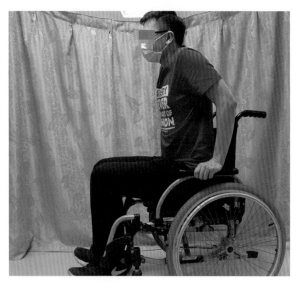

图35-2-3 下压减压

性袜等方法也可降低直立性低血压的发生。

5. 深静脉血栓　深静脉血栓是脊髓损伤患者最常见的并发症之一。通常的处理方式是穿戴弹性袜，或采取主被动活动关节等方式进行预防。一旦发生，应嘱患者卧床休息，严禁按摩患肢，并把患肢抬高 15°～30°，以利于下肢静脉回流，减轻水肿；避免碰撞患肢，翻身时动作不宜过大。

6. 自主神经反射异常(autonomic dysreflexia, AD)　自主神经反射异常是指 T_6 以上损伤患者对内脏的恶性刺激和来自损伤水平以下的其他不良刺激发生高血压、心动徐缓、面部潮红和头痛等症状的阵发性综合征，临床表现为损伤水平以上大量出汗、皮肤潮红、焦虑不安、脉搏缓慢，双颞侧有跳动性猛击样头痛，血压升高超过基线 20~40mmHg 等。是脊髓损伤后一种常见的自主神经功能障碍，严重影响患者

的生存质量，甚至危及患者的生命。

各种有害刺激均可诱发自主神经反射障碍，但最常见的有害刺激来自膀胱，大约 75%~80% 的自主神经反射障碍是由于膀胱膨胀或导尿而诱发，其他常见的诱因还包括：便秘、嵌甲、压疮、感染、痉挛、结石等。一旦判断患者可能发生自主神经反射异常，应立即停止任何活动，将患者置于端坐位，以降低血压并增加静脉回流，松开衣裤鞋袜及矫形器，并依次检查膀胱是否过度充盈、导尿管是否通畅、直肠内有无大量或嵌顿的便块等，以尽快找出和消除诱因，同时通知医生到场处理。

7. 脊柱不稳定时的治疗　当患者伤后存在不稳定脊椎骨折时，任何不恰当的训练都可能造成脊柱的过度活动，从而给骨折处带来过大的压力。脊柱不稳定时肢体运动的要求见表 35-2-2。

表 35-2-2　脊柱不稳定时肢体运动的要求

损伤平面	上肢运动	下肢运动
颈椎	固定肩胛骨及肩胛带，肩被动屈曲及外展应<90°，不做牵伸，主动运动仅做肘、腕、手部分	固定骨盆，可轻柔牵伸
$T_{1~6}$	固定肩胛骨及肩胛带，肩被动屈曲及外展应<90°，不做牵伸，主动运动仅做肘、腕、手部分	髋关节被动屈曲可 >90°，禁止牵伸，固定骨盆后髋关节可主动屈曲 <90°
$T_{7~12}$	固定肩胛骨及肩胛带，肩被动屈曲及外展应<90°，不做牵伸，肩、肘、腕、手均可主动运动，但肩主动屈曲及外展应<90°	固定骨盆后，可被动屈髋 <45°，被动直腿抬高 <30°，主动屈髋 <45°
腰椎	肩被动屈曲及外展应<90° 或在无痛范围内进行，肩主动屈曲应 < 45°，肩主动外展应 <90°	固定骨盆后，可被动屈髋 <45°，被动直腿抬高 <30°，禁止主动活动髋关节，可主动活动踝关节，侧卧位下可主动活动膝关节

（叶正茂）

第三节　临床病例与思考

【病例】

患者，女，63 岁，因外伤致四肢无力 1 月余入院。患者 2015 年 5 月 22 日乘车时发生交通事故，从后座摔至前座，导致四肢无力、

麻木、面部疼痛、出血，无意识不清。呼叫"120"送至附近医院就诊，完善 CT、X 线等相关检查后，诊断为"急性脊髓损伤，C_4、C_5 棘突骨折、右侧眼眶骨折、颜面部软组织挫伤"。给予平卧制动、颈托固定、保持呼吸道通畅、包扎止血等处理。后患者出现肺部感染，予以甲强龙、

甘露醇减轻脊髓水肿，以及抗感染、祛痰、营养支持等治疗。于 2015 年 6 月 2 日行后路颈椎单开门减压内固定术，术程顺利，考虑患者肺部感染较重，术后转入 ICU 治疗。病情稳定后于 6 月 14 日转至普通病房治疗。经治疗后患者肢体运动、感觉功能改善，为进一步治疗于 7 月 8 日转来我院就医，在门诊拟诊断为"脊髓损伤"收入院。自发病以来精神状态较差，食欲一般，睡眠不佳，留置导尿管，开塞露肛注人工辅助排便。患者既往有慢性阻塞性肺疾病、支气管哮喘病史多年，否认"高血压、冠心病、糖尿病"病史。

入院查体：T 36.6℃，P 69/min，R 20/min，BP 108/71mmHg。神清，被动体位。双肺呼吸音粗，左下肺可闻及少量湿啰音。后颈部有一约 12cm 术后瘢痕。MRI 示：① $C_{5\sim6}$ 水平脊髓损伤水肿范围较前缩小，其内小血肿较前缩小；② $C_{3\sim7}$ 椎体附件术后，颈椎附件周围软组织挫伤水肿较前稍增大，考虑术后改变。

主观检查：患者表示四肢无力，大小便困难，希望能在肢体运动及大便功能上有所进步。

客观检查：四肢肌张力大致正常；肌力：双侧肱二头肌 5/5，左侧桡侧腕伸肌 4/5，右侧桡侧腕伸肌 3/5，双侧肱三头肌 2/5 级，双侧中指屈指 1/5；左侧掌指关节屈曲活动范围 0°~75°，右侧掌指关节屈曲活动范围 0°~55°；右侧肩关节屈曲至 90° 时疼痛，VAS 6/10 分；双上肢腱反射减弱，双下肢腱反射未引出；双侧腹股沟以下感觉减退，双膝关节平面以下感觉消失，双侧巴氏征阳性；肛周感觉存在，指诊肛门括约肌收缩明显。二便无便意，留置导尿管，开塞露肛注人工辅助排便。躯干控制差，不能完成床上翻身、卧坐转移及维持坐位；日常生活活动能力评定结果：MBI 5 分（仅可完成中等辅助下进食），QIF 12 分（能指导陪护使用栓剂及便后处理，具有一定的脊髓损伤护

理知识）；ASIA 分级：C 级，C_6 平面。

治疗计划：

1. 治疗目标

（1）长期目标：患者 3 个月能达到长坐位平衡 2 级，在床上独立转移；短坐位平衡 1 级；可在轮椅上完成大部分自理活动。

（2）短期目标：

1）患者 2 周内右肩活动时疼痛消失。

2）患者 2 周内能拔除尿管，学会饮水计划，在中等帮助下完成自我导尿。

3）患者 4 周内建立固定的排便规律，学会指导陪护帮助完成直肠刺激及栓剂使用。

4）患者 4 周内可借助床边辅助装置完成独立翻身，并达到长坐位平衡 1 级。

5）患者 6 周内可斜床 90° 站立 30min。

2. 治疗内容

（1）右肩部的功能训练及手法治疗：重建肩肱节律及增大关节活动范围。

（2）肌力训练：训练强度从小强度开始直至患者耐受为宜，1~2/d，每次 40min，每周 6d，强化双肩及双上肢肌力及肌耐力。

（3）关节活动范围训练：使用关节活动、肌肉牵伸等技术增加肩关节后伸及外旋范围，增加腘绳肌柔韧性。

（4）床上功能性活动：训练患者借助床边护栏或悬吊吊环完成双侧翻身、卧坐转移及长坐位训练，1/d，每次 20min，每周 6d。

（5）二便训练：建立规律的间歇性导尿及大便训练，利用挤压技术、按摩手法等予以协助，也可使用经颅磁刺激仪或直肠阴道电刺激仪治疗，根据需求选择相应的治疗参数，1/d，每周 6d。

（6）呼吸肌训练：抗阻膈肌呼吸、有效咳嗽等。

（7）心理支持：与其他专业人员及相关人员进行有效交流和相互协作，鼓励患者积极

参与训练和治疗。

3. 疗效评价　治疗 2 周后，患者右侧肩关节屈曲 PROM 150°，VAS 0/10 分；借助床边吊环可在中等帮助下完成双侧翻身；摇高床头 80°，可保持坐位 30min，治疗师 1 人大量帮助可完成长坐位 5min。

【思考与分析】

脊髓损伤是一种极为严重的中枢神经系统损伤，几乎累及人体的每一个系统，并发症多，通常具有不可恢复性（或恢复的有限性）。由于完全性脊髓损伤难以恢复，不完全性损伤也可能因为无法完全恢复而导致患者遗留不同程度的功能障碍，这一特性决定了脊髓损伤的基本治疗原则，即在脊髓损伤造成患者功能障碍后，应采用一切可能的措施，最大限度地利用所有的残存功能，并根据患者情况与需求，适当改造外部环境，以使患者能尽快获得独立能力并重返社会。另外，由于脊髓损伤患者治疗的过程是一个从受伤时候开始，并持续其一生的动态过程，治疗师不仅应教会患者最基本的训练方法，还应教育其学习和掌握如何在带有功能障碍的状态下生活，并尽可能自己解决问题。只有这样，才能保证患者在出院后依然具有长期独立生活及适应社会的能力。

（叶正茂）

第三十六章

周围神经损伤

第一节 临床表现与治疗机制

一、人体主要周围神经及其功能

（一）上肢主要周围神经及其功能

上肢周围神经源于臂丛，由第5~8颈神经前支和第1胸神经前支的大部分组成，主要分支包括肌皮神经，正中神经，腋神经，桡神经，前臂内、外侧皮神经和尺神经（表36-1-1）。

（二）下肢主要周围神经及其功能

腰丛由第12胸神经前支的一部分、第1~3腰神经前支和第4腰神经前支的一部分组成。

表 36-1-1　上肢主要周围神经及其功能

神经分支	神经根来源	支配肌肉	主要功能
肌皮神经	C_5~C_7	肱二头肌	屈肘关节、前臂旋后
		喙肱肌	屈、内收肩关节
正中神经	C_5~T_1	桡侧腕屈肌	屈腕关节、屈肘关节、外展腕关节
		指浅屈肌	屈第2~5指的掌指关节和近侧指间关节
		指深屈肌	屈第2~5指的远侧指间关节
		旋前圆肌、旋前方肌	前臂旋前
		拇短展肌	外展拇指
		拇对掌肌	拇指对掌
		拇长屈肌	屈拇指的掌指关节和指间关节
		拇短屈肌	屈拇指的掌指关节及内收拇指
腋神经	C_5，C_6	三角肌	肩关节外展、前屈和旋内、后伸和外旋
		小圆肌	肩关节外旋
桡神经	C_5~T_1	肱三头肌	伸肘关节
		肱桡肌	屈肘关节
		桡侧腕伸肌	伸腕，腕关节外旋
		旋后肌	前臂旋后
		拇短伸肌	伸拇指
		拇长伸肌	伸拇指
		示指伸肌	伸示指
		小指伸肌	伸小指
		指伸肌	伸指并协助伸腕

神经分支	神经根来源	支配肌肉	主要功能
前臂内侧皮神经	C_8，T_1	—	感觉
前臂外侧皮神经	C_5，C_6	—	感觉
尺神经	C_8，T_1	尺侧腕屈肌	屈腕，腕关节内收
		指深屈肌	屈第 2~5 指的远侧指间关节
		小指展肌	外展小指
		手部所有内在肌	手指向中指分开及靠拢

腰丛的主要分支包括股神经、闭孔神经。骶丛由腰骶干（L_4、L_5）以及全部骶神经和尾神经的前支组成。骶丛的主要分支见表 36-1-2。

二、周围神经损伤的临床表现及诊断

（一）临床表现

周围神经包括运动神经纤维、感觉神经纤维和自主神经纤维。故周围神经损伤，尤其是神经断裂伤后，临床上表现为运动、感觉和自主神经功能三方面障碍。主要症状包括：主动运动消失、肌肉瘫痪，肌张力下降，出现特定的畸形外观；支配区感觉异常，痛觉、温觉、触觉、两点辨别觉等减退或消失；皮肤干燥、出汗减少或无汗。

1.运动功能障碍　周围神经损伤后，其所支配的肌肉主动运动障碍甚至消失，肌张力也消失，呈弛缓性瘫痪。值得注意的是，若肌肉

表 36-1-2　下肢主要周围神经及其功能

神经	神经根来源	支配肌肉	主要功能
股神经	L_2~L_4	髂腰肌	屈髋关节
		股四头肌	屈髋关节、伸膝关节
闭孔神经	L_2~L_4	长收肌、短收肌、大收肌	髋关节内收、外旋
臀上神经	L_4，L_5 和 S_1	臀中肌、臀小肌	髋关节外展、内旋和外旋
坐骨神经	L_4，L_5，S_1~S_3	股二头肌，半腱肌，半膜肌	伸髋关节、屈膝关节
坐骨神经（腓深神经）	L_4，L_5，S_1，S_2	胫骨前肌	足背屈、内翻
		趾长伸肌	伸第 2~5 趾、足背屈
		跗长伸肌	足背屈、伸跗指
坐骨神经（腓浅神经）	L_4，L_5，S_1	腓骨长肌、腓骨短肌	足跖屈、外翻
坐骨神经（胫神经）	L_4，L_5，S_1~S_3	腓肠肌	屈膝关节、足跖屈
		趾长屈肌	足跖屈、屈第 2~5 趾
		跗长伸肌	足跖屈、屈跗指
		趾短屈肌	屈第 2~5 趾
		跗短屈肌	屈跗趾
内跗神经	L_4，L_5	—	感觉
腓肠神经	S_1，S_2	—	感觉
外跗神经	S_2~S_4	—	感觉
阴部神经	S_2~S_4	会阴部肌群和括约肌	关闭括约肌和收缩盆底肌

属于另一条神经支配的先天性变异，则不出现此症状，即仍有主动运动。

2. 感觉功能障碍　周围神经损伤后，其感觉纤维支配的皮肤区域内感觉理应完全消失，但是由于皮肤的感觉神经分布是相互重叠的，故开始时形成感觉减退区，称为中间区。在逐渐恢复后，仅剩其中较小的区域形成局限性感觉完全消失，称为自主区（绝对区）。感觉包括触觉、痛觉、温觉、振动觉、深部位置觉以及两点辨别觉等。这些感觉在神经完全断裂时均完全消失；但在不完全性神经损伤时，各种感觉消失程度不一样。同样，在神经再生恢复的过程中，各种感觉的恢复程度也不一致。

3. 自主神经功能障碍　周围神经具有交感性自主神经纤维，主要包括 4 个方面的功能，即血管舒缩功能、出汗功能、竖毛肌运动及皮肤营养功能。

（二）诊断

1. 外伤史　周围神经损伤多合并有四肢骨折或关节损伤。神经切割伤常伴有神经周围软组织（如肌肉、肌腱等）损伤。

2. 肢体姿势　周围神经损伤肢体呈不同程度的畸形，如腋神经损伤出现方肩畸形等。

3. 运动功能　根据神经解剖及肌力测定了解肌肉瘫痪情况，判断神经损伤及其程度。晚期可存在不同程度的肌肉萎缩。

4. 感觉功能　感觉神经支配区皮肤痛觉和触觉等发生障碍。神经完全断裂将失去功能，如断裂神经为混合神经，可检查受该神经支配的肌肉功能。对感觉神经而言，除了进行痛觉测定外，最佳方法是用 256Hz 的音叉测定其分布区的振动觉。因为在神经完整或不完全性损伤的情况下，检查区域可能因创伤而有一定程度的疼痛，针刺所引起的疼痛刺激可

以被掩盖而不能被察觉，这就可能造成很大的误差。

5. 神经干叩击试验（Tinel 征）　Tinel 征既可帮助判断神经损伤的部位，亦可检查神经修复后再生神经纤维的生长情况。在神经轴索再生时可引起皮肤的"麻刺感"。一般在神经损伤或修复术后 6 周起轻叩该部位可引出这种麻刺感。检查时先标出神经损害或修复的位置，从远端起向近端沿神经再生的路径轻轻叩击直到出现麻刺感（也可以从近端起向远端叩击），观察出现阳性的点是否随时间的推移而不断地向远端移动。Tinel 征阳性说明该部位存在神经轴索的再生。

6. 自主神经功能　支配区皮肤营养障碍，由早期无汗、干燥、发热、发红到后期变凉、萎缩、粗糙，可见皮肤红斑、色素沉着甚至发生溃疡。

7. 反射功能　神经支配范围的肌腱反射减弱或消失。

8. 神经肌电图检查　有助于确定操作部位，为判定损伤程度、预后及观察神经再生提供依据。

三、周围神经损伤的功能评定

（一）运动与感觉功能评定

运动（表 36-1-3），感觉（表 36-1-4）。

表 36-1-3　运动功能恢复评定表

分类	评定标准
M5	完全正常
M4	能进行所有运动，包括独立的或协同的运动
M3	所有重要肌肉能抗阻力收缩
M2	近、远端肌肉均可见收缩
M1	近端肌肉可见收缩
M0	肌肉无收缩

表 36-1-4 感觉功能恢复评定表

分类	评定标准
S4	感觉恢复正常，两点辨别觉 <6mm
S3+	除 S3 外，尚有部分两点辨别觉存在
S3	浅痛觉与触觉完全恢复，没有过敏
S2	浅痛觉与触觉有少许恢复
S1	皮肤深痛觉恢复
S0	神经管辖区无任何感觉

（二）周围神经功能评定量表

感觉功能恢复评定（表 36-1-5）、腋神经功能评分（表 36-1-6）、腋神经功能综合评估（表 36-1-7）、肌皮神经功能评分（表 36-1-8）、肌皮神经功能综合评估（表 36-1-9）、桡神经功能评分（表 36-1-10）、桡神经功能综合评价（表 36-1-11）、正中神经功能评分（表 36-1-12）、正中神经功能综合评价（表 36-1-13）、尺神经功能评分（表 36-1-14）、尺神经功能综合评价（表 36-1-15）、单根神经功能评定试用标准（表 36-1-16）、肩关节功能评分（表 36-1-17）、肩关节功能综合评价（表 36-1-18）、肘关节功能评分（表 36-1-19）、肘关节功能综合评价（表 36-1-20）、腕关节功能评分（表 36-1-21）、腕关节功能综合评价（表 36-1-22）、手功能评分（表 36-1-23）、手功能综合评价（表 36-1-24）、臂丛神经功能综合评价试用标准（表 36-1-25）。

表 36-1-5 感觉功能恢复评定表

分类	评定标准
S4	感觉恢复正常，两点辨别觉 <6mm
S3+	除 S3 外，尚有部分两点辨别觉存在
S3	浅痛觉与触觉完全恢复，没有过敏
S2	浅痛觉与触觉有少许恢复
S1	皮肤深痛觉恢复
S0	神经管辖区无任何感觉

表 36-1-6 腋神经功能评分

分数	肩外展	肌力
4 分	>90°	≥ M4
3 分	60° ~90°	≥ M3
2 分	30° ~60°	≥ M2
1 分	<30°	<M2

表 36-1-7 腋神经功能综合评估

分级	评分
优	7~8 分
良	5~6 分
可	3~4 分
差	2 分以下

表 36-1-8 肌皮神经功能评分

分数	肘关节屈曲	肌力
4 分	> 90°	≥ M4
3 分	60° ~90°	≥ M3
2 分	30° ~60°	≥ M2
1 分	< 30°	<M2

表 36-1-9 肌皮神经功能综合评估

分级	评分
优	7~8 分
良	5~6 分
可	3~4 分
差	2 分以下

表 36-1-10 桡神经功能评分

评分	伸腕	肌力	伸拇	伸指
4 分	> 45°	> M3	TAM 优	TAM 优
3 分	≥ 30°	M3	TAM 良	TAM 良
2 分	< 30°	M2	TAM 可	TAM 可
1 分	不能	M0~M1	TAM 差	TAM 差

注：伸指功能取四指 TAM 的平均值，TAM 表示总主动活动度

表 36-1-11 桡神经功能综合评价

分级	评分	分级	评分
优	13~16 分	可	5~8 分
良	9~12 分	差	4 分以下

表 36-1-12　正中神经功能评分

分数	屈腕肌力	屈指屈拇	对掌	感觉
4 分	>M4	TAM 优	正常	S4
3 分	M3	TAM 良	能对环指	S3
2 分	M2	TAM 可	能对示、中指	S2
1 分	M0~M1	TAM 差	不能	S0~S1

注：屈指功能取示、中指 TAM 的平均值，TAM 表示总主动活动度

表 36-1-13　正中神经功能综合评价

分级	评分	分级	评分
优	13~16 分	可	5~8 分
良	9~12 分	差	4 分以下

表 36-1-14　尺神经功能评分

分数	外形	屈指	感觉
4 分	无爪形畸形	TAM 优	S4
3 分	轻度爪形畸形（不伴肌萎缩）	TAM 良	S3
2 分	中度爪形畸形（伴肌萎缩）	TAM 可	S2
1 分	重度爪形畸形（肌萎缩明显）	TAM 差	S0~S1

注：屈指功能取环、小指 TAM 的平均值，TAM 表示总主动活动度

表 36-1-15　尺神经功能综合评价

分级	评分	分级	评分
优	10~12 分	可	4~6 分
良	7~9 分	差	3 分以下

表 36-1-16　单根神经功能评定试用标准

分级	肌力	感觉	分级	肌力	感觉
优	M4 以上	S3 以上	可	M2	S2
良	M3	S3	差	M0~M1	S0~S1

表 36-1-17　肩关节功能评分

分数	肩外展	肌力	肩外旋
4 分	>90°	≧ M4	>30°
3 分	60°~90°	≧ M3	10°~90°
2 分	30°~60°	≧ M2	0~10°
1 分	<30°	<M2	<0°

表 36-1-18　肩关节功能综合评价

分级	评分	分级	评分
优	10~12 分	可	4~6 分
良	7~9 分	差	3 分以下

表 36-1-19 肘关节功能评分

分数	屈曲	屈曲肌力	伸直	伸直肌力	前臂旋转
4 分	> 90°	≥ M4	0°	≥ M4	正常
3 分	60°~90°	≥ M3	< -30°	≥ M3	轻度受限
2 分	30°~60°	≥ M2	-30°~50°	≥ M2	重度受限
1 分	< 30°	< M2	> 50°	< M2	不能

表 36-1-20 肘关节功能综合评价

分级	评分	分级	评分
优	13~16 分	可	5~8 分
良	9~12 分	差	4 分以下

表 36-1-21 腕关节功能评分

分数	背伸	背伸肌力	掌屈	掌屈肌力
4 分	> 45°	大于 M3	> 45°	> M3
3 分	≥ 30°	M3	≥ 30°	M3
2 分	< 30°	M2	< 30°	M2
1 分	不能	M0~M1	不能	M0~M1

表 36-1-22 腕关节功能综合评价

分级	评分	分级	评分
优	13~16 分	可	5~8 分
良	9~12 分	差	4 分以下

表 36-1-23 手功能评分

分数	拇对掌	手指活动度	感觉
4 分	正常	指屈伸良好	S4
3 分	能对环指	指屈伸活动为正常的 60%	S3
2 分	能对示、中指	指有微屈或微伸活动	S2
1 分	不能	指无活动	S0~S1

表 36-1-24 手功能综合评价

分级	评分	分级	评分
优	10~12 分	可	4~6 分
良	7~9 分	差	3 分以下

表 36-1-25 臂丛神经功能综合评价试用标准

分级	肩关节	肘关节	腕关节	手	上干或下干	全臂丛
优	4 分	4 分	4 分	4 分	7~8 分	13~16 分
良	3 分	3 分	3 分	3 分	5~6 分	9~12 分
可	2 分	2 分	2 分	2 分	3~4 分	5~8 分
差	1 分	1 分	1 分	1 分	1~2 分	1~4 分

四、周围神经损伤康复管理

【康复评定内容】

姿势观察、肿胀程度（肢体周径）、ROM 测定、神经支配区关键肌的肌力测定、神经测试（感觉、运动、上神经元损伤）、肌肉长度测量（胸大肌、胸小肌、肱二头肌等）、关节紧张度测试(关节附属运动测定)、ADL测定等。

【康复治疗】

促进周围神经损伤后的功能康复，应以延缓其病理变化、促进神经再生作为重点。

（一）物理治疗

周围神经损伤后，物理治疗应按照神经损伤修复的不同病理生理阶段要求调整物理治疗方法。

1. 治疗机制　采用声、光、电等疗法，起到镇痛、消炎的作用，增强局部血液循环，改善神经、肌肉的营养状态。

2. 治疗原则　早期的治疗原则是消除病因及炎症、水肿，减少神经损害；防止肢体挛缩变形，促进神经再生；防止肌肉萎缩，使神经传导功能、肌力等得到恢复。恢复期的治疗原则是：着重防止肌肉萎缩，促进神经再生，改善局部营养，辅助功能恢复。

3. 治疗方法　早期可采用：①超短波疗法；②微波治疗；③紫外线疗法；④激光疗法；⑤水疗；⑥蜡疗、红外线照射等。恢复期可采用：①温热治疗，包括蜡疗、红外线照射、电光浴等；②直流电碘离子导入；③超声波疗法；④电刺激疗法；⑤肢体涡流浴等。

4. 注意事项　对于每一种物理因子治疗方法均应注意适应证与禁忌证，具体参见本书相关内容。

（二）运动治疗

1. 肌力训练

（1）原则

0 级肌力训练：被动运动，肌肉电刺激。

1 级肌力训练：肌电生物反馈，主动助力运动，主动运动（肌肉等长收缩）。

2 级肌力训练：主动助力运动，如徒手辅助运动或悬吊辅助主动运动；主动运动，如减重训练或水中训练。

3 级肌力训练：抗肢体重力的主动运动，抗阻运动。

4 级以上肌力训练：徒手抗阻主动运动训练，应用器械抗阻主动运动训练,等速运动训练。

（2）类型: 抗阻练习、等张练习、等长练习、等速练习、短促最大练习等。

2. 手法治疗　早期向心性的按摩和小范围的被动运动可以起到消除水肿的作用，中、晚期则适当增加手法的力度，重点刺激关节周围的肌群，以增加肌肉的主动运动。早期循序渐进的被动训练有助于保持正常的关节活动度，运用被动－助动－主动运动、传递神经冲动练习等治疗手段，逐渐增加患者的主观能动性。

3. 生物反馈治疗　可使受抑制的神经通路开通，最大限度地动员仍然残留的那部分神经肌肉组织的潜力，使其重新发挥正常生理功能，经过反复多次强化刺激，大脑可通过正常程序发挥作用。

（三）作业治疗

1. 感觉再教育　感觉再教育是通过训练的再学习过程。感觉恢复的模式为薄髓鞘和无髓鞘神经纤维首先恢复，患者表现为痛觉和温度觉感知的恢复，随后触觉恢复。感觉再教育利用特定的感觉传入信息来促进大脑皮质感觉区的功能重组，重建中枢与周围神经的正确联系，使患者的感觉功能得到最大程度的恢复。

2. 其他　包括利用橡皮泥、海绵、揉面、翻扑克牌等简易有效的手段进行训练。指导患者进行感觉功能的训练，利用不同温度、材质、形状的日常用品对患者进行感觉的强化训练。使用冷热疗法时，对有感觉障碍的患者应教育其防止灼伤及冻伤。

（四）支具治疗

保持肢体体位，防止由于肌肉失神经支配、肌力不平衡而致关节挛缩变形的最好方法是使用功能外固定支具。这在等待神经轴索再生的过程中是关键因素。支具既可起到部分代偿作用，又可防止关节挛缩。在手术修复后的支具使用中，主要是对神经断端吻合给予一定的愈合时间，以免神经撕脱。

（周雅媛　罗盛飞）

第二节　周围神经损伤的运动治疗

一、周围神经损伤后治疗原则

（一）损伤后早期主要问题及运动治疗原则

1. 主要问题　神经支配区的感觉与运动功能受限。

2. 运动治疗原则

（1）感觉异常以理疗为主，目的为促进局部神经的修复与再生。

（2）疼痛可使用 TENS、干扰电、超声波等理疗方式来缓解。

（3）肌力下降：当患侧肌力在 2 级以下，可使用低中频电疗、神经电刺激疗法等来辅助维持失神经支配肌肉的形态及增长肌力，配合主动运动或被动运动来增强肌力；当患侧肌力在 2 级以上，3 级以下时，以去重力主动肌力训练为主，配合 PNF 手法治疗，理疗可作为辅助方法来增强肌力。

（4）关节活动度受限：为防止受累关节的关节囊及其周围软组织的挛缩，应尽早进行受累关节的被动关节活动练习，待肌力有所恢复后可行主动关节活动练习。

3. 运动处方　肌耐力型训练一般采用小负重，多次数训练方法，采用关节运动末端维持 5~10s/ 个，每组 10 个，每组间隔休息 10s，

每次 2~3 组，每天 2~3 次。渐进性训练主要根据患者训练后的反应，若酸痛严重，无法再运动，则减少训练次数；若中等酸痛，则持续运动处方；若无任何反应，则需增加运动训练次数。在增减运动量时，需要逐一调整参数，不得同时调整多个参数。

（二）损伤后恢复期的主要问题及运动治疗原则

患侧肌力达到 3 级以上时，即可进行抗自重到抗阻阶段的训练。对于神经移位及肌肉、肌腱移位术后患者，需让患者在熟悉新的运动模式的基础上进行肌力训练。

二、肌力训练方法

（一）上肢周围神经损伤后肌力训练方法

1. 肩前屈肌群

（1）辅助运动方法（图 36-2-1）：可在仰卧位下进行训练，利用躯干自重固定来预防代偿运动。使用体操棒或吊环，用健侧肢体带动患侧肢体的前屈运动，同时患侧肢体配合主动收缩。

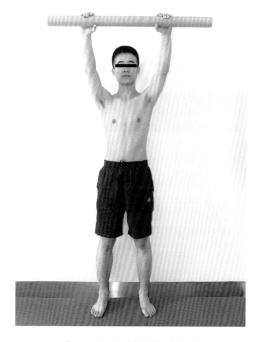

图 36-2-1　辅助运动方法

（2）去重力主动运动方法（图 36-2-2）：患者健侧卧位，去除重力，可由治疗师辅助，完成主动肩关节前屈运动。

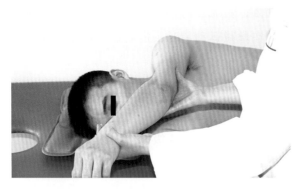

图 36-2-2　去重力主动运动方法

（3）抗自重主动运动方法（图 36-2-3）：患者坐位或站立位，预防代偿运动，主动完成肩关节前屈运动。

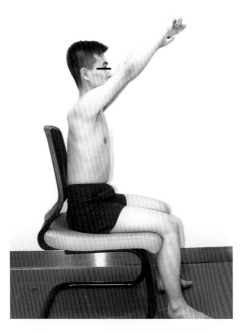

图 36-2-3　抗自重主动运动方法

（4）抗阻力运动方法（图 36-2-4）：患者坐位或站立位，预防代偿运动，用哑铃负重，主动完成肩关节前屈运动。

2. 肩后伸肌群

（1）辅助运动方法（图 36-2-5）：患者俯卧位，治疗师辅助患者后伸肩关节，同时患者配合用力收缩肌肉。

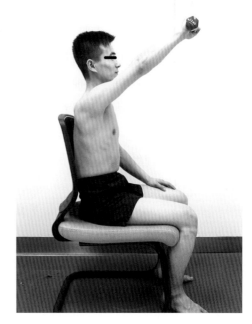

图 36-2-4 抗阻力运动方法

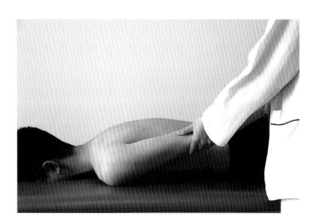

图 36-2-5　辅助运动方法

（2）去重力主动运动方法（图 36-2-6）：患者健侧卧位，治疗师辅助支撑患侧肢体，患者主动完成肩关节后伸运动。预防躯干前屈运动。

（3）抗自重主动运动方法（图 36-2-7）：患者坐位或站立位，需预防躯干前屈代偿运动。也可采用俯卧位，利用躯干自重固定，主动完成肩关节后伸运动。

（4）抗阻力运动方法（图 36-2-8）：患者站立位或坐位，预防代偿运动，或俯卧位，手握哑铃负重，主动完成肩关节后伸运动，负重需遵循循序渐进的原则，逐渐增加负重。

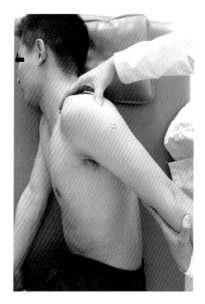

图 36-2-6　去重力主动运动方法

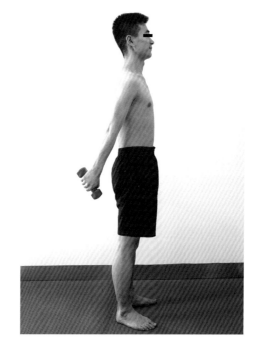

图 36-2-8　抗阻力运动方法

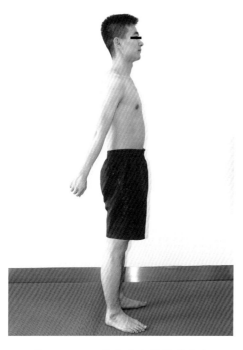

图 36-2-7　抗自重主动运动方法

3. 肩外展肌群

（1）辅助运动方法（图 36-2-9）：患者站立位训练时，需通过背部靠墙来预防躯干侧屈及后伸代偿运动；坐位时可使用高靠背座椅固定躯干；也可在仰卧位下进行训练，利用躯干自重固定来预防代偿运动。使用体操棒或吊环，用健侧肢体带动患侧肢体的外展运动，同时患侧肢体配合主动收缩。

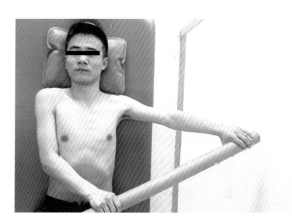

图 36-2-9　辅助运动方法

（2）去重力主动运动方法（图 36-2-10）：患者仰卧位，预防躯干的侧屈及肩胛骨的代偿运动，必要时治疗师需固定肩胛骨。

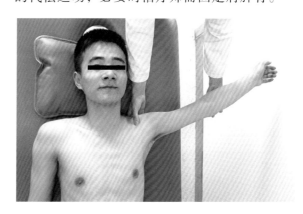

图 36-2-10　去重力主动运动方法

（3）抗自重主动运动方法（图36-2-11）：患者站立位或坐位，在预防代偿运动的前提下，主动完成肩关节外展运动，必要时治疗师需辅助固定肩胛骨的代偿。

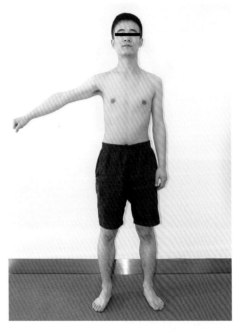

图36-2-11　抗自重主动运动方法

（4）抗阻力运动方法（图36-2-12）：患者站立位或坐位，在预防代偿运动的前提下，用哑铃负重，主动完成肩关节的外展运动，负重需遵循循序渐进的原则，逐渐增加负重。

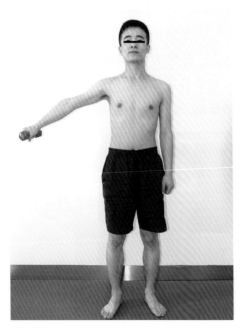

图36-2-12　抗阻力运动方法

4. 手放背后肌群

（1）辅助运动方法（图36-2-13）：患者可取俯卧位或健侧卧位，由治疗师辅助完成；或者用健侧上肢从颈后用毛巾、体操棒牵拉患侧。预防躯干前屈代偿运动。

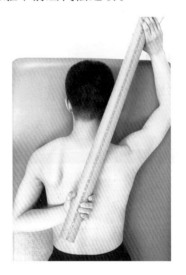

图36-2-13　辅助运动方法

（2）主动运动方法（图36-2-14）：患者站立位或坐位，需预防躯干前屈代偿；也可采用俯卧位，利用躯干自重固定。患者主动完成手背向后方的动作，并尽量抬高。

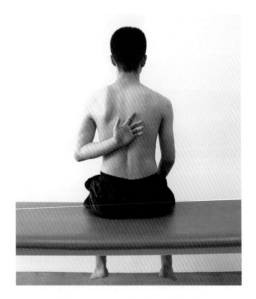

图36-2-14　主动运动方法

（3）抗阻力运动方法（图36-2-15）：患者站立位或坐位，预防代偿运动，使用弹力带给予阻力。阻力需遵循循序渐进的原则，逐渐增加阻力。

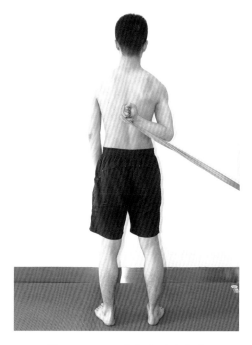

图 36-2-15　抗阻力运动方法

5.肩胛骨稳定肌群

（1）辅助运动方法（图 36-2-16）：患者仰卧位，保持肩胛骨内收、下沉，双手握体操棒两端，做前屈、外展等多向运动，治疗师可在体操棒中点进行运动方向的控制及给予辅助力量。

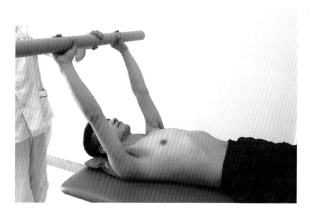

图 36-2-16　辅助运动方法

（2）抗自重主动运动方法（图 36-2-17）：患者俯卧位，四点跪位，双上肢支撑床面，通过上肢与床面的角度调整负重程度，角度 90° 时负重最大，主动变换支撑角度，保持肩胛骨的下沉与内收。

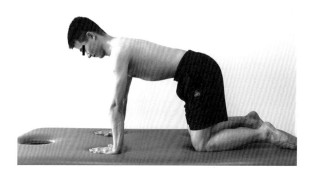

图 36-2-17　抗自重主动运动方法

（3）抗阻力运动方法（图 36-2-18）：在做抗自重主动运动时，治疗师施加适当的阻力，患者仍然保持肩胛骨的位置。

（4）不稳定平面运动方法（图 36-2-19）：远端支撑的平面更换为不稳定平面，如球面，但患者仍需肩胛骨保持稳定。

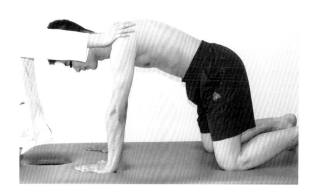

图 36-2-18　抗阻力运动方法

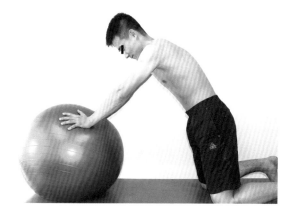

图 36-2-19　不稳定平面运动方法

6.肘屈曲肌群

（1）辅助运动方法（图 36-2-20）：患

者坐位，肩关节前屈90°，将上肢置于床面上，患者可用健侧肢体辅助患侧肘关节屈曲。

前臂离开床，产生肘关节屈曲运动。

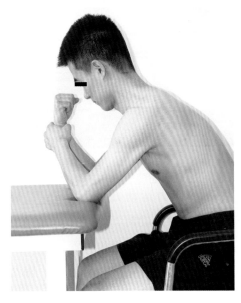

图 36-2-20　辅助运动方法

（2）去重力主动运动方法（图 36-2-21）：患者坐位，肩关节前屈90°，将上肢置于床面上，患者主动屈曲患侧肘关节。

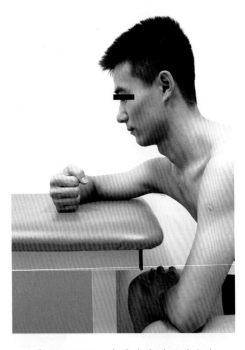

图 36-2-21　去重力主动运动方法

（3）抗自重主动运动方法（图 36-2-22）：患者坐位或仰卧位，上臂置于床面不动，

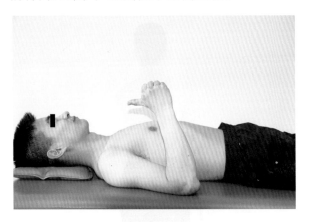

图 36-2-22　抗自重主动运动方法

（4）抗阻力运动方法（图 36-2-23）：患者坐位或仰卧位，在抗自重的姿势下，用哑铃增加阻力，阻力需遵循循序渐进的原则，逐渐增加。

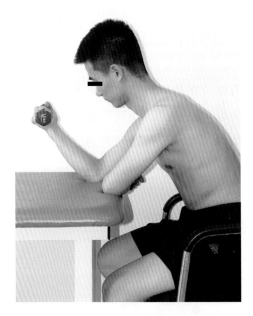

图 36-2-23　抗阻力动运动方法

7. 肘伸直肌群

（1）辅助运动方法（图 36-2-24）：患者坐位，肩关节前屈90°，将上肢置于床面上，患者可用健侧肢体辅助伸直患侧肘关节。

（2）去重力主动运动方法（图 36-2-25）：患者坐位，肩关节前屈90°，将上肢置于床面上，患者主动伸直患侧肘关节。

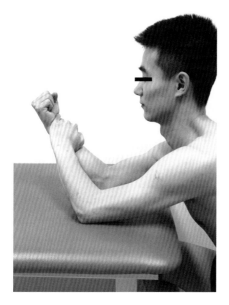

图 36-2-24 辅助运动方法

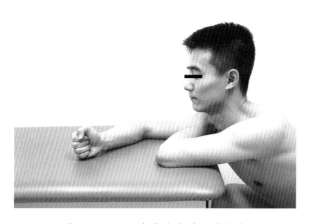

图 36-2-25 去重力主动运动方法

（3）抗自重主动运动方法（图 36-2-26）：患者俯卧位，肩关节外展90°，前臂自然垂到床边，患者主动完成伸直肘关节动作。注意预防肩关节旋转等代偿运动。

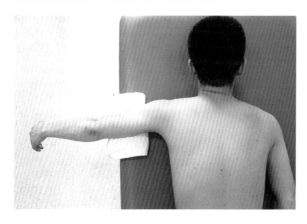

图 36-2-26 抗自重主动运动方法

（4）抗阻力运动方法（图 36-2-27）：患者俯卧位，肩关节外展90°，前臂自然垂到床边，用哑铃增加阻力，患者主动完成伸直肘关节动作。注意预防肩关节旋转等代偿运动。阻力需遵循循序渐进的原则，逐渐增加阻力。

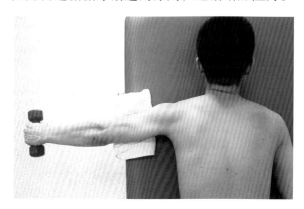

图 36-2-27 抗阻力运动方法

8. 前臂旋转肌群

（1）辅助运动方法（图 36-2-28）：患者坐位，前臂置于桌面，用健侧肢体进行前臂旋转的辅助运动，或使用哑铃作为助力，同时配合患者的主动肌肉收缩。预防运动中躯干的侧屈或旋转。

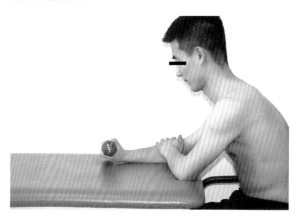

图 36-2-28 辅助运动方法

（2）去重力主动运动方法（图 36-2-29）：患者前臂垂直于桌面，主动完成前臂的旋转运动。

（3）抗自重主动运动方法（图 36-2-30）：患者坐位，前臂置于桌面上，中立位为拇指朝上的位置，前臂旋后抗自重运动方式为从旋前到中立位，前臂旋前抗自重的运动方式为从旋后到中立位，患者主动完成运动。

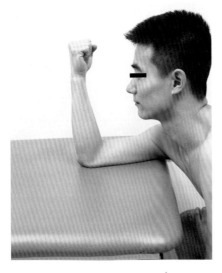

图 36-2-29　去重力主动运动方法

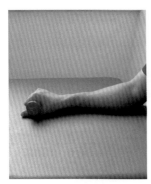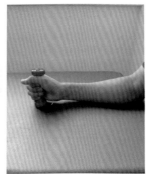

图 36-2-30　前臂旋转抗自重

（4）抗阻力运动方法（图 36-2-31）：在抗自重的姿势下，用哑铃增加阻力，阻力仍遵循循序渐进的原则，逐渐增加阻力。

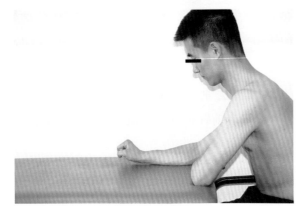

图 36-2-31　加哑铃前臂旋转抗阻力

9.腕关节周围肌群

（1）辅助运动方法（图 36-2-32）：患者将腕关节置于桌面上，以健侧手握住患侧手，辅助进行腕关节的各向运动。

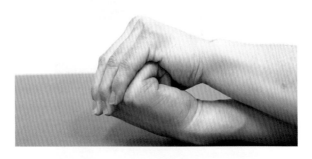

图 36-2-32　辅助运动方法

（2）去重力主动运动方法（图 36-2-33）：患者将腕关节置于桌面上，拇指朝上，主动完成腕关节屈伸运动。

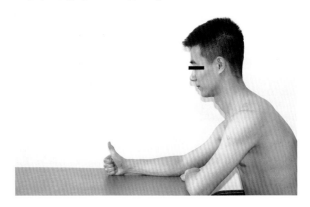

图 36-2-33　去重力主动运动方法

（3）抗自重主动运动方法（图 36-2-34）：患者将腕关节置于桌面上，手掌侧面朝上时完成腕关节掌屈抗自重运动，手背侧面朝上时完成腕关节背伸抗自重运动。

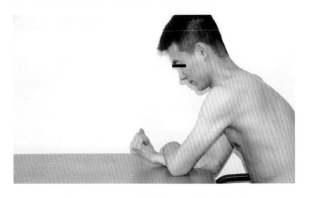

图 36-2-34　抗自重主动运动方法

（4）抗阻力运动方法（图 36-2-35）：在抗自重的体位下，用哑铃增加阻力，阻力仍遵循循序渐进的原则，逐渐增加阻力。

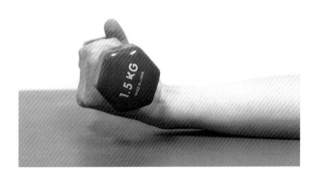

图 36-2-35　抗阻力运动方法

10.张手握拳训练

（1）主动运动方法（图 36-2-36）：用最大力量张开手掌并分开手指，保持 2s，再用最大力量紧握拳头保持 2s，反复进行，可每小时训练 5min。

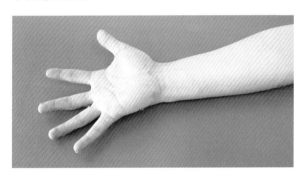

图 36-2-36　主动运动方法

（2）辅助主动运动方法（图 36-2-37）：当患者不能全范围活动时，可以用健侧手辅助达到最大范围。

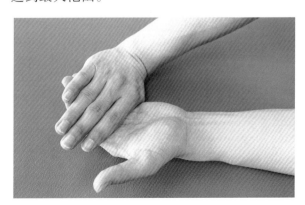

图 36-2-37　辅助主动运动方法

（3）抗阻力运动方法（图 36-2-38）：握拳动作的阻力可通过抓握有阻力的球来完成，手指伸展可通过弹力带来增加阻力。

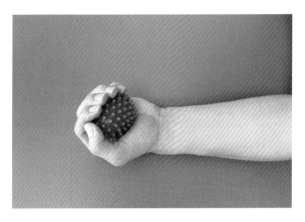

图 36-2-38　抗阻力运动方法

（二）下肢周围神经损伤后治疗肌肉力量训练方法

1.髋关节屈曲肌群

（1）辅助运动（图 36-2-39）：患者健侧卧位，在网格床顶端固定滑轮，对准患侧股骨大转子，患者主动完成髋关节由后伸到前屈的运动。

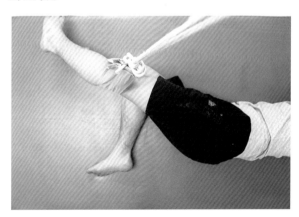

图 36-2-39　辅助运动

（2）去重力主动运动（图 36-2-40）：患者健侧卧位，保持骨盆稳定，预防骨盆前倾或后倾代偿，患者主动完成髋关节由后伸到前屈的运动。

（3）抗自重主动运动（图 36-2-41）：患者仰卧位，以躯干自重保持骨盆稳定，主动完成髋关节前屈运动。

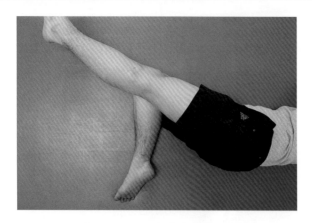

图 36-2-40　去重力主动运动

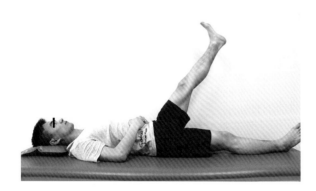

图 36-2-41　抗自重主动运动

（4）抗阻运动（图 36-2-42）：患者仰卧位，以躯干自重保持骨盆稳定，在踝部以上放置沙袋作为阻力，阻力遵循循序渐进的原则，逐渐增加阻力，然后主动完成髋关节前屈运动。

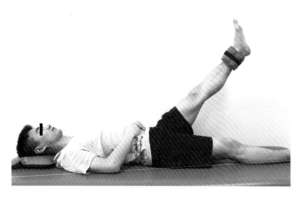

图 36-2-42　抗阻运动

2. 髋关节后伸肌群

（1）辅助运动（图 36-2-43）：患者健侧卧位，在网格床顶端固定滑轮，对准患侧股骨大转子，患者主动完成髋关节由前屈到后伸

的运动。

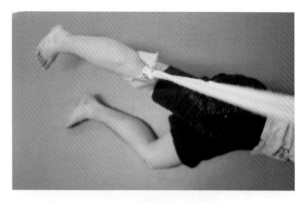

图 36-2-43　辅助运动

（2）去重力主动运动（图 36-2-44）：患者健侧卧位，保持骨盆稳定，预防骨盆前倾或后倾代偿，患者主动完成髋关节由前屈到后伸的运动。

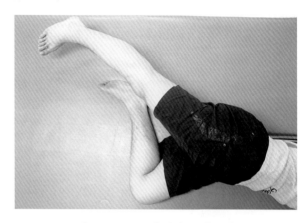

图 36-2-44　去重力主动运动

（3）抗自重主动运动（图 36-2-45）：患者俯卧位，以躯干自重保持骨盆稳定，预防骨盆后倾代偿运动，主动完成髋关节后伸运动。

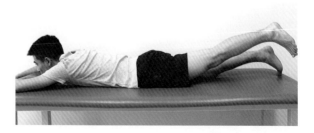

图 36-2-45　抗自重主动运动

（4）抗阻运动（图 36-2-46）：患者俯卧位，以躯干自重保持骨盆稳定，在踝部以上

放置沙袋作为阻力，阻力遵循循序渐进的原则，逐渐增加阻力，然后主动完成髋关节后伸运动。

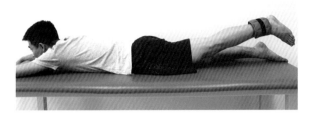

图 36-2-46　抗阻运动

3. 髋关节外展肌群

（1）辅助运动（图 36-2-47）：患者仰卧位，在网格床顶端固定滑轮，对准患侧髂前上棘，患者主动完成髋关节外展运动。

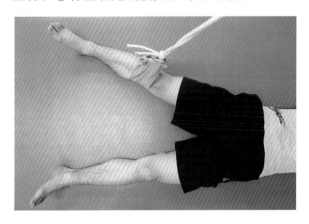

图 36-2-47　辅助运动

（2）去重力主动运动（图 36-2-48）：患者仰卧位，尽量去除摩擦力，患者主动完成髋关节外展运动。

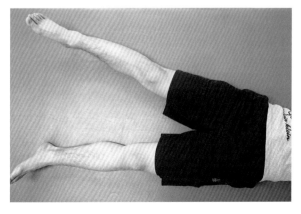

图 36-2-48　去重力主动运动

（3）抗自重主动运动（图 36-2-49）：患者健侧卧位，保持骨盆稳定，预防后倾或前倾等代偿运动，患者主动完成髋关节外展运动。

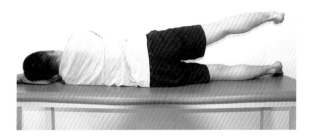

图 36-2-49　抗自重主动运动

（4）抗阻运动（图 36-2-50）：患者健侧卧位，在抗自重的运动下，在踝部以上放置沙袋作为阻力，阻力遵循循序渐进的原则，逐渐增加阻力。

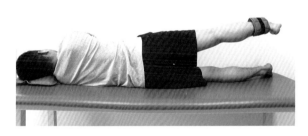

图 36-2-50　抗阻运动

4. 膝关节伸直肌群

（1）辅助运动（图 36-2-51）：患者仰卧位，略抬高踝关节，使膝关节悬空，利用重力辅助膝关节伸直。

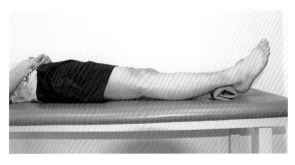

图 36-2-51　辅助运动

（2）去重力主动运动（图 36-2-52）：

患者健侧卧位，在网格床顶端固定滑轮设备，滑轮对准股骨外上髁，患者膝关节主动完成由屈曲到伸直的运动。

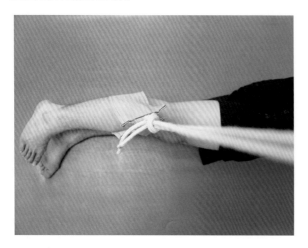

图 36-2-52 去重力主动运动

（3）抗自重主动运动（图 36-2-53）：患者仰卧位或坐位，膝关节主动完成由屈曲到伸直的运动。

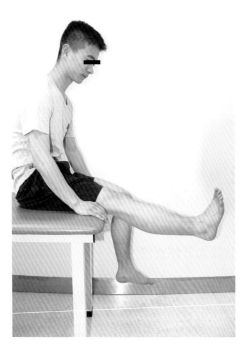

图 36-2-53 抗自重主动运动

（4）抗阻运动（图 36-2-54）：患者仰卧位或坐位，在踝部以上放置沙袋作为阻力，患者主动完成伸膝运动，阻力遵循循序渐进的原则，逐渐增加阻力。

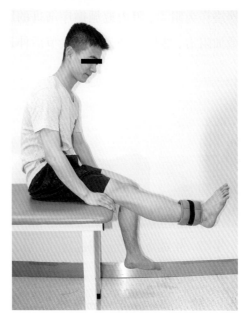

图 36-2-54 抗阻运动

5. 膝关节屈曲肌群

（1）辅助运动（图 36-2-55）：患者俯卧位，在网格床头侧固定滑轮设备，两端分别固定于双踝，健侧膝关节伸直时，患侧膝关节可完成屈曲运动，同时配合主动肌肉收缩。

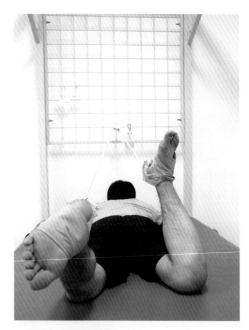

图 36-2-55 辅助运动

（2）去重力主动运动（图 36-2-56）：患者健侧卧位，在网格床顶端固定滑轮设备，滑轮对准股骨外上髁，患者主动完成屈膝运动。

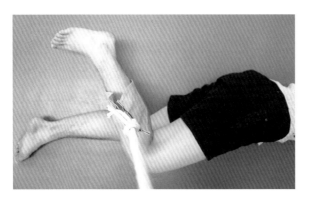

图 36-2-56　去重力主动运动

（3）抗自重主动运动（图 36-2-57）：患者俯卧位，主动完成屈膝运动，预防屈髋代偿运动。

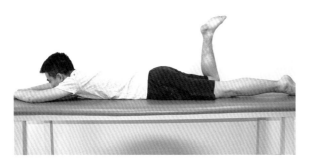

图 36-2-57　抗自重主动运动

（4）抗阻运动（图 36-2-58）：患者俯卧位，在踝部以上放置沙袋作为阻力，患者主动完成屈膝运动，阻力遵循循序渐进的原则，逐渐增加阻力。

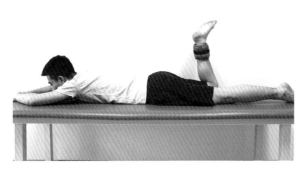

图 36-2-58　抗阻运动

6. 踝关节背伸、外翻肌群

（1）辅助运动（图 36-2-59）：患者仰卧位，将踝关节置于床边外，可由治疗师或患者自己完成踝关节背伸运动。

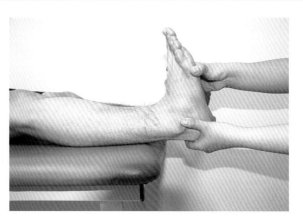

图 36-2-59　辅助运动

（2）去重力主动运动（图 36-2-60）：患者健侧卧位，踝关节置于床边外，主动完成踝关节背伸运动。

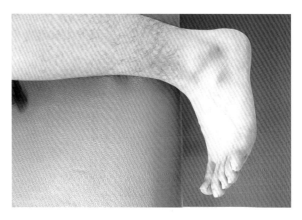

图 36-2-60　去重力主动运动

（3）抗自重主动运动（图 36-2-61）：患者仰卧位，踝关节置于床边外，主动完成踝关节背伸运动。

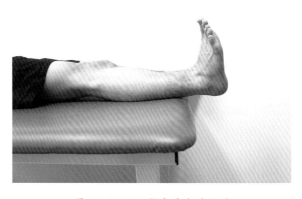

图 36-2-61　抗自重主动运动

（4）抗阻运动（图 36-2-62）：患者仰卧位，踝关节置于床边外，使用弹力带施加阻力，完成踝关节背伸运动，阻力遵循循序渐进的原则，逐渐增加阻力。

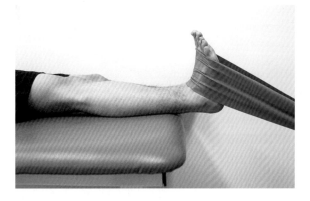

图 36-2-62　抗阻运动

7. 踝关节跖屈肌群

（1）辅助运动（图 36-2-63）：患者仰卧位，将踝关节置于床边外，可由治疗师或患者自己完成踝关节跖屈运动。

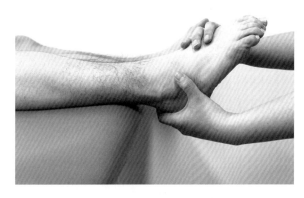

图 36-2-63　辅助运动

（2）去重力主动运动（图 36-2-64）：患者健侧卧位，踝关节置于床边外，主动完成踝关节跖屈运动。

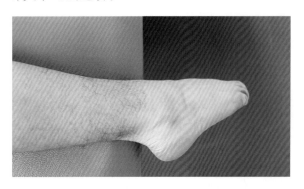

图 36-2-64　去重力主动运动

（3）抗自重主动运动（图 36-2-65）：患者俯卧位，踝关节置于床边外，主动完成踝关节跖屈运动。如果患者下肢符合负重条件，也可在站立位训练，进行提踵运动。

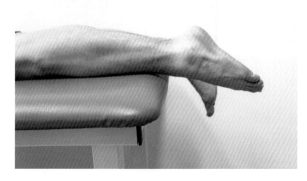

图 36-2-65　抗自重主动运动

（4）抗阻运动（图 36-2-66）：患者俯卧位，踝关节置于床边外，使用弹力带施加阻力，完成踝关节跖屈运动，阻力遵循循序渐进的原则，逐渐增加阻力。

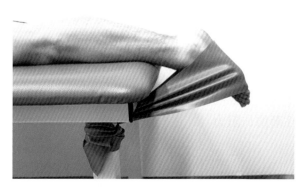

图 36-2-66　抗阻运动

三、功能性训练

（一）手功能运动训练

手功能是整个上肢功能中最为复杂的部分，包括以下训练。

1. 匙状捏握训练（图 36-2-67）　在桌面上放一张硬纸片，从侧面捏起再放下为 1 次，20~30 次为 1 组，组间休息 30s，每次治疗 2~4 组，每天 2~3 次治疗。

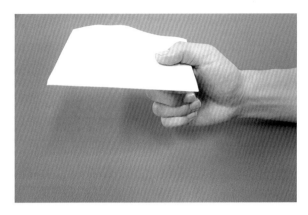

图 36-2-67　匙状捏握训练

2. 指尖捏握训练（图 36-2-68）　在桌上放置一细小物体，如牙签、针或豆子，从桌面捏起为 1 次，20~30 次为 1 组，组间休息 30s，每次治疗 2~4 组，每天 2~3 次治疗。

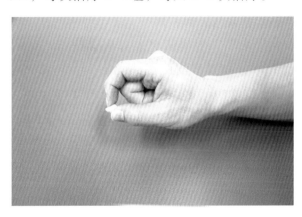

图 36-2-68　指尖捏握训练

3. 分指训练（图 36-2-69）　将弹力皮筋套在两相邻手指上，用力分开后坚持 5s，缓慢放松为 1 次，20~30 次为 1 组，组间休息 30s，每次治疗 2~4 组，每天 2~3 次治疗。

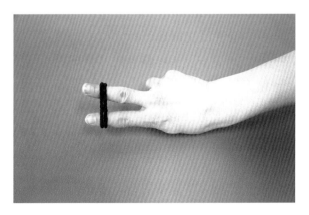

图 36-2-69　分指训练

4. 并指训练（图 36-2-70）　手指伸直，掌指近端关节微屈，相邻两指并拢夹住厚纸片的一端，另一只手捏住厚纸片的另一端，相互对抗用力向两端拉厚纸片，坚持 5s 后放松为 1 次，20~30 次为 1 组，组间休息 30s，每次治疗 2~4 组，每天 2~3 次治疗。

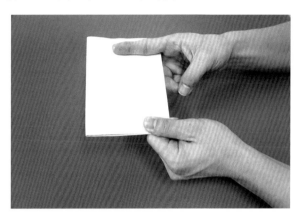

图 36-2-70　并指训练

（二）上肢功能训练

1. 上肢感觉功能训练　主要针对手的感觉障碍进行功能训练，包括温度刺激、触觉刺激以及实物刺激等。

2. 日常生活动作训练　根据患者神经功能恢复情况进行如下训练，包括穿脱衣服、擦桌子、写字、持筷、握杯、拧杯盖、拧毛巾、提包、开关抽屉、开关门等，根据患者的功能状态和不同生活动作需求进行训练。动作设计需从简到难，每个动作每次训练 5~10min，每天 2~3 次。

（三）下肢功能训练

1. 步态训练　髂腰肌是步行周期中足趾离地至摆动相早期的关键肌肉；股四头肌：从足跟首次接触地面至支撑相中期，以及足趾离地至摆动相早期起作用。髂腰肌肌力降低造成肢体行进缺乏动力，只有通过躯干在支撑相末期向后、摆动相早期突然向前摆动来进行代偿，患侧步长明显缩短。股四头肌无力使支撑相早期膝关节处于过伸位，用臀大肌保持股骨近端位置，用比目鱼肌保持股骨远端位置，从而保持膝关节稳定。膝关节过伸导致躯干前屈，产生额外的膝关节后向力矩。长期处于此状态将极大地增加膝关节韧带和关节囊的负荷，导致损伤和疼痛。针对髋屈肌无力步态及股四头肌无力步态应分别进行步态训练。

2. 支具治疗　对于腓总神经损伤患者使用支具的目的为矫正足踝力线，使踝关节达到中立位，它具有辅助背伸的作用，或在行走时使用硬质鞋垫式矫形器，防止足跖屈。胫神经损伤使用足踝矫形器纠正、预防踝外翻畸形。

（四）心理治疗

重度神经损伤的患者可导致一侧肢体丧失大部分功能，严重影响患者的工作，甚至日常生活；即使是轻度损伤，哪怕仅仅遗留无力或疼痛，也可能对患者的日常生活和工作造成影响，再加上周围神经损伤恢复缓慢的特点，使得患者很容易出现负面情绪及心理问题。对这些患者应及时给予适当的心理干预，必要时进行药物治疗。

（五）康复教育

如果是运动员特定动作或某一特殊工种导致的损伤，要对伤者进行适当的康复教育，改变动作或增强保护，避免再次受伤。如橄榄球运动员垫肩上的保护圈就可以在一定程度上减少臂丛神经的损伤。

（周雅媛　罗盛飞）

第三节　临床病例与思考

【病例1】

患者，吴某，男性，27岁，主诉"左上肢活动障碍，感觉异常，前臂及腕部疼痛"，入院诊断为"左肱骨干粉碎性骨折，桡神经损伤"。患者于2016-7-12被重物砸伤左上臂及胸部，当即被送至当地医院，X线示左肱骨干中1/3骨折，收入院进行手术治疗。于2016-7-14在全麻下行左肱骨干粉碎性骨折切开复位髓内钉内固定术。手术顺利，术后常规进行抗感染治疗，并接受正规康复训练两月余。后因垂腕、腕背侧疼痛等桡神经症状无改善再次被送往当地医院，于2016-9在全麻下行桡神经探查术，术中可见桡神经全部断裂，行神经吻合术。手术顺利，术后肘关节屈曲90°，腕背伸30°，尺偏15°，石膏固定。肌电图检查结果：桡神经支配肌肉失神经支配。既往无心脏病、高血压、糖尿病，无遗传病史，无传染病史，无手术史，无过敏史。

物理治疗客观检查：①术前评定：腕关节垂腕，腕伸肌0级，桡神经支配区感觉丧失，腕背侧疼痛6/10，肩关节及肘关节各向运动范围正常，肌力减弱。②术后1周评定：石膏固定肘关节屈曲90°，腕背伸30°，尺偏15°，桡神经支配区感觉丧失，腕背侧疼痛4/10，ADL部分受限。③术后4周评定：去除石膏外固定，腕关节仍存在垂腕，腕伸肌肌力1级，桡神经支配区保护性感觉减退，腕背侧疼痛4/10，腕关节及手存在明显肿胀，手不能完成抓握运动，握力可达健侧10%，ADL部分受限。④术后8周评定：腕关节主动伸直20°（起始位置为中立位），腕伸肌肌力2级，桡神经支配区轻触觉减退，腕背侧疼痛3/10，腕关节及手指略肿胀，手抓握功能正常，握力可达健侧40%，ADL独立。⑤术后12周评定：腕关节主动伸直30°（抗重力），腕伸肌肌力3级，桡神经支配区轻触觉减退，腕背侧疼痛3/10，腕关节及手指略肿胀，手抓握功能正常，握力可达健侧50%，ADL独立。

临床推理：主要问题分析如下：①急性期：肿胀、被动关节活动度受限、感觉异常。②亚急性期：被动关节活动度受限、感觉异常。③中期：部分关节被动活动范围异常、部分关节主动活动范围异常、感觉异常、手精细运动受限、ADL异常。④恢复期：上肢肌肉力量减弱、手精细运动减弱、ADL 受限。⑤末期：职业能力受限、ADL 受限。

治疗计划：

1. 急性期（1~2 周在石膏托保护下）

（1）进行淋巴引流治疗，控制及消除水肿，手指单一关节不全范围被动活动 5~10 次 / 组，2~3 组 / 日。

（2）肩关节各向主动运动，每个末端 5~10s，10 个 / 组，2~3 组 / 次，2~3/d。

2. 亚急性期（3~4 周在石膏托保护下进行训练）

（1）手指主动屈伸训练 10~20 次 / 组，2~3 组 / 日。

（2）感觉训练每次 10min，2~3 次 / 日（电动牙刷刺激桡神经支配区）。

（3）肘关节主动屈伸训练，每个末端 5~10s，10 个 / 组，2~3 组 / 次，2~3/d。

（4）前臂旋转主动训练，每个末端 5~10s，10 个 / 组，2~3 组 / 次，2~3/d。

3. 中期

（1）损伤 4~6 周将石膏托去除更换为桡神经动力型支具，建议以下活动：①患者可主动抓握被动伸腕伸指（木钉 2 遍 / 组，4~6 组 / 日）；②手握力训练（胶泥每次 10min，2~3/d）；③感觉训练每次 10min，2~3/d；④ ADL 训练每次 10min，2~3/d。

（2）损伤 6~8 周手精细及协调功能训练，建议以下活动：①串珠训练每次 5min，2/d；②拧螺丝训练每次 5min，2/d；③感觉训练每次 10min，2~3/d。

4. 恢复期（损伤 8~12 周）

（1）腕关节力量训练，哑铃 1 磅（1 磅 = 0.45kg），每组 10min，2~4 组 / 日。

（2）上肢力量及协调能力训练（手单车），轻阻力每组 10min，2 组 / 日。

5. 末期 损伤 12 周后职业能力训练，模拟搬运训练，文娱训练。

【病例 2】

患者，毕某，男性，39 岁。主诉"左髋关节活动受限，左下肢疼痛、肿胀"，入院诊断为"左髋臼骨折术后，左坐骨神经损伤，左下肢功能障碍"。患者于 2016-01-07 因车祸致左髋部肿胀疼痛活动受限，遂送入当地医院急诊就诊，拍片示左髋臼后壁骨折伴股骨头后脱位，当地医院无法处理，送至我院以"左髋臼后壁骨折"收入髋关节病区，于 2016-01-14 在全麻下行左髋臼粉碎性骨折切开复位内固定术，手术顺利，给予对症抗感染治疗，住院期间出现左下肢肌间静脉血栓，给予抗凝药物治疗，住院期间出现高血糖，给予对症降糖药物治疗，病情平稳于 2016-01-29 出院，随即入康复病房，开始康复治疗。既往无糖尿病，否认高血压、心脏病、传染病重大手术史、药物过敏史等。社交史：企业员工，已婚，与妻子及孩子同住，主要交通方式为开车，工伤保险支付治疗费用。

入院后完善相关检查：① 2016-01-18 做髋臼骨折术后，内固定无松动及断裂，骨折对位可，骨折线可见，骨小梁稀疏；② 2016-01-29 下肢彩超，左小腿肌间静脉血栓，右下肢深静脉未见明显阻塞；③ 2016-05-04 下肢彩超，双下肢静脉未见明显阻塞。

物理治疗客观检查：①皮温：左髋瘢痕周围，以及左足皮温升高。②瘢痕：左髋关节后外侧可见长 18cm 手术切口，愈合良好，暗红色，与周围组织轻度粘连。③肿胀：左踝轻度肿胀，"8"字测量法，左侧周径 56cm，右侧周径 54cm。④外置器材：左下肢中立位足托外固定。⑤压痛点：左下肢坐骨神经分布区疼痛 5/10 以上，必要时需要药物控制；左髋周压痛 8/10。⑥ ROM：髋关节主动活动受限，膝关节活动基本正常，踝关节被动活动范围正常，主动背伸不能，足下垂，内翻及外翻运动受限。

⑦肌肉：股四头肌与腘绳肌肌力减弱，胫前肌与长伸肌肌力为 0 级，小腿三头肌肌力减弱（表 36-3-1）。⑧感觉：小腿胫部中下 1/3 至足背感觉麻木并减退。⑨足背动脉可触及。⑩肌肉紧张：髋内收肌群：左侧 30°，右侧 50°；股四头肌：Thomas Test 左侧 30°，右侧 0°；

腘绳肌：直腿抬高左侧 65°，右侧 85°；小腿三头肌：左侧 5°，右侧 15°。⑪关节检查：髋关节，AP 向，Gr. Ⅳ，P5/10，僵硬明显；髋关节，尾向，Gr. Ⅳ，P5/10，僵硬明显。⑫步态分析：患者使用双拐，三点步态，患肢无负重。

表 36-3-1 肌力情况

关节	活动方向	主动运动（L/R）	被动运动（L/R）	肌力（L/R）
髋关节	前屈	30°/110°	75°/120°	3/4
	外展	20°/30°	30°/50°	3/4
踝关节	背伸	−30°/15°	5°/15°	0/4
	跖屈	30°/60°	60°/60°	3/4
	内翻	10°/25°	20°/30°	0/4
	外翻	−10°/15°	10°/15°	0/4

临床推理：主要问题分析如下：①左下肢肿胀：与神经损伤有关。②左髋关节活动受限：关节僵硬、主动肌力量不足、拮抗肌长度不足。③左踝关节活动受限：与神经损伤有关。④左下肢肌肉萎缩：髋关节与关节僵硬有关，下肢其他肌肉与神经损伤有关。⑤坐骨神经损伤伴足下垂：与神经损伤有关。⑥左下肢肌间静脉血栓：与制动有关。⑦步态受限：患肢不能负重，与骨折愈合有关。⑧ADL 受限。

治疗计划：

1. 左下肢淋巴引流 每组 3 次，每日 2 组。

2. 左下肢软组织松解

（1）髋内收肌牵拉：每个 15s，每组 10 个，每日 3 组。

（2）股四头肌牵拉：每个 15s，每组 10 个，每日 3 组。

（3）腘绳肌牵拉：每个 15s，每组 10 个，每日 3 组。

（4）小腿三头肌牵拉：每个 15s，每组 10 个，每日 3 组。

3. 关节松动

（1）髋关节，前后向，四级手法，每组 3min，每日 2 组。

（2）髋关节，尾向，四级手法，每组 5min，每日 2 组。

4. 左髋与左踝被动运动 每个方向每个关节每组 10 个，每日 3 组。

5. 左下肢肌力训练

（1）髋部周围肌肉抗阻训练，每个 5s，每组 10 个，每日 3 组。

（2）胫前肌力量训练，神经肌肉电刺激，波宽 > 0.3ms，频率 15~50Hz，强度以引起肌肉强力收缩为宜，治疗时间 10~20min。

6. 右下肢肌力训练 持拐站立训练，每组 5~10min，每日 2 组。

7. 骨盆稳定性训练 在仰卧位下进行骨盆后倾、同时伴有臀肌收缩训练，每个 5s，每日 10~20 个。

8. 步态训练 持拐步行，每组 5~10min，每日 2 组。

（周雅媛 罗盛飞）

第三十七章

帕金森病

帕金森病（Parkinson's disease, PD）又称"震颤麻痹"，是一种多发于中老年人群的中枢神经系统锥体外系变性疾病。该病起病缓慢，呈慢性进行性发展，以静止性震颤、肌强直、运动减少和姿势步态异常为主要表现。帕金森病最主要的病理改变是中脑黑质多巴胺（dopamine，DA）能神经元的变性死亡，由此而引起纹状体 DA 含量显著性减少而致病。导致这一病理改变的确切病因目前仍不清楚，目前大多数学者认为，帕金森病并非由单一因素引起，遗传因素、环境因素、年龄增长、氧化应激因素等均可能参与多巴胺能神经元的变性死亡过程。另外，这些因素与发病机制并非是孤立的，而是相互关联、相互影响的。1817年，英国的内科医生 James Parkinson 系统地描述了该病。帕金森病是老年人中排名第 4 位最常见的神经变性疾病。在 65 岁以上的人群中，PD 发病率为 1.7%，平均发病年龄为 60 岁左右，40 岁以下发病的帕金森病患者较少见。在我国，约有 170 万人患有此病。

第一节 临床表现与治疗机制

帕金森病的临床表现主要有运动症状（震颤、肌强直、运动迟缓、姿势步态异常等）与非运动症状（认知、精神异常、睡眠障碍、自主神经功能障碍、感觉障碍等）。传统的观点认为 PD 起始于中脑黑质致密部多巴胺能神经元的变性，继而产生其核心运动症状。但 Braak 等认为 PD 的病理进程可按照路易体出现的先后分为 6 期，在临床发病之前的 5~20 年，一些非运动症状就已经悄然出现，如嗅觉障碍，并且非运动症状贯穿于 PD 的所有分期（图 37-1-1）。因此，除了要重视对 PD 运动症状的治疗与管理外，也不能忽视对非运动症状的处理，因为非运动症状在疾病晚期给患者带来更为严重的影响，加重运动障碍，降低患者的生存质量，缩短生存寿命。同时，在进行运动治疗的过程中，也要考虑非运动症状对患者的影响，如直立性低血压。

一、临床表现

（一）运动症状

1. 震颤 震颤是一种节律性的、振荡性的身体不自主运动。PD 患者的震颤常常是患者的首发运动症状。由一侧上肢远端（手指）开始，逐渐累及同侧下肢、扩展到对侧肢体、下颌、口唇，舌及头部通常最后受累。患者的典型表现是拇指与示指呈"搓丸样"震颤，这种状态在休息时明显，在紧张时加剧，入睡后消失。

2. 肌张力增高或肌强直 PD 患者表现的肌张力增高属于强直性肌张力增高，是锥体外系病变中的特殊张力变化。表现为主动肌和拮抗肌张力均增高，被动运动时有均匀的阻力，感觉到类似弯曲软铅管，因此也被称为"铅管样强直"；伴有震颤时则呈"锯齿样"，就像

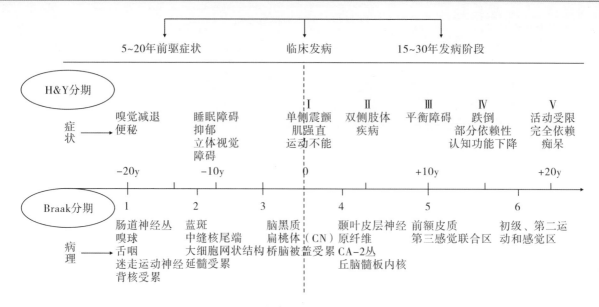

图 37-1-1 帕金森病的病理发展与临床进展

引自：Hawkes CH, et al. Parkinsonism and Related Disorder, 2010, 16: 79-84.

转动齿轮，称为"齿轮样强直"；早期表现为起始动作缓慢，不能随意变换动作。随后引起关节活动范围受限，最后导致头部前倾、躯干前屈、髋膝屈曲等异常姿势；并且因有效肌力减弱，快速完成连续动作的能力减退。并且PD 患者肌张力增高有选择性，上肢以内收肌、屈肌与旋前肌为主，下肢以伸肌肌张力增高更明显。过高的肌张力可引起关节疼痛、活动不灵活、脊柱侧弯、躯干前屈等症状，严重影响PD 患者的生活质量。

3. 运动迟缓或运动失能 主要表现为运动缓慢及运动困难。患者随意动作明显减少，起始动作尤为缓慢，且不能随意控制速度，步态蹒跚而步距缩短，双臂弯曲且不能自然摆动，步伐可不自觉地加快，出现动作不协调的慌张步态，而动作一旦启动又不能立即停止。面部表情肌活动减少，常双眼呆滞，瞬目减少，形成"面具脸"；手指动作困难，呈"写字过小征"。

4. 姿势步态异常 站立时呈屈曲体姿，走路时启动困难，呈小步态，步伐逐渐变小变慢，迈步后即以极小的步伐向前冲去，越走越快，不能及时停步或转弯，呈"慌张步态"，上肢摆动减少或完全消失。

（二）非运动症状

1. 自主神经功能障碍 包括便秘、泌尿障碍和直立性低血压等。

2. 精神障碍 包括抑郁和 / 或焦虑、幻觉、认知障碍或痴呆等。

3. 睡眠障碍 包括失眠、快速动眼期睡眠行为异常、白天过度嗜睡。

4. 感觉障碍 包括嗅觉减退、疼痛或麻木、不宁腿综合征。

二、康复评定

针对 PD 患者的评价量表与评价项目很多，最常用的评定有改良 Hoehn and Yahr（H&Y）分期和帕金森病统一评分量表（unified Parkinson's disease rating scale，UPDRS）。

改良 H&Y 分级评定法是对 PD 患者功能障碍水平和活动能力障碍水平进行综合评定的分级方法，共分 5 级。

0 级：无症状。

1 级：单侧肢体症状。

1.5 级：单侧肢体合并躯干（轴）症状。

2 级：出现轻度双侧肢体症状，但无平衡障碍。

2.5 级：轻度双侧肢体症状，并伴有行走时转身不稳等中轴症状，但能从后拉试验（pull test）中自行恢复。

3 级：轻至中度双侧肢体症状，不能从后拉试验中自行恢复，姿势不稳，转弯变慢，许多功能受到限制，但能自理。

4 级：重度病残，严重影响活动能力。但患者可以自行走动和站立。

5 级：卧床或坐轮椅，生活不能自理，完全依赖他人。

UPDRS 是国际上公认的专门用于 PD 患者的评分量表，主要包括精神 / 行为和情绪、日常生活活动能力、运动检查、治疗的并发症、修订 Hoehn 和 Yahr 分期以及 Schwab 和英格兰日常生活活动量表 6 个部分。其中精神 / 行为和情绪 4 项、日常生活活动能力 13 项、运动检查 14 项、治疗的并发症 11 项，总共 42 项内容；每项都可以分为 4 级，级别范围从 0~3 级，UPDRS 量表得分越低，表明 PD 对患者健康和生活产生的影响越小，反之得分越高，PD 对患者的影响更大。UPDRS 主要的优点在于量表所选评分项目组内的信度较高，结构效度较为合理，并且具有可靠、有效、快速的特点，因而成为评价 PD 患者症状与体征的金标准。

三、治疗机制

目前，国际医学界对 PD 存在 3 种治疗模式：①医学模式：注重药物治疗，改善症状，而忽略了影响生存质量的其他重要因素；②康复模式：即注重利用康复治疗中的物理治疗、作业治疗及言语治疗等方法，改善患者的运动和言语等功能，提升患者的 ADL 能力；③长期综合关注模式：综合医学模式和康复模式，引进个体化长期关注的理念，重点关注患者个体化的感知需要和功能，它还包括了对患者生存质量的健康管理。

美国神经病学治疗学质量标准分会对 1997 至 2005 年 1 月发表的就 PD 相关文献中的数据进行的循证医学研究认为：方便快捷的疾病康复管理以及个性化功能训练指导是 PD 治疗中不容忽视的辅助措施，不仅可改善患者的功能障碍，而且还可借此期望解决 PD 治疗最优化与成本最小化之间的突出矛盾。

我国对 PD 的治疗，长期处于较单一的医学模式。近年来，随着康复医学的发展和普及，这种情况有所改善，越来越多的医生和患者认识到康复治疗的重要性。运动治疗是 PD 康复治疗中最主要的内容。运动治疗不能阻止疾病的进展，运动治疗也不是完全替代药物，而是通过两者配合，力求以小剂量的药物获得更好效果，或推迟用药或减少用药量，同时达到改善部分功能，提高生活自理能力和生活质量，促进 DBS 等手术后功能恢复的目的。具体到每一种 PD 运动治疗的方法，又有它们各自的作用和机制。

（郭京伟）

第二节　帕金森病的运动治疗

一、不同阶段的运动治疗策略

对于病程尚处于早期（H&Y 分期 1~2.5 期）的 PD 患者，此阶段康复治疗的目标是：①尽可能促使患者主动完成自身的活动以及 ADL；②针对运动范围减少及前倾、前屈等异常姿势，帮助患者进行躯干伸展运动，防止肌肉屈曲挛缩；③鼓励患者尽可能不减少每日的活动量。康复治疗的内容主要为：①关节活动范围及肌肉牵伸训练（以被动运动为主，进行俯卧位保持，可利用墙壁、肋木、站立台、体操棒等）；②肌力增强训练（强化躯干及四肢的伸展肌）；③姿势矫正训练（可利用镜子等）；④平衡训练；⑤移动、步行训练。

中期（H&Y 分期 3~4 期）的 PD 患者，

随着病情的不断发展，自主性运动会越来越困难，应训练患者移动身体和变换姿势的方法和技巧。由于肌紧张和少动症状的加重会出现姿势反应障碍，患者容易摔倒，所以应进行平衡训练。步行训练在此期也是重点。对于软组织的挛缩，应进行积极的被动牵伸运动。同时，为了防止跌倒，确保安全，应进行必要的家居环境改造。

对于晚期（H&Y 分期 5 期）已经卧床的患者，训练的目的为：①防止由于卧床而引起的二次合并症（压疮等）；②努力维持残存的 ADL（进食等）；③尽量减少家属的辅助量。训练内容为：①关节活动范围训练（以被动运动为主）；② ADL 训练；③呼吸训练。

二、常用的运动治疗方法

（一）牵伸训练与关节活动

肌张力增高是 PD 的主要临床表现之一，上肢以内收肌、屈肌与旋前肌肌张力增高为主，下肢以伸肌肌张力增高更明显。过高的肌张力可引起关节疼痛、活动不灵活、脊柱侧弯、躯干前屈等症状，严重影响 PD 患者的生活质量。因此，有选择性地针对张力高的肌肉进行牵伸训练，有助于缓解 PD 患者的肌强直，维持肌肉和软组织的正常长度和形态，保持正常的关节活动度，预防继发的挛缩，纠正不良的身体姿态。另外，躯干的伸展运动对呼吸运动也有促进作用。通过对胸廓的牵伸，使胸廓的伸展性增大，促进呼吸时胸廓的活动范围，使呼吸顺畅，可预防肺炎等二次并发症的发生。

具体训练方法举例：主动或被动牵伸训练脊柱与四肢各个关节、各个方向全范围的活动。如颈和躯干前屈、后伸、左右侧屈、左右旋转；上肢着重牵伸屈肌，如胸大肌、肱二头肌、腕屈肌等；下肢重点牵伸伸肌，如股四头肌、小腿三头肌等。

（二）抗阻肌力训练

PD 患者近心端肌群可能更容易在早期受累，而且受累程度较远心端更重，远心端肌群则常在晚期受累。中轴症状（步态和姿势异常）不仅影响患者的行走能力，而且还是影响 PD 患者日常生活活动能力的最主要因素。因此，肌力训练的重点应针对躯干核心肌群及股四头肌等近心端大肌群。核心肌群的训练首先要从基本的腰腹肌训练开始，腰腹肌训练能够改善患者下肢肌强直，强化小腿肌群的力量，提高平衡能力，增强姿势的稳定性。研究表明，强化核心肌力训练对帕金森病的康复有着积极的意义，能有效改善患者平衡协调能力、步行能力及日常生活活动能力。具体训练方法举例：①躯干训练，站立位或坐位，躯干的前屈、后伸、侧屈及旋转训练；②腹肌训练，仰卧位，双下肢交替运动（空中踏车动作）、仰卧位直腿抬高训练、仰卧起坐训练；③腰背肌训练，飞燕训练、三点支撑训练；④臀肌训练，俯卧位，伸膝交替向上抬起下肢。

在常规肌力训练的基础上，还可以采用渐进抗阻训练（10RM 训练法）和离心肌力训练等方式达到提升肌力的目的。现有研究表明，渐进抗阻训练可促进 PD 患者肌肉的激活，增强下肢肌力并减少肌肉萎缩程度。通过渐进抗阻训练，PD 患者可获得与正常人群相似的肌力增强效果，提高步行等功能，增强 PD 患者对肌肉系统的控制能力，并有可能改善震颤症状。

（三）平衡训练

对于 PD 患者而言，姿势控制障碍是一个独立的危险因素。研究表明，运动和有目的的平衡训练可以有效改善 PD 患者的姿势控制，也是预防跌倒的主要训练手段之一。通过平衡训练可加强患者的本体感觉，增强下肢和躯干的力量，增加身体的灵敏度和协调性，提高转移等日常生活活动能力。

常规的平衡训练方法也同样适用于PD患者，例如：①静态站立训练：患者面对镜子保持独立站立位，这样在训练时可以提供视觉反馈，协助调整不正确的姿势。②重点转移训练：患者站立时，双足分开25~30cm，重心向左右、前后移动。③站立位动态平衡训练：患者站在平地上，双足之间分开较大距离；治疗师站于患者身旁，向不同方向推动患者，并可逐渐增加推动的力度和幅度，以提高训练难度。④平衡训练板训练：患者双脚站立于平衡板上，与肩同宽，进行前后和左右训练；康复治疗师站立于患者背后，在确保患者安全的情况下，踩动平衡板，同时根据患者的具体情况调整频率；患者则通过自身的姿势控制以维持自身平衡。⑤抛接球训练：从不同的角度向患者抛球，让患者接球；可根据患者的具体情况对抛球距离和力度进行调整。⑥单腿支撑的站立平衡训练。⑦上肢摆动及躯干旋转训练：患者站立位躯干及骨盆旋转、上肢随之协调摆动。

另外还有借助仪器进行训练的方法，如动静态平衡测试和训练系统，可以通过视觉反馈系统和足底感觉系统来促进人体的感觉输入、中枢整合和运动控制，从而提高人体维持平衡的能力。同时，设定不同难度的训练可以满足患者进行踝策略和髋策略这两种调节机制的训练，这是传统平衡训练无法做到的。另外，研究发现，虚拟现实平衡训练能有效改善脑卒中患者的动静态平衡，原因可能与帕金森病患者静态平衡障碍主要与站立时姿势异常有关，而帕金森病患者能在虚拟现实游戏中自行调整躯干节段性对线。另外，虚拟现实平衡游戏还可以通过提高前庭器官的组织和整合能力，提高患者的站立姿势稳定性。虚拟现实平衡游戏还能减少PD患者的跌倒次数，可能与虚拟现实技术提供的丰富环境场景有关，这些场景能让

PD患者更好地融入生活。

（四）步态和步行训练

多数PD患者都存在步态异常，轻者表现为启动迈步困难，出现拖行步态，并随着步行的继续而逐渐加剧；部分患者则表现为小碎步的慌张步态，行走时头和躯干前倾不能自控，下肢的髋、膝、踝关节的屈伸动作减少，使步幅减低，容易跌倒，且随病情加重，行走时步幅会逐渐缩短，行走时全身僵住呈冻结步态，最终可丧失行走能力。

1. 节律提示下步行训练　针对PD患者步行节律紊乱的问题，可采用节律提示的方法进行训练。节律提示分3种，即视觉、听觉以及体感节律性提示。

（1）视觉节律性提示：可以根据患者步长大小，在其步行通道上粘贴不同颜色的条带，嘱患者左右脚分别踩在一种颜色的条带上行走；或者在通道上方根据患者适宜步频闪烁不同颜色的灯光，嘱患者步行节律尽量与灯光闪烁频率一致。

（2）听觉节律性提示：通常采用节拍器、节拍软件的方式，可根据患者的具体情况调整合适的节律，嘱患者尽量按规定的节律行走。音乐也属于听觉外提示。

（3）体感节律性提示：通常在患者身上（手腕、踝关节）系上按一定频率振动的振动器，嘱患者尽量随着振动刺激迈步。

大量的研究表明，节律提示下步行训练可改善PD患者的运动学参数，如步行的对称性、步速、步频、步长等。相较而言，选择听觉节律性提示作为家庭步行训练中的辅助方法的患者居多。也有研究表明，体感节律性提示比其他两种节律性提示更稳定，它不容易受步行速度和外界视觉干扰的影响。

2. 减重步行训练　减重步行训练通过悬吊和保护装置负担患者部分体重，辅助患者处于直

立的正常状态，并且易于在治疗师的辅助或指导下进行步行周期全套动作的练习，提高步行能力。Frenkel-Toledo 等的研究认为，减重步行训练对 PD 患者步态的改善作用，是由于运动平板训练就是一种外部的提示，能改善 PD 患者步态节律和稳定性。报道显示，减重步行训练对 PD 患者的步行功能障碍优于传统的步态训练，特别对 PD 患者的小碎步步态有持续的改善作用。

3. 下肢机器人训练 随着智能技术的发展，许多相关技术被应用于康复技术领域，康复机器人就是其中的一种。

在系统的控制下帮助患者模拟正常人的步行规律进行康复训练，锻炼下肢肌肉，恢复神经系统对行走功能的控制能力，达到恢复下肢运动功能的目的。康复机器人训练方法与传统的步行训练方法比较具有明显优势：①康复机器人训练定量、可重复。②对患者自身功能要求较低，缩短康复治疗周期。③康复机器人的下肢矫形器固定在矫形支架上，使双腿能进行生理学上的自主运动。它固定了步幅、离地距离、步速、划圈半径及左右对称性，形成模式化的感觉输入，刺激股四头肌及两端的本体感受器。

PD 患者在接受了下肢机器人步态训练后，步行速度、步长、步态节律性和协调性都得到了提高，冻结步态也得到了改善。

（五）呼吸训练

呼吸功能障碍在 PD 后期患者中非常常见，是导致患者死亡的重要原因。因此，提倡在 PD 早期就进行预防性的呼吸训练。进行呼吸训练时，反复进行深吸气和深呼气，增大胸廓扩展度，提高肺活量，提高讲话的流畅性。并采用呼吸体操锻炼膈肌及肋间肌等呼吸辅助肌。对于站立位躯干前倾的患者，有必要多进行躯干伸展的运动。具体训练方法举例：如患者面向墙壁站立，双上肢尽量上举过头顶，上半身趴伏在墙上，以牵伸胸廓。躯干的伸展运动对呼吸运动也有促进作用。

（六）口面部肌肉训练

PD 患者由于面部肌肉强直，表情减少，形成"面具脸"。因此，患者有必要进行口面部肌肉训练。在进行口面部肌肉训练时，要求患者在镜子前有意识地做面部肌肉的运动，如用力张嘴闭嘴、脸部收紧放松、睁眼闭眼、皱眉、鼓腮、吹口哨、用舌头舔嘴唇四周、嘴角用力左右上翘等动作，同时大声讲话，强调每一个字都要尽量发音准确。可对镜子大声反复发（a）、（o）、（e）等音，注意口形、舌的位置和面部表情。正确的口面部肌肉训练可改善"面具脸"，并有利于改善言语功能。

（七）基本动作训练

基本动作训练包括床上平移、床上翻身、床边坐起、从坐到站、床椅转移等训练。一些有中轴症状的 PD 患者，对于躯干的旋转非常困难，重症患者可在床上进行左侧卧位、仰卧位、右侧卧位等翻身训练；症状较轻的患者可先在坐位或站立位进行躯干旋转的训练。其他的基本动作训练也都要在安全的环境中并且在旁人监护下进行，以确保患者的安全。治疗师除了充分评估患者的功能，有针对性地选择合适的基本动作进行训练之外，还要对患者的动作进行指导，教会患者完成动作的技巧。

（八）太极拳

太极拳是我国传统的健身运动，在运动过程中，人体重心不断在两足间移动，并在不断变化的方位移动中进行缓慢的动作，对角线运动尤为突出。在用于 PD 的运动治疗中，大多数患者采用较简单的 24 式太极拳，或选取其中的一些动作，如云手、野马分鬃、搂膝拗步、金鸡独立、左右蹬脚和揽雀尾等。对于太极拳治疗 PD 的作用，有大量国内外研究报道，太极拳能提高 PD 患者的平衡能力和身体控制能力，减少其摔倒的可能性，并增加其站立时间，减小运动障碍对 PD 患者的影响，增强其运动功能；同时太极拳对提高 PD 患者的肌力、增加心肺功能，改善 PD 患者的步行移动能力等有效。另外，做太极拳训练时多辅以太极拳音乐，通过和谐的节奏刺激神经、肌肉，使人产生愉快的情绪，从运动中体验到快乐，改善 PD 患者的情绪状态，减轻抑郁。

（九）舞蹈

舞蹈作为一种娱乐锻炼活动被应用于 PD 患者的治疗与康复中，针对 PD 患者推荐的主要舞蹈形式包括：探戈、华尔兹、交谊舞等。现有的文献表明，舞蹈锻炼可能会增强 PD 患者的协调性，增强其肌肉的放松能力，并且能够改善 PD 患者的精神状态与情绪状况，增强其社会适应能力与自信心，提高生活质量。另有报道称，短期探戈舞训练能提高 PD 患者 BBS 评分及行走速度。

（十）高速被动踏车训练

应用新型的 PD 患者专用康复踏车使患者进行主动运动、电机助力运动和被动运动。该运动治疗设备可以达到最大 90r/min 的被动速度，并且为 PD 患者提供多种可控的治疗程序。相关的研究证实，高转速（90r/min 以上）的被动踏车训练可以减轻 PD 患者肌肉僵硬和震颤等症状，f-MRI 结果显示进行此项运动时大脑功能的改善结果与服用 L- 多巴胺或左旋多巴所起到的效果类似。

（十一）全身振动训练

近年来，全身振动训练已被国外广泛应用并作为肌力训练的手段之一，在体育竞技领域发挥着独特的作用，并逐步被应用于神经康复和骨伤康复的治疗中。国外有报道称，采用交叉设计，研究全身振动对 PD 患者运动功能的短期疗效，结果 UPDRS 评分、上肢控制及步态均有改善，特别是僵硬、震颤明显改进，行走时步长增加。研究者推测其机制可能是全身振动导致多巴胺释放的增加，并且能起到外提示的作用，所以能改善运动控制。

三、与运动治疗相关的注意事项

（1）要了解患者的服药情况和"开关"现象，运动治疗应安排在患者两次服药中间，即在患者状态好的时候进行。

（2）在训练时，注意安全保护，防止患者跌倒。如训练中，如患者出现"异动现象"或幻觉，应暂停治疗，使患者放松并平静下来。有必要分析出现上述现象与运动量之间是否存在关联，及时调整运动量。

（3）有些 PD 患者同时伴有自主神经控制障碍，容易出现直立性低血压。因此，在患者变换体位时，应嘱其缓慢进行，并给予必要的保护。

（4）PD 患者同时合并有多种症状和运动障碍，选择运动治疗的方法应有针对性，在分清主次的基础上，应讲究多样性，结合趣味性，进行综合治疗。

（郭京伟）

第三节　临床病例与思考

【病例1】

潘某，女，54 岁，右利手，办公室职员，身高 163cm，体重 48kg。主诉"肢体活动不灵活、抖动 10 年"。患者 10 年前出现右上肢活动不灵活，做精细动作时表现明显，症状逐渐发展至右下肢，感觉腿僵，迈步不灵活，并逐渐发展至左侧肢体。上述症状逐渐加重，行动较前变慢。3 年前出现右侧肢体抖动，静止时、精神紧张时抖动明显，2 年前左侧肢体亦出现抖动。近 1 年肢体抖动、行动迟缓有明显加重。尿频 20 年，近 3 个月有时便秘，嗅觉无明显减退，睡眠中无喊叫、挣扎。用药情况：2012 年开始服用泰舒达 50mg，1/d，金刚烷胺

100mg，2/d，安坦 1mg，2/d，症状稍有改善，2017 年 1 月开始改用美多巴 125mg，3/d，泰舒达 50mg，2/d。否认其他慢性病史。患者父亲有类似病史。

入院后完善相关检查，服药 4h 后，生命体征分别为 BP 123/78mmHg，HR 73/min（卧）；BP 138/74mmHg，HR 60/min（立）。神清、语言基本流利。面部表情稍少，颅神经未见明显异常。四肢肌张力增高，右侧改良 Ashworth 1+ 级，左侧改良 Ashworth 1 级；四肢可见阵发性震颤，静止时易出现；患者自觉双下肢无力，下肢重要肌群肌力 MMT 4+ 级；双侧对指、握拳、轮替动作、足跟点地动作均减慢，行动迟缓；后拉试验阳性，立位平衡 1+ 级；在旁人监护下能独立步行，启动缓慢，无冻结步，行走时躯干明显前倾，慌张步态，转弯不稳。双侧感觉大致对称，双侧病理征（−）。

物理治疗客观检查：服药 4h 后，①改良 Hoehn and Yahr（H&Y）分期：3 期。② PD 统一评分量表（UPDRS）： Ⅰ 8，Ⅱ 17，Ⅲ 48，Ⅳ 0。③简明精神状态量表（MMSE）：29（基本正常，满分 30）。④ PD 患者生活质量问卷（PDQ-39）：79 分（该问卷由 39 个问题，包括身体活动、ADL 等 8 个维度组成，能够反映在过去 1 个月之内 PD 患者的生活质量情况，得分越高表示生活质量越低，满分 156 分）。

临床推理：主要问题分析如下：①四肢有阵发性震颤，静止时易出现。②四肢肌张力增高，右侧比左侧略高。③双下肢肌力弱。④动作缓慢，启动困难，协调性差。⑤平衡及姿势控制差，有跌倒风险。⑥步行时躯干前倾，慌张步态。⑦生活基本能自理，但是近 1 年 ADL 能力出现减退趋势。⑧焦虑、抑郁。

治疗计划：

1. 治疗目标

（1）短期目标：提高平衡能力，降低跌倒风险；改善步行功能和步行的稳定性。

（2）长期目标：通过运动治疗，结合药物、心理疏导、环境改造等干预手段的综合管理，尽可能减轻功能障碍程度，延缓患者病情的进展，提高患者的生存质量。

2. 治疗内容

（1）四肢及躯干肌肉牵伸及放松训练。

（2）姿势纠正。

（3）躯干核心肌群训练：仰卧位，桥式运动，双下肢交替运动（空中踏车动作）；俯卧位，平板支撑。

（4）下肢肌力增强训练（渐进抗阻肌力训练，离心机肌力训练）。

（5）姿势镜前，在节拍器提示下，原地踏步训练。

（6）重心转移及身体协调性训练：24 式太极拳中"云手"动作的练习。

（7）平衡训练及反应性跨步训练：在平衡软垫上站立，进行抛接球训练；在旁人保护下，训练患者对运动平板突然开关的反应，反复对患者进行推、拉干扰的反应性跨步训练。

（8）运动平板训练：提高步行速度、对称性和节律性。

（9）实用步行训练：走八字，倒退走，侧向走，绕障碍物、跨越障碍物，上下阶梯等。

（10）踏车训练：提高心肺功能，双下肢肌力、肌耐力及协调性。

（11）全身振动训练：低、中、高三种振动频率各 2min。低频振动（6~12Hz）提高骨盆控制和平衡能力，中频振动（12~20Hz）提高下肢主动肌和拮抗肌之间的协调性，高频振动（20Hz 以上）刺激肌肉收缩，提高下肢肌力。

（12）ADL 训练（翻身、坐 – 站、穿脱衣服、鞋袜等）。

（13）广场舞训练。

小结：该患者改良 Hoehn and Yahr（H&Y）

分期为 3 期，属 PD 病程中期，运动症状累及双侧上下肢，并且已有中轴症状，即已出现姿势控制和平衡障碍。在 PD 的四大核心症状中，震颤、肌强直和动作缓慢被认为与多巴胺能神经元丢失有关，左旋多巴能够明显地改善这些症状，即使在疾病的晚期，左旋多巴也能显示出稳定的疗效。而中轴症状（姿势与步态）作为最不特异的表现，被认为是非多巴胺能的运动症状，对药物治疗的反应差，可能是 PD 进展和衰老过程共同作用的结果。另一方面，中轴症状会极大地影响患者的 ADL，研究发现，与以震颤症状为主的 PD 患者相比，步态姿势异常为主要症状的 PD 患者病情的进展更快。因此，该患者在其他对症运动治疗的同时，尤其强调对平衡、步态及姿势控制的训练。此外，该患者在现阶段虽然生活能基本自理，但是也应进行一些 ADL 方面的训练，教会患者一些基本的动作技巧，以应对病情进展到下一阶段（H&Y4 期）的一些生活自理方面的失能。由于患者生活中爱好跳广场舞，所以，也应鼓励患者在服药后状态好的时间里，多走出家门，参与她感兴趣的一些社会活动，既锻炼了身体功能，又愉悦心情，对其焦虑和抑郁的心理状态也起到一定的缓解作用。

【病例 2】

聂某，男，64 岁，右利手，退休干部，身高 179cm，体重 68kg。主诉为"脊柱后突侧弯伴间歇性腰痛 4 年"，临床诊断为"腰椎后突、脊柱侧弯、腰椎间盘突出症、帕金森病"。患者于 4 年前无明显诱因，出现腰部酸痛，多余活动后加重，休息后可稍缓解。无伴下肢麻木、疼痛，无行走受限和二便异常。未正规诊治，后症状间断出现并加重，偶伴腰部及大腿后部放射痛。无下肢间歇性跛行。半年前于某医院骨科就诊，行 MRI 考虑存在腰椎管狭窄、腰椎间盘突出及脊柱后凸畸形，经物理因子治

疗，疼痛症状缓解。但仍存在脊柱后突及侧弯，且有逐渐加重的趋势。为求进一步康复收入我科病房。平素体健。否认高血压病、否认心脏病、否认糖尿病等慢性病史。患 PD 18 年，病情逐渐加重，有双侧震颤、肌强直症状，平衡及姿势控制障碍，2013 年年初出现躯干前屈伴左侧侧弯，行走时尤为明显，且躯干症状进行性加重并伴有腰痛。2015 年 1 月，患者于某医院神经外科行脑深部电刺激（deep brain stimulation，DBS），术后震颤、僵硬消失，行动能力明显好转。长期服用美多芭 1/4 片，3/d，息宁、柯丹 1/2 片，3/d，金刚烷胺 1/2 片，2/d，阿司匹林 1 片，1/d，泰舒达 1 片，3/d。阿托伐他汀钙 10mg，每晚 1 次治疗。两年前，因跌倒外伤致双侧肋骨骨折。否认输血史。有药物过敏史，对磺胺类药物过敏，表现为皮疹、否认食物过敏史、否认其他接触物过敏史。否认家族遗传病史。

入院后完善相关检查，服药后 4h，生命体征分别为 BP 105/68mmHg，HR 73/min（卧）；BP 95/55mmHg，HR 60/min（立）。推助行器步入诊室，躯干前倾状态。无扶持下独立站立时，患者躯干前屈（与水平夹角约为 30°），腰椎后凸，脊柱向右侧凸。腰椎各棘突无明显压痛及叩击痛。腰椎被动活动度：屈曲 60°，伸直 10°，左右侧屈各 20°。当患者俯卧于床时，腰椎后突和脊柱侧弯消失，脊柱椎体恢复正常序列。躯干屈肌肌力 4 级，躯干伸肌肌力 2 级，躯干右侧屈肌肌力 2 级，躯干左侧屈肌肌力 3 级；双侧下肢主要肌群肌力 5- 级，双侧上肢主要肌群肌力 5- 级。双侧上下肢肌张力及关节活动度正常。双侧指鼻试验欠稳准，轮替动作、足跟点地动作略减慢。直腿抬高试验（-），slump 试验（-）；双侧 Babinski 征（-）。

物理治疗客观检查：服药后 4h。①改良 Hoehn and Yahr（H&Y）分期：2.5 期。②PD 统

一评分量表（UPDRS）：Ⅰ 7，Ⅱ 8，Ⅲ 24，Ⅳ 0。③简明精神状态量表（MMSE）：30（正常，满分30）。④PD患者生活质量问卷（PDQ-39）：38 分（该问卷由 39 个问题，包括身体活动、ADL 等 8 个维度组成，能够反映在过去 1 个月之内帕金森患者的生活质量情况，得分越高生活质量越低，满分 156 分）。

临床推理：主要问题分析如下：①核心肌群无力，躯干及骨盆运动控制差。②平衡能力差，有跌倒风险。③需借助助行器行走，步行中躯干控制差，腰椎后突明显。④扶助行器站立时，躯干向左侧弯（腰椎右侧凸），重心偏向左。⑤无法在站立位控制躯干前倾，导致无法完成需双上肢共同配合的日常生活活动（如端水盆）。⑥上下肢运动协调性略差。⑦存在直立性低血压。

治疗计划：

1. 治疗目标

（1）短期目标：提高核心肌群的肌力，以改善脊柱的稳定性和躯干的异常姿势；同时提高平衡能力，降低跌倒风险。

（2）长期目标：通过运动治疗、药物等干预手段，进一步改善患者 DBS 术后的功能，提高 ADL 能力，延缓患者原发病病情的进展，提高患者的生存质量。

2. 治疗内容

（1）躯干核心肌群及姿势稳定训练

1）仰卧位：桥式运动，双下肢交替运动（空中踏车动作）。

2）侧卧位（依序号，难度递增，逐步进阶）：①单腿侧抬；②双腿并拢，侧抬腿；③屈髋屈膝位，侧桥。

3）俯卧位：平板支撑。

4）两点跪位：①收腹，挺直腰，维持在中立位 30~60s，时间逐步延长。②收腹，挺腰，向左右旋转躯干。

5）三点跪位：保持骨盆中立位，交替抬起一侧下肢，维持 10~20s，时间逐步延长。

6）坐位：①保持骨盆水平及前后倾中立位，收缩腹部，挺腰，维持 30~60s，时间逐步延长。②保持端坐位，向左右两侧来回移动重心。③保持端坐位，左右旋转躯干。

7）立位：①后背靠墙，尽量将身体的三个部分——枕部、骶骨、足跟后部贴近墙壁，使腿伸直、腰挺直、下巴后收。如果枕部无法靠近墙壁，可以在头与墙之间放一个小靠垫，嘱患者用力向后压靠垫。②保持身体直立，左右旋转躯干。③保持身体直立，两脚分开与肩同宽，左右移动重心。④保持身体直立，原地有节律地前后摆动上肢。

（2）下肢肌力增强训练（渐进抗阻肌力训练，离心机肌力训练）。

（3）姿势镜前，在节拍器提示下，进行原地踏步训练。

（4）坐位和站立位抛接球练习。

（5）减重运动，在平板上行走，在保持躯干直立的状态下，提高步行稳定性和节律性。

（6）实用步行训练（腰部佩戴围腰保护）走八字，倒退走，侧向走，双手前伸抱球行走，绕障碍物、跨越障碍物行走，上下阶梯等。

（7）踏车训练：提高心肺功能，双下肢肌力、肌耐力及协调性。

（8）躯干后伸放松：俯卧位，患者上半身伏于支撑面上或用自己的肘关节支撑躯干，腹部及下肢贴于床面，使上部躯干与床面成 30° 夹角。此体位有助于减轻腰椎间盘后部的压力，预防腰椎间盘向后突出。该体位每次可维持 10~15min，每天若干次。

小结：该患者在施行 DBS 手术前已经经历了长达 15 年以上的 PD 病程，在 DBS 术前两年出现了 PD 的并发症——躯干前屈症，导致躯干前屈和脊柱侧弯进行性加重，长期的不良姿势，继发腰椎间盘突出。在接受 DBS 术后，其震颤和肌肉僵硬的症状缓解，其他运动症状有一定程度的改善，但是躯干前屈和脊柱侧弯的问题依然存在，并愈发凸显，成为影响其运动功能和日常生活的主要因素。因此，运动治疗方案的设计主要围绕着如何提高其核心肌群的肌力展开，并同时在不同的体位下，纠正其不良的姿势，建立正确的本体感觉。另一方面，我们对运动治疗的效果和患者的预后应该有正确的认识。由于 PD 是渐进性的疾病，尽管通过 DBS 可以改善部分运动症状，但是 PD 涉及除黑质纹状体通路以外的多个神经通路，DBS 对于 PD 患者的姿势控制障碍和步态异常的治疗作用相对有限。运动治疗也不能完全逆转疾病的进程，改变结局。DBS 术后运动治疗的真正意义在于促进患者部分功能的恢复，减轻残疾程度，提高患者的生存质量。

附：

1. 什么是脑深部电刺激(deep brain stimulation, DBS)疗法？

DBS 又称脑起搏器，是手术治疗帕金森病的新突破，它是应用微创神经外科手术，把电极植入预定的脑内目标区域，再通过连接导线连接到神经刺激器，该神经刺激器一般是植入胸部皮肤之下，其大小和心脏起搏器相似，植入大脑中的电极发送电脉冲至控制运动的相关神经核团，调控异常的神经电活动，达到减轻和控制 PD 症状的目的。

这种技术在欧美各国已经相当成熟。1987 年在美国就已经诞生，目前已有 30 年的临床历史，1998 年引进到中国，使很多 PD 患者受益。许多研究报告也证明其疗效显著，手术后许多患者的服药量可明显减少，而且活动能力显著提高。

2. 什么是躯干前屈症？

躯干前屈症指躯体呈 30°～90° 的严重躯体屈曲状态，在保持坐姿和行走时明显加重，保持仰卧位时，屈曲状态则消失，与驼背表现明显不同。过去曾以"功能性屈曲"描述躯干前屈症，1999 年，有学者首次提出躯干前屈症与 PD 相关。有报道称，PD 患者躯干前屈症发生率为 6.9%。与 PD 典型运动症状不同，躯干前屈症是 PD 的中轴症状，多数患者在躯干前屈症临床发病前已经出现腰背部疼痛。研究表明，PD 起病至躯干前屈症发生间隔为 2~12 年。目前，PD 患者发生躯干前屈症的机制并未完全阐明，有研究认为可能的机制是椎旁肌肉病变或运动性肌张力障碍伴腹肌的过度活跃等。

（郭京伟）

第三十八章

肌萎缩侧索硬化

肌萎缩侧索硬化（amyotrophic lateral sclerosis，ALS）也叫运动神经元病（motor neuron disease，MND），后一名称英国常用。法国又叫夏科（Charcot）病，而美国也称卢伽雷（Lou Gehrig）病。我国通常将肌萎缩侧索硬化和运动神经元病混用。虽然大多数肌萎缩侧索硬化患者发病年龄在40~70岁，但也有年龄更大的老人或十几岁的青少年发病。按照国外（4~6）/100 000的患病率推算，中国应有6万~8万名患者。在我国台湾，这类患者又被称为渐冻人。

第一节　概述

一、临床表现

肌萎缩侧索硬化主要侵犯患者的运动神经元系统，因此又叫运动神经元病。运动神经是神经系统的重要连接组织，大脑通过它来控制全身的肌肉运动。低位脊髓（主要腰段）内的运动神经元控制腿和脚的肌肉；高位脊髓（主要颈段）内的运动神经元控制胳膊、手及手指的肌肉；脑干内的运动神经元控制说话、吞咽和咀嚼。

一般而言，身体的运动神经元分两大类：上运动神经元和下运动神经元。上运动神经元具体包括皮层运动神经元及皮质脊髓束和皮质脑干束。上运动神经元发生问题，会产生肌肉僵直，反射增强。临床表现为患者走路时步履

发僵，无法协调。因为反射增强，有时患者的膝盖会一直抖个不停，这些都是上运动神经元的症状。下运动神经元具体包括脑干运动神经元及脊髓前角细胞，下运动神经元损害则以肌肉萎缩，无力的症状为主。通常出现手掌、指间的肌肉萎缩，虎口萎缩，慢慢地恶化到达肩膀、颈部、舌头、吞咽的肌肉萎缩，造成吞咽困难及呼吸衰竭。肌萎缩侧索硬化不影响视觉、听觉、味觉、嗅觉和触觉，一般情况下也不影响认知、心脏、膀胱等内脏或眼部肌肉，也不会发生接触传染。

二、症状与体征

（一）症状

肌萎缩侧索硬化的早期症状相当模糊，其症状有走路无故跌倒，拿不起东西，说话含糊不清，以及肌肉抽搐、无力和抽筋，一些人会认为这些是年龄大了的正常现象。随着病情的发展，身体主要部位的肌肉就会受到影响，几个月或几年后发展到呼吸肌力量减弱。

有时，本病首先影响说话、吞咽或呼吸的肌肉，这种属于延髓型肌萎缩侧索硬化。延髓运动神经元是位于脑干球茎部的运动神经元，它控制咀嚼、吞咽、说话的肌肉运动。每个患者的症状及出现的顺序都是不同的，肌肉萎缩的程度也有很大的差别。有些患者病情发展缓慢，时间较长。虽然从确诊开始平均的预期寿命是3~5年，但有20%的患者超过5年，

10% 的患者超过 10 年。肌萎缩侧索硬化是一种渐进性的疾病，随着时间的延长可发展到全身，在这一过程中的某些阶段会影响呼吸肌。

肌萎缩侧索硬化的早期症状以手脚无力或反射增强为主，常被误认为颈椎神经受压迫而接受颈椎手术，等到术后情况没有好转，持续恶化，才被确诊为肌萎缩侧索硬化。有些患者以吞咽障碍、呼吸困难为主，亦被误诊为食道或神经官能症。一般而言，早期的症状并不典型，易与其他疾病混淆。75% 的患者的首发症状在四肢，而 25% 的患者表现为进行性的延髓麻痹球部症状。往往患者最早表现的症状为肢体远端无力，或构音不清。上肢发病者多从肩部无力开始，有时在轻微的局部损伤后发现远端无力较明显，表现为持物无力。大约 35% 的患者首先在上肢，大约 40% 的患者从脊髓腰段开始，这些患者由于单侧足下垂跛行或由于无力导致难以站立。肌肉痛性痉挛是常见的特征性早期症状，而且多发生在受累及的下肢远端肌肉。肌肉跳动可能引起患者重视，而且有时肌肉跳动早于无力和肌萎缩几个月之久。随着病程的发展，几乎所有四肢起病的患者都会出现球部症状，无力会进一步加重，而肌肉跳动会变得不明显。相反地，以球部症状发病者最后也会出现四肢症状。

感觉症状通常为远端的感觉异常和麻木，大约出现在 10% 的患者身上，近 50% 的肌萎缩侧索硬化患者具有明显的疼痛症状。肌萎缩侧索硬化几乎没有出现过眼外肌受累的症状。一般认为膀胱、肛门及自主神经功能的支配甚至到晚期也是完好的。痴呆出现于不到 5% 的患者身上，一般与帕金森综合征合并。25%~50% 患者可检测到轻微的认知功能障碍。PET 显示这些患者额中区和前丘脑有明显的损伤区。肌萎缩侧索硬化所致的痴呆和阿尔茨海默病不同，患者的典型症状有行为和性格的改变，记忆力障碍也很突出。西太平洋型 ALS-Parkinson-Dementia Complex 发生于关岛、新几内亚附近。在这一综合征中 ALS 的表现和锥体外系表现及痴呆并存，其脊髓病理学改变是典型的肌萎缩侧索硬化，除此之外还有相对比脊髓较轻的大脑皮质和脑干的神经纤维变性。

（二）肌萎缩侧索硬化的体征

肌萎缩侧索硬化如果累及上运动神经元，其体征包括无力、痉挛、腱反射亢进、巴宾斯基征阳性（约 50% 患者出现）。如果累及下运动神经元则表现为无力、肌萎缩、肌肉颤动。吞咽困难和构音障碍可由上运动神经元或下运动神经元或两者均损害引起。情绪不稳定主要是由于假性延髓性麻痹造成的，是累及上运动神经元的征象。65% 的患者具有较明显的上、下运动神经元体征，10% 的患者仅表现下运动神经元体征，但有些晚期发展至上运动神经元体征。在病程中大约 5% 的患者表现为进行性肌肉萎缩。

如果临床上有明确的解释如腕管综合征等，可排除肌萎缩侧索硬化的诊断。仔细检查温度觉可有障碍，腓肠神经活检提示在部分肌萎缩侧索硬化患者中存在轴索变性的证据。在肌萎缩侧索硬化晚期累及多系统，可有脊髓小脑束、后索、脑干网状结构。

要早期诊断肌萎缩侧索硬化，除了神经科临床检查外，还需做肌电图、神经传导速度、血清特殊抗体检查、腰穿脑脊液检查、影像学检查，甚至肌肉活检。

肌萎缩侧索硬化在早期与某些其他疾病症状相似的时候是难以诊断的。但是有些临床现象可以表明在脊髓的上运动神经元或下运动神经元有损伤。这样，了解肌萎缩侧索硬化的临床医生通常会根据下列上运动神经元和下运动神经元损害的体征来判断。

1. 下运动神经元损害的体征

（1）肌肉无力和萎缩。

（2）肌肉纤维不自主收缩（肌肉跳动）。

（3）肌肉痉挛。

（4）反射减弱。

（5）肌肉松弛（肌肉张力降低）。

（6）吞咽困难。

（7）发音不清。

（8）气短。

2. 上运动神经元损害的体征

（1）肌肉僵直。

（2）易激动（控制感情的能力降低，又称强哭强笑）。

（3）腱反射亢进。

（4）病理反射阳性。

这些体征有时被认为是年龄大了的正常现象。随着时间的延长，肌肉力量不断减弱，而且发展到全身，实际上就是因为患了肌萎缩侧索硬化，才使这些现象更明显了。

三、病程与预后

1. 疾病开始期　初期患者可能手突然无法握筷子，或走路偶尔会无缘无故地跌倒，有的由声音沙哑开始，无任何明显症状。此时需要做肌电图、核磁共振等必要检查，以确定诊断。

2. 工作困难期　此期已出现明显的手脚无力，甚至萎缩，生活虽尚能自理，但在工作上已发生障碍，此时需多休息，以免病情加重。应由医生评估，提供必要的康复训练。

3. 日常生活困难期　病程进入中期，手或脚或手脚同时已有严重障碍，生活无法自理，如无法自行走路、穿衣、拿碗筷，且言语表达已有不清楚。

4. 吞咽困难期　病程进入中晚期，说话严重不清楚，四肢几乎完全无力，进食时连流质食物都容易呛到，若不插鼻胃管喂食，常导致吸入性肺炎。

5. 呼吸困难期　患者出现呼吸困难，可选择双水平正压通气呼吸机或气管切开。如果选择气管切开术，就再也离不开呼吸机了，需住医院或居家全程护理。

以上病程并非所有患者固定的进展模式，每位患者的病程各有不同。

四、肌萎缩侧索硬化的相关问题

1. 吞咽障碍和说话不清　如果患者开始的症状就是说话和吞咽有问题，可能就是延髓型肌萎缩侧索硬化。另一些患者直到病程后期才会出现这些问题。

延髓型肌萎缩侧索硬化患者容易出现体重明显下降的情况，应该在患病早期就使用喂食管。失去说话能力的患者，可能需要帮助交流的辅助仪器。

2. 窒息　有吞咽问题的患者容易出现窒息。应该学会如何处理这种情况。

3. 流口水　延髓型肌萎缩侧索硬化患者经常出现口水过多的情况。可用药物来减轻这种症状。

4. 唾液的积聚　延髓型肌萎缩侧索硬化患者控制唾液的能力降低。

5. 咳嗽　引起咳嗽有几种原因。例如主动和不自主地清理肺部会咳嗽，喉部发炎也会引起咳嗽。

6. 进食　只要有可能就要不断地进食。但是如果患者觉得太虚弱，自己不能吃完一顿饭，就不要勉强，吃一半后让别人帮忙喂一下。另外要及时改变饮食结构。

7. 情绪过度激动　肌萎缩侧索硬化的一种异常的、经常被误解的症状就是难以控制的情绪表达，例如强迫性的哭、笑。这种情绪的不稳定会使患者心情沮丧，这种现象经常由琐碎的小事引起，常常被其他人误解。这种症状第一次发生时会使别人感到惊讶，时间长了，许多人也就知道了如何面对这种情绪的变化以及如何避免这种情况发生。

8.便秘　便秘是由于缺乏适当的纤维和水引起的。适当在饮食中增加纤维，如果还不能解决问题，就需到医院就诊。

9.疲劳　减少疲劳的最好方法就是保存体力，从事患者真正感兴趣的、真正重要的工作或活动。有些事情可以采用不同的方法去做，节省一些体力。

10.睡眠　肌萎缩侧索硬化患者由于自己不能动，以一个姿势睡几小时很不舒服。有几种特殊的床能帮助活动不便的人睡得舒服一些，夜里不用别人帮助翻身。缎子面的褥单和睡衣也能使翻身容易一些。

11.酒精和药物　许多患者想喝一点酒，要小心。酒精和许多药物有相互作用，酒精会改变药物的血药浓度，产生严重问题。

12.关节和肌肉疼痛　由于经常不活动导致关节僵硬，尽可能地活动能防止关节疼痛。主动的及被动的活动都可以减轻潜在的关节疼痛，但是仍然会出现一些常见的疼痛。如果患者的胳膊无力，下垂，由肩部承受整个胳膊的重量，就可能引起肩关节疼痛。尽可能将无力的胳膊放在椅子扶手或桌子上会舒服些。

走路时，肩部吊带给胳膊一些支撑，可减少肩关节的扭伤。髋部疼痛是由长时间坐在下陷的座位上引起的。

13.腿、脚肿胀　患者会感到腿、脚轻微肿胀。活动脚趾和脚脖子或把腿抬高或穿有弹性的长筒袜能有效地减轻这些症状。

14.肌肉抽筋　肌萎缩侧索硬化患者的肌肉抽筋是普遍现象。让抽筋的肌肉保持温暖，尽力伸开，或让照料者帮助舒展，直到疼痛消失，都可以在某种程度上缓解抽筋。严重的或频繁的抽筋就要告诉医生。有许多药能适当缓解抽筋。

15.改变姿势　如果保持某种姿势的肌肉力量减弱，后背下部、脖子和肩膀就会感到很不舒服。特殊的垫子、椅子靠背、腰部和脖子的卷筒垫能有效地帮助患者保持正确的坐姿。

16.下肢无力，行走费力　如果腿部和踝部肌肉无力，会发生疲劳和意外跌倒。只要患者害怕意外摔倒，就应该使用手杖或助行器。而且各种腿部和踝部夹板也能帮助支撑无力的肌肉。

17.上肢无力，抓和握费劲　肌萎缩侧索硬化患者最终会失去手和手腕的力量，手部小动作的运动能力也会丧失，如握笔写字，或用筷子吃饭，启动车时转动钥匙，或者开门时转动把手等都不能控制。随着肌肉无力的不断发展，穿衣服和脱衣服越来越困难，最后发展到自己不能独立完成。出现这种情况，就要穿带有尼龙粘扣、松紧带的衣服，或容易穿、脱的衣服。

（马　明）

第二节　肌萎缩侧索硬化的运动治疗

一、治疗原则

在制订肌萎缩侧索硬化治疗的具体方案时，通常参考1999年美国神经病学会发布的肌萎缩侧索硬化的处理原则：①要高度重视患者自身的决定和自主性，要充分考虑患者及其家属的社会、文化、心理背景；②给予患者及其家属充分的信息和时间以便做出对各种处理方案的选择，而且这些选择会随病情变化而改变；③医务人员应给予患者连续和完整的医疗和护理。

肌萎缩侧索硬化目前尚无治愈的方法。但近些年临床医生对其治疗类型和模式进行了总结，对因治疗如力如太、营养支持、呼吸支持、抗抑郁治疗及并发症的治疗进行了肯定，对肌萎缩侧索硬化病情进展的监测及随访方法的价值有了进一步认识。目前临床肌萎缩侧索硬化治疗大多为对症治疗、康复治疗，针对病因的治疗根据不同学说也进行了许多研究。

对神经科医生来说，对肌萎缩侧索硬化的处理包括：恰当和准确的诊断，及时告知患者及其家属真实的诊断和预后；对自然病程，预后充分了解；及对病情发展评价方法的充分了解；熟悉对症治疗及康复治疗；随诊，观察病情变化，进一步确定预后和分型。明确交代大部分患者智力，性功能和大小便功能完好；鼓励患者进行正常生活及肢体功能训练。

确定诊断后告知患者并进行随访。一旦做出初步诊断，并经过肌电图证实，且由实验室检查排除其他疾病，应及时告知患者及其家属真实的诊断和预后。并且和患者预约，每月复诊随访一次，观察病情变化，以进一步确定预后和分型。

肌萎缩侧索硬化并不是常见病，患者对其所知甚少。应明确地向患者交代病情进展。应鼓励患者尽量坚持正常的生活。鼓励患者参观康复中心，进行肢体功能训练。

大多数患者都会表现出幻灭、绝望、愤怒、易激惹的情绪。后期绝大多数患者不仅对配偶、朋友，而且对医生也会产生对立情绪。适当的抗抑郁治疗有利于提高患者的生活质量。

在临终前绝大多数患者都有构音障碍，在国外临终关怀机构入院时只有25%的患者有正常语言能力。早期由言语治疗师指导非常重要。处理措施包括鼓励患者减慢讲话速度，局部使用冰块或巴氯芬能帮助患者减轻舌肌痉挛，对软腭修复及软腭抬高也有帮助。

严重球部症状的患者经常遇到的一个问题就是流涎。正常人每天产生200~300mL的唾液并吞咽入肚。丧失自主吞咽功能后，头部在直立位时就可造成流涎。应该让家属及朋友知道流涎并不是智能受损的征象。帮助措施包括

颈部支持、头位校正、口腔感染的治疗等。已证实用抗胆碱能制剂（如阿托品或东莨菪碱）在皮肤上涂擦有效，阿米替林可帮助患者改善睡眠和心境。

对于50%~70%的肌萎缩侧索硬化患者来说主要问题是咽下困难及呛咳，可导致窒息、脱水、体重下降、流涎和吸入性肺炎。应鼓励患者吃自己觉得轻松舒适的食品，避免刺激性食物造成的咳嗽和憋气。有些药物可以帮助解决吞咽困难，如巴氯芬可减轻痉挛，有时剂量可达80~90mg。抗胆碱能制剂通常无效并可增加流涎。必要时可放鼻饲管或经皮胃造瘘术置管，避免经口呛咳引起的上呼吸道感染。

绝大多数肌萎缩侧索硬化患者死于呼吸衰竭，通常合并不同程度的吸入性肺炎。大约45%~64%的患者会因肌肉痉挛、关节僵硬、便秘、腹强直及皮肤压迫出现疼痛。处理措施包括摆正姿势（使患者处于放松的体位），药物治疗（可使用肌松剂，如妙纳、巴氯芬等），也可使用非激素类抗炎药及阿片制剂（病情晚期），以减轻患者痛苦。

二、康复评定

（一）主要运动功能障碍

疾病早期以远端肢体如手、脚无力为主要表现。患者常会抱怨手部的动作变得比较迟钝、笨拙，比如用钥匙开门、打字、使用筷子、汤匙、常常无故摔跤等。

一部分的患者会有说话、吞咽困难，喝水、吃东西容易呛到等症状。另有一部分患者以下肢痉挛为表征。此外肌肉成束挛动在疾病早期常可见到，在晚上尤其明显，因此干扰了患者睡眠。

随着疾病进展在数月之内会渐渐侵犯全身的主要肌肉，一般而言肢体远端如手、脚要比近端如肩、大腿的肌肉受累程度严重。

（二）主要评定方法

1. 运动系统特定损害的测定　临床常用的肌肉力量 MRC 六级评定法虽然应用广泛，但有医生主观因素影响且无法标准化，因此推荐用定量肌力仪。呼吸功能测定建议用用力肺活量，因为呼吸总量常无法真实反映肌萎缩侧索硬化患者的呼吸功能。球部功能尚无理想的评估方法，目前主要用综合量表。前角细胞功能可用电生理对运动单位数目进行评估。上运动神经元功能常根据临床测定、电生理测定（如经颅磁刺激）和功能性影像学测定（如磁共振波谱）而评定。

2. 综合测定　应用综合量表进行评估，目前常用的有：肌萎缩侧索硬化功能评分量表（ALS-FRS）（表 38-2-1），Appel 量表及生活质量量表（SIP，ALSAQ-40）等。

（1）肌萎缩侧索硬化功能评分量表（ALS-FRS）及改良表：其优点是简便、容易操作、应用广泛，其敏感性、可靠性和稳定性已得到广泛确认，和已有的其他评估量表可比性和相关性强。其缺点是对呼吸功能评价比重较小。但设计者已认识到这一点，对量表进行了改良，增加了呼吸功能的评分强度，还适用于呼吸支持的使用者。该表是目前关于肌萎缩侧索硬化临床药物试验及日常工作应用最多的评估工具。

表 38-2-1　ALS 功能评分量表

姓名_____　　出生年月_____　　性别（男　女）　　病例号_____

1. 言语

4　正常言语

3　可觉察的言语障碍

2　重复后别人才能理解

1　说话夹带非声音性交流

0　失去正常的说话能力

2. 流涎

4　正常

3　轻度但明确的唾液过多，夜间流涎

2　中度唾液过多，可轻度流涎

1　明显唾液过多并流涎

0　明显流涎，需频繁使用手纸（绢）

3. 吞咽

4　正常饮食习惯

3　早期饮食障碍，偶有呛咳

2　饮食习惯改变

1　需要辅助鼻饲

0　NPO（专一肠外或肠内营养）

4. 书写

4　正常

3　缓慢，所写的字尚可辨认

2　部分字不能辨认

1　能握住笔但不能写

0　不能握住笔

续表 38-2-1

5a. 使用餐具（未进行胃肠造瘘术者）

4　正常

3　有些缓慢或笨拙但无须帮助

2　缓慢、笨拙但无须帮助

1　笨拙，需要帮助

0　需别人喂

5b. 使用餐具（行胃肠造瘘术者）

4　正常

3　笨拙但能独立完成所有操作

2　需要人帮助关闭和固定

1　可协助看护者

0　不能完成任何操作

6. 穿衣和洗漱

4　正常

3　能独立完成但费力、效率低

2　间断辅助或替代

1　需要协助

0　完全靠他人

7a. 床上翻身和整理被服

4　正常

3　有些缓慢或笨拙但无须帮助

2　能翻身和调整被服，非常费力

1　不能单独翻身和调整被服

0　完全靠他人

7b. 行走

4　正常

3　早期步行困难

2　需在别人辅助下步行

1　仅有非行走性的活动

0　无有意识的腿部活动

8. 爬楼梯

4　正常

3　缓慢

2　轻度不稳或疲乏

1　需要协助（包括栏杆）

0　不能

9. 呼吸困难

4　无

3　行走时发生

2　在所列之一或更多时发生：吃饭、洗澡、穿衣

1　休息时发生，坐或躺时均呼吸困难

0　显著困难，考虑用机械呼吸支持

10. 端坐呼吸

4　无

续表 38-2-1

3　呼吸短促造成夜间睡眠困难

2　日常枕头未超过 2 个

1　需要更多枕头才能睡觉（超过 2 个）

0　不能睡觉

11. 呼吸功能不全

4　无

3　间断使用 BiPAP

2　晚间持续使用 BiPAP

1　白天和晚间持续使用 BiPAP

0　气管插管或气管切开，侵入性机械通气

*　得分

三、运动治疗作用

对于肌萎缩侧索硬化患者来说，锻炼的目的是：①维持和促进还没有受到影响的肌肉的柔韧性；②维持已受到影响的肌肉的柔韧性；③维持颈部、躯干和四肢关节的柔韧性。

因此，锻炼的目的不是增强受疾病影响已减弱的肌肉力量。因为一旦支配某部分肌肉的运动神经损害，就不可能通过锻炼或其他方法恢复。适当的锻炼是为了减少关节和肌肉的僵硬程度。

四、运动治疗方法

（一）全身运动锻炼

肌萎缩侧索硬化患者每天要通过一系列的全身运动来活动受疾病影响的每一个关节，以防止关节僵硬。锻炼能尽可能地保持患者身体的柔韧性和关节的灵活性。锻炼通常要系统地进行，这就意味着要按照一定的顺序一个关节一个关节地锻炼。

每一个患者均有必要根据自己的需要和能力制订一个锻炼计划，医生会给患者规定合适的时间。

患者的治疗师也会给患者演示锻炼方法，保证患者能够正确地做。

（二）适当运动

所有的锻炼都要适度，这一点很重要。疲劳只会使患者更加衰弱，耗费患者在日常生活中需要的能量，耗费患者享受娱乐活动的能量。如果发现这一套锻炼项目使患者感到疲劳，那就要做一些改变，消除疲劳的风险。

同样，锻炼也不应该产生疼痛。如果患者锻炼的时候感到疼痛，要马上停止，告诉治疗师。有可能是因为患者的锻炼方法不正确，或者应该对患者的锻炼进行适当的调整。

（三）娱乐活动

如果患者喜欢走路、原地骑自行车、特别是游泳这样的运动项目，只要患者还能安全地做，那就坚持下去。如果有抽筋或疲劳的现象，在咨询患者的医生或治疗师之前，就不要继续做了。

（四）主动、辅助性主动和被动锻炼

全身运动的目的就是要每天把每一个关节都活动到。不是每一个肌萎缩侧索硬化患者都能做全套运动。

主动锻炼是完全由患者自己完成的，患者能够完成全部运动，没有任何其他人的帮助。

如果要活动一个关节，而患者只能完成部分运动，那就需要辅助性主动锻炼。辅助者可以帮助患者活动，或者给患者演示一些方法，使患者做一些自己能做的活动。

当患者不能做任何活动时，就要完全由别人帮助患者做被动运动。被动运动应在关节活动范围内活动患者的身体，运动每一个关节。

被动运动只能活动关节，不能锻炼肌肉。患者的照护者可向治疗师学习，正确地做这些活动。

从主动到被动的过渡一般没有突然的变化。患者会发现有些运动是主动的，有些是在别人帮助下的主动运动，有些则只能是被动运动。

（五）肌力和肌耐力训练

根据患者肌肉现存的肌力水平，分别采用以下几种运动方法：辅助主动运动、主动运动、抗阻力主动运动和等长运动。

1. 辅助主动运动

（1）徒手辅助主动运动：当肌力为1级或2级时，治疗师帮助患者进行主动运动。如：当股四头肌肌力为2级时，让患者保持侧卧位，训练侧下肢在下方，膝关节屈曲，治疗师面向患者站立，用一只手拖起在上方的下肢，让患者主动伸展位于下方的下肢膝关节；同时，另一只手在下方的下肢小腿后方稍加辅助力量。

（2）悬吊辅助主动运动：利用绳索、挂钩、滑轮等简单装置，将患者肢体悬吊起来，以减轻肢体的自身重量，然后在水平面上进行训练。

（3）在滑面上辅助主动运动：在光滑的板面上利用滑石粉或固定小滑车等方法，减少肢体与滑板之间的摩擦力；反之，也可通过垫毛巾或加大滑板的倾斜度等方法加大摩擦力在板上做滑动运动。此训练是在克服一定阻力的情况下进行的，比徒手和悬吊的辅助方法难度有所提高。

（4）滑车和重锤辅助主动运动：以上3种运动均是在水平面上进行的，而利用滑车和重锤训练是在垂直面上进行的。利用滑车、重锤减轻肢体的自身重量，此方法适用于拮抗肌可拉起重锤的患者，且只适用于髋、肩、膝等大关节，不能用于手指、腕、肘和踝关节。

（5）浮力辅助主动运动：在水中进行运动训练时，利用水对肢体的浮力或加上漂浮物减轻肢体重力的影响，进行辅助主动运动。

2. 主动运动　该运动方法是训练中应取正确的体位和姿势，将肢体置于抗重力位，防止代偿运动。

3. 抗阻力主动运动　具体做法与辅助主动运动的形式相同，利用徒手、滑车、重物、弹簧、摩擦力、流体阻力等，但作用的方向相反，常用的有以下几种方法。

（1）徒手抗阻力主动运动：固定关节近端，阻力的方向与运动的肢体成直角，根据训练要求，阻力的部位与姿势应适当变换。可做向心性等张收缩，也可做离心性等张收缩及等长收缩。在训练时，对骨折患者要注意加阻力的部位和保护骨折固定的部位，阻力也不要过大，以免影响骨折恢复。

（2）加重物抗阻力主动运动：直接用手拿重物或把重的东西系在身体某部位进行练习。如做膝伸展动作时，将哑铃固定在脚上进行练习。

（3）弹簧抗阻力主动运动：利用弹簧的弹性作为阻力。

（4）水中抗阻力主动运动：利用浮力可协助运动，对抗浮力的运动就是抗阻运动，可在患者四肢末端拴上浮物，再向下方运动克服浮力的阻力。

4. 等长运动　训练时指示患者全力或接近全力收缩肌肉并维持3~10s，每次训练进行3次，中间休息2~3min，每日训练1次，具体可分为以下几种方法。

（1）徒手等长运动：被训练的肢体不承担负荷而保持肌肉的等长收缩运动。

（2）肌肉固定练习：用于肢体在石膏固定中，肌肉收缩时不能引起任何关节的运动，如股四头肌在伸展位石膏固定的情况下进行等长收缩练习。

（3）利用器具：可利用墙壁、地板、肋木和床等各种固定不动的器械和物品，保持肢体肌肉的等长收缩。

（六）呼吸功能训练

呼吸功能训练的目标是：改善通气；增加咳嗽机制的效率；预防肺部损害；改善呼吸肌的肌力、耐力及协调性；保持或改善胸廓的活动度；建立有效的呼吸方式；促进放松；教育患者处理呼吸急促；增强患者的整体功能。

体位选择的基本原则是选择放松、舒适的体位，例如卧位、半卧位、前倾依靠坐位等。选择合适的体位可以放松辅助呼吸肌群，减少呼吸肌耗氧量，缓解呼吸困难症状，稳定情绪，固定和放松肩带肌群，减少上胸部活动、有利于膈肌移动等。可选择的体位有前倾依靠坐位、椅后依靠位、前倾站立位、半卧位等。膈肌呼吸训练是经常被采用的一种呼吸功能训练方法。

膈肌在通气中起到重要作用，正常呼吸时，膈肌所起的作用占 2/3。横膈上下活动 1cm，可增加 250mL 的通气量。膈肌呼吸亦称腹式呼吸，是呼吸训练的最主要内容。

目的：用于改善异常呼吸模式和呼吸功效；降低呼吸做功；增加膈肌升降；改善气体交换和氧化；在体位引流过程中使分泌物流动；多用于慢性肺气肿或慢性阻塞性肺疾病患者。

训练方法：①基本方法：患者保持舒适放松的坐姿，如前倾依靠位。治疗师将手放置于前肋骨下方的腹直肌上，让患者用鼻缓慢地深吸气，肩部及胸廓保持平静，只有腹部鼓起。然后有控制地呼气，将空气缓慢地排出体外，即呼气时要使腹部下陷，吸气时要鼓腹，不要在吸气时收缩腹肌。重复上述动作 3~4 次后休息，不要让患者换气过度。让患者将手放置于腹直肌上，体会腹部的运动，并且在各种体位（坐、站）及活动下（行走、上楼梯）练习膈肌呼吸。②暗示呼吸法：暗示呼吸法即以触觉诱导膈肌呼吸。一手按在上腹部，呼气时腹部下沉，此时该手再稍稍加压用力，以使腹压进一步增高，迫使膈肌上抬，吸气时，上腹部对

抗该手压力，将腹部徐徐隆起，该压力既可吸引患者的注意，又可诱导呼吸的方向和部位。

（马　明）

第三节　临床病例与思考

【病例1】

李某，男，44岁。因"四肢肌无力，易疲劳，步行不稳半年加重1个月"入院。既往有左脚扭伤史4个月，愈后良好，活动无异常。日常生活活动可基本自理，但困难逐渐增加，状态不好时需要家人较多的帮助。

入院后完善相关检查，身高165cm，体重48kg；生命体征分别为 T 36.3℃，HR 78/min，R 20/min，BP 130/86mmHg；血清免疫学检查提示 IgA 浓度 10.2g/L，较正常值明显增高，其他检测指标正常。肌电图检查提示广泛的神经源受损，感觉神经、运动神经传导速度大多未见明显异常，运动神经波幅降低，无传导阻滞。肺功能检查提示 FVC 为 2.99L，占预计值的 98.12%，FEV1 为 2.32L，占预计值的 85%，FEV1/FVC 为 86%，肺通气功能正常。其他：行甲状腺功能检查，均正常。颈椎 MRI 检查，均未见明显的颈髓压迫。

物理治疗主观检查：步行时双下肢容易疲劳、肉跳、有乏力感，有时需家人搀扶，跑步时感觉控制不当会跌倒。右上肢去拿东西会出现抓握无力、费力的情况。吃饭时偶有呛咳，说话有时出现不利索、模糊不清，但注意力集中时有所改善。

物理治疗客观检查：患者精神可，神志清楚，查体配合，定向力、理解力正常。改良 Ashworth 肌张力评定四肢关节肌群正常。徒手肌力评定显示上肢：双侧前屈外展肌群肌力 5 级，双侧肘关节屈伸肌群 5 级，双侧腕屈曲肌群 4 级，左指屈曲肌群 4 级，右指屈曲肌群 2 级；下肢：双侧屈

髋肌群3级，双侧屈伸膝肌群2级，双侧踝背屈、跖屈肌群3级。感觉检查无异常。坐位平衡3级，站立平衡2级。步行时膝过伸，需监护，有时需辅助。腱反射（肱二头肌反射、膝反射）轻度亢进。ALS-FRS 45分（吞咽3分，步行3分，爬楼3分）。

思考：患者目前存在哪些问题？这些问题分别基于哪些证据？其背后可能的病理生理机制是什么？下一步治疗计划如何？

临床推理：根据病例信息，可将患者存在的问题清单，对应的证据及可能的病理生理机制总结如下表（表38-3-1）。

治疗计划：

1. 一般疗法　对症治疗，适当锻炼。针对上肢和下肢肌萎缩现象，进行相应的肌力、肌耐力训练。平衡功能训练改善站立平衡。吞咽问题可进行吞咽电刺激、冰刺激等相关治疗。构音训练也可结合经颅磁疗法改善言语功能。

2. 特殊疗法　目前国际承认、且唯一通过美国食品药品监督管理局批准治疗（肌萎缩）肌萎缩侧索硬化的药物为力如太，并且一定要尽早使用。

【病例2】

刘某，男，65岁，汉族，已婚。该患者于2004年以来感觉讲话沙哑，口水增多，双手无力，在当地医院被诊断为颈椎病，治疗后无明显改善。从2004年至2007年患者感觉讲话不清楚，流口水症状加重，饮水呛咳，双上肢无力加重且见肌肉跳动体征，遂于市级三甲医院就诊查出"肌萎缩侧索硬化症"（渐冻症），给予巴氯芬治疗并进行家庭康复指导。患者于

2010年6月入住我院康复科。望诊可见面部偏瘦，双胸锁乳突肌肌肉萎缩，双侧三角肌、肱二头肌、肱三头肌、肩胛后群肌肉均见明显萎缩。走路时可见步态间距增大，双足有内翻倾向，后面观臀肌丰隆消失。体格检查：双侧巴宾斯基征阳性，霍夫曼征阳性，四肢肌张力增高，四肢腱反射亢进，双下肢大关节肌群肌力4级，双手肌力2级。问诊情况：患者反映寒冷时病情加重，常有饮水呛咳，情绪不稳定时言语含糊，他人无法听懂，常有气短表现。家人反映患者情绪易波动，有"强哭强笑"表现，手持筷子时呈鹰爪手，易无力掉落，步行不稳，只能短距离步行。辅助检查：血常规正常；血清免疫学检查正常；生化生理正常。脑脊液检查：CSF压力正常，细胞数正常或略增高，蛋白轻度增高，抗神经元抗体增加。MRI检查提示肌萎缩侧索硬化症明显征。上下肢肌电图提示双侧尺神经、正中神经、坐骨神经神经源性损伤。运动电位MEP提示上运动神经元损伤。肌萎缩侧索硬化功能缺少量表（ALS-FRS）得分30分。用力肺活量第一秒率55%（正常值70%）。

思考：患者目前存在哪些问题？这些问题分别基于哪些证据？其背后可能的病理生理机制是什么？下一步治疗计划如何？

临床推理：根据病例信息，可将患者存在的问题清单，对应的证据及可能的病理生理机制总结如下表（表38-3-2）。

治疗计划：

1. 疾病治疗

（1）口服维生素E、维生素B族。

表38-3-1　问题清单剖析表

问题清单	基于临床表现的证据	可能的病理生理机制
右手和下肢肌萎缩	抓握难，步行不稳需监护	神经源性坏死、肌肉营养障碍
站立平衡较差	外力下站立不能	肌肉营养障碍、肌源性力量下降
吞咽偶有呛咳	X线动态录像，会厌闭合不全	延髓部分损害
言语偶有模糊不清	口齿不清、口舌协调性下降	舌咽、舌下神经等部分受损

表 38-3-2 问题清单剖析

问题清单	基于临床表现的证据	可能的病理生理机制
上运动神经元损伤	情绪易激动	深反射、病理征阳性体征出现提示中枢神经损伤，情绪不稳、人格行为改变提示大脑皮质高级功能障碍
	肌张力增高	
	腱反射亢进，病理征阳性，肌张力增高	
下运动神经元损伤	言语、吞咽困难	受累肌肉（吞咽肌、呼吸肌、全身运动肌）慢性失神经支配，肌电图提示周围神经损害
	气短（用力肺活量第 1 秒率小于 70%）	
	肌力下降，肌肉萎缩，肌肉跳动	

（2）针对肌肉痉挛可用巴氯芬、地西泮等药物口服治疗。

（3）用呼吸机辅助呼吸治疗。

（4）必要时可采用鼻饲辅助饮食，或采用肠外营养支持（经皮胃造瘘术）。

2. 康复治疗

（1）进行全身按摩，舒缓的被动运动。

（2）适宜的肌力、肌耐力训练。

（3）日常生活能力锻炼。

（4）吞咽训练：①食物质地、硬度的改善；②体位支持：如进食时抬起下巴，颈部前屈保护气道。

（5）言语训练。

（6）辅助具支持（用拐杖、助行器保护患者安全）。

（马 明）

第三十九章

糖尿病

糖尿病是一组以血浆葡萄糖增高为特征的代谢性疾病。其基本病理生理为绝对或相对胰岛素分泌不足和胰高血糖素活性增高所引起的碳水化合物、蛋白质、脂肪、水及电解质等代谢紊乱，严重时将导致酸碱平衡失调。

第一节　临床表现与治疗机制

一、临床表现

（一）临床症状

按照世界卫生组织的标准，空腹血糖 ≥7.0mmol/L 和／或餐后 2h 血糖 ≥11.1mmol/L，即可诊断糖尿病；空腹血糖 ≥6.1mmol/L 但 <7.0mmol/L 称为空腹血糖受损；糖化血红蛋白 A1 测定可反映取血前 2~3 个月血糖的总水平，其正常值为 3.2%~6.4%。临床上早期无症状，症状期可出现多饮、多尿、多食、消瘦或肥胖、疲乏无力等症状，到后期可出现心脑血管、肾、眼及神经病变。严重者可发生酮症酸中毒、昏迷而危及生命。

（二）分型

糖尿病可分为两大类，第一类为 1 型糖尿病，即胰岛素分泌绝对缺乏，多见于青少年；第二类为 2 型糖尿病，即胰岛素抵抗和胰岛素代偿反应不足，多见于成年人。还有一部分为糖耐量受损。

二、糖尿病治疗机制

糖尿病是一种终身性疾病，目前尚无根治方法，而长期血糖增高所致的慢性并发症是糖尿病患者致残、致死的主要原因。为达到控制血糖，纠正各种代谢紊乱，防治并发症，提高患者生活质量，使患者可以参与正常的社会劳动和社交活动的目的，临床通常采用综合治疗方案，包括糖尿病教育、血糖监测、饮食治疗、药物治疗、运动治疗，即"五驾马车"理论。

（一）糖尿病一般治疗机制

1. 教育　要教育糖尿病患者懂得糖尿病的基本知识，树立战胜疾病的信心，如何控制糖尿病，控制好糖尿病对健康的益处。根据每个糖尿病患者的病情特点制订恰当的治疗方案。

2. 血糖监测　随着小型快捷血糖测定仪的逐步普及，患者可以根据血糖水平随时调整降血糖药物的剂量，为临床提供血糖水平证据。

3. 饮食治疗　饮食治疗是各种类型糖尿病治疗的基础，一部分轻型糖尿病患者单用饮食治疗就可控制病情。

（二）糖尿病药物治疗机制

1. 口服药物治疗及机制

（1）磺酰脲类药物：2 型糖尿病患者经饮食控制、运动、降低体重等治疗后，疗效尚不满意者可用磺酰脲类药物。因降糖机制主要是刺激胰岛素分泌，所以对有一定胰岛功能者疗效较好。

（2）双胍类降糖药：降血糖的主要机制是增加外周组织对葡萄糖的利用，增加葡萄糖的无氧酵解，减少胃肠道对葡萄糖的吸收，降低体重。

（3）α葡萄糖苷酶抑制剂：1型和2型糖尿病均可使用，可以与磺酰脲类、双胍类或胰岛素联用。

（4）胰岛素增敏剂：有增强胰岛素的作用，改善糖代谢。可以单用，也可与磺酰脲类、双胍类或胰岛素联用。有肝脏病或心功能不全者不宜应用。

（5）格列奈类胰岛素促分泌剂：①瑞格列奈为快速促胰岛素分泌剂，餐前即刻口服，每次主餐时服，不进餐不服。②那格列奈作用类似于瑞格列奈。

2. 胰岛素治疗及机制　胰岛素制剂有动物胰岛素、人胰岛素和胰岛素类似物。根据作用时间分为短效、中效和长效胰岛素，并已制成混合制剂，如诺和灵30R，优泌林70/30。

（三）糖尿病运动治疗机制

糖尿病的发病机制复杂，有很多学说目前仍在进一步探讨和深入研究中，如糖脂毒性学说、氧化应激学说、炎症学说等。运动可通过胰岛素发生发展中形成胰岛素抵抗和胰岛细胞分泌障碍的各个环节的作用而达到改善胰岛素抵抗和治疗糖尿病的目的。同时增加运动可改善机体对胰岛素的敏感性，降低体重，减少身体脂肪量，增强体力，提高工作能力和生活质量。运动的强度和时间长短应根据患者的总体健康状况来定，根据体适能评定，选择适合的运动量和患者感兴趣的项目，循序渐进，持之以恒。

（1）运动改善糖脂代谢状态：2型糖尿病患者常伴有脂代谢紊乱，导致血脂升高。2型糖尿病患者由于周围组织对胰岛素受体的敏感性降低和数量减少以及胰岛素拮抗激素升高，发生胰岛素抵抗，血清胰岛素水平升高，但由于脂肪细胞膜上受体对胰岛素不敏感，对脂肪分解作用的抑制减弱，游离脂肪酸生成增

多，进入肝脏转化为甘油三酯增多。运动使机体代谢率增加，可迅速增加能量消耗，减少脂质在骨骼肌细胞、胰腺细胞及肝细胞中堆积，减少脂质对骨骼肌细胞、胰腺细胞及肝细胞的毒性作用，增加骨骼肌细胞摄取葡萄糖和胰腺细胞分泌胰岛素的能力。

（2）运动改善糖尿病外周组织胰岛素的敏感性：运动可通过胰岛素受体前作用机制改善胰岛素抵抗。运动时肌肉及脂肪组织的血流量增加，血流动力学的改变导致肌肉、脂肪获得高胰岛素和高葡萄糖的转运，且葡萄糖利用的升高与肌肉的血流量的增加高度呈正相关。可见，胰岛素和运动协同作用于肌肉等外周组织，增加了葡萄糖的摄取与利用，从而改善胰岛素抵抗。

（3）长期运动可诱导骨骼肌细胞线粒体适应，修复糖尿病对肌肉线粒体造成的损伤。运动对促进机体新陈代谢、减轻精神紧张及焦虑情绪，改善中枢神经系统的调节作用，增加机体抵抗力，对预防糖尿病并发症也有一定作用。

（4）运动可以改善血糖控制、降低血浆胰岛素水平，改善糖耐量，降低糖化血红蛋白水平，减少胰岛素或口服降糖药的剂量或使用。

（朱利月）

第二节　糖尿病的运动治疗

一、运动评估

大部分糖尿病患者可以安全地进行运动。但并非没有风险，所以仍然需要进行风险评估。糖尿病患者康复评估内容，以运动功能评估为重点，还应包括基本病史、生化指标测定、靶器官损坏程度评定、心理状况评定、日常生活能力和社会参与能力评定。

1. 糖尿病患者运动风险评估

（1）心血管风险：①由缺血性心脏病引

起的心力衰竭和心律失常；②由自主神经病变引起的血压或心率的骤升和骤降；③由自主神经病变引起的运动后直立性低血压。

（2）代谢方面的风险：①接受胰岛素或者口服降糖药治疗的患者发生低血糖；②高血糖恶化。

（3）肌肉骨骼及创伤方面的风险：①神经病变导致的足部溃疡；②与外周神经病变相关的骨科损伤。

（4）微血管方面的评估：①糖尿病视网膜病变：患有增生性视网膜病变的糖尿病患者应当避免无氧运动、剧烈运动或者 Valsalva 样运动；②肾病变：低到中等强度的运动是安全的，但不鼓励进行高强度运动；③周围神经病变：需要进行全面的足部护理。

2. 运动功能评估　为了使糖尿病患者运动获益最大化和风险最小化，以体适能评定为核心，评定内容包括肌力和肌耐力、心肺耐力、柔韧性、平衡、反应时间等。

由于糖尿病患者中无症状冠状动脉疾病发病率增加，因此对于准备启动运动方案的糖尿病患者建议先进行正规的运动试验。若计划散步等低强度运动，根据临床判断是否需要运动试验，若患者计划进行较为剧烈的运动项目（≥ 5METs），则运动开始前进行运动试验评估将会使其获益。但糖尿病的并发症，包括外周神经病变、严重自主神经病变和视网膜病变，因可能导致运动时受伤，被视为运动试验禁忌证。

运动试验可采用心肺运动试验或运动平板试验，老年人可以行 6min 步行试验和 2min 踏步试验、2.4m 起身绕行测验、坐姿体前屈测试等评定。通过心肺运动试验评定，不仅可早期发现糖尿病患者潜在的疾病，同时也可为制订合适的运动强度提供科学依据。

运动前评估还包括其他重要内容，如了解患者目前用药情况、体力限制、营养状况、生活方式，以及相关症状。

3. 糖尿病患者运动负荷试验适应证

（1）年龄 > 40 岁。

（2）年龄 > 30 岁，符合以下条件之一者：Ⅰ型或Ⅱ性糖尿病 > 10 年的病史；高血压；吸烟；血脂异常；增生性视网膜病变或增生性视网膜病变前期；微量白蛋白尿肾病变。

（3）符合以下条件之一（任何年龄）：已知或疑似冠心病、脑血管疾病、外周血管疾病；自主神经病变；肾衰竭晚期。

上述患者应当进行运动负荷试验以评估运动引起的缺血、心律失常和异常血压反应，或运动中及运动后异常的反应。负荷试验还可以提供有关初始运动能力水平、有必要采取的特殊警示措施及用以制订运动处方的信息。

二、运动处方制订

糖尿病患者运动处方必须根据治疗方案、糖尿病并发症的存在及严重程度，以及运动方案的目的和预期获益等来进行个体化指导。具体体现在制订运动处方时，需要根据患者功能评估结果，结合其临床特点，用处方的形式规定运动方式、运动强度、运动时间及运动频率，提出患者运动中的注意事项。以 2 型糖尿病为例。

1. 患者参与运动康复的初级目标

（1）控制血糖水平。

（2）糖尿病并发症最小化。

（3）控制和改善其他心血管疾病危险因素。

（4）提高有氧运动能力、肌肉力量和耐力、柔韧性。

（5）增加日常的体力活动，避免久坐。

2. 糖尿病运动处方内容和进展与运动处方标准方法一致

（1）运动方式：糖尿病患者的运动训练

原则上以低到中等强度有氧训练为基础。结合患者的年龄、兴趣爱好和运动习惯，推荐的有氧运动有：步行、慢跑、骑功率自行车、台阶运动、游泳、有氧体操、球类运动等。阻力训练也是近年来推荐的运动方式之一，推荐弹力带、哑铃等阻力训练，增加股四头肌、肱二头肌、腰腹肌等肌力，对于控制血糖和防治并发症有益，结合柔韧性训练更佳。但如果合并周围神经病变的糖尿病患者建议选择游泳、上肢运动、低阻力功率自行车等运动训练。如下肢及足部溃疡者不宜步行和跑步，可采取上肢运动和腰腹肌训练。老年糖尿病患者适合平地步行、打太极拳、体操等运动。

（2）运动强度：运动量是由运动强度、运动持续时间、运动频率三个因素决定的，而运动强度是运动处方的核心部分。有研究表明，中等以上运动强度在增加葡萄糖摄取能力（肌肉）方面更有效，中低等运动强度在改善胰岛素敏感性方面效果更好。但运动量是否合适，需要客观指标结合主观疲劳程度，才能将风险降至最低，又能最大限度获益。增加运动量原则：先训练大肌群后训练小肌群，先增加重复次数，再增加训练负荷，使运动训练更安全。

（3）运动时间：运动时间为每次准备活动、靶心率运动训练、放松训练时间总和。2型糖尿病患者最低限度应进行每周150min的运动。短时间大强度运动时，肝糖原分解速率大大提高，血糖浓度明显上升，易产生疲劳、诱发酮症，对糖尿病患者无益，故单次运动提倡15~30min全身运动为宜。具体方法如下：①热身准备阶段：持续时间约5~10min。主要采用全身大肌群动态或静态的牵伸及低水平有氧活动，目的是放松、伸展并活化肌肉，改善关节活动度和提高心血管的适应性，预防运动诱发的心脏不良事件及运动性损伤。②康复训练阶段：持续时间15~30min。包括核心肌群

力量训练及四肢大肌群力量训练。以尽可能达到靶心率为主要目标。③整理放松阶段：持续时间约5~10min。主要以慢节奏、低强度有氧运动的延续和柔韧性训练为主，促进血液回流，防止突然停止运动，造成肢体淤血、回心血量下降，出现晕厥及心律失常等问题。

（4）运动频率：有氧运动每天1次，或每周5次，次数过少，间隔时间太长，运动累计效应将减少，所以有氧运动至少每周3d。阻力运动至少每周进行2次（2~3间隔日），但对于2型糖尿病患者，间隔时间不超过2d（因运动相关的胰岛素敏感性增加具有短期效应）。

（5）注意事项：①运动前后需做好血糖监测，或每周监测。②运动前要做好热身运动，同时运动时要注意着装合适，避免运动中出现关节损伤。③运动时间要避开降糖药效高峰，防止出现低血糖等并发症。注射胰岛素要避开运动肌群，以免加快该部位胰岛素的吸收，诱发低血糖发生，一般可选择腹部。④做抗阻运动时，上肢、下肢及躯干的运动交替进行，每组动作之间休息30s~1min，防止积累性损伤。⑤对于伴有心血管疾病患者，运动过程中用力时呼气，放松时吸气，呼气时避免憋气和乏氏动作，增加心脏负荷。⑥重视重复次数，同时控制运动速度，采用低速或中速为佳。⑦遵守循序渐进的原则，不能突然增加运动强度和运动量；若身体状况不好或没休息好，或运动过程中出现不适症状，应适当减少运动量或停止运动，避免自我感觉的盲目运动。⑧为防止在运动过程中可能会出现低血糖风险，应准备好糖块等急救物品。⑨注意足部卫生。

总之，合适的运动量应为运动时略感气喘但并不影响对话，心率在运动后5~10min恢复到运动前水平，运动后轻松愉快，食欲和睡眠良好，虽有疲乏、肌肉酸痛，但短时休息即可消失。

三、运动介入时间

糖尿病患者运动介入时间非常重要，既可获得运动的效果，又可避免低血糖等并发症。总体来讲，康复运动宜在餐后30~90min进行，或者在血糖高峰时间的前半小时。

起始运动时间的选择要依据餐后血糖水平及峰值时间，起始运动时间大多应安排在餐后较早时间，即血糖上升、峰值还没有出现，血糖在7.8~11.1mmol/L所对应的时间段内开始。从目前研究的情况上来看，一般都建议在餐后30~90min进行，尤以建议餐后90min开始运动所产生的降糖效果最好。如果需要控制血糖高峰尽快回落，避免长时间高血糖漂移，起始运动时间可在餐后血糖高峰出现且将要下降回落时开始是较为合理的。

四、特殊糖尿病人群康复运动指导

1. 糖尿病前期 2型糖尿病发病高危的个体，建议制订改变生活方式的计划，可降低进展为糖尿病的风险，包括适度的体重减轻（减轻体重的7%）和规律的体力活动（每周150min），结合饮食策略包括减少能量和膳食脂肪的摄入。有研究表明：在糖耐量减低阶段进行早期干预治疗是预防糖尿病发生的重要措施之一，干预治疗包括运动、饮食控制及生活改善等。

2. 1型糖尿病 1型糖尿病多见于青少年，是在遗传易感的基础上发生自身免疫异常而导致胰岛B细胞破坏，其治疗目的是降低血糖、消除症状，预防和延缓各种急、慢性并发症的发生，提高生活质量，使糖尿病患儿能与正常儿童一样健康成长。确诊后就应该首先实施胰岛素治疗和饮食控制，待血糖得到较好控制后再开始运动治疗。一般推荐和缓、小强度的间歇性运动（以50%~60%最高心率为宜），运动时间从20min开始，每周3~4次。

1型糖尿病患者由于体内内源性胰岛素分泌绝对不足，需要通过皮下注射胰岛素来补充。如在胰岛素注射后高峰期进行过强的运动，此时肌肉组织对葡萄糖的利用增加，使血糖下降，同时由于过量的胰岛素妨碍了肝糖原的生成与输出，最终出现低血糖；另外，如在未注射胰岛素时进行运动，此时体内胰岛素缺乏，肝糖原的输出增加，但肌细胞对葡萄糖的摄取不能相应增加，可能出现进行性高血糖症，同时运动促进脂类分解，增加血液中游离脂肪酸和酮体浓度增加，可能会出现酮症酸中毒。因此，为使1型糖尿病患者运动中血糖相对稳定，必须处理好运动与使用胰岛素和饮食的关系，防止并发症的出现。所以，1型糖尿病患者绝对要避免空腹运动和在胰岛素作用高峰期运动。当然，在1型糖尿病患者进行运动治疗过程中，要严格控制好运动量，及时评估观察患者运动时的反应，避免低血糖的出现，并提前做好防范措施。

3. 老年2型糖尿病患者 老年人的神经反应比较迟钝或存在神经病变，容易发生无感知低血糖，患者常常在没有任何征兆的情况下发生低血糖昏迷，这种情况如果发生在夜间非常危险，往往因错过抢救时机导致严重脑损伤甚至死亡；而且老年人多伴有心脑血管动脉粥样硬化，一旦发生低血糖可诱发心肌梗死及脑卒中。即使是轻微的低血糖也可能引起患者跌倒、骨折等机体损伤，导致患者入院，增加心理和经济负担。因此，对老年糖尿病患者的血糖控制目标应适度放宽，治疗措施应该简单易行，运动应以低强度耐力训练为主。

4. 妊娠糖尿病 妊娠糖尿病患者（妊娠期间首次发生或发现的糖耐量降低或糖尿病），其血糖波动相对较轻，血糖容易控制，多数患者可通过严格的饮食计划和运动使血糖得到满意控制，仅部分患者需要使用胰岛素控制血糖。

5. **存在并发症的患者** 针对已经存在并发症的患者,应注意疾病本身的功能障碍,做好相关运动安排,如果合并有增殖性视网膜病变,应避免进行剧烈运动、低头动作或憋气动作,以免引起视网膜脱落或玻璃体积血;如果患者存在感觉损害,在运动时应加以注意,宜穿合适的袜子和软底运动鞋;足底有轻微破损时,应停止运动,并给予及时处理,防止破损扩大;如果患者有自主神经功能紊乱,会引起汗腺功能障碍,在热天进行运动时易发生出汗过多,应及时补充水分。运动时应随身携带饼干等含糖食品或饮料,以便有低血糖先兆时及时食用。选择合适的运动衣裤和鞋袜,了解自身情况,遇到疾病或疲劳应暂停运动,同时也应根据天气情况调整运动量。

(朱利月)

第三节 临床病例与思考

【病例】

患者,男,51岁。因血糖升高7年,血糖波动10d入院。患者7年前体检发现血糖升高,当时测空腹血糖12mmol/L,有口干、多饮、多尿,经临床诊断为2型糖尿病,予以"二甲双胍片"口服半年,血糖控制不理想,空腹血糖约12mmol/L。后加用"亚莫利格列美脲片",空腹血糖仍高,波动在12~14mmol/L。病程中偶有视物模糊,偶有尿中泡沫增多。2个月前停用降糖药物,10d前患者自测空腹血糖升高,约为14mmol/L,出现头晕、乏力、手脚发抖症状,入院就诊,拟"2型糖尿病"收治入院。既往有高血压病史10年,服药后血压控制在140/80mmHg,2个月前自行停用降压药物,血压控制情况不详;高脂血症病史8年,脂肪肝病史10年;身高168cm,体重95kg,BMI:33.7,腰围125cm。无运动习惯。吸烟30年,每天20支。喝酒史20年,每天白酒100mL。

入院后完善相关检查,血压197/92mmHg,脉搏95/min。实验室检查:空腹血糖20.76mmol/L↑,空腹胰岛素185.40pmol/L↑,糖化血红蛋白11.50%↑;餐后2h血糖18.65mmol/L↑,胰岛素(2h)423pmol/L↑;总胆固醇6.54mmol/L↑;低密度脂蛋白4.42mmol/L↑;尿糖:4+;尿微量白蛋白:34.61mg/L↑。诊断为"2型糖尿病、高血压病、高脂血症、脂肪肝、肥胖症"。予以药物治疗:二甲双胍片每天3次,每次0.3g,口服(饭中);诺和灵R(生物合成人胰岛素针)每天3次,每次6U,皮下注射、胰岛素泵持续皮下注射降糖治疗;贝那普利片每天1次,每次10mg,联合氨氯地平片每天1次,每次5mg口服控制血压;瑞舒伐他汀钙片每天1次,每次10mg口服调脂治疗。

物理治疗客观检查:患者入院后先进行积极药物治疗、饮食指导和血糖控制第3d行运动平板试验,评定心脏运动功能及康复运动干预。Ⅱ、Ⅲ、aVF导联呈水平型压低0.05~0.1mV,运动中各导联未见明显异常,停止运动后肢导联Ⅱ、Ⅲ、aVF呈水平型压低0.05~0.1mV,运动量13.7METs,因达到目标心率(85%)终止试验。运动中心率、血压及心电图变化:静息心率81/min,BP 128/79mmHg,峰值心率144/min,BP 177/76mmHg,停止运动3min心率114/min,BP 161/87mmHg。运动试验可疑阳性,NYHA心功能Ⅰ级。

一、治疗计划

(一)治疗内容

1. **运动方式** 有氧运动:步行;阻力训练:上下肢抗阻训练。

2. **运动强度** 患者基础心率81/min,峰值心率144/min,根据目标心率法公式,设定强度60%~70%,即目标心率为119~125/

min，步行速度 5.5km/h；抗阻训练：上肢 40% 1RM，下肢 60% 1RM，每组 10 次，每次 2 组。

3. 运动时间　每次 45~60min，含热身运动 10min，有氧运动 30~45min，恢复运动 10min；自我疲劳程度 BORG 12~14 级。抗阻训练，每次 10~15min。

4. 运动频率　有氧运动 5~7 次 / 周，抗阻训练：2 次 / 周。

5. 注意事项　①防止低血糖：餐后 1h 进行运动，随身携带糖果，如运动中出现头晕、乏力、脸色苍白、下肢酸软等症状应停止运动，并监测血糖，根据血糖结果相应处理；②运动前后测量血糖、血压、心率。运动时穿着舒适的衣服、运动鞋等，做好充分热身运动。

（二）疗效评价

康复运动疗效评价包括血糖、血脂、BMI、运动试验结果、运动耐力、生活质量等。该患者在康复中心监护下开展运动治疗，在院执行运动处方 3 次，达到目标靶心率，未发现异常。出院后根据运动处方在社区运动训练，因为需要工作，每周来医院门诊康复运动一次。3 个月后复查 BMI 32.2（↓），腰围 120cm（↓）。运动平板试验阴性，15.8METs。空腹血糖 6.8mmol/L，餐后血糖 10.2mmol/L，糖化血红蛋白 10.1%；总胆固醇 6.0mmol/L，低密度脂蛋白 4.21mmol/L；血压 135/80mmHg。患者工作、生活正常。同时对患者加强健康教育和随访，运动治疗干预后，患者运动耐力增强，血糖控制明显改善，血脂降低，体重降低。

二、思考与分析

1. 现状分析　目前认为糖尿病是一种多基因、多因素性疾病，但后天环境因素的参与更为重要，肥胖（尤其是向心性肥胖）、高热量饮食及体力活动减少与之密切相关。所以对于糖尿病患者的康复运动，需要科学的指导和监督。

2. 案例分析　该病例患者对自身疾病认识不足，服药依从性低，常出现自行停止服用药物情况；患者平时工作压力大，抽烟、喝酒，饮食习惯偏甜腻，并且缺乏活动。长期不良生活及饮食习惯，加之患者对自身健康问题关注度不够，才导致患者血糖远高于正常范围，肾功能受损，并出现乏力、头晕、血压控制不良等症状。因此，临床工作中患者的健康教育极为重要，同时应加强随访。

3. 运动功能评估是康复的第一步　运动功能评估应全面，但也要注意个体化，选择合适的运动评估方法非常重要，可以减少误差，真实反映患者运动功能及心肺功能情况，才能根据评估结果制订可执行的运动处方。目前评估方法主要有心肺运动试验、运动平板试验、6 分钟步行试验等。在临床糖尿病康复运动中，因缺少评估，将无法为患者制订个体化运动处方，运动治疗的康复效果也将随之降低。研究同时表明，年龄 > 40 岁、有 10 年以上糖尿病史或有高血压、冠心病及脑血管病的症状和体征者，都必须进行运动耐力试验。评估糖尿病患者的心脏负荷能力及身体运动耐力，保证康复治疗的安全性。

4. 有效执行运动处方　该案例在运动处方执行中，做到了有效的监护和管理，加强运动依从性，是保证运动疗效的重要一环。运动治疗是糖尿病康复治疗中最基本的治疗方法之一，而运动可增加体力活动，改善机体对胰岛素的敏感性，降低体重，减少身体脂肪量，增强体力，提高工作能力和生活质量。运动治疗对于 2 型糖尿病患者来说，具有药物所不可替代的重要作用。对身体情况允许的，尤其是肥胖的患者，坚持每天运动 1 次最为理想。

5. 运动并发症管理　鉴于糖尿病患者并发症较多，运动强度需要兼顾多方面，需要考虑运动的安全性和有效性，特别是低血糖及关节等继发损伤。糖尿病患者开始运动计划后，应密切关注胰岛素或降糖药的用量和时间，运动前后监测血糖，避免低血糖发生。美国糖尿病学会的糖尿病运动手册中指出，目标运动量应达到60%最大摄氧量，即中等强度；但患者的运动能力通常低于非糖尿病的个体，且因肥胖、运动姿势错误等问题，长时间的中等强度的训练将导致患者膝关节等负荷过重，引起疼痛而导致达不到运动量。因此美国心脏协会和运动医学会的研究人员推荐，低中等强度的运动在改善机体功能状态和持久性方面效果更好，并且使患者具有良好的心情，可以为逐步增加运动量铺路。将运动处方落实到医嘱上，并且强化运动处方的个性化和特异性。

（朱利月）

第四十章

高血压

高血压是指由于动脉血管硬化以及血管运动中枢调节异常所造成的动脉血压持续性增高的一种疾病。高血压是最常见的心血管疾病之一。高血压是目前最常见的慢性病，也是心脑血管疾病最主要的危险因素，心脑血管疾病如脑卒中、心肌梗死、心力衰竭等，不仅致残、致死率高，而且严重消耗医疗和社会资源，给家庭和社会造成沉重负担。实践证明，高血压是可以被预防和控制的疾病，降低高血压患者的血压水平，可明显减少脑卒中及心脏病事件，明显改善患者的生存质量，有效降低疾病负担。合理、安全、有效的运动可以达到控制血压的效果。

第一节　临床表现与治疗机制

一、高血压诊断和分级

在未使用降压药物的情况下，收缩压 ≥ 140mmHg 和 / 或舒张压 ≥ 90mmHg 则可诊断为高血压；患者既往有高血压史，目前正在使用降压药物，血压虽然低于 140/90mmHg，也应诊断为高血压。根据血压升高水平，又进一步将高血压分为 1 级、2 级和 3 级。一般需要在非同日测量 2 次来判断血压升高及其分级，尤其是轻、中度血压升高者（表 40-1-1）。

高血压可分为原发性高血压和继发性高血压。其中原发性高血压约占高血压患者的 95%，是指以原发性血压升高为主要临床表现，伴（或不伴）有多种心血管危险因素的综合征，是心脑血管疾病最主要的危险因素。截至 2010 年我国高血压的患病人数达到 2 亿人，且呈逐年上升的趋势，呈现出低龄化的特点。继发性高血压是指某些确定的疾病或病因引起的高血压，约占高血压的 5%。继发性高血压一般采用针对其原发病因的治疗方式，本章重点介绍原发性高血压。

表 40-1-1　血压水平分类和定义

分类	收缩压（mmHg）		舒张压（mmHg）
正常血压	< 120	和	< 80
正常高值血压	120~139	和 / 或	80~89
高血压	≥ 140	和 / 或	≥ 90
1 级高血压	140~159	和 / 或	90~99
2 级高血压	160~179	和 / 或	100~109
3 级高血压	≥ 180	和 / 或	≥ 110
单纯收缩期高血压	≥ 140	和	< 90

注：当收缩压和舒张压分属于不同级别时，以较高的分级为准

高血压病分三期，各期患者血压均高于正常水平，但Ⅰ期临床无心脑肾表现；有下列一项者（左室肥大、眼底动脉狭窄、蛋白尿）即为Ⅱ期；Ⅲ期血压稳定性增高，同时出现内脏器官的病理改变（眼底、心脏、肾、脑血管改变）。

二、原发性高血压的病因及发病机制

（一）原发性高血压的病因

原发性高血压的病因十分复杂，至今尚未完全阐明。目前研究认为原发性高血压的病因主要是遗传因素和环境因素共同作用的结果。

1.原发性高血压的遗传因素

（1）双生子的相关研究表明，单卵双生子血压一致性高于双卵双生子。

（2）流行病学研究发现，血压水平呈现家庭聚集性分布。

（3）部分针对罕见孟德尔式遗传性高血压综合征（如Liddle综合征）的研究结果显示，单基因可以影响血压。

近年来，随着分子遗传学的发展和分子生物学新技术的应用，原发性高血压遗传机制方面的研究已取得了重大进展。目前发现的原发性高血压的主要相关基因包括：肾素及血管紧张素原基因、血管紧张素转换酶基因、原癌基因及抑癌基因、血管紧张素Ⅱ1型受体基因、内皮型一氧化氮合酶基因等。

2.原发性高血压的环境因素

（1）高钠、低钾膳食：在人群中，钠盐（氯化钠）摄入量与血压水平和高血压患病率呈正相关，而钾盐摄入量与血压水平呈负相关。膳食钠／钾与血压的相关性更强。我国针对14组人群研究表明，膳食钠盐摄入量平均增加2g/d，收缩压和舒张压分别增高2.0mmHg和1.2mmHg。高钠、低钾膳食是导致我国大多数高血压患者发病的主要危险因素之一。

（2）超重和肥胖：身体脂肪含量与血压水平呈正相关。人群中体重指数（body mass index，BMI）与血压水平呈正相关，BMI每增加3kg/m²，4年内发生高血压的风险，男性增加50%，女性增加57%。我国24万成人随访资料的汇总分析显示，BMI≥24kg/m²者发生高血压的风险是体质量正常者的3~4倍。身体脂肪的分布与高血压发生也有关。腹部脂肪聚集越多，血压水平就越高。腰围≥90cm（男性）或≥85cm（女性），发生高血压的风险是腰围正常者的4倍以上。超重和肥胖将成为我国高血压患病率逐年上升的又一重要危险因素。

（3）饮酒：过量饮酒也是高血压发病的危险因素，人群高血压患病率随饮酒量增加而升高。虽然少量饮酒后短时间内血压会有所下降，但长期少量饮酒可使血压轻度升高；过量饮酒则使血压明显升高。饮酒会降低降压治疗的效果，过量饮酒则可诱发脑出血或心肌梗死等心血管事件的发生。

（4）精神紧张：长期精神过度紧张或长期从事高度精神紧张工作的人群高血压患病率增加。

（5）其他危险因素：高血压发病的其他危险因素包括年龄、高血压家族史、缺乏体力活动、吸烟、血脂异常等。

（二）原发性高血压的发病机制

目前认为，原发性高血压的发病机制主要与肾素-血管紧张素-醛固酮系统（RAAS）异常、血管内皮细胞功能不全、细胞膜离子转运异常、血管张力增高及血管重塑等方面相关。

1.RAAS升高血压的机制

（1）血管紧张素Ⅱ直接导致小动脉收缩或通过刺激肾上腺皮质球状带分泌醛固酮而使血容量增加，进而导致血压升高。

（2）血管紧张素Ⅱ可刺激肾上腺髓质和交感神经末梢释放儿茶酚胺，造成心肌收缩力增强及外周血管阻力增加，最终导致血压升高。

（3）血管内皮细胞功能是指血管内皮细胞产生的血管活性物质对内皮依赖性刺激（如血流剪切应力、缺血缺氧）的反应能力，多种心血管危险因素如吸烟、心血管疾病家族史、高脂血症、长期不运动等均可导致血管内皮细胞功能异常，而多种心血管疾病（如高血压、冠心病等）患者血管内皮细胞功能存在明显异常。在多种病理因素刺激下，内皮细胞会产生和释放一系列血管收缩因子和生长因子，加之血压升高时血流剪切应力改变及血管壁张力增加，导致血管平滑肌细胞（VSMC）增生、肥大、凋亡不足，血管内膜下胶原增加，血管壁增厚，动脉僵硬度增加，动脉弹性下降，即血管重塑。血管重塑可导致外周血管阻力增加，而血管舒张－收缩功能失衡引起的血管痉挛可导致外周血管阻力进一步增加，进一步加重血管内皮细胞损伤，形成恶性循环。

针对上述原发性高血压的发病机制进行运动干预对有效控制血压具有重要意义。

三、高血压的临床表现

由于高血压病的不同类型和病情发展的不同阶段，可有轻重不一、错综复杂的临床表现。

早期患者血压升高的特点为收缩压和舒张压同时升高，并且大部分患者的血压波动性较大，常受精神和劳累等因素影响，在适当休息后可恢复到正常范围。临床上常见的症状有头痛、头晕、耳鸣、健忘、失眠、乏力、心悸等一系列神经功能失调的表现。

随着病程延长，血压明显地持续升高，逐渐出现各种一系列的症状，此时被称为缓进型高血压病。缓进型高血压病常见的临床症状有头痛、头晕、注意力不集中、记忆力减退、肢体麻木、夜尿增多、心悸、胸闷、乏力等。高血压的症状

与血压水平有一定关联，多数症状在紧张或劳累后可加重，清晨活动后血压可迅速升高，出现清晨高血压，多数心脑血管事件常发生在清晨。当血压突然升高到一定程度时甚至会出现剧烈头痛、呕吐、心悸、眩晕等症状，严重时会发生神志不清、抽搐，这就属于急进型高血压和高血压危重症，多会在短期内发生严重的心、脑、肾等器官的损害和病变，如脑卒中、心肌梗死、肾衰竭等。症状与血压升高的水平并无一致性的关系。

当病情不断发展，至中、晚期时，则血压升高可趋向于稳定在一定范围，此期患者以舒张压升高更为明显。由于全身细小动脉长期反复痉挛，以及脂类物质在管壁沉着引起管壁硬化，可造成心、脑、肾等重要脏器的缺血性病变。由于这些脏器损害及代偿功能的程度不同，除以上早期的一般症状外，还可出现下列一个或几个脏器相应的临床表现。

心脏：血压长期升高，左心室出现代偿性肥厚，当此种高血压性心脏病进一步发展时，可导致左心功能不全，既而出现右心肥厚和右心功能不全。

肾脏：主要因为肾小动脉硬化，使肾功能逐渐减退，出现多尿、夜尿，尿检时可有少量红细胞、管型、蛋白，尿比重减轻。随着病情的不断发展，最终还可导致肾衰竭，而出现氮质血症或尿毒症。

脑：如脑血管有硬化或间歇性痉挛时，常导致脑组织缺血、缺氧，产生不同程度的头痛、头晕、眼花、肢体麻木或暂时性失语、瘫痪等。

继发性高血压的临床表现主要是与原发病有关的症状和体征，高血压仅是其症状之一。继发性高血压患者的血压升高可具有其自身特点，如主动脉狭窄所致的高血压可仅限于上肢；嗜铬细胞瘤引起的血压升高呈阵发性。

四、运动治疗降血压的机制

1989年世界卫生组织和国际高血压学会

推荐将运动治疗作为非药物降压方法之一，此后美国运动医学学会、美国国家健康协会和疾病控制中心等组织也肯定了运动治疗在高血压患者中应用的效果，运动治疗或将成为原发性高血压的最具潜质的非药物疗法。有研究表明，一次性运动数分钟之后，血压可以低于安静水平，并可持续1~3h，甚至有可能持续到十几个小时。高血压患者长期训练后1周以上，安静时血压也有所下降。其机制主要包括以下几个方面。

（一）调整自主神经系统功能

耐力锻炼或有氧训练可降低交感神经系统兴奋性，入静及放松性训练可提高迷走神经系统张力，缓解小动脉痉挛。

（二）降低外周阻力

参与运动的肌肉血管扩张，毛细血管的密度或数量增加，血液循环和代谢改善，总外周阻力降低，从而有利于降低血压，尤其是舒张压。近年来对于舒张期高血压越来越重视。临床上药物治疗对于单纯舒张期高血压的作用不佳，而运动对舒张期高血压则有良好的作用。

（三）降低血容量

运动训练可以提高尿钠排泄，相对降低血容量，从而降低过高的血压。

（四）内分泌调整

在进行运动训练时血浆前列腺素B和心房利钠肽的水平提高，促进钠从肾脏的排泄，抑制去甲肾上腺素在神经末梢的释放，从而参与血压的调节。训练造成血压下降之后，心钠素的含量则随之下降。运动时血浆胰岛素水平降低，有助于减少肾脏对钠的重吸收，从而减少血容量，帮助调整血压。

（五）血管运动中枢适应性改变

运动中一过性的血压升高可作用于大脑皮质和皮质下血管运动中枢，重新调整机体的血压调控水平，使运动后血压能够平衡在较低的水平。

（六）纠正高血压危险因素

运动训练和饮食控制结合，可以有效地降低血液中低密度脂蛋白胆固醇的含量，增加高密度脂蛋白胆固醇的含量，从而有利于血管硬化过程的控制。综合性的康复措施也将从行为、饮食等诸多方面减少高血压的诱发因素，从而减少高血压的发作或减轻高血压的程度。此外，运动与放松性训练均有助于改善患者的情绪，从而有利于减轻心血管应激水平，降低血压。

（孙增鑫）

第二节　高血压的运动治疗

运动治疗是高血压康复治疗的重要内容，1级高血压患者可以运动治疗为主，2级以上高血压患者则应在使用降压药物的基础上进行运动治疗。适当的运动治疗可以减少药物用量，降低药物不良反应，稳定血压。

世界卫生组织以及加拿大高血压协会建议的运动方案为：①轻度高血压患者进行下肢中等强度节律性运动，例如步行或骑车，每次50~60min，每周3~4次，降压作用优于剧烈运动，副作用少见；②运动应该作为需要药物治疗者的辅助治疗，特别是不能接受β受体阻滞剂的患者；③无高血压者应该参加规律的运动锻炼，以降低血压，减少冠心病的风险，预防高血压。但是这些建议目前还需要临床证实。

一、高血压患者运动的适应证与禁忌证

适应证：稳定的Ⅰ~Ⅱ期高血压患者。

禁忌证：任何临床情况不稳均应属于禁忌证，包括急进性高血压，重症高血压或高血压危象，病情不稳定的Ⅱ期高血压病，合并其他严重并发症，如严重心律失常、心动过速、脑血管痉挛、心衰、不稳定性心绞痛、出现明显降压药的副作用而未能控制、运动中血压过度增高（>220/110mmHg）。年龄一般不列为禁

忌证的范畴。继发性高血压应针对其原发病因治疗，一般不作为康复治疗的对象。

二、运动准备

（1）选择合适、安全的场地。最好选择在空气清新、通风良好和安静的环境下进行。

（2）选择舒适的衣物及鞋子。

（3）注意气候变化保暖防寒。

（4）每次运动之前做 10~15min 的热身运动，主要包括两种运动形式：一是低强度的有氧运动，例如缓慢步行，主要目的是升高体温，使机体尤其是心血管系统做好准备；二是肌肉的拉伸和关节的活动，目的是避免运动中肌肉和关节受损。

（5）降压药通过扩张血管来降低外周阻力，这样可能会产生运动后的低血压，所以要避免突然中断运动，每次运动结束后应进行整理运动，使机体逐渐恢复到运动前的状态，避免由于突然停止运动而引起并发症。整理运动的内容一般包括低强度的有氧运动、肌肉拉伸、调整呼吸等，一般持续 10~15min。

三、高血压患者的运动处方

运动处方包括运动形式、运动强度、运动时间、运动频率、运动注意事项。

（一）运动形式

高血压患者的运动形式应个体化、多样化。一般推荐以有氧运动、中小强度的抗阻运动、柔韧性训练以及放松训练为主。

1. 有氧运动 强调中等强度、较长时间、大肌群参与、具有节律性反复重复的动力性运动。常见的运动形式有步行、踏车、上下楼梯、慢跑、游泳、舞蹈、打太极拳等。

2. 循环抗阻运动 中、小强度的抗阻运动可产生良好的降压作用，而并不引起血压的过分升高。主要的运动形式包括：全身大肌群的抗阻训练、上下肢功率自行车训练等。全身大

肌群的抗阻训练也可采用弹力带训练方式。具体训练方法见本书相关内容。注意在做抗阻训练时，为减少屏气给心血管系统带来额外的负担，应采用用力时呼气，放松时吸气的呼吸方式。

3. 柔韧性训练 随着年龄的增长，人体肌肉的柔韧性减弱。增加肌肉的柔韧度可改善身体的姿势，维持良好的生物力线。避免在有氧运动和抗阻运动中的损伤。

4. 放松性运动 中国传统的入静训练为气功。气功包括动功和静功两大类，主要通过调心（意念集中）、调息（呼吸）来改善全身功能。动功和静功应用于高血压病的治疗均已见报道。

降压舒心操、太极拳和其他民族形式的拳操要求锻炼时动作柔和、舒展、有节律、注意力集中、肌肉放松、思绪宁静。动作与呼吸相结合。有研究显示，1~2周中等强度有氧训练和太极拳活动可降低老年人的血压。

（二）运动强度

运动强度是运动处方中最主要的部分，关系到运动的安全性和有效性，通常用自觉费力程度分级、心率、代谢当量、最大摄氧量等四种表示方式。

1. 自觉费力程度分级（rate of perceived, RPE） RPE是由Borg最早提出的，根据运动者自我感觉用力程度来衡量相对运动水平的半定量指标。最早采用的计分方法为10级（表40-2-1、表40-2-2），以后改为15级分法（表40-2-3）。"运动自觉量表"在医学界已被广泛应用了将近四十年，运动生理学家和医生们在为患者做运动测验时，都利用这个量表与患者保持沟通，受测者可以立即描述出当时主观上感觉的吃力程度。此表可以单独使用，也可以和测量心跳频率的方法同时使用，以监测运动强度是否适当。有研究表明：RPE与心率、摄氧量、肺通气量和乳酸水平呈线性相关，12~13级相

当于最大心率的 60%，16 级相当于最大心率的 90%，高血压患者应在 12~16 级范围内进行运动，可根据 RPE 调整运动强度。伯格运动感觉量表是一种主观衡量运动时感觉的方法，尤其适用于心脏病、糖尿病患者及心律不齐者。运动者根据疲劳程度来评估自己的数值。

2. 心率　正常成人的安静心率在 60~100/min。运动时或情绪激动时心率加快。高血压患者在确定运动强度时应先测定其安静心率作为参考，其最大心率（HR_{max}）最好由运动试验直接测得（表 40-2-4），运动强度一般采用最

大心率的 60%~70%。因最大心率与年龄相关，可以推导为：$HR_{max}=220-$ 年龄（岁）。但是这种推算有 15% 的个体差异，应用时应加以注意。静力性运动中心率的反应明显低于动力性运动，亚极量运动时心率一般控制在 90~110/min，极量运动中也很少超过 130/min。心率与摄氧量呈正相关，而且心率很容易测得，所以临床上常用心率作为监测运动强度的指标。而储备心率能更准确地反映患者的运动储备能力，临床上也常用储备心率来监测运动强度，其计算公式如下。

靶心率 =（220- 年龄 - 静息心率）* 运动

表 40-2-1　自觉费力程度分级

分级	主观感受
0 级	没什么感觉：这是你在休息时的感觉，你丝毫不觉得疲惫，你的呼吸完全平缓，在整个运动期间你完全不会有此感觉
1 级	很弱：这是你在桌前工作或阅读时的感觉，你丝毫不觉疲惫，而且呼吸平缓
2 级	弱：这是你在穿衣服时可能出现的感觉，你稍感疲惫或毫无疲惫感，你的呼吸平缓，运动时很少会体验到这种程度的感觉
3 级	温和：这是你慢慢走过房间打开电视机时可能出现的感觉，你稍感疲惫，你可能轻微地察觉到你的呼吸，但气息缓慢而自然，在运动过程初期你可能会有此感觉
4 级	稍强：这是你在户外缓慢步行时可能产生的感觉，你感到轻微疲惫，呼吸微微上扬但依然自在。在热身的初期阶段可能会有此感觉
5 级	强：这是你轻快地走向商店时可能出现的感觉，你感到轻微的疲惫，你察觉到自己的呼吸，气息比第 4 级还急促一些，你在热身结尾时会有此感觉
6 级	中强：这是你约会迟到急忙赶去时可能出现的感觉，你感到疲惫，但你知道你可以维持这样的步调，你呼吸急促，而且可以察觉得到。从热身转向运动阶段期间，以及在学习如何达到第 7 级和第 8 级的初期，你都可能有此感觉
7 级	很强：这是你激烈运动时可能出现的感觉，你势必感到疲惫，但你可以确定自己可以维持到运动结束，你的呼吸急促这你绝对会感觉到，你可以与人对话，但你可能宁愿不说话，这是你维持运动训练的底线
8 级	非常强：这是你做非常剧烈的运动时可能出现的感觉，你势必感到极度疲惫，而你认为自己可以维持这样的步调直到运动结束，只是你无法百分之百地确定。你的呼吸非常急促，你还是可以与人对话，但你不想这么做。这个阶段只适用于你已能自在地达到第 7 级，并准备好做更激烈的训练。这一级会让你产生迅速的效果，但你必须学习如何维持，对许多人而言，这么剧烈的运动不容易做到
9 级	超强：这是极度剧烈运动下所出现的感觉，你势必体验到极度的疲惫，如果你自问是否能持续到运动结束，你的答案可能是否定的。你的呼吸非常吃力，而且无法与人交谈，你可能在试图达到第 8 级的片刻，会有此感觉。这是许多专业运动员训练的级数，对他们而言，要达到这个级数也非常困难，你的例行运动不应该达到第 9 级，而当你达到第九级时，你应该让自己慢下来
10 级	极强：你不应该经历第 10 级，在这一级里你将体会到彻底的精疲力竭，这一级你无法持久，就算持久了对你也没什么好处

表 40-2-2　Borg 指数

得分	主观感受
0 分	一点也不觉得呼吸困难或疲劳
0.5 分	非常非常轻微的呼吸困难或疲劳，几乎难以察觉
1 分	非常轻微的呼吸困难或疲劳
2 分	轻度的呼吸困难或疲劳
3 分	中度的呼吸困难或疲劳
4 分	略严重的呼吸困难或疲劳
5 分	严重的呼吸困难或疲劳
6~8 分	非常严重的呼吸困难或疲劳
9 分	非常非常严重的呼吸困难或疲劳
10 分	极度的呼吸困难或疲劳，达到极限

表 40-2-3　Borg 自觉运动强度分级 15 级计分法

分级	15 级计分法	分级	15 级计分法
6~7	非常非常轻松	14~15	吃力
8~9	非常轻松	16~17	非常吃力
10~11	轻松	18~20	非常非常吃力
12~13	有些吃力		

表 40-2-4　高血压：运动试验

测试方法	测量指标	试验终止指标	评价
功率自行车（17W/min）递增方案	12-导联 ECG 心率	严重心律失常，ST 段降低或抬高 >2mm，达到心肌缺血阈值 T 波倒置并伴有 ST 段明显改变	药物疗法应与运动训练同时应用
运动平板[（1~2）METs/3min]级	血压	SBP>260mmHg 或 DBP>115mmHg	
	RPE	头疼或者出现其他严重症状	
	呼吸分析	最大摄氧量/通气阈	

强度百分比 + 静息心率。

3. 代谢当量　代谢当量（metabolic equivalent, METs）是以安静、坐位时的能量消耗为基础，表达各种活动时相对能量代谢水平的常用指标。1MET 相当于 VO$_2$ 3.5/（kg·min）。代谢当量也可作为运动强度指标，用于制订运动处方。

4. 最大摄氧量（maximal volume of oxygen consumed per minute，VO$_2$ max）　最大摄氧量是指在人体进行最大强度的运动，各器官、系统功能达到最高，机体所能摄入的氧气含量。是心肺耐力的标准评价指标，临床上用这一变量的相对值（mL/kg/min）和绝对值（mL/min）表示，这样可以在不同体重人群之间进行有效比较。最大摄氧量的测定可分为直接测量和间接测量两种方法。直接测量一般采用下肢功率自行车或跑台。但无论是采用哪种方式均需经过专业培训的专业人士进行这些测试，因此直接测量 VO$_2$max 并不是可行的方案。当无法进行 VO$_2$max 测定时可采用次最大强度测试方法进行推算。测试人员利用多级次最大强度下测试的心率、血压、负荷量、RPE 和其他主观指标数据评价受试者对运动的功能反应。

（三）运动时间

运动时间一般取决于运动强度，通常70%最大心率的运动强度，持续时间为20~30min；高于此强度运动时间可为10~15min；低于此强度，运动时间可持续45~60min。

（四）运动频率

运动频率即运动次数，取决于运动强度和运动持续时间。高强度、长时间的运动，运动次数可减少；低强度、短时间的运动，运动次数可增加。通常中等强度的运动，每周可进行3~4次。

（五）运动注意事项

（1）如果患者安静时的收缩压大于200mmHg，或者舒张压大于110mmHg，应暂停运动训练。

（2）服用β受体阻滞剂可使最大和次最大负荷运动时的心率有所下降，运动能力有所下降。β受体阻滞剂和利尿剂可减弱人体在热和湿环境运动时的温度调节能力。服用β受体阻滞剂的高血压患者应该了解不耐热的征兆，并谨慎地调整常规运动以避免热性疾病的发生。

（3）在运动过程中，如果出现头晕、心慌、胸闷、出冷汗等不适，应立即停止运动原地休息。

（4）同时患有糖尿病的患者应随身携带糖块，一旦出现头晕、心慌、出汗等低血糖的症状，应立即服用糖块。若症状无缓解应立即就医。

（5）进行抗阻训练时应避免憋气。

（6）选择适宜的运动时间，高血压患者清晨6—10点血压常处于比较高的水平，是心血管事件的高发时段，最好选择下午或傍晚进行锻炼。

（7）运动后不宜立即洗澡。

四、高血压患者推荐运动处方

（一）有氧运动

强调中小强度、长时间、大肌群动力性运动，常用方式为步行、踏车、游泳、慢跑、慢

节奏广场舞等。强度一般为50%~70%最大心率，为40%~60%最大摄氧量，主观用力程度RPE为11~13。停止运动后心率应在3~5min内恢复正常。步行速度不超过110m/min，一般可控制在50~80m/min，每次锻炼30~40min，期间可穿插休息或做医疗体操、太极拳等中国传统功夫操。50岁以上者活动时的心率建议不超过120/min。运动强度越大，越要注重热身运动和整理运动。经过一段时间的训练，收缩压可降低10mmHg，舒张压降低8mmHg左右。近年来的研究提示运动强度过大对患者无益，所以高血压患者不提倡高强度运动。

（二）循环抗阻运动

中、小强度的抗阻运动可产生良好的降压作用，而并不引起血压的过分升高。一般采用循环抗阻训练。抗阻训练的强度的设定，先测定不同肌群的1次最大举重量即1RM，一般上肢以30%~40%的1RM开始训练，下肢以50%~60%的1RM开始训练。采用上下肢的大肌群（如肱二头肌、腰背肌、胸大肌、股四头肌等）进行抗阻收缩，每节在10~30s内重复8~15次收缩，各节运动间休息15~30s，10~15节为一个循环，每次训练2~3个循环，每周3次，8~12周为一疗程。逐步适应后可按每周5%的增量逐渐增加运动量。注意在用力时呼气可减轻心血管反应。

（三）柔韧性训练

每次运动之前和运动之后进行关键肌肉牵拉训练，每组肌肉牵拉3~5次，每次20~30s。主要牵拉肌群包括：胸大肌、肱二头肌、肱三头肌、腰背肌、股四头肌、小腿三头肌等。柔韧训练的时间一般为每次15~20min。

（四）放松训练

中国传统的入静训练为气功。气功包括动功和静功两大类，主要通过调心（意念集中）、调息（呼吸）来改善全身功能。动功和静功应

用于高血压病的治疗均已见报道。较多采用放松功法，如松静功、站桩等。强调排除杂念、松静自然、呼吸匀称、意守丹田（脐下）或涌泉（脚心）。每次30min左右，每天1~4次。

降压舒心操、太极拳和其他民族形式的拳操要求锻炼时动作柔和、舒展、有节律、注意力集中、肌肉放松、思绪宁静。动作与呼吸相结合。有报道称连续进行12周中等强度有氧训练和轻度太极拳活动可降低老年人的血压。

（五）训练量控制

1. 客观指标　每周运动总量以700~2000kcal为宜，实际运用时以METs来表示：

热量＝METs*3.5*体重（kg）/200。

2. 主观指标

（1）运动时稍出汗，轻度气促，但不影响对话。

（2）次日晨起感觉舒畅，无持续的不适感。

五、生活方式调整

为了控制高血压或心血管疾病的危险因素，或是两者兼顾，美国联合委员会推荐人们调整自身生活方式。

（1）如果身体超重，要尽量减轻体重。

（2）每天酒精摄入量小于30g（啤酒600mL，白酒150mL）。

（3）定期进行有氧运动。

（4）控制每天钠盐摄取量不超过2.3g。

（5）饮食上要注意维持足够钾、钙、镁摄入。

（6）戒烟。

（7）减少饮食中脂肪、饱和脂肪酸和胆固醇的摄入。

（孙增鑫）

第三节　临床病例与思考

【病例1】

王某，56岁，公务员。身高170cm，体重86kg，吸烟史20年。无糖尿病、心脏病等合并症。平时运动较少。于2016年8月份体检发现高血压，坐位安静状态下血压为155/90mmHg，安静心率为76/min。患者无明显的症状和体征。工作劳累或情绪紧张时易出现头晕、头疼、心悸等症状。目前未规律用药。临床诊断为"高血压1级"。

临床推理：患者为高血压1级，无明确的合并症、并发症，可采用运动治疗为主的干预方案。患者体重指数BMI：体重/（身高m^2）＝86/（1.7）^{2}＝29.76>23，属于严重超重。

治疗计划：

1. 运动形式　因患者体重偏大，采用慢跑等训练方式，下肢尤其是膝关节和踝关节的压力比较大，故采用对关节负荷比较小的游泳、踏车训练为主的有氧运动方式。并且与大关节的阻力训练相结合。

2. 运动强度　患者无其他的运动禁忌证，用心率作为运动强度监控的指标。有氧训练的靶心率为120~138/min。阻力训练的强度为一次最大收缩强度的40%，每节在10~30s内重复10次左右收缩，各节运动间休息15~30s，10~15节为1个循环。

靶心率计算：

靶心率＝（220-年龄-静息心率）*运动强度百分比+静息心率

最低靶心率＝（220-56-76）*50%+76
　　　　　　＝120/min

最高靶心率＝（220-56-76）*70%+76
　　　　　　＝138/min

3. 运动时间　游泳或踏车的运动达到靶心率的运动强度下，每次30~40min。阻力训练每次2~3个循环。

4. 运动频率　有氧训练4次/周，阻力训练1~2次/周。

5. 运动注意事项　患者平时训练少，训练开始时应注意循序渐进，先从低强度的运动开始；注意运动过程中的不良反应，如出现头晕、胸闷、大汗等症状时，应立即停止运动。

【病例 2】

王某，男，50 岁，工人。自述近 10 年来常出现间断性头晕、头痛，伴视物模糊、黑蒙及晕厥，无胸痛、胸闷，无恶心、呕吐等不适症状，血压最高达 160/100mmHg，间断服用"卡托普利、利血平、硝苯地平"等降压药物治疗，血压控制在 120/80mmHg 左右。安静心率 78/min，1 周前患者再次出现头晕、头痛等不适症状，不伴胸闷、发憋、心悸及恶心等症状，无呕吐物，无胸痛、放射痛，无咳嗽、咳痰等不适症状，自行服用药物，症状可缓解。于心内科接受进一步治疗，住院期间邀请康复医学科会诊，并介入康复治疗。临床诊断为"高血压病 3 级"。

临床推理：患者为高血压病 3 级，虽无明显的并发症但仍应注意患者的运动强度的设定。建议采用运动试验，测定其最大摄氧量 VO_{2max}，无氧阈值 AT。

治疗计划：

1. 运动形式 ①床上运动训练包括：呼吸训练，最大限度地呼气后快速地吸气，每次 5~10min，1~2/d；柔韧性训练，床上拉伸运动；弹力带训练，大肌群的弹性阻力训练。循序渐进，逐渐增加运动量。②室内运动训练：在楼道散步和爬楼梯训练。③户外训练：慢跑、太极拳或者功率车训练。

2. 运动强度 采用运动试验来测定患者的最大心率。推荐 40%~70% 最大心率作为靶心率。

3. 运动时间 运动达到靶心率的运动强度下，每次 20~30min。阻力训练每次 2~3 个循环。

4. 运动频率 有氧训练每周 4~5 次。

5. 运动注意事项 训练开始时应注意循序渐进，先从低强度的运动开始；注意运动过程中的不良反应，如出现头晕、胸闷、大汗等症状时，应立即停止运动。

二、思考与分析

（一）高血压患者运动治疗流程

（1）高血压患者运动风险、运动能力、心肺耐力的评估。

（2）运动处方的制订。

（3）运动处方的实施。

（4）再次评估，修订运动处方，进入下一个治疗流程。

（二）高血压患者运动治疗的临床思考

（1）对患者的诊断、用药、合并症等全面了解。患者血压分级，严重程度，有无合并症均影响患者运动的安全性和有效性，需全面了解；了解高血压患者的用药情况，严格监控患者在运动过程中、运动后的血压和心率。

（2）高血压患者运动治疗的关键是运动强度的确定，适宜的运动强度可达到事半功倍的效果。运动中的靶心率和摄氧量一般由推算所得，故运动中应监测血压和心率，确保运动安全。不可一味追求达到靶心率。

（3）高血压患者的运动形式是多样的，以有氧运动为主，辅以中小强度的阻力训练。因高血压患者以中老年人常见，其运动系统的评估必不可少。应考虑患者是否存在运动系统疾病，针对患者的情况、自身爱好选择适合患者的运动形式。

（4）与健康教育相结合，让患者明确高血压运动的禁忌证、适应证、运动终止的指标。

（孙增鑫）

第四十一章 | 冠心病

冠状动脉粥样硬化性心脏病简称为冠心病，是最常见心血管疾病之一。世界卫生组织将冠心病分为5大类：无症状心肌缺血（隐匿性冠心病）、心绞痛、心肌梗死、缺血性心力衰竭（缺血性心脏病）和猝死。

冠心病的病理生理核心是心肌耗氧和供氧失衡，在应激或运动时心肌耗氧量增加，导致心肌缺血，可诱发心绞痛，如冠脉狭窄部位血栓形成或粥样斑块脱落可导致血管闭塞，即发生心肌梗死。

第一节 临床表现与治疗机制

一、临床表现

（一）症状

1. 典型胸痛 因体力活动、情绪激动等诱发，突感心前区疼痛，多为发作性绞痛或压榨痛，也可为憋闷感。疼痛从胸骨后或心前区开始，向上放射至左肩、臂，甚至小指和无名指，休息或含服硝酸甘油可缓解。胸痛放射的部位也可涉及颈部、下颌、牙齿、腹部等。胸痛也可出现在安静状态下或夜间，多由冠脉痉挛所致，也称变异型心绞痛。

2. 症状不典型心绞痛 一部分患者的症状并不典型，仅仅表现为心前区不适、心悸或乏力，或以胃肠道症状为主。某些患者可能没有疼痛，如老年人和糖尿病患者。

3. 猝死 约有1/3的患者首次发作冠心病表现为猝死。

4. 其他 可伴有全身症状，如发热、出汗、惊恐、恶心、呕吐等。合并心力衰竭的患者可出现。

（二）体征

心绞痛患者未发作时无特殊体征。发作时患者可出现心音减弱，心包摩擦音。并发室间隔穿孔、乳头肌功能不全者，可于相应部位听到杂音。心律失常时听诊心律不规则。

二、治疗机制

（一）冠心病的临床治疗机制

1. 药物治疗 抗血栓（抗血小板、抗凝），减轻心肌氧耗（β受体阻滞剂），缓解心绞痛（硝酸酯类药物），调脂稳定斑块（他汀类调脂药）。

2. 血运重建术 血运重建术用来治疗冠脉严重病变患者，包括经皮冠状动脉介入治疗（percutaneous coronary intervention, PCI）和外科冠状动脉旁路移植术等。PCI是指通过经心导管技术疏通狭窄甚至闭塞的冠状动脉管腔，从而改善心肌的血流灌注的治疗方法，如血管内球囊扩张成形术和支架植入术等。

3. 康复治疗 康复治疗以五大处方为核心，包括药物处方优化、运动处方、营养处方、戒烟处方、心理处方，尤其运动处方是心脏康复的核心内容。

（二）冠心病康复治疗机制

通过有效强度的运动刺激，可改善血管

内皮功能，稳定冠脉斑块，促进侧支循环建立，改善心功能，降低再住院率和死亡率，提高生活质量。采取心脏康复/二级预防（CR/SP）措施是2011年美国心脏病基金会/美国心脏协会实践指南关于CABG的I类推荐；和CABG患者一样，PCI后患者转诊到CR/SP是I类推荐，是被一致认可的绩效评估手段。

1. **冠心病康复效果表现**　包括身体和精神两方面：身体上的效果包括运动耐量增加，骨骼肌力量增加，心功能改善，心室重构抑制，冠状动脉血液循环改善，肺功能改善，自主神经功能改善，末梢循环状况改善，炎症指标改善，肌肉纤维类型的改善，冠状动脉危险因素校正和生命预后的改善。精神心理上的效果提高，主要通过心血管疾病康复的二级预防，校正高血压、脂质代谢异常、吸烟、肥胖、糖尿病、过度饮酒及血栓易患疾病等动脉粥样硬化性心血管疾病的危险因素，培养健康科学的生活方式，有效改善预后。Oldridge等对4000人进行的荟萃分析结果显示：心血管疾病康复使得3个月至3年的死亡率下降20%~25%，心血管疾病康复可提高冠心病患者20%的生命预期，其中对女性效果更为显著。

2. **运动治疗对心血管系统获益机制**　有氧运动训练使冠心病患者产生缺血预适应，提高心肌对缺氧的耐受力，降低心肌损害和潜在的致命性心律失常风险。还可通过降低交感神经活性，减慢心率，增加副交感神经活性、心率变异性和压力感受器的敏感性，降低猝死风险。具体如下：

（1）改善血管内皮功能：运动通过增加动脉壁血流介导的剪切力，改善血管内皮功能，增加一氧化氮合成、释放和活性。通过促进内皮祖细胞和间充质干细胞动员，促进血管新生和内皮修复。

（2）促进抗炎：有氧运动训练可降低血C反应蛋白水平。运动可促进还原型烟酰胺腺嘌呤二核苷酸磷酸（nico-tinamide adenine dinucleotide phosphate，NADP）生成，增加机体抗氧化能力。

（3）延缓动脉硬化：运动可降低老年大鼠血管壁Ⅰ型和Ⅲ型胶原纤维以及转化生长因子β的表达。在人体，骨骼肌力量和皮肤糖基化终末产物表达呈显著负相关，糖基化终末产物促进胶原交联和动脉硬化，运动可减少糖基化终末产物生成，延缓动脉硬化。

（4）减少心肌重构：有氧运动可减轻梗死后心肌组织重塑，改善心肌组织的顺应性，改善钙离子的调节功能和受损心肌的收缩能力，降低心肌组织的氧化应激水平，改善循环中炎症因子（如白介素10、白介素6、C反应蛋白和肿瘤坏死因子α等）的表达。有氧运动能促进心肌梗死大鼠心肌组织中线粒体增生，能增强线粒体呼吸酶链复合体1（COX-1）活性，增加三磷酸腺苷的生成率。长期运动训练可以降低血羧甲基赖氨酸复合物的表达，阻止与年龄相关的心肌胶原交联，延缓心肌纤维化。

（5）降低血栓栓塞风险：长期规律的有氧运动能够降低冠状动脉易损斑块破裂后血栓栓塞的风险，其抗栓机制包括增加血浆容量，降低血液黏稠度，降低血小板聚集，提高血浆组织纤溶酶原激活剂水平，降低组织纤溶酶原抑制剂水平，降低血浆纤维蛋白原水平和增加纤溶能力。

（6）改善心肌缺血，降低猝死风险：长期规律的有氧运动通过提高体能，降低亚极量运动时的心率、收缩压和心率血压乘积，降低心肌耗氧量，提高冠心病患者运动诱发心肌缺血的阈值。通过改善冠状动脉弹性和内皮依赖的血管舒张功能，增加病变血管的管腔面积，增加心肌毛细血管密度，促进侧支循环生成，达到提高冠状动脉血流量的目的。

与有氧运动相比，抗阻运动使心血管获益的流行病学研究资料较少。明确的机制包括：增加心脏压力负荷，提高左心室舒张压，从而增加心内膜下血流灌注，降低心率血压乘积和心肌耗氧量，实现改善心肌缺血的目的。同时，抗阻运动增加骨骼肌质量，提高基础代谢率，增强骨骼肌力量和耐力，提高运动耐力，帮助患者重返日常生活和工作岗位。

（朱利月）

第二节 冠心病的运动治疗

一、运动评估

运动是一种有效的康复治疗手段，需要一定强度的运动量才能够实现，在保证患者安全的前提下促进机体功能改善的运动强度称为有效运动。为患者提供安全和有效的运动治疗，首先必须对患者进行运动风险评估，根据危险分层方案评价患者运动风险，再根据危险分层

及运动处方原则提供个体化运动处方。

（一）运动风险评估

评估内容包括：心血管疾病病史及其他器官疾病病史；体格检查，重点检查心肺和肌肉骨骼系统；了解最近的心血管检查结果，包括血指标（血脂、血糖、电解质、心肌酶、肌钙蛋白等）、12 导联心电图、冠状动脉造影、超声心动图、运动负荷试验、血运重建情况、起搏器或置入式心脏复律除颤器功能；目前服用的药物，包括剂量、服用方法和不良反应；心血管病危险因素控制是否达标；日常饮食习惯和运动习惯等。

在完成上述评估后，根据运动危险分层进行风险评估，为制订运动处方提供安全保障，其中运动负荷试验和危险分层是运动风险评估中的重点内容（表 41-2-1）。

（二）运动负荷试验

运动负荷试验是心脏运动康复计划开始和阶段性临床评估的最重要部分，可为临床提供

表 41-2-1 冠心病患者的危险分层

危险分层	运动或恢复期症状及心电图改变	心律失常	再血管化后并发症	心理障碍	左心室射血分数	功能储备（METs）	血肌钙蛋白浓度
低危	运动或恢复期无心绞痛症状或心电图缺血改变	无休息或运动引起的复杂心律失常	AMI 溶栓血管再通，PCI 或 CABG 后血管再通且无并发症	无心理障碍（抑郁、焦虑等）	>50%	≥ 7.0	正常
中危	中度运动（5.0~6.9METs）或恢复期出现心绞痛症状或心电图缺血改变	休息或运动时未出现复杂室性心律失常	AMI、PCI 或 CABG 后无合并心源性休克或心力衰竭	无严重心理障碍（抑郁、焦虑等）	40%~49%	5.0~7.0	正常
高危	低水平运动（<5.0METs）或恢复期出现心绞痛症状或心电图缺血改变	休息或运动时出现的复杂室性心律失常	AMI、PCI 或 CABG 后合并心源性休克或心力衰竭	严重心理障碍	<40%	≤ 5.0	升高

注：低危指每一项都存在时为低危，高危指存在任何一项为高危；AMI：急性心肌梗死，PCI：经皮冠状动脉介入治疗，CABG：冠状动脉旁路移植术，METs：代谢当量

以下数据：心肺功能状态、运动时血流动力学变化、有无心肌缺血、运动是否诱发或加重心律失常，为制订运动处方提供可靠依据。

1. 运动负荷试验的禁忌证

（1）绝对禁忌证：急性心肌梗死 2d 内；未控制的不稳定性心绞痛；未控制的严重心律失常，且引发症状或血流动力学障碍；急性心内膜炎；有症状的重度主动脉瓣狭窄、失代偿心力衰竭、急性肺栓塞或深静脉血栓形成、急性心肌炎或心包炎、急性主动脉夹层和身体残疾不能全力完成运动试验。

（2）相对禁忌证：已知的冠状动脉左主干闭塞，中到重度主动脉瓣狭窄无明确症状，心室率未控制的心动过速，高度或完全房室传导阻滞，梗阻性肥厚型心肌病，近期脑卒中或短暂脑缺血发作，精神异常不能配合，静息血压 >200/110mmHg，尚未校正的临床情况（如严重贫血、电解质紊乱和甲状腺功能亢进）。

2. 运动负荷试验类型和方法

（1）心电图运动负荷试验：一般采用踏车或平板运动形式，踏车运动方案通常从无负荷开始，随后每 2~3min 增加 25~50W 至运动峰值，高危患者可每 2~3min 增加 25W。无论选择哪一种运动方案，理想的运动时间以 8~12min 为宜。平板运动方案一般采用 Bruce 方案，高危患者可采用改良 Bruce 方案或 Naughton 方案。在临床上，应根据患者的病史、心功能和运动能力选择不同的运动负荷方案，包括低水平、亚极量和症状限制性运动负荷试验。

（2）心肺运动试验（cardiopulmonary exercise testing, CPET）：CPET 能更准确评估患者心肺功能，在负荷递增的运动中反映人体的心肺功能指标，经过对各项参数的综合分析，了解心脏、肺脏和循环系统之间的相互作用与储备能力。主要参数包括最大摄氧量（maximal oxygen uptake, VO_{2max}）、代谢当量（metabolic equivalents, MET）、氧通气当量（VE/VO_2）、无氧阈（anaerobic threshold, AT）、运动最大通气量（maximal ventilation volume, MVV）、每搏耗氧量（O_2 pulse）、二氧化碳排出量（carbon dioxide output, V_{CO_2}）、每分通气量（ventilation, VE）及运动心电图等指标，从而判断其心肺功能。目前已广泛应用于临床，多用来评估心肺疾病患者的心肺功能和康复治疗效果，更重要的是用于精确指导运动处方制订。

（3）六分钟步行试验（6-minute walking test, 6MWT）：属于亚极量运动试验的一种，可用于评估合并慢性心力衰竭患者，试验方法简单，价格低廉，可用于老年体弱者，能更准确地反映患者日常活动状态的病理生理情况。让患者在长 20~30m 的走廊尽快步行，观察 6min 步行距离以及步行过程中的症状、血压、心率、疲劳程度等指标（表 41-2-2）。物品准备：抢救备用物品，包括氧气、硝酸甘油、阿司匹林和除颤仪；操作应用物品，包括秒表（或倒计时计时器）、椅子（轮椅）、硬质夹板、工作记录表、血压计、脉氧仪、心电图机和心率表。患者准备：穿着舒适，穿适合行走的鞋子；携带其日常步行辅助工具（如手杖）；患者应继续服用常规药物；清晨或午后测试前可少许进食；试验开始前 2h 内避免剧烈活动。指导语：①这个检查的目的是在 6min 内步行最远的距离，不要奔跑或慢跑；②如果出现气促、胸闷、胸痛、头晕、过度疲劳，请及时告诉我们，放慢步行速度，甚至停下来休息，一旦恢复可以继续行走。操作注意事项：①测试前不应进行热身运动；②患者日常服用药物一般不必停用；③测试时，操作者应注意力集中，不要和他人交谈，不能数错患者的折返次数；④为减小不同试验日期间的差异，应在每天的同一时间点进行测试。

表 41-2-2　自我感知劳累程度评分表（RPE 量表）

Borg 计分	自我感知的用力程度
6~8 分	非常非常轻
9~10 分	很轻
11~12 分	轻
13~14 分	有点用力
15~16 分	用力
17~18 分	很用力
19~20 分	非常非常用力

（三）体适能评估

体适能评估是指一系列与完成身体活动相关的要素或特征，包括心肺耐量、肌肉力量、肌耐力、身体成分、灵活性、协调性和柔韧性等。

二、制订运动处方

运动处方根据患者的健康、体力和心血管功能状态，结合学习、工作、生活环境和运动喜好等个体化特点制订，每一运动处方的内容遵循 FITT 原则，包括运动形式、强度、时间和频率。运动处方要根据患者的基础疾病及疾病的不同阶段，做到个体化。

（一）运动形式

主要包括有氧运动和抗阻运动。有氧运动包括行走、慢跑、游泳和骑自行车等；抗阻运动包括静力训练和负重等。心脏康复中的运动形式虽然以有氧运动为主，但抗阻运动是必不可少的组成部分。

（二）运动强度

在一定范围内随运动强度的增加，运动所获得的心血管健康或体能益处也会增加。心血管健康或体能益处的最大运动强度阈值需通过运动负荷试验获得。常用的确定运动强度的方法包括心率储备法、无氧阈法、峰值摄氧量百分数、摄氧量储备百分数、目标心率法、峰值心率法和自我感知劳累程度分级法。其中，前 4 种方法需心电图负荷试验或心肺运

动负荷试验获得相关参数。推荐联合应用上述方法，尤其是应结合自我感知劳累程度分级法。

1. 心率储备法　此法不受药物（β 受体阻滞剂等）的影响，临床上较常用。目标心率 =（最大心率 - 静息心率）× 运动强度 + 静息心率。例如，患者运动时达到的最大心率 160/min，静息心率 70/min，选择的运动强度为 60%，则目标心率 =（160-70）× 60% + 70= 124/min。

2. 无氧阈法　无氧阈水平相当于最大摄氧量的 60% 左右，此水平的运动是冠心病患者最佳运动强度，此参数需通过心肺运动试验或血乳酸阈值获得，需一定设备和熟练的技术人员。

3. 目标心率法　在静息心率的基础上增加 20~30/min，体能差的增加 20/min，体能好的增加 30/min。此方法简单方便，但欠精确。

4. 自我感知劳累程度分级法　多采用 RPE 量表（表 41-2-2），通常建议患者的运动强度在 11~16 分范围内。这种方法适用于没有条件接受运动负荷测试，或正在使用 β 受体阻滞剂治疗，或置入双腔起搏器和频率应答起搏器的患者。对于运动中有心肌缺血的患者，运动靶心率应设定为比诱发心肌缺血的心率少 10/min。

（三）运动时间

心脏病患者的最佳运动时间为 30~60min/d。对于刚发生心血管事件的患者，从 10min/d 开始，逐渐增加运动时间，最终达到 30~60min/d 的运动时间。每次运动分为热身期、锻炼期、恢复期，每次热身期和恢复期时间为 5~10min。

（四）运动频率

有氧运动每周 3~5d，最好每周 7d。抗阻运动、柔韧性运动每周 2~3d，至少间隔 1d。

三、运动处方实施

冠心病康复分为三个时期：急性期（以生命安全和回归日常生活为目标，发病后4~7d）、恢复期（以复职和回归社会为目标，发病后7d~6个月）和维持期（以健康生活习惯养成、危险因素控制和健康管理方式构建为目标，发病后6个月直至整个生命过程）。

（一）Ⅰ期康复（院内运动指导）

1. 康复目标　低水平运动试验阴性，可以按正常节奏连续行走100~200m或上下1~2层楼梯而无症状和体征。运动能力达到2~3METs，能够适应家庭生活，患者了解冠心病的危险因素及注意事项。在生理和心理上适应疾病发作，能处理生活的相关问题，同时预防卧床并发症。

2. 住院期间患者开始出现运动康复指征　过去8h内没有新的或再发胸痛；肌钙蛋白水平无进一步升高；没有出现新的心力衰竭失代偿征兆；过去8h内没有新的明显的心律失常或心电图动态改变；静息心率50~100/min；静息血压（90~150）/（60~100）mmHg；血氧饱和度>95%。

3. 治疗方案　以循序渐进地增加活动量为原则，生命体征一旦稳定，无合并症时即可开始进行康复治疗。要根据患者的自我感觉，尽量进行可以耐受的日常生活活动。

（1）床上活动：从床上的肢体活动开始，包括呼吸训练。肢体活动一般从远端开始，从不抗地心引力的运动开始，强调活动时呼吸自然、平稳，无任何憋气和用力。然后逐步开始抗阻活动。如捏气球、皮球，或拉皮筋等，一般不需要用专用器械。吃饭、洗脸、刷牙、穿衣等日常生活活动可以早期进行。

（2）呼吸训练：呼吸训练主要指膈肌呼吸，要点是吸气时腹部浮起，膈肌尽量下降；呼气时腹部收缩，把肺内的气体尽量呼出，呼气与吸气之间要均匀、连贯、缓慢。

（3）坐位训练：坐起是重要的康复起始点，开始坐的时候可以有靠背或将床头抬高。有依托坐的能量消耗与卧位相同，直立位的心脏负荷低于卧位。

（4）步行训练：步行训练从床边站立开始，然后再到床边步行。开始时最好是在进行若干次心电监护下的活动。要特别注意避免上肢高于心脏水平的活动，此类活动增加心脏负荷，常是诱发意外的原因。

（5）排便：卧床患者常出现便秘，成为心血管患者必须解决的问题。饮食结构的调整有利于缓解便秘，保持大便通畅。在床边放置简易坐便器，让患者坐位排便，其心脏负荷和能量消耗均小于卧床，也比较容易排便。

（6）上楼：上楼的运动负荷主要取决于上楼的速度。一般可以减慢速度，甚至每上一级台阶稍做休息。

（7）心理康复与常识宣教：患者急性发病后，往往有明显的焦虑和恐惧感。护士和康复治疗师必须对患者进行医学常识教育，使其了解冠心病的发病特点、注意事项和预防再次发作的方法。特别要强调戒烟、低盐低脂饮食、规律生活、个性修养等。

（8）康复方案调整与监护：如果患者在训练过程中没有不良反应，运动或活动时心率增加不足10/min，则次日训练可以进入下一阶段，若运动中心率增加20/min左右，则需要继续同一阶段的运动。若心率增加超过20/min或出现不良反应，则应退回到前一阶段的运动，甚至暂时停止运动训练。为了保证活动的安全性，可以在医学或心电监护下开始新一阶段的活动。在无任何异常的情况下，重复性的活动不一定要连续监护。

（9）出院前评估及治疗策略：患者达到训练目标后可以安排出院。患者出现并发症或运动试验异常者则需要进一步检查，并适当延长住院时间。

（二）Ⅱ期康复（院外身体恢复和运动指导）

1. 康复目标　患者出院后应尽快开始门诊运动康复计划，逐步恢复一般日常生活活动能力和重返工作。包括轻度家务劳动、娱乐活动等。运动能力达到4~6METs，提高生活质量。对体力活动没有更高要求的患者可停留在此期。此期在患者家庭或社区完成。

2. 治疗方案　建议患者出院后参加门诊心脏康复，即定期回到医院心脏康复中心，参加有医生、治疗师参与，在心电监护下的运动康复指导，一般每周2~3次，持续36次或更长时间。同时定期评估心肺运动试验等。运动方式推荐以有氧运动为主，结合散步、医疗体操、气功、家庭卫生、厨房活动、园艺活动或在邻近区域购物等，较大程度活动时可用远程心电图监护系统监测。无并发症的患者可在家属帮助下逐步过渡到无监护活动。

此期有氧运动的类型以步行、慢跑、骑自行车、游泳为主，出院后1个月内以步行为主。每次运动30~60min，包括热身运动和恢复运动。每周3~5次。强度以40%~60%峰值摄氧量，或接近无氧阈时的心率值。Borg疲劳程度11~13级为宜。

在Ⅱ期后期，可以根据医生或治疗师建议增加抗阻训练，有利于患者更快恢复自主生活和工作。最好经过规范有专业人员监护下运动训练2~4周开始增加抗阻训练。

（三）Ⅲ期康复（维持期康复）

1. 康复目标　巩固Ⅱ期康复成果，控制危险因素，改善或提高体力活动能力和心血管功能，恢复发病前的生活和工作。此期多在社区进行。

2. 治疗方案　全面康复方案包括有氧训练、循环抗阻训练、柔韧性训练、医疗体操、作业训练、放松性训练、行为治疗、心理治疗等。

在此期以有氧训练和抗阻训练为主。维持已形成的健康生活方式和运动习惯，继续运动康复和纠正危险因素，强调定期评估（3~6个月评估一次）和随访，运动康复可在家中或社区进行，不需要在医院监护下运动。要根据患者的兴趣和社区条件，增加患者运动康复的依从性。

在运动处方实施过程中，要强调注意事项：①选择适当的运动，避免竞技性运动。②只在感觉良好时运动。感冒或发热消失2d以上再恢复运动。③注意周围环境因素对运动反应的影响。理想的运动环境为温度4~28℃，风速<7m/s。寒冷和炎热气候要降低运动量和运动强度，避免在阳光下和炎热气候时剧烈运动。穿宽松、舒适、透气的衣服和鞋。上坡时要减慢速度。饭后不做剧烈运动。④患者要充分了解个人能力，定期检查和修正运动处方，避免过度训练。药物治疗发生变化时，要注意相应调整运动方案。参加训练前应尽可能充分地进行身体检查。对于参加剧烈运动者要尽可能先进行心电运动试验。⑤警惕症状，运动时如发生心绞痛或其他症状，应立即停止运动，及时就医。⑥训练必须持之以恒，如间隔4~7d以上，再开始运动时宜稍降低强度。

（朱利月）

第三节　临床病例与思考

【病例】

患者，男性，45岁，公务员。睡觉前突发胸痛3h，呈胸前区压榨样痛，持续不缓解，伴大汗淋漓、面色苍白，立即至当地医院就诊，查心电图"V1-6、Ⅰ和aVL导联ST段明显抬高，Ⅱ、Ⅲ aVF导联ST段压低，予"硝酸甘油针10mg泵注"，症状无明显缓解，急诊转至上级医院，查心电图，结果与前相同，肌钙蛋白Ⅰ（TNI）升高，BNP"6.3pg/mL"，提示："急性广泛性前壁、高侧壁心肌梗死"，急诊以"急性心肌梗死"收住入院，既往有 2 型糖尿病史 9 年余。临床诊断为"冠状动脉粥样硬化性心脏病，急性前壁心肌梗死；2 型糖尿病"。冠脉造影及 PCI：急诊 PCI 手术，造影结果提示冠心病，单支血管病变，左主干远段动脉粥样硬化，前降支近段 100% 全闭，右冠动脉粥样硬化，前降支植入 Promus Element 3.0mm × 28mm 支架 1 个，术后 TIMI 血流 3 级。术后检查结果：①心脏超声：冠心病，支架术后，二尖瓣轻度反流，三尖瓣轻度反流；②双侧颈动脉超声：左侧颈动脉内中层膜增厚；③血指标显示：超敏 C 反应蛋白：4.74mg/L；B 型钠尿肽（入院第 2d）：528.30pg/mL。血肌钙蛋白 I 逐渐下降。

治疗计划：

（一）评估与治疗内容

1. 住院期康复前评估（Ⅰ期康复）　除评估患者上述临床指标外，同时评估冠心病危险因素及心理状态等。确定是否可以行康复运动：①心绞痛症状消失；②血流动力学稳定，无心衰等并发症；③血指标显示：肌钙蛋白值逐渐下降；④体适能评估：肌力、平衡、协调等功能评估。SF-36 生活质量评价。

2. 1 周康复运动程序　见表 41-3-1。

3. 出院前心肺功能康复评估　根据病情于术后第 7d 做心肺运动试验，采取低强度运动方案。结果显示：①患者共运动 7min26s，最大

表 41-3-1　患者术后 1 周康复程序

日期	康复运动	日常生活指导	健康教育	运动过程监护
第 1d（术后第 2d）	1. 卧位上肢前屈 10 次 / 组，2 组； 2. 双下肢辅助 + 主动屈髋屈膝 10 次 / 组，2 组； 3. 踝泵运动 10 次 / 组，2 组； 4. 卧位呼吸训练 8 次，2 组	卧床，床上自己进食，在护理人员协助下洗脸、擦浴、穿脱衣物	介绍监护情况，解除患者忧虑，帮助患者树立信心	运动前后及运动过程中严密监测症状、血压、心率变化，以及疲劳程度观察，11~13 分为宜；注意有无心律失常，必要时监测氧饱和度
第 2d	1. 第 1d 项目为基础； 2. 桥式运动 5 次 / 组； 3. 床上或床边 90° 坐位保持 10min	大部分生活能自理，可以坐椅子、坐轮椅到治疗室	教育患者早期床上坐起，防止直立性低血压，叮嘱家属配合；介绍正确呼吸训练的要领及意义	
第 3d	1. 床边双脚着地坐起 15min； 2. 下床站立，热身运动； 3. 病房内在监护下慢速走动 15~25m，2/d	生活全部自理，可步行去治疗室	介绍心梗康复的作用，提高依从性	
第 4d	1. 床边坐 15min，2/d； 2. 在房内活动和做体操，在病房走廊中速步行 25~50m，2/d	生活全部自理，随时在病房步行	鼓励患者床边站立及行走，介绍心梗康复运动的注意事项	运动前后及运动中监测血压、心率、心律及氧饱和度。运动中注意疲劳程度，11~13 分为宜
第 5d	1. 在医院内中速步行 100~150m； 2. 踏车 5~10min； 3. 上、下一层楼，2/d	继续上述活动，可稍强于原来活动度	介绍冠心病的易患因素及如何控制	
第 6d	1. 在医院内中速步行 200~400m，2/d； 2. 上、下二层楼	日常生活不受限制	康复运动中自我监护方法	
第 7d	评估心肺运动试验			

阻力 70W，运动峰值 VO_{2max} 912mL/min，占预计值 49%；最大代谢当量 3.7METs；VO_2@AT 值 560mL/min，HR@AT 值 97/min，占 VO_2peak 的 45%。②运动前血压 92/63mmHg，心率 67/min，峰值血压 126/62mmHg，心率 105/min，达目标心率的 61%，停止运动 3min 血压 100/67mmHg，心率 96/min。③运动中心电图各导联 ST 段未见进一步改变，运动过程中无胸闷、胸痛等不适症状，但无氧阈值后出现频发室性早搏。终止运动试验原因：①心率达目标心率 60%，且达无氧阈值；②频发室性早搏。

4. 出院后门诊康复运动处方（Ⅱ~Ⅲ期康复）　根据心肺运动试验结果，参考 PCI 术后危险分层，该患者为高危等级（无氧阈时摄氧量低，频发室性早搏）。制订运动处方，并执行运动方案：①运动方式：功率自行车、平板步行训练；②运动强度：设无氧阈时心率为靶心率，约 95~99/min，结合 Borg 评分 11~13 级；③运动时间：每次 30min。分三个阶段：热身期：5min，锻炼期：20~30min，恢复期：5min；④运动频率：每天一次（门诊康复每周 2 次）；⑤注意事项：运动前后测量血压、运动中持续心电监护，运动中出现胸闷、胸痛、头晕、乏力、脸色苍白、下肢酸软、疼痛等应停止运动。在家自行运动时随身携带硝酸酯类药物，必要时服用或联系医生；不建议空腹运动，运动中出现头晕、心慌、出冷汗等不适症状应停止运动，防止低血糖发生，随身携带含糖饮料或食物，家庭运动建议佩戴指脉氧或穿戴式监护仪。6 个月后进入Ⅲ期康复，经 CPET 评估后调整运动处方，维持运动康复。

（二）疗效评价

（1）评价药物、运动康复依从性，及危险因素评估，包括 BMI、戒烟、饮食等生活方式和血指标等。

（2）心肺功能评估，评价运动耐力及运动中心绞痛等症状。可以采用心肺运动试验，观察无氧阈值、最大摄氧量、峰值心率、血压等指标。一般 PCI 术后 1 个月、3 个月、6 个月、1 年复查，并根据复查结果修正运动处方。

（3）日常生活活动能力、生活质量评估（回归家庭或回归工作）。

二、思考与分析

1. 住院期间早期康复　要注意掌握适应证，特别是行心肺运动试验的适应证和禁忌证，在运动试验过程中，要掌握终止指征，并做好急救准备：心脏电除颤仪、血压计、急救药品（肾上腺素、硝酸甘油、多巴胺和阿托品）、供氧设施，这些应处于随时备用状态。

2. 急性心肌梗死患者康复指导　对于年轻的患者，出院后面临恢复工作的问题，恢复工作指导包括评估和运动处方两部分，评估内容除上述提到的运动风险评估外，评估患者的工作特点也很重要，包括评估工作环境、工作时用到的肌肉群、涉及肌肉力量和耐力的工作要求、工作时进行的主要活动、高代谢需求与低代谢需求的时间比、环境因素以及 8h 工作的平均代谢需求是否超过最大摄氧量的 50%。根据运动负荷试验结果获得患者的体能信息，结合各种活动的能量消耗水平和患者的工作特点，判断患者是否可以恢复正常工作；运动处方除给予合适的运动强度外，运动形式建议选择与工作中用到的肌肉群相同的运动，设定的运动方式尽可能模拟工作中的活动模式，包括抗阻运动和有氧训练，如工作中有环境压力，应让患者了解适当的注意事项，监测在相似的工作环境中的生理反应。

3. 运动风险和预防　易发生心血管事件的高危患者包括 6 周以内的心肌梗死、运动诱发心肌缺血、左心室射血分数 <30%、持续室性心动过速、严重的室上性心动过速、心脏骤停

以及新近置入自动复律除颤器和／或频率应答心脏起搏器等。康复运动时要充分评估。同时，过度运动也可能导致机体出现各种损伤，包括肌肉、骨关节和心肌损伤、脱水、酸碱失衡、电解质紊乱和出现各种心律失常，严重时引起高血压、心力衰竭和猝死。因此，制订康复运动处方，要对患者进行风险评估，同时对患者进行运动常识教育，避免过度运动，自我识别不适症状。康复医师和护士要接受心脏急救培训。由于患者住院时间日益缩短，国际上主张3~5d出院，早期康复治疗不要遵循固定的模式，真正实现个体化还有很长的路要走。

4. 有计划地进行患者教育和随访 有助于提高患者参与运动的动机和依从性。经历急性心脏事件（如急性冠状动脉综合征、经皮冠状动脉介入治疗）后，大多数患者不知道是否应该运动，耐受运动量有多大，应做什么运动。对运动的不确定和对运动风险的担忧导致患者回避运动。运动训练是改善患者生活质量的最佳手段。支架术后患者应接受专业人员指导下的康复运动训练，通过运动训练，患者学会感觉和观察自己局部和全身性反应（例如心率、呼吸加快、胸痛症状、肌力增加和主观疲劳感），通过逐渐地增加运动强度，增强患者参与运动的信心。这种启蒙教育将减少患者的焦虑情绪，增强患者在工作、娱乐及日常生活中的体力，促进患者参与和坚持运动。

（朱利月）

第四十二章　慢性阻塞性肺疾病

慢性阻塞性肺疾病（chronic obstructive pulmonary diseases，COPD），简称慢阻肺，是以持续气流受限为特征的可以预防和治疗的疾病，其气流受限多呈进行性发展，与气道和肺组织对香烟烟雾等有害气体或有害颗粒的异常慢性炎症反应有关。肺功能检查对确定气流受限有重要意义。在吸入支气管扩张剂后，第1秒用力呼气容积（forced expiratory volume in one second，FEV1）/用力肺活量（forced vital capacity，FVC）（FEV1/FVC）<0.70 表明存在持续气流受限。COPD 由于其患病人数多，死亡率高，社会经济负担重，已成为一个重要的公共卫生问题。COPD 目前居全球死亡原因的第4位，世界银行/世界卫生组织公布，至2020年 COPD 将位居世界疾病经济负担的第5位。

慢阻肺的特征性病理生理变化是持续气流受限导致肺通气功能障碍。随着病情的发展，肺组织弹性日益减退，肺泡持续扩大，回缩障碍，则残气量及残气量占肺总量的百分比增加。肺气肿加重导致大量肺泡周围的毛细血管受膨胀肺泡的挤压而退化，致使肺毛细血管大量减少，肺泡间的血流也减少，此时肺泡虽有通气，但肺泡壁无血液灌流，导致无效腔增大；也有部分肺区虽有血液灌流，但肺泡通气不良，不能参与气体交换，导致功能性分流增加，从而产生通气与血流比例失调。从病理解剖上以小气道和肺实质的慢性炎症反应为主要特点。在肺的局部可见吞噬细胞、中性粒细胞和淋巴细胞的增加。炎症的介导物质虽然不像哮喘那样明确，但是近年来的研究也已经证明了由多种炎症介导物质参与 COPD 的病理生理改变。主要有脂类、炎症多肽、氧自由基、含氮物质、化学因子、细胞因子和生长因子。一些蛋白酶也在这个病理过程中参与了组织的破坏，最终导致气道的纤维化和肺泡破坏，引起气道阻塞、肺气肿。同时，肺泡及毛细血管大量丧失，弥散面积减少。通气与血流比例失调与弥散障碍共同作用，导致换气功能发生障碍。通气和换气功能障碍可引起缺氧和二氧化碳蓄积，发生不同程度的低氧血症和高碳酸血症，最终出现呼吸功能衰竭。

第一节　临床表现与治疗机制

一、临床表现与诊断评估

（一）症状

COPD 起病缓慢，病程较长，主要症状包括以下几个方面。

1. 慢性咳嗽　随病程发展可能终身不愈。常晨间咳嗽明显，夜间有阵咳或排痰。

2. 咳痰　一般为白色黏液或浆液性泡沫性痰，偶可带血丝，清晨排痰较多。急性发作期痰量增多，可有脓性痰。

3. 气短或呼吸困难　早期在进行较剧烈活动时出现，后逐渐加重，以致在日常活动甚至休息时也感到气短,是 COPD 的标志性症状。

4. 喘息 部分患者特别是重度患者或急性加重时出现喘息。

5. 其他 晚期患者有体重下降,食欲减退等。

(二)体征

早期体征可无异常,随疾病进展可能出现以下体征。

1. 视诊 胸廓前后径增大,肋间隙增宽,剑突下胸骨下角增宽,称为桶状胸。部分患者呼吸变浅,频率增快,严重者可有缩唇呼吸等。

2. 触诊 双侧语颤减弱。

3. 叩诊 肺部过清音,心浊音界缩小,肺下界和肝浊音界下降。

4. 听诊 两肺呼吸音减弱,呼气期延长,部分患者听诊闻及湿性啰音和 / 或干性啰音。

(三)实验室和其他辅助检查

1. 肺功能检查 肺功能检查是判断持续气流受限的主要客观指标。使用支气管扩张剂后,FEV1/FVC < 0.70 可确定为持续气流受限。肺总量(total lung capacity,TLC)、功能残气量(functional residual capacity,FRC)和残气量(residual volume,RV)增高,肺活量(vital capacity,VC)减低,表明肺过度充气。

2. 胸部 X 线检查 COPD 早期胸片可无异常变化,以后可出现肺纹理增粗、紊乱等非特异性改变,也可出现肺气肿改变。X 线胸片改变对 COPD 诊断特异性不高,但对于与其他肺疾病的鉴别具有非常重要的价值。对于明确自发性气胸、肺炎等常见并发症也十分有用。

3. 胸部 CT 检查 CT 检查可见 COPD 小气道病变的表现、肺气肿的表现以及并发症的表现,但其主要临床意义在于排除其他具有相似症状的呼吸系统疾病。

4. 血气检查 血气检查对确定发生低氧血症、高碳酸血症、酸碱平衡失调以及判断呼吸衰竭的类型有重要价值。

5. 其他 COPD 合并细菌感染时,外周血白细胞增高,核左移。痰培养可能查出病原菌。

(四)COPD 诊断与稳定期病情严重程度评估

COPD 的诊断主要根据吸烟等高危因素史、临床症状、体征及肺功能检查等,并排除可以引起类似症状和肺功能改变的其他疾病,综合分析确定:肺功能检查见持续气流受限是 COPD 诊断的必备条件,吸入支气管扩张剂后 FEV1/FVC < 0.70 为确定存在持续气流受限的主要依据。目前多主张对稳定期 COPD 采用综合指标体系进行病情严重程度评估。

1. 症状评估 可采用改良版英国医学研究委员会呼吸困难问卷(mMRC 问卷)进行评估(表 42-1-1)。

2. 肺功能评估 可使用 GOLD 分级:COPD 患者吸入支气管扩张剂后 FEV1/FVC < 0.70;再依据其 FEV1 下降程度进行气流受限的严重程度分级,见表 42-1-2。

表 42-1-1 mMRC 问卷

mMRC 分级	呼吸困难症状
0 级	剧烈活动时出现呼吸困难
1 级	平地快步行走或爬缓坡时出现呼吸困难
2 级	由于呼吸困难,平地行走时比同龄人慢或需要停下来休息
3 级	平地行走 100m 左右或数分钟后即需要停下来喘气
4 级	因严重呼吸困难而不能离开家,或在穿衣、脱衣时即出现呼吸困难

表 42-1-2　COPD 患者气流受限严重程度的肺功能分级

肺功能分级	患者肺功能 FEV1 占预计值的百分比（FEV1%pred）
GOLD 1 级：轻度	FEV1%pred ≥ 80%
GOLD 2 级：中度	50% ≤ FEV1%pred < 80%
GOLD 3 级：重度	30% ≤ FEV1%pred < 50%
GOLD 4 级：极重度	FEV1%pred < 30%
4 级	因严重呼吸困难而不能离开家，或在穿衣、脱衣时即出现呼吸困难

3. 急性加重风险评估　上一年发生 2 次或以上急性加重或 FEV1% pred<50%，均提示今后急性加重的风险增加。

依据上述症状、肺功能改变和急性加重风险等，即可对稳定期 COPD 患者的病情严重程度做出综合性评估，并依据该评估结果选择稳定期的主要治疗药物（表 42-1-3）。

在对 COPD 患者进行病情严重程度的综合评估时，还应注意 COPD 患者的各种全身合并疾病，如心血管疾病、骨质疏松、焦虑和抑郁、肺癌、感染、代谢综合征和糖尿病等，治疗时应予以兼顾。

表 42-1-3　稳定期 COPD 患者病情严重程度的综合性评估及其主要治疗药物

患者综合评估分组	特　征	肺功能分级	上一年急性加重次数	mMRC 分级	首选治疗药物
A 组	低风险，症状少	GOLD 1~2 级	≤ 1 次	0~1 级	SAMA 或 SABA，必要时
B 组	低风险，症状多	GOLD 1~2 级	≤ 1 次	≥ 2 级	LAMA 或 LABA
C 组	高风险，症状少	GOLD 3~4 级	≥ 2 次	0~1 级	ICS 加 LABA，或 LAMA
D 组	高风险，症状多	GOLD 3~4 级	≥ 2 次	≥ 2 级	ICS 加 LABA，或 LAMA

注：SABA：短效 β₂ 受体激动剂；SAMA：短效抗胆碱能药物；LABA：长效 β₂ 受体激动剂；LAMA：长效抗胆碱能药物；ICS：吸入糖皮质激素

二、治疗机制

COPD 最主要的症状之一是呼吸困难，并且引起气促产生抑郁和恐惧。COPD 患者有明显的日常生活活动受限和运动耐量降低。一项研究发现，COPD 患者有较高的致残率，50% 的 COPD 患者需要家庭照护。另一些研究显示，很多重症 COPD 患者即使在进行简单日常生活活动或在家行走时也会感到气紧。运动耐量的降低也是 COPD 的症状，这可能归因于疾病本身（如通气受限）、心功能不全、气体交换受限、既往的心血管适应水平和肌肉功能障碍。实际上，COPD 患者存在明显的呼吸困难和一些其他重要症状时，外周肌肉（也许还包括呼吸肌）无力是导致患者运动减少的主要原因。

肌无力和肌疲劳是 COPD 致残的主要原因，净肌肉量是肌肉质量预测的重要指标，与运动中峰值氧摄取有关。COPD 患者周围肌肉功能不全的特征是肌力和肌耐力降低，肌氧合能力受损，肌肉组织向糖酵解纤维转化，Ⅰ 型纤维量（慢氧化纤维）减少而Ⅱb 型纤维量（快速糖酵解纤维）增加。Janaudis-Ferreira 和他的同伴们比较了同年龄段的 42 例 COPD 患者与 53 例健康人群，发现 COPD 患者股四头肌肌力显著降低，同时肌耐力下降。这个数据更加支持了 Killian 在 1992 年观察到的现象：与健康人群相比，COPD 患者由于大腿肌肉疲劳而使劳动强度下降，而 COPD 患者股四头肌更易出现肌无力和肌疲劳。

研究观察到这个人群中有非常严重的静坐生活习惯。Donaldaon发现COPD急性加重期，患者户外活动时间明显减少。目前明确的是，虽然活动量减少是肌肉受损的重要因素，但类固醇水平、营养不良、蛋白质失衡、慢性低氧血症和高碳酸血症、氧化应激和肌细胞凋亡、基因分布同样对肌受损有不可推卸的责任。目前COPD的炎性反应损伤肌肉功能的理论引起人们大量兴趣，它认为无论是在稳定期还是急性加重期，净肌肉的丢失和肌无力均与全身炎性反应有关。重要的是，有数据显示炎性标记物，如C反应蛋白、白介素-6和肿瘤坏死因子，与健康状态、肌无力和运动耐力有关。虽然我们发现全身炎症的严重程度可能与气道阻塞的严重程度有关，但炎症导致残疾、运动耐量和患者对训练反应降低的机制和程度目前仍不清楚。最新的理论体系认为COPD患者外周肌肉功能障碍是由多因素引起的，可能是以上原因共同作用的结果。应该用多维评价表来评价COPD患者。除肺功能外，其他指标包括体格检查成分、呼吸困难程度、功能锻炼能力（6分钟步行试验）。随着对COPD疾病原因的更深入了解，使我们意识到，在COPD的病理生理发展过程中，如何制订正确的策略来最大限度地改善患者生理功能和加强周围肌肉力量是非常重要的。

肺康复的目的：

（1）减少呼吸困难症状。

（2）增加肌力和肌耐力（包括周围肌和呼吸肌）。

（3）增加运动能力。

（4）改善日常功能，确保锻炼长期进行。

（5）缓解恐惧和焦虑，改善生活质量。

（6）增加肺部疾病知识，加强自我管理。

（陈慧娟　丛　双）

第二节　COPD的运动治疗

肺康复应该把COPD患者和他们的家庭视为一个整体治疗对象，因为它需要得到不同的健康专业人员的参与。当临床专科医师、护士、营养师、社会学家、心理医师提供了他们的意见和建议后，治疗师应监督和实施运动计划。所有患者在进行运动锻炼之前，均应接受内科医生的评估并且定期随访以保证合理的内科和药物治疗。而且治疗的重点应该从呼吸气流量结局逐步向其他相关参数过渡，这些参数包括患者的临床症状、运动耐量、营养状态、生活质量和恶化频率。由于肺康复治疗的目的为改善全部参数，因此，它是COPD合理治疗的基石。

一、COPD的康复评估

（一）6分钟步行试验

6分钟步行试验的结果比氧耗量峰值能够更好地反映患者的日常生活活动能力，6分钟步行距离和生活质量的相关性也更好。在进行康复治疗后的6分钟步行距离的改善与患者主观的呼吸困难症状改善也具有很好的相关性，能很好地反映肺康复的干预结果。COPD患者的6分钟步行距离的可重复性（变异系数为8%）比用力呼气1秒率的可重复性要好。6分钟步行距离比机体状态的问卷调查更能反映患者在短期内的功能变化。6分钟步行试验的技术要点：

1. 地点选择　6分钟步行试验应该在室内进行，选择一条长的平直的地面较硬的封闭的走廊作为试验的地点，长度至少达到30m（约100英尺）。走廊每隔3m要有一个标志，在起始线和折返点放置标志，可使用枯黄色的锥形交通标志。

2. 试验步骤

（1）第一次试验前先进行呼吸困难 Borg 评分、血压、脉搏、呼吸频率的测定并记录。应记录使用的药物，如患者通常在活动前吸入 β–受体激动剂和硝酸甘油。对 COPD 和哮喘患者在吸入 β–受体激动剂后 15min 测定肺活量和基线氧饱和度。

（2）步行应尽量在每天的同一时间进行，至少在饭后 2h。患者应按照要求从路的一端走到另一端，在 6 分钟内尽可能走更长的距离。

（3）进行步行试验的距离长度不应少于 30m，应记录当时当地的温度。

（4）在试验之前应先告知患者："本试验的目的是观察您在 6 分钟内能走多远。您将从这一点开始（提示标记应在走廊的一端），走到走廊的另一端，然后再往回行走，如此进行 6 分钟。如果您需要，可以在原地停止和休息，然后再从那里继续开始。最重要的是您要在 6 分钟内尽可能行走长的距离。我会提醒您已经行走的时间，并告诉您结束的时间。当我喊'停止'时请您在原地停下"。告知之后应要求患者重复以上内容确认其是否已经理解。

（5）第一次步行期间，要连续监测脉搏和氧饱和度。进行辅助性氧疗的患者在运动期间可以使用移动性氧疗。氧饱和度低于 85% 的患者应终止步行，并考虑给以氧疗。

（6）在步行期间，每 30s 要给以鼓励的语言，如"您走得很好""保持下去""很好""您很棒"。医生或护士（治疗师）要在不影响患者行走的情况下跟随患者步行，在喊出鼓励的话时尽量面对患者，并提醒患者已经走了 2min、4min、6min（停止）。

（7）如果患者在运动中感觉到有不能坚持步行的不适（例如关节疼痛等），患者可以立即休息，当患者在 6 分钟内自觉恢复时，可继续行走，但休息的时间应计算在内。

（8）每一次步行试验结束都要立即测定用力呼吸的 Borg 评分，限制行走的症状，如呼吸困难、腿痛等。

3. 结果的判定　6 分钟步行试验应分别在干预前及干预后进行，主要查看患者步行距离是否有改变。在测试时应注意控制变量，测试应由同一位治疗师评估，患者可进行 1~2 次的练习。通常短期内的测试结果可重复性良好。

6 分钟步行试验测定的运动耐力与功率自行车测定的最大耗氧量（maximal oxygen consumption，VO_2max）和静息每分通气量（minute ventilation at rest，VE）有非常明显的相关性（$P<0.01$），与时间肺活量（timed vital capacity）有明显的相关性（$P<0.05$），但与 FEV1 无关。该试验受多种因素影响，如心肺、神经肌肉功能，以及受试者的主观努力程度等。

通过计算他们得出了 6 分钟步行预计值（6MWD）的计算公式如下：

男性，6MWD=[7.57×身高（cm）]–（5.02×年龄）–[1.76×体重（kg）]–309m

女性，6MWD=[2.11×身高（cm）]–[2.29×体重（kg）]–（5.78×年龄）+667m

（二）气短指数

气短指数（伯格测量表改良版）

0	完全没有气短
0.5	非常非常轻微（刚发觉）
1	非常轻微
2	轻微
3	中等
4	严重
5	稍微严重
6~8	非常严重
9	非常非常严重（几乎最大极限）
10	最大极限

患者指引："这是一个询问您气短程度的测量表。0分代表呼吸时完全没有气短（呼吸困难）的感觉。随着分数增加，气短（呼吸困难）程度上升。10分代表呼吸时气短程度达到最大极限。那么，现在您觉得呼吸有多困难？"

（三）体重指数

营养状态对于COPD患者来说既是判断预后的指标又是指导运动治疗的指标。最常用的指标是体重指数（body mass index，BMI）。BMI的计算公式为体重/身高^2。BMI<21kg/m^{2}为低体重，21kg/m^2<BMI<25kg/m^{2}为正常体重，BMI>30kg/m^{2}为超重。

营养状态对于进行运动治疗具有指导意义，如果体重是理想体重的80%以下时，应尽早开始营养指导。

（四）日常生活活动评价

肺康复对生存期的影响相关研究很少，2004年Celli BR等研究并提出了BODE指数，该指数比FEV1能更好地预测死亡危险，而且简单易行。但是对于预测肺康复的效果还没有研究。BODE指数是指体重指数（BMI）、气流阻塞（airflow obstruction，O)、呼吸困难（dyspnea，D)运动耐量（exercise capacity，E)。BMI：体重/身高^2；气流阻塞以FEV1表示；呼吸困难使用MMRC评分表示（表42-2-1）；运动耐量以6分钟步行距离（6MWD）表示，BODE指数见表42-2-2。

二、慢阻肺运动治疗处方

（一）综合肺康复方案的内容

康复治疗主要有4个内容：运动治疗、教育、心理社会、行为干预和效果评价，其中心是运动治疗。根据美国心血管和肺康复学会指南小组在2007年发表的循证指南中显示的证据分级见表42-2-3。

对于COPD患者来说改善心肺耐力和周围肌耐力是肺康复的直接目的。运动耐力是人们完成独立生活工作的能力，周围肌肉无力和失用存在于大多数参加肺康复的患者中，并导致出现疲劳感。因此耐力训练包括两部分，一为肌肉量训练（耐力训练），只有足够的肌耐力才能满足生活工作需要，属于无氧运动。二为

表 42-2-1　呼吸困难程度评分表（mMRC）

分数	呼吸困难程度
0	剧烈运动时感到呼吸困难
1	快步走或爬较小的山时即感到呼吸困难，需停下来喘气
2	比同龄人走得慢或当自己缓慢行走时需停下来喘气
3	走100m即需要停下来喘气
4	穿衣服时即导致呼吸困难，以致不能离开房间

表 42-2-2　BODE 指数评分方法

变量	BODE 指数评分			
	0	1	2	3
FEV1/%pred	≥65%	50%~64%	36%~49%	≤35%
6MWD（m）	≥350	250~349	150~249	≤149
mMRC 分级	0~1 级	2 级	3 级	4 级
BMI（kg/m^2）	>21	≤21		

表 42-2-3　运动治疗证据分级

内容	推荐	证据级别
下肢运动	推荐包括运动能力训练的下肢运动作为肺康复的一部分	A
上肢运动	对抗和耐力训练的上肢功能和运动训练应当包括在肺康复中	B
通气肌训练	证据不支持在肺康复中常规使用，但是在伴有呼吸肌力量减弱或喘气的患者可以选用	B
心理学、行为学和教育	证据不支持作为单独治疗方式的短期心理干预益处，长期干预可能是有益的，专家意见支持把教育和心理学干预作为肺康复的内容	C
呼吸困难	应包括在肺康复中	A
生活质量	健康相关的生活质量应包括在肺康复中	B
健康资源利用	肺康复减少了住院人数和住院天数	B
生存期	肺康复可以改善生存期	C

全身耐力训练，以增强对全身耐力的适应性为训练目的，依赖心肺提供氧与营养物质来供给能量，并与能量储存和利用有关，属于有氧运动。

1. 运动方式　耐力运动作为一种运动形式，等于力 × 距离 × 重复次数，也就是在一定强度下、一定的时间内（不少于 15~30min）周期性的反复运动。多采用大肌群运动，如步行、慢跑、游泳、滑雪、骑自行车等运动比较适宜。医生可以根据 COPD 患者病期分级来决定运动方式。肌耐力训练可以选择弹力带操、哑铃等分别锻炼上、下肢的肌肉。

2. 运动强度　通常用最大摄氧量和代谢当量作为运动强度的客观指标，由于心率和运动强度之间存在线性关系，所以也可以用心率作为强度指标。理想的运动强度应设定在既能产生预期效果，又不因强度过高而产生临床症状、不适或厌倦的状态。

3. 运动持续时间　一般采用 15~60min 的持续时间。医生针对患者个体时应根据治疗目的、患者的能力和兴趣决定运动持续时间。为了改善功能储备最少需要 15min 有氧运动。但是运动持续时间与运动强度可以调节，例如运动强度较大时可以缩短运动时间，运动强度较小时可以适当延长运动时间。这类患者其功能

储备量一般在 10~12METs 之间。如果进行户外行走运动，最大代谢当量在 4~5METs，这个值低于推荐运动强度，而以每分钟 134m 的速度慢跑，代谢当量约 5.6METs，又超过推荐运动强度，因此可以使用这两种方案交替进行的方法对患者是有益的。例如患者功能储备为 10METs，预定运动强度 65%~75%，先以 8km/h 速度慢跑（8.6METs）4min，再以 5km/h 速度步行（3.3METs）1min，总耗能为 [（8.6METs 4min）+（3.3METs 1min）]/5min=7.5METs。这是相当于 75% 的功能储备，重复 6 次这种运动，患者可以在理想的运动强度下运动 30min。

4. 运动频度　如果每次运动保证足够的运动强度和持续时间则运动效应可以维持 2~3d。因此，理论上运动频度一般是每周 2~3 次即可，但是对于 COPD 患者，特别是老年患者一般采用较低强度运动，所以我们要求每周至少运动 3~5 次以上。

5. 运动周期　临床研究所报告的运动周期多数是 6~8 周，这些一般是在住院或门诊肺康复方案所采用的，在门诊或家庭肺康复方案中也有达到 48 周的报告。对于已经存在呼吸残疾患者来说肺康复是一个长期的任务，可以理解为是终身需要进行康复治疗。临床严重程度

处于1级和2A级者可以选择家庭或社区康复，在门诊进行定期强化康复，而2B和3级患者应以住院强化康复和门诊医生监督康复为主。在门诊和家庭（社区）康复与患者家庭环境密切相关。

6. 运动程序

（1）预备运动：人们在休息状态到运动状态时机体的自主神经对内脏的调节有一个适应的过程，因此在达到运动靶目标前的过渡阶段称为预备运动（热身运动），一般为10min左右，可以步行、做体操等。

（2）运动训练：此阶段运动量逐渐增加至到达靶目标并持续规定的时间。

（3）整理运动：在运动持续规定的时间后不要马上停止，而应该逐渐减少运动量，以保持良好的静脉回流和一定的心输出量，防止突然停止运动后出现直立性低血压或诱发心血管意外发生。此外，整理运动有助于乳酸清除，防止延迟性肌肉酸痛的发生。

7. 运动方法 包括：①持续运动；②间歇运动；③循环运动；④循环-间歇运动。临床上常用的运动方法是持续运动，持续运动的时间体现了运动耐力。而间歇运动与持续运动的效果相似。

8. 运动方式 根据运动部位不同分为上肢运动和下肢运动。上肢运动包括举重物（小沙袋250~500g，每组10~15次，每次2~3组），上肢弹力带操、推墙、手臂转圈、耸肩和上肢功率车等。下肢运动包括步行、蹬车、爬山、跑步机和功率自行车运动等。在肺康复循证医学指南中上肢运动的证据级别为B级，下肢运动的证据级别为A级。根据运动效果分为等张运动和等长运动。

9. 运动量的调整 运动量的调整需要根据患者当前身体情况、年龄、对初始运动的反应来定。一般开始可以用低于目标运动强度的10%的运动量，运动持续时间和频率也从低限开始。在开始调整时也应先通过调整运动时间来增加运动量而不是调整强度和频率。如果初始运动时间少于15min，至少应增至20~30min。对于没有症状的患者，可以每周增加运动量的10%~30%，当运动时间达到30min以上时继续增加的幅度减小。

10. 通气肌训练 呼吸肌力量主要是通过最大吸气压（PI_{max}）来测定的。大多数COPD患者存在肌无力。通气肌训练方式是阻力训练，强度可以从10%的最大吸气压开始，逐渐增加至50%，至少应在30%以上，尽量接近最大吸气压更好。每周训练5d，每天2次，每次15min。每分钟呼吸12~15次。可以用手持吹气装置或其他训练装置。在为期8~12周的综合肺康复后，其疗效一般可维持1~2年，但是随着时间的延长，康复的效果会逐渐减退。因此，对于稳定期的COPD患者坚持肺康复的策略是会长期获益的。

（二）呼吸功能训练技术

1. 膈肌呼吸 膈肌呼吸亦称腹式呼吸，是呼吸训练的最重要内容，是其他呼吸训练的基础，其具体方法如下。

（1）患者处于舒适而放松的体位，如仰卧位、半卧位、前倾依靠体位等。仰卧或半卧位时，膝下垫枕，髋膝关节屈曲，使腹肌放松。

（2）评估患者呼吸模式，并示范膈肌呼吸的正确方法。

（3）治疗师将手放置于前肋骨下方的腹直肌上（图42-2-1A）。

（4）让患者用鼻缓慢地深吸气，同时腹部鼓起。

（5）让患者有控制地用口呼气，同时腹部下陷。

（6）患者重复练习3~4次后休息，不要过度换气，每天练习5~6组，每组3~5次。

（7）患者将手置于自己前肋骨下方的腹直肌上，体会腹部动作（图 42-2-1B）。患者吸气时，手应上升而呼气时下降。

（8）在各种体位（坐、立）及活动时（行走、上下楼梯或坡道）练习膈肌呼吸。

（9）平地步行时的膈肌呼吸：让呼吸的类型与行走的步数相协调一致的训练方法。患者在行走时保持吸气和呼气的比例为 1：2，即两步吸气、四步呼气。必要时，可使用助行器。

（10）上下台阶时的膈肌呼吸：要点是上台阶迈步时呼气，停止迈步时吸气。先从一级楼梯练起，逐渐过渡到两级、三级连续上楼梯。下楼时与平地步行一样，吸气和呼气比为 1：2。

注意事项：在训练开始时，应顺应患者的呼吸节律进行呼吸训练，不要让患者用力深呼吸，否则会加重呼吸困难；治疗师应从患者呼吸辅助肌的收缩把握患者的呼吸类型，如果患者使用呼吸辅助肌（肩颈肌群）启动呼吸模式，则要指导患者放松这些肌肉，如使用肩部靠枕、耸肩放松运动；可使用姿势镜等视觉反馈进行自我训练。

2. 吹笛式呼吸

（1）作用：发生阻塞性肺疾病时，由于肺和支气管失去弹性，将空气从肺排出所需的胸腔正压减少，呼气时支气管过早塌陷，呼气量减少。运用吹笛式呼吸，可使口腔和支气管内的压力升高，呼气时支气管仍处于开放状态，减少无效腔通气，并减少克服呼气阻力所做的呼吸功。由于此方法嘴唇呈缩唇状，故又称缩唇呼吸。

（2）操作方法：指导患者缓慢地深吸气（图 42-2-2A），然后让患者轻松地做出吹笛姿势呼气（图 42-2-2B）

（3）注意事项：患者应避免用力呼气，尽量放松，并且避免腹肌收缩，因为在吹笛姿势下用力或延长呼气会增加气道的乱流，以致支气管功能进一步受限。还可与吹蜡烛火苗结合练习，距蜡烛的距离从 20cm 开始，逐渐延长至 90cm，并逐渐延长时间。

3. 局部呼吸　因为手术后疼痛容易诱发防卫性肌肉收缩，导致肺扩张不全，从而出现特定肺区域换气不足的现象。因此，局部呼吸运动可改善受限的肺叶及胸壁再度扩张，进而增加肺通气量。常需要局部呼吸运动的部位包括：侧肋、右中叶及肺尖扩张，其步骤如下。

（1）患者屈膝仰卧位或坐位，治疗师将双手置于患者欲扩张肺叶对应的胸廓上（图 42-2-3）。

（2）请患者呼气，并感受肋骨向下向内

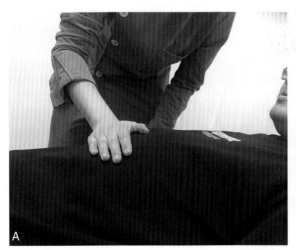
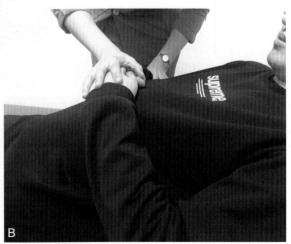

图 42-2-1　半卧位膈肌呼吸训练

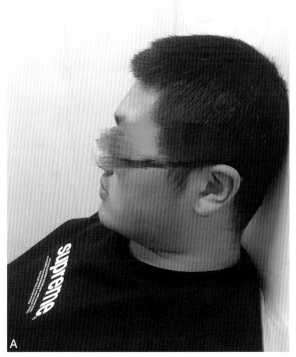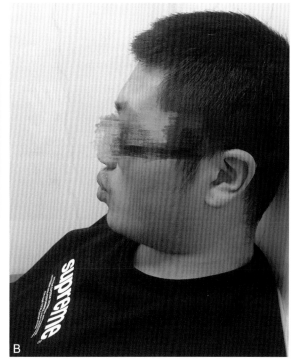

图 42-2-2　吹笛式呼吸

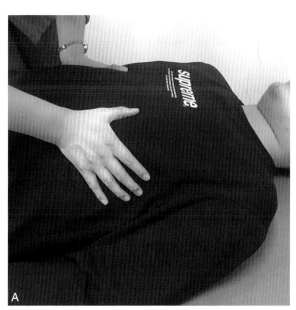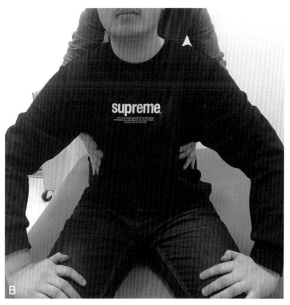

图 42-2-3　双侧肋骨扩张

移动时，手掌同时向下施压。

（3）在吸气前的瞬间，快速向下向内牵张胸廓，诱发肋间外肌收缩。

（4）请患者吸气时抵抗治疗师双手阻力，以扩张肋下区域，阻力宜轻微。

（5）之后患者再次呼气时，治疗师轻柔地向下向内挤压胸腔。

（6）指导患者独立使用这种方法。患者可将双手置于肋骨上（图 42-2-4），或利用布带提供阻力（图 42-2-5）。

4. 呼吸肌训练　改善呼吸肌的肌力和耐力的过程称为呼吸肌训练。重点是进行吸气肌肌力训练，并以建立膈肌呼吸方式为呼吸肌肌力训练的前提。适用于各种急性和慢性肺疾病。

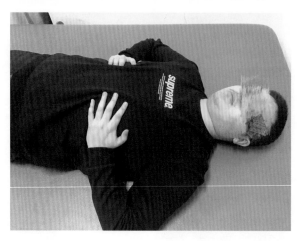

图 42-2-4　自我施压肋骨扩张

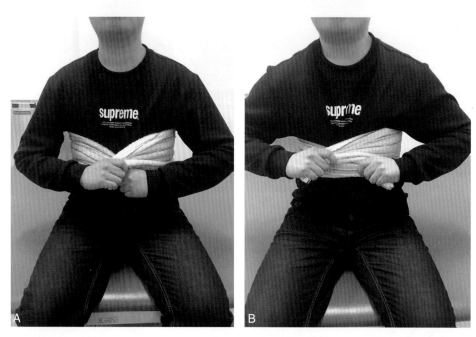

图 42-2-5　利用布带肋骨扩张

（1）横膈肌阻力训练：膈肌阻力训练原则与骨骼肌肌力训练相似，步骤如下：①患者仰卧位，头稍抬高。②确认患者能够进行横膈吸气。③在患者上腹部放置 1~2kg 的沙袋。④让患者深呼吸，并试着保持上胸廓平静。阻力必须以不妨碍膈肌活动、并有上腹部鼓起为宜。⑤逐渐延长患者呼吸时间，当患者可以保持横膈肌呼吸模式且呼气不会使用辅助肌约 15min 时，则可增加重量。⑥徒手阻力训练也可增强横膈肌肌力。

（2）吸气肌阻力训练：吸气阻力训练器通过各种不同直径的管子或弹簧提供吸气时的阻力（图 42-2-6）。气道管径越窄则阻力越大，通过改变训练器的管径大小，可调整呼吸训练强度。①患者经由口中的阻力训练器吸气；②每次训练时间逐渐增加到 20~30min 以增加吸气肌耐力，每日 2~3 次；③当患者的吸气肌力和耐力有所改善时，逐渐将训练器的直径减少或增加弹簧阻力。

（3）诱发呼吸训练：诱发呼吸训练是一种强调持续最大吸气的低阻力训练方式。其目的是增加气体吸入量，预防术后发生肺泡塌陷，

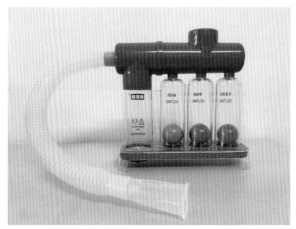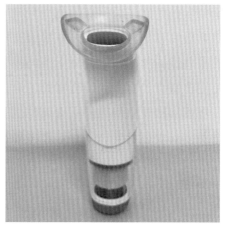

图 42-2-6　呼吸训练器

同时也能增强神经肌肉疾病患者无力的呼吸肌。诱发呼吸训练器可提供患者视觉和听觉反馈（图 42-2-6）。①让患者处于放松舒适体位（仰卧位或半卧位）；②让患者做 3~4 次缓慢、轻松的呼吸，之后做最大呼气；③将呼吸器放入患者口中，经由吹嘴做最大吸气并且持续数秒；④重复 5~10 下，每天练习数次。

（三）教育

单独的教育对患者的运动耐力和生活质量的影响没有显著意义，但是与其他康复内容一起组成的方案中必须包括教育，否则患者对康复的认同和合作都会出现障碍。

（四）心理与行为干预

心理治疗是整体康复的一部分，从生物-心理-社会的角度出发对患者的功能障碍进行心理干预，通过提高患者心理健康水平，达到最好的功能状态，取得最佳康复效果。COPD患者尤其是临床 Ⅱb 和 Ⅲ 级患者合并抑郁焦虑者不是少数，Bailey 将其描述为"呼吸困难-焦虑-呼吸困难的循环-COPD患者呼吸困难的历史"。这部分患者通过心理治疗和抗焦虑抑郁药物的治疗可以减少呼吸困难的程度，提高患者 ADL。但是对于有明显焦虑-抑郁症状的患者，单纯的心理治疗是不够的，常常需要配合药物治疗。

在 COPD 患者中也存在轻度的认知功能障碍，是否与低氧血症有关还是有争议的。在夜间氧疗试验和间歇正压呼吸试验中证明了神经功能受损与低氧血症呈正相关。COPD 患者在解决问题的能力、精神运动速度、注意力和语言记忆方面受损，但是语言智力方面并不受影响。研究认为 COPD 患者的认知障碍并不属于痴呆。辅助性氧疗对逆转 COPD 患者认知功能障碍是有效的。

日常生活活动能力是行为功能的基本体现。日常生活自理能力下降（如自己洗澡、洗漱、穿衣、吃饭需他人帮助）、睡眠有障碍和活动减少是由于 COPD 患者体能下降所导致的。另外步行和做家务困难、不能参加娱乐和社会活动也是他们在日常生活活动中功能降低的表现。但是肺功能与功能状况并不直接相关，而心理因素和行为表现直接或间接影响功能。

运动在减轻抑郁和焦虑方面都体现了很好的作用。也有研究发现运动可以改善患者认知功能。医疗顺从性也是行为医学中的重要内容。COPD 患者对医疗顺从性差是较普遍的现象。在 COPD 患者中自行减少药物种类或剂量，忘记服药是经常发生的。虽然没有数据来证明这种现象，但是我们在临床工作中经常可以遇见这种现象，追其原因多数患者对于自己得的是

COPD 的理解不清楚，大多数患者不知道病情是有可能渐进性进展的，不了解血液药物浓度对治疗的重要性的基本知识，对于不同吸入气雾剂的使用也缺少经验，使得药物的正确使用率很低，造成这种现象的原因一方面与患者文化水平有关，而主要的原因与我们在患者教育上的不足有关。

三、COPD 其他辅助治疗

1. 呼吸控制　放松肩部和胸上份，用胸下份轻柔地呼吸，保持自然呼吸频率和正常的潮气量，不进行强迫性呼吸。鼓励患者自然缓慢的呼吸，用适当的术语有助于更好地指导患者，例如"让空气流动进去"。有效的体位能减少呼吸做功。

2. 膈肌呼吸（diaphragmatic breathing, DB）　要求患者吸气时腹壁向前移动，双肋部下移。做膈肌呼吸时，患者有意识改变呼吸模式，增加腹部运动，改善血气，增加潮气量，降低呼吸频率。有证据支持进行缩唇呼吸和前倾位训练。

3. 日常生活活动能力的特殊训练　针对 ADL 的特殊训练主要指进行节省能量的技巧训练，使每天生活中最常见的活动或运动实现最优化。教育患者安排他们的家庭空间和时间表以便更好地进行日常生活活动、改进功能。Velloso 显示节能法能降低消耗，缓解呼吸困难感觉。另外，与单独运动训练相比，运动训练加上生活特异性训练对改善呼吸困难、乏力和运动效果更好，而且在老年人中这种效果更加明显。

4. 辅助行走器　前方带轮的助步器可以有效地改善行走能力，助步器可以快速改善患者步行距离、通气、呼吸困难，给患者更多的安全感。选择最可能规律性地使用助步器的患者是能否取得获益的关键因素。最重要的是记住功能丧失越重，患者从助步器中的获益越大。

同时为了最大限度地增加步行效率，使用这些设备时可以配备专业教练。

5. 营养　COPD 患者运动耐量和营养状态存在明显的相关性，低体重和低体重指数是疾病预后不良的预测因子。体重丢失、肌肉消耗和净肌肉减少非常常见，与消耗和摄入的平衡被破坏（饮食摄入减少，高消耗，合成和分解介质如激素、细胞因子和生长因子引起代谢紊乱）有关。

6. 神经肌肉电刺激　采用经皮肤的低强度电流，通过神经肌肉电刺激（neuromuscular electrical stimulation，NMES）诱发肌肉收缩，训练特别肌肉组群。在肌无力的稳定期患者，肢体远端给予神经肌肉电刺激可以改善肌肉力量、运动耐力和氧摄取峰值。

7. 戒烟　针对长久戒烟有不同的方法，从劝告到药物干预（尼古丁替代和非尼古丁替代如安非他酮）。虽然吸烟者最有可能拒绝康复计划或者不能坚持进行，但是没有证据证实持续吸烟会降低对肺康复的反应。即使试验明确显示正在吸烟者训练获益降低，仍然推荐吸烟者进行肺康复训练并且应为他们提供合理的戒烟帮助。

8. 穴位按压　穴位按压与 6 周锻炼计划相结合，虽然运动耐量没有受影响，但穴位治疗对改善呼吸困难有效。

四、生理训练反应

不同训练计划引起的生理学训练效果不同。训练首先是学会训练方法或改善神经肌肉的协调性，这与生理性训练效果本身无关，但经过包括反复步行在内的训练后有可能改善步态和跨步宽度。

我们并不能期望 COPD 患者训练后肺功能会得到显著改善，然而，患者的确可以得到独立于肺功能改善外的基本情况的改善，这种改善表现在三个方面：机械效率改善，心血管系统适应性增加，肌肉改变。

1. 机械效率改善　与健康人群相比，慢性呼吸道患者的机械效率降低，可能与患者的Ⅱ型肌肉纤维数量下降，做功效率低，呼吸氧耗增加有关。与下肢相比，上肢做功相对多，上肢的机械效率保留比下肢多。肺功能康复训练后，测试患者跨步宽度和步态协调均有改善，机械效能的改变大大改善了运动耐量。

2. 心血管适应性增加　正常人经过运动训练后心血管系统适应性可以改善，这种改善包括心率和每分通气量降低，乳酸酸中毒发生率降低，最大耗氧量降低。

3. 肌肉改变　COPD患者外周肌肉的收缩机制仍然保持其完整性，合理的运动训练可以改善肌肉力量。无论是间歇性或持续性训练均能让肌纤维发生生理性改变，肌肉氧合能力的改善，Ⅰ型和Ⅱ型纤维交叉的横断面的明显改变以及Ⅱb型纤维（酵解型）向Ⅱa型纤维（氧化型）转化，支持既往观察到训练可以延迟乳酸酸中毒发生的结论。

五、COPD 肺康复训练指南

（1）训练计划维持12~24周，每周至少监测2次，训练持续时间越长，长期效应越好。

（2）在监测期间，鼓励患者进行独立锻炼。

（3）20~30min的高强度耐力训练（步行、骑单车）可取得更大的生理性获益。60%~80%峰值功率的强度为有效训练目标。然而，低强度训练对不能达到此强度目标的症状性重症患者同样有效。

（4）为了使更严重的患者能承受更高一些强度的训练，间歇性训练（短时间高强度加上间歇休息期）是耐力训练的另一种方式，但每次总训练时间应保持在20~30min。

（5）训练负荷的增加应建立在患者能耐受的基础上。

（6）大多数患者都有进行力量训练的指针，尤其是对重度肌无力的患者。训练可以进行2~4次，重复6~12周期，训练强度在峰值功率的50%~85%中变动。

（7）推荐耐力训练与力量训练相结合。

（8）上肢和下肢训练都应进行。

六、COPD 呼吸衰竭患者的氧气治疗

（一）长期家庭氧疗的益处

1. 提高生存率　这是长期家庭氧疗的最主要的目的。长期家庭氧疗改善预后的机制尚不清楚，可能的原因有：①吸氧后肺动脉压稳定，而不吸氧者肺动脉压呈不断上升的趋势；②根据氧解离曲线，在严重缺氧的时候，血氧分压略有下降，血氧饱和度即迅速下降，氧疗后使血氧分压维持在60mmHg以上，即可避免上述情况发生。

2. 延缓疾病进程　美国和英国的研究中都发现COPD患者在开始家庭持续氧疗的时候，肺动脉压逐年呈进行性上升，但随后的几年中，肺动脉压又逐渐恢复至入选时的水平，但未降至正常。这说明长期家庭氧疗在一定程度上能稳定肺动脉高压的发展，从而延缓了肺心病的发展。

3. 改善生活质量　氧疗后可以使：①组织氧输送增加从而使心肺工作效率提高；②组织氧利用增加后减少了无氧酵解，减轻了骨骼肌的疲劳；③血氧分压上升后解除了低氧张力对化学感受器的刺激，从而降低了通气的需要；④由于通气需求减少，组织氧供增加，使膈肌疲劳发生延迟。

（二）给氧的指征

1. 慢性呼吸衰竭稳定期　在休息状态下存在动脉低氧血症，即呼吸室内空气时，其动脉血氧分压（PaO_2）<7.3Pa（55mmHg）或动脉

血氧饱和度（SaO₂）<0.88，这是长期氧疗最主要的适应证。

2. COPD 患者　COPD 患者其 PaO₂ 为 7.3~8.7kPa（55~65mmHg），伴有以下情况之一者，也应进行长期氧疗：①继发性红细胞增多症（血细胞比容 >0.55）；②肺心病的临床表现；③肺动脉高压。

3. 睡眠性低氧血症　根据研究发现，患有 COPD 者睡眠期间常发生低氧血症，特别是那些在睡前就已经发生了低氧血症的患者，白天的低氧越明显，夜间低氧也就越重。特别是伴有阻塞性睡眠呼吸暂停者，缺氧表现则更加明显。

4. 运动性低氧血症　运动可使低氧血症加重，缺氧反过来又限制活动。由于便携式氧装置的发展和应用，为运动性低氧血症的治疗提供了条件，使这类患者亦长期接受氧疗。

（三）给氧的方法

1. 普通给氧方法　按照给氧装置的性质可分为便携式给氧和固定式给氧；按照吸氧装置可分为：①鼻导管或鼻塞给氧：此法适用于血氧分压中度下降的患者。以橡胶导管置于鼻前庭，氧流量 1~3L/min，吸入氧浓度可达 30%~40% 左右。其优点是方法简便，缺点是鼻腔阻塞、干燥和不适，习惯张口呼吸的患者经鼻给氧效果受影响。②面罩给氧：适用于病情较重，氧分压明显下降的患者。将面罩置于患者口鼻前，氧流量 3~5L/min，吸入氧浓度可达 45%~60% 或更高。

2. 无创正压通气　机械通气是治疗 COPD 患者急性呼吸衰竭的重要的治疗手段。在临床的实际应用中，无创通气不必气管插管，减少了传统的机械通气的并发症，缩短了患者的住院时间。无创正压通气被越来越多地建议应用于 COPD 患者和伴有高碳酸血症的慢性呼吸衰竭的患者。

当 COPD 患者发生急性呼吸衰竭的时候，此时低氧血症和二氧化碳蓄积并存，为防止二氧化碳蓄积加重，可采取控制性低流量给氧的方法或者使用特制的不同型号的 Venturi 面罩，使吸入氧浓度在 24%~28%，动脉氧分压在 60mmHg 左右较为安全。由于患者对吸氧的反应很不一致，因此在临床上必须根据不同的患者的表现和血气监测结果来决定给氧的方式和流量。

近 10 年来，欧美一些国家已普遍应用长期家庭氧疗法来治疗 COPD，其指征为 COPD 患者动脉氧分压 <55mmHg 或者二氧化碳分压 >50mmHg，其方法多为每天至少 15h 低流量吸氧（1~2L/min）。

（陈慧娟　丛　双）

第三节　临床病例与思考

【病例 1】

郑 ××，男患者，45 岁。既往体健，20 年吸烟史，无哮喘病史。患者于 20d 前感冒后出现咳嗽、咳痰、呼吸困难，咳黄痰，不黏稠，易咳出，无异味。呼吸困难于咳嗽、活动、平卧时出现，休息或坐起后可缓解，无胸痛、咯血、心悸。于当地医院就诊，给予"多索茶碱、氨溴索、青霉素"等药物治疗，症状稍缓解，夜间可平卧，痰由黄痰变为白痰。10d 前患者出现发热，上午多见，最高 38℃，不伴畏寒，口服安瑞克退热，为求明确诊断及治疗来我院就诊，病程中睡眠欠佳，饮食尚可，二便如常，体重无明显变化。

入院后完善相关检查，生命体征分别为：血压 132/63mmHg，脉搏 140/min，体温 36.7℃，呼吸 18/min。一般状态欠佳，意识清楚，浅表淋巴结无肿大，口唇发绀，颈静脉无明显充盈扩张，双肺叩诊过清音，听诊呼吸音减弱，双肺底可闻及湿啰音。影像学检查：肺 CT 显示双肺多发肺大泡、肺气肿、桶状胸。专科检查：

①肺量计测定显示有轻度不可逆的气流阻塞；②FEV1为65%预计值，吸入支气管扩张剂后FEV1为70%预计值；③平均血氧值为95；④6分钟步行试验：400m；⑤mMRC评分2级。

临床推理：患者有轻度气道阻塞，推测主要由吸烟造成，表现为无症状，实则患者为COPD。必须戒烟。患者FEV1低于70%预计值，患者出现呼吸困难，进一步发展可能出现休息时气促。患者应使用吸入支气管扩张剂。

治疗计划：

1. 热身伸展训练

（1）头颈部热身伸展训练（图42-3-1）：①前屈：头前屈到胸部然后再轻轻向后；②旋转：头向右转，然后向左转，眼睛随着转动；③侧屈：头向右屈，右耳触及右肩膀，左侧重复。

（2）肩部热身伸展训练（图42-3-2）：①肩部抬高和降低：肩部处于中立位，向上、下、后；②旋转：肩膀向后旋转，先向上后向下、后、前。

2. 肩部旋转　肩做向后下、前上旋转。

（1）上肢热身伸展训练（图42-3-3）：①上肢伸展：左上肢放在右肩上，右手向下拉左肘；②肩部伸展：一侧脸贴墙，对侧上肢向外伸展。

（2）躯干热身伸展训练（图42-3-4）：①旋转：双臂交叉，向右转身，回位后向左转身；②侧屈：躯干直立位，躯干向一侧弯曲，回位后对侧。

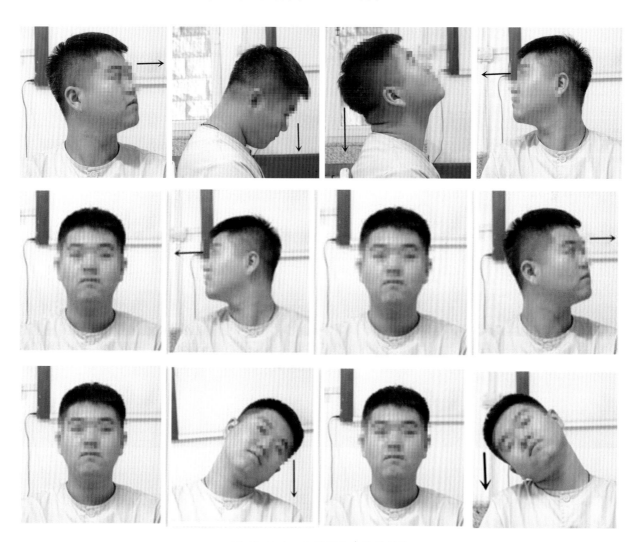

图 42-3-1　头颈部热身伸展训练

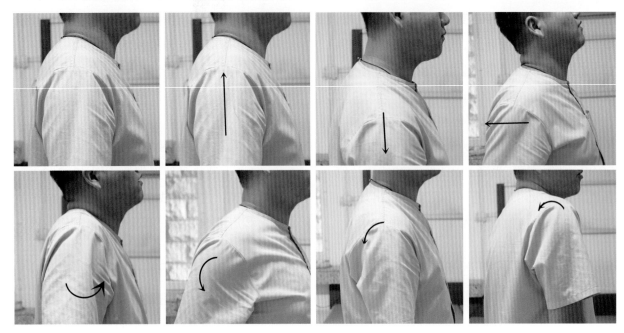

图 42-3-2　肩部热身伸展训练

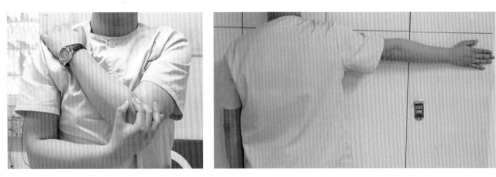

图 42-3-3　上肢热身伸展训练

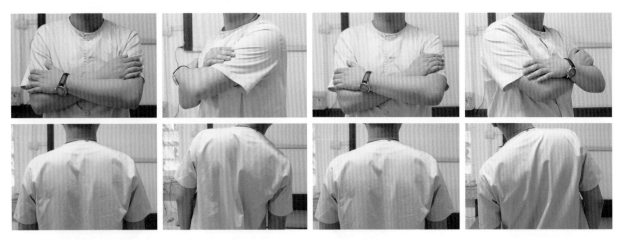

图 42-3-4　躯干热身伸展训练

（3）下肢热身伸展训练（图 42-3-5）：①踝部热身伸展训练：背靠座椅坐直，旋转脚踝；②大腿热身伸展训练：左手撑墙，右手握右脚，背直立向后拉右膝，对侧重复。

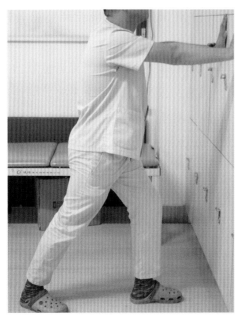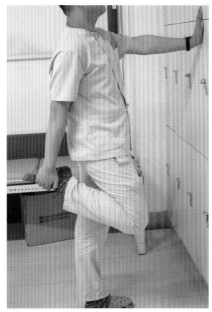

图 42-3-5 下肢热身伸展训练

2. 有氧运动

（1）早期每周进行 4 次有氧运动，该患者选择跑步机练习有氧训练。以患者不喘息的速度为宜，每次 15min。

（2）10d 后改为蹬自行车训练，每次 20min，为期 6 周。

（3）出院后改为家庭训练。

3. 上肢阻力训练 患者站立，将弹力带放在身后，左手在腰椎处握住弹力带使之固定不动，右手向上拉。右手重复。整个过程配合缩唇呼吸。该训练每周 5 次，每次 3 组，每组重复 10 次。

4. 家庭锻炼计划 此时患者应进行有氧运动训练，每天早晨继续散步，依据自身情况逐渐增加步行距离及步行速度。第 1 周可每天进行室内步行练习，步行 20min，第 2 周后改为室外散步，开始步行 20min 后转为 30min 以上练习。此外患者每周仍需进行 3 次呼吸体操练习和阻力练习。8 周后的回访，患者可以进行日常生活活动，非剧烈运动时无呼吸困难的情况出现。

【病例 2】

李××，男患者，84 岁。既往吸烟史 40 年，患者近 20 年间断出现咳嗽、咳痰。咳嗽为阵发性，不剧烈。咳白色黏痰。近 10d 出现上述症状加重伴有胸闷。偶有咳嗽，不频繁。胸闷于静息状态下即可出现，活动后加重。偶有夜间憋醒，夜间不可平卧。无胸痛、无发热、无咯血。于当地静脉点注"头孢曲松"4d，上述症状好转不明显，为求进一步明确诊断就诊于我院，急诊以"COPD 肺占位"收入院。病程中饮食稍差，睡眠尚可，二便正常，体重无明显变化。

入院后完善相关检查，生命体征分别为：血压 125/80mmHg，脉搏 84/min，体温 36.4℃，呼吸 22/min，心率 84/min。口唇发绀，颈静脉无明显充盈怒张，双肺叩诊清音，听诊呼吸音粗糙，未闻及干湿啰音。桶状胸。影像学检查：肺 CT 显示肺气肿右肺占位。专科检查：① 6 分钟步行试验：218m；② FEV1% 为 35% 预测值；③平均血氧值为 93；④ mMRC 评分为 4 级；⑤ HAD 情绪测定：中度焦虑；⑥ Barthel 日常生活活动能力评定 45 分。

临床推理：患者患病时间较长，近期出现病情加重，通过问诊表现出精神状态差，故进行社会心理评估和日常生活活动能力评定。患者现完成独立生活困难，不能完成洗澡、洗衣、做家务等活动，疾病严重影响患者的生活质量。此次病情加重后患者出现了呼吸困难加重，需要家人长期陪伴，患者感到无助、焦虑。患者在进行运动训练的同时，应多进行小组训练，参与小组活动，由专科医生进行心理治疗。

治疗计划：

1. 呼吸训练

（1）训练患者缩唇呼吸：①通过鼻子正常呼吸；②通过缩唇呼吸（呼气时间应该是吸气时间的2倍），如果患者通过鼻子吸气困难，那么PLB可以包括用嘴呼气和吸气，重点是缩唇呼气，患者应尽可能延长呼气时间但不用力呼气。PLB期间呼吸困难的可能因素包括通气-灌注呼吸模式（即深慢呼吸）的改变、呼吸肌肉动用模式改变（即更多的呼气肌动用，可使膈肌达到最佳长度并辅助吸气）、动态气道压缩减少以及由于呼吸频率的减少和呼气时间的延长最终减少肺过度充气。

（2）氧疗：适当间断氧疗。

（3）膈肌呼吸：调整患者呼吸模式为膈肌呼吸。

2. 有氧训练　当患者症状改善后进行步行训练，步行训练每周3次，场地选择在训练室内，每次10min，应有治疗师陪同。

3. 上肢力量训练　上肢外展、上抬训练，不加阻力，每周3次，每次4~5组，每组10次。

4. 下肢耐力训练　蹬车训练，主被动结合，每周3次，每次15min。

5. 家庭锻炼计划　患者回家后进行每周一次的心理辅导，患者家属增加了陪伴时间。患者仍需每天进行有氧训练，在开始1周为在室内步行15min，适应后改为每天在家人陪伴下在家周围散步，步行时间可适时延长。患者需每天进行上肢力量训练和呼吸体操训练，开始时以每天10min为宜，1周后可根据身体情况适当延长时间。2个月后进行回访，患者的精神状态得到很大的改善，不存在抑郁焦虑状态。患者的有氧训练仍每天进行，现可步行30min，但力量训练进行不到位，仍需加强训练。

（陈慧娟　丛　双）

第四十三章

淋巴水肿

淋巴水肿是由于淋巴循环障碍引起的淋巴血液循环障碍，从而导致富含蛋白质的液体积聚在组织间隙所引起的包括组织水肿、慢性炎症和组织纤维化等在内的一系列的病理改变。多发生在机体的一个部位，最常见于肢体，也可能发生在面部、颈部和外生殖器。

淋巴水肿分为原发性和继发性两大类。大多数原发性淋巴水肿在儿童或青少年期发病，无明显诱因，病因是淋巴系统发育有缺陷。继发性淋巴水肿的主要病因是丝虫病，患病者近亿，主要发病区域在非洲和东南亚。在全球其他地区慢性淋巴水肿患者中，肿瘤治疗后的继发性淋巴水肿约占一半，另一半是静脉功能不全引起的淋巴水肿、外伤后淋巴水肿及全身其他因素累及淋巴系统后的水肿。继发性淋巴水肿是有明确诱因的。根据发病因素的不同，继发性淋巴水肿有以下类型：放射治疗后、外伤后、医源性、感染后、恶性肿瘤治疗或转移引起的淋巴水肿。恶性肿瘤根治术后的继发性淋巴水肿中最常见于女性乳腺癌、子宫颈癌、子宫内膜癌、卵巢癌根治术后。男性患者比较常见于前列腺癌、阴茎癌及会阴部 Paget 氏病手术后。偶见膀胱癌、直肠癌术后。恶性肿瘤治疗后的继发性淋巴水肿在我国未受到足够重视，肿瘤外科医生的治疗目标是根治，较少关注术后的并发症——淋巴水肿。

淋巴水肿是一种慢性病，进展缓慢，目前还不可治愈。如果治疗及时、护理得当，淋巴水肿可以得到缓解。如果忽视并未及时治疗，淋巴水肿可以造成严重后果。淋巴水肿一旦发生，富含大分子的水肿液滞留在组织中，组织会逐渐变硬，纤维组织和脂肪不断沉积增生。伴随淋巴水肿的还有发作越来越频繁的淋巴管和周围组织炎症（丹毒和蜂窝组织炎），每一次感染都会加重水肿，由此形成恶性循环。

第一节　临床表现与治疗机制

一、淋巴系统的解剖和生理

淋巴系统是机体除了血液循环之外的循环系统，但与动脉系统与静脉系统内的血液不同，淋巴管内的淋巴液不含红细胞。组织液与细胞进行物质交换后，大部分经毛细血管静脉端吸收入静脉，小部分水分和大分子物质进入毛细淋巴管，形成淋巴液，通过毛细淋巴管（初始淋巴管）→毛细淋巴网→前集合淋巴管→集合淋巴管→局部淋巴管→淋巴干→静脉循环系统，完成淋巴液的循环。机体每日生成 2~3L 的淋巴液，如果将组织间液也包括进去，淋巴液有 12L 之多。淋巴系统遍布全身，各级淋巴管形成庞大的网络，分为深、浅淋巴循环系统，其中以皮肤和肠道的淋巴系统最为密集，也是最常发生淋巴循环障碍的部位。淋巴循环障碍疾病——淋巴水肿，最常由浅表淋巴系统的病变引发。

（一）淋巴系统的大体解剖（图43-1-1）

目前普遍认为淋巴管和淋巴结始于原始静脉系统的内皮萌芽。淋巴系统包括淋巴管、淋巴结和淋巴器官。淋巴管包括毛细淋巴管、集合淋巴管、淋巴干和淋巴导管。淋巴器官包括胸腺、脾脏和扁桃体等。

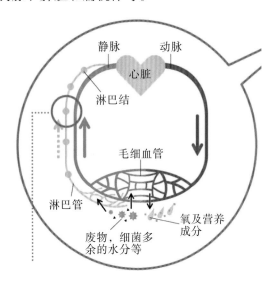

图 43-1-1　淋巴系统

1. 淋巴管

（1）毛细淋巴管：毛细淋巴管是淋巴管道的起始部分，毛细淋巴管彼此之间吻合成网状结构，广泛分布于全身组织中。其管壁较薄，仅由一层扁平的内皮细胞和基底膜组成，这些内皮细胞之间的开口被称为"窗口"或者"开放性结合部"。毛细淋巴管形如指套，以膨大的盲端起始于组织间隙。组织液和淋巴大分子物质从这些间隙进入毛细淋巴管。毛细淋巴管内皮细胞的腔外面有锚丝附着，当组织间隙充满水分，压力增高时，锚丝受牵拉后，内皮细胞瓣膜开放，组织间隙随即流入。毛细淋巴管的主要作用是收集细胞间隙液体（组织液），形成淋巴。

（2）集合淋巴管：毛细淋巴管逐渐增粗汇集成集合淋巴管，运行于肌肉筋膜上方或下方，具有肌肉组织和瓣膜结构，保证淋巴的单向流动。集合淋巴管的管壁中含有可以收缩的

平滑肌，瓣膜和淋巴管壁平滑肌的收缩活动共同构成了"淋巴管泵"，能够推动淋巴液的流动。淋巴管周围的组织对淋巴管的压迫作用也能够推动淋巴液的流动。其主要作用是排出水分、浓缩淋巴液。集合淋巴管内含有大量单向性的开放活瓣，在四肢的瓣膜一般发育较好，这也保证了四肢淋巴引流的单向性。有研究发现，从指尖到腋窝淋巴结的淋巴管中大约有60~80个瓣膜。

（3）淋巴干（图43-1-2）：全身的浅、深淋巴管经过一系列淋巴结群后，最后汇集成9条较大的淋巴干：①左颈干、右颈干分别收集头颈部左、右半侧的淋巴。②左锁骨下干、右锁骨下干分别收集左、右侧上肢及脐以上胸、腹壁浅层的淋巴。③左支气管纵隔干、右支气管纵隔干收集胸腔器官和脐以上胸、腹壁深层的淋巴。④肠干收集腹腔内消化器官的淋巴。⑤左腰干、右腰干汇集下肢、盆部、腹后壁和腹腔内成对器官的淋巴。

（4）淋巴导管：即胸导管和右淋巴导管。

1）胸导管是最大的淋巴管道，由左、右腰干和肠干在第1腰椎前方汇合而成，其起始处常较膨大，称乳糜池。胸导管起始后，向上经膈的主动脉裂孔入胸腔，在食管的后方，沿脊柱的前面上行，到颈根部呈弓形弯行向左，注入左静脉角。胸导管的末端接受左颈干、左锁骨下干和左支气管纵隔干。胸导管通过上述6条淋巴干汇集左半头颈、左上肢、左半胸、腹、盆部和双下肢的淋巴。

2）右淋巴导管很短小，由右颈干、右锁骨下干和右支气管纵隔干汇合而成，注入右静脉角。右淋巴导管汇集右半头颈、右上肢和右半胸的淋巴。

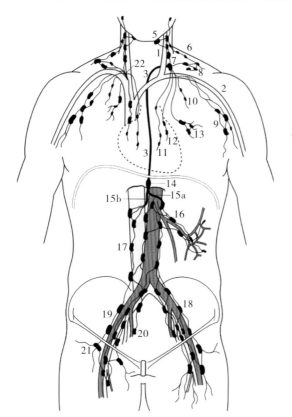

图 43-1-2　人体最重要的淋巴干和淋巴结群

1. 颈内静脉（左）；2. 锁骨下静脉（左）；3. 胸导管；4. 腮腺淋巴结；5. 下颌下淋巴结；6. 副神经伴随淋巴结；7. 颈内淋巴结与（左）颈静脉干；8. 锁骨上淋巴结与（左）锁骨上干；9. 腋淋巴结与（左）锁骨下干；10. 肋间淋巴结与（左）肋间干；11. 胸骨旁淋巴结与（左）胸骨旁干；12. 前纵隔淋巴结与（左）前纵隔干；13. 支气管淋巴结与（左）气管支气管干；14. 乳糜池；15a. 左腰干；15b. 右腰干；16. 肠系膜淋巴结；17. 腰淋巴结；18~20. 髂淋巴结；21. 腹股沟淋巴结；22. 右淋巴导管

引自：Wittlinger H, Wittlinger D, Wittlinger A, et al. Vodder's Manual Lymph Drainage. Stuttgart/New York: Thieme，2001.

2. 淋巴结（图 43-1-3）　集合淋巴管的走形多与肢体血管伴行，并汇入了区域淋巴结。

由淋巴细胞集合而成，呈豆形，位于淋巴管进行途中，是产生免疫应答的重要器官之一。人体有 600~700 个。在淋巴结中淋巴流动的阻力比淋巴管中高 100 倍。淋巴的流动还受到淋巴结包膜节律性收缩的影响。淋巴的体积和成分在运输的过程中不断改变。在淋巴结中淋巴的水分被吸收得最多。从淋巴结中吸取的淋巴液比从颈静脉角回流的要多。

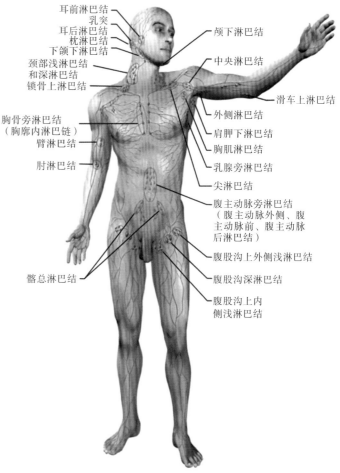

图 43-1-3　主要淋巴结

淋巴结的功能：

（1）造血功能：淋巴结内的淋巴细胞，可分裂、分化形成新的淋巴细胞。

（2）过滤功能：当淋巴流经淋巴结时，淋巴窦内的巨噬细胞可将淋巴内的细菌等异物及时吞噬，起到过滤淋巴的作用。

（3）参与免疫：淋巴结是人体重要的免疫器官之一，遇到抗原刺激后，淋巴小结和髓索内的 B 淋巴细胞能转化为浆细胞，产生抗体；深皮质内的 T 淋巴细胞可转变为具有杀伤异体细胞能力的细胞。

（二）淋巴液的输送

淋巴从组织液中生成，每天生成的淋巴液有 2~3L。除了毛细血管外，其余淋巴管的中层均有平滑肌细胞，管腔内有瓣膜，瓣膜的功能保证了管内的淋巴液呈向心性流动，不倒流。周围淋巴管内的压力较低，管内的压力随淋巴液向近心端流动而逐渐增高，直至在胸导管内达到最高。与血液系统不同，心脏收缩产生的动力对淋巴的流动没有直接的作用。淋巴液的流动主要靠自主的收缩功能。当淋巴管充盈后，管壁受到牵拉，平滑肌反应性收缩，在休息状态下收缩 6~10/min，在活动状态下可以增加到 10 次以上。此外，骨骼肌收缩、关节活动、大动脉的搏动、胸腔呼吸气的交替运动，以及中央静脉的负压等都是促进淋巴液流动的因素（图 43-1-4）。

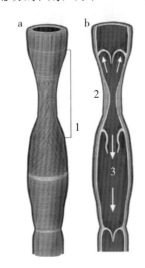

图 43-1-4　淋巴管的结构与功能

a.肌肉组织的排列；b.常规功能；1.瓣膜段；2.收缩瓣段（排空）；3.舒张瓣段（充盈相）；箭头表示淋巴液的流动方向

（三）淋巴系统的功能

淋巴系统的主要功能是回收从血液循环系统渗出的组织液。总体来说淋巴系统的功能有以下几种。

（1）通过输送组织中的水分和大分子来维持机体细胞内外环境的稳定。维持最佳的细胞外液和基质的成分，以保证组织细胞结构的完整和细胞的正常功能。

（2）清除体内坏死细胞和组织碎片。

（3）发挥重要的机体免疫防御功能，产生淋巴细胞，输送抗原提呈细胞，清除自身死亡变异细胞和外来微生物。

（4）吸收脂肪。

（四）淋巴液流动的外部因素

1. 肌肉运动　当淋巴管周围的肌肉收缩时，增加组织间隙内的压力，淋巴管内压增高，淋巴液向心性流动也随之增加。膈肌、肋间肌的运动同样起重要作用。

2. 呼吸运动　呼吸运动产生的正负压力差，能够起到像泵一样持续增加胸腹腔内淋巴回流的作用。腹壁的压力→乳糜池内的压力→胸膜腔内压→胸导管和纵隔淋巴液在胸腔淋巴回流。咳嗽也起到加速淋巴液流动的作用。

3. 被动运动　肢体、头部和颈部的被动活动加速集合淋巴管的流动。

4. 血管的搏动　对邻近的淋巴管起到挤压的作用，但血管搏动对淋巴流动影响很小。

5. 肠道蠕动　肠道主动蠕动时，肠道淋巴的流动明显增加。

（五）淋巴管生长和再生功能

正常组织中淋巴管的再生能力很强，器官移植时无须吻合淋巴管，平均术后 9d 的淋巴管能够与移植器官的淋巴管再通。皮片移植后首先与受区建立血液循环，随后皮片淋巴管与受区的淋巴管自行吻合，淋巴循环随后再通。然而，肿瘤根治术清扫淋巴结后有部分患者因为淋巴管未能再生而发生淋巴水肿，主要原因是组织纤维化阻碍淋巴管再生。使用抗体阻断转化生长因子 β_1，能够明显地减轻纤维化，还能明显促进创伤内淋巴管的再生，增强淋巴管的回流。

（六）淋巴管输送障碍

输送淋巴液是淋巴系统的重要功能。淋巴系统的最大运输能力是休息状态下淋巴流量的 10 倍。淋巴管输送障碍有以下 3 种类型。

（1）淋巴管正常，但是负荷增加，超出了其运输能力而发生水肿，又称"高输出障碍"

或"淋巴系统动力性障碍"。

（2）淋巴系统受损，但能够承担正常状态下的淋巴输送。如果其输送能力低于生理状态下的淋巴负荷，则称为"低输出障碍"或"淋巴系统机械性障碍"。淋巴管疾病可以导致淋巴系统的机械性障碍。

（3）以上两种类型的结合。在急性炎症的早期淋巴系统可能出现暂时性的动力性障碍。如果炎症波及淋巴管本身，就可能发展成出现双重淋巴管功能障碍。此外，慢性的淋巴管超负荷将导致淋巴管输送功能减退。

二、淋巴水肿的概念

（一）淋巴水肿的危害

淋巴水肿是高致残类疾病，是进行性发展的疾病。最初发生的淋巴水肿在充分休息后可以自行消退，因此早期治疗是控制疾病发展的关键。如果早期未得到正确的诊断和治疗，将贻误最佳治疗时机。淋巴水肿的病理改变一般是不可逆的。

慢性淋巴水肿的危害：

（1）患肢肿胀增粗，不断加重组织纤维化和脂肪沉积，造成肢体或器官畸形，晚期可致残。

（2）频发的淋巴管及周围组织炎症（丹毒和蜂窝组织炎），不仅严重影响患者的生活质量，还可导致败血症甚至危及生命。

（3）合并有静脉疾病的淋巴水肿肢体，晚期会形成难以治疗的慢性溃疡。

（4）晚期的淋巴水肿还可能从良性病变转为恶性病变，无良方，生存期短。

淋巴水肿患者如存在侥幸心理，认为仅仅手脚有点水肿不会有大碍，不重视，随病程发展会愈加严重。因此淋巴水肿一旦确诊要早日进行专业治疗。

（二）淋巴水肿的易患人群

（1）有淋巴水肿家族史的人群。

（2）恶性肿瘤根治术后：发病率5%~30%。发病原因：切除肿瘤病灶同时还切除该患病部位的淋巴结，引流的淋巴管受损，导致远端组织回流受阻，引发淋巴水肿。肿瘤根治术后或放疗后发生水肿时间差异很大，水肿可以发生在手术早期，并持续加重；也可在术后早期发生一过性的水肿，但很快自行消退；还有部分发生在术后数年甚至数十年后才出现病症。尽管淋巴水肿发生早或晚的原因还不十分清楚，有研究认为淋巴结清扫术后与淋巴水肿有密切关系。

（3）下肢静脉曲张和瓣膜关闭不全（静脉——淋巴混合性水肿）：静脉系统和淋巴系统在结构和功能方面有相似之处，如有瓣膜、向心性流动、输送组织间液。淋巴管和静脉之间还有交通支，在某些情况下两个系统之间互通。

（4）复杂的淋巴管和淋巴结炎症（复发性丹毒）。

（5）淋巴结摘除术后：淋巴结摘除术后造成淋巴循环通路的缺损，形成永久性淋巴水肿。

（6）软组织损伤：受损组织范围广且较深，行走于肌筋膜表面的浅表集合淋巴管多数受损，导致受伤远端淋巴回流受阻形成淋巴水肿。

（7）淋巴结放射治疗：经过放射治疗后淋巴结被破坏，发生萎缩和纤维化，导致输入淋巴管回流受阻，上肢及躯干皮下水肿。

三、淋巴水肿的诊断

淋巴水肿以下肢最常见，多为单侧下肢，较少发生在双下肢，上肢也多为单侧。淋巴水肿还可发生在面部、外生殖器和臀部。在淋巴水肿的早期，积聚在组织间隙的高蛋白液体只造成较柔软的凹陷性水肿。而随着病情的紧张，组织间隙中的蛋白质逐渐萎缩，会促进皮下组织炎症和纤维化的形成。皮下组织的纤维化累及残留的淋巴管，使得淋巴管的瓣膜功能不全，管壁通透性下降，自发收缩力减弱。同时由于大量富含蛋白的液体积聚，给细菌提供了良好的繁殖环境。因此，淋巴管炎和蜂窝组织炎也是淋巴水肿患者常见的一个并发症。晚期发展成象皮肿。

（一）按临床体征淋巴水肿分期（按照水肿程度和纤维化程度进行分期）

Ⅰ期：可逆性淋巴水肿。特点是用手指按压水肿部位，会出现局部的凹陷。下午或傍晚水肿最明显，休息一夜后，肿胀大部分或全部消除。

Ⅱ期：水肿不会自行消退。由于结缔组织开始增生，水肿区组织质地不再柔软，凹陷性水肿渐渐消失，组织变硬。

Ⅲ期：肿胀肢体体积增加显著，组织由软变硬，纤维化明显。皮肤发生过度角质化。

Ⅳ期：象皮肿，晚期下肢淋巴水肿的特征性表现，由于肢体异常增粗，皮肤增厚、角化，粗糙呈大象腿样改变，尤以远端肢体更加明显。由于患肢体积异常增大、沉重以及外形的明显畸形，影响患者的日常行动和生活及工作。

（二）淋巴水肿的临床特征

（1）起病缓。

（2）早期呈凹陷性水肿。

（3）有肿胀、沉重感。

（4）皮肤改变，干燥、粗糙，后期有乳头状瘤、皮肤糜烂。

（5）多有蜂窝组织炎发作史。

（6）少有疼痛、溃疡。

（三）淋巴水肿的鉴别诊断

1. **慢性静脉曲张和瓣膜功能不全**　常累及双下肢，皮肤色深，皮下组织增生，表皮薄。

2. **急性深静脉血栓**　发病急，以单侧常见，多感疼痛，Homan征（+），多普勒超声检查可发现血栓。血栓如到达肺部可致命。

3. **心源性水肿**　水肿局限在下肢远端，累及双下肢，呈凹陷性水肿，抬高下肢水肿可消

退，无疼痛。

4. **肾性水肿**　双下肢肿，尿液检查可发现异常，面部可同时有水肿。

5. **黏液性水肿**　黏液性水肿由甲状腺功能减退引发，累及双下肢，皮肤常有结节状增生，皮肤干燥，指甲易碎，甲状腺功能检查明显异常。

6. **恶性肿瘤淋巴道转移**　多见于单侧肢体，水肿起病较急，病程短，发展快，进行性加重，腹股沟或腋窝可能扪及肿大的淋巴结，有的患者有恶性肿瘤病史，可能伴有肿瘤引发的其他病症。

7. **肝脏疾病**　肝功能不全、低蛋白血症。

8. **药物引发**　钙离子拮抗剂、类固醇激素、非类固醇消炎药。

9. **脂肪肿**　呈双侧下肢对称性增粗，一般不累及足背。患者往往体型肥胖。皮肤不会出现粗糙、角化改变以及发生炎症。

10. **其他**　体表良性肿瘤。

（朱玉连）

第二节　淋巴水肿的运动治疗

一、淋巴水肿的治疗

（一）淋巴水肿的手法治疗

淋巴水肿手法引流综合消肿治疗，又称CDT（complete decongestion therapy）治疗。

1. **手法淋巴引流的历史**　1932年丹麦Vodder医生和他的妻子作为按摩治疗师在法国首创了手法引流成功治疗淋巴结肿大的方法，并在1936年发表了第一篇手法引流的文章。1936年德国医生Asdonk首次将手法淋巴引流用于淋巴管疾病。20世纪80年代，德国医生Foldi夫妇改进并发展成了一套综合性技术——CDT。综合消肿治疗包括五个方面：手法淋巴引流、弹性压力包扎、功能训练、皮肤护理、健康宣教。

2. **手法淋巴引流的定义**　手法淋巴引流技术是为了增加或促进淋巴液和组织间液的回流。手法淋巴引流是遵循淋巴系统的解剖和生理通路来实施的。手法淋巴引流可以激活淋巴系统，特别是由于手术、放疗后导致的淋巴管的输送障碍。手法淋巴引流治疗能减轻纤维化，减少皮肤增厚，增加患部的免疫防御功能，有助于恢复肿胀肢体的正常外形和功能。手法淋巴引流不仅疗效确切，而且安全、无痛苦。但手法淋巴引流效果只是暂时的，不可能持久地清除组织间的水肿。

3. **操作基本原则**

（1）手法轻柔（淋巴管受到过度牵拉或挤压都会破坏其功能），而不是单纯地在皮肤上滑动。

（2）每一次轻柔的按摩包括工作期和休息期，工作期至少 1s，每个部位重复 5~7 次。

（3）最大面积接触皮肤。

（4）按摩方向根据淋巴液回流的方向，治疗顺序：先躯干后四肢，躯干从颈部开始，肢体从近端到远端激活后，从远端向近端引流。

4. **手法淋巴引流的作用**

（1）增加淋巴管的运输功能。

（2）转移液体：缩短转运距离。

（3）软化纤维化。

（4）降低交感神经系统活性，增加副交感神经系统活性（降压、利尿、增加肠蠕动）。

（5）镇痛。

5. **全身手法淋巴引流禁忌证**

（1）任何种类的急性感染。

（2）心源性水肿。

（3）恶性病变。

（4）肾衰竭。

（5）急性深静脉血栓。

6. **颈部手法淋巴引流禁忌证**

（1）心律不齐。

（2） > 60 岁（相对禁忌）。

（3）甲状腺功能障碍。

（4）颈动脉窦高度敏感。

7. **腹部手法淋巴引流禁忌证**

（1）孕妇。

（2）月经期。

（3）近期有腹部手术史。

（4）放射性大肠炎、膀胱炎。

（5）盆腔深静脉栓塞后。

（6）肠道感染。

（7）小肠或大肠窦息炎或憩室病。

（8）肝纤维化（门静脉高压）。

（9）腹主动脉瘤。

8. **适应证**

（1）淋巴水肿。

（2）脂肪肿。

（3）淋巴 - 静脉混合性水肿。

（4）淋巴 - 静脉 - 脂肪混合性水肿。

（5）手术后组织水肿。

（6）创伤后组织水肿。

9. **手法基本技巧**

（1）固定圆：治疗师手指或全手掌与患者皮肤接触，按椭圆形牵拉患者皮肤；可一只手或双手（交替或同时）进行。静止圆手法可应用于身体各部位，但主要用于淋巴结群、颈面部治疗（图 43-2-1）。

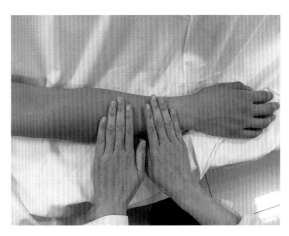

图 43-2-1　原地画圈示意图

工作期：沿着淋巴引流方向，腕关节以桡偏或尺偏方式画半圆，在牵拉过程中注意皮肤弹性。

休息期：手放松但保持与患者皮肤的接触，完全释放压力，依靠皮肤弹性将治疗师的手被动地带回。

（2）压送（泵送）式：主要应用于四肢治疗。泵送式是动态手法（即施力手从肢体远端逐渐移动到近端），可以用一只手或双手（交替）进行（图43-2-2）。

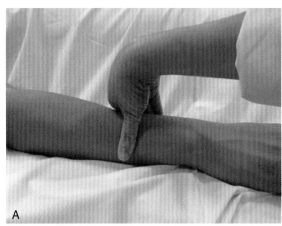

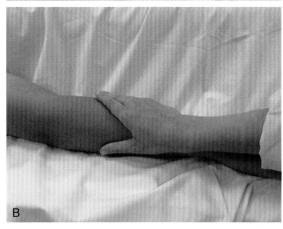

图43-2-2　压送（泵送）式技术示意图

工作期：治疗师手部以尺偏姿势放在患者皮肤上，拇指与其他4指呈反方向，手指伸展。开始时，治疗师手部仅拇指、示指及虎口部位与患者皮肤接触，手腕掌屈。伸展手腕，当全部手掌接触患者皮肤时，患者皮肤牵拉幅度达到最大。注意沿着引流方向施加压力。

休息期：当患者皮肤伸展达最大弹性范围时，放松，利用皮肤弹性将治疗师的手带回。

（3）铲式：铲式手法一般用于治疗四肢（特别是远端肢体），由螺旋状运动组成。此手法为动态手法，可以用一只手或双手（交替）进行（图43-2-3）。

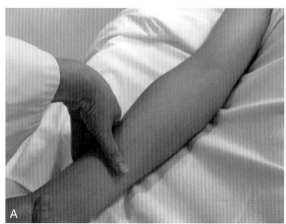

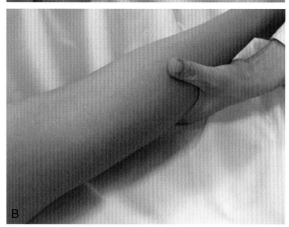

图43-2-3　铲式手法示意图

工作期：示指和拇指之间的虎口部位与患者皮肤接触。施力手以螺旋状方式向肢体近端方向滑动。在滑动过程中，逐渐增加力度，手掌和手指掌侧面与患者皮肤接触。治疗师手掌与患者皮肤表面完全接触时，力度达到最大值。手掌保持接触。

休息期：治疗师的手部、手指与患者肢体平行后，并开始下一个。

（4）旋转式：该手法是动态手法，用于治疗大面积皮肤表面，主要是躯干部位，也可用于四肢治疗，可以用一只手或双手（同时或交替）进行（图43-2-4）。

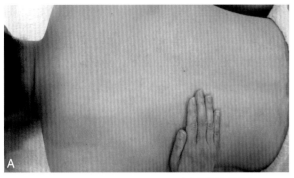

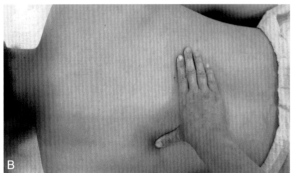

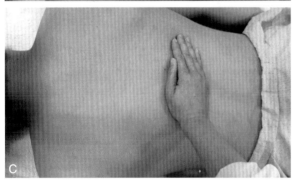

图 43-2-4　旋转式手法示意图

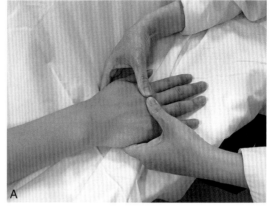

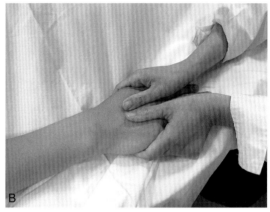

图 43-2-5　拇指画圆示意图

工作期：手放在患者皮肤表面，拇指固定，其他 4 指向前滑动，使拇指呈约 90° 外展，所有指尖与皮肤保持接触，手掌以椭圆形运动（向尺偏方向）作用于皮肤。同时，拇指内收滑动。当手指并拢和手掌完全接触患者皮肤时，手指沿着引流方向轻轻滑动，向引流区拉伸。

休息期：手部减少用力，利用皮肤弹性将手带回起始位置，手放松。

（5）拇指画圆是固定圆式的演变。治疗师用拇指指腹完成系列动作，主要应用于手、足、关节部位治疗和婴儿治疗。可双手同时或交替进行，手腕用力，拇指关节不动，拇指位于引流方向，向外侧移动至 90°（图 43-2-5）。

淋巴区分水线（图 43-2-6）将淋巴区域隔开，水平和垂直分布，在生理条件下关闭，可在病理条件下激活，患侧的淋巴可以运输到健侧。

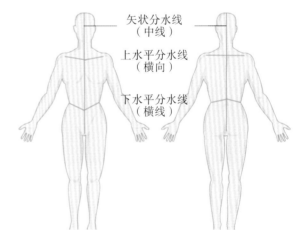

图 43-2-6　分水线示意图

10. 不同部位的基本操作流程　在淋巴循环未被阻断的情况下实施。

（1）颈肩部（仰卧位）

适应证：①外伤、外科手术（口腔颌面外

科）造成的局部淋巴回流障碍；②淋巴滞留性脑病；③头面部原发性淋巴水肿；④身体其他部位淋巴手法引流治疗的一部分。

操作步骤：①从胸骨向肩峰轻抚2~3遍；②四指并拢在锁骨上窝做静止旋转；③从耳垂向锁骨上窝轻抚颈淋巴结；④在耳前和耳后淋巴结表面做静止旋转抚摸；⑤从枕部向锁骨上窝做静止旋转轻抚动作；⑥四指并拢从斜方肌表面向胸骨和锁骨上窝做轻抚动作（图43-2-7）。

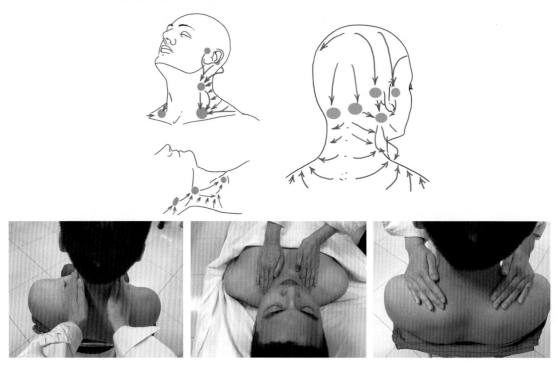

图43-2-7 头颈淋巴结和淋巴手法引流示意图

（2）颈后部（俯卧位）

适应证：创伤后局部水肿。

操作步骤：①从头顶向斜方肌再向胸骨做轻抚动作；②从下颌角向锁骨上窝做轻抚动作；③从头后方向枕部淋巴结做静止旋转抚摸；④从耳后淋巴结向锁骨上窝做轻抚动作；⑤从脊柱旁向锁骨上窝做轻抚动作。

（3）面部

适应证：①面部外伤、割伤造成的淋巴回流障碍；②外科手术、美容手术、牙科手术造成的淋巴回流障碍；③原发性头面部淋巴水肿。

操作步骤：①从颏部、下颌部、颊部、下颌骨体部向下颌角做轻抚动作；②从唇下方向下颌角做轻抚动作；③从鼻旁、眶周经下颌角向颌下淋巴结，锁骨上窝做轻抚动作；④从眼周、眉部向耳前淋巴结做轻抚动作；⑤从额部正中向颞部和下颌角做轻抚动作。

（4）口腔

适应证：①头部原发性淋巴水肿；②头部继发性淋巴水肿（多数癌症治疗后）；③创伤后。

操作步骤：①对面颊部黏膜和唇黏膜做静止旋转抚摸，另一手抵住面颊外部；②对硬腭和硬软腭交界处做轻抚动作；③对牙龈内侧做轻抚动作，另一手在口底做对抗动作（图43-2-8）。

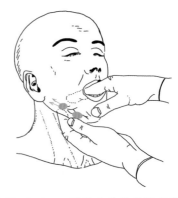

图43-2-8 口腔淋巴手法引流示意图

（5）胸后方

适应证：①作为上肢淋巴水肿治疗的一部分；②外伤或手术后局部淋巴回流障碍。

操作步骤：①从后背棘突向腋窝淋巴结做轻抚动作；②从胸部体侧上下方向腋窝做轻抚动作；③沿肋间从外侧向内侧做轻抚动作。

（6）胸前方（上1/4躯干）和胸后方

适应证：作为上肢淋巴水肿治疗的一部分。

操作步骤：①从胸骨向同侧的腋窝（淋巴结）做轻抚动作；②轻抚腋窝淋巴结；③轻抚胸前的腋窝淋巴结；④双手在乳房上下交替向腋窝方向做环状推进轻抚动作；⑤双手交替在胸前方肋间向腋窝方向做旋转推进动作。

（7）上肢

适应证：①外伤，手术引起的水肿；②关节炎的辅助治疗；③原发性和继发性淋巴水肿。

操作步骤：①对整个肢体做全面轻抚动作；②对腋窝淋巴结做静止旋转轻抚动作；③双手在上臂内侧向腋窝做静止旋转轻抚动作；④双手在三角肌前后方向腋窝淋巴结方向做轻抚动作；⑤在上臂掌面外侧做按压轻抚动作；⑥在肘内外部和肘窝向近心端做静止旋转轻抚动作；⑦从腕部向肘部做环形排空轻抚动作；⑧依次在腕背、手背、手指和手掌做向心性静止旋转轻抚动作（图43-2-9，图43-2-10）。

（8）腹部

适应证：①静脉-淋巴水肿；②下肢或外生殖器原发性和继发性淋巴水肿；③脂肪肿；④淋巴淤滞性肠病。

操作步骤：①仰卧位，头部抬高，屈髋屈膝，双足支撑于床面，腹部放松；②双手在吸气时耻骨联合上方向胸骨方向做轻抚动作，呼气时从肋缘向髂前上棘做轻抚再回到耻骨联合；③腹部深部引流：双手叠加放在腹部，吸

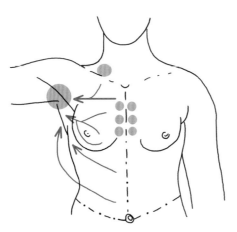

A. 胸部淋巴引流的区域和方向

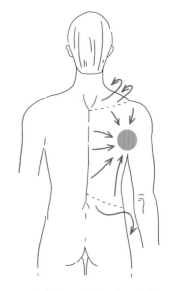

B. 上背部淋巴引流区域和方向

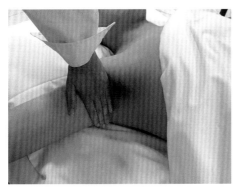

C. 腋窝淋巴结激活

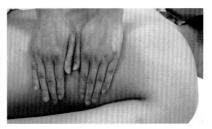

D. 体侧固定圆引流到腋窝

图43-2-9　腋部、胸前后、锁骨上淋巴结和淋巴手法引流示意图

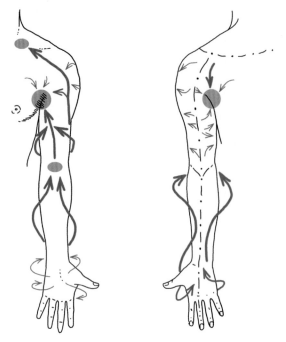

图 43-2-10　上肢、腋窝和锁骨上淋巴结分布和淋巴
手法引流示意图

气时鼓肚；④呼气时做患者能够承受的轻压；⑤再次吸气快结束时对腹部施压；⑥吸气和呼气交接之际改变手的位置；⑦按图上标记的位点循环按压轻抚，所有位点的按压均朝向乳糜池方向。

可以刺激胸导管尾部、乳糜池、较大的淋巴干、骨盆和腰淋巴结及腹部器官的淋巴系统。腹深部区通过腹部 5 个不同的手部放置位置施行，并与患者的腹式呼吸相结合。治疗师的手随着患者的呼气移向腹部区域，并在接下来的

吸气起始阶段给出适度（但柔和的）阻力。然后治疗师抬手释放阻力但仍保持皮肤接触，直到吸气结束。在吸气和下一次呼气的间歇，将手移动到腹部的下一个位置（图 43-2-11）。

（9）臀部

适应证：①单侧下肢原发性或继发性淋巴水肿治疗的一部分；②脂肪肿治疗的一部分；③外伤后局部淋巴回流障碍治疗的一部分。

操作步骤：①从会阴中线向臀外侧做轻抚动作；②从臀外侧向腹股沟淋巴结方向做交替静止旋转轻抚动作；③从髂前上棘向臀外侧做轻抚动作；④从臀中部向腹股沟淋巴结做静止旋转轻抚动作。

（10）下肢

适应证：①外伤后下肢水肿；②静脉 - 淋巴混合性水肿；③下肢原发性淋巴水肿（膝以下）。

操作步骤：①从膝关节上方向腹股沟区大腿内侧做静止旋转轻抚动作；②从膝关节以上向外侧和前方做挤压轻抚动作；③从髌骨和腘窝部向近心端做静止旋转轻抚动作；④从腓骨小头下沿集合淋巴管丛向近心端做静止旋转轻抚动作；⑤用挤压和排空手法从踝部沿小腿前方外后方做轻抚动作；⑥用排空法在小腿后方向近心端做按压动作；⑦从踝部向跟腱做挤压

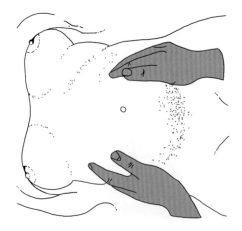

A.腹式呼吸

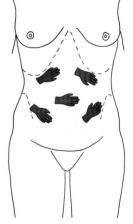

B.腹深部区治疗（改良）

图 43-2-11　腹部手法引流示意图

轻抚动作；⑧用拇指在踝关节外部做挤压轻抚动作；⑨用拇指在足背和足趾表面做向心性按压动作（图43-2-12）。

11. 单侧乳腺癌根治术后继发性上肢淋巴水肿手法引流治疗的流程

（1）治疗胸背部：①仰卧位，枕部、颈部、锁骨窝、斜方肌轻抚激活，膈肌呼吸；②在健侧腋窝淋巴结做轻抚激活；③在患侧腹股沟做轻抚激活；④轻抚并激活胸骨间连接双侧腋窝淋巴结之间的吻合支；⑤从水肿侧的胸壁向非

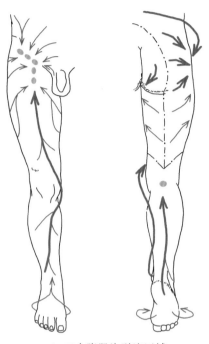

A. 三个腹股沟引流区域

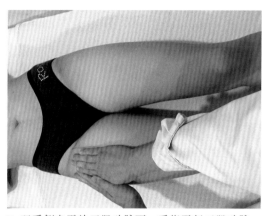

B. 双手侧向平放于股动脉下，手指平行于股动脉，覆盖腹股沟上外侧浅淋巴结。使用定圈法将淋巴沿腹股沟淋巴结群的方向引流

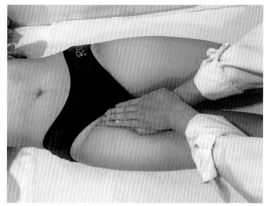

D. 为了引流腹股沟下浅淋巴结，双手垂直放于股动脉，近端手的第5指放在腹股沟皱褶处，向腹股沟淋巴结群的方向使用定圈法进行引流

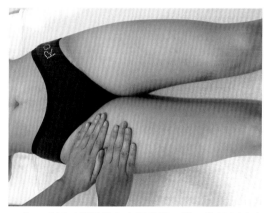

C. 将双手置于腹股沟上内侧浅淋巴结，使用定圈法将淋巴液从这些淋巴结引向腹股沟淋巴结群。下肢轻微外旋可促进淋巴液引流

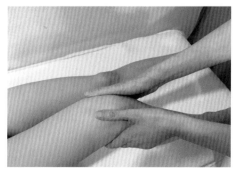

E. 腘窝淋巴结固定圆激活、引流

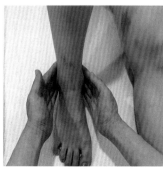

F. 后踝淋巴引流

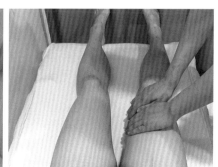

G. 大腿由远端向近端淋巴引流

图 43-2-12　下肢淋巴引流路径

水肿侧的胸壁、腋窝引流；⑥激活患侧躯干腋窝－腹股沟之间的淋巴通路；⑦从患侧胸部向同侧腹部做轻抚（打开腋窝－腹股沟的吻合支）动作；⑧俯卧，激活两侧肩胛间腋窝淋巴结之间的吻合支；⑨从水肿侧向健侧做引流；⑩从患侧腋窝向同侧腹股沟区域做引流。

（2）治疗水肿的上肢：①首先治疗上臂外侧，从近心端开始排空引流，然后做远心端治疗；②治疗上臂内侧，向外侧方做引流；③治疗尺骨窝，向外侧方做引流；④治疗肘部、前臂、手、手指，依次向近心端做按压动作。

12. 双侧乳腺癌根治术后继发性上肢淋巴水肿手法引流治疗的流程

（1）治疗胸背部：①仰卧位，枕部、颈部、锁骨窝、斜方肌轻抚激活；②双侧腹股沟轻抚激活；③双侧躯干外侧轻抚，打开腋窝－腹股沟之间的吻合支；④从淋巴淤滞的躯干下部向腹股沟做引流排空；⑤从淋巴淤滞的躯干上部向下部躯干、腹股沟做引流；⑥俯卧位，从躯干下部向腹股沟做引流清空；

⑦从肩胛部和侧胸部向腹股沟区引流上肢的水肿液。

（2）治疗水肿的上肢：①上肢的治疗与单侧相同；②双上肢同时治疗最好能住院进行，如果不能住院，为避免双上肢同时被弹性绷带包扎，建议先治疗一侧上肢，待第一期治疗结束，佩戴弹性压力手套后，再开始另一侧上肢的治疗。

13. 单侧腹股沟淋巴结摘除后下肢淋巴水肿的手法引流治疗（图 43-2-13）

（1）治疗胸腹部：①仰卧位，轻抚枕部、锁骨窝区、颈肩部，膈肌呼吸；②激活患侧腋窝、健侧腹股沟；③打开腹股沟－腋窝吻合支；④从水肿躯干部向同侧腋窝做引流消除水肿；⑤打通双侧腹股沟区淋巴吻合支；⑥从患侧腹股沟区向健侧引流，舒缓水肿；⑦俯卧，打通患侧腹股沟区－腋窝淋巴吻合支；⑧向腋窝区引流同侧臀部水肿；⑨轻抚健侧腰部，打通后方双侧腹股沟之间的吻合支；⑩向健侧引流患侧下腹部的水肿。

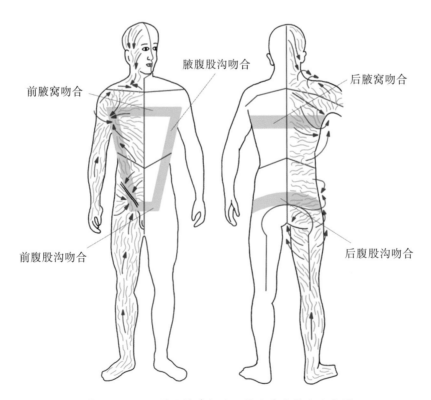

前腋窝吻合　　腋腹股沟吻合　　后腋窝吻合

前腹股沟吻合　　后腹股沟吻合

图 43-2-13　淋巴结清扫后，淋巴手法引流示意图

（2）治疗下肢：①仰卧位，从近心端开始，清空大腿水肿；②从大腿内侧向大腿外侧作引流；③同样方法治疗整个大腿；④用基本手法逐个治疗膝、小腿和足；⑤俯卧，疏通大腿外侧，淋巴引流；⑥从大腿内侧向外侧引流；⑦治疗腘窝淋巴结，结合膝关节被动运动；⑧用基本手法治疗小腿后侧区域；⑨用拇指手法治疗踝周围。

14. 双侧腹股沟淋巴结摘除后下肢淋巴水肿的手法引流治疗

（1）治疗胸腹部：①仰卧位，轻抚枕部、锁骨窝区、颈肩部，腹部呼吸；②激活双侧腋窝淋巴结；③打开双侧腹股沟－腋窝淋巴结吻合支；④从双侧腹股沟向腋窝区引流；⑤俯卧位，从后侧打开双侧腹股沟－腋窝淋巴结吻合支；⑥从双臀部向腋窝区引流；⑦用基本手法治疗下肢水肿。

15. 下肢原发性淋巴水肿治疗 原发性淋巴水肿是从远端发展到近端。可局限在远端(小腿)，也可累及整个肢体、下腹部或包括生殖器。手法与继发性下肢淋巴水肿治疗类似，不同的是患侧腹股沟淋巴结也需要激活。

二、淋巴水肿的压力治疗

压力治疗采用特定材质制作的特定尺寸的弹性绑带、弹性手套和弹性袜治疗外周淋巴水肿。压力治疗是淋巴水肿治疗的重要手段之一，是目前应用最广泛的治疗手段之一。与外科和物理治疗结合，起到明显效果。有骨突的部位压力最大，而骨突周围往往压不到，因此骨突部位需要放置海绵衬垫，以获得均匀压力。在静止状态下，弹性包扎只对表浅的淋巴管或血管产生压力，当肢体活动时，肌肉收缩以对抗绷带的压力，能够增加组织间隙的压力，并对深部的淋巴管和血管产生压力，加速淋巴和血液的充盈和排空。

1. 禁忌证

（1）任何种类的急性感染。

（2）心源性水肿。

（3）恶性病变。

（4）肾衰竭。

（5）急性深静脉血栓。

（6）动脉疾病。

2. 相对禁忌证

（1）高血压。

（2）脑卒中。

（3）糖尿病。

（4）支气管哮喘。

3. 作用原理

（1）减少毛细血管渗出压。

（2）增加和加速静脉和淋巴管的回流，减少静脉和淋巴液的反流。

（3）增加静脉泵的功能。

（4）促进回心血量。

（5）巩固手法淋巴引流的治疗效果。

（6）增加淋巴液回流吸收的面积。

（7）减少纤维化，软化组织，缩小患肢体积。

4. 弹性绷带 淋巴水肿治疗后使用的是低延展性绷带，或称低弹性绷带。优点是在肢体运动和休息时能持续地产生治疗所需的压力。低弹性绷带可拉伸长度 ≤ 100%，休息时，低弹性绷带静息压低，长时间使用不会影响肢体血供，安全性高。在运动时变形小，肌肉泵工作时产生的力反作用于深部组织。

（1）工作压：运动时，肌肉扩张和收缩（肌肉泵），绷带对抗肌肉扩张并将力作用于深部组织（血管和淋巴系统）的间歇压力。

（2）静息压：休息时肌肉放松，绷带的回复力作用于组织产生的持久性压力。

5. 压力袜和压力手臂套 早期淋巴水肿（水肿可自行消退的 I 期水肿）压力袜和压力

手臂套是主要的治疗措施。中晚期的水肿，经过手法引流综合治疗，患肢体积显著减小，压力袜和压力手臂套就是后续治疗和巩固治疗效果的必要措施，甚至是终身采用的措施。远端的压力较近端高，有规律的外部压力的递减变化有效地使血液保持脉动和循环的同时，使淋巴液不淤积、回流到静脉系统。选择压力袜和压力手臂套前先要测量患肢的周径，然后选择合适的压力袜和压力手臂套。

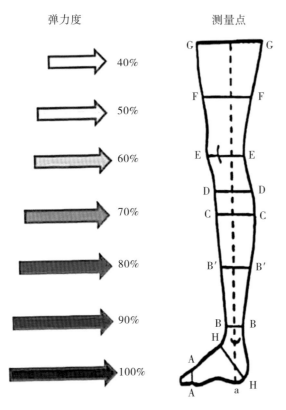

图 43-2-14 压力衣的压力梯度变化

测量点 B：压力最大点；测量点 G：腹股沟部

6. 淋巴水肿几种治疗方法对比（表 43-2-1）

表 43-2-1 淋巴水肿几种疗法对比

疗法	效果	评价
低弹力绷带加压包扎	好，但是是临时的效果，在活动时，弹力大；在休息时，弹力小	24h 使用，生活质量低，不方便，较笨重
压力衣	好，但没有绷带效果好	终身需求
淋巴引流按摩	好，但每次治疗后仅维持 2~7d	终身治疗

三、淋巴水肿皮肤护理

慢性水肿常伴有皮肤并发症。组织中的慢性炎症引起纤维蛋白和胶原沉积，使皮肤增厚变硬。水肿皮肤形成的沟纹有利于真菌和细菌的生长。减少皮肤的并发症有利于淋巴回流，减少感染。维护皮肤的完整性和细心地处理慢性淋巴水肿皮肤出现的病变，能最大限度地减少感染。

用清洗和使用润肤剂的方法来保护皮肤屏障功能。建议使用中性清洗剂，含香精和防腐剂的护肤品可能刺激皮肤，引发皮肤过敏。含矿物质和凡士林的产品会阻塞毛孔，阻碍天然的油脂覆盖表层皮肤，加重皮肤干燥。好的护肤品应能够保护皮肤的脂质层，防止水分丢失，保护皮肤免受细菌和异物的刺激

1. 完整无异常的皮肤 每晚用一次护肤品。

2. 干燥的皮肤 有瘙痒，每日至少用 2 次护肤品。

3. 过度角化的皮肤 角化是由于角质层过度生长，应使用低含水的护肤品。

4. 真菌感染 最常见于足趾趾蹼，感染处皮肤潮湿、糜烂和瘙痒。应积极地进行抗真菌治疗。

5. 乳头状瘤 皮肤表面坚硬突起，是由于扩张的淋巴管和真皮的纤维化以及表皮角化形成的。通过手法淋巴引流、压力治疗能够缓解。

6. 淋巴液渗漏 皮肤破裂淋巴液漏出。在破损皮肤周围使用护肤剂，破损皮肤表面覆盖吸水敷料，可用无弹性绷带包扎，为防止皮肤被浸泡，应及时更换敷料，治疗期间患肢应抬高。如果得到缓解，可以用低弹性的绷带轻轻包扎。

7. 溃疡 首先确认是否有血管性病变，创面处理方法有抗菌消炎、用中药去腐生肌促进上皮生长，患部应用绷带包扎。

8. **静脉淤滞性皮炎** 常见于淋巴静脉混合型水肿，多有静脉曲张，小腿常有色素沉着、发红、干燥、发痒。可外用皮质醇类软膏，交替使用低水性的润肤剂。如果不缓解可咨询血管外科医生。

四、淋巴水肿功能锻炼

1. **功能锻炼的意义** 功能锻炼是淋巴水肿综合治疗的一部分。在生理状态下，淋巴管主要以自主收缩输送淋巴液，肌肉收缩、呼吸运动以及动脉的波动都有助于淋巴液的输送。在病理状态下，淋巴管被切断，循环通路受阻或者淋巴管收缩功能不佳，淋巴液在管腔内滞留，引起淋巴管扩张。此时扩张的淋巴管的收缩频率增加会增加淋巴液的输送，但单靠淋巴管自身的收缩不足以完成受损淋巴系统的功能。因此，在没有治疗的情况下不主张患者做剧烈的体育锻炼。

采用弹性绷带包扎患肢，一方面是防止水分在组织间再次聚集，另一方面是对患肢的软组织产生一定的压力，协助淋巴管完成输送功能。在肢体运动的状态下，弹性绷带产生的作用会更加有效。

原则上先做较轻的运动，逐渐增加运动量，有的可以在床上进行，有的可以在站立时运动。行走、做操、不剧烈的舞蹈都可被列为锻炼的项目。

2. **上肢淋巴水肿消肿的功能锻炼** 功能锻炼增加肌肉活动以促进淋巴液回流，穿戴好压力衣或弹力绷带锻炼，如不采取防护措施，锻炼后患肢的水肿可能加重。

（1）热身。

（2）活动肩部和肩胛部。

（3）患侧上肢和对侧下肢同时屈或伸。

（4）上肢上举摸头部，牵拉胸肌和斜方肌。

（5）扩胸呼吸，也可以唱歌。

3. **下肢淋巴水肿消肿的功能锻炼**

（1）热身运动，深呼吸。

（2）用不同速度在原地踏步。

（3）同时活动上下肢。

（4）踝泵运动。

（5）牵拉下肢前后肌群。

（6）全身锻炼：太极拳、瑜伽、游泳、步行、骑自行车。

（7）生殖器水肿做盆底肌训练。

4. **注意事项** 不论何种锻炼都不应该过度，应该循序渐进、适度进行，患肢尽可能抬高，综合治疗很重要。

五、淋巴水肿的健康宣教

（一）上肢淋巴水肿的预防措施

主要针对的是乳腺癌根治术后的患者，也包括其他恶性肿瘤、非恶性肿瘤切除术后患者。

（1）上肢或胸部水肿轻微的加重决不能忽视，及时报告上肢的水肿。

（2）不在患肢抽血和注射，佩戴淋巴水肿标志物。

（3）避免在患肢测量血压，如果双侧上肢淋巴水肿，应在下肢测量血压。

（4）保持患肢皮肤清洁干燥，注意皱褶和手指间隙。

（5）避免做增加患肢阻力的剧烈重复运动，如擦洗或推拉。

（6）不提过重的物体（2kg以上），在健侧挎包。

（7）不戴过紧的项链或弹力手镯。

（8）淋浴和洗碗盘时，避免温度变化过大，避免桑拿或热浴，使用防晒产品。

（9）避免患肢损伤，如割伤、灼伤、运动伤、昆虫咬伤、抓伤等。

（10）做家务或种花草时戴手套。

（11）修剪指甲时避免任何损伤。

（12）避免患肢过分疲劳，当肢体感到疼

痛时要休息，抬高肢体。建议做一些运动，如散步、游泳、有氧健身、骑自行车、做健身操或瑜伽。

（13）淋巴水肿患者坐飞机时戴弹力袖套，远距离飞行时还要加用弹力绷带，增加液体摄入。

（14）淋巴水肿患者日间要戴弹力袖套，4~6个月让治疗师检查一次，如果袖套过松，可能是上肢周径变小或袖套破旧造成的。

（15）出现任何感染症状，如皮疹、痒、发红、疼痛、皮温增高或发热时，要及时就医。

（16）保持理想的体重，进低盐、高蛋白、易消化的食物，避免吸烟、饮酒。

（二）下肢淋巴水肿的预防措施

主要针对子宫内膜癌、前列腺癌、恶性黑色素瘤根治术、放疗术后的患者及其他会阴部肿瘤切除术、静脉曲张剥离和激光手术后的患者、冠状搭桥手术切取隐静脉的患者、下肢大面积皮肤软组织撕脱伤者、频发下肢淋巴管及周围组织炎的患者。

（1）提高机体抵抗力，避免过度疲劳。

（2）积极治疗足癣，减少感染并发症。

（3）勤修剪指甲，避免甲沟炎。

（4）避免久坐，建议久坐时，间断站立或行走。

（5）乘飞机长途旅行时建议穿戴弹力袜。

（6）有静脉曲张瓣膜功能不全病史者应长期穿弹力袜。

（7）一旦发生丹毒等皮肤感染应立即就医。

（8）做好皮肤护理：保持皮肤清洁，常换鞋袜，使用护肤用品，防止皮肤干燥。

（9）长时间行走或活动时建议穿弹力裤袜，避免做剧烈或长时间的运动。

（10）一旦水肿立即就医。

（11）避免穿过紧的鞋子。

（朱玉连）

第三节　临床病例与思考

【病例1】

丁某，女，66岁，乳腺癌根治术后15年，病情稳定，既往体检，右侧上肢水肿8年，近5年每年发热2~3次。2002年手术，化疗7次，放疗25次。2003年开始水肿，2013开始有淋巴管炎，身高156cm，体重58.5kg。

物理治疗客观检查：①围度见表43-3-1；②肌力Ⅳ+。

表43-3-1　治疗前患侧与健侧围度对比

围度	治疗前患侧(R)	治疗前健侧(L)
尺骨茎突	17cm	16.3cm
尺骨茎突10cm	25cm	20cm
尺骨茎突20cm	29cm	25.7cm
尺骨茎突30cm	30.5cm	27.3cm
尺骨茎突40cm	32.7cm	30.2cm

思考：患者目前存在哪些问题？这些问题分别基于哪些证据？下一步治疗计划如何？

临床推理：根据病例信息，可将患者存在的问题清单，对应的证据及可能的病理生理机制总结如下表43-3-2。

表43-3-2　问题清单剖析表

问题清单	基于临床表现的证据	可能的病理生理机制
淋巴管炎或蜂窝组织炎	发热	淋巴液回流受阻导致组织中的外来微生物（细菌、抗原、病毒、真菌）不能及时被清理而成为隐患，淤滞的淋巴液成为良好的细菌培养基地。当机体抵抗力下降时，极易引发淋巴管炎或蜂窝组织炎
瘢痕粘连	淋巴水肿	乳腺癌术后未系统护理瘢痕
上肢水肿	多次发热，软组织纤维化	软组织纤维化引起淋巴液回流不畅

治疗计划：软化瘢痕、松解纤维化、手法引流、肌力训练，以促进淋巴液回流，减少淋巴液在组织中的淤积，有效的治疗方法能减少感染的发生，减轻感染发作的程度。

【病例2】

余某，女，63岁，3个月前因电梯夹伤，致右踝软组织破损，予以外科手术缝合，瘢痕围绕整个脚踝近一圈，外踝撕脱性骨折，石膏固定6周，现脚面水肿，踝关节处瘢痕硬，右踝活动度减小，肌力减弱。既往体健。

物理治疗客观检查：①围度见表43-3-3；②活动度：踝背伸25°，跖屈20°，内翻15°，外翻15°。③肌力Ⅳ+。

表43-3-3 治疗前患侧与健侧围度对比

围度	治疗前患侧（R）	治疗前健侧（L）
掌指	20.5cm	20cm
足中线	23cm	22cm
足踝	25.3cm	24.7cm

思考：患者目前存在哪些问题？这些问题分别基于哪些证据？下一步治疗计划如何？

临床推理：根据病例信息，可将患者存在的问题清单，对应的证据及可能的病理生理机制总结如下表43-3-4。

表43-3-4 问题清单剖析表

问题清单	基于临床表现的证据	可能的病理生理机制
踝关节活动度受限	骨折、外伤	骨折、制动、瘢痕粘连
踝关节周围瘢痕硬	外伤手术	外伤缝合，去除肌肉
足背肿	外伤手术瘢痕，踝关节活动不利	瘢痕粘连、淋巴管损伤、肌肉泵功能下降

治疗计划：软化瘢痕、松解粘连、手法引流、关节松动、肌力训练。

（朱玉连）

第四十四章 结直肠癌术后

结直肠癌（colorectal cancer）俗称大肠癌，是一种发生于大肠内壁的恶性增生。随着经济快速发展，人民生活水平的提高及膳食结构等生活方式的改变，结直肠癌发病率逐年上升，已成为世界上第三常见的恶性肿瘤，是影响居民健康的重要公共卫生问题。根据文献报道，全球每年大约新增结直肠癌 136 万例，因结直肠癌死亡的病例达 69 万之多。而在中国，结直肠癌是第五大最常见的肿瘤，以及第五大导致死亡的肿瘤。

第一节　临床表现与治疗机制

一、结直肠癌的诊断

（一）症状

结直肠癌早期患者可无临床症状，易被忽视。有症状的患者的常见临床表现包括腹痛、大便习惯改变、直肠出血及大便隐血。这些症状常常预示着肿瘤已处于进展期。

（二）高危人群

凡 40 岁以上有以下任一表现者应列为高危人群：①一级亲属有结直肠癌病史者；②有癌症病史或肠道腺瘤或息肉史者；③大便隐血试验阳性者；④以下五种表现有两项以上者：黏液血便、慢性腹泻、慢性便秘、慢性阑尾炎史及精神创伤史者。

针对高危人群行纤维肠镜检查或 X 线钡剂灌肠或气钡双重对比造影检查，可明确诊断。

（三）结直肠癌的分期

大肠癌的分期，以 TNM 分期（表 44-1-1）最为广泛被大众接受，T 表示原发肿瘤，N 表示淋巴结，M 表示转移。详细信息见表 44-1-1。结直肠癌的 TNM 分期基本能够客观反映其预后。国外资料显示，Ⅰ 期的结直肠癌患者的 5 年生存率为 93%，Ⅱ 期约为 80%，Ⅲ 期约为 60%，Ⅳ 期约为 8%。

二、结直肠癌的危险因素

结直肠癌的病因尚未明确，但是其相关的危险因素逐渐被认识。常见的结直肠癌危险因素如下。

（1）曾患有大肠息肉或大肠癌。

（2）曾患有遗传性非息肉大肠癌。

（3）曾患有家族性腺瘤性息肉症。

（4）曾患有发炎性肠道疾病，包括克罗恩病（Crohn's disease）和溃疡性结肠炎（ulcerative colitis）。

（5）高动物性脂肪、蛋白质和低纤维的饮食习惯。

（6）大量进食红肉（猪肉、牛肉或羊肉）或腌制肉类。

（7）肥胖、缺乏运动、嗜烟或嗜酒等不良生活习惯。

（8）50 岁或以上人群。

表 44-1-1 结直肠癌 TNM 分期

阶段	描述	TNM 分期
0	这是最早期的癌症 肿瘤仍局限在大肠内壁	Tis，N0，M0
I	肿瘤已扩散至第一层或第二层的大肠壁 肿瘤仍未扩散至邻近的淋巴结或较远的位置	T1~T2，N0，M0
ⅡA	肿瘤已穿透大肠壁，但并未扩散至其他组织 肿瘤仍未扩散至邻近的淋巴结或较远的位置	T3，N0，M0
ⅡB	肿瘤已穿透大肠壁及已扩散至邻近的组织或器官 肿瘤仍未扩散至邻近的淋巴结或较远的位置	T4，N0，M0
ⅢA	肿瘤已穿透第一层或第二层的大肠壁 肿瘤已扩散至结肠或直肠附近的淋巴结 肿瘤仍未扩散至身体其他部位	T1~T2，N1，M0
ⅢB	肿瘤已穿透大肠或进入附近的组织或器官 肿瘤已扩散至结肠或直肠附近的淋巴结 肿瘤仍未扩散至身体其他部位	T3~T4，N1，M0
ⅢC	肿瘤已扩散至四个或以上的邻近淋巴结 肿瘤仍未扩散至身体其他部位	T1~T4，N2，M0
IV	肿瘤已扩散至身体其他部位如肝、肺或卵巢	T1~T4，N1~N2，M1

注：表中 T 表示肿瘤原发灶的情况。Tis 代表原位癌，用 T1~T4 来表示原发肿瘤体积不断增大、邻近组织受累情况不断加重。

N 表示区域淋巴结受累情况。N0 表示淋巴结未受累，N1~N3 依次表示淋巴结受累程度和范围的增加。

M 表示远处转移。没有远处转移者用 M0 表示，有远处转移者用 M1 表示，远处转移通常是血道转移。

三、结直肠癌的临床表现

结直肠癌早期常无特殊症状，发展后主要有下列表现。

1. 排便习惯与粪便性状的改变 此症状常最早出现，多表现为排便次数增加，腹泻，便秘，粪便带血、脓液或黏液。

2. 腹痛 腹痛也是早期症状之一，常为定位不明确的持续性隐痛，或仅为腹部不适或腹胀感，出现肠梗阻时则腹痛加重或为阵发性绞痛。

3. 腹部肿块 腹部肿块多为瘤体本身，有时可能为梗阻近侧肠腔内的积粪。肿块大多坚硬，呈结节状。

4. 肠梗阻症状 肠梗阻症状多表现为不完全性肠梗阻，主要表现为腹胀和便秘，腹部胀痛或阵发性绞痛。

5. 全身症状 由于慢性失血、癌肿溃烂、感染等，患者可出现贫血、消瘦、乏力、低热等。

晚期可出现黄疸、腹水、淋巴结肿大及恶病质等。

四、结直肠癌手术并发症

常见结直肠癌的治疗方法包括外科手术、放射治疗、化学药物治疗、靶向治疗以及内窥镜黏膜下剥离术。以手术治疗为首要选择。手术种类包括腹腔镜下切除术和传统开腹手术。

结直肠癌手术后常见的并发症可分为以下 3 种。

（一）麻醉引起的并发症

1. 心血管系统 心肌梗死、心肌缺氧、脑卒中、静脉栓塞、肺栓塞等。

2. 呼吸系统并发症 肺部膨胀不全、肺炎、哮喘、慢性阻塞性肺疾病发作。

3. 其他 过敏及反应性休克。

（二）手术相关的并发症

（1）手术时误伤输尿管、膀胱或其他器官。

（2）吻合口出血，吻合口瘘、裂、坏死等。

（3）腹腔内出血或积脓。

（4）胃肠蠕动缓慢或功能紊乱。

（5）膀胱功能失调，尿潴留或尿失禁，大部分属短暂性。

（6）性功能失调，包括阳痿。

（7）排便功能改变，包括急迫性及失禁。

（8）伤口感染。

（9）肠梗阻。

（10）盆底肌松弛等功能障碍。

（11）有造口的需要及造口相关的并发症。

（三）术后卧床的并发症

（1）深静脉血栓。

（2）肌肉萎缩、肌无力、骨质疏松等。

（3）坠积性肺炎、肺部感染。

（4）直立性低血压。

（5）体能下降。

五、运动治疗对结直肠癌幸存者的作用

新近的研究发现，运动干预（中等至高强度的运动训练）与结直肠癌幸存者的身体健康以及心理健康参数呈现正相关。Lewis 等人对结肠癌患者进行了为期 2 年的随访研究，对癌症患者体力活动量化程度及其对应的生存质量进行相关分析，结果显示，高强度体力活动（每周运动量 ≥ 6METs/h，如有氧操运动）是 Ⅱ 期结直肠癌患者高生存质量的显著预测因素；增加结直肠癌患者的体力活动量可以提高其生存质量。Sellar 等人对结直肠癌术后患者进行了为期 12 周的中等强度居家运动计划干预，结果表明运动训练能够提高结直肠癌患者健康相关生活质量。

相关文献显示：有氧运动对于抑制肿瘤细胞生长有积极作用，并能帮助癌症患者减少癌症不适症状和并发症，维持和提高生理功能。有氧运动可改善癌症患者体脂、体重指数和功能代谢，增强机体免疫功能，从而使癌症患者改善心理状态，恢复职业和社交活动能力，提高生存概率和生存质量。不少研究也显示抗阻训练可以提高癌症幸存者的躯体功能水平。抗阻训练对癌症幸存者的作用机制包括增强肌肉力量，改善体脂比以及对肿瘤复发标记物的抑制等。研究还发现，实施早期的 6 个月的居家运动干预，可有效缓解结直肠癌患者术后的癌因性疲乏症状，其主要原因可能是有氧运动对患者体能、活动耐力、机体新陈代谢率及肌肉紧张和精神抑郁等方面的共同作用。

（冯蓓蓓）

第二节　结直肠癌术后的运动治疗

一、结直肠癌术后的康复管理

胃肠外科术后患者经常出现以下一系列的功能问题。

（1）术后伤口疼痛。

（2）呼吸系统：咳痰能力下降，肺活量及功能性残气量下降，潮气量、每分通气量及最大呼吸能力下降。

（3）术后胃肠功能减退（蠕动缓慢，肠梗阻或粘连性肠梗阻，蠕动过度活跃）。

（4）术后尿潴留。

（5）心血管系统：直立性低血压，心功能减退，每搏输出量、每分输出量减少，为保障全身系统供血需增加心跳搏动，静息时心率加快，血液凝固性增加易导致深静脉血栓。

（6）术后体能下降等。这些改变均对预后不利，康复治疗的及早干预可减少并发症，改善功能预后，提高独立生活能力。

考虑患者术后可能出现的问题，结直肠癌术后的康复内涵主要包括以下几个方面。

（1）术后的疼痛控制。

（2）术后呼吸效能的提高。

（3）术后气道分泌物的廓清。

（4）术后胃肠蠕动功能的恢复。

（5）术后盆底功能的康复。

（6）术后体能的恢复。

针对以上的功能问题的康复，应逐一设定特异性的运动治疗方案，以达到提升结直肠癌术后幸存者的生存质量的目标。

二、术后加速康复理念

加速康复外科（enhanced recovery after surgery，ERAS）概念，最初是由丹麦外科医生 Henrik Kehlet 在 10 余年前首先提出，并引入结直肠手术。ERAS 主要是根据现有的循证医学证据，采用多模式策略，优化围手术期处理措施，减少手术患者围手术期的生理及心理创伤应激，最终达到改善外科患者术后恢复情况并缩短住院时间的目的。

ERAS 的实践要素主要包括：

（1）术前宣教。

（2）肠道准备不作为术前常规，而是有选择性地运用于需要进行结直肠手术的患者。

（3）缩短禁食、禁水时间，优化麻醉方案。

（4）积极采用外科微创技术。

（5）避免常规应用鼻胃管。

（6）避免术中低体温。

（7）限制性液体输注。

（8）积极处理术后疼痛和恶心呕吐。

（9）鼓励患者术后尽早下床活动。

（10）鼓励患者尽早恢复肠道营养（经口进食）等。

目前研究显示，跟外科的常规围手术期策略相比，ERAS 的这些措施加速了结直肠手术患者术后的器官功能恢复（包括肠麻痹的时间缩短，心肺功能、肌肉力量和体力状态等都有所改善），明显缩短了住院时间，降低了住院费用。此外，和常规治疗措施相比，围手术期

并发症发生率和再住院率并无明显不同。

在 EARS 的理论支撑下，结直肠癌术后的康复计划可有针对性地有序开展，特别强调的是，术后的运动训练介入尤为重要。

三、术后的运动治疗计划

（一）术后疼痛康复

伤口的疼痛控制可根据患者具体症状的严重程度（例如疼痛的视觉模拟或数字化评分估计），进行呼吸训练及放松运动训练，减轻疼痛。在止痛泵撤除后，可考虑在伤口周围使用经皮神经电刺激疗法（transcutaneous electrical nerve stimulation，TENS）辅助疼痛控制。

教导患者用双手保护好伤口，或者用枕头保护好伤口，用鼻子吸气，吸气时腹部凸起；用嘴巴呼气，呼气时腹部下沉。每个循环重复 3~5 次，根据患者的耐受程度，每天 2~3 个循环（图 44-2-1）。

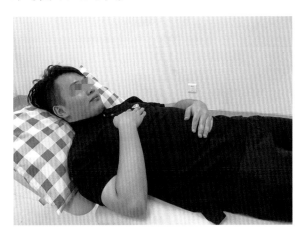

图 44-2-1　膈肌呼吸训练

（二）术后胸肺物理治疗

1. 气道廓清技术　可应用于气道廓清能力下降的患者，包括传统的气道廓清技术，如拍背、叩击、振动、体位引流，以及新型的气道廓清技术，如自主循环呼吸技术（active cycle of breathing technique，ACBT）（图 44-2-2）、充气振动背心等。需要注意的是，术后患者腹部伤口疼痛的时候，应教导患者在保护伤口的

姿势下进行咳嗽、咳痰等，同时进行气道廓清练习。可借助腹围或枕头等辅助保护伤口。

ACBT包括呼吸控制、胸廓扩张训练和用力呼气三个组成部分，根据患者的耐受程度和廓清的能力，可以将三部分进行组合形成促进气道廓清，诱发有效咳嗽的循环训练。注意在保护伤口的情况下，每次3~5个循环。

2. 呼吸训练　根据术后患者的呼吸效能的情况选择胸式和膈肌呼吸。胸式呼吸，要点为吸气时需要打开胸廓，增加吸气时的胸廓活动度，增加潮气量，呼气可采用膈肌呼吸的呼气方法进行（图44-2-3）。膈肌呼吸，要点是在吸气时腹部隆起，让膈肌尽量下降；呼气时腹部收缩，把肺内的气体尽量排出。呼气与吸气之间要均匀连贯，呼吸频率可较缓慢，但是不可憋气。腹部手术后的患者进行呼吸训练时

同样应该注意保护伤口，以不引起伤口的过度牵拉，不引起疼痛为宜。进行呼吸训练时，应根据患者的总体情况，每次3~5个循环。

3. 呼吸肌力量训练（图44-2-4）　根据术后患者的呼吸肌的功能的情况选择不同的呼吸肌力量强化训练。可借助吸气和呼气阻力训练器辅助呼吸肌的力量训练。腹部手术后的患者进行呼吸肌力训练时同样应该注意保护伤口，以不引起伤口的过度牵拉，不引起疼痛为宜。

（三）术后肢体运动

1. 踝泵运动　术后第1d，即开始检测患者的双下肢的情况确定是否有水肿。结合既往基础病史及服药史（如抗凝药），排除下肢深静脉血栓的可能。指导患者术后尽早进行踝关节的主动踝泵运动（图44-2-5），预防血液回流不畅，血栓形成，末端水肿。

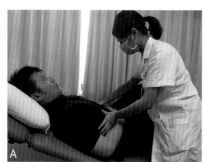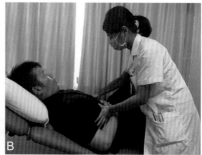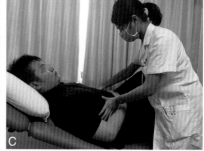

图44-2-2　自主循环呼吸技术

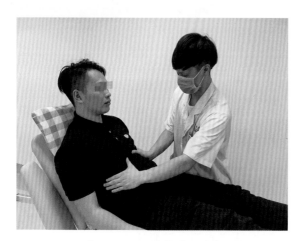

图44-2-3　胸式呼吸训练

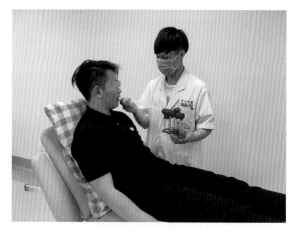

图44-2-4　呼吸肌力量训练

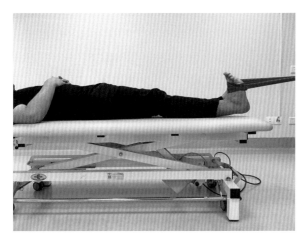

图 44-2-5　踝泵运动

2. 床上运动（图 44-2-6）　康复训练一般从床上的肢体活动开始，并配合呼吸训练。肢体活动一般从远端肢体的小关节开始，且从不抗重力的活动开始。强调活动时呼吸自然、平稳，没有任何憋气和用力的现象。待运动训练的安全性确立后，可以逐步开始轻微的抗阻训练。抗阻训练可以采用捏气球、皮球或拉皮筋等方式，一般不需要专用器械。徒手体操十分有效。如果允许的话，吃饭、洗脸、刷牙、穿衣等日常生活活动可以早期进行。

3. 坐位训练（图 44-2-7）　坐位训练应该尽早开始，开始坐时可以有依托，例如把枕头或被子放在背后，或将床头抬高。有依托坐位的能量消耗与卧位相同，但是由于上身直立体位使回心血量减少，同时射血阻力降低，因此心脏负荷实际上低于卧位。在有依托坐位适应之后，患者可以逐步过渡到无依托独立坐位以及床边坐位，或床边椅坐位。

4. 步行训练（图 44-2-8）　步行训练由床边站立位过渡进行。首先应克服直立性低血压。站立位无不适后可开始床边步行，以便在出现疲劳或不适时及时上床休息。

5. 上、下楼梯　上、下楼梯是保证患者出院后家庭活动安全的重要环节。下楼的运动负荷不大，而上楼的运动负荷主要取决于上楼的速度。必须保持缓慢的上楼速度。一般每上一级楼梯要休息片刻，以保证呼吸平稳，不产生任何症状。

6. 四肢大肌群的抗阻运动（图 44-2-9）　根据术后患者的个体活动能力，设定个体化的抗阻运动训练计划。包括四肢的大肌肉群如肱二头肌、股四头肌等的抗阻训练。注意进行抗阻训练时，不要憋气，同时设定抗阻的阻力要基于患者个体的耐受程度，以 6~10RM 为宜，循序渐进。

（四）盆底功能训练

结直肠癌术后患者可能存在盆底功能障碍的问题，比如肛门括约肌松弛、提肛肌无力等，从而影响术后二便的控制功能，出现术后尿失禁、大便失禁或排便无力的症状。

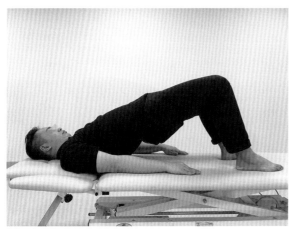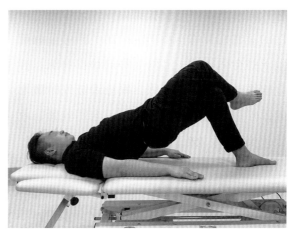

图 44-2-6　床上运动

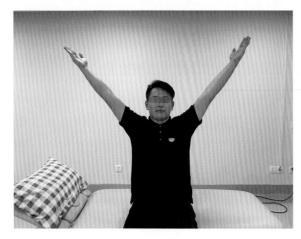

图 44-2-7　坐位训练

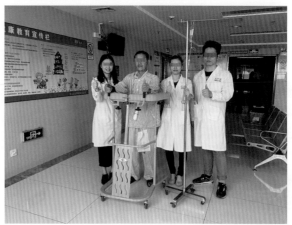

图 44-2-8　步行训练

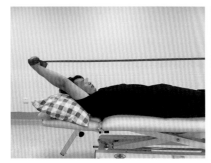
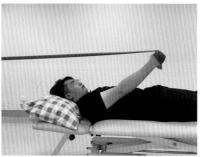
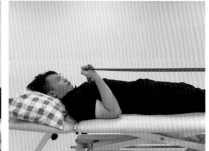

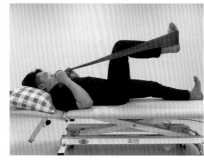
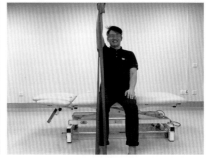

图 44-2-9　四肢大肌群的抗阻训练

针对胃肠术后的盆底功能障碍，可进行特异性的盆底肌训练（图 44-2-10）。可采取仰卧位下的会阴收缩、肛门上提的动作训练，并配合软式重力球进行训练。嘱患者吸气时腹部隆起，呼气时腹部塌陷，提肛、会阴收紧，收缩坚持6s，然后放松。每次重复10下，每天3次。如果患者可坚持，收缩时可同时配合臀部上抬，双膝夹紧软重力球。此外，盆底肌的训练还可在四点跪位、站立位进行。

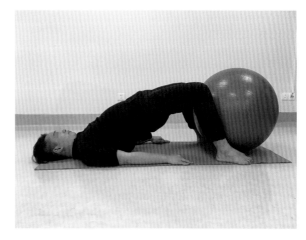

图 44-2-10　盆底肌训练

（五）耐力训练

结直肠癌术后幸存者由于手术的创伤、肿瘤的影响，术后普遍出现体能下降、运动耐量降低的情况。根据 ERAS 或者为了减少术后出现严重耐力下降的状态，可于术前针对患者的个体情况，设计个体化的耐力训练运动方案。术前患者的耐力训练可采取中高强度的运动处方，比如 60%~80% 的储备心率。术后早期在院期间的有氧训练，则采取低强度运动。而出院后的居家运动应考虑长期的耐力训练，建议选择中高强度运动（图 44-2-11）。

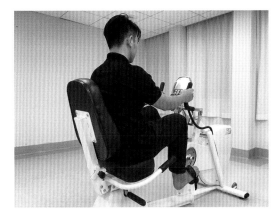

图 44-2-11　出院后的中高强度运动

（六）注意事项

癌症术后运动选择要根据个体的耐受程度及体力恢复程度来确定合适的强度。体能表现的评估可通过不同的标准化测试得出基线结果，根据次极量、最大耗氧量或者症状限制的耗氧量来判断。此外，对于术后保留造口的患者，进行抗阻训练或者有氧耐力训练时要避免对腹部形成过高的压力，以免造成造口局部压力过大或者引起疝的发生风险。

（冯蓓蓓）

第三节　临床病例与思考

【病例】右半结肠癌术后

患者李某，60岁，因"反复解稀烂便半年余"入院，患者于半年前无明显诱因出现解稀烂便，未引起重视，未行进一步处理。1周前到外院就诊，外院肠镜示：距肛门 5cm 处至肛门黑便相间改变，横结肠近肝曲可见一肿物，环腔 1 周，肠腔狭窄，无法继续进镜，肿物表面存在坏死。查体：直肠指检：肛周未见外痔、瘘口，肛门括约肌张力正常，未触及直肠肿物，指套退出无血染。发病以来体重减轻约 3.5kg。内镜诊断：①结肠癌。②直肠黏膜改变。胸腹盆 CT 提示：①结肠肝曲局部肠壁较厚，考虑结肠癌 T3，局部淋巴结转移。②肝 S6 小囊影，考虑囊肿，建议复查。③胸部未见明显异常。患者于昨日在手术室于全麻下行"腹腔镜下右半结肠癌根治术 + 腹腔引流术"。术后第 1d，心电监护显示：HR 90/min，BP 140/80mmHg，RR 24/min，SPO_2 96%，T 37.5℃。

物理治疗主观检查：患者自诉伤口疼痛，咳嗽、咳痰时会诱发伤口疼痛而不敢用力。有轻微的气促、气喘的感觉，腹部有胀感。术后一直在床上卧位，不敢坐起及下地步行。尚未进食，上厕所需少量帮助。

物理治疗客观检查：患者精神状态一般，可配合查体，生命体征平稳。肺部检查示呼吸频率稍快，呼气相缩短，胸廓活动度下降，右下肺呼吸音稍减弱，未闻及明显干湿啰音，痰液为透明状。腹部检查：腹部平整，可见腹部四个腹腔镜手术切口，伤口有纱布覆盖，比较干净，无明显渗出。右腹部可见腹腔引流管以及留置尿管，引流管及尿管通畅。触诊腹软，未扪及腹部包块或硬块，无压痛，无反跳痛，诉腹部手术伤口及引流管出口处疼痛，NRS 7 分，目前正在使用止痛泵。听诊暂未听到肠鸣音。四肢：各大关节主 / 被动关节活动度未见明显异常；四肢大肌群的肌力和肌张力未见异常，四肢未见水肿。患者可在卧位下抬高床头 30~15min（诉疲劳），床边坐起及站立需他人扶持，少量帮助。步行：步行 10m（诉疲劳）。

思考：患者目前存在哪些问题？这些问题分别基于哪些证据？其背后可能的病理生理机制是什么？下一步治疗计划如何？

临床推理：根据病例信息，可将患者存在的问题清单，对应的证据及可能的病理生理机制总结如下表（表44-3-1）。

治疗计划：根据上述的病例信息及问题清单的临床推理，对病例的运动治疗计划设计如下。

（1）术后疼痛控制，整体放松训练，3个循环1组，每组10min，每天1次。

（2）气道廓清促进训练，采用ACBT主动呼吸循环技术，在保护伤口姿势下教导患者有效咳痰，3个循环1组，每组10min，每天2次。

表44-3-1 问题清单剖析表

问题清单	基于临床表现的证据	可能的病理生理机制
伤口疼痛	主诉疼痛，NRS 7分	手术创伤、分离创面过大及引流管张力所致
气道廓清功能受限	主诉有痰但无法完全咳出	咳嗽、咳痰时腹压增加，增加手术后伤口张力，引起或加剧疼痛，从而无法很好地完成气道廓清
呼吸效能降低	呼吸频率偏快，呼吸时胸廓活动度降低，床边活动或坐起站立、步行等活动易引起气促，右下肺呼吸音稍减弱	呼吸做功，胸廓扩张及回缩的能力以及手术应激和伤口疼痛反应
运动耐量下降	步行部分需要帮助，步行距离较短	手术创伤及应激后反应
胃肠蠕动功能紊乱	腹胀感、未闻及肠鸣音	结肠手术创伤及麻醉等作用影响，以及术后卧床制动
其他（营养、心理支持等）	禁食，精神一般，怕痛	

（3）自主呼吸效能提升训练，包括呼吸训练、胸廓扩张训练及呼吸肌力量训练，每个训练中3个循环1组，每组10~15min，每天1次。

（4）肢体运动训练，包括床上活动、床边坐起、站立及步行训练，根据患者耐受程度，每次训练10~15min，每天1次。

（5）抗阻运动训练，四肢主要大肌群的抗阻运动训练，采用弹力带的渐进性阻力训练，从抗轻阻力到抗重阻力，循序渐进，每次10~15min，每天1次。

（6）耐力/有氧训练，根据患者的功能恢复情况，后期可根据靶心率设定低强度的有氧运动，如功率自行车训练，30%靶心率，每次15min，每天1次。

（7）盆底肌肉训练，教导患者进行盆底肌的准确收缩及放松，预防术后出现盆底功能障碍。

注意事项：运动训练量需适中，避免过度疲劳，在运动过程中要密切监测血氧饱和度和心率以及患者的自我疲劳程度。

（冯蓓蓓）

第四十五章

骨质疏松症

骨质疏松在现代社会中已越来越常见，尤其常见于绝经后女性和老年人。骨质疏松症对人最大的影响便是增加骨折风险。目前在美国超过 4400 万的 50 岁或更老的男、女性患者存在骨量减少或骨质疏松，在骨质疏松的相关骨折治疗上要花费超过 4700 万美元。1994 年 WHO 确定了骨质疏松或骨量减少的诊断标准取决于骨矿物质密度（bone mineral density, BMD）的测量，BMD 比正常年轻女性的平均值低 2.5 个标准差以上可诊断为骨质疏松症。髋部 BMD 的测量是预测骨质疏松症最理想的部位，而且髋部相对于脊柱来说随着年龄的增长更不易受骨性关节炎性疾病的影响。骨质疏松患者的主要治疗目标是预防骨折。本章将主要从骨质疏松症的临床表现与治疗机制、运动治疗和临床病例与思考三个方面来进行详细阐述。

第一节 临床表现与治疗机制

一、临床表现

骨质疏松症是以骨量减少及骨质量受损，导致骨脆性增加、易发生骨折为特征的一种全身性骨病。其临床症状与体征多种多样，主要包括以下 4 种常见症状。

1. 疼痛 骨质疏松症最主要、最常见的症状是疼痛，包括骨痛和肌肉疼痛。骨痛可发生在全身各部位，最常见的是腰背痛。一些由骨质疏松症促发或诱发的病症也可引起疼痛，主要表现为慢性酸痛、深部痛、胀痛、钝痛。当出现椎体压缩性骨折时约半数患者感到疼痛或疼痛加重，而出现骨折时可引起急性剧痛。

2. 身高降低或脊柱变形 原发性骨质疏松症最常见的体征是以"驼背"为主的脊柱变形、身材缩短。当椎体被压缩时，前中柱的高度降低，但是脊柱的椎板、棘突、椎弓根等高度不变，从而发生脊柱后突、前屈，形成"驼背"。

3. 骨折 骨质疏松症的本质是骨的过量吸收。在骨质疏松症中骨折不仅常见，有时甚至是首诊原因。骨折与骨质疏松症存在着明显的因果关系，加之该类疾病多为老年患者，他们在日常生活中易摔倒。所以骨折是骨质疏松症的主要外部因素。其好发于胸、腰椎和骨的干骺端部位。

4. 其他表现 部分患者因出现严重的脊柱畸形，导致胸闷、通气障碍等呼吸系统疾病，以及便秘、腹胀、上腹部不适等。

（二）影像学检查

1. X 线 可确定骨折的部位、类型、移位方向和程度，对骨折诊断和治疗具有重要价值。X 线片除具有骨折的表现外，还有骨质疏松的表现。

2. CT 常用于判断骨折的程度和粉碎情况、椎体压缩程度、椎体周壁是否完整、椎管内的压迫情况。

3. MRI 常用于判断椎体压缩性骨折是

否愈合、是否存在隐匿性骨折，并进行鉴别诊断等。

4. 全身骨扫描 适用于无法行 MRI 检查或排除肿瘤骨转移等。

（三）骨密度检查

拟诊为骨质疏松性骨折的患者建议行骨密度检查。双能 X 线吸收法（dualenergy X-ray absorptiometry，DXA）测量值是 WHO 推荐的骨质疏松症评估方法，是公认的骨质疏松症诊断的金标准。

2006 年 WHO 推荐的原发性骨质疏松症诊断标准，DXA 测定骨密度值低于同性别、同种族健康成人的骨峰值不足 1 个标准差为正常（T 值 ≥ -1.0SD）；降低 1~2.5 个标准差为骨量低下或骨量减少（-2.5SD< T 值 <-1.0SD）；降低程度等于或大于 2.5 个标准差为骨质疏松（T 值 ≤ -2.5SD）；降低程度符合骨质疏松诊断标准，同时伴有一处或多处骨折为严重骨质疏松。

目前，获得广泛认可的 DXA 测量骨密度的部位是中轴骨（临床常用 L_1~L_4 及髋部）；而四肢骨（如足跟及腕部）的骨密度检测结果只能作为筛查指标。其他骨密度的检查方法，如 pDXA、QCT、pQCT 等，尚无统一的诊断标准。

区域低 BMD（aBMD）可增加骨折风险，评估骨量和骨的质量，特别是骨微观结构，对骨骼脆弱或异常的评估至关重要。直到现在，还没有令人满意的临床手段评估骨微观结构变化，对骨质疏松症的诊断是基于 aBMD 的测量。股骨颈、腰椎、全髋 aBMD <2.5SD 可诊断为骨质疏松症。

（四）骨折风险评估

骨量以外的因素如骨几何结构、骨微结构的破坏、骨矿物质含量、骨更新代谢、年龄、大范围的临床危险因素，包括家族史、之前的骨折史和跌倒风险等被用来进行骨折风险的评估。

（五）新型的成像技术

如定量 CT（quantitative computed tomography，QCT）、高分辨率的（外围）QCT、微创方法探索骨矿物特性等均为临床研究骨质疏松症的标准。

（六）骨小梁分数

测量腰椎双 X 线吸收仪图像，描述骨小梁的结构，可很好地预测骨折的发生概率。低 TBS 评分是区域 BMD（aBMD）腰椎和股骨近端骨折的独立危险因素，也可作为危险分层。

（七）实验室检查

在诊断原发性骨质疏松性骨折时，应排除转移性骨肿瘤、胸腰椎结核、多发性骨髓瘤、甲状旁腺功能亢进等内分泌疾病，类风湿关节炎等免疫性疾病，长期服用糖皮质激素或其他影响骨代谢药物以及各种先天或获得性骨代谢异常疾病。

1. 基本检查项目 血尿常规，肝肾功能，血钙、磷、碱性磷酸酶等。

2. 选择性检查项目 红细胞沉降率、性腺激素、血清 25- 羟基维生素 D（25-hydroxyvitamin-D, 25-OH-D）、1, 25-（OH)$_2$-D、甲状旁腺激素、24h 尿钙和磷、甲状腺功能、皮质醇、血气分析、血尿轻链、肿瘤标志物、放射性核素骨扫描、骨髓穿刺或骨活检等。

3. 骨转换生化标志物 IOF 推荐 I 型骨胶原氨基末端肽和 I 型胶原羧基末端肽，有条件的单位可检测。

（八）诊疗原则及流程

骨质疏松性骨折的诊断应结合患者的年龄、性别、绝经史、脆性骨折史、临床表现及影像学和 / 或骨密度检查结果进行综合分析，做出诊断。骨质疏松性骨折诊疗流程见图 45-1-1。

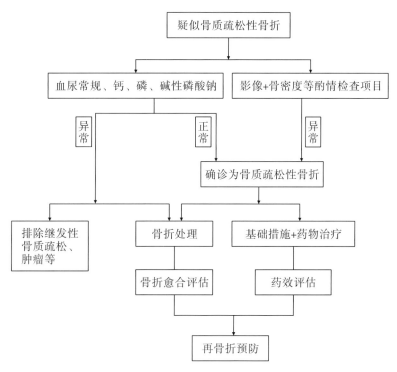

图 45-1-1　骨质疏松性骨折诊疗流程图

（九）鉴别诊断

根据患者的性别、年龄、病史、临床危险因素如家族史、体格检查、临床表现结合实验室检查和影像学检查做出骨质疏松的鉴别诊断。国际上认为，累及全身骨骼疾病导致低骨量和骨组织恶化，骨骼脆性增加，容易发生骨折。

二、治疗机制

治疗骨质疏松症的目的是防止骨折。其他治疗包括健康的饮食、预防和体育锻炼。研究表明，运动训练会增加或维持绝经后妇女脊椎和髋部的骨密度和骨矿物质含量，长期中等强度的运动训练有益于骨骼健康并可逆转骨质疏松的进程。因此，运动对于骨质疏松的预防和治疗是非常重要的，由于慢性自然衰老而导致骨质流失的人群必须进行定期和终身的运动训练。就目前来讲，运动影响骨骼，是通过应力直接刺激和肌肉间接牵拉从而调节骨代谢相关激素的分泌。通过这些研究，可以将其上升为治疗方法。如步行、跑步、跳跃、爬行、举重、游泳等有氧运动，均可预防和治疗骨质疏松。此外，身体平衡，机械振动，其他变量如肌肉力量，肌肉收缩的类型，运动的持续时间和强度都可引起骨代谢的变化。当然，为了优化骨骼健康，充足的营养、适当负重训练、力量训练和足够的钙和维生素 D 也是必要的。

（王文清）

第二节　骨质疏松症的运动治疗

一、保持正确的体位和身体力学

人体内的骨骼在身体处于不同体位下会受到不同方向的应力，拥有正常骨骼强度的成年人可抵抗这些力量，而骨质疏松的患者很难抵抗这些力量，从而会导致骨骼的畸形以及损伤。因此体位和身体力学在骨质疏松的康复中起着至关重要的作用。

人处于站立位时，要避免脊柱屈曲（图45-2-1），椎体骨折是骨质疏松的不良结局，脊柱的屈曲可能会给脊柱带来骨折的风险，尤其是被动屈曲。站立位时应将双腿与肩同宽，头保持中立位。

当人处于坐位时，应保持两脚平放在地

板上，保持髋膝均处于90°位。保持正确的力线，必要时可在腰部应用靠枕来保持正常的生理曲度。

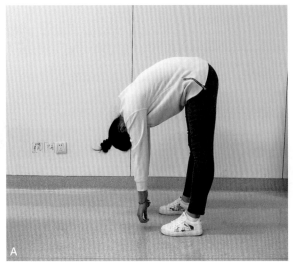

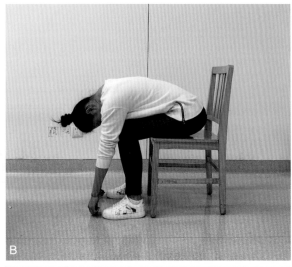

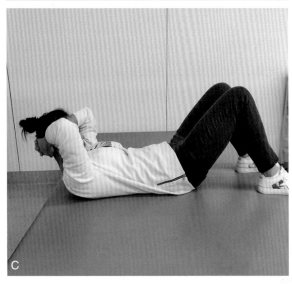

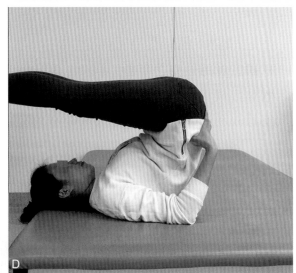

图 45-2-1　脊柱屈曲

当人处于卧位时，仰卧时尽量在头/颈部放一个枕头，保持颈部的正常曲度。若选择侧卧位可在双腿间放置枕头来保持正确的身体力线，同时也应保持脊柱的正常曲度（图45-2-2）。

二、进行柔韧性训练

骨质疏松后，骨量减少，骨组织微结构退化，并且随着人年龄的增加，胶原伸展性减弱，因此关节的柔韧性减弱。柔韧性的提高可以辅

助改善体位和增强正确的身体力学，因此，柔韧性是骨质疏松治疗中的一个重点。

（一）训练方法

1. 训练重点　脊柱的伸展——胸大肌、胸小肌的伸展练习。例如：胸大肌的自我牵伸可以借助练习架、门框或其他垂直物提供阻力来完成（图45-2-3，图45-2-4）。腹直肌的牵伸联合加强腹横肌、斜肌也是必要的，可以减少脊柱后凸畸形。颈部脊柱的前移和后凸，有

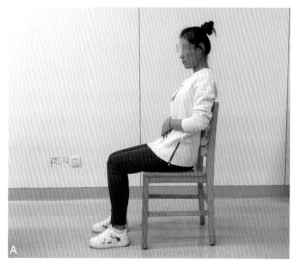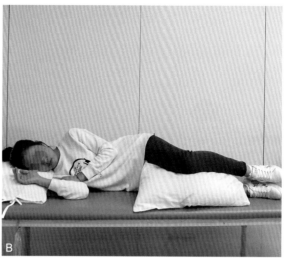

图 45-2-2　正确体位

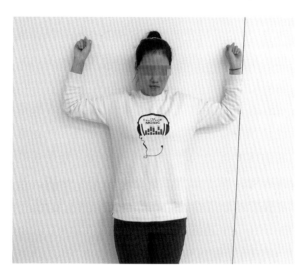

图 45-2-3　站立位姿势纠正训练

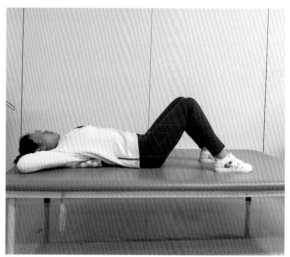

图 45-2-4　仰卧位胸肌伸展（背部垫毛巾卷）

可能增大骨折的风险。因此，需要矫正颈椎的正常力线和颈胸椎的轻微伸展。

2. 髋关节活动度训练　髋屈肌的柔韧性降低会促使骨盆后倾并且减少腰椎前凸，因此，我们需要增大髋屈肌的柔韧性，例如站立位时自我牵伸股四头肌（图 45-2-5）。此外，可以加强腰椎脊柱旁软组织的锻炼，如俯卧位伸展（图 45-2-6），也可以提高柔韧性。

3. 踝关节的活动度训练　随着年龄的增长，腓肠肌、比目鱼肌复合体弹性减弱，踝关节的活动与平衡也息息相关。因此，在训练中，应增加靠墙或者离开台阶的背屈伸展练习（图 45-2-7，图 45-2-8）。

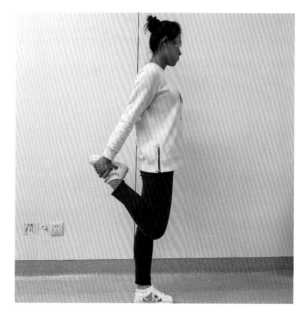

图 45-2-5　站立位股四头肌牵伸

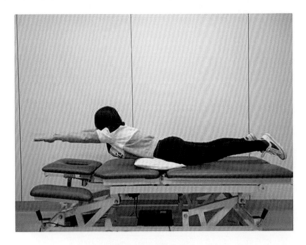

图 45-2-6　俯卧位伸展

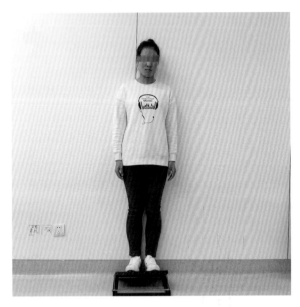

图 45-2-7　斜板牵伸

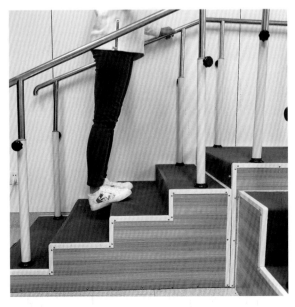

图 45-2-8　台阶牵伸

三、进行肌力训练

神经系统调控下的肌肉收缩力量是决定骨量、骨强度的重要因素。肌力对骨密度的影响，比肌肉含量对骨密度的影响更显著。许多研究都证实运动能降低骨质疏松性骨折的风险，骨质疏松症和肌肉减少症是影响老年人最常见的肌肉骨骼疾病。肌少症是随着年龄增长而出现的骨骼肌质量和力量下降，伴随着体能降低、跌倒和骨折风险增加。有规律的体育活动可使肌少症的发展放缓。在基础康复训练的前提下增加肌力强化训练，在无痛范围内进行腹肌、背肌、四肢肌肌力训练，可采用杠铃、哑铃、沙袋、滑轮等特定的肌力训练器进行抗阻训练，也可采用等长训练，可有效增加骨密度。全身振动训练也有助于提高老年人腿部肌肉的力量，可以改善身体状况，缓解下腰痛，改善腰椎和股骨颈的骨密度。通常建议中等强度的运动，高强度的运动会增加骨折的风险。但最近的研究表明，对于低骨量的绝经后妇女来说，进行高强度的渐进性抗阻训练是安全且有效的。

（一）训练目标

（1）预防跌倒。

（2）延缓骨量丢失。

（3）增强肌肉力量、耐力、控制力。

（4）改善平衡能力。

（5）根据 BMD 数值，将患者按照不同水平制订相应的力量训练计划。

（二）训练方法

1. 水平 I　BMD 正常，T 值 ≥ -1.0（以预防性训练为主）。

（1）俯卧位的伸展训练（图 45-2-9）。

（2）下腹部稳定性训练（图 45-2-10）。

（3）非负重下深蹲、弓箭步下蹲的闭链训练。

（4）上肢渐进性抗阻训练。

（5）器械：哑铃、弹力带、功率自行车、UBE。

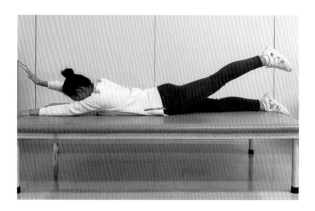

图 45-2-9　俯卧位伸展（超人起飞）

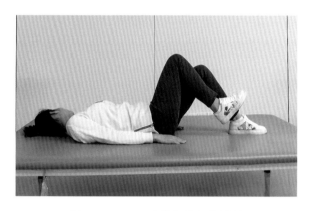

图 45-2-10　下腹部稳定性训练

2. 水平Ⅱ　BMD 骨量减少，-2.5<T 值 <1.0（头前引和圆肩的纠正性训练）。

（1）继续水平Ⅰ各项训练。

（2）改善姿态训练（颈背部力量训练）：肩胛带后缩、俯卧位肩胛带训练、下斜方肌训练（俯卧位和站立位）、背阔肌训练、颈部肌群训练（后收下巴）（图 45-2-11）。

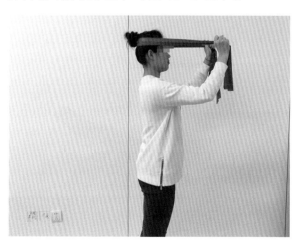

图 45-2-11　颈部肌群训练

（3）背部肩胛肌群训练（图 45-2-12~45-2-15）。

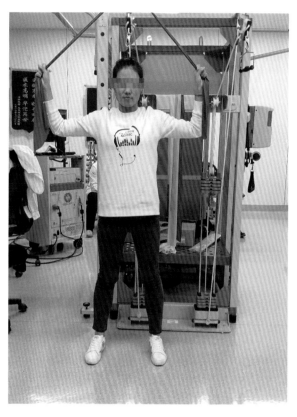

图 45-2-12　斜方肌训练

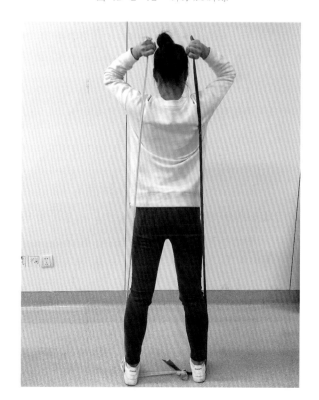

图 45-2-13　背阔肌训练

阻力）。

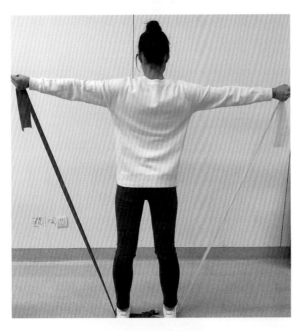

图 45-2-14　三角肌训练

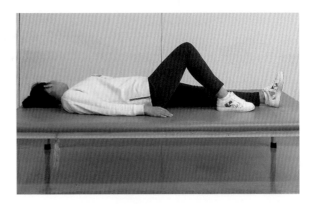

图 45-2-16　下腹部稳定性训练

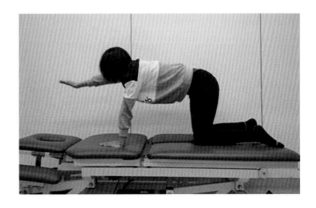

图 45-2-17　四足运动（单上肢抬起）

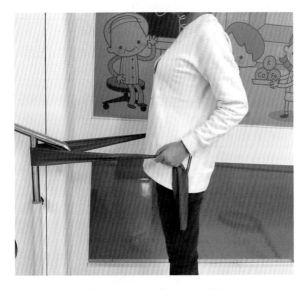

图 45-2-15　肩胛下肌训练

3. 水平Ⅲ　BMD骨质疏松，T值≤ -2.5（存在畸形和相关疼痛），继续水平Ⅰ和水平Ⅱ的练习，增加垫上锻炼和小阻力的有氧训练。

（1）上肢训练：肩胛骨后缩训练，PNF训练。

（2）垫上锻炼：稳定下腹部的练习（图45-2-16）、单上肢抬起的四足（手膝位）运动（图45-2-17）、肘支撑下俯卧（图45-2-18）、抗阻SLR（图45-2-19）。

（3）小阻力的有氧训练：功率自行车（小

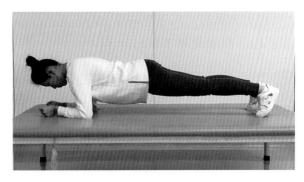

图 45-2-18　肘支撑下俯卧

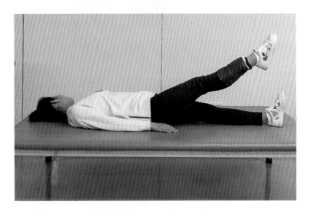

图 45-2-19　抗阻 SLR

4. 水平Ⅳ　BMD 伴有脆性骨折的重度骨质疏松，T 值 ≤ -2.5（缓解疼痛，预防再次骨折）。

根据患者的耐受情况，进行轻柔的训练。

（1）肩胛骨后缩训练。

（2）坐位上肢 PNF 训练。

（3）滑床训练（图 45-2-20）。

（4）收腹、提臀训练等。

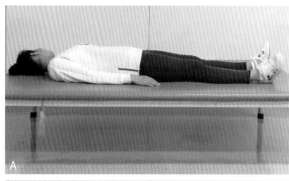
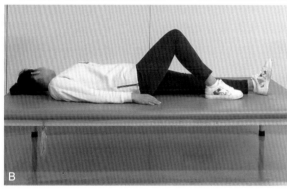

图 45-2-20　滑床训练

四、进行负重训练

研究表明，体力活动和运动训练能促进骨量的增加，并且能够通过改变其组成从而改善骨的力学性能。一些负重训练可以增加肌肉力量，改善平衡，从而提高生活质量。负重训练计划包括卧推、1/4 微蹲到深蹲，腿举器训练，四足训练（手膝位），上台阶训练，上肢滑墙训练等。对中年骨质疏松患者，跑步和锻炼可以有效增加骨强度、质量，特别是在负重的部位。另外，全身振动训练可以有效增加绝经后妇女近端关节骨密度，减少其髋部和脊柱的骨质流失。有实验表明，骨质疏松妇女每天补充 1500mg 钙，并且以最大摄氧量的 70%~90% 做负重训练，如走路、慢跑、爬楼梯，每周 3 次，每次 50~60min，可以使骨质量在原来的基础上显著增加。然而，在减少负重的情况下，骨量又回到基础水平。因此，负重在骨质疏松症的预防和治疗中有重要作用（图 45-2-21~45-2-26）。

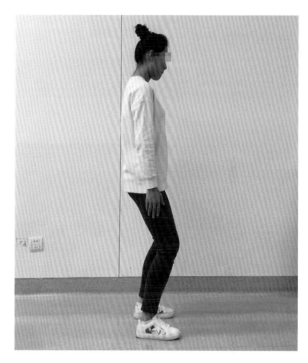

图 45-2-21　微蹲

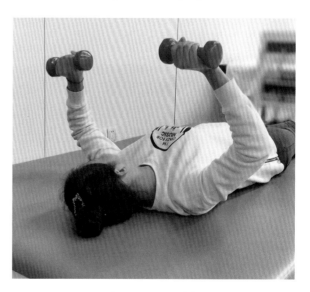

图 45-2-22　卧推

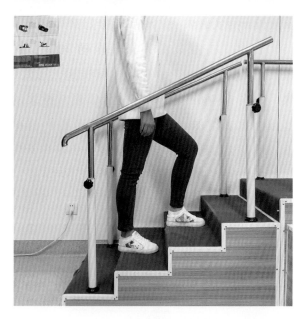

图 45-2-23　上台阶训练

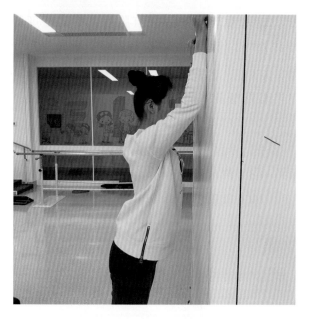

图 45-2-26　滑墙训练

五、进行平衡能力的训练

随着社会老龄化的到来，骨质疏松症已成为人类重要的健康问题之一。其中，骨质疏松所导致的最大危害就在于易发生脆性骨折，而平衡能力的下降正是脆性骨折的重要原因之一。平衡能力是维持站立、行走以及协调地完成各种动作的重要保障。人体的平衡能力主要分为静态平衡能力和动态平衡能力。有研究发现，肌肉的性质和良好的姿势是对于平衡能力控制的至关重要的因素，运动治疗可延缓骨量丢失，增强肌力，提高平衡能力。平衡能力随年龄的增长不断减退，关节柔韧性的降低、视力减弱、前庭功能下降、震动减退等均与平衡能力下降有关。影响平衡训练的因素主要有支撑面积、平衡的条件、稳定极限、摆动的频率、与平衡有关的感觉的作用、与平衡有关的运动控制系统等。进行平衡训练应以安全性、循序渐进、个体化、综合性训练为原则。此外，在对骨质疏松患者平衡能力的影响中发现，运动的时间可能是影响平衡能力的因素之一，Thomas 等认为运动总量大于 50h 时，其对个体产生的影响才会显现出来。

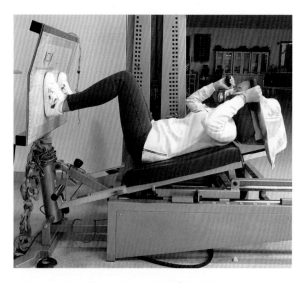

图 45-2-24　腿举器训练

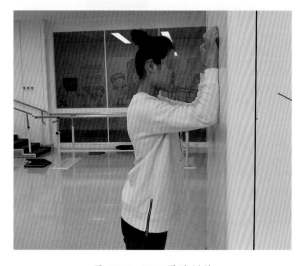

图 45-2-25　滑墙训练

1. 训练方法

（1）闭眼单脚站立训练法（图45-2-27）：训练场地尽量选择宽度>1m、长度>6m的平坦场地，可在地板上每50cm做一条醒目标记，以便于训练。可让患者睁着眼睛单腿站立保持姿势，另一侧脚尽可能长时间不落地，双手自然下垂放于身体两侧。若患者可轻松完成，可尝试闭紧双眼单腿站立。分别对优势脚与非优势脚进行闭眼单脚站立训练。每个动作3组，每组5次，组间间歇30~40s。亦可行站立-行走训练、步长控制训练、10m步速训练等，具体训练时间及次数需根据患者病情制订个体化训练方案。安全提示：站立训练时要选取裸地或平整的草坪，环境安静，训练时治疗师及家属从旁保护。

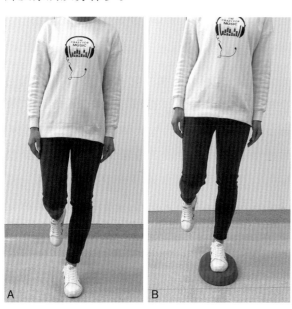

图45-2-27 闭眼单脚站立训练

（2）悬吊训练法（图45-2-28）：通过借助康复科室内悬吊器械以提高动态平衡能力，通过吊索将身体部分或全部悬吊起来，保持15~30min，由于吊索形成的支撑反作用力不断处于动态变化中，迫使患者身体不断募集不同的运动单位，以提高神经-肌肉本体感受性功能，在此期间治疗师应提醒患者使其尽量保持身体的中立位，保持躯干的稳定状态，避

免过于摇晃。亦可为患者设计动作，使其在悬吊状态下保持20s。

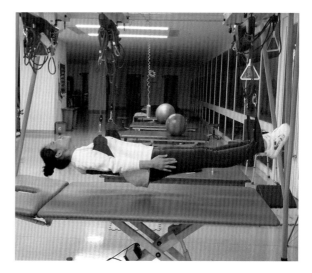

图45-2-28 悬吊训练

（3）仪器训练：包括电脑平衡仪等新技术手段的生物反馈训练，Biodex平衡训练仪训练等（图45-2-29）。

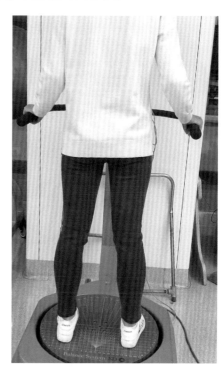

图45-2-29 Biodex平衡仪训练

（4）专项跌倒训练：在其中增加相关平衡功能训练，以提高本体感觉和平衡能力，以达到预防跌倒的目的。亦可根据个体平衡能力和训练目标来制订与日常生活相近的训练模式。

（5）中国传统训练方法：①太极拳训练：目前已有研究证实太极拳可以提高平衡能力，可以减少40%的跌倒风险；②"五行健骨操"训练：一项以有氧代谢为主的全身性运动，通过屈膝、下蹲、背伸等动作，锻炼下肢肌力，提高感觉器官的敏感性以维持身体的平衡性，在改善骨质疏松患者平衡能力方面具有一定作用。

（6）其他方法：脚后跟行走训练、纵列行走训练、伸手训练（图45-2-30）、"起立-行走"计时测试训练、快步走训练、平衡板训练（图45-2-31）、编辫子等。此外，钙剂与活性维生素 D 对老年骨质疏松患者平衡能力也有很大影响。

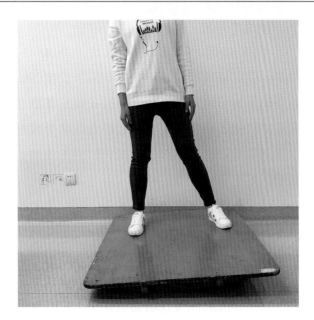

图 45-2-31　平衡板训练

（王文清）

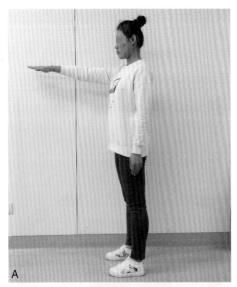

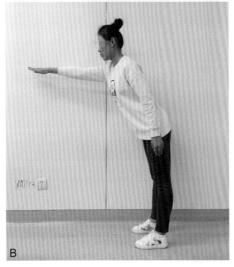

图 45-2-30　伸手训练

第三节　临床病例与思考

【病例1】

李某，女，75岁，主诉：发现骨量低下3余年，右腿疼痛7d。现病史：3年前体检行骨密度检查提示骨量低（具体 T 值不详），无明显骨痛、骨折等症状。诊断为"严重骨质疏松症"。出院后间断口服碳酸钙 D_3 片、阿仑磷酸钠片治疗。7d 前因感小腿外侧骨痛，再次复查骨密度。提示骨质疏松，腰椎及髋部 T 值评分均在 -4.1~-3.0 之间，为进一步诊治收入院。病例特点：老年女性患者，慢性病程。3年前诊断为骨质疏松，近期进行性加重。诊断：根据病史及临床表现排除甲状旁腺功能亢进所致骨质疏松、糖皮质激素性骨质疏松、多发性骨髓瘤所致骨质疏松。确诊为原发性骨质疏松。

思考：患者目前存在哪些功能障碍？康复治疗可以给患者提供哪些帮助？

治疗计划：药物治疗配合运动治疗及理疗。缓解患者疼痛，提高日常生活活动能力，提高患者的生存质量。

1. 保持正确的体位和身体力学

（1）人处于站立位时，要避免脊柱屈曲。

（2）当人处于坐位时，应保持两脚平放在地板上，保持髋膝均处于90°位。必要时可在腰部应用靠枕来保持正常的生理曲度。

（3）当人处于卧位时，仰卧时尽量在头/颈部放一个枕头，保持颈部的正常曲度。若选择侧卧位可在双腿间放置枕头来保持正确的身体力线，同时也应保持脊柱的正常曲度。

2. 进行柔韧性训练 髋关节、踝关节的活动度训练。

3. 肌力训练

（1）俯卧位的伸展训练。

（2）稳定下腹部的训练。

（3）非负重下深蹲、弓箭步下蹲的闭链训练。

（4）上肢渐进性抗阻训练，使用哑铃、弹力带、功率自行车、UBE等器械。

（5）背部肩胛肌群训练。

（6）卧位下斜方肌训练。

（7）肩胛骨后缩训练，PNF训练。

（8）垫上锻炼：稳定下腹部的练习，肘支撑下俯卧，抗阻SLR，单上肢抬起的四足（手膝位）运动。

（9）小阻力的有氧训练：功率自行车（小阻力）。

4. 负重训练 ①自身体重训练；②哑铃训练；③杠铃训练；④弹力带训练；⑤健身器材训练。

5. 平衡能力训练 ①静态平衡训练；②自动态平衡训练；③他动态平衡训练。

【病例2】

曾某，女，60岁，退休。主诉：间断腰背痛5年，于2012年3月26日在门诊治疗。既往史：慢性胰腺炎，慢性腹泻病史3年。无食道病变；无糖皮质激素使用史；无长期喝咖啡的习惯。月经史：绝经年龄为50岁，已

绝经10年。家族史：其母曾有髋部骨折史。体格检查：身高165cm，体重58kg，BMI为21.3kg/m²。骨折外伤：2006-10-27因摔倒而导致右尺骨骨折，骨科处理，2012-01-09再次摔倒致左腕骨骨折，骨科处理。外院就诊：2012-02-06因腰背痛加重，接受口服止痛药治疗。2012-02-24查骨密度（hologic）L_{1-4}椎体T值为-2.7SD，BMD 749mg/cm²，股骨颈T值为-2.2SD，BMD 602mg/cm²，2012-02-24予阿仑膦酸钠、阿尔法骨化醇和碳酸钙D_3治疗，2012-03-09复诊，改用密盖息50U BIW肌注。2012-03-26来我院中老年骨质疏松门诊就诊。实验室检查结果见表45-3-1。辅助检查：①腰椎CT（2012-03-26）：L_3、L_4轻度退行性改变；②甲状旁腺B超（2012-03-26）：甲状旁腺未见明显异常。诊断为"绝经后骨质疏松症（Ⅰ型）、慢性胰腺炎、低钙血症、继发性甲状旁腺功能亢进"。

物理治疗客观检查：①Barthel指数：70分。②VAS评分：8分。③髋关节活动度：5°~90°。

思考：患者由于疼痛造成哪些功能障碍？疼痛对患者的日常生活活动有哪些影响？

治疗计划：药物治疗配合运动治疗及理疗。

1. 保持正确的体位和身体力学

（1）人处于站立位时，要避免脊柱屈曲。

（2）当人处于坐位时，应保持两脚平放在地板上，保持髋膝均处于90°位。必要时可在腰部应用靠枕来保持正常的生理曲度。

（3）当人处于卧位时，仰卧时尽量在头/颈部放一个枕头，保持颈部的正常曲度。若选择侧卧位可在双腿间放置枕头来保持正确的身体力线，同时也应保持脊柱的正常曲度。

2. 进行柔韧性训练 髋关节、踝关节的活动度训练。

3. 肌力训练

（1）俯卧位的伸展训练。

表 45-3-1 曾某实验室检查结果

项目	值	参考值
PTH	90pg/mL ↑	15~65pg/mL
25-OH-D	12.8 ↓	>50mmol/L
钙	2.07 ↓	2.15~2.55mmol/L
骨钙素	22.1	
β-CTX	0.36	
P1NP	35.1	
雌二醇	<18.35	<201pmol/L（绝经期）
磷	0.91	0.9~1.34mol/L
肾功 CR	70	44~115μmol/L
AKP	84	53~140U/L
s-TSH	0.75	0.27~4.2μU/mL
肝功、风湿全套、肿瘤标志物	正常	

（2）稳定下腹部的训练。

（3）非负重下深蹲、弓箭步下蹲的闭链训练。

（4）上肢渐进性抗阻训练，使用哑铃、弹力带、功率自行车、UBE 等器械。

（5）背部肩胛肌群训练。

（6）卧位下斜方肌训练。

（7）肩胛骨后缩训练，PNF 训练。

（8）垫上锻炼：稳定下腹部的练习，肘支撑下俯卧，抗阻 SLR，单上肢抬起的四足（手膝位）运动。

（9）小阻力的有氧训练：功率自行车（小阻力）。

（10）根据患者的耐受情况，进行轻柔的训练，肩胛骨后缩训练，坐位上肢 PNF 训练，滑床训练等。

4. 平衡能力训练　①自身体重训练；②哑铃训练；③杠铃训练；④弹力带训练；⑤健身器材训练。

5. 负重能力训练　①静态平衡训练；②自动态平衡训练；③他动态平衡训练。

（王文清）

第四十六章

老年痴呆

痴呆（dementia）是一种以认知功能缺损为核心症状的获得性智能损害综合征，智能损害的程度足以妨碍日常生活活动能力或社会功能，认知损害范围可涉及记忆、思维、定向、理解、计算、学习、语言和视空间等能力，在病程的某个阶段可有精神、行为和人格异常。出现在老年期（65岁以上）的痴呆称为老年痴呆（senile dementia）。

据统计，目前全世界痴呆发病人数已超过2000万。我国已有痴呆患者约500万，65岁以上老人的痴呆患病率为5.14%，认知障碍达20.8%。年龄是影响痴呆发病的重要因素，年龄每增加5岁，痴呆患病率就增加1倍。高年龄组患病率最高，但也有学者提出84岁以后痴呆风险开始下降的观点。随着社会老龄化程度的加剧，处于痴呆风险范围的人群数量增加。据不完全统计，痴呆已成为仅次于心血管病、癌症和脑卒中的危害老年人健康的第4大杀手。

临床发现能引起类似老年痴呆表现的疾病大致有60多种，其分型方法也各不相同。根据是否发生神经变性分为变性病痴呆和非变性病痴呆两大类，前者主要有阿尔茨海默病（Alzheimer disease，AD）、路易体痴呆（dementia with Lewy body，DLB）和帕金森病痴呆（Parkinson's disease dementia，PDD）等，后者包括血管性痴呆（vascular dementia，VD）、正常压力性脑积水、其他如感染、代谢因素导致的痴呆。临床上比较常见的有下列几种。

阿尔茨海默病（AD）是所有痴呆类型中最常见的一种，占所有痴呆50%~70%，是由于脑变性引起的一种进行性脑功能障碍性疾病。由于该病常见于老年前期（40~60岁），传统认为与老年期痴呆有区别，故称为早老性痴呆（presenile dementia）；后来研究发现两者的病理改变相同（以脑组织神经细胞中β淀粉样蛋白沉积形成细胞外老年斑和神经原纤维缠结，最终出现神经细胞大范围凋亡、脑萎缩等为特征性病理表现），认为是同一种疾病，因此，统称阿尔茨海默病（AD），又叫老年痴呆。

路易体痴呆（DLB）占痴呆总发病人数的15%~20%，是由于脑干和大脑皮质变性产生一种叫路易体的特殊物质，损害相应区域的脑功能，导致患者出现除记忆障碍、幻视、抑郁症状外，还会出现类似帕金森病的典型症状（慌张步态、静止性震颤、运动起动困难）。

血管性痴呆（VD）是由脑血管疾病引发的以精神行为异常和执行功能障碍为重要表现的认知功能障碍，占痴呆的15%~20%。

额颞叶痴呆是以额颞叶萎缩为特征的痴呆，约占痴呆的6%~12%，病因未明，被认为是原发性变性。多在40~60岁开始发病，个性、行为和语言上的退化会比记忆力的衰退更早发现且比较严重。

其他痴呆包括中毒、感染、脑外伤、维生

素 B$_{12}$ 缺乏等其他原因导致的脑功能障碍，占痴呆的 5%。

（彭松波）

第一节 临床表现与治疗机制

一、病因和危险因素

老年痴呆的发病原因至今尚未十分明确，但已知下列原因都可能引起老年痴呆。如脑变性（如阿尔茨海默病）、血管性疾病（如多梗死性痴呆）、神经系统意外损伤（脑外伤后）、感染（如脑炎、脑膜炎后）、中毒（如酒精依赖性痴呆）、神经占位病灶（如慢性硬膜下水肿）、代谢 / 内分泌（如维生素 B$_{12}$ 缺乏）及其他原因（如正颅压脑积水）等。与这些病因相关的危险因素包括高龄、女性、有家族史、教育水平低、兴趣狭窄、头部外伤和癫痫等脑部疾病、心脏病、高血压、高胆固醇血症、ApoE4、糖尿病、过多使用铝制品或摄入含铝的食物、缺乏某些微量元素和维生素等。此外，老年人长期情绪抑郁、离群独居、丧偶、文盲、低语言水平、缺乏体力及脑力锻炼等，也可加快脑衰老的进程，诱发老年痴呆。

二、临床表现和分期

老年痴呆起病隐匿，早期不易被家人觉察，病程呈慢性进行性发展，从"老年斑"初步形成到出现痴呆相关症状大约经过 20~30 年时间，从轻度认知功能障碍发展到重度痴呆大约经过 8 年左右的时间。渐进性记忆障碍或遗忘是其重要或首发症状，核心症状还有认知功能障碍、执行功能障碍、人格改变及语言障碍等。各种核心症状可以诱发不同的行为障碍和心理症状，即"附加症状"，如妄想、幻觉、焦虑不安、抑郁以及饮食起居异常、睡眠障碍、大小便失禁、对刺激无反应、徘徊迷路、语言行为暴力、看护抵抗等。这些都将严重影响老人的生活、职业和社交能力。

临床根据病程进展和病情表现的严重程度，将老年痴呆大致分为三期。

第 1 期（相当于病期 1~3 年）：记忆减退已累及日常生活，但未达到妨碍与家人一起生活的严重程度。认知力减退主要表现为学习新知识困难，不能进行复杂的日常工作及娱乐活动，日常行为执行障碍未达到依赖他人的程度；运动系统正常。EEG 和 CT 检查均提示正常。

第 2 期（相当于病期 2~10 年）：记忆丧失已成为独立生活的障碍。空间定向障碍，视空间技能损害表现为构图差，语言障碍表现为流利型失语，计算力障碍表现为失算，运用能力障碍表现为意想运动性失用，人格障碍表现为漠不关心、淡漠。日常生活需要他人帮助料理，如购物、理财等，在家只能做简单的家务；运动系统表现为不安。EEG 表现为背景脑电图为慢节律，CT 表现为正常或脑室扩大和脑沟变宽。

第 3 期（相当于病期 8~12 年）：此期表现为智能严重衰退，运动功能障碍表现为四肢强直或屈曲姿势，括约肌功能损害表现为二便失禁。EEG 表现为弥散性慢波，CT 表现为脑室扩大和脑沟变宽。

三、老年痴呆的检查、诊断和功能测评

老年痴呆起病隐匿，常常不被人们注意。其病程长且呈慢性进行性发展，随着病情的进展，脑功能障碍逐渐严重，给老人生活及其家庭照顾带来相当沉重的负担。因此，尽早发现，尽早诊断是帮助痴呆老人及其家庭计划未来生活乃至安排照顾工作的至关重要的环节。

老年痴呆的诊断不是简单的一个检查能确定的，但可通过老人身边的亲友所提供的详细临床表现状况，结合对老人身体和智能状态的

检查而做出判断，同时，必须借助实验室检查、神经电生理检查等排除其他可能导致患者记忆力减退的疾病和各种因素。其实对老年痴呆最确切的客观诊断只能在死后做脑病理切片才能肯定。

《中国痴呆与认知障碍指南》更新了认知障碍疾病诊断方法。指南推荐脑脊液检查为痴呆患者的常规检查；结构影像 CT 或 MRI 是进行痴呆诊断和鉴别诊断的常规检查；有明确痴呆家族史的痴呆患者应行基因检测以帮助诊断；对于记忆、认知、精神行为及日常生活活动能力的评估需更加完善。

目前临床常用的评估老年痴呆认知记忆能力的量表包括：简明精神状态检查表，临床记忆量表，画钟检测，临床痴呆评定表等。当痴呆者出现运动障碍时，应对肌力、肌张力、关节活动范围、功能性活动、平衡、步态等运动功能和失认、失用等认知觉功能以及日常生活活动能力等进行详细评估。

四、老年痴呆的治疗及其机制

（一）药物应用

《中国痴呆与认知障碍指南（2015 版）》对痴呆症的治疗推荐了新的药物并提出了新的理念。对诊断明确的 AD 患者可以选用胆碱酯酶抑制剂治疗，胆碱酯酶抑制剂存在剂量效应关系；中重度 AD 患者可选用高剂量的胆碱酯酶抑制剂作为治疗药物，但应遵循起始低剂量逐渐增量的给药原则，并注意药物可能出现的不良反应；明确诊断的中 - 重度 AD 患者可以选用美金刚与多奈哌齐、卡巴拉汀联合治疗，对出现明显精神行为症状的重度 AD 患者，尤其推荐胆碱酯酶抑制剂与美金刚联合使用；胆碱酯酶抑制剂可用于治疗血管性痴呆；老年帕金森病痴呆（PDD）和合并抑郁症状的老年痴呆，药物治疗推荐多奈哌齐、重酒石酸卡巴拉

汀；额颞叶痴呆无有效治疗药物。

（1）针对老年痴呆核心症状进行治疗的药物并不能恢复脑组织已经发生的变性改变，但可以通过改善记忆力等核心症状，起到延缓疾病进展的作用。因此，主张早期用药，以期达到对轻至中度老年痴呆患者的有效干预。这些药物包括：①作用于神经递质的药物：胆碱酯酶抑制剂安理申（盐酸多奈哌齐），通过抑制乙酰胆碱代谢，增加脑组织的乙酰胆碱浓度从而改善脑电兴奋性而改善记忆等认知障碍；多巴胺受体激动剂易倍申（盐酸美金刚），通过阻断谷氨酸过多蓄积引起的异常脑电活动、兴奋上行网状激活系统，从而改善痴呆的核心症状；还有泥瓦林（氢溴酸加兰他敏）、艾斯能（卡巴拉汀）一类药，既可直接增加乙酰胆碱递质浓度，又可以直接与乙酰胆碱神经递质受体结合，使受体发生活化，还可以活化其他神经递质（如 5- 羟色胺、多巴胺、GABA、去甲肾上腺素等），三重作用达到改善痴呆症状的目的。②脑代谢赋活药物：此类药物多而杂，包括部分中药。主要作用是扩张脑血管，增加皮质脑细胞对氧、葡萄糖、氨基酸和磷脂的利用，促进脑细胞的恢复，改善功能脑细胞，从而达到提高记忆力的目的，如临床常用的喜得镇、奥拉西坦、丁苯酞、胞二磷胆碱、醒脑静、麝香等。

（2）针对老年痴呆所伴随的心理、行为异常而采取的药物对症治疗。包括：①抗精神病药：对于有激越、攻击性和幻觉与妄想等兴奋性症状患者，可选择奋乃静、氯丙嗪等抑制类药物，但应使用小剂量，并及时停药，以防发生毒副反应；对于情绪低落等抑制性症状则应选择金刚烷胺等兴奋类药物；利培酮、奥氮平等非典型抗精神病药在临床应用中得到肯定，被认为疗效较好，副作用较少，适合老年患者。②抗焦虑药：阿普唑仑、劳

拉西泮（罗拉）和三唑仑（海乐神）等以及抗抑郁药物多塞平（多虑平）、马普替林、帕罗西汀（赛乐特）、氟西汀（优克，百优解）等的应用。这些药物在应用过程中应警惕各种副作用，剂量应小且不宜长期应用。增加白天活动有时比服安眠药更有效果。短期内出现的轻症抑郁者，应先予安慰疏导、心理治疗、社会支持、环境改善等措施进行缓解。必要时才加用抗抑郁药。

（3）基础疾病的药物控制：根据老人的具体情况应用，如糖尿病、高血压的控制和脂质代谢异常的纠正。

（二）康复治疗

对轻、中度痴呆患者而言，在进行规范的药物治疗同时配合综合性康复治疗，可以极大地改善患者的记忆和认知功能，减轻非认知性神经精神症状，提高其家庭、社会生活能力，延缓痴呆的进展。

1. 老年痴呆患者的康复治疗原则 ①个体化治疗方案，综合的康复训练。②以提高老人生存质量为目标，调动一切积极因素，鼓励患者主动参与。③充分发挥痴呆患者剩余的功能，重点改善生活自理和参加休闲活动的能力。④提供照料者支持，指导他们有关老年痴呆的疾病知识和照顾技术。

2. 常用的康复治疗方法 常用的康复治疗方法包括物理治疗、作业治疗、言语治疗、心理治疗、传统医学治疗、康复工程等。

（1）物理治疗（physical therapy, PT）：包括物理因子治疗和运动治疗。物理因子对老年痴呆的干预，新版指南推荐重复经颅磁刺激（repeated transcranial magnetic stimulation, rTMS）用于改善痴呆合并的抑郁症状和睡眠障碍情况；在早期痴呆症状轻的时候可以在监护下应用水疗作为有氧训练项目提高心肺耐力和肢体肌肉的适度张力；痴呆患者伴有偏瘫等肢体功能障碍时可以应用低频电疗、生物反馈治疗、功能性电刺激治疗等促进肢体运动功能恢复；痴呆后期运动障碍严重，可以在排除禁忌的情况下给予气动循环治疗，以促进血液循环，防止栓塞等并发症。老年痴呆的运动治疗内容将在下一节单独阐述。总之，PT干预的目的的重点是改善患者肢体功能，增加身体平衡协调性，促进脑部血液循环、增加外界信息量摄入、从而改善患者运动功能。

（2）作业治疗（occupational therapy, OT）：除了常规的ADL和娱乐休闲能力训练外，痴呆老人的作业活动需要强调心理和行为的干预，建议开展小组训练、游戏活动、音乐治疗及怀旧作业活动，提高患者的参与兴趣，放松愉悦心情，改善记忆等认知功能，减轻行为异常。

（3）言语治疗（speech therapy, ST）：重点是记忆、逻辑思维等认知能力训练和言语训练。①记忆训练可以用图片刺激法和联想法帮助患者注意、归类、排序、逻辑思维、联想和记忆。训练瞬时记忆（超短时记忆）可以念一串不按顺序的数字，念完后立即让患者倒序复述，从2~3位数起，如果患者能很快复述则逐次增加数位；短时记忆训练可以给患者看几件物品，令其记忆，然后请他回忆刚才看过的东西；长时记忆训练可以让患者回忆最近到家里来过的亲戚朋友的姓名，前几天看过的电视内容，家中发生的事情；如果能指导照顾者协助将训练延伸到日常生活（如让患者记住居住的环境、周围的人、一天的重要任务、新近发生的国内外大事等）；鼓励陪同患者看电视新闻，然后提问要点新闻的大概内容，让患者回答；陪同患者外出尽量让患者自己辨别方向，或告诉患者该如何走；对于言语困难患者，可在经常接触的用品上贴上标签，帮助读出物品的名称等），其效果将更好。对于有书写能力的患者可以鼓励写日记训练。②其他认知能力训练：利用儿童玩具中图片和积木等，开发一些有益于智力的游戏对患者进行逻辑联想、思维灵活性训练；经常让患者对一些图片、实物、单词做归纳和分类以训练患者分析和综合能力；通过给患者讲述一些事情，然后提问让患者作答的方式训练患者的理解和表达能力；尽可能地让患者多了解外部的信息，开展小组活动，鼓励患者之间分享和交流，训练患者社会适应能力；对于患者曾经知道的、储存在记忆库里的"常识性"问题能经常提取、再储存，遗忘的速度会大大减慢；数字概念和计算能力的训练对于文化程度低的痴呆患者相对比较困难，应结合生活场景提供锻炼机会。

（4）心理治疗：是老年痴呆康复中不可忽视的部分，痴呆发病与相关的情绪处理和心理因素有很大的相关性；痴呆发生后的认知和精神行为异常表现，也常会引发老人的失落和不安全感；同时由于痴呆导致的全面智能减退，让患者接受心理治疗的难度比常人更困难。因此，需要用加倍的耐心和热情，用平等、尊重的态度和通俗易懂的语言进行反复指导，取得患者的信任，争取患者的理解和配合。早期症状较轻患者，尚有一定自知力，应将疾病的性质、治疗和预后告知患者，帮助他们认识自己的患病，配合进行 ADL 及记忆训练，同时劝告患者应放弃那些需要紧张用脑和易出现危险的事情（如驾驶汽车，游动等）。中期患者记忆减退和认知障碍已经严重，可借助怀旧和音乐治疗，唤起患者对以往难忘的美好回忆，改善心情，平和激越行为，提高残存记忆力；另外，反复地给予定向和记忆强化（如反复强调时间、空间和人物的训练），与患者闲谈其感兴趣的书报杂志，让患者参加简单的智力游戏（如简单的拼图游戏）。晚期不能自理患者大多数已经丧失记忆，除给予生活照顾和躯体功能训练

外，照料者应多给予陪伴交流，防止其产生"被遗弃"的想法。对于病程中常出现的情绪抑郁、妄想、幻觉等精神症状和自伤、伤人、暴力等危险行为时，应遵医嘱应用相应的药物治疗。必要时应建议住老年护理院。对于大小便失禁老人，尽可能进行行为干预，争取养成定时排便习惯。

（5）传统医学治疗：中医中药对老年痴呆的干预重在调理机体阴阳平衡和疏通经络，如养血清脑颗粒、血塞通胶囊等对脑卒中后期患者的调理；临床应用针灸、按摩、推拿、理疗等对缓解老年痴呆的各种症状有帮助；有文献报道，耳穴、足底穴位按摩可以明显缓解痴呆老人的疼痛、不安及抑郁情绪。

（6）康复工程：针对有移动困难的痴呆患者可应用辅助具协助步行或转移；借助电子辅助电子用具提醒患者记忆日常重要事情；借助电子定位装置，防止老人走失。若患者已被确诊为痴呆，照料者应该制作相关资料卡片，给患者随身携带，如患者姓名、家庭地址、联系人及电话号码等等。必要时陪同外出防护。

（三）康复护理

AD 的护理和照顾是一项非常重要而艰巨的工作，包括居住和生活环境的护理、日常生活活动的照顾、饮食和安全护理以及精神障碍的护理等等。这里不做重点阐述。

（彭松波）

第二节　老年痴呆的运动治疗

老年痴呆的运动治疗往往容易被忽视。因为痴呆早期没有明显的运动障碍，患者及其家属不能充分意识到运动治疗的重要性；痴呆晚期运动障碍严重时往往因为患者的高级皮层功能丧失而缺乏运动的主动参与意识和运动学习

能力，从而使运动对中枢神经系统的兴奋和调节作用受限，运动的效果被局限在被动维持的层面，得不到患者及其家属的肯定和认同。对于较早伴随有运动障碍的血管性痴呆和路易体痴呆的患者，会因为运动恢复的需要而主动寻求运动治疗师的帮助，这时治疗师可能更关注的是肢体运动能力的恢复而忽略老人整体活动和参与能力的保持和维护。因此，老年痴呆的运动治疗需要得到患者及其家属以及治疗师的共同重视。

近年来，随着运动对健康管理的积极影响不断被认识，关于运动对老年痴呆的干预研究也越来越受到关注。有 2 个时间为 3~12 个月随机对照研究提示，身体运动可以有效干预 AD 患者记忆认知障碍、行为异常和日常生活活动能力下降等表现。其中一组动物实验研究数据提示，运动可以降低脑内淀粉样蛋白斑块数量从而改善 AD 患者的认知功能。加拿大英属哥伦比亚大学特丽莎．刘．安布罗斯教授通过对 86 位年龄为 70~80 岁、患有轻度认知障碍女性进行为期 6 个月的随机对照研究发现，适度的有氧运动可以增加大脑中参与学习和记忆的海马体的面积，从而起到延缓老年痴呆疾病进展的作用。美国拉什大学的大样本（716 位平均年龄 82 岁尚未罹患痴呆症的老人）临床研究提示，相对于那些不经常干家务的老人来说，经常进行做饭、洗碗、清扫等日常家务活动的老人患阿尔茨海默病的概率更低。可见，对 AD 患者尽早开展运动治疗的干预，不仅可以维持或改善老人的运动和心肺功能，提高其自理程度，还可以帮助重建大脑结构与功能，改善痴呆老人的抑郁等精神症状，延缓痴呆和衰老的进程。

AD 患者的运动治疗方案应根据其病情进展的不同阶段、老人的基础健康状况以及个人的生活方式习惯等个体化设计。

一、运动频率

AD 患者运动治疗的频率目前没有一致的推荐意见。一般认为每次 40~60min，每周 3~4 次有氧训练，包括牵伸运动，可以有效降低 AD 患者的记忆认知障碍速度，提高日常生活活动能力。对做饭、洗碗、清扫等日常家务活动在 AD 患病风险的研究显示，家务活动时间少的前 10% 老人相对家务活动时间多的前 10% 老人，AD 患病的概率多 2.3 倍。关于有氧运动频率，骑车、快走、慢跑的研究中将每次 1h、每周 2 次以上的运动频率作为有效干预组对比观察。

二、运动强度

AD 患者的运动强度应根据老人的身体功能状况适度调整。一般以老人的主观疲劳程度和最大心率的百分比作为判断标准。最大心率（HRmax）=220- 年龄，老人活动时以心率达到 80% HRmax，老人稍感疲劳为宜。如一位 75 岁老人运动时心率应该不超过 80%×（220-75）=116/min。恰当的活动量应该是活动停止后大约 5min 心率恢复到运动前水平，老人稍感疲劳，稍有出汗，无头晕、胸闷、气喘等不适。家务活动对 AD 患病风险的影响研究认为，身体活动强度越高，AD 患病风险越低。但有研究提示，对于合并有心血管疾病的 AD 患者来说，增加有氧运动强度并不获益。

三、持续时间

AD 患者运动治疗的持续时间应根据治疗的目的和运动方式的不同而调整。功能性活动的训练应长期持续，直到不能；为预防发病或减缓病程而开展的有氧训练，大多数研究建议每次持续 30~60min，坚持 3~6 个月或以上，最好让运动成为一种生活习惯。

四、运动形式

AD早、中期，患者运动功能没有受到影响，运动治疗包含所有生理运动和生活活动。研究推荐快走、慢跑、骑自行车、打太极拳等中等强度的有氧训练，适度的家务活动，剪纸、雕刻、弹奏乐器等手腕活动多的手工活动，以及在专业人员指导下的耳部穴位按压和足底反射按摩等。如果老人可以接受，尽量以小组或结伴活动形式完成，这样更有利于缓解AD老人的孤独和不安心理，提高老人的参与热情。

AD晚期认知功能丧失、运动障碍严重时，保存和维护好残存的运动功能，减少和防止并发症的发生，减轻照护者的照顾压力则成为运动治疗方案设计的主要目标。关节活动范围、牵伸训练以及功能性活动训练是此阶段运动治疗的常用方式。

对于血管性痴呆早期出现偏瘫等运动功能受损时，可以应用神经促进技术和运动再学习技术等循序渐进促进肢体运动功能恢复，同时强调尽早结合功能性活动进行训练，如翻身、起坐、转移、移动、穿衣、进食、洗漱等日常生活活动。

对于帕金森病痴呆患者早期出现的慌张步态、静止性震颤及运动起动困难等运动障碍，可以通过（视觉、听觉）暗示治疗，尽量延缓其运动障碍进展，最大限度维持自理；在患者认知和活动能力尚可配合的情况下，练习太极、气功等传统体操，调整气息，放松肌肉和心情。

对于AD患者在疾病进展过程中出现的失用、失认等现象，应早些应用强制性使用和镜像治疗技术，重视身体姿势和躯干力线的纠正，体会正常运动感觉，运动再学习。

五、其他运动项目

这里介绍一套由中国香港体适能总会提供的老人健体操，适合高龄老人在家里完成。

（一）热身运动

1. 左右转头（图46-2-1）　眼望前方，头部缓缓转向右边，还原后再转向左边。重复4次（注意：转颈次数不宜太多）。

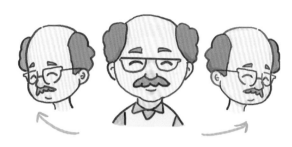

图46-2-1　左右转头

2. 点头收颌（图46-2-2）　头垂下，下颌缓慢向前并内收，停10~15s后还原（注意：头部不宜后仰）。

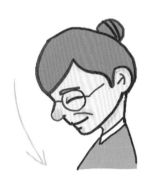

图46-2-2　点头收颌

3. 耸肩（图46-2-3）　双肩向上耸，静止10~15s，还原。重复5次。

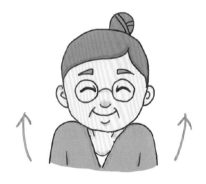

图46-2-3　耸肩

4. 拉肩（图46-2-4）　左手伸直横放胸前，右手轻度用力将左手压向身体，静止10~15s，还原。转换右手，重复上述动作。左右手各重复2次。

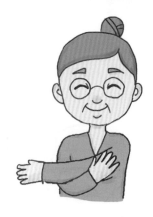

图 46-2-4 拉肩

5. 转肩（图 46-2-5） 先双肩缓缓向前转动 5~8 次后，再向后转动 5~8 次。

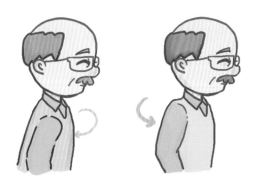

图 46-2-5 转肩

6. 双臂前推（图 46-2-6） 眼望前方，保持腰背挺直，手肘屈曲，慢慢向后伸，掌心向前，双臂贴近身旁，然后慢慢向前推出，还原后重复 8 次。

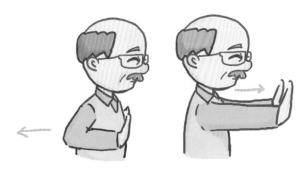

图 46-2-6 双臂前推

7. 坐位推掌（图 46-2-7） 坐位，十指紧扣于胸前，掌心或掌背向外，双手慢慢向前推出，维持 10~15s，还原。重复 1~2 次。

8. 抓握拳头（图 46-2-8） 两臂前屈平腰，双手握拳，然后放开，手指伸直。重复 8 次。

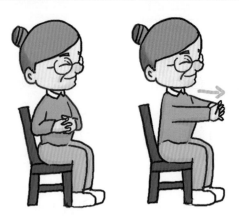

图 46-2-7 双臂前推

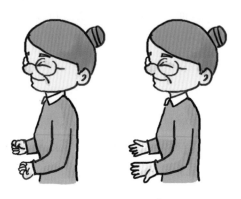

图 46-2-8 抓握拳头

9. 直腰转体（图 46-2-9） 坐位，腰背部略微离开椅背，保持腰背挺直，前臂提起平腰，上身慢慢尽量向右后方转，维持 10~15s，还原后做另一边。两边各重复 1~2 次。

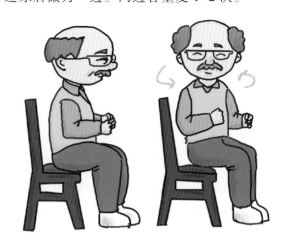

图 46-2-9 直腰转体

10. 侧拉腰（图 46-2-10） 两腿张开至肩宽度，左手叉腰，右手臂尽量向上伸展，同时将腰部向左侧拉，静止 10~15s，还原。再向反方向重复此动作。左右各重复 1~2 次。

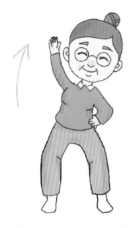

图 46-2-10　侧拉腰

11. 弓步转腰（图 46-2-11）　站立位，双腿分开与肩同宽，保持腰背挺直，双手叉腰，双腿微曲。屈臂平腰，上身慢慢转向左边，然后转向右边。重复 4 次。

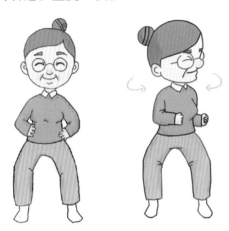

图 46-2-11　弓步转腰

12. 屈膝踏步（图 46-2-12）　站立位，双腿分开与肩同宽，保持腰背挺直，双手叉腰，双腿微曲，双脚原地踏步，反复 8 次。

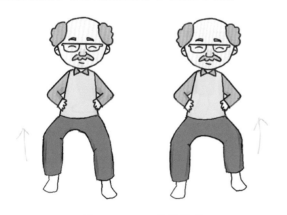

图 46-2-12　屈膝踏步

13. 交替转踝（图 46-2-13）　单手扶椅背或桌边站立，保持腰背挺直，单脚站稳，另一脚略微离地，脚掌先向内转 8 次，反方向再转 8 次。还原后以另一脚重复上述动作。双脚各重复 1~2 次。

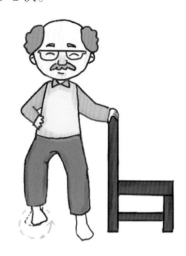

图 46-2-13　交替转踝

（二）健体运动——椅上运动（不宜用折叠椅或不稳定的椅子）

1. 坐位提腿（图 46-2-14）　患者坐在椅子上，提右腿 4 次为 1 组，然后提左腿 4 次为 1 组。各重复 8 组。

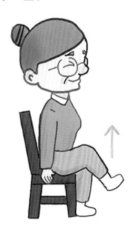

图 46-2-14　坐位提腿

2. 提腿推手（图 46-2-15）　重复提腿的动作，双手同时向前上方推，各重复 8 次。

3. 腿下拍手（图 46-2-16）　重复提腿的动作，提腿稍高，双手同时在腿下拍掌，各重复 8 次。

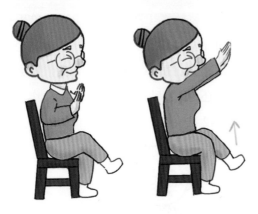

图 46-2-15　提腿推手

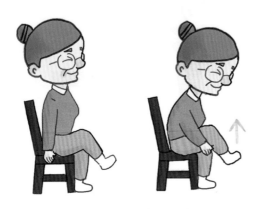

图 46-2-16　提腿推手

4. 提腿拍掌（图 46-2-17）　先提右腿，再提左腿；与此同时，双手轮流在右方和左方拍掌，各重复 8 次。

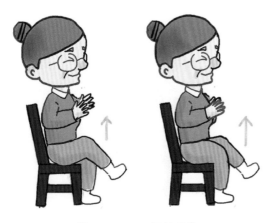

图 46-2-17　提腿拍掌

5. 坐位展翅（图 46-2-18）　腰背部略微离开椅背，手肘抬高至胸前，然后张开至两侧，收回原位，重复 8 次。

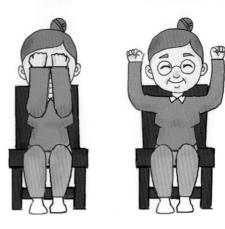

图 46-2-18　坐位展翅

（三）健体运动——健步舞

随节奏轻快的音乐踏步，同时以手部动作配合不同的舞步；踏步动作以左右脚各踏 1 步为 1 次（图 46-2-19~46-2-24）。

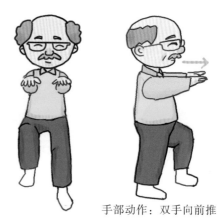

手部动作：双手向前推

图 46-2-19　原地踏步 4 次，然后向前踏步 4 次

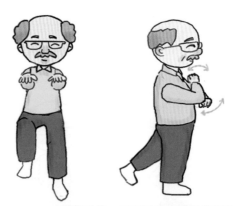

手部动作：双手屈曲并于胸前转圈

图 46-2-20　原地踏步 4 次，然后向后踏步 4 次

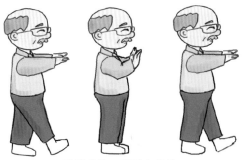

手部动作：双手向前推

图46-2-21　先以右脚脚跟点前，还原；再以左脚脚跟点前，还原。共4次

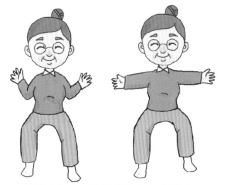

手部动作：双手屈曲并向两旁推出

图46-2-22　向右踏步4次，然后向左踏步4次

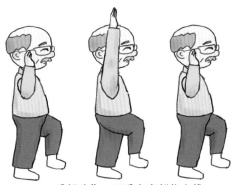

手部动作：双手自肩部往上推

图46-2-23　向前踏步4次，然后向后踏步4次

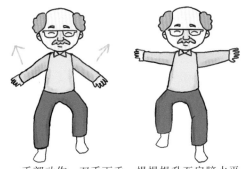

手部动作：双手下垂，慢慢提升至肩膀水平

图46-2-24　向右踏步4次，再向左踏步4次

（四）健体运动——平衡训练

（1）站立位，保持腰背挺直，双手叉腰，以右腿单脚站稳，左腿伸直向前微微上提至脚跟离地约7cm，维持5~10s，慢慢放下恢复双脚站立。换右腿再做，每边重复2~3次（图46-2-25）。

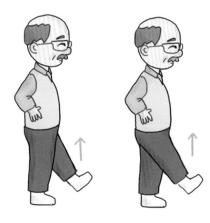

图46-2-25　单脚站稳，另一腿前上提

（2）站立位，保持腰背挺直，双手叉腰，以右腿单脚站稳，左腿伸直向后微微上提至脚尖离地约7cm，维持5~10s，慢慢放下恢复双脚站立。换左腿再做，每边重复2~3次（图46-2-26）。

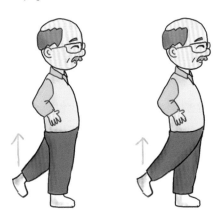

图46-2-26　单脚站稳，另一腿后上提

（3）站立位，保持腰背挺直，张开双臂，双臂自两旁抬高至肩膀，以右脚单脚站稳，左脚向左边微微上提至离地约7cm，维持5~10s，慢慢放下恢复双脚站立。换左脚再做，每边重复2~3次（图46-2-27）。

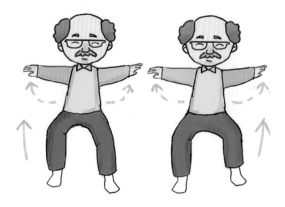

图 46-2-27 双臂肩平举，交替侧提腿

（五）健体运动——肌力训练

1. 手举水壶（图 46-2-28）　坐位，右手持盛有约 500mL 水的塑料壶，向上高举至手肘伸直，然后慢慢放下，换左手再做。每边重复 10 次。

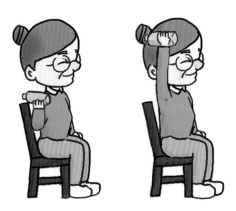

图 46-2-28　手举水壶

2. 腿举沙包（图 46-2-29）　坐位，在左右脚踝分别绑上 0.5~2kg 的沙包，左膝慢慢尽量伸直，脚掌略向上屈，然后慢慢放下。换右膝再做。每边重复 10 次。

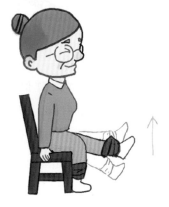

图 46-2-29　腿举沙包

（五）缓和运动（落幕动作）——呼吸调适（2~3min）

（1）双腿分开与肩同宽，保持腰背挺直，屈膝微蹲，双臂垂放于身前，双手缓缓上举，开始吸气，双手越过头顶时，双腿同时伸直，双臂缓缓放下，同时呼气，还原至屈膝微蹲。重复 4~6 次（图 46-2-30）。

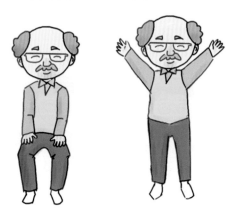

图 46-2-30　呼吸调适 1

（2）双腿分开与肩同宽，保持腰背挺直，屈膝微蹲，双手垂放于身前，双手缓缓上举，开始吸气，双手举至肩膀位置时，双腿同时伸直，双臂缓缓放下，同时呼气，还原至屈膝微蹲。重复 4~6 次（图 46-2-31）。

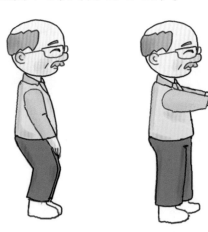

图 46-2-31　呼吸调适 2

六、运动治疗注意事项

痴呆患者运动治疗时应强调：①安全性。运动治疗项目和强度应与患者的身体状况及环境要求相匹配。②趣味性。运动或活动项目尽

可能符合患者的兴趣爱好，并根据患者的注意集中程度尽量安排在其最佳状态时段内。③简单、有规律。运动指令要简单明了，把复杂的活动分解成简单的步骤，分步给予指导和提示；运动或活动时间安排要有规律，以便形成习惯并得以维持。④主动参与为主导。对风险小的活动要鼓励患者自己完成，不包办替代，即使需要更长的时间，也要让患者在简单的活动中获得成就感；如果患者接受，运动和活动尽量以小组形式开展，制造患者的交流、参与机会。⑤激励性。活动中多关注患者的优点和长处，真诚地给予鼓励和表扬；少责怪，少催促，尊重患者的选择权利，维护患者尊严，以减少患者的焦躁、不安和激惹。

（彭松波）

第三节 临床病例与思考

【病例】

孟某，男性，73岁，主诉"多发脑梗死后左侧肢体活动障碍伴认知、言语障碍2月余"，临床诊断为"脑梗死后遗症期、血管性痴呆"。患者家属代诉2个多月前凌晨起床上厕所时出现肢体活动不能，倒地，言语含糊，当即被家人送往省第二人民医院就诊，经头颅MRI提示"大面积脑梗死"，收入神经内科住院，经护脑、改善微循环、降压等对症支持治疗20d后，病情稳定出院。出院后在多家医院康复科行针灸、推拿及肢体功能训练治疗，肢体活动有所恢复，现仍不能自行翻身和独坐，对答交流不能，有自发模糊语言，偶有骂人和攻击行为，对亲人无认识反应，大便偶尔失禁（每周超过2次），小便假性尿袋处理，夜间吵闹入睡差，可自行进食普食，饮水无呛咳。既往有"冠心病""心房纤颤"病史10余年，未规律口服药物治疗；有"高血压病"病史6

余年，有"糖尿病"病史6余年，均服药控制中。

入院后完善相关检查，头颅MRI（2016-04-14省第二人民医院）示大面积脑梗死，头部MRA示右侧大脑中动脉闭塞。

物理治疗主观检查：患者为退休干部，和家人同住医院附近某小区5楼，有电梯，坐式马桶，右利手，发病前常帮助接送孙子上学，坚持晨练（打陀螺），病后由家人照顾，家庭支持好，有医保支付。

物理治疗客观检查：患者神志清楚，检查欠配合，表情淡漠，MMSE检查不能配合对答，无明显面瘫表现，自发流畅、模糊、无意义语言，进食、饮水无呛咳，四肢深浅感觉检查不配合，Ashworth肌张力评定：左上肢屈肌群I级，左下肢屈伸肌群0级；右上肢正常。Brunnstrom分级：左上肢－左手－左下肢为IV－V－V级；右上肢正常。MMT：左上肢肩前屈肌群肌力2+级，其余肌群肌力3+级，右侧肢体肌力正常。腱反射正常，无阳性病理征。仰卧位床上移动困难，桥式运动不能完成，翻身完全依赖，独立坐位不能，改良Barthel指数评分：20分（大便控制5分，转移5分，活动5分，吃饭5分），ADL重度依赖。

思考：目前患者存在的功能性活动障碍有哪些？它们基于哪些身体功能表现？可能的病理/损伤机制是什么？解决这些问题的有利因素是什么？不利因素有哪些？近期目标（2周）和远期目标（4周）是什么？怎样进行干预？

临床推理：根据病例资料信息，患者的功能障碍诊断为：①认知障碍；②左侧肢体运动障碍，运动失用；③言语交流障碍；④心理行为障碍；⑤大小便控制障碍；⑥ADL重度依赖。可将患者存在的功能性活动问题、对应的身体功能表现及可能的病理/损伤机制总结如下表（表46-3-1）。

表 46-3-1　功能性活动问题、身体功能表现及可能的病理/损伤机制

功能性活动障碍	基于身体功能表现的证据	可能的病理/损伤机制
床上翻身不能，独立坐位不能，转移需 2 人辅助	左侧下肢肌力 3+ 级，运动分离不够充分（布氏 V 级）	大面积脑梗死致相应脑功能区局部损害 认知知觉损害—运动失用
进食、洗漱、穿衣需辅助（ADL 重度依赖）	右利手，左上肢肩前屈肌群肌力 2+ 级，其余肌群肌力 3+ 级，上肢和手运动分离不够充分（布氏 Ⅳ－Ⅴ 级）	大面积脑梗死致相应脑功能区局部损害 认知知觉损害—运动失用
言语交流障碍	表情淡漠，对亲人无认识反应，听理解、复述检查不能配合，自发流畅、模糊、无意义语言，偶尔骂人	大面积脑梗死致言语脑功能区局部损害 言语失用 心理行为异常
认知障碍（血管性痴呆）	MMSE 检查不配合，大小便控制问题，夜间吵闹、骂人、攻击等行为异常	大面积脑梗死致相应脑功能区局部损害
心理行为障碍	大小便控制问题，夜间吵闹、骂人、攻击等行为异常	大面积脑梗死致相应皮质脑功能损害
ADL 重度依赖	MBI 20 分	认知障碍、运动失用、心理行为障碍

治疗计划：

（一）治疗目标

1. 短期目标（2 周）　床上翻身主动参与，达到坐位一级平衡；进食、穿衣独立完成。

2. 长期目标（4 周）　在别人搀扶下在室内行走 100m，ADL 提高 20~40 分，日常简单交流无障碍。

（二）影响因素

1. 有利因素　病程 2 月余，家庭支持良好，发病前身体运动功能良好。

2. 不利因素　患者认知障碍严重，配合差，年龄 73 岁。

（三）治疗内容（2 周）

（1）电动站立床（下肢机器人）训练，每次 20~30min，2/d（同时给予镜像反馈）。

（2）左侧肢体运动感觉促通，每次 10min，2/d。

（3）选择性躯干活动促进，诱发前后、左右平衡保护反应，坐位平衡训练（可结合镜像反馈），每次 20min，2/d。

（4）简化床上翻身、移动程序，教育患者床上桥式运动、移动、翻身，每次 15min，2/d（PT、OT 共同配合，指导陪护人员将训练延伸到病床旁）。

（5）rTMS 针对运动失用，刺激相应皮质脑区，每次 30min，1/d。

（6）言语认知训练，每次 30min，1~2/d（由 ST 完成）。

（7）进食、洗漱及穿衣动作简化，指导、强化训练，每次 20min，1~2/d（由 OT 完成并指导陪护）。

（8）传统针灸、按摩干预，每次 30min，1/d。

对痴呆患者进行运动治疗时，应特别关注功能性活动的训练，并强调对家属及其照护者的教育和指导；要关注患者的整体功能情况，加强团队间沟通配合，做到药物治疗、营养支持及护理，以及家属的综合有效干预。

（彭松波）

第四十七章

脑性瘫痪

脑性瘫痪（cerebral palsy, CP），简称脑瘫，是指一组由于发育中胎儿或婴幼儿脑部非进行性损伤所导致的运动和姿势发育永久障碍，常伴有活动受限，其运动障碍常伴发感觉、理解、认知、沟通和行为障碍，并可伴发癫痫、继发性骨骼肌肉畸形等。脑瘫是一种终身性疾病，是继脊髓灰质炎得到控制后导致儿童肢体残疾的最常见原因。随着患儿生长发育，其功能障碍还可能产生不同类型、不同程度的继发性损害，给家庭和社会带来沉重的负担。

近20年来，由于产科技术、围产医学、新生儿医学的发展，高危新生儿和死胎发生率均明显下降，有神经损伤的低体重早产儿存活率有所提高，但在许多高危因素仍然难以防治的背景下，脑瘫的发生率仍呈上升趋势。有调查显示，脑瘫在世界范围内的平均发病率约为2‰。流行病学调查显示，早产儿和低体重儿脑瘫的发生率远高于足月儿和正常体重儿；在脑瘫患儿中，男性略多于女性，两者的比值大约在 1.13 ：1 至 1.57 ：1 之间。

第一节　临床表现与治疗机制

一、概述

脑瘫的直接病因是在脑部发育期间发生了非进行性脑损伤。造成脑损伤的原因很多，近年来脑瘫病因学的研究重点转入胚胎发育生物学领域，研究显示约70%~80%的脑瘫发生于出生前，部分病因尚不明确，一般认为是早产、低体重、胎儿脑缺血梗死、窒息、宫内感染、高胆红素血症、新生儿痉挛和新生儿脑血管障碍等多种危险因素所致，其病理生理改变也与病因有关。

脑瘫主要有两个关键问题：①运动和姿势发育性障碍是永久性的，因而脑瘫是一类终身性疾病；②活动受限，根据目前世界卫生组织《国际功能、残疾和健康分类（ICF）》，脑瘫主要是活动范围和参与性受到限制。根据活动受限的程度，目前国际上采用粗大运动功能分级系统（gross motor function classification system，GMFCS）把脑瘫分为5个等级，如表47-1-1所示。GMFCS通过评价脑瘫患儿在日常生活中体位转移和移动的能力，客观地反映粗大运动功能障碍对日常生活活动能力的影响，具有较好的信度和效度，目前在国际上被广泛使用。目前多以GMFCS结合粗大运动功能测试量表（gross motor function measure，GMFM）使用，可较好地了解脑瘫患儿的运动发育曲线。GMFM主要用于评价脑瘫患儿的粗大运动功能，适用于与0~5岁正常儿童运动能力相当的脑瘫患儿，是国际上公认及应用最广的脑瘫粗大运动功能测试工具，具有良好的效度、信度和反应度，能定量地反映脑瘫患儿粗大运动功能的状况及改变情况。

表 47-1-1　粗大运动功能分级系统

等级标准	特点
I	患儿能够不受限制地行走，在完成更高级的运动技巧上受限
II	患儿能够不需要使用辅助具行走，但在室外和社区内行走受限
III	患儿使用辅助具行走，在室外和社区内行走受限
IV	患儿自身移动受限，需要被转运或在室外和社区内使用电动器械行走
V	即使使用辅助技术，患儿自身移动仍然严重受限

二、临床表现

脑瘫患儿运动障碍的程度与脑部功能紊乱出现的时间、部位和程度相关，其运动障碍一般都具有以下五种特点。

1. **运动发育的不成熟性**　脑瘫患儿均有不同程度的粗大运动和 / 或精细运动发育落后，主要表现为里程碑式的动作发育落后、不对称，如抬头、翻身、坐位、爬行、姿势转换、站立与步行、抓握、捏、手眼协调性等功能的发育落后。

2. **运动发育的不均衡性**　运动发育与精神发育不均衡，身体不同部位运动发育的不均衡，粗大运动与精细运动发育的分离现象，不同体位下的运动发育不均衡等。

3. **运动发育的异常性**　存在异常姿势和运动模式，患儿运动的速度、流畅性、协调性等也因此受到较大影响；肌张力异常，肌张力增高、降低或不稳定；不随意运动；反射发育异常，原始反射延缓消失或持续存在，保护性反射减弱或不出现等。

4. **运动障碍的多样性**　锥体系损伤多表现为肢体痉挛，锥体外系损伤多表现为不随意运动障碍、肌张力障碍等，小脑损伤多表现为平衡障碍、共济失调等。

5. **异常发育的顺应性**　固定运动模式和异常姿势形成异常的感觉神经通路和神经反馈，使肢体症状加重。

根据脑瘫患儿的运动障碍类型及受累部位，可分为：痉挛型四肢瘫，痉挛型双瘫，痉挛型偏瘫；不随意运动型；共济失调型；混合型。各型脑性瘫痪运动障碍特征具体如下。

1. **痉挛型**　主要损伤部位为锥体系，表现为肢体肌张力增高，全身以屈曲模式为主，易出现联合反应，动作分离困难，存在腱反射亢进，踝阵挛阳性等病理体征。上肢常表现为屈肌张力增高，肩关节内收，肘关节屈曲，前臂旋前，腕关节屈曲，大拇指内收，手指屈曲，受累上肢向身体中线活动困难。下肢常表现为大腿内收，髋屈曲，膝关节反张或屈曲挛缩，踝关节跖屈，足外翻或内翻。病情较重的患儿，俯卧位时，抬头困难，髋膝关节屈曲，呈"头低臀高"姿势；仰卧位时，头后仰，喜打挺；坐位时，喜欢跪坐，站立时，常有髋屈曲，膝反张或屈曲，脚后跟不着地；步行时，常因肌肉紧张，呈现出如"剪刀腿"步态、尖足步态、蹲伏步态（屈膝屈髋）等常见的异常步态。这类儿童因长期处于多组肌群肌张力、力量失衡状态，随着年龄的增长会出现软组织、关节挛缩，骨骼畸形等继发性问题，如跟腱短缩，髋膝关节屈曲挛缩等。其中痉挛型偏瘫，表现为半侧肢体（同侧身体上下肢）功能障碍受到限制；痉挛型双瘫，上肢功能较好，下肢功能较差；痉挛型四肢瘫，四肢功能严重障碍，上下肢严重程度相似。

2. **不随意运动型**　主要损伤部位为锥体外系，包括手足徐动型和肌张力障碍型。可表现为全身不自主运动增多、手足徐动、舞蹈样动作、肌张力不稳定、肌强直和震颤等；可累及颜面部肌肉和构音器官，常导致流涎、咀嚼困难和语言障碍。表现为手足徐动的患儿，最明显的特征就是头部与四肢出现不随意运动；在患儿做某个动作时，常夹杂着许多多余动作，其四肢、头部晃动不停，且本人出现明显的控制能力不足的现象；在任何一个有目的的活动中都伴随着明显的、不能自我控制的上下左右、不定方向的晃动，即便是在患儿静息时也无法停止，仅在睡眠时不随意动作消失。表现为肌张力障碍的患儿，会表现出全身肌张力显著增高，主动与对抗肌群的肌张力均明显增高，肌张力呈"铅管状或齿轮状"增高，肢体僵硬，活动减少，腱反射不亢进；或表现为四肢震颤，多为静止、姿势性震颤；或表现为肌张力不稳定，时高时低。

3. 共济失调型　主要损伤部位为小脑，表现为平衡障碍，肌张力多低下，无不自主运动。步行时常表现为喝醉酒一样的步态，不能走直线，步态不稳、摇晃，行走时两足间的距离加宽，四肢动作不协调，上肢常有意向性震颤，如上肢向前够物时，手指越接近物体震颤越明显。眼球震颤也多见。

4. 混合型　以上某几种类型同时存在，各类型的临床症状有轻有重，或者大致相同。混合型多为痉挛型与不随意运动型混合。

三、治疗技术与机制

1. 神经发育学疗法（neurodevelopmental therapy，NDT）　Bobath 技术作为最经典的神经发育学疗法，目前常用于治疗脑瘫。该技术通过控制关键点，以抑制异常姿势和运动模式，从而促进正确的运动感觉和运动模式；还可通过促进运动的协调性，抑制持续存在的原始反射，从而实现正常运动模式的整合，防止异常模式的形成和固定。采用 Bobath 技术的不同操作，可以针对不同类型脑瘫患儿异常姿势和运动模式特点，建立正确的运动模式。

2. 功能性力量训练（functional strength training）　多项研究显示，脑瘫患儿的肌力与功能活动存在高度相关性，对于脑瘫患儿来说，其肌肉激活不足（力弱）和运动控制不良共同存在，因而训练应该同时包括在功能活动中主动肌肉力量的训练和强化肌肉力量控制的训练，肌力的改善会提高患儿的功能性表现能力，从而改善其功能活动。功能性力量训练利用运动神经系统向肌肉发出的冲动信号，使肌群剧烈收缩产生巨大能量，肌群剧烈收缩又反过来促使运动神经系统更灵敏，发出更强烈的冲动，两者相互促进，从而提高脑瘫患儿的运动能力。

3. 精细功能训练（fine motor function training）　脑瘫患儿的精细功能训练主要包括基于神经发育治疗原则的训练内容、运动学习、牵伸、力量训练、协调性训练和特定任务训练等，如日常生活活动能力训练、认知训练、手功能训练、姿势控制、手眼协调能力训练、感觉统合训练和强制性诱导运动治疗等有关的作业活动及环境改造，治疗师可根据个体的目标设定和临床推理，针对性地选择这些个体化的治疗方法，从而促进患儿心身全面发育，恢复或改善其日常生活技能以及学习、劳动能力，使其达到最大的生活自理，帮助其早日回归社会。

4. 康复管理（rehabilitation management）　脑瘫是一种终身性疾病，长期有效的康复管理可极大地减轻家庭和社会压力，提高患儿的生活质量。患儿的康复训练不应局限在医院，家庭康复应长期进行，并且需要把康复训练紧密结合到日常生活中，如鼓励患儿独立完成日常的移动、进食、如厕和洗漱等，还可在其中加入各种患儿所需的功能性活动，如治疗性骑马、治疗性游泳等。对于适龄儿童，合适的座椅有助于矫正其不良姿势，适当的运动可减缓继发性骨骼肌肉问题，但需注意运动的安全性和运动方式的选择等。

5. 其他　此外，康复工程技术在脑瘫患儿的运动治疗中占有重要地位，其中应用最广泛的是各类矫形和辅助具，可在很大程度上辅助患儿的活动，扩大患儿的活动范围，促进其功能和生活独立，同时可帮助患儿维持良好的生物力学对线，较好地预防或减缓其肌肉骨骼的继发性改变。常用的矫形器具和辅助具有踝足矫形器、腕手矫形器、座椅、站立架、髋外展矫形器、矫形鞋垫、助行器、步行器、轮椅和各种日常生活自助具等。

（徐开寿　洪小霞）

第二节　脑性瘫痪的运动治疗

一、功能性力量训练

脑瘫患儿正处于生长发育时期，不同的生长发育阶段具有不同的生理、心理和社会功能特点，随着年龄的增长及其接触环境的变化，患儿表现出来的适应性障碍亦有所不同，因此，适龄的功能性力量训练，可加强关键的运动行为，即达到功能独立所需要的基本动作，以帮助他们在整个骨骼和肌肉生长的过程中增加肌肉的激活和力量的产生（肌力）以及保持软组织的柔韧性和延展性。功能性力量训练主要适用于 GMFCS Ⅰ－Ⅲ级的脑瘫患儿，根据患儿年龄和功能状况，可选择如下的相应训练方法。

1. 婴儿期（0~1岁）　此期小儿处于抗重力伸展发育阶段，逐渐出现姿势变换的过程，如从卧位到坐位再到直立至站立和行走，因而其功能性力量训练的重点应是建立初级和基本的运动功能，促进抗重力姿势变换的能力，以被动运动和诱导主动运动为主，如翻身、前臂支撑、俯卧位伸手取物、直臂支撑、四点跪位、仰卧位与坐位的转换等；对于上肢还可诱导患儿双手向中线发展、主动抓握；头控较差的患儿还应进行仰卧位拉起（扶肩、扶手）、俯卧

位抬头、直臂支撑等头控训练（图 47-2-1，图 47-2-2）。需要注意的是，此期是生长发育最迅速的时期，小儿需要较多的能量供给以应对日常消耗，所以充足的睡眠和饮食十分重要，最好将训练融入日常生活活动中。

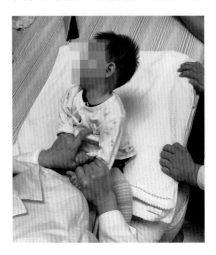

图 47-2-1　仰卧位拉起

图解：进行患儿仰卧拉起时，治疗师双手分别拉住患儿腕部，轻柔缓慢地给予患儿坐起的助力，患儿被拉起的过程中出现明显收下颌才算完成动作，若患儿头部仍后仰，治疗师可伸出示指刺激其胸前侧皮肤，以诱导收下颌动作的出现。

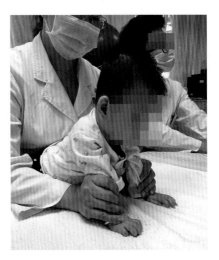

图 47-2-2　直臂支撑

图解：直臂支撑需注意护肘，以虎口固定肘关节，握住患儿前臂，使患儿手掌分开与肩同宽，做支撑性训练。

2. 幼儿期（1~3岁）　此期小儿各项能力发育日渐加快，而脑瘫患儿异常发育的趋势也日渐明显。此期是小儿形成自我运动模式的关键时期，因此训练时可适当增加运动项目的种类和强度，促进精细功能的发育，同时巩固粗大运动能力。粗大运动训练以诱导主动运动为主，如坐起、蹲起、站立步行训练(侧行、前行)、上肢支撑、油缸踏步器、踩自行车等（图47-2-3）；针对重点肌群，还可适当加入抗阻训练，以预防继发性肌肉骨骼畸形，如肩前屈肌群、伸肘肌群、前臂旋后肌群、髋外展肌群、伸膝肌群、踝背伸肌群和足内翻肌群等（图47-2-4）。此外，还应进行步态训练，促进脑瘫患儿的步态往正确的方向发展。

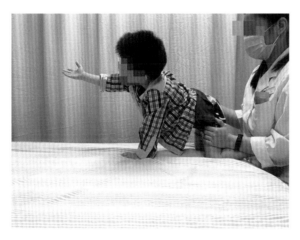

图 47-2-3　偏瘫患儿的上肢支撑

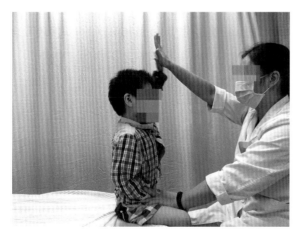

图 47-2-4　左侧肩前屈肌群抗阻训练

图解：偏瘫患儿患侧上肢力量较弱，对于

配合程度良好的患儿，在进行上肢支撑时，治疗师可固定患儿骨盆并嘱其抬起健侧手，训练患侧上肢的支撑。进行一侧肩前屈肌群抗阻训练时，可根据患儿肌力选择合适的负重，治疗师可固定其健侧手，嘱患儿与治疗师配合进行击掌动作，增加训练的趣味性。

3. 学龄前期（3~6岁）　此期小儿已具备一定的运动、移动、控制能力和运动技巧，以及一定程度的主动运动能力，其康复目标应设定为入学做准备，因而运动强度可进一步加大，以抗阻运动为主，提高患儿的运动技巧、平衡协调能力和核心稳定性，如搭桥、俯卧背伸、仰卧起坐、平衡木（平衡板）、行走复杂路面、踩自行车等，还应进行适当的跑跳训练、上下楼梯等以应对患儿入学后的日常活动（图47-2-5）。

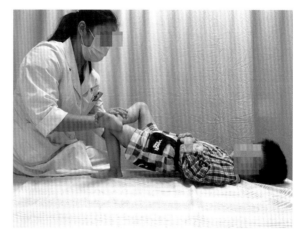

图 47-2-5　左侧搭桥

图解：进行单侧搭桥时，可嘱患儿抬高臀部，若患儿不配合，可刺激患儿腰部，诱导患儿抬臀。

4. 学龄期（6~10岁）　此期小儿的体格生长趋于稳定，在进行抗阻运动的同时，应加入多种类的运动技巧项目，促进患儿更好地融入校园生活，提高生活质量，如游泳、球类、跳舞等。

5. 青春期（10~20岁）　此期为从儿童到

成人的过渡期，患儿骨骼肌肉的生长相对不平衡，其功能性力量训练的目的应以防止挛缩、脊柱侧弯等继发性损伤为主，重点加强主要肌群的力量，如核心肌群、踝背伸肌群等。

二、牵伸技术

肌肉的生长发育因活动而产生，缺乏活动会影响肌肉的活动特性和收缩性能，因而肌张力偏高或痉挛均可引起脑瘫患儿的躯体障碍，出现继发性活动受限。根据痉挛型脑瘫患儿的临床表现，牵伸相关肌群可降低肌张力，改善关节周围软组织的延展性和关节活动范围，预防或减缓继发性肌肉骨骼畸形的发展。

治疗前治疗师应对患儿进行评定，了解患儿关节活动范围受限的程度和肌张力障碍的程度，临床上多采用改良 Ashworth 分级法（Modified Ashworth scale，MAS），MAS 可分为 0 级、Ⅰ 级、Ⅰ + 级、Ⅱ 级、Ⅲ 级、Ⅳ 级，根据 MAS 分级可进行不同范围的牵伸：MAS 分级 Ⅰ ~ Ⅱ 级的肌群，可采用轻柔缓慢的方式，达到全关节活动范围；MAS 分级 Ⅲ ~ Ⅳ 级的肌群，在安全进行的前提下可达到关节最大活动范围（患者可能会感觉轻微疼痛），需注意切勿强行加大牵伸范围和力度，以免发生软组织拉伤等意外。此外，根据脑瘫患儿的年龄、GMFCS 分级及认知水平也可采用不同的牵伸方式，年龄较小和认知水平较低的患儿多采用被动牵伸；年龄较大、认知较好的患儿，对于 GMFCS 分级 Ⅰ ~ Ⅲ 级的患儿可采用主动抑制和自我牵伸，GMFCS 分级 Ⅳ ~ Ⅴ 级的患儿活动受限较多，仍以被动牵伸为主。

牵伸持续时间为每次 10~15s，也可达 30~60s，每次之间要休息 30s 左右，每组 10~15 次，每天可做 8~10 组。牵伸前可适当热敷，牵伸后可适当冷敷，以减少软组织的疼痛（图 47-2-6，图 47-2-7）。

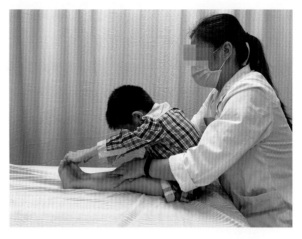

图 47-2-6　牵伸腘绳肌

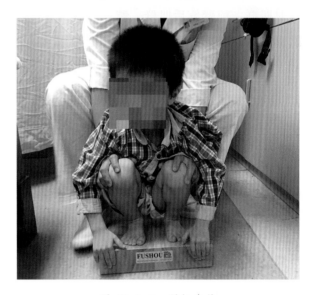

图 47-2-7　斜板牵伸

三、限制 - 诱导运动治疗

手功能障碍是脑瘫儿童中常见的功能障碍，尤其是偏瘫患儿，其 GMFCS 水平绝大多数为 Ⅰ 级和 Ⅱ 级，一般具有良好的步行能力，主要的后遗症为单侧上肢功能障碍：①患侧上肢感觉障碍、肌张力增高、肌力下降、主动和被动关节活动度减少等引起不平衡，比如肘部屈曲、前臂旋前、腕部屈曲、手指屈曲或过度伸展、拇指内收，导致手的基本功能出现障碍，如伸手、指物、抓握、放开和操作各种物品的能力。②患手姿势的不稳定性使患儿缺乏稳定的平台，从而很难进行诸如书写、化妆、投球等高级活动。③受联合反应（associated reaction）或镜像运动（mirror movement）影响，即一只手会下意识和控制不住地跟随对侧手的同样运动模式进行运动，影响双手的协作能力。同时，偏瘫患儿在日常活动中通常使用健侧上肢，导致患侧上肢的发育性不用（developmental disuse）以及忽略（disregard），更加重了患肢的功能障碍，从而严重影响患肢运动技能的发育，并且发育忽略还可能导致神经回路（neuronal circuitry）发育的进一步受损。

限制－诱导运动疗法（constraint-induced movement therapy，CIMT）起初主要用于成人脑卒中的康复，取得了较好的临床疗效，近十几年开始用于治疗偏瘫型脑瘫患儿。研究显示，CIMT对治疗偏瘫患儿有正面疗效，有希望成为偏瘫患儿治疗中非常有潜力的干预手段，因而备受关注。CIMT应用于偏瘫型脑瘫患儿的主要治疗策略是利用特殊用具限制患儿健侧上肢的使用，诱导其使用患侧上肢，从而矫正或逆转发育性不用和忽略，并且给患侧上肢提供结构化的功能性训练和反复的练习机会。

目前CIMT的形式多种多样，但主要包括以下两个关键成分：①限制健手活动；②患手进行密集的结构化训练。限制健手用具主要有悬吊带（sling）、石膏固定（cast）、限制性手套（mitt/glove）（图47-2-8）、夹板（splint）等，结构化训练的关键是训练手的操作，提高患儿用手玩耍的能力。应该根据患手的功能程度设计相应的方案，随着患手功能的改善，训练目标应从基础的患肩、肘关节的控制性，患侧腕背伸的活动范围，逐步提高至更精细的手部活动，如各种抓握、对指动作，甚至细化于更复杂的功能性活动，如控制腕关节背伸的同时进行手指活动，前臂旋后的同时进行腕、指的活动等。训练活动包括手部运动操、舞蹈、球类游戏、棋盘游戏、拼图、保龄球、纸牌游戏、画画、书写、进食和收纳游戏、操作游戏

等。一旦目标运动能够顺利完成，就通过改变时间，或者空间和精确度的任务限制以提高任务的难度。在整个训练过程中，注意通过口头表扬和玩具给予患儿正面强化刺激。此外，增加双手操作训练能更有效地提高患手作为辅助手的功能。

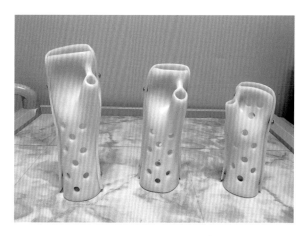

图47-2-8　限制性手套

在偏瘫患儿中应用较多的是改良型CIMT技术，其形式可以是小组活动或一对一模式，训练者不局限于是治疗师，也可以是家长。训练地点及内容多样化，使治疗趣味性增加，从而诱导患儿更好地配合。CIMT不仅可以改善偏瘫患儿的患侧手功能，使治疗多样化，提高患儿和家长的参与度，还可以更直观地让家长了解患儿的治疗过程，参与进去，可较好地进行家庭康复，并创造良好的社会效益（图47-2-9）。

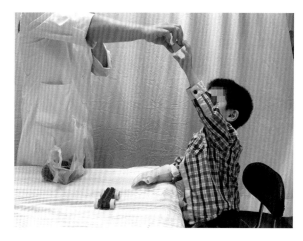

图47-2-9　CIMT示例

四、神经发育学疗法

婴幼儿时期脑生长发育迅速，代偿性和可塑性强，其异常姿势和运动发育模式尚未固定，这一时期患儿若能得到外界给予的刺激性治疗及功能训练，可使其学习建立正常的姿势运动模式，使其功能达到最佳效果。Bobath 作为最经典的神经发育学疗法，目前常用于治疗脑瘫，早期应用 Bobath 技术是促进脑瘫患儿功能发育的较有效手段。该技术通过对关键点的控制，可达到抑制异常姿势和运动模式，从而促进正确的运动感觉和运动模式发育的目的。如使肩关节前屈，有利于全身屈曲姿势的形成，同时抑制头背伸与全身伸展姿势；屈曲下肢，促进髋关节外展外旋，踝关节背屈；在仰卧位下，上肢向前，双手在胸前合拢，下肢外展，屈膝于腹部，这种调节可促进姿势对称。Bobath 技术通过促进运动的协调性，抑制持续存在的原始反射，从而实现正常运动模式的整合，防止异常模式的形成和固定，促进如抬头、翻身、坐、爬、站、走、跳等粗大运动功能的发育，激发患儿的潜在能力，使其在无意识的动作中体验作为正常活动基础的运动模式（图 47-2-10，图 47-2-11）。

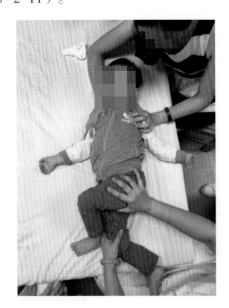

图 47-2-10　躯干骨盆分离运动

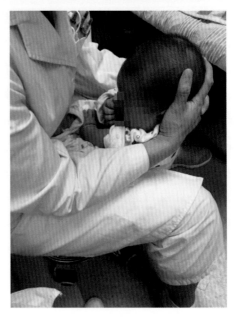

图 47-2-11　抱球姿势的维持

可以针对不同类型脑瘫患儿异常姿势和运动模式特点，采用 Bobath 技术的不同操作，建立正确的运动模式。如反射性抑制伸展姿势手法适用于不随意运动型与痉挛型的，头背屈、全身呈明显的伸展姿势，或者呈非对称性紧张性颈反射姿势，严重呈角弓反张的脑瘫患儿；反射性抑制屈曲姿势手法适用于全身屈曲姿势的脑瘫患儿，或者患儿头前屈、脊柱弯曲呈拱背状，或受紧张性迷路反射（tonic labyrinthine reflex，TLR）影响，臀高头低，脊柱伸展不充分的患儿。

（徐开寿　洪小霞）

第三节　临床病例与思考

【病例】痉挛型双瘫

患儿，女，2 岁 9 个月，因"生后即发现四肢肌张力明显增高，运动发育明显较同龄儿童落后"定期来康复科随访就诊，于 11 月龄确诊为脑性瘫痪。患儿为孕 28 周早产，出生体重 1kg，有窒息史。患儿有牛奶蛋白过敏史，预防接种史不详，无手术史及外伤史，无类似家族史。其父母的运动能力正常，受教育程度良好，与父母、爷爷奶奶一起生活。

入科后完善相关检查，患儿神清，反应可，配合程度良好。其 3 月龄头颅 MRI 结果示"考虑缺血缺氧性脑病，双侧半卵圆中心多发软化灶形成，右侧侧脑室旁和右侧半卵圆中心见散在脑渗血改变"，5 月龄复查头颅 MRI 结果示"右侧侧脑室旁条状 T2WI 低信号，与前片对比，考虑出血后遗改变"，2 岁 6 月龄时复查头颅 MRI 结果示"脑室旁白质软化症"。

物理治疗主观检查：患儿 6 月龄首诊时俯卧位非对称性抬头 45° 内，仰卧位非对称性紧张性颈反射阳性，未能翻身，扶持座位下头部控制差；11 月龄时功能较前好转，下肢肌张力较高且运动模式异常；1 岁 8 月龄时可跪坐和腹爬；1 岁 10 月龄可扶站；2 岁时下肢肌张力仍明显增高，尖足，双膝过伸，可在扶持下行走；2 岁 6 月龄其认知、语言和社交行为能力均稍落后于同龄正常儿，运动方面盘腿坐困难，大腿内收肌张力较前增高，不佩戴 AFO 扶行时有剪刀腿步态，经评估应用 A 型肉毒毒素注射双大腿内收肌并及时进行康复训练；2 岁 8 个月跟腱无挛缩，剪刀腿步态较前好转，佩戴 AFO 时可独站数秒，可拉扶稳固支持面站起并扶着侧走（偶尔需要家人协助）。

物理治疗客观检查：整理患儿既往康复评定结果，如表 47-3-1 所示。

思考：患者确诊为脑瘫主要有哪些依据？结合月龄针对不同症状应设立怎样的康复目标和治疗计划？根据患儿的总体治疗进程估计患儿的预后情况如何？结合病例，脑瘫患儿的康复给予我们什么启示？

临床推理：患儿确诊为脑瘫的依据主要有早产低体重缺氧病史、明显的运动发育迟缓、下肢肌张力明显增高、下肢运动模式异常。

治疗计划：

1. 患儿 6 月龄　即时对患儿行早期干预，康复目标主要为抑制异常运动模式、降低四肢肌张力，促进头控、翻身和精细功能的发育。康复方案包括头控训练、前臂支撑、翻身、双手中线位运动、视听觉刺激、牵伸跟腱、姿势设定、皮肤感觉刺激、按摩和被动运动、神经肌肉电刺激等，康复治疗每天 1 次，每次 60min，每周 5 次，连续 2 周，同时指导家长行家庭康复，之后家长在家行康复治疗，嘱其每 6 周定期复查，以便调整康复方案。

2. 患儿 11 月龄　康复目标调整为促进坐位、爬行和扶站能力的发育，防止跟腱挛缩，降低双下肢肌张力。因患儿下肢肌张力过高且未能独坐，我们除常规的康复治疗外，还应配备座椅促进其坐位能力的发育，以便患儿坐在座椅上可解放双手取物，这有利于手功能的发育。同时，佩戴 AFO 使患儿踝关节保持功能

表 47-3-1　患儿既往康复评定结果

患儿年龄	康复评定结果
11 月龄	GMFM-88：22.43；GMFCS 水平：Ⅳ级 下肢 MAS 分级：髋关节 2 级、膝关节 2 级、踝关节 3 级
2 岁	GMFM-88（D、E 功能区）：13.94；GMFCS 水平：Ⅲ级 下肢 MAS 分级：髋关节 1+ 级、膝关节 1 级、踝关节 2 级 髋关节正侧位 X 线示髋关节结构正常
2 岁 6 月龄	GMFM-88（D、E 功能区）：22.44；GMFCS 水平：Ⅲ级 下肢 MAS 分级：髋关节 2 级、膝关节 1 级、踝关节 1 级 Gesell 测试 DQ：61 分；社会生活能力测试：8 分（提示轻度缺陷）
2 岁 8 月龄	下肢 MAS 分级：髋关节 1+ 级、膝关节 1 级、踝关节 1 级

位（每次 1~2h，每次使用间隔半小时，睡觉时若不影响睡眠可常规使用）以防止跟腱挛缩并进行扶站训练。

3. 患儿 2 岁 6 月龄 康复目标主要为改善尖足和膝过伸、缓解小腿痉挛、促进姿势转换和扶站与步行能力的发育、防止跟腱挛缩。康复方案包括应用 A 型肉毒毒素注射双小腿三头肌以缓解小腿痉挛，A 型肉毒毒素注射后行 2 周以下功能性强化训练：按摩（2min）；下肢被动运动（每个关节重复 10 次）；牵伸跟腱和大腿内收肌（每次 20s，重复 10 次）；爬障碍物（3~5min）；坐位训练（不同坐位姿势，如端坐位、盘腿坐和跪坐，视觉刺激在正前上方，5min）；Bobath 球上俯卧背伸（2min）；蹲起（脚尖在膝后面，10 个 / 组，2 组 / 次，2~3/d）；直跪（每次 30s，10/d）；扶持站立与步行训练（5~10min）；搭桥；姿势设定（双髋分开）；配备座椅和 AFO（不影响睡眠时，睡觉时可使用）；神经肌肉电刺激（痉挛肌治疗仪：双小腿三头肌）；小脑顶核电刺激（脑循环）；抗重力位运动（躯干保持竖直位）等。之后行家庭康复训练。

4. 患儿 2 岁 8 月龄 尖足步态得到矫正，同时给予加强不同高度平面扶站与步行、单手扶站、侧走等功能性训练。

小结： 本例患儿为较严重的痉挛型双瘫患儿，经过以家庭为中心的康复治疗后，患儿运动能力和运动姿势得到较明显的改善，GMFCS 水平也从Ⅳ级降至Ⅲ级，没有出现继发性的肢体畸形，并且其有较多机会与同龄健康儿童一样进行类似的社会生活。对于其跟腱长度、髋关节发育状况仍需密切追踪随访，需定期进行康复评定和调整康复策略，以防止或减缓肢体继发性畸形的发展，进一步促进其步行和社会生活能力的提高。将来患儿很可能需要使用辅助具行走，以便使患儿有更大的活动范围，更大机会过上类似同龄健康儿童的社会生活。

二、思考与分析

脑性瘫痪是终身性疾病，为运动和姿势发育性永久障碍，随着年龄的增长，其体重和身高不断增加，能量消耗也随之增加。由于肌肉痉挛和运动模式异常的长期存在，骨骼畸形、关节劳损、疲劳和慢性疼痛亦随之而来，从而使患儿与同龄人的差距日渐增大。目前用于治疗脑性瘫痪的康复技术非常多，常用的运动治疗有功能性力量训练、肌肉牵伸技术、限制 - 诱导运动治疗和神经发育学疗法，在为脑性瘫痪患儿选择运动治疗策略时，必须有长远和综合的考虑，要考虑让治疗尽可能融入其日常生活中，使患儿有更多机会参与到同年龄段正常儿童的社会生活中，从而可使患儿掌握更多的社会生活技能。以及要对家长做好宣教工作，使家长对患儿的疾病状况有更深入的了解，让家长能够积极主动地配合患儿的康复策略，以利于提高患儿的生活质量，帮助他们早日回归社会。

（徐开寿　洪小霞）

第四十八章

新生儿臂丛神经麻痹

新生儿臂丛神经麻痹，又称新生儿臂丛神经损伤（neonatal brachial plexus palsy），是胎儿由于各种原因受到头肩分离作用而引起的一种牵拉性损伤，常发生在分娩过程，其发病率约为 0.5‰~5‰，是新生儿周围神经损伤中最常见的一种。

第一节 临床表现与治疗机制

一、概述

臂丛神经是支配上肢感觉与运动的主要神经，由 C_{5-8}（75%），C_4 前根（22%）及 T_1 前支（1%）组成，位于颈根部，后伴锁骨下动脉经斜角肌间隙和锁骨后方进入腋窝（图 48-1-1），可分为根、干、股、束四段，在腋窝臂丛形成三个束包绕腋动脉，其主要分支包括肌皮神经、正中神经、尺神经、桡神经和腋神经。基于其部位较为表浅、周围被骨性结构包绕及受肩部活动影响等解剖特点，因而臂丛是神经损伤的好发部位。

国内资料显示，肩难产和臀位分娩是新生儿臂丛神经麻痹的主要原因。新生儿臂丛神经

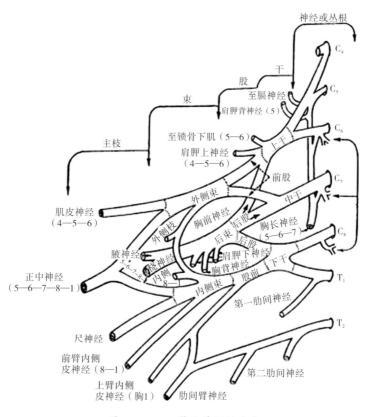

图 48-1-1 臂丛神经的分支

麻痹的高危因素主要是生产因素：巨大儿、头位分娩的肩难产、分娩时手法不正或后出头娩出困难、胎方位判断错误、臀位分娩时手法不正或后出头娩出困难、强力牵拉胎儿肩颈部、分娩时间过长、新生儿肌张力过低而容易受伤、产妇深度昏迷、剖宫产手术过程不顺利等，以及子宫异位所引发的神经受压损伤都是新生儿臂丛神经麻痹的高危因素。另外，先天畸形如颈肋（压迫臂丛内侧束和/或锁骨下动脉）、胸椎畸形、前斜角肌挛缩等，以及外伤和其他遗传因素也会引起新生儿臂丛神经麻痹。

详细的病史采集和体格检查可初步判断受损的部位和严重程度，进一步的检查和记录可确定神经损伤的性质，为预后做出判断，为制订康复计划和康复目标提供指引，检查项目应包括肢体围度、上肢肌力与肌张力、关节活动度、感觉功能检查、上肢功能评定等。其中，上肢功能评定常用量表有改良 Mallet 分类、Gilbert 肩关节功能评定量表、Gilbert 和 Raimondi 肘关节功能评定量表、改良 MRC 腕关节功能评定量表和 Al-Qattan 手运动功能评定量表等。

新生儿臂丛神经麻痹的预后取决于其损伤的严重程度，大约 50% 左右的患儿能够在第一年完全恢复正常。损伤若为功能性麻痹，患儿在 6~8 周可自然恢复，并获得正常或接近正常的关节活动度和肌力，对日后学习与生活无影响。而在 3 个月内没有明显恢复的患儿，预后较差，会发展为永久障碍，如关节活动受限、肌肉力量下降、上肢长度和周径变小、肩部肌肉失衡和畸形、肩不能外展外旋或肩关节半脱位等，其预后差征象包括 Horner 综合征、全臂丛受累、6 个月内肘不能屈曲等。

二、临床表现

临床上根据臂丛神经受损部位与临床症状进行分类，可分为上臂丛神经麻痹（Erb 麻痹）、中臂丛神经麻痹（扩展的 Erb 损伤）、下臂丛神经麻痹（Klumpke 损伤）及全臂丛损伤。

1. 上臂丛神经麻痹　上臂丛神经麻痹又称 Duchenne-Erb 麻痹，由于 C_5、C_6 神经根最易受损，故此型临床上最多见，约占 60%。此型损伤可引起腋神经和肌皮神经功能障碍及桡神经部分功能障碍，肱二头肌、三角肌、肱桡肌、胸大肌、胸小肌、冈上肌、冈下肌和菱形肌等易受累，表现为肩关节不能外展、内外旋，不能屈肘和向桡侧伸腕，前臂旋转也有障碍，但手指活动正常，肱二头肌反射减弱或消失，上肢桡侧感觉障碍，受累侧拥抱反射不能引出。

2. 中臂丛神经麻痹　受累神经包括上臂丛的 C_5、C_6 以及中臂丛的 C_7 神经根，约占 20%~30%，主要影响腋神经、肌皮神经和桡神经所支配的肌肉。此型损伤不仅会出现上臂丛神经麻痹的相关表现，而且其前臂、手和腕关节伸展动作减弱或丧失，肱三头肌和拇指伸肌表现为不完全麻痹，前臂后面有局限感觉障碍区。

3. 下臂丛损伤　下臂丛损伤又称 Klumpke 损伤，主要是 C_8 和 T_1 神经根受累，较罕见，仅占 1%。此型损伤可引起尺神经、臂及前臂内侧皮神经功能障碍以及正中神经部分功能障碍，表现为肩、肘、腕关节活动尚好，而手功能发生严重障碍，如手部小肌肉萎缩和无力，呈"爪形手"，感觉障碍位于上肢尺侧，包括第 3~5 指。另外，还可伴发 Horner 征，表现为瞳孔缩小、睑裂变窄等。

4. 全臂丛损伤　全臂丛损伤是较为严重的神经损伤，整个臂丛神经束（C_5 到 T_1）都有不同程度的损伤，不局限于任何一个神经束，约占 15%~20%。整个上肢呈迟缓性瘫痪，腱反射全部消失以及感觉发生障碍。Horner 征阳性。

根据神经损伤程度臂丛神经麻痹又可分为神经功能性麻痹（neuropraxia）、轴突断伤（axonotmesis）、神经断伤（neurotmesis）和撕脱（avulsion）四种，其中神经功能性麻痹和轴突断伤预后较好。

三、治疗技术与机制

臂丛神经麻痹的新生儿进行康复治疗的目标是：保持正常全范围被动关节活动度，防止挛缩、变形；保持肌肉质量，迎接神经再支配；提高上肢运动功能，促进受损神经再生，提高社会生活能力。其干预原则是早期防治水肿；中期防止关节挛缩、变形，诱导瘫痪肌群的主动收缩；晚期或后遗症期强化功能性训练，使用辅助具，帮助生活独立。因而治疗时，应根据不同时期、不同损伤类型进行针对性处理。

1. 保护患侧肢体　肢体保暖，保持皮肤正常湿度，预防继发性损伤，一般前2~3周制动，保持患侧肩关节外展外旋90°体位。

2. 水肿的防治　臂丛神经麻痹后易出现循环障碍、组织液增多，从而引起水肿，特别是肢体处于下垂或关节极度屈曲时更甚，因而可通过抬高患肢等良姿位的摆放来减轻症状。在神经不受损伤的前提下可尽早进行肢体活动，如徒手做轻柔的向心性按摩；也可用温水热敷、弹力绷带等方法改善局部血液循环，促进水肿吸收。

3. 预防挛缩畸形　由于水肿、疼痛等因素，使受累肌肉与其拮抗肌群之间失去平衡，出现肌腱挛缩。因此，全范围的患侧上肢关节被动运动尤为重要。运用辅助具如肩、肘矫形器防止关节继发性挛缩变形，并可应用辅助具配合运动治疗以进一步提高患肢功能，如使用健手限制性手托配合限制-诱导运动治疗。此外，肉毒毒素注射治疗可改善臂丛神经麻痹患儿的肌肉失衡、协同收缩和挛缩，从而达到避免、

调整及延缓手术的目的。

4. 促进神经再生　对损伤部位进行物理因子治疗及感觉刺激，可引起肌肉收缩，从而促进神经再生，物理因子治疗包括神经肌肉电刺激、磁疗、针灸等。

（1）按摩推拿：用揉、按等轻手法，轻柔地从远端向近端做向心性按摩，重点按摩瘫痪肌群。按摩时要注意患儿的表情，按摩力度以患儿稍感疼痛为宜，不宜使患儿过度哭闹。

（2）皮肤感觉（触觉）刺激：轻拍、轻擦、叩击、冲洗等。

5. 增强肌力　神经一旦再生，应立即进行功能性力量训练，建立患手基本的运动能力，促进精细功能的发育，肌力达到3级以上，应进行抗阻训练。

（徐开寿　洪小霞）

第二节　新生儿臂丛神经麻痹的运动治疗

一、关节活动技术

新生儿臂丛神经麻痹患儿由于肿胀使受累肌群和拮抗肌群之间失去平衡，引起肌腱挛缩，除采取预防肿胀的措施外，还可采用适当的关节活动技术来预防挛缩和粘连。患儿常见的关节活动受限有肩关节前屈、肘伸展、前臂旋后、肩胛骨回缩受限等。根据臂丛神经麻痹的部位和临床表现，针对不同情况的关节和患儿的年龄可采用不同的关节活动技术。

肩关节：下臂丛损伤的患儿，其肩关节活动尚好，可诱导主动活动，如诱导伸手取物（肩前屈）；上、中臂丛损伤的患儿，肩关节外展和内、外旋受限，前期应以肩关节各运动方向的被动活动为主（前屈、后伸、外展、内收、内旋、外旋），以维持正常关节活动度，后期根据患儿的预后情况，适当加入主动助力运动，

如悬吊、肩梯等。全臂丛损伤患儿上肢呈迟缓性瘫痪，主要进行持续被动活动，防止出现关节挛缩畸形（图48-2-1，图48-2-2）。

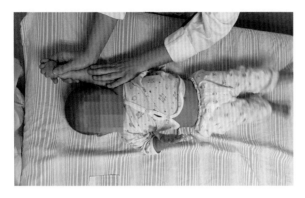

图48-2-1　肩关节被动活动（1）

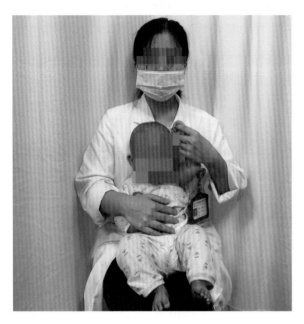

图48-2-2　肩关节被动活动（2）

肘关节：下臂丛损伤的患儿，其腕关节活动尚好，可通过ADL训练诱导主动活动，如取物进口（屈肘、前臂旋后）；上、中臂丛损伤的患儿，肘关节伸展、前臂旋前、旋后受限，前期应以肘关节各运动方向的被动活动为主（屈曲、伸展、前臂旋前、前臂旋后），后期根据患儿的预后情况，适当加入主动助力运动，如悬吊、肘关节持续活动器械等。全臂丛损伤患儿上肢呈迟缓性瘫痪，主要进行持续被动活动，以维持正常关节活动度。

腕关节：下臂丛损伤的患儿，其腕关节活

动尚好，可通过拍打、叩击伸腕肌群诱导主动伸腕，通过手势动作的模仿诱导桡侧、尺侧伸腕，如"再见"等；上、中臂丛损伤的患儿，伸腕受限，前期应以腕关节各运动方向的被动活动为主（背伸、背曲、桡偏、尺偏），以维持正常关节活动度，后期根据患儿的预后情况，适当加入主动助力运动，如悬吊等。全臂丛损伤患儿上肢呈迟缓性瘫痪，主要进行持续被动活动，防止出现关节挛缩畸形。

手部：上臂丛损伤的患儿，手指活动正常，可通过精细功能训练诱导主动活动，如精细抓握、双手协作性活动；中臂丛损伤的患儿，手部伸展活动受限，可通过被动活动和诱导主动运动进行训练，如进行"剪刀石头布"等小游戏。下臂丛损伤和全臂丛损伤患儿，手部功能严重障碍，应进行持续被动活动，以维持手部各小关节的正常活动范围。

二、牵伸技术

对于臂丛神经麻痹的患儿，牵伸其患侧上肢受累肌群可维持关节周围软组织的顺应性，改善关节活动范围，根据新生儿臂丛神经麻痹的受累肌群及其临床表现，主要牵伸肩关节（伸展、内外旋）、肘关节（伸展、前臂旋前）、腕关节（背屈、尺偏）和手部肌群等。考虑到患儿年龄较小，其牵伸体位均在仰卧位下进行。

肩关节：牵伸肩关节前屈肌群可增加肩关节伸展的活动范围，治疗师面向患儿足的方向坐在牵伸一侧，上方手放在肩胛骨上固定肩胛骨，下方手从上臂外侧握住肱骨远端，将肱骨被动后伸至最大范围；肩内（外）旋肌群可增加肩关节外（内）旋的活动范围，使患儿肩关节外展至90°，屈肘90°，前臂中立位，上肢放松，治疗师面向患儿坐在牵伸一侧，内侧手固定肱骨远端，外侧手握住前臂远端。外侧手移动前臂将前臂背侧（掌侧）向床面被动运动至最大范围，使肩关节外（内）旋。

肘关节：牵伸屈肘肌群（肱二头肌、肱桡肌、肱肌）可增加肘关节伸展的活动范围，治疗师面向患儿头部坐在牵伸一侧，内侧手放在肱骨近端，外侧手握住前臂远端使肘关节被动伸展至最大范围；注意，前臂旋后位时，主要牵伸肱二头肌；前臂中立位时，主要牵伸肱桡肌；前臂旋前位时，主要牵伸肱肌。牵伸旋后肌群可增加旋前活动范围，患儿和治疗师体位同前，治疗师上方手握住前臂远端掌侧，做旋前或旋后至最大的活动范围。

腕关节：患儿上肢放在治疗床上，前臂旋后或中立位，腕伸出床沿，手指放松，治疗师面向患儿坐在牵伸一侧，上方手握住前臂远端固定，下方手握住患儿的手掌背面以屈曲患儿腕关节，并允许手指自然伸直，使被动屈腕至最大范围。

手部：牵伸屈指可增加伸指活动范围，患儿牵伸侧上肢稍外展，屈肘90°，手指放松，治疗师面向患儿坐在牵伸一侧，上方手握住前臂远端，下方手放在手指掌侧并与五指相接触，使被动伸腕至最大范围，再将手指完全伸直。

徒手进行牵伸动作时，手法应轻柔，动作要缓慢，活动范围可逐渐增大，以患儿感到轻微疼痛为宜，但需注意患儿神情，若剧烈哭闹应及时停止，待患儿情况稳定后再进行。患儿达到一定年龄时，可诱导主动牵伸，如爬肩梯、自行控制弹力带等。此外，还可采用间歇性金属夹板或高分子树脂石膏夹板固定关节，起到持续牵伸的作用。

三、功能性力量训练

功能性力量训练的目的是减少关节僵硬，保持关节和肌肉的活动性，最大可能地促进神经和肌肉力量的恢复。臂丛神经麻痹的患儿，其功能训练以诱导式助力训练为主，每日进行行2~3次训练，每次最后动作维持10s，每个动作重复5~10次，轻柔平缓地进行。

1. 上肢伸展性训练　让患儿仰卧，在其上方通过悬吊玩具，诱导患儿有意识地伸手触碰；让患儿健侧卧位，在其患肢前方放置玩具，刺激患儿用患肢进行活动。

2. 上肢支撑性训练　根据患儿的恢复情况，可适当进行上肢的支撑，如前臂支撑、俯卧位伸手取物、直臂支撑等（图48-2-3）。

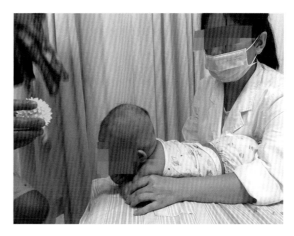

图 48-2-3　上肢支撑性训练

3. 上肢皮肤感觉刺激　一定的感觉刺激可引起肌肉的收缩，增强肌肉力量，如拍打、刷擦、叩击等（图48-2-4）。

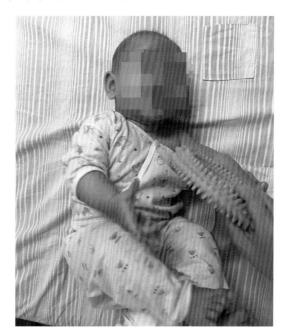

图 48-2-4　上肢皮肤感觉刺激

4. 双上肢协调性训练 促进患儿双手向中线位发展，如拍手，双手向中线位取物等，还可进行 ADL 训练，双手协作性训练等。

四、限制 – 诱导运动治疗

近年来 CIMT 用于偏瘫型脑瘫患儿取得了较多的正面疗效，由于其适用于单侧肢体功能障碍，因而研究人员逐渐把这项技术推广到新生儿臂丛神经麻痹的康复训练中，亦取得了较好的疗效。CIMT 适用于患侧前臂肌群肌力 3 级以上，运动能力较好的臂丛神经麻痹患儿，根据 Al-Qatta 手运动功能分级的不同（表 48-2-1），可选择不同类型的 CIMT。

表 48-2-1　Al-Qattan 手运动功能评定量表

级别	描述	功能
0 级	失用手	完全无力、无功能的手指轻微活动、无功能拇指
1 级	差	仅存非常微弱的抓握能力
2 级	可	手指稍主动屈曲和 / 或伸展，拇指可稍活动，但手内在肌阴性征（掌指关节过伸，指间关节屈曲）
3 级	良	症状同 2 级但无手内肌阴性征（内在肌平衡）
4 级	优	手指主动屈伸活动和拇指活动接近正常水平，伴有主动的内在肌活动
5 级	正常	

Al-Qattan 手运动功能 0~1 级的患儿采用强制性使用运动疗法（constraint-induced-movement therapy，CIMT），即限制健手的使用，但患手不需进行特殊的结构化训练。2~3 级的患儿使用改良型 CIMT（modified CIMT，mCIMT）进行训练，采用悬吊带（sling）、石膏固定（cast）、连指手套（mitt/glove）或者夹板（splint）固定健手，通过塑形（shaping）、重复训练或者运动学习等方式诱导患侧手功能的重建，这种类型的 CIMT 治疗方式、人员、

地点较为多样化，适用于多数单侧肢体功能障碍的患儿；4 级的患儿采用综合型 CIMT，更注重不同程度的双手操作训练，促进 ADL 及手部精细功能的发育。CIMT 的训练目标应从基础的患肩、肘关节的控制性，患侧腕背伸的活动范围，逐步提高至更精细的手部活动，如各种抓握、对指动作，甚至细化于更复杂的功能性活动。训练活动可多样化，如手指操、球类游戏、棋盘游戏、拼图、画画、书写等。一旦目标运动能够顺利完成，就可提高任务的难度。在整个训练过程中，注意通过口头表扬和玩具给予患儿正面的强化刺激。

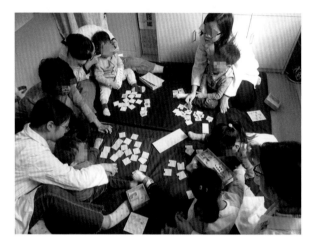

图 48-2-5　小组式 CIMT 示例

（徐开寿　洪小霞）

第三节　临床病例与思考

【病例】左侧臂丛神经麻痹

患儿，男，7 个月，因"生后即发现左臂活动受限、无力"于 1 月龄至神经科就诊，诊断为左侧臂丛神经麻痹。患儿为孕 37 周 +3 产，出生体重 3.8kg，肩难产。入科时完善相关检查，肌电图检查结果提示左侧臂丛神经不完全性损害（肩胛上神经 Erb 点至冈下肌段轻度混合性损害，肌皮、腋神经中重度混合性损害，正中神经、尺神经、桡神经重度混合性损害）。

物理治疗主观检查：患儿 1 月龄时在仰卧

位下左上肢呈肩内收、肘伸展、前臂旋前、腕下垂姿势。诱发拥抱反射、非对称性紧张性反射时左肩、肘、腕部均未见明显的关节活动，但在肩部、上臂可触及有轻微的肌肉收缩；3月龄时在仰卧位下左上肢呈肩内收、肘伸展、前臂旋前、腕下垂姿势，左肩可主动小范围外展，无明显前屈运动，可触及上臂有轻微的肌肉收缩；5月龄时在仰卧位下左肩可主动外展较大范围，竖直位下左肩可做外展和前屈动作。可触及上臂有轻微的肌肉收缩，左腕下垂；7月龄时在竖直位下左肩外展和前屈较前好转。可触及上臂有轻微的肌肉收缩，左腕下垂。

物理治疗客观检查：整理患儿既往康复评定结果，见表48-3-1。

思考：结合患儿实际情况，针对新生儿臂丛神经麻痹的不同时期应当采取怎样的干预措施？治疗师在做家庭指导时要注意哪些内容？新生儿臂丛神经麻痹的预后如何？

治疗计划：

1. 患儿首诊　为改善左上肢关节活动度、提高左上肢肌力、防止或减缓进一步的肌肉萎缩与关节变形，设定以下的治疗方案：左上肢良肢位摆放；左肩、肘、腕关节在无痛范围内被动运动；左上肢按摩；左上肢皮肤感觉刺激（触觉、温度觉刺激）；左前臂旋后；左侧小圆肌、三角肌、肱二头肌、腕伸肌应用神经肌肉电刺激；针灸；佩戴左腕手矫形器（夜间可继续应用）。嘱咐其每4~6周定期复查，主要监测肌力的恢复情况、关节活动度、双上肢围度、手精细功能的发育情况，以便能及时调整治疗方案。

2. 患儿3月龄　为提高左上肢肌力、防止或减缓进一步的肌肉萎缩与关节变形，设定以下的治疗项目：左上肢良肢位摆放；左肩、肘、腕关节被动运动；左上肢按摩；左上肢皮肤感觉刺激（触觉、温度觉刺激）；左前臂旋后；诱导左手主动抓握运动；左侧三角肌、肱二头肌、桡侧腕伸肌、指伸肌群应用神经肌肉电刺激；针灸；佩戴左腕手矫形器（夜间可继续应用）。

3. 患儿5月龄　为提高左上肢肌力及抓握能力、防止或减缓进一步的肌肉萎缩与关节变形，设定以下的治疗项目：左肩、肘、腕关节被动运动；左上肢按摩；左上肢皮肤感觉刺激（触觉、温度觉刺激）；左前臂旋后；俯卧位双前臂支撑；诱导主动的左肩外展、前屈运动；

表48-3-1　患儿既往左上肢康复评定结果

患儿月龄	左上肢肌力	左上肢关节活动度	双上肢维度
1月龄	肩前屈肌群、肘屈曲肌群1级，腕背伸肌群0级	被动肩前屈100°，肘屈曲110°，腕背屈50°	左上臂较右侧细约1cm，左前臂近端与远端均较右侧细约0.5cm
3月龄	肩前屈肌群、肘屈曲肌群1级，肩外展肌群2-级，腕背伸肌群0级	左肩、肘、腕被动关节活动范围无受限，左肩可主动外展约45°	左上臂较右侧细约0.5cm，左前臂近端与远端均较右侧细约0.5cm
5月龄	肩部肌群2~3级、肘屈曲肌群1级，腕背伸肌群0级	左肩、肘、腕被动关节活动范围无受限，左肩可主动外展约150°，竖直位下左肩可外展5°、前屈5°	左上臂较右侧细约0.5cm，左前臂远端与近端围度均与右侧无明显差异
7月龄	肩部肌群3-级、肘屈曲肌群1级，腕背伸肌群0级	左肩、肘、腕被动关节活动范围无受限，左肩可外展50°、前屈80°	左上臂较右上臂细约0.5cm，左前臂近端与远端围度与右侧比较无明显差异

诱导左手主动抓握运动、左上肢中线位运动；左小圆肌、三角肌、肱二头肌、桡侧腕伸肌应用神经肌肉电刺激；针灸；佩戴左腕手矫形器（夜间可继续应用）。

4. 患儿 7 月龄　为提高左上肢肌力及抓握能力、防止或减缓进一步的肌肉萎缩与关节变形，设定以下的治疗项目：左肩、肘、腕关节被动运动；左上肢按摩；左上肢皮肤感觉刺激（触觉、温度觉刺激）；左前臂旋后；俯卧位双前臂支撑；诱导主动的左肩外展、前屈运动，诱导左手主动抓握运动、左上肢中线位运动；左小圆肌、三角肌、肱二头肌、桡侧腕伸肌神经肌肉电刺激；针灸；佩戴左腕手矫形器（夜间可继续应用）。

思考与分析：

1. 家庭指导需要注意的问题　由于该患儿现在 7 个月，仍处于患肢肌力低下、患侧肘不能屈曲的情况，且肌力恢复一直进展缓慢，故预测其预后差，可能发展成永久的功能障碍。应告知其家长可能的预后，了解治疗的长期性；并嘱咐其家长应继续进行康复治疗、重视日常的功能训练；还需定期复查，监测其患侧上肢的肌力、关节活动范围、精细运动功能的发育、双上肢的围度和长度等情况的变化，以便能及时发现问题，并及时对治疗方案做出合适的修改。

2. 新生儿臂丛神经麻痹的预后　新生儿臂丛神经麻痹的预后与其神经损伤程度有关，大约 50% 左右患儿能够在第 1 年完全恢复正常，90% 的臂丛神经麻痹经过康复治疗能恢复到完全生活自理。这是由于婴儿处于生长发育时期，神经再生能力较强，而且婴幼儿时期的大脑皮质内相应的感觉与运动中枢在神经损伤后通过训练，能获得更大的代偿能力，所以一般恢复较好。但根性撕脱伤则无恢复的可能，一般需要外科手术介入。随着患儿年龄的增长，可以根据患肢的功能以及肩、肘关节的挛缩程度应用矫形器、辅助具，并适时调整训练计划与目标，以最大限度地恢复、代偿肢体功能。大多数学者认为最终获得有效恢复的病例往往在出生后 3 个月内即有肌力恢复征象，如果 6 个月内无任何功能恢复，常提示完全损伤。另外，应适当对患儿及其家属进行心理疏导，使其能够长期持续地积极配合康复治疗和训练，最大限度地恢复肢体功能，减少残疾程度，提高生活质量。

（徐开寿　洪小霞）

第四十九章

肌性斜颈

先天性肌性斜颈（congenital muscular torticollis）是儿童常见的良性肌肉骨骼畸形，是由于一侧胸锁乳突肌增厚缩短所致，患儿表现为在出生后或不久即出现头部向患侧倾斜，下颌转向对侧的不良姿势。除颈部活动度受限外，患侧胸锁乳突肌还可能扪及肌性肿块或肌紧张，这需要与先天性颈椎发育异常、颈部邻近组织外伤后感染和炎症、肿瘤以及各种结构性、功能性神经系统疾病等其他原因所导致的斜颈相鉴别。

第一节　临床表现与治疗机制

一、概述

肌性斜颈的病因和发病机制至今尚不明确，诸多学说如静脉受阻学说、宫内或围生期筋膜间室综合征后遗症学说、胸锁乳突肌血肿学说、胸锁乳突肌胚胎发育异常学说、遗传学说、子宫内拥挤学说、胎儿运动学说等，均有相关的动物模型及实验研究或解剖学依据支持。近年来有学者开始探讨肌性斜颈临床表现与基因表达之间的关系，从细胞学水平帮助我们深入了解肌性斜颈。

先天性肌性斜颈的发病率约为 0.3%~2.0%，近期研究显示，其发病率有升高趋势。另外，肌性斜颈患儿中臀位产的发生率约为 20%~30%，分娩时难产率高达 30%~60%，提示肌性斜颈患儿多有胎位不正或难产病史。

还有研究提示，羊水过少可能是先天性肌性斜颈的高危因素。目前比较公认的是，胎动偏少、胎位不正、难产等病史都提示容易高发肌性斜颈。

肌性斜颈的合并症较多，其中高达 80%~90% 可合并有斜头，另外约 10%~29% 合并先天性髋关节发育不良，斜头可导致颜面部不对称，髋关节发育不良会导致步态异常、股骨头坏死等。此外，肌性斜颈还可合并寰枢椎半脱位、颈椎发育异常、运动发育迟缓等。常见的肌性斜颈后遗症有继发性斜视、斜头、颜面部发育不对称、下颌发育不良等，若不及时治疗，其症状会进一步加重，严重影响患儿的外观，甚至出现颈椎活动受限、椎体变窄、颈椎侧凸畸形、颈部深筋膜增厚、前中斜角肌挛缩、颈动脉鞘及血管缩短、胸椎代偿性侧凸等更严重的继发问题，而且继发性畸形会随着患儿年龄的增长而愈加严重，长此以往影响其心理发育。因而肌性斜颈的早期诊断、早期治疗尤为重要。

研究提示，出生后 1 个月内接受治疗的斜颈患儿，90% 可以在 2~3 个月内恢复正常的颈部关节活动度，1 月龄开始干预的肿块型肌性斜颈治疗时间大概需要 6 个月左右，3~6 个月后才发现并治疗，治疗需要半年以上，而且最可能需要外科手术的介入；而出生 6 个月后才开始干预的，治疗时间更长，而且可能有少部分患儿不能恢复正常的颈部关节活动度。一般而言，早发现、早治疗，其治疗周期越短，效果越好。由于斜颈属于肌肉骨骼系统疾病，患儿在治愈后也应定期复查，至少随访追踪至患儿1岁半，以了解其相关功能。

二、临床表现

肌性斜颈最主要的临床表现是患儿在出生后或不久即出现头部向患侧倾斜，下颌转向健侧的异常姿势（图49-1-1），可能合并颈部关节活动度受限，部分患儿可在患侧胸锁乳突肌处扪及肌性肿块或肌紧张，肿块早期表现为椭圆形或梭形，质地较硬，多位于胸锁乳突肌的中下段，肿块表面皮肤正常，表面不红，皮温不高，无压痛，颈部B超下可显示肿块大小及肌肉纹理情况，一般伴有肌肉纹理紊乱的现象。肿块在一定时期内会逐渐增长，生后3周肿块明显，出生后1个月达到最大，其最大直径范围为1~3cm，随后多数肿块可逐渐消失，但会出现肌肉的增粗、增厚，最后形成纤维性挛缩的条索（图49-1-2）。

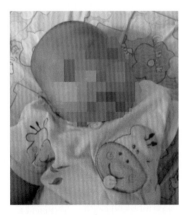

图49-1-1 右侧斜颈正面观

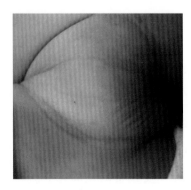

图49-1-2 胸锁乳突肌增粗

根据临床表现，肌性斜颈一般分为三种类型：①肿块型，此为最严重的类型，患侧胸锁乳突肌可触及肌性纤维化肿块（颈部纤维瘤），颈部主动、被动关节活动度受限；②肌紧张型，患侧胸锁乳突肌仅触及肌肉挛缩，颈部关节活动度受限；③姿势型，程度最轻，仅有头部歪斜的表现，但无胸锁乳突肌肿块、肌紧张以及被动关节活动度受限的表现。上述分型结合首次确诊月龄，可以把肌性斜颈划分为七个级别，见表49-1-1，这个分级有利于进行临床预后，并估算解决肌性斜颈患儿颈部关节活动度受限的大概治疗周期。

有研究指出，18%的儿童斜颈是由非肌性原因导致的，非肌性斜颈应考虑其他科室的介入治疗，因而鉴别诊断十分重要。肌性斜颈需要与以下疾病相鉴别：①先天性骨性斜颈：颈椎半椎体、齿状突畸形、颈椎间融合、颅底凹陷等，先天性骨性畸形可引起斜颈、颈部活动受限，其胸锁乳突肌无肿块，X线、CT或MRI检查可鉴别。②眼性斜颈：屈光不正、斜视、上斜肌麻痹、外直肌麻痹、眼球震颤症等可引起斜颈，视力矫正后斜颈可消失，眼科视力检查可鉴别。③局部感染：颈淋巴结炎、咽喉炎、扁桃体炎、中耳炎等，由于局部炎症刺激，软组织充血、水肿，颈椎韧带松弛，导致寰枢椎旋转移位，可引起斜颈，一般发病年龄较大，有局部感染病史，颈部淋巴结肿大，炎症消除后，斜颈即可消失。④寰枢椎脱位：可引起斜颈，多伴有颈部旋转活动受限，但胸锁乳突肌正常，X线检查可鉴别。⑤脊髓灰质炎：脊髓灰质炎可致一侧胸锁乳突肌瘫痪，引起斜颈，该病常有多处肌肉瘫痪、关节畸形。⑥婴儿良性阵发性斜颈：是一种婴儿期自限性疾病，表现为周期性斜颈，女性多于男性，发作持续时间10min到10d，缓解期2~4周，可反复发作，2~5岁后逐渐减轻，无后遗症。⑦神经性斜颈：

表 49-1-1　肌性斜颈严重程度分级

级别	确诊时间	临床表现
早期轻度	0~6 月	姿势性偏头或胸锁乳突肌紧张和旋转受限 <15°
早期中度	0~6 月	胸锁乳突肌紧张和旋转受限在 15°~30° 之间
早期重度	0~6 月	胸锁乳突肌紧张和旋转受限 >30° 或胸锁乳突肌出现肿块
后期轻度	7~9 月	姿势性偏头或胸锁乳突肌紧张和旋转受限 <15°
后期中度	10~12 月	姿势性偏头或胸锁乳突肌紧张和旋转受限 <15°
后期重度	7~12 月	胸锁乳突肌紧张和旋转受限 >15°
后期极重度	>7 月 >12 月	胸锁乳突肌肿块或胸锁乳突肌紧张和旋转受限 >30°

后颅窝肿瘤、脊髓空洞等也可引起斜颈，同时有运动功能障碍、反射异常，MRI 检查可鉴别。⑧习惯性斜颈：心理因素或姿势异常引起的斜颈，习惯性斜颈的诊断需要排除其他器质性疾病。

三、治疗技术与机制

1. 牵伸技术　牵伸治疗是应用最为广泛、疗效相对肯定的肌性斜颈早期首选治疗方法，对于肌性斜颈患儿，牵伸受累的胸锁乳突肌可以直接改善胸锁乳突肌的柔制性和弹性，使受累肌肉的长度增加，最终达到增加颈部向健侧侧屈、向患侧旋转的被动活动关节的目的。

2. 主被动关节活动　患儿颈部主被动关节活动包括侧屈和旋转，颈部侧屈是指患儿保持肩部的稳定后头部分别向两侧肩部靠近的活动，适宜的侧屈活动度是与健侧活动度相等，或者近似于 70°。颈部旋转是指患儿保持肩部的稳定后，头在中立位下向各个方向自由地旋转，适宜的旋转角度为 90°。

3. 颈部肌力训练　颈部健侧肌肉力量的增强有利于纠正斜颈的不良姿势，通过日常姿势设定（扶抱、转运、喂养）和较弱肌肉的单独训练可加强颈部和躯干的肌肉力量。

4. 肌内效贴（kinesio taping）　肌内效贴技术可通过本体感觉刺激增强，放松紧张肌群，协助较弱肌群收缩，以改善异常姿势，但需配合功能训练以及姿势控制训练以达到最佳效果。在临床上，肌内效贴以不同的方式贴扎于健侧胸锁乳突肌（I 型贴布）和斜方肌（Y 型贴布）上，以增强健侧颈部肌肉的收缩。

（徐开寿　洪小霞）

第二节　肌性斜颈的运动治疗

一、牵伸技术

牵伸治疗是治疗婴幼儿肌性斜颈的首选方法。

（一）手法牵伸

单人进行治疗时可让患儿趴在术者腿上，一手固定其胸部和肩部，另一手引导头部做可行范围内的旋转和侧屈，此法适用于体形及月龄较小的患儿。

对于体形和月龄较大的患儿，可采用两人牵伸法进行治疗，患儿自然仰卧于检查床上，一人在侧方固定患儿肩部，另一人在患儿头部上方扶持患儿头部略伸出床沿外，先轻度前屈患儿颈部，再沿患儿头部中轴线以远离躯干方向牵拉患儿颈椎，最后缓慢牵伸患侧胸锁乳突肌，即把患儿头部往健侧侧屈，同时往患侧旋转，每次牵伸尽量达到关节活动末端。但需要注意的是，旋转牵伸角度应 ≤90°，避免压迫颈动脉窦，造成患儿缺氧。参考前期牵伸治疗肌性斜颈的经验，每次牵伸尽量达到最大关节活动度约90°，并维持10~15s，休息10s，连续10次为1组，每天牵伸10~15组为较好的牵伸方案，但要避免一次完成多组牵伸，以免造成肌肉过度疲劳和患儿过分哭闹。图49-2-1和图49-2-2所示为右侧斜颈患儿，牵伸右侧胸锁乳突肌。

手法牵伸的关键在于手的固定和位置放置，应尽量使代偿运动最少化以引导头颈部做可行范围内的运动（图49-2-1，图49-2-2）。

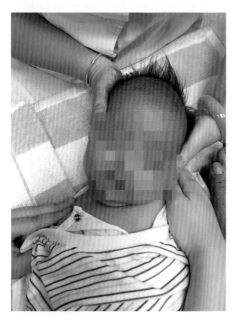

图49-2-1　牵伸右侧胸锁乳突肌（1）

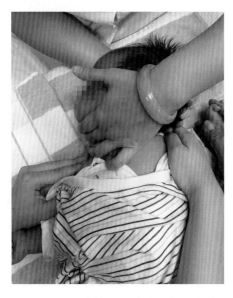

图49-2-2　牵伸右侧胸锁乳突肌（2）

（二）自主牵伸

良好的姿势设定可增加患儿主动牵伸患侧胸锁乳突肌的时间，即通过扶抱、休息、玩耍等活动的姿势设定，诱导患儿主动看向患侧的侧上方，一方面增加了患儿的姿势对称性，另一方面诱导患儿主动伸展患侧胸锁乳突肌，可以进一步延长患侧胸锁乳突肌的肌长度，从而更好地改善患儿的颈部不良姿势。如俯卧位时，将患儿下颌转向患侧，喂养时，鼓励患儿视觉追视其患侧的侧上方，如奶瓶或妈妈胸部等。

二、力量训练

通过姿势设定（扶抱、转运、喂养）和较弱肌肉的单独训练可加强颈部和躯干的肌肉力量。在治疗和日常护理过程中，把直立姿势、来回翻滚、侧卧和坐位等姿势与立直反射结合能有效地加强健侧的肌肉；把患侧置于向下位，能延长紧张的肌肉及促进健侧较弱肌肉活动；俯卧位的姿势设定不仅可以促进颈部两侧屈肌延伸，还可以强化颈背部伸肌；利用视听觉刺激，在辅助坐位下引导头部转向患侧，可强化颈部旋转运动（图49-2-3）。

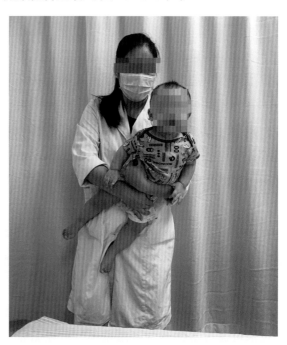

图49-2-3　右侧胸锁乳突肌力量训练

另外，肌性斜颈患儿的家长应注意其发育情况，医院物理治疗应与家庭康复相结合，促进患儿在负重姿势下的对称性运动，防止其在俯卧位、坐位、爬行及行走时的不良运动模式发展，从而促进运动的对称性发育。

（徐开寿　洪小霞）

第三节　临床病例与思考

【病例】右侧肌性斜颈（肿块型）

患儿，男，2个月，因"发现患儿头向右侧偏斜2个月"来康复科就诊，完善相关检查后确诊为右侧肌性斜颈。

入科时完善相关检查：神志清楚，面容安静，表情自如，颈软。全身浅表淋巴结未扪及肿大。双肺呼吸音清，未闻及异常呼吸音及干湿啰音。心率115/min，律齐，未闻及杂音。腹软，无压痛。脊柱及四肢正常，关节无红肿，肌肉无萎缩。神经系统正常反射存在，感觉正常，双侧巴氏征阴性。双侧肌力、肌张力正常。胸锁乳突肌超声检查：右侧胸锁乳突肌见梭形低回声光团，大小约37mm×15mm（厚度），内回声不均匀。左侧胸锁乳突肌厚约4.5mm，肌纹理级回声未见明显异常。CDFI：肿块周边、内部未见明显血流信号。髋关节为Graf-I型。

物理治疗主观检查：患儿右侧面部较左侧小，右眼位置较左眼低，头向右侧倾斜，下颌转向左侧；右侧胸锁乳突肌中下段可触及一梭形肿块，质地硬，边界清楚，无压痛。治疗8个月后患儿的头部姿势和活动明显改善。

物理治疗客观检查：患儿头向右侧倾斜约20°，下颌转向左侧。颈部被动关节活动度检查：左侧侧屈约50°，往右侧旋转60°。MFS为左0/右0。治疗8个月后患儿头部右偏5°，颈部被动关节活动度未受限，MFS为右4/左3，

胸锁乳突肌B超示左7.2mm/右5.8mm，接近临床治愈水平。

思考：患儿确诊为右侧肌性斜颈的依据是什么？接下来的治疗计划如何？结合病例，总结肌性斜颈的有关治疗方案？

临床推理：根据其病史、体格检查和超声结果，结合康复评估可诊断该患儿为右侧肌性斜颈（肿块型）。诊断依据：①婴儿。②头向右侧偏斜2个月，下颌转向左侧，颈部可扪及肿块。③胸锁乳突肌超声检查：右侧胸锁乳突肌见梭形低回声光团，大小约37mm×15mm（厚度），内回声不均匀；左侧胸锁乳突肌厚约4.5mm，肌纹理级回声未见明显异常；CDFI：肿块周边、内部未见明显血流信号。④颈部向右侧侧屈和向左侧旋转均受限。

治疗计划：

（1）在对颈部肌肉进行简单的放松按摩后，予以手法牵伸，每次牵伸尽量使下颌靠近患侧肩部，维持10~15s，休息10s，连续10次为1组，每天牵伸10~15组。治疗结束后，患儿若存在明显疼痛可采用冰敷缓解，若无明显疼痛，在可控制的范围内活动颈部即可。

（2）期间配合音频电疗以软化松解患侧胸锁乳突肌，神经肌肉电刺激增强健侧胸锁乳突肌和斜方肌上束的肌肉收缩，每侧治疗时间为20min，每天1次。

（3）指导患儿家长做好姿势设定和改良抚养方式，除调整日常抱姿、睡姿外，还可通过玩具、彩色图片等诱导患儿下颌转向患侧。

思考与分析：

肌性斜颈是婴幼儿最常见的先天性肌肉骨骼系统疾病之一，它的病因至今还没有明确，其临床表现主要为出生后患侧胸锁乳突肌紧张或出现肌性肿块，头部向患侧偏斜，颈部关节活动度受限等。若能够在新生儿期予以积极的

康复治疗，可以取得满意疗效，避免手术。现有研究证明牵伸治疗是治疗婴幼儿肌性斜颈的首选方法。在临床上，为了更好地评价治疗效果和制订适宜的治疗方案，除使用与身体结构相关的测试方法（如关节活动度）外，还应该使用能体现功能的评价方法，如评估患儿颈部功能，以及结合客观测试手段，如超声检查等。若患儿年龄大于1岁半，仍有明显斜颈，且B超显示双侧肌肉厚度、纹理仍有明显差异，可考虑行骨科手术治疗。

（徐开寿　洪小霞）

第五十章 儿童运动发育迟缓

儿童运动发育迟缓特指运动功能较正常儿童落后，但又不能确诊为脑性瘫痪等影响运动功能的其他疾病。儿童运动发育迟缓是发生在儿童发育年龄的一组症状，儿童运动发育落后于运动发育里程碑，表现为粗大运动（gross motor）和精细运动（fine motor）的发育均落后，包括竖头、翻身、坐、爬、站、走、跑、跳和抓握、大拇指和示指捏起东西、转动脚趾或用嘴唇和舌头品尝、感受物品等运动的发育没有达到相应月龄/年龄的水平，而在认知和语言等方面基本正常。这些儿童中，大多数不需要治疗可能预后正常，也可能将来发展为发育性协调障碍（developmental coordination disorder, DCD）、感觉统合失调等。运动发育迟缓是一种症状学诊断而非病因学诊断。

多种疾病均可伴有运动发育迟缓，如脑性瘫痪、全面性发育迟缓、精神发育迟滞、广泛性发育障碍、发育性协调障碍、单纯运动发育迟缓和多重复杂发育障碍等。但患者家长多以运动发育落后就诊，儿科医生及社区预防接种人员首先发现的也多为患儿的运动发育落后。了解运动发育迟缓对于其他疾病的早期诊治意义重大。

第一节　临床表现与治疗机制

一、概述

儿童一般须遵循运动发育里程碑顺序依次发育，最终达到完全成熟。但也有一些例外，并不是每一名儿童会走之前都先会爬行。由于个体间存在较大差异，如正常儿童独走年龄可早至 10 个月，也可能晚至 18 个月，因此，要确定个体发育的正常范围很困难。儿童运动发育迟缓主要是发育滞后于运动里程碑，特别是在重要的功能上面，3 个月不能俯卧抬头、6 个月不能扶坐、8 个月不能独坐、12 个月不能扶物站立、18 个月不能独走是粗大运动功能发育迟缓的警示性指标。而 3 个月不追视、6 个月不够物、8 个月不能双手倒换玩具、12 个月不能捏取是精细运动功能发育迟缓的警示性指标。在临床实践中经常遇到运动发育迟缓的儿童，早期准确诊断可以及时实施干预措施，以及进行评估和制订治疗计划。熟练掌握粗大运动和精细运动里程碑才能准确地筛查出运动发育迟缓儿童。

（一）流行病学调查

儿童运动发育迟缓的精确发病率尚不清楚。据国外数据统计，在 5 岁以内儿童发病率可达 10%，男性多于女性；国内尚缺乏此方面的研究及数据。

（二）影响运动发育的相关因素

1. 遗传因素　大运动里程碑的首次获得时间主要是受遗传因素而不是环境因素的影响。早产儿的大运动发育趋势即使在矫正胎龄后还是常常落后于正常出生同龄儿童。而且，早产儿与足月儿大运动发展的趋势也不尽相同。

2. 家庭及抚养环境 母亲对儿童的关心和照顾是家庭环境中尤为重要的一点，母婴间的亲密交流对早期儿童发育有很大的影响。在婴幼儿早期抚养中，照看方式也与大运动发育有关，其中就包括抚养人对俯卧位玩耍的重视程度。因为儿童在清醒时常常处于俯卧位，这有利于其大运动的发育，特别是与俯卧相关的大运动，比如翻身和爬行等。

3. 饮食、体格发育与营养 通常情况下，母乳或食物中的能量及营养素的摄入量应该是足够的。动物蛋白的摄入，包括肉类和鱼类等，能促进儿童早期开始行走。但需要特别指出的是，婴儿时期摄入牛奶过多，反而会影响儿童的运动发育，因为牛奶会抑制铁的吸收，使体内铁的水平降低。母乳喂养对婴儿运动发育有极大的推动作用。营养不良会导致儿童生长发育迟缓，而生长落后的儿童达到大运动里程碑的年龄明显晚于正常发育的儿童。但是，超重和肥胖也是阻碍大运动发育的危险因素。

（1）铁、缺铁性贫血与补铁：贫血尤其是缺铁性贫血会导致运动发育迟缓。缺铁、缺铁性贫血、发育迟缓均与运动发育落后有关，并且可能减少儿童行走的时间。在缺铁和缺铁性贫血的儿童中，补铁可明显纠正其贫血，改善认知或运动发育缺陷。给营养不良的儿童及时补充铁、叶酸或锌等营养元素能够缩短儿童学会走路的时间。但是，预防性地补充铁和叶酸，得出的结论尚存在争议。

（2）其他营养素：已有研究证明，对正常儿童预防性补锌并不能促进生长发育或者起到预防疾病发生的作用，反而可能出现不良效果。二十二六碳烯酸（DHA），是长链多不饱和脂肪酸的一种。DHA一度被广泛认为有助于儿童发育，但是其具体作用却并不明显。至少在大运动方面DHA的促进作用十分有限。

二、治疗机制

脑发育的可塑性是指脑在外界刺激下发生结构和功能重塑的巨大潜能。婴儿出生后所处的环境和经历仍然可以修饰脑的发育状况。研究表明，虽然脑发育的物质基础是由遗传学特征所决定的，但脑的结构和功能在出生后并非一成不变，会因外界刺激的影响发生变化。研究表明，群居饲养保证供给的幼鼠，较独居、饲料缺乏的幼鼠大脑中神经突触数明显增加。0~3岁是人脑（包括脑结构与功能）发育最迅速的时期，此时的大脑尚属未成熟脑，未成熟脑的可塑性最强，在胚胎形成时期即已经具有信息调控能力，胎儿已具有接受外界刺激能力。0~3岁是一个人心理和智力发育的关键期。孕产期受过损伤的婴儿、早产儿、极低体重儿，往往有脑发育不良或脑功能损伤。对于这些婴儿，临床上特别强调早期发现和早期干预。如果患儿能够在1岁内得到有效的干预，其长期的脑发育预后往往较好。否则，会导致终身的后遗症，产生永久性损伤。

在了解神经发育学治疗方法的理论和基本操作方法的基础上，针对儿童的各种运动功能以及各种运动构成要素所产生的障碍应用不同的神经发育学治疗方法。

正常小儿的姿势、运动发育是从早期原始的姿势、运动开始的，后来逐渐发育为高级的、成熟的、精细的运动功能与姿势模式的过程。而运动发育迟缓儿童的姿势、运动发育是一种异常的过程，在这一过程中常常表现出发育的不成熟性及异常性，产生了各种各样的异常姿势模式和异常运动模式，而发育的未成熟性及姿势运动的异常性又相互影响，互为因果，且表现在儿童的各种运动中及各种体位上，本章节重点介绍针对儿童在各种体位上的异常如何促进其各种运动功能的发育的手法。

控制姿势、运动模式的原则最重要的是以下三方面：①促通姿势直线化，即矫正反应的统合；②促通姿势控制，即平衡反应的功能；③提高各种运动构成要素的质量。

神经发育学治疗方法的操作就是根据上述三点来设定的，这种操作方法要依据儿童的具体异常要素，必须符合每个儿童的具体情况，同时要根据异常姿势模式及异常运动模式的不断变化而不断地改变。

具体治疗原则应以促通技术为主，包括：①促通仰卧位、俯卧位全身伸展模式；②促通头部抗重力模式；③促通姿势对称性；④促通保护性伸展反应的发育；⑤促通长坐位的模式；⑥促通体轴回旋活动；⑦促通平衡反应的发育；⑧促通运动的协调性。

在操作过程中要遵循姿势与运动的发育顺序：①从头侧向尾侧；②从近位端向远位端；③从整体性运动向分离性运动；④从矢状面向冠状面再向水平面；⑤从粗大运动向精细运动；⑥从非对称姿势向对称姿势；⑦从屈曲状态向伸展状态发展。

（范艳萍）

第二节　儿童运动发育迟缓的运动治疗

一、运动发育相关的内容

熟练掌握粗大运动和精细运动里程碑才能准确地筛查出运动发育迟缓儿童。

（一）运动发育里程碑

1.粗大运动发育

（1）仰卧位姿势、运动的发育

新生儿：头向一侧或呈正中位，四肢呈屈曲或半屈曲状态，手握拳，双上肢左右对称或呈非对称姿势，表现为一侧伸展，一侧屈曲。这时小儿以屈曲的姿势为主。

2个月：头可向一侧或左右回旋，常呈非对称性紧张性颈反射的姿势，即表现为颜面侧上下肢伸展，后头侧上下肢屈曲体位，小儿开始由屈曲的姿势向伸展的姿势发展。

3个月：头多呈正中位，但可以随意转动。上下肢可出现交替性伸展或呈对称性屈曲的姿势。非对称性姿势逐渐消失。

4个月：头呈正中位，躯干稳定，四肢多呈对称性的屈曲状态。此时小儿可伸出双手主动去抓视野中的物品，常啃手指或自己的衣服，或把手中的玩具放入口中。

5个月：头部完全正中位，四肢呈对称性屈曲，手指的随意动作明显，眼睛开始注视手部的活动，小儿可主动抓自己的脚主动送到口中，呈现手、口、眼协调的动作。

6个月：四肢呈自由伸展状态，随意动作增多，能主动抬起自己的腿，并且可以自由地进行左右翻身。

7个月：头部自由活动，四肢自由伸展，小儿可以灵活地从仰卧位翻至俯卧位。这个时期的小儿主要以伸展的姿势为主。

（2）俯卧位姿势、运动的发育规律

新生儿：为了避免窒息会将头转向一侧，下颌抵床，不能抬头或时有瞬间抬头，全身呈屈曲状态，下肢屈曲于腹部，呈现臀高头低位，身体的支点后移于颈部及上胸部。此时的小儿在颈翻正反射及上肢移位反射的作用下，可出现向前伸手试图抓取手不能及的物体，并能交替蹬腿的情况，这是匍匐动作的开始。

3个月：小儿可用肘支撑，头部抬高呈45°左右，下肢伸展，此时小儿呈头高臀低位，支点向后移于胸腰部。

4个月：小儿可用肘部支撑，头部上抬45°~90°，而且十分稳定，下肢伸展，头高于臀部，支点在腰部。

5个月：小儿能伸展肘关节，用双手支撑

体重，使上部躯干大部分离床，可抬头90°，下肢自由伸展，支点在腰骶部。

6个月：前臂可以伸直手指伸展，用手支撑体重，抬头90°以上，胸及上腹部可以离床，四肢自由伸展，支点在骶尾部，此时小儿可从俯卧位翻至仰卧位。

7个月：可用双手或一只手支撑体重，能将重心从一只手转移到另一只手，从而能腾出一只手去取玩具，也可以支撑向后呈坐位。

8个月：可以进行尝试爬行运动，用双手支撑或用肘部支撑上部躯干，使胸部离床，腹部尚不能离床，可在原地转动，也可进行下肢的交替运动，称俯爬运动。

9个月：已能进行爬行运动，用手或肘支撑，腹部离开床面，可以灵活地向前爬行，或后退着移动。有的小儿先会向后退，然后才能向前爬行。

10个月：可以灵活地运用手、膝盖支撑进行四爬运动，且在爬行运动中具有较好的平衡功能。

11~12个月：可用手脚支撑进行高爬活动。

（3）坐位姿势发育

新生儿：由于屈肌占优势，脊柱不能充分伸展，当扶至坐位时，脊柱向前弯曲，头部完全下垂、不稳定，呈现全前倾坐位。

2个月：脊柱比新生儿时期有所伸展，但仍向前屈曲，扶坐时脊柱弯曲成半圆形，呈半前倾坐位。头部只能间歇地勉强仰头。

3个月：脊柱仍向前弯曲，腰呈弧形，呈半前倾坐位姿势。此时头部可以竖直，但不能持久，常出现后垂现象。

4个月：脊柱较前明显伸展，扶持可坐，这时背部仅在腰部出现弯曲，为扶腰坐的早期阶段。头部不再后垂，但不太稳定，当摇晃身体时，头随之摇摆不定。

5个月：脊柱继续伸展，两手扶持可坐，

为扶腰坐阶段，头部十分稳定，不再摇摆不定。

6个月：拉其手能从仰卧位坐起，能自己用手撑着坐，背部略弯曲，呈拱背坐位。

7个月：可以独坐，脊柱伸展于床面呈直角，是坐位的稳定阶段，称直腰坐阶段。

8~9个月：脊柱伸展，坐位挺直，并且可以左右回旋身体，并能改变姿势，可以由坐位变成其他体位，为扭腰坐位阶段。

（4）立位姿势发育

新生儿：新生儿由于受阳性支持反射的影响，足底一着床，其颈部、躯干及下肢就出现伸展的动作，使身体呈直立状态，但不能支持体重，这是人类站立的最初阶段。

2个月：阳性支持反射逐渐消失，下肢出现半伸展、半屈曲的状态，当小儿被扶至立位时，由于髋、膝关节弯曲而不能支持体重。

3个月：膝与腰部屈曲，可短暂支持体重。

4个月：由于伸肌的发育，小儿下肢伸展能力加强，可以伸展支持体重，多呈尖足支持状态。

5~6个月：当使小儿站立时，双下肢可以支持体重，小儿出现跳跃动作，此阶段为小儿跳跃阶段。

7~8个月：检查者扶持小儿腋下时，多数小儿可以站立，此阶段为扶站阶段。

9个月：此阶段的小儿可抓物或抓住检查者的手自行站起，站立时脊柱充分伸展，此阶段为抓站阶段。

10个月：由于平衡功能的逐渐完善，小儿可出现独自站立，开始时间较短，以后逐渐延长，此阶段为独站阶段。

11个月：可以扶栏独脚站立，可以拉着检查者的手迈步向前走，此阶段称拉手走阶段。

12个月：小儿可以独立行走，称独走阶段，步行早的小儿9个月可会走，最晚不超过18个月，其中存在个体差异。

（5）步行运动的发育

1岁：小儿能独走，但双下肢分开，基底很宽，每一步的距离、大小、方向也不一致；肩部外展、肘屈曲，双上肢常常向上水平上举。

1岁3个月：能爬楼梯，跪的很稳，可以自己站起来；绕物体时还不灵活，行走时不能突然止步。

1岁半：可以自己上楼梯，但每个台阶需要先后两只脚去踏，下楼梯时需要扶着扶手，能模仿向后退，能拾起地上的东西且自己不跌倒。

2岁：步态较稳，但仍需眼的协调，能用一只脚去踢球，而不失去平衡。可向侧方、后方步行，步行时可跨越障碍物。

2岁半~3岁：可单脚站立数秒钟，会用脚尖走，上楼梯可以一步一个台阶，下楼梯时两步一个台阶，下到最后一个台阶时可以并足跳下来，能骑三轮车。

（6）跑和跳的运动发育

跳的动作是以两脚交替走下台阶开始。

1岁半：一般小儿能自己扶着扶手走下楼梯，也能用一脚跨过低障碍物。

2岁：能并足跳下一个台阶，也能并足向前跳一步或原地跳跃；此时小儿可以跑，但不能迅速起步及停止。

3岁：能用一只脚跳过低的障碍物，或独脚向前连续跳1~3步。

4岁：可以单脚站立较长时间，能跳绳，可以做转跳的动作。

5岁：可连续跳8~10步。

6岁：能较好地蹦跳及奔跑。

2. 精细动作的发育　精细动作的发育主要指的是手指功能的发育，手的精细动作的完成需要视感知的协调。手的精细动作发育是小儿发育中的重要内容之一。

新生儿：手常常紧握，拇指握在四指之中，可引出握持反射。抱坐时可挥臂试碰视力所能及的物体。

2~3个月：手指呈半张开状态，能握住放在手中的物体达数秒钟。能看眼前或手中的物体，可玩弄自己的双手，3个月末时可用尺侧抓握物体。

4~5个月：双手能凑到一起玩，手指张开，能缓慢地将手伸向物体，能主动握物，但动作不协调、不准确，手常常伸过了物体，握物体时呈全手抓握。

6~7个月：见物可伸手去拿，能握奶瓶、玩自己的脚，玩积木时可将一只手中的积木倒换到另一只手中。抓物品的方法是桡侧手抓握。

8~9个月：随意动作十分明显，手指灵活，可以出现捏敲等探索性活动，抓物品的方法是桡侧手指握。

10个月：手指十分灵活，抓物品的方法是用拇指和其他指的指腹对指取物，呈一种夹起方式。

11~12个月：抓物品的方法是用拇指和示指的指尖捏起，可捏起米粒大小的东西，呈现十分精细的对指动作。

12~15个月：可用汤匙取食，不再把东西放入口中；能把东西往上扔，能几页几页地翻书。

18个月：可叠3~4块立方积木。

2岁：能用杯子饮水，能脱去解开的外衣，能叠5~6块立方积木，会转动门把，会一页一页地翻书。

3岁：会披衣，会解纽扣，能用3块立方积木"搭桥"，看完检查者画十字的过程后可模仿画十字。

4岁：基本会自己穿衣，可以按已画好的十字图形画十字。

5岁：可以按已画好图形画三角形。

6岁：可以按已画好的图形画菱形，会搭"台阶"。

（二）粗大运动功能评定

目前常用的运动功能评定量表：粗大运动功能评定（gross motor function measure，GMFM）、Peabody 运动发育评定量表（PDMS）和 Alberta 婴儿运动量表（Alberta infant motor scale，AIMS）等。三种量表的对比见表 50-2-1。

表 50-2-1　三种量表的适用年龄、评分标准及其作用

	GMFM	Peabody	AIMS
适用年龄	0~18 岁儿童	0~72 月龄儿童	0~18 月龄婴幼儿
评分	4 级评分 0 分：完全不能进行要求的动作； 1 分：动作开始出现，只完成整个动作的 10% 以下； 2 分：部分完成动作，可以完成整个动作的 10%~90%； 3 分：整个动作可以全部完成	3 级评分 0 分：儿童不能尝试或没有尝试做某个项目，或者其尝试未能显示出相应的技能正在形成； 1 分：儿童在项目中的表现与掌握标准相似，但没有完全符合标准； 2 分：儿童在项目中的表现已经达到掌握标准；每一个项目的测试只有在小儿得到 2 分或尝试了 3 次才算完成	1. 四个体位：俯卧位、仰卧位、坐位、站立位。 2. 各体位得分：①最不成熟的"观察到"的项目，最成熟的"观察到"的项目，之间的项目为该婴儿的"运动窗"；②将最成熟的"观察到"的项目之前，每项计 1 分。③"运动窗"内"观察到"的项目每项 1 分；④"运动窗"内"未观察到"的项目每项计 0 分；⑤得出每个体位下的得分。 3. 将四个体位下的得分相加得出 AIMS 总分
作用	1. 跟踪观察儿童粗大运动功能的发育状况，分析和预测不同类型、不同程度患儿粗大运动发育轨迹和结局。 2. 判断各种干预和治疗方法对患儿粗大运动的影响，以及各种方法之间的疗效对比	1. 与同龄儿相比评估运动能力。 2. 比较粗大运动和精细运动能力。 3. 指导个体化训练。 4. 评估训练效果。 5. 研究工具	1. 正常运动发育监测。 2. 存在运动发育迟缓危险或有可疑异常模式的监测。 3. 运动发育不成熟的监测。 4. 有其他疾病的运动发育监测

此量表可以量化评定运动功能障碍和发育落后，具有客观、全面、可记录、可对比等优点。

（1）GMFM 所测试的是被测儿童完成某个项目的程度多少，用不同的分数对患儿某一项运动功能进行量化，而不是评定完成的质量。

（2）与其他评定指标相结合，全面分析影响运动功能的因素，有效促进患儿运动发育的研究和运动控制的研究。

（3）GMFM 是目前公认的粗大运动测试量表，可与其他量表进行平行效度分析。研究证明，正常的 5 岁儿童应该能完成所有 88 项测试。

GMFM-88 包括 88 个项目，分五个能区：每项总分 3 分，共 88 项，总分 264 分。

A 能区　卧位与翻身　总分 51 分（17 项）

B 能区　坐位　　　　总分 60 分（20 项）

C 能区　爬与跪　　　总分 42 分（14 项）

D 能区　站立位　　　总分 39 分（13 项）

E 能区　行走与跑跳　总分 72 分（24 项）

各能区百分比：各能区所得总分与各能区总分相除，乘以 100%

A. 卧位与翻身

　　A 能区所得总分 ÷51×100%

B. 坐位

　　B 能区所得总分 ÷60×100%

C. 爬与跪

C 能区所得总分 ÷42×100%

D. 站立位

D 能区所得总分 ÷39×100%

E. 行走与跑跳

E 能区所得总分 ÷72×100%

总百分比：五个能区百分比相加之和，再除以 5=（%A+%B+%C+%D+%E）÷5

目标区分值：选定目标各能区百分比相加之和，再除以选定能区数。

（三）Peabody 运动发育评定量表

适用于 0~72 月龄儿童，是一种定量和定性功能评定量表，包括 2 个相对独立的部分，Peabody 粗大和 Peabody 精细。

Peabody 运动发育量表概述

反射（8 项，＜12 月）

姿势（30 项）

移动（89 项）

实物操作（24 项，≥12 月）

抓握（26 项）

视觉 – 运动整合（72 项）

总运动商（TMQ）= 粗大运动商（GMQ）+ 精细运动商（FMQ）

（四）Alberta 婴儿运动量表

1. 评估对象　0~18 月龄婴幼儿。

2. 排除者　年长儿、有明显异常运动模式的婴幼儿。

3. 观察方法　观察和分析，尽量避免各种操作。

4. 评估者　①有婴幼儿运动发育知识背景，理解 AIMS；②具有实施观察性运动评估的技能。

5. 特点

（1）以观察为主，方法较简便。

（2）计分方便，图表核对不难。

（3）能客观地反映运动发育水平。

（4）不能给出运动发育龄，只能给出处于同年龄儿童运动发育中的百分率（所处水平）。

（5）只能对正常、基本正常、稍落后、疑有运动落后者进行评估，不能对运动明显落后者进行评估。

此量表的应用范围具有局限性，可以作为运动发育监测量表，但不能用于异常运动发育监测。

三、运动治疗

（一）促通头部控制能力训练

患儿早期的异常症状常首先出现于头部，表现为竖颈发育时间延迟。即使可以竖颈也常以异常的、未成熟的姿势模式与运动模式竖起头部及维持平衡。头部的控制能力发育成熟与否在小儿的整体运动发育及日常生活动作等高级的运动功能的发育中起着相当重要的作用。如果小儿不能充分地控制自己的头部，将会阻碍他学习高一级的动作，并可由于头部的异常姿势与运动而导致全身的异常姿势

1. 仰卧位　将小儿头枕在楔形垫上，促其颈部伸展，治疗师可拿带声响的玩具逗引小儿注视，引导小儿的头由一侧转向正中位再转向另一侧，反复进行。

治疗师坐于小儿对面，治疗师根据小儿的能力可选择其肩、肘、手不同部位将小儿从仰卧位拉至坐位。在拉的过程中，注意其头部位置：①下颌收紧，颈部伸展。②缓慢拉至 45°角时应看到小儿的头保持在其躯干的延长线上或在躯干的延长线前方（头前屈）。③如小儿在拉起时头后垂，可采用侧方拉起的方式进行头控训练。

2. 俯卧位　将小儿放于 Bobath 球上，在全身达到自然伸展后，进行肘支撑抬头训练，可将球前后左右晃动。注意：①肘支撑时肘关节必须在肩关节的前方；②如双下肢出现强直伸展，可将一侧下肢屈曲，以此打破联合反应

的出现。

3. 坐位 治疗师坐于小儿后方，将小儿双上肢上举，并用胸腹部紧贴于小儿的躯干，促其在躯干伸展状态下保持头立直。

（二）促通躯干控制能力训练

1. 俯卧位 可在楔形垫上、滚筒上、Robath 球上进行俯卧位肘支撑抬头训练，同时可将玩具放置于小儿的前方或侧方，引导或帮助其一侧上肢支持体重，另一侧上肢抬起抓玩具。以此达到重心移动的目的，并促通俯卧位躯干伸展与屈曲的统合训练。

2. 仰卧位 诱导或帮助小儿下肢抬起，完成手触膝再进行手抓脚模式训练，以此促进仰卧位躯干伸展与屈曲的统合训练。

3. 坐位 小儿坐于 Bobath 球上，治疗师在其前、后方均可，用双手控制其骨盆或双下肢的同时将球前后左右摇动，可促通坐位下头与躯干的矫正反应。

（三）促通翻身运动

1. 主动翻身 主动翻身有两种方式：①由头部开始，首先回旋头部，随之肩胛带，继而骨盆回旋，即按照头部→肩胛带→骨盆的顺序。②从骨盆开始，与①相反，即按照骨盆→肩胛带→头部的顺序。

2. 仰卧位 将小儿横放在楔形垫上，治疗师用玩具逗引其一侧上肢过中线抓玩具，利用楔形垫的倾斜面，完成翻身运动。

3. 仰卧位 首先协助小儿完成双手抓双脚、在屈曲状态下从仰卧位翻向侧卧位的训练，再将其上肢摆放在平举或上举的位置，治疗师可用一手固定其一侧上肢，另一手拉着小儿的手向固定侧翻身，促通颈矫正反应。

4. 仰卧位 治疗师可用一手固定其一侧下肢，另一手将小儿的一侧下肢屈曲并旋转，以此完成骨盆→肩胛带→头部的翻身。此方法也

可在 Bobath 球上训练。注意：①小儿上肢一定要平举或上举，以免翻至俯卧位时不会将上肢压在腹部下面。②在 Bobath 球上做此项训练时，如小儿头向后过伸展模式，则不可用此方法进行训练。

（四）促通上肢负荷体重能力训练

1. 俯卧位 将小儿放在 Bobath 球上，治疗师可跪立在其后面，双手可放在小儿的肩部、肘部、手腕部进行控制，完成手支撑训练。同时治疗师可用胸腹下压其臀部，以此可促进髋关节伸展。

2. 俯卧位 在完成双手支撑的基础上，引导其用一侧上肢支撑体重，另一侧上肢上举过头抓取放置在前方的玩具，可促通肩胛带、头部和躯干的分离运动。

3. 坐位 让小儿坐在平衡板或 Bobath 球上，治疗师用手固定小儿骨盆或双下肢，使 Bobath 球向不同方向倾斜时，可促通小儿上肢负荷体重能力及上肢保护伸展反应。

（五）促通坐位训练

1. 仰卧位 治疗师坐于小儿对面，一手固定小儿的手或肘，一手拉住小儿的另一只手，将小儿拉向固定侧，同时使小儿躯干回旋后完成一侧从肩支撑到肘支撑再到手支撑，以此促通仰卧位向坐位的体位转换。

2. 坐位 让小儿骑坐在滚筒、或端坐在小木箱、或坐在 Bobath 球上，治疗师用手固定小儿骨盆或双下肢，将玩具放置于其身体的后上方，引导小儿回旋身体抓取玩具。以此可促通小儿的躯干稳定性和回旋能力。

3. 伸腿坐位 让小儿伸腿坐位于平衡板上，可前后左右晃动，治疗师双手固定小儿的膝关节，防止膝屈曲同时保持骨盆与躯干的正确对线。以此可促通伸腿坐位及平衡训练。

（六）促通四点支撑位及四爬位移动训练

（1）首先引导小儿从侧坐位向四点位的

体位转移，如小儿维持不住四点支撑位，可在其腹部下方横放一滚筒。然后可在小儿前方放置玩具，让小儿一侧上肢支撑，另一侧上肢玩玩具，促通三点位支撑。

（2）四点支撑位：将小儿放于平衡板或Bobath球上，前后左右晃动，以此促通骨盆的控制和四点位的平衡反应。

（3）四点支撑位：治疗师跪立在其后面，首先扶持小儿肩部使一侧上肢负荷体重，另一侧上肢伸向前方，然后使这侧上肢负荷体重。之后使向前运动上肢一侧的下肢负荷体重，对侧下肢迈出，上、下肢呈对角线的交替向前方运动，以此促通四爬位的移动训练。

（七）促通膝立位、立位控制训练

（1）在小儿前方放置一高度适中的桌子（高度为膝立位时小儿腋下），桌子上面放置玩具，引导小儿从四爬位上举双手跪起后玩桌上的玩具，治疗师可在其后方扶持小儿髋部，促其伸展髋关节，同时注意双膝与肩同宽。以此促通四爬位向膝立位的体位转换及膝立位保持。

（2）在双膝立位保持下，引导小儿一侧下肢负荷体重，另一侧下肢向前迈出，形成单膝立位。治疗师跪坐于其后方，一手固定在支撑侧骨盆处，同时将骨盆向非支撑侧回旋，另一手掌在扶持骨盆的同时可用手指上提髂前上棘。帮助小儿完成将非支撑侧下肢向前迈出。

（3）小儿站在平衡板上，可做前后左右的晃动，幅度可由小到大，治疗师可根据小儿能力给予适当的辅助，以此促通其立位平衡能力。

（4）反复练习膝立位、单膝立位、膝立位至单膝立位、四爬位至单膝立位。

（八）促通步行控制能力训练

（1）当小儿发育至独站的阶段，尽可能地让患儿取正常姿势站立，可在其面前的桌上

放玩具，其高度要适宜，以保证小儿垂直站立。

（2）反复练习从卧位至四点支撑位至站立的姿势变换，练习抓物站起。

（3）多为小儿创造步行的机会，以游戏及语言诱导其步行，增强步行的欲望，给予步行的动机。比如在小儿两侧放两张桌子，上面放玩具，诱导小儿步行去取两张桌子上的玩具。根据小儿步行的情况，加大两桌间的距离。或经常与小儿面对面，让其走向自己。

（4）可采用辅助具帮助小儿步行，如助行器、三轮车、推椅子行走等。

（5）正确分析步行模式，通过手法技术抑制异常模式，促通正常模式。对于以异常模式步行的小儿或缺乏体轴回旋和双下肢重心移动能力差的小儿，治疗师可在后方跪立位双手扶持其两侧骨盆部位，用手的力量促通骨盆回旋及体重的移动。首先左手向下方用力，右手将骨盆轻轻向后回旋，使体重完全负荷于左下肢上，然后左手轻轻将左侧骨盆向前推，使体重向前方移动，并口头指示小儿迈出右下肢。然后再同样使体重负荷于右下肢上，左侧骨盆向对角线方向回旋，即向后方回旋。身体向前方移动，迈左脚。如此反复进行训练。注意在身体完全移至一侧下肢并再向前方移动的同时迈出另一侧下肢。

（九）早发现，早干预

（1）早发现，早干预是取得最佳康复效果的关键。婴幼儿时期的脑生长发育快、代偿性和可塑性强，是学习运动模式的最佳时期。在这一时期从外界给予刺激性治疗和功能训练，可使儿童在康复治疗过程中，不断矫正异常模式，学习和建立正常的模式和功能，从而达到最佳效果。

（2）早期开展康复治疗是恢复儿童神经系统功能最有效的手段。

（3）运动治疗的促通手法技术可以引发

儿童的潜在能力，获得主动、自动反应和动作技巧。

（4）多采用做游戏的训练模式。

（范艳萍）

第三节 临床病例与思考

【病例】儿童运动发育迟缓

于某，男孩，10个月，黑龙江省大庆市人，临床诊断为"运动发育迟缓"（诊断依据：①有可能导致脑损伤因素：出生后有缺氧症状；②运动发育落后，独坐不稳。鉴别诊断：①家族遗传病史：该患儿无遗传史，故可排除。②中枢神经系统后遗症：该患儿无中枢神经系统感染史，故可排除）。患儿因出生后至今独坐不稳于2017年2月21日下午15：00由门诊抱入病房。患儿系第1胎第1产，母孕期无异常，母孕37+5周自然分娩，生后有缺氧症状，入ICU养育15d。否认新生儿期抽搐史，患儿心脏有卵圆孔未闭，婴儿期运动发育落后于同龄儿童，出生体重3.5kg。现患儿10个月，仍然独坐不稳。

入院后完善相关检查，生命体征分别为：体温36.5℃，脉搏128/min，呼吸32/min，现患儿一般状况良好，神志清，精神好，头围42cm，囟门0.5cm×0.5cm。姿势与运动功能评定：①仰卧位：头居中，姿势对称，追视灵活，双手可主动抓物，双手可以传递玩具，可以翻身至俯卧位。②俯卧位：抬头90°，可以用手支撑数十秒，可以翻身至仰卧位，独坐不稳，独坐时呈半前倾坐位，在扶持立位下双下肢支撑体重。③神经系统检查：浅反射存在，原始反射消失，躯干立直反射（+），降落伞反应（−）。④坐位平衡：前方（+），后方（−），侧方（−），双侧膝腱反射（+），双侧Babinski征（+）。⑤肌张力检查：初始活

动有抵抗，肌力检查不合作。

思考：结合运动发育月龄及存在问题应该怎样设立康复目标和治疗计划？身体结构和身体功能受限对活动与参与有哪些影响？

临床推理：小儿坐位下伸手抓前方玩具时不能保持坐位，故坐位平衡未完全建立；立位扶持小儿腋下时双下肢可以支持体重，出现跳跃动作，故处于5~6月龄水平。

治疗计划：

（一）治疗目标

1. **短期目标** ①于某在4~6周后可独自坐位保持3~5min；②于某在4~6周后可腹爬2~3m。

2. **长期目标** ①于某在10~12周后可四爬5~10m；②于某在10~12周后可抓物自行站起。

（二）治疗内容

1. **短期** ①从四点支撑到三点支撑训练；②坐位转换侧坐位再向四点位转换；③诱导四爬训练（玩具、悬吊带、爬行器）；④扶物（桌子、梯背椅、PT床等）站起训练。

2. **长期** ①坐位及坐位平衡训练（坐位平衡垫、平衡板、Bobath球）；②俯卧位下肘、手支撑及重心转移训练（楔形垫、滚筒、Bobath球）；③诱导腹爬训练（玩具）。

3. **家庭康复指导** ①从仰卧位至坐位拉起训练增加腹肌力量；②俯卧位或坐位时将毛巾卷或枕头放于小儿胸前，保持躯干伸展。

（三）思考

1. **儿童运动发育迟缓** 儿童运动发育迟缓是指运动方面发育落后于同龄儿童发育水平，主要表现在粗大运动和精细运动方面存在的发育落后。在诊断方面，只要有1项标志性的发育指标/里程碑（如竖头、坐、站、走等）没有达到相应年龄段应有水平，如6个月不能竖头，8个月不能独坐，18个月不能独走，就可诊断。

2.早期准确诊断　可以进行运动方面的评估和治疗计划的制订及康复干预措施的实施。关于运动发育方面的评估，除掌握肌力、肌张力、关节活动度、神经反射等方面的检查评估外还要熟悉粗大运动和精细运动的发育里程碑，同时要掌握儿童运动功能方面相关评估量表，如 GMFM 量表、Peabody 运动发育量表、AIberta 婴儿运动量表等量表的评估方法。通过评估可为治疗计划和目标制订、疗效分析等提供参考依据。

3.早期康复治疗　早期康复治疗是恢复儿童神经系统功能的最有效手段。运动疗法的促通技术可以引发儿童的潜在能力，获得主动、自动反应和动作技巧。治疗师可将训练内容与游戏相结合进行实施。

4.家庭康复指导　指导家长在家庭中如何进行对儿童的日常姿势管理和提高日常生活活动能力。

5.早期发现，早期干预　婴幼儿时期的脑生长发育快、代偿性和可塑性强，是学习运动模式的最佳时期。在这一时期从外界给予刺激性治疗和功能训练，可使儿童在康复治疗过程中，不断矫正异常模式，学习和建立正常的模式和功能，从而达到最佳康复效果。

（范艳萍）

第五十一章

孕期及产后女性康复

妊娠与生产是女性一生当中一个特殊的生理阶段，该阶段内的女性在身体、生理和心理上都会有顺应性的改变。对这一特殊生理时期的特征更多的关注在于女性生殖系统的改变以及妇产科相关临床疾病上，而身体功能的改变及其对日常生活的影响并没有过多地被提及。本章就从康复医学的角度描述孕产期女性的生理功能改变及其处理方法。

第一节　临床表现与治疗机制

妊娠、分娩及产后的女性会经历各个系统的顺应性改变，所影响的器官系统包括生殖系统（尤其是子宫）、乳房、循环系统、泌尿系统、呼吸系统、消化系统、内分泌系统、皮肤以及骨骼肌肉系统等。这些器官系统都会有适应性生理解剖方面的改变，但却是一个自然健康的状态。

一、孕期常见病症临床表现

孕期即妊娠期，自受精成功起女性体内的激素会随着胚胎及胎儿（妊娠 7~8 周后）的成长而有所改变，其中孕激素、雌激素、松弛激素、黄体酮和弹性蛋白的分泌增加，会导致结缔组织如软骨、韧带、筋膜变软松弛，从而使孕育胎儿的子宫由孕前的大约 50g 增大到分娩时的大约 1000g，约增大 20 倍，以此顺应胎儿的长大。同时由于增大的子宫对腹腔各脏器位置的影响，从而使腹部肌肉、筋膜、皮肤等的状态有所改变，骨盆、腰椎的生物力学也有所改变，身体姿势、步态、体能体质等都有不同程度的改变。

（一）呼吸急促、心率增加、活动耐力差

孕中晚期的妇女常会表现出在一定距离 / 时间的步行或上下阶梯时出现气喘吁吁的现象，并且活动不能持久。这是由于雌激素分泌增多在孕早期即刺激上呼吸道水肿，并且刺激肋骨向上、向外的位置改变，在子宫不断增大后肋弓角逐步增大，胸廓前后及横向直径增加 2cm。同时因为子宫的增大、肋骨上升而使横膈膜相应上升至 4cm 左右，致使胸腔纵径变小但总体积不变。孕晚期膈肌活动度受限，胸廓活动度增加，因此这个时期以胸式呼吸为主。孕妇整体表现为呼吸速率不变，一般不超过 20/min，但呼吸深度增加，潮气量和每分换气量增加。在妊娠 20 周后，轻微活动造成换气增加，耗氧量增加 15%~20% 以此满足妊娠的氧气要求。因而也就是孕妇活动量增大时会表现出气喘吁吁。同时妊娠期因膈肌的升高，心脏向左上方移位。心脏容量增加 10%，心率在休息时增加 10~15/min。

（二）妊娠期生理性贫血、仰卧位低血压综合征

妊娠期循环血容量增加以适应子宫胎盘及各组织器官增加的血流量，对维持胎儿生长发育极为重要。血容量于妊娠 6~8 周开始增加，至 32~34 周达高峰，增加至 40%~45%，血浆

增加（1000mL）多于红细胞增加（450mL），出现血液稀释因而导致孕期生理性贫血。

由于子宫脉管系统和胎盘血流的原因，外周血管扩张、血液稀释、胎盘形成动静脉短路导致循环系统血管阻力减少（5~10mmHg），妊娠早、中期血压偏低，孕晚期盆腔血液回流至下腔静脉血量增加，增大的子宫压迫下腔静脉使血液回流受阻。孕妇长时间仰卧姿势，引起回心血量减少，心输出量随之减少形成仰卧位低血压综合征。因此，妊娠中、晚期建议孕妇侧卧休息，尤其是左侧卧。这是因为孕中晚期增大的子宫因乙状结肠盘踞左侧而使子宫有轻微右旋，过多的右侧卧导致子宫右旋增加，不利于子宫的顺应性生长，同时左侧卧时主动脉受子宫压迫最小，心输出量增加显著。

（三）妊娠期腹围增加、腹直肌分离

1. 腹围增加　随着妊娠的进展，子宫逐渐增大变软，至足月时子宫体积可达 35cm×25cm×22cm，容量约 5000mL，重量约 1100g，整个腹围增加明显（图 51-1-1）。

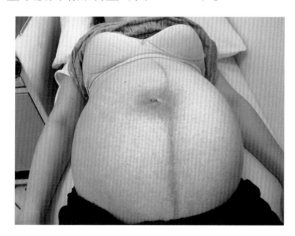

图 51-1-1　腹围

2. 腹直肌分离　腹直肌分离是指左右腹直肌在白线中线产生分离，腹部肌群的连续性和完整性被破坏，任何大于两指或 2cm 的分离即可判定为腹直肌分离。左右腹直肌主要是通过穿插覆盖于左右腹横肌、腹内外斜肌的肌筋膜、结缔组织交集于腹中线形成的白线链接。妊娠

期由于孕激素、雌激素、松弛激素、黄体酮和弹性蛋白的增加，尤其是松弛激素的作用导致腹白线松弛、腹肌变软，腹白线随着增大的子宫而逐渐变宽、左右腹直肌拉长并向两边移动。相关研究显示，孕晚期腹直肌分离的发生率可达 66%~100%。

腹直肌分离会造成骨骼肌肉系统的不适，如下腰背痛、压力性尿失禁、盆腔器官脱垂等；活动受限，严重的腹直肌分离将导致孕妇无法独立完成由仰卧位至坐位的转移，腹壁中线缺乏强有力的肌肉支持将无法提供对胎儿的保护，同时产后严重的腹直肌分离会进展到腹腔脏器经白线分离处凸出形成腹部疝气。

（四）腰背疼痛、骶髂关节疼痛

1. 腰背疼痛　雌激素和松弛激素在孕 12 周时达到高峰，此时对骨骼肌肉系统的影响很大，维持关节稳定的韧带变得松弛、肌筋膜松弛、肌肉形态松软。随着子宫的不断长大，体重增加，到足月时平均体重可增加至 12.5kg；重心前移，在孕中晚期孕妇的腰椎凸度增加 60%（图 51-1-2），骨盆前倾，为维持平衡，在腹部肌肉被拉长及分离的情况下腰部肌肉负荷增加，稳定骨盆的核心肌群肌力下降等，这些都是造成孕期腰背疼痛的可能原因。有研究称妊娠期间约 50%~80% 的女性曾有腰背疼痛的症状，这种症状会影响日常行为，降低工作

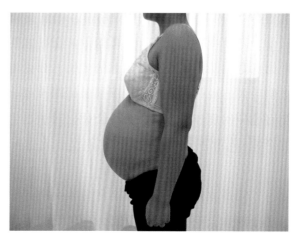

图 51-1-2　腰凸

效率及生活质量。此外，有报告指出高达68%的女性，腰背疼痛会延长到产后期，特别是哺乳和独自照顾婴儿的产后妇女。

2. 骶髂关节疼痛　妊娠期由于激素的作用及子宫增大的压力致使耻骨联合间关节韧带松弛，骨盆横径增大变宽，骨盆过分前倾，骶髂关节间韧带也会松弛，如果长期姿势不良就会造成骶髂关节的紊乱而产生疼痛。骶髂关节疼痛常局部发生在骨盆后侧，被描述成臀部深层疼痛且延伸到 L_5/S_1 远端外侧，疼痛可辐射到大腿后侧或膝关节但不会到足部。症状常会表现为久坐、站立、单腿站立、步行或翻身瞬间出现疼痛，可能不会因为休息而有所缓解，反而因活动而加重。有研究显示，孕妇骶髂关节疼痛是下腰背疼痛的4倍。

（五）圆韧带综合征

妊娠从受孕到分娩需要40周，并分为三个孕期，分别为孕早期（0~12周）、孕中期（13~27周）、孕晚期（28~40周）。孕早期子宫位于骨盆中，稍微增大的子宫对其前面的膀胱有挤压而造成孕早期尿频现象；孕中期增大的子宫由骨盆中上升从而对膀胱的挤压缓解因而尿频减少，此阶段的孕妇多表现得比较轻松，但孕20~24周是胎儿生长的快速期，子宫快速增长因而开始偶尔出现下腹部的牵拉疼痛（不是子宫的收缩疼痛），这种疼痛一般会延续到孕36周。子宫共有4对韧带，分别是圆韧带、阔韧带、主韧带、宫骶韧带，在妊娠期帮助稳定胎儿位置。随着胎儿的生长，圆韧带被牵拉而出现腹股沟附近的腹部肌肉两端或一端有剧烈的疼痛，即圆韧带综合征。通过适当的牵伸和轻微抚摸可缓解。

（六）下肢水肿、小腿抽筋

1. 下肢水肿　妊娠晚期，子宫增大接近原来的20倍，在长时间站立或久坐时子宫对骨盆肌肉、下腔静脉的压迫促使下肢循环受阻，

股静脉压力增高，从而出现小腿下半部及脚的水肿，严重的话明显影响步行。如果休息后水肿能消退则为生理现象，睡眠取左侧卧，下肢垫高，保持骨盆的中立位及脊柱的不旋转可预防妊娠期下肢水肿。如果水肿明显且休息后症状未缓解应考虑妊娠合并肾脏疾病、低蛋白血症等。下肢水肿可通过踝泵和压力袜缓解和预防。

2. 小腿抽筋　痉挛多发生在小腿腓肠肌，在孕晚期多见并常在夜间发作，但多能迅速缓解。孕期小腿抽筋与下肢循环受阻导致缺血缺氧有关，也与孕晚期由于胎儿过多摄取母体的钙质有关，如果孕妇补充钙质不及时、不充分的话也会造成孕晚期的小腿抽筋。

二、产后常见病症临床表现

产后女性常因妊娠期的问题没有得到很好的处理及早期的预防而延伸发展至产后。对于身体生理功能恢复来讲，分娩后的女性身体功能状况常会分为3个阶段：产后1周、产褥期和产后恢复期。刚分娩完后的1周内，女性的各个系统功能处于生理恢复早期，主要表现为恶露的排出，子宫内膜修复，子宫复旧，伤口恢复，乳房分泌乳汁，体能恢复等；产褥期即自分娩后到子宫完全恢复至未孕状态所需的一段时期，一般为42d，这个时期产后女性各个部位及身体功能都在逐渐恢复中；产后42d至12个月均为产后恢复期。

（一）乳房胀痛

产后哺乳是一自然的生理需求和促进子宫恢复的途径。产后乳房的主要变化是泌乳，在妊娠期由于雌激素、孕激素、胎盘生乳素升高，使乳腺发育及初乳形成。分娩后在催乳素的作用下，乳汁开始分泌，婴儿吸吮乳头可反射性地引起下丘脑分泌催乳素和缩宫素，促进乳腺小叶分泌乳汁的同时缩宫素使乳腺腺

泡周围的肌上皮收缩，乳汁由腺泡、小导管进入输乳管再由乳窦口喷出乳汁，此过程即为喷乳反射。吸吮是保持乳腺不断分泌乳汁的关键环节，排空乳房也是维持乳汁分泌的重要条件。乳汁分泌量与产妇的营养、睡眠、情绪和健康状况有关。

哺乳过程则与产妇的乳房状况有关。女性乳房内部解剖结构犹如一棵倒长的树（图51-1-3），主要由乳腺小叶、乳腺管、乳窦口、脂肪组织、纤维组织、血管、淋巴等构成，外形呈半圆或圆形，位于第2~6肋间，表面可见黑色乳晕，正常直径约3~5cm，凸起的圆柱状乳头正常约1~2cm高。乳头的状况是影响哺乳过程的重要因素，临床上常见以下几种情况：乳头内陷（图51-1-4）、乳头过短、乳头过大，因为乳头原因不能顺利哺乳又或者哺乳时间规律没掌握好都会造成哺乳期乳腺管堵塞和乳腺炎的发生。乳腺管堵塞表现为乳房胀痛、表面有硬结、乳汁输出不顺畅，婴儿吸不出乳汁，如果不及时疏通处理将会发展成乳腺

炎；乳腺炎在整个哺乳期都会发生，由于乳腺管堵塞、乳头皲裂很容易感染从而引起炎症发生。临床表现为发热、乳房局部皮肤红肿疼痛加剧，严重的有化脓破损、淋巴结增大。规律的哺乳及正确的哺乳姿势，乳房卫生及乳头的保护都是预防乳腺管堵塞和乳腺炎发生的有效途径。

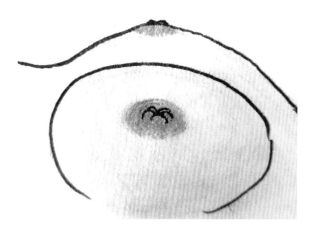

图 51-1-4　乳头内陷

（二）子宫复旧

产褥期子宫的变化最大，在胎盘娩出后子宫逐渐恢复至未孕状态的全过程，称为子宫复旧，一般为6周，主要是宫体肌纤维缩复和子宫内膜再生，同时还有子宫血管变化、子宫下段和宫颈的复原。随着子宫肌纤维的不断缩复，子宫体积及重量均发生变化，于产后前3d宫缩明显而出现腹痛，子宫底以每天一横指或1cm的速度下降，至产后1周仅在耻骨联合上方可触及，产后10d，子宫降至骨盆腔内，腹部检查触不到宫底。在产后6周已恢复到未孕状态。产后随着子宫蜕膜的脱落，含有血液、坏死蜕膜等组织经阴道排出称为恶露。一般产后3d是血性恶露，10d逐渐变为褐色的浆液恶露，3周左右即可干净。如满月或42d后仍有血性恶露可考虑子宫复旧不全或有感染。在子宫复旧期避免做增加腹压的动作。

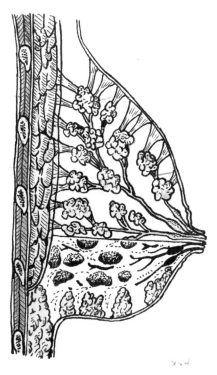

图 51-1-3　乳房内部结构

（三）腹直肌分离、妊娠纹、腹壁松弛

1. 腹直肌分离　有研究显示，腹直肌分离通常开始出现在孕期的 4~6 个月，至孕期 7~9 个月的发生率最高可达 66%~100%。而在产后 1d 至 8 周内达到恢复的最大限度，之后会出现恢复平台期，约 53% 的产后女性仍然存在腹直肌分离。腹直肌分离的可能诱因在上一环节已有提及。解剖上腹直肌位于腹直肌鞘内，两头附着点分别在耻骨联合、耻骨脊和胸骨剑突、第 5~7 肋软骨前面；白线则是由两侧三层腹壁阔肌腱膜的纤维在正中线交织而成，其上起自剑突，下抵耻骨联合。腹直肌在白线中线处分开，左右腹直肌间距在 2cm 以上即为腹直肌分离。腹直肌作为腹部前外侧肌群的一部分，对姿势、躯干和骨盆的稳定，躯干的移动和腹部脏器的支撑有重要意义。

腹直肌分离的检查（图 51-1-5）：患者仰卧位，屈髋45°，屈膝90°，脚平放于垫子上，双手交叉与胸前；治疗师站于患者体侧，测试位置在脐中、脐下 1cm，脐上 1cm；测试动作要求在静卧状态测量和在头抬起至肩胛骨下缘时测量的两种状态下的腹直肌间距。一般以软尺测量或手指置入腹直肌间裂口处，以大于 2 指或 2cm 以上者判定为腹直肌分离（图 51-1-6）。腹直肌分离患者应避免做增加腹压的动作。

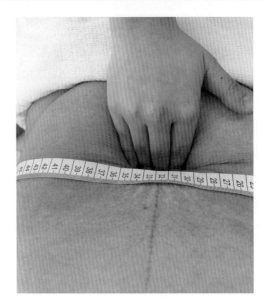

图 51-1-6　腹直肌分离

2. 妊娠纹　妊娠期出现的下腹正中线色素沉着在产褥期会慢慢消退，但是由于妊娠期激素的作用及子宫增大使得腹部皮肤弹性纤维变性、腹壁皮肤张力加大，部分弹力纤维断裂，呈大量紫色或淡粉色不规律平行微凹陷的条纹，称为妊娠纹（图 51-1-7）。

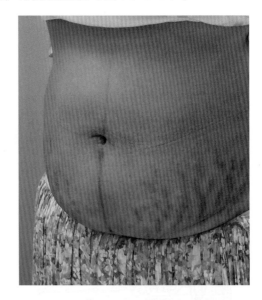

图 51-1-7　妊娠纹

3. 腹壁松弛　产后因为妊娠纹、腹直肌分离及腹部筋膜松弛而导致腹壁松弛（图 51-1-8），这对稳定骨盆、维持腹腔脏器原有位置都有不利的影响。并表现出核心肌力下降，与下腰背疼痛和压力性尿失禁有一定的关系。

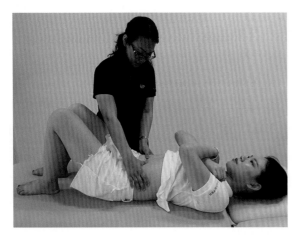

图 51-1-5　腹直肌分离的检查

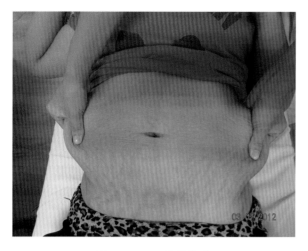

图 51-1-8　腹壁松弛

（四）腰椎骨盆不稳、骶髂关节紊乱

1. 腰椎骨盆不稳　经历妊娠与分娩，产后的骨盆变宽前倾，腰椎凸度持续前凸，核心肌群如腹肌、多裂肌、髂腰肌、臀肌、胸腰筋膜、腹部筋膜、关节联合等都处于松弛状态，这样的生物力学状态及身体功能都不是最佳的稳定构造。大部分产后的女性在日常照料及个人行动中往往表现出腰部的僵硬、疼痛，不能长时间维持一个姿势，在弯腰起立过程中出现疼痛等，这些体征即为产后腰椎骨盆的不稳。一般通过稳定骨盆、激活核心肌群、调整身体姿势可缓解。

2. 骶髂关节紊乱　妊娠期发生率极高的骶髂关节疼痛在产后仍然存在。对于妊娠与生产期的女性，骨盆是极其重要的部位，所有问题可能都会围绕着骨盆而引发。骨盆由骶骨、尾骨和两块髋骨（由髂骨、坐骨及耻骨融合而成）所组成，包含骶髂关节、骶结节韧带、耻骨联合和骶棘韧带。女性骨盆上口近似圆形，下口较宽大，骨盆腔短而宽，呈圆桶型，骶骨岬前突不明显，耻骨下角为 $80° \sim 90°$。骨盆的功能：承载保护盆腔器官（子宫、卵巢、输卵管、阴道、输尿管、膀胱、尿道、直肠等）、躯体上下的连接、减缓震动保护上半身。经历妊娠与分娩，骨盆会出现因核心肌群失衡、韧带松弛不稳而

与骶骨之间的关节连接出现微小的位移，这种微活动度的改变即可引起骶髂关节的疼痛，影响步态与日常行动。常表现为臀部疼痛、晨僵、咳嗽会痛、向侧边和后伸活动正常、向前弯活动受限，当骶髂关节受压时疼痛加重。

（五）盆底功能障碍性疾病

盆底组织受损是孕产期女性最主要的部位功能损伤。在我国，盆底功能障碍性疾病的发生率高达 30%，年龄大于 45 岁以上的发生率可达 40%，这与女性经历妊娠和分娩有关。盆底功能障碍（pelvic floor dysfunction, PFD）是指当盆底组织受到损伤出现病理变化时盆腔脏器及相应的生理状态和功能发生病理性改变，盆腔器官（下尿路、生殖道、下消化道等）出现功能障碍，患者出现的一系列临床症状。PFD 包括：尿失禁（压力性尿失禁、急迫性尿失禁、混合型尿失禁、充溢性尿失禁），排便功能障碍（大便失禁、便秘），脏器脱垂（pelvic organ prolapse, POP），慢性盆腔疼痛（chronic pelvic pain, CPP），性功能障碍。

1. 盆底结构（图 51-1-9）　①纵向盆底支持结构分三个层面：上层为主韧带 - 宫骶韧带复合体；中层为肛提肌、膀胱阴道筋膜、直肠阴道筋膜；外层为会阴体及括约肌。②横向盆底支持结构：前盆有膀胱和尿道，中盆有子宫和阴道，后盆有直肠和肛门。③主要盆底功能肌群包括耻骨阴道肌、耻骨直肠肌、耻骨尾骨肌、髂骨尾骨肌、尾骨肌，统称肛提肌；主要盆底结缔组织包括筋膜和韧带，筋膜独立增厚的部分称为韧带。盆底起支撑作用的结缔组织有耻骨尿道韧带、尿道外韧带、耻骨宫颈筋膜、直肠阴道韧带、盆腱弓筋膜和肛提肌腱弓。随着女性妊娠、分娩和年龄变化，结缔组织的主要成分——胶原蛋白和弹性蛋白都会减少，影响盆底结构的稳定性支持功能。④支配盆底组织的神经主要有会阴神经、提肛肌神经

和马尾神经。在分娩过程中，随着婴儿头部通过产道会发生阴部神经和肛提肌神经的牵拉与压迫，该牵拉可达神经元长度的20%，对神经组织最剧烈的损伤是在第二产程，直到完成阴道分娩。

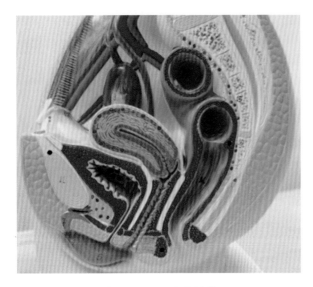

图 51-1-9　盆底结构

2. **盆底功能**　①支持作用：承托盆腔器官（尿道、膀胱、阴道、子宫、直肠等）维持正常位置，盆底肌功能正常时盆腔器官保持在肛提肌水平以上，在静息状态下远离生殖裂孔。当腹内压力增加时，盆腔器官被推向骶骨窝，肛提肌能够防止其继续下降，肛提肌损伤时将会出现盆腔器官脱垂。②括约功能：控制尿道括约肌、肛门括约肌，行使正常排便、排尿功能。③性功能：会阴部肌群包括球海绵体肌、坐骨海绵体肌和会阴浅横肌，其随意收缩能增强性唤起和性高潮。当该肌群肌张力增高时，出现阴道痉挛发展为性交疼痛；当该肌群松弛时出现阴道本体感觉减弱、无性高潮。

3. **妊娠和分娩已被认为是 PFD 的独立高危因素**

（1）妊娠对盆底的损伤（图51-1-10）：妊娠期随着子宫重量、体积不断增加及子宫在盆腔中的位置逐渐垂直，使原本向后、向下指向骶骨的重力轴逐渐变化成垂直于盆底向下的重力轴，从而使更大的力量直接施加于盆底支持结构，且随着子宫增大，右旋的子宫压迫右髂静脉引起血液回流障碍，使得盆底组织缺血、缺氧，从而出现肌张力下降、收缩力下降，甚至导致撕裂。同时由于妊娠期雌激素、松弛激素的作用，导致盆底筋膜结缔组织松弛，使得吊床支持能力减弱而对盆腔内的脏器支持力不够。

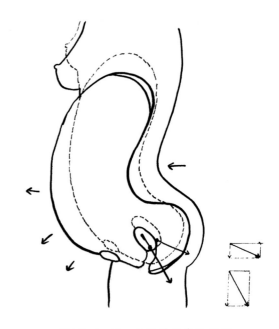

图 51-1-10　妊娠对盆底的损伤

箭头所指：腹部承受过分的向前、向下的力负荷，腰椎承受过分前凸的力负荷，盆底承受过分向下、向后的力负荷

（2）分娩对盆底的损伤（图51-1-11）：经阴道分娩过程中，子宫收缩致胎头下降对盆底肌产生机械性压迫，胎头通过肛提肌裂孔时的仰伸导致肌肉及周围软组织高度扩张，这些均可导致直接肌源性损伤并且加重盆底筋膜的松弛与薄弱，同时在阴道分娩过程中对盆底组织的过度牵拉扩张亦可导致去神经损伤。

（3）其他潜在的盆底损伤危险因素：包括生育年龄高于30岁、多次分娩、第二产程过长、钳产、真空吸引产、三度会阴撕裂伤、婴儿出生体重大于4kg、肥胖、吸烟、慢性咳嗽等。

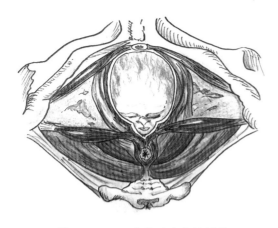

图 51-1-11 分娩对盆底的损伤

4.产后盆底功能障碍性疾病 压力性尿失禁（stress urinary incontinence，SUI）是指在腹压增加而无逼尿肌收缩时出现不自主的尿液自尿道外口渗漏的现象。表现为咳嗽、喷嚏、大笑等腹压增加时不自主溢尿。相关研究数据显示：妊娠期妇女 SUI 发生率为 23%~67%，分娩后妇女 SUI 发生率为 30%~50%，绝经后妇女 SUI 发生率为 50%。而尿潴留和排尿不尽也是产后常见的症状。通常要求在妊娠期即开始盆底肌肉的锻炼可预防产后尿失禁，产后 42d 介入也是预防及促进盆底恢复的最佳时期。

（六）耻骨联合综合征

耻骨联合综合征在临床上主要表现为耻骨联合区域疼痛、腹股沟韧带及内收肌紧张、骨盆不稳、翻身困难、不能单腿站立及步行，对如厕等日常活动能力有影响。查体可分为单纯耻骨联合筋膜炎和耻骨联合分离症。孕产期由于激素的作用、妊娠子宫压迫、骨盆过分前倾变宽、耻骨联合韧带松弛、耻骨联合区域循环受阻、体重增加等都是引起孕产期耻骨联合综合征的原因。通常耻骨联合间隙为 4~5mm，孕期由于激素作用此间隙可有 2~3mm 的增宽，若耻骨联合间距 > 6mm 时可诊断为耻骨联合分离。一般发病率为 1 :（300~30 000）。孕晚期症状明显，在经历阴道分娩过程后耻骨联合分离会加重。在孕中晚期及产后早期应用骨

盆带固定（图 51-1-12），避免深蹲、坐低于膝关节的矮凳子、单腿负重做踢腿动作等。

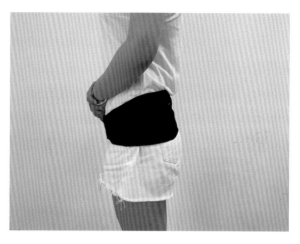

图 51-1-12 用骨盆带固定

（七）体质、体能下降

1.体质 体质即"身体质量"，是人体生命活动过程中在先天和后天获得的基础上形成的形态结构、生理功能和心理状态方面综合的、相对稳定的固有特质。体质包含五个范畴，即身体形态、身体功能、身体素质、心理发育水平、环境适应能力。其影响因素主要包括遗传、环境、营养、教育、体育锻炼、卫生保健、生活方式等。

产后女性属于特殊人群，体质有其特殊的特点。①身体形态：产后女性由于缺乏健康教育、运动减少、营养过剩导致产后肥胖，体重指数、全身体脂百分比、脂肪分布等均高于正常人群。肥胖类型表现为水肿型、脂肪肥胖型、混合型、下身肥胖型和肌肉肥胖型。②身体功能：产后女性的心肺有氧能力、肌肉形态与力量、本体感觉与平衡能力都有所下降。③身体素质：产后女性还存在灵敏性、速度、柔韧性、核心肌力和骨密度下降的情况。④心理状态及环境适应能力：产后由于身体功能尚未恢复，各种疼痛的存在、照顾婴儿技能的不娴熟都会引起产后早期出现一过性的抑郁症状，表现为易疲劳、烦躁、情绪低落、无力感；对新生儿

的出现，自己角色的改变及承担的责任不能很快适应，生活内容和规律也都在改变，产后女性需要一段时间才能接受并适应。

2. 体能　体能是人体为适应环境所表现出来的综合能力，主要通过力量、速度、耐力、协调性、柔韧性、灵敏性等运动素质表现出来。产后女性的体能主要表现为心肺耐力、身体成分、肌肉力量、肌耐力和柔韧性都有所下降。

三、孕期运动治疗的作用

在进行孕期运动治疗或训练前，必须对妊娠期女性的生理过程有一个全面的了解。自受孕开始，整个妊娠期共40周，分为三个阶段：①孕早期（0~12周），该阶段母体的反应是停经、情绪低落、乳房自觉有膨胀感并变得柔软、尿频、易疲劳和呕吐、便秘、血压偏低、体形无明显改变；胚胎及胎儿形成，胚胎期为2~8周、神经管形成期，胎儿形成在8~12周开始有心跳、四肢可活动。②孕中期（13~27周），该阶段母体的反应是外观明显怀孕状、20周明显感觉到胎动、呕吐状况改善、尿频减少、血液量和心输出量增加、静脉曲张的风险增加、便秘增加、感觉阴道有压力和疼痛、下腹部圆形韧带有不适、背部疼痛开始出现；胎儿成长，眼睛可张开、有吞咽和呼吸运动。③孕晚期（28~40周），该阶段母体的反应是静脉曲张、末梢回流差而导致脚踝肿大、水肿、关节松弛不稳易跌倒、腰椎曲度增大重心前移而致腰背部疼痛、子宫增大向上推移横膈膜和肺部导致呼吸更加困难、胎儿吸收母体的钙质和铁质增加而使母体小腿抽筋、身体的增重、体内循环和激素的作用影响睡眠；胎儿发育成熟、眼睛睁开、头朝下。

妊娠满28周及以后的胎儿及其附属物，从临产发动至从母体全部娩出的过程，称为分娩（图51-1-13）。一般分娩在28~37周为早产，37~42周为足月产，42周后为过期产。分娩有三个产程：①第一产程：宫缩有规律、强、密集阵痛，宫缩持续时间由30s间歇5~6min到持续时间50~60s间歇1~2min，子宫颈扩张缩短，由0cm扩张至10cm，胎儿准备由子宫排出。②第二产程：羊膜自然破裂，宫缩较前增强，持续时间更长些，腹内压增加、腹肌和膈肌自主收缩用力，胎儿排出。③第三产程：胎盘排出，此期在胎儿排出后约5~30min发生，子宫持续收缩缩小、血管收缩出血减缓，胎盘着床处形成血肿防止进一步大量失血。

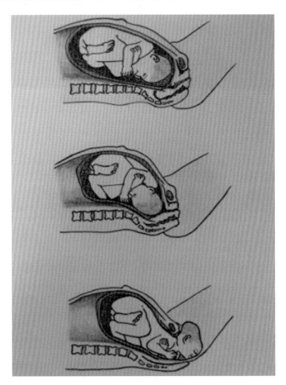

图51-1-13　分娩

影响分娩的四个因素：①产力：将胎儿及其附属物从子宫内逼出的力量称为产力。包括子宫收缩力、腹壁肌及膈肌收缩力（腹压）、肛提肌收缩力。②产道：包括骨产道和软产道，即骨盆、子宫下段、子宫颈、阴道、盆底软组织。③胎儿：胎儿能否顺利通过产道，取决于胎儿大小、胎位及有无畸形。④精神心理因素：分娩对于产妇是一种持久的应激源，产妇的心理因素影响机体内部的平衡、适应力和健康。

针对以上生理特征及妊娠期各大系统的改变，孕期运动治疗的作用如下。

（一）运动对心肺、消化系统的作用

（1）提高有氧能力。

（2）提高心肺储备，减少高血压的危险。

（3）改善消化和排泄能力。

（4）改善睡眠质量。

（5）减少人为干预，如钳产、剖宫产等。

（二）运动对骨骼肌肉的作用

（1）增强肌肉力量和耐力，从而提高分娩时的肌肉效率。

（2）增大活动范围。

（3）提高平衡稳定性和协调性。

（4）提高肌肉反应能力以增加对关节的支撑保护。

（5）改善姿势和预防孕妇可能发生的姿势偏差，减少妊娠期腰背疼痛。

（6）提高盆底肌力对骨盆器官的支撑。

（三）运动对心理和社会的益处

（1）降低紧张、忧虑和疲劳。

（2）增强自我感觉。

（3）改善自我形象。

（4）提供和家人、朋友及其他孕妇共同活动的机会。

（四）运动为分娩做准备

（1）孕晚期对心肺体适能的需求最大，骨骼肌训练为分娩做准备，提高生产能力、有氧能力，同时减少疲劳感。

（2）分娩是高消耗能量的过程，运动提高的有氧能力可降低分娩时无氧运动产生的乳酸堆积。

（3）运动训练可以促进身体本体感觉的提高，可以提高在分娩时确认紧张区的能力，增强了在不可控的状态下的自信心。

（4）深层的放松练习，帮助减轻分娩的不适。

（5）通过孕期凯格尔运动，可提高会阴部的血液循环，从而可以加快分娩时外阴切开和破口的恢复。

有研究指出，约 50% 或更多参加力量训练的妇女（每次 20~40min，每周 3~5 次）有以下体验：①减少了止痛药的使用；②减少了会阴侧切；③减少了剖宫产率；④分娩耗时缩短，同时母亲的疲劳程度降低。

（五）剖宫产的运动益处

（1）使骨骼肌和心肺系统做好准备，从而加速术后恢复。

（2）强化股四头肌和臀部的肌肉，可以减少从椅子和床上起身时对腹部切口的压力。

（3）强化腹部肌肉，使血液循环增加，从而加速腹部切口的恢复。

（4）无论剖宫产是否在计划中，孕期的运动同样可以提供很多益处。

四、产后运动治疗的作用

产后多为孕期身体功能状况及分娩时的损伤遗留下来的问题。针对性的有子宫、乳房、盆底、骨盆、腹部状态、体能的恢复。产后运动治疗的作用如下。

（一）运动对子宫复旧的作用

产后早期介入产褥操的训练，通过肌肉泵的作用促进血液循环，腹部呼吸动作促进子宫的收缩、恶露排出，促进子宫内膜修复。

（二）运动对骨骼肌肉的作用

（1）增强肌肉力量和耐力，增加心肺能力，对自我身体的控制能力提高。

（2）提高稳定性和灵活性，减轻对关节的负担。

（3）提高对骨盆器官的支撑。

（4）为照顾新生儿做准备。

（三）运动对姿势的作用

（1）改善肩颈的紧张，胸部舒展，预防

乳腺管堵塞及乳腺炎的发生。

（2）改善腰椎前凸、骨盆前倾，预防由于核心肌群的失衡造成的腰痛、骶髂关节疼痛。

（3）纠正哺乳姿势，预防颈腰椎问题的出现。

（四）运动可提高骨盆稳定性、预防盆底功能性疾病

（1）通过核心肌群的增强运动训练，可以稳定骨盆位置，预防骨盆失衡出现的各种疼痛。

（2）通过盆底肌的运动训练，可改善产后盆底组织的松弛，促进会阴伤口的愈合，预防盆底功能性疾病。

（五）运动训练促进产后体能恢复、体形修复

（1）增强自我感觉、改善自我形象。

（2）增加产后女性的社会工作机会。

（六）运动对心理和社会的益处

（1）降低产后一过性抑郁症，对照顾婴儿的能力和自信心有提升。

（2）通过运动发泄负面情绪，有利于家庭氛围融洽。

（郑停停）

第二节　孕期及产后女性康复的运动治疗

孕产康复是针对孕期产后这一期间女性出现的身体功能、形态、能力、心理等方面的功能障碍给予多专业的、多手段的，以改善功能、缓解疼痛、促进身体恢复及提高生活质量为目的的康复治疗。孕产康复的发展补充了康复医学领域中对孕产期这一特殊人群的服务和帮助，意义重大。孕产康复的服务对象是：孕前、孕期、产后女性；针对的病症是：颈腰背部疼痛、骨盆带关节与肌肉筋膜疼痛、盆底疼痛及盆底功能障碍、体姿异常、体能下降等；使用的手段是：物理因子疗法、手法治疗、运动治疗、健康宣教、心理指导等。

孕产康复的目的：通过科学系统的诊疗手段，判断孕产期女性身体功能及状况并针对性地给出解决方案，以期促进该类特殊生理期人群的身体恢复，提高她们的生活质量。

孕产康复的意义：备孕和孕期、产后的女性，是处于特殊生理阶段的人群，在该时间窗内的女性身体存在着诸多功能性病变。由于妊娠与哺乳期女性用药受限和检查受限，因此物理评估与治疗、运动训练就显得非常必要和有意义了，并且是询证医学里的一级推荐。

运动治疗是孕产康复中的一种手段，在孕产康复中占有很大的比重，因此必须明确以下内容。

一、孕期及产后运动治疗的目的

（一）孕期运动治疗的目的

维持体能、增加核心肌力和耐力、提高躯体稳定度与自我控制能力，预防和治疗姿势性疼痛，提高呼吸控制能力以便为分娩做准备。

（二）产后运动治疗的目的

激活薄弱的肌肉，牵伸、放松紧张的肌肉，促进产后女性身体生理功能恢复、各个器官的修复，提高体能和身体的控制能力，预防和治疗产后盆底功能障碍性疾病、腰背疼痛等，提高个人生活质量。

二、孕期及产后运动治疗的原则

（一）孕期运动治疗的原则

孕期运动首先要关注孕妇的血压及血糖情况，其次是在不引起子宫不正常收缩及宫内胎儿缺氧的情况下进行运动。①从孕中期开始，仰卧位姿势不得超过 5min，以免子宫压迫下腔静脉；在仰卧位姿势下运动可在右侧髋关节下垫一块小毛巾。②避免姿势性低血压的影响，由卧位向坐位转移时动作要缓慢。③运动前膀胱排空，在运动时要保持不憋气、不剧烈、不压腹、不扭转的原则。④保持适当的热身运动和冷却运动，同时根据身体状况牵伸紧张的肌肉，增强薄弱的肌肉。⑤不过度牵伸腘绳肌和内收肌，避免单腿负重下的动态运动。⑥运动每周 3 次，每次不超过 30min，心率不超过 140/min，以自觉运动强度在 RPE12~14 之间即可；中途可补充水分，衣着舒适不紧绷，环境安全且通气。

（二）产后运动治疗的原则

产妇在产后适当的运动有利于产后恢复。经阴道自然分娩的产妇在产后 6~12h 即可起床做轻微活动，产后第 2d 可在室内随意走动。有会阴切开或剖宫产的产妇也应尽早离床活动，这有助于产妇恢复体力，促进排尿、排便，以及盆底和腹部肌肉张力的恢复，避免或减少静脉血栓形成。①产后早期以促进恶露排出和子宫复旧为主，因此早期的运动以不憋气、不扭转、不压腹、静态肌肉收缩、四肢关节运动、保持身体基本体能活动为主。②产褥期因腹部松弛、盆底组织松弛、骨盆不稳等问题，在运动时要以不增加腹压和盆底肌的负荷为主。③由于产后关节韧带尚处于不稳和松弛状态，避免任何关节做超过正常范围的牵伸和活动。④由于产后盆底组织松弛、骨盆不稳，应避免提重物和单腿负重及爬楼梯。

产后运动应循序渐进，产后 1 周内以恢复身体生理功能为主；产后 42d 内以增强体能和骨盆稳定为主；产后恢复期以减重和修复体形为主。

三、孕期及产后运动治疗的类型

针对该阶段的女性，运动治疗的类型均应在科学、合理、严谨的原则下选择。一般有呼吸运动、静态肌肉收缩和牵伸运动、抗阻运动、有氧运动等。

推荐的运动方式有：散步、游泳、水中有氧训练、固定自行车训练、瑜伽（垫上、球上）、普拉提、弹力带抗阻运动等。

四、孕期及产后运动治疗

孕期及产后运动治疗的选择是根据存在的问题给予针对性的指导，基于每个个体状况的不同，在运动治疗前都要进行个体评估，确定要解决的问题后再进行运动治疗。

（一）孕期运动治疗

1. 姿势　①卧姿：强调左侧卧是为了避免右旋的子宫过分旋转并对下腔静脉的压迫，以及影响心输出量。左侧卧（图 51-2-1）姿势为右侧在下，右腿伸直，左腿自然屈曲，双腿之间搁置枕头，隆起的腹部下垫一块毛巾，双手臂自然摆放，以保持骨盆不旋转及尽可能的脊椎功能位。②站姿：由于腰椎曲度增大、骨盆前倾、臀肌拉长无力，该体姿会造成孕中晚期腰痛的频繁出现。贴墙站立（图 51-2-2）：背贴墙，双膝关节微屈，双脚分开与肩同宽，双手臂自然置于体侧或抱于胸前，臀部靠墙的同时要求腰椎紧贴墙面，肩胛骨、后枕部同时贴墙；可在该姿势下配合呼吸进行盆底肌的收缩放松训练。③坐姿：骨盆中立位坐姿，坐位高度不低于膝关节，双脚可平放于地面。

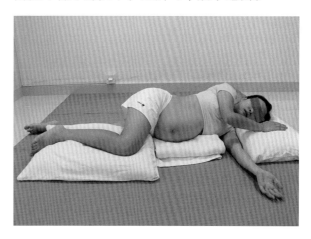

图 51-2-1　左侧卧

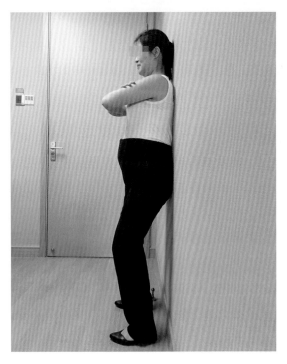

图 51-2-2　贴墙站立

2. 骨盆区域运动　这些运动可缓解姿势性腰背疼痛，促进躯干和盆底本体感觉，活动腰椎、骨盆和髋关节有利于分娩。①四足跪姿骨盆运动（猫式）：双膝与双手臂平行并与肩同宽跪于垫子上，做腰椎的后伸合并骨盆的前倾动作（图 51-2-3），腰椎前弯合并骨盆后倾（51-2-4）。②球上骨盆运动：球的高度适中，以坐位下不低于膝关节为宜，双脚分开足够平稳于地面，双手交叉抱于胸前，做球上骨盆前倾（图 51-2-5）、球上骨盆后倾（图 51-2-6）、球上骨盆右倾（图 51-2-7）、球上骨盆左倾（图 51-2-8）。

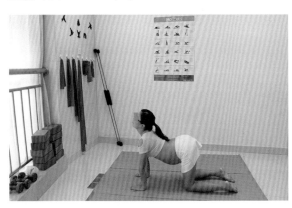

图 51-2-3　猫式骨盆前倾

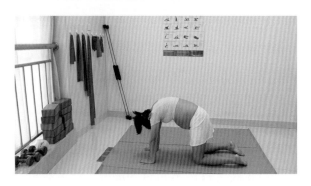

图 51-2-4　猫式骨盆后倾

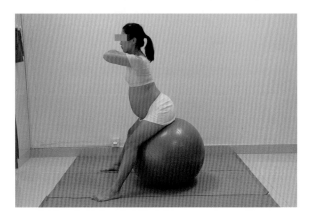

图 51-2-5　球上骨盆前倾

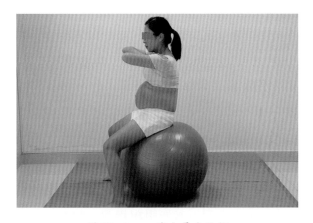

图 51-2-6　球上骨盆后倾

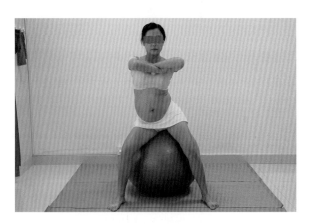

图 51-2-7　球上骨盆右倾

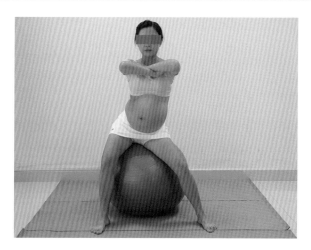

图 51-2-8　球上骨盆左倾

3. 上下肢强化肌力运动　随着腹部隆起增大，通常采用站姿或不超过 5min 的仰卧位下的上下肢训练。①推球运动（图 51-2-9）：面墙站立，孕妇弓步向前，屈肘抱瑜伽球顶于墙面，配合呼吸做伸直手臂的抗体重运动；②仰卧位球上抬臀运动（图 51-2-10）：即仰卧位，孕妇双脚置于瑜伽球上，伸直双膝髋关节，配合呼吸抬起臀部至与地面平行。

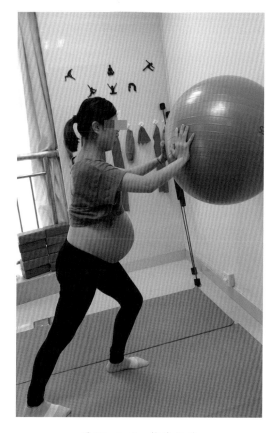

图 51-2-9　推球运动

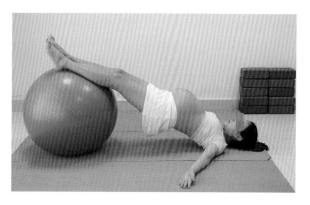

图 51-2-10　仰卧位球上抬臀运动

4. 侧腰牵伸与内收肌牵伸运动　孕中晚期，腰背疼痛及圆韧带综合征可通过适当的侧腰牵伸及内收肌的牵伸放松和激活得到缓解。①跪位推球运动（图 51-2-11）：孕妇站在垫子上，臀部坐于小腿上跪在瑜伽球前，配合呼吸做左右推球至侧腰有牵拉感；②球上大腿内收肌牵伸运动（图 51-2-12）：孕妇坐于瑜伽球上，一侧下肢伸膝并髋关节外展外旋于体侧，一侧下肢保持屈髋屈膝稳定于地面，配合呼吸做腰部侧弯向伸直腿侧的伸展动作。

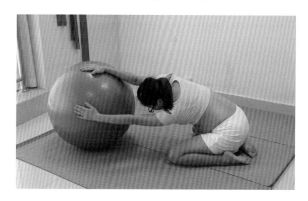

图 51-2-11　跪位推球运动

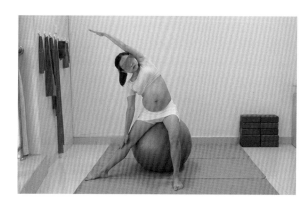

图 51-2-12　球上大腿内收肌牵伸运动

5. 核心肌群运动 孕期骨盆的稳定依赖核心肌群的强壮，同时增强核心肌力可预防及治疗孕期腰部疼痛、骶髂关节紊乱、耻骨联合分离症，有利于分娩及产后恢复。①球上核心稳定运动（图 51-2-13）：孕妇坐于瑜伽球上，配合呼吸单腿抬起保持稳定；②球上弹力带动态核心稳定运动（图 51-2-14）：在对抗弹力带拉力的情况下保持球上坐姿稳定。

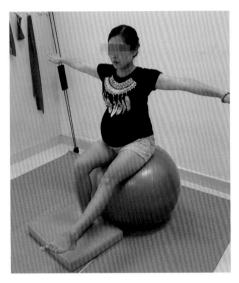

图 51-2-13 球上核心稳定运动

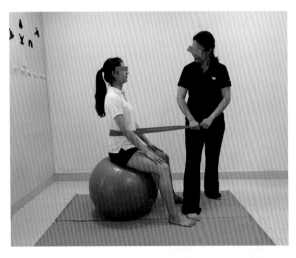

图 51-2-14 球上弹力带动态核心稳定运动

孕期运动顺序的建议：①以一般的节律进行热身活动；②缓和的牵张训练；③适度的有氧运动（15min 左右）；④上下肢肌力训练；⑤腹肌运动训练；⑥盆底肌肉训练；⑦放松技巧；⑧教育宣传。

（二）产后运动治疗

1. 产褥操 产后 1 周内产妇通常还在住院期间，极早期介入运动治疗有利于产妇恶露排出、子宫复旧、盆底肌本体感觉恢复、激活肌肉功能并改善静态心肺能力，顺产后的健康产妇在 24h 后即可进行产褥操的训练。在仰卧位下进行：①双手臂上举呼吸运动（图 51-2-15）；②膈肌呼吸运动；③踝泵运动（图 51-2-16）；④双下肢交替屈伸（图 51-2-17）；⑤夹臀抬起运动（图 51-2-18）。产褥操要求：每个动作 10 次 / 组，每天 2~3 组，RPE 13 以内。

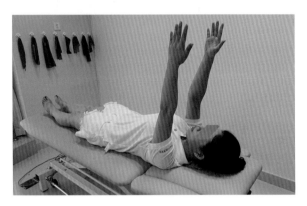

图 51-2-15 双手臂上举呼吸运动

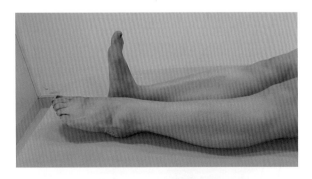

图 51-2-16 踝泵运动

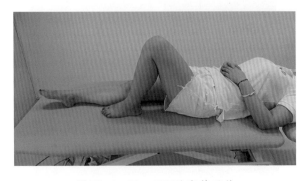

图 51-2-17 双下肢交替屈伸

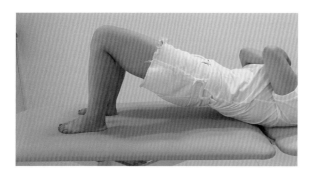

图 51-2-18　夹臀抬起运动

2. 膈肌呼吸　经历孕期及分娩，产妇腹部筋膜与肌肉形态均处于松弛状态，婴儿及胎盘娩出后，腹部盆腔脏器因突然的空间压力消失而出现脏器筋膜本体感觉下降。通过膈肌呼吸收紧腹壁及腹壁脏器筋膜，激活腹部肌肉和盆底肌肉，恢复腹部及盆底组织的本体感觉。取仰卧位，产妇屈髋、屈膝、脚平放于床面，深吸气腹部鼓起（图 51-2-19），呼气腹部下陷（图 51-2-20），腹部肌肉内收集中向肚脐中间、肋骨下降，挤压和激活腹部组织。

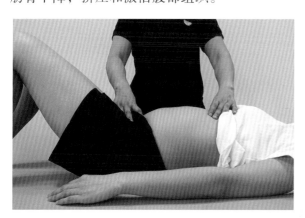

图 51-2-19　腹式吸

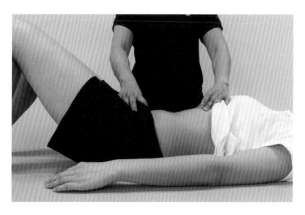

图 51-2-20　腹式呼

3. 骨盆倾斜运动　产后骨盆自主控制减弱，僵硬或不稳，通过骨盆前后倾及钟摆运动可以激活骨盆区域的肌肉功能、提高骨盆前后倾、左右倾的控制能力，增强骨盆稳定性，同时对盆底肌有一定的促进作用。取仰卧位，产妇吸气骨盆前倾、腰椎前挺离开床面（图 51-2-21），呼气骨盆后倾、腰椎紧贴床面（图 51-2-22）。该运动也可以在坐姿或站姿位进行。

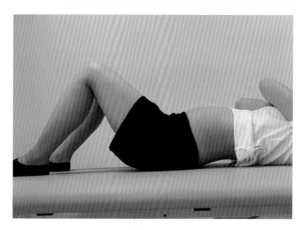

图 51-2-21　骨盆倾斜运动吸

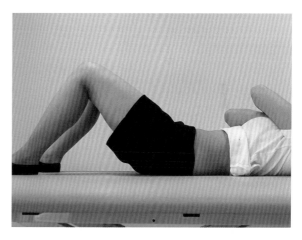

图 51-2-22　骨盆倾斜运动呼

4. 盆底肌强化运动　盆底肌强化运动即盆底肌的收缩放松运动，也叫凯格尔运动。可在任何姿势下进行。在排空膀胱的状态下进行盆底肌锻炼。对于产后早期，盆底本体感觉缺乏、盆底肌极度松弛的情况下，可通过双膝夹辅助物使力传递到盆底从而辅助收缩盆底肌以期找到盆底肌收缩的感觉（图 51-2-23）。①收缩－放松：盆底组织闭合收紧向肚脐方向提拉，持续3~5s，然后放松到至少同样长度的时间，重复10次。②升降机运动：想象盆底肌的收缩、放松过程，像乘坐升降机一样，随盆底肌的收缩控制逐渐由升降机的一层开始逐层提升，放松时又由顶层逐级下降。这个过程需要产妇集中注意力去感受肌肉的收缩与放松。③快速收缩或变奏收缩，当盆底肌越来越强壮时可以随意控制盆底肌收缩、放松的速度和节奏。在整个盆底肌的锻炼过程中务必配合呼吸，重复足够的次数。

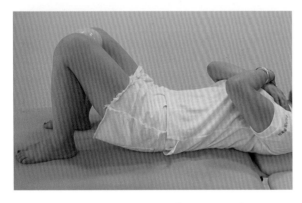

图51-2-23　辅助盆底肌强化运动

5. 腹直肌分离纠正运动　腹直肌分离的测试已在前文描述过，应教会产妇这个测试，并于产后第3d进行测试。腹直肌分离的纠正最有利的方法是辅助抬头运动（图51-2-24）：取仰卧位，产妇屈髋屈膝脚平放于床面，用腹直肌纠正训练带交叉固定于腹部，随吸气腹部自然鼓起，呼气，用训练带交叉拉紧并固定腹肌位置的同时，眼睛望向肚脐、头部抬离床面至肩胛下缘（因个人能力，高度可循序渐进）。每个呼吸动作为1次，10次/组，每天2~3组。随腹直肌分离纠正恢复至2指以内，再逐渐加大运动量和变换体式。

6. 臀部肌肉运动　因妊娠期体姿的特征，臀部肌肉被拉长，膝关节过伸从而维持平衡和步行，产后表现出臀中肌、臀大肌的肌力下降，同时也是骨盆不稳定的原因之一。检查可通过单腿站立下蹲来观察，有不能站稳下蹲或下蹲

过程出现膝关节内收代偿的现象即为单腿站立下蹲测试（图51-2-25）。在侧卧位下进行臀中肌的训练，贝壳外展运动（图51-2-26），站立位抗阻后伸髋关节训练臀大肌等。

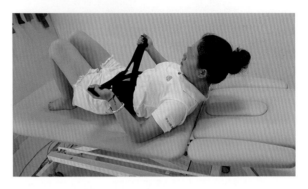

图51-2-24　辅助抬头运动

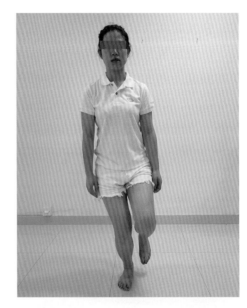

图51-2-25　单腿站立下蹲测试

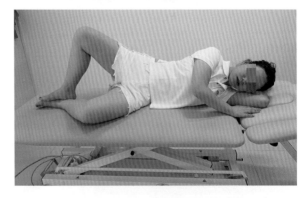

图51-2-26　贝壳外展运动

7. 核心肌群运动　核心肌群是孕产期最显著被影响的肌群，相关检查和训练在有关章节

里有描述。

五、孕期及产后运动治疗的注意事项

【孕期运动治疗的注意事项】

（一）绝对禁忌

（1）明显的心脏病、甲状腺疾病、严重的呼吸障碍性疾病。

（2）肺部疾病。

（3）子宫颈功能不足，尤其是子宫颈关闭不全。

（4）多胎怀孕且有早产的危险。

（5）孕中晚期持续流血。

（6）前置胎盘。

（7）有早产、习惯性流产史。

（8）羊膜破裂。

（9）怀孕引发高血压。

（10）子痫前期（妊娠高血压）。

（二）相对禁忌

（1）严重贫血。

（2）母体心律失常。

（3）慢性支气管炎。

（4）控制不良的1型糖尿病。

（5）极端病理肥胖（BMI>39）。

（6）极端重量不足（BMI<12）。

（7）严重的惯于坐着的生活习惯。

（8）孕期子宫内增长限制。

（9）控制不良的高血压。

（10）外科整容的限制。

（11）控制不良的甲状腺功能亢进。

（12）大量吸烟者。

（三）停止运动的信号

（1）阴道出血。

（2）在用力之前呼吸困难，或运动中出现持续性呼吸短促。

（3）眩晕或头痛。

（4）不规律的心跳或心跳过度。

（5）持续性疼痛，尤其是胸部闷痛、骨盆带疼痛或下腰背疼痛。

（6）肌肉无力。

（7）小腿疼痛或肿胀（排除血栓性静脉炎的可能）。

（8）运动治疗过程中子宫持续收缩。

（9）胎动减少。

（10）羊水渗漏。

（11）行走困难。

【产后运动治疗的注意事项】

（一）禁忌证

（1）产后有重要脏器疾病、内分泌及代谢疾病。

（2）有出血倾向、传染病、高热、血栓形成。

（3）严重皮肤病。

（4）严重产伤、产后大出血。

（5）产后贫血、严重产后体弱者不宜进行产后运动。

（二）注意事项

（1）如果出血量增加或血液颜色转为鲜红色，运动就要延迟。

（2）关节松弛可能在产后会存在一段时间，尤其是哺乳的话，应采取预防措施以保护关节。

（3）足够的热身运动和放松运动是非常重要的。

（4）由于产后有发生空气栓塞的风险，所以至少在产后6周内避免俯卧膝胸位。

六、高危妊娠

（一）高危妊娠的概念

高危妊娠是指孕妇在妊娠期间存在病理因素或是某种合并症、并发症，导致发生母婴不良结局的风险升高，需要提前干预或进行相关治疗。这些风险可能是妊娠前存在、妊娠引发或妊娠期间不正常的生理反应造成的。妊娠期常见的高危因素有：妊娠高血压，HELLP综合征（以溶血、肝酶升高及血小板减少为特点，常危及母婴生命），妊娠期肝内胆汁淤积症，

妊娠糖尿病，妊娠剧吐。流行病学调查发现，孕妇年龄≥40岁、子痫前期病史、抗磷脂抗体阳性、高血压、慢性肾炎、糖尿病、初次产检时 BMI≥35kg/m^2、本次多胎妊娠、妊娠间隔时间≥10年以及孕早期收缩压≥130mmHg或舒张压≥80mmHg等均为高危因子。

在产科医师的允许下，高危妊娠的运动康复治疗旨在预防和改善此类疾病引发的妊娠终止和提高顺利分娩率、胎儿存活率。临床常见的高风险症状有以下几种。

1. 妊娠高血压或子痫前期 妊娠高血压或子痫前期严重的会引起全身小血管痉挛、内皮损伤及局部缺血，全身各系统脏器灌流减少，对母婴造成危害甚至死亡；临床表现为收缩压≥140mmHg 和/或舒张压≥90mmHg，尿蛋白症。

2. HELLP 综合征 该综合征可能与自身免疫机制有关，孕妇可并发肺水肿、胎盘早剥、体腔积液、产后出血、肾衰竭等，同时因胎盘供血、供氧不足，胎盘功能减退导致胎儿生长受限、死胎、死产、早产等。临床表现主要为右上腹部疼痛、恶心、呕吐、全身不适等。

3. 妊娠期肝内胆汁淤积症 妊娠期肝内胆汁淤积症可能与女性激素、遗传及环境因素有关，严重者可致母体凝血功能异常导致产后出血，对胎儿的影响是导致胎儿窘迫、早产、羊水污染；孕妇临床表现为无皮肤损伤时瘙痒、黄疸、皮肤抓痕等。

4. 妊娠糖尿病 妊娠前糖代谢正常，妊娠期才出现的糖尿病称为妊娠糖尿病。糖尿病孕妇中90%为妊娠糖尿病，多数于产后恢复正常。高糖血症可导致胚胎发育异常、巨大儿、流产或早产等，孕妇临床表现为妊娠期有三多症（多饮、多食、多尿）、体重>90kg、羊水过多、巨大儿等。

5. 前置胎盘 妊娠28周后，若胎盘附着于子宫下段、下缘达到或覆盖宫颈内口，位置低于胎先露部，称为前置胎盘。该症是妊娠晚期严重并发症之一，也是妊娠晚期阴道流血最常见的原因。

（二）高危妊娠的处理

所有高危妊娠人群的运动治疗均应在产科医师的诊断指导下，进行物理治疗评估、设定康复目标、设计个体化方案，同时密切监测运动过程中孕妇的反应，并且教导孕妇自我监测技术，及时反馈不良反应。

（1）取左侧卧位，四肢关节活动，预防长期卧床造成的关节僵硬及促进肠蠕动。

（2）在床上活动，促进血液循环及预防深静脉血栓形成。

（3）静态肌肉收缩运动，维持肌张力，改善本体感觉。

（4）呼吸训练，学习放松技巧。

（郑停停）

第三节　临床病例与思考

【病例1】孕期腰痛

孕妇，24岁，孕1产0，孕25周，生命体征正常，无妊娠期合并症，宫内胎儿发育正常。因坐地铁扶持不稳出现急性腰部疼痛，疼痛侧下肢跛行、翻身困难、尚可自理。由于工作性质需要长时间站立而无法继续参与工作。

临床思路：

按康复治疗规范化诊疗流程模式SOAP，一般要先了解患者病史（S），再做一系列客观检查（O），之后根据病史及检查结果给出患者的功能诊断（A），由此设立康复治疗目标及物理治疗处方（P），物理治疗处方包括方式、强度、时间和频率，最后要给出康复治疗的一些注意事项。

临床推理：根据病历信息，梳理患者存在的问题，进行相应的评估并制订康复治疗目标和计划，总结见表51-3-1。

治疗计划：

表 51-3-1 病例 1 SOAP

病历信息（S）	评估内容（O）	结果（A）	目标与计划（P）
孕 1 产 0，为未生育过的孕妇	妇科检查胎儿发育情况	正常	
无合并症及基础疾病，体重改变合理	血压、呼吸、脉搏均正常，血糖、免疫系统均正常，BMI 23	正常	
疼痛侧跛行、翻身困难、尚可自理、不能久站完成工作	1. 避痛步态、不能单腿站立、翻身有痛，VAS 6 分； 2. 弯腰试验(+)、左侧弯活动稍受限、SLR（−）、4 字试验（−）、骨盆分离试验（−）、骨盆挤压试验（−）； 3. 右侧 $L_5 \sim S_1$ 区域、梨状肌、臀中肌压痛，VAS 6 分	1. 右侧腰肌急性痉挛性损伤； 2. 右侧梨状肌、臀中肌疼痛综合征； 3. 步态及翻身移动受限； 4. 社会功能受影响	解除腰部肌肉痉挛和疼痛，解除右侧梨状肌、臀中肌疼痛，平衡左右肌肉功能，促进腰椎活动正常，促进翻身、步态正常，最终回归工作岗位
腹部隆起、腰椎前凸角度增加	腹围：90cm 腰曲：前凸明显	骨盆过分前倾姿势	纠正骨盆的过分前倾

1. 手法松解术

（1）部位：左右腰部、臀中肌、梨状肌。

（2）方式：在侧卧位下行肌肉松解 2 级手法、臀中肌肌肉能量技术训练手法（图 51-3-1）。

（3）强度：以孕妇能耐受为度，每次 30min，每周 3 次。

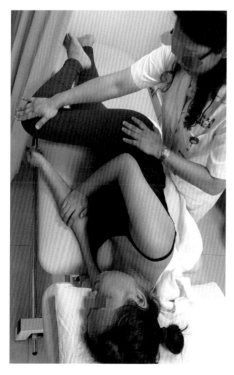

图 51-3-1 臀中肌 MET 手法

2. 运动训练

（1）部位：腰部、骨盆、臀部。

（2）方式：球上骨盆前后倾运动、球上弹力带抗阻稳定运动。

（3）侧卧位臀中肌外展运动、腰椎贴墙站立训练。

（4）强度：孕妇能耐受（RPE 13），每个动作 10 次 / 组，2~3 组 / 回，每天 2 回，每次 30min，每周 3 次。

3. 健康教育 骨盆保持自然位姿势，规律作息，合理饮食，保持正确坐姿、站姿，规范运动。

4. 注意事项

（1）在手法、运动训练过程中随时观察孕妇的反应及反馈信息，注意控制强度。出现宫缩频繁、胸闷、头晕等情况即刻停止手法与运动训练。

（2）手法、运动训练过程必须配合呼吸，不能憋气。

【病例 2】产后耻骨联合疼痛

产妇，35 岁，孕 3 产 2，足月经阴道生产，产后第 3d。生命体征正常，无妊娠期产后合并症，孕前 BMI 22.3，分娩前 BMI 29.75；新生儿正常，出生体重 3.24kg，混合喂养。产后出血量正常，体温、呼吸、脉搏、血压、血糖均正常，于产后3h准备如厕时发现下肢无力，床上移动出现耻骨联合区域疼痛，VAS 8分，无法独自完成翻身，下床困难，不能独自步行；无下肢水肿，腹部隆起、松软如水袋，恶露排出量正常。

临床思路：

按康复治疗规范化诊疗流程模式SOAP，一般要先了解患者病史（S），再做一系列客观检查（O），之后根据病史及检查结果给出患者的功能诊断（A），由此设立康复治疗目标及物理治疗处方（P），物理治疗处方包括方式、强度、时间和频率，最后要给出康复治疗的一些注意事项。

临床推理：根据病历信息，梳理患者存在的问题，进行相应的评估并制订康复治疗目标和计划，总结见表51-3-2。

表51-3-2 病例2 SOAP

t	评估内容（O）	结果（A）	目标与计划（P）
孕3产2，为经产妇，均为足月经阴道产	妇科检查，经产阴道口型（即经由阴道分娩的阴道口类型）		
无合并症及基础疾病，体重改变明显	血压、呼吸、脉搏均正常，血糖、免疫系统均正常，产后BMI 28	过重	减重
于产后3h准备如厕时发现下肢无力，床上移动出现耻骨联合区域疼痛，VAS 8分，无法独自完成翻身，下床困难，不能独自步行	1. MRI耻骨联合间距14mm；2. SLR试验（－），骨盆分离实验（＋），单腿站立实验（＋）；3. 耻骨联合区域压痛，VAS 8分；4. 双侧腹股沟韧带紧张，压痛，VAS 4分；双侧大腿内收肌紧张；5. 不能独自翻身，不能独自步行、如厕、穿裤子	耻骨联合分离、耻骨联合筋膜炎、腹股沟韧带及大腿内收肌张力高	缓解耻骨联合炎症性疼痛，缓解腹股沟韧带、大腿内收肌高张力，固定骨盆，促进床上移动、站立、步行能力
腹部松弛如水袋，腹部隆起	宫底位置：脐下3cm 腹直肌间距：3cm 腹围：96.5cm 皮皱长度：14cm 皮脂厚度：36.35mm 肋弓角：90°／60°	产后早期，子宫复旧规律；腹直肌分离、腹壁松弛、肋弓角过大、核心肌群不稳	促进腹直肌分离的恢复、促进肋弓角度恢复、促进腹壁紧实、增强核心肌群力量
哺乳期	混合喂养，卧姿喂养	哺乳姿势不正确	纠正哺乳姿势

治疗计划：

1. 超声波治疗

（1）部位：耻骨联合区域。

（2）强度和频率：0.6W/cm²，3mHz，每次10min，每周3次。

2. 音频电刺激

（1）部位：耻骨联合区域、双侧大腿内收肌。

（2）强度和频率：以孕妇能耐受为度，每次20min，每周3次。

3. 手法治疗

（1）部位：耻骨联合区域、腹股沟韧带、大腿内收肌。

（2）方式：抑制松解手法、淋巴疏通手法、MET手法。

（3）强度和频率：以孕妇能耐受为度，每次20min，每周3次。

4. 骨盆固定

（1）部位：骨盆。

（2）方式：骨盆带外固定。

（3）强度：足够支撑但不过紧，每次2h，每天1次。

5. 运动训练

（1）部位：骨盆区域、双侧大腿。

（2）方式：单侧抗阻髋关节内收运动、骨盆稳定训练、膈肌呼吸配合桥式运动、站立平衡训练、核心肌群促进训练。

（3）强度：孕妇能耐受（VAS 1分、RPE 13），或者10次/组，2~3组/回，每天2回，每次20min，每周3次。

6. 健康教育　在稳定骨盆的情况下移动，保持正确睡姿、坐姿、站姿，早期不宜负重劳作，不可单腿负重踢物，不宜坐矮凳子与深蹲，不宜盘腿。

7. 注意事项

（1）治疗期间注意患者的反应及反馈信息，注意恶露排出量，出现头晕、胸闷即刻停止。

（2）运动训练过程必须配合呼吸，不能憋气。

【病例3】产后盆底功能障碍

案例：产妇，28岁，孕2产2，均为足月经阴道生产，第二胎产后3个月，生命体征正常，妊娠期及产后均无合并症，无基础疾病及代谢免疫性疾病。孕前BMI 21.3，分娩前BMI 27.75；新生儿正常，出生体重3.7kg，母乳喂养。该产妇妊娠35周时有咳嗽溢尿发生，产后产褥期曾有过一次打喷嚏漏尿的情况，之后没再出现类似情况，存在阴道空气感，性生活感觉减弱。自觉产后体力下降，腹部松弛，偶有腰部酸痛僵硬特别是在哺乳或弯腰照料婴儿后出现。妇科检查示产妇有阴道前壁I度膨出，其余无异常。

临床思路：

按康复治疗规范化诊疗流程模式SOAP，一般要先了解患者病史（S），再做一系列客观检查（O），之后根据病史及检查结果给出患者的功能诊断（A），由此设立康复治疗目标及物理治疗处方（P），物理治疗处方包括方式、强度、时间和频率，最后要给出康复治疗的一些注意事项。

表51-3-3　病例3 SOAP

病历信息（S）	评估内容（O）	结果（A）	目标与计划（P）
孕2产2，为经产妇，两次均为足月经阴道产	妇科检查，经产阴道口型（即经由阴道分娩的阴道口类型）		
无合并症及基础疾病，体重改变明显	血压、呼吸、脉搏均正常，血糖、免疫系统均正常，产后BMI 24	过重	减重
妊娠晚期及产褥期均有腹压增大时出现漏尿，阴道有空气感，性生活感觉减弱，阴道前壁膨出	外观检查：外阴结构正常，阴道口关闭不全，阴道前壁有I度膨出，无瘢痕。盆底肌力评估：静息阶段11.5/2~4μv；快肌阶段32/35~45μv；慢肌阶段27.5/30~40μv	盆底组织松弛：静息状态张力高，快肌、慢肌力量均未达标	促进盆底组织功能恢复、提升盆底肌力的控制能力
腹部松弛；腰酸痛僵硬	腹直肌间距：2.5cm腹围：85.5cm皮皱长度：11cm皮脂厚度：26.35mm肋弓角：80°/60°腰部检查各试验均为阴性	腹直肌分离、腹壁松弛、肋弓角过大、核心肌群不稳	促进腹直肌分离的恢复、促进肋弓角度恢复、促进腹壁紧实、增强核心肌群力量
哺乳期	纯母乳喂养，斜坐姿喂养	哺乳姿势不正确	纠正哺乳姿势

临床推理：根据病历信息，梳理患者存在的问题，进行相应的评估并制订康复治疗目标和计划，总结见表 51-3-3。

治疗计划：

1. 盆底肌电生物反馈治疗

（1）部位：阴道。

（2）方式：肌肉电刺激、凯格尔。

（3）强度和频率：耐受，每次 30min，每周 5 次。

2. 运动训练

（1）部位：盆底、腹部、骨盆区域。

（2）方式：膈肌呼吸、骨盆运动、辅助抬头运动、凯格尔运动。

（3）强度和频率：产妇能耐受（RPE 13），或者 10 次 / 组，2~3 组 / 回，每天 2 回，每次 30min，每周 5 次。

3. 健康教育　保持正确的哺乳姿势，规律哺乳，规律作息，合理饮食、规范运动。

4. 注意事项

（1）在盆底治疗期间主要观察产妇的反应及反馈信息，月经期暂停盆底生物反馈治疗及增加腹压的运动训练。

（2）在运动训练过程中必须配合呼吸，不能憋气。

（郑停停）

第五十二章

老年人康复

人体功能随着年龄的增长会发生变化，进入老年期后，各大系统的功能衰退尤为明显。此时环境变化、药物和毒素等因素产生的不利影响更加突出，老年人罹患各种慢性疾病的风险会大大增加。本节将重点介绍老年人神经系统、肌肉骨骼系统、心血管系统、呼吸系统、内分泌系统的改变以及这些变化对日常生活的影响。同时，我们将对衰老所带来的种种问题，给出针对性的预防方法和治疗方案，从而提高老年人的身体功能和生活质量。

第一节 老年人身体衰退的临床表现

一、老年人身体衰退后各系统发生的变化

（一）神经系统的改变及其影响

1. 神经细胞减少 从 22 岁开始，人脑特定区域的神经细胞数量开始减少。40 岁后，递减速度加快到每天一万个。与此同时，大脑重量明显下降，90 岁时的脑重量较 20 岁时减轻 10%~20%。从外形上看，老年人后脑膜加厚，脑回缩小，沟、裂加宽加深，脑室腔扩大。由于神经细胞的减少，老年人会出现进行性的智力减退，记忆力下降，近期记忆较远期记忆下降更为明显。

2. 神经传导速度减慢 神经冲动的传导速度随着年龄的增长而逐渐减慢，导致神经肌肉反射时间延长，出现反应迟钝、行动迟缓、步速缓慢等现象。

3. 感觉阈改变 老年人的感觉阈值提高，躯体感觉功能如温度觉、触觉、振动觉和位置觉都有所下降，同时，视觉和听觉的敏感度也会下降。

4. 认知功能减退 老年人注意力不易集中，学习新鲜事物、利用新知识解决问题的能力明显减弱，认知与判断能力均有所下降。

5. 运动功能下降 由于与运动相关的感觉减退，传导通路不畅，老年人的运动运动控制下降，运动时的平衡与协调能力也明显降低。

6. 心理改变 老年人容易因自身功能的减退和家庭、社会身份的转变，产生焦虑、忧愁、不安等消极的情绪，进而出现食欲不振、睡眠障碍等问题，进一步影响其身体健康，出现恶性循环。

（二）肌肉骨骼系统改变及其影响

作为占据人体体重 60% 的软组织，骨骼肌收缩产生的力量是人体运动的原动力，可以帮助人体完成各种坐、站、行走和跳跃等活动。

1. 肌肉衰老的表现

（1）骨骼肌质量减少，脂肪组织和结缔组织增加。

（2）Ⅰ型肌纤维数量不变或者增加，Ⅱ型肌纤维数量减少，部分Ⅱ型肌纤维向Ⅰ型肌纤维转化。

（3）肌肉收缩的速度和力量均下降。

2. 肌少症和骨质疏松症 随着年龄的增长，生长激素、雌激素和雄激素等与骨骼肌肉的合成分解相关的激素分泌减少，肌肉质量、数量和力量都出现不同程度的下降，表现为典型的肌少症。同时，肌肉质量、数量和力量的改变使得肌肉施加在骨骼上的应力减小，骨密度下降，增加了老年人罹患骨质疏松的风险。骨骼和肌肉功能的失调导致老年人步行时的稳定性下降，容易跌倒引发骨折，即使对骨折断端进行了手术处理，激素的缺乏也会延长骨折断端的愈合时间，对老年人的躯体活动和生活质量产生长期的不利影响。

（三）心肺系统改变及其意义

人体的心肺系统具有强大的血泵和氧泵功能，可以与外界进行气体交换，并将氧气和养分源源不断地输送到人体各处。一旦心肺功能下降，必然会对躯体活动水平和日常生活活动能力产生不利影响，限制活动内容和活动范围，增加老年人的养老压力和经济负担。

1. 老年人心血管系统发生改变 老年人的大动脉失去了正常的弹性，心脏泵血时不能有效扩张，因此收缩期血压明显上升。由于后负荷增大，心脏收缩期泵出的血量减少，舒张末期容量上升，老年人的左心室会代偿性增厚泵血，也会出现心肌数量减少、结缔组织肥大的现象。

2. 心功能指标的变化 人体运动时的最大心率 =220– 年龄，该数值随着年龄的增长逐年下降，心力储备（最大心率 – 安静时心率）也随之减少。进行大负荷活动时，老年人会因心力储备不足而出现疲劳、气喘等现象。心肌的收缩功能也会因为年龄的增长而下降，安静状态下的每搏输出量下降，心率代偿性加快，心力储备进一步下降。

3. 老年人呼吸系统的改变 老年人的胸廓弹性降低，腹肌和肋间肌的力量下降，呼吸时更依赖膈肌；衰老会导致支气管内的黏液分泌增多，纤毛摆动困难，咳嗽反射增多；老年人肺泡弹性下降，不容易扩张，气血屏障的面积下降；肺的生理无效腔变大，残气量增加，肺活量下降，最大通气量下降；肺泡膜透过率和肺泡毛细血管容量下降，血氧运输和组织血氧交换能力下降。

（四）内分泌系统改变及其意义

内分泌系统是由内分泌腺和组织器官内的内分泌细胞组成的一个信息传递系统，该系统与神经系统密切配合，一起调节机体的功能活动，维持内环境稳态。

激素的作用：改变人体的代谢过程，调节和控制机体的生长、发育和生殖功能，维持内环境稳态并调节水和电解质的平衡，增强机体抵抗有害刺激和适应多变的外界环境的能力。

1. 运动对于内分泌系统的影响

（1）运动的内容，时间和强度都能改变体内的激素水平。

（2）运动训练可以减弱血浆内儿茶酚胺反应，延缓肌肉疲劳。

（3）运动的持续时间和强度影响体内糖皮质激素和生长激素的含量。

2. 内分泌系统和免疫系统的衰老性变化 人体衰老的过程伴随着神经 – 内分泌系统的紊乱，可能会出现激素和神经递质的合成与释放能力下降，受体数量、密度和亲和力的变化，受体反应性的下降以及神经末梢的生化改变等现象，进而影响机体的免疫防御功能，导致感染性疾病和自身免疫性疾病的发生率大大增加。

（1）免疫系统的衰老性变化：老年人的机体细胞衰老，神经内分泌免疫调节网络失衡，导致免疫系统的功能下降十分明显，主要表现为细胞免疫及体液免疫反应均明显下降，其中对外源性抗原的免疫应答降低，而对自身抗原的免疫应答增强，患感染、肿瘤、风湿症等的风险大幅增加。

（2）淋巴细胞的衰老性变化：在细胞水平上，免疫衰老的特点主要在于免疫细胞数量的减少和免疫组织活性的下降。老年人体内T细胞水平下降、骨髓内未成熟B淋巴细胞丢失，同时，胸腺内组织结构退化、T细胞活性也会下降。

（五）皮肤系统的变化

老化可引起皮肤外观出现变化，内在因素和外在因素都可以引起皮肤老化。老化带来的皮肤变化包括表皮变薄、脂质含量减少、黑色素细胞减少、朗格汉斯细胞减少，真皮层变薄，其中纤维母细胞的数量和尺寸减少，胶原蛋白、弹性蛋白等改变和减少，真皮层血管组织改变且淋巴管扩张；皮肤组织脂肪减少；附件结构老化，汗腺大小和数目减少，皮脂腺变大但皮脂分泌减少，大汗腺体功能衰减；指甲变薄、变脆，易受真菌感染；毛发老化等。

（六）胃肠道的变化

相对于其他可见的身体变化，胃肠道变化不容易被观察到，但其变化会对功能产生重要影响，胃肠道的正常生理变化包括结缔组织变化限制了肠道的弹性，并且由于神经退行性疾病和刺激肠道的神经元丧失，造成胃肠道神经系统改变，肠蠕动减少。

二、功能下降对老年人的影响

随着社会老龄化的日益加重，中国的老年人越来越多，所占人口比例也越来越高。衰老伴随着机体功能的下降，自理能力的丧失，罹患多种慢性疾病的风险也会随之增加。不良的饮食习惯，环境因素和遗传因素也会加速衰老的进程。老年人进行适量的运动可以延缓衰老，降低患病风险和改善躯体功能。

（一）肌肉骨骼系统

肌肉的质量和数量减少，导致肌肉的生理横断面积减小，收缩时所能募集的肌纤维数量减少，肌力出现不同程度的下降。另外，肌纤维的比例发生变化，慢肌纤维相对增加，快肌纤维相对减少，运动时肌肉收缩的速度减慢，爆发力下降。骨骼中钙盐等无机成分比例增加，骨质较脆而韧性不足，容易发生骨质疏松、骨折。

（二）心血管系统

大动脉中层的弹性纤维减少，导致其舒张能力下降，僵硬度增加。动脉血压的收缩压上升，舒张压下降，脉压增大。后负荷的增加阻止心室进一步收缩泵血，左心室舒张末期容积增加，左心室肌肉代偿性肥厚。

（三）呼吸

胸壁僵硬度增加，呼吸肌的力量不足，导致呼吸变浅，通气量下降，无效腔体积增加，最大通气量下降。在最大运动强度下运动时，最大通气量会下降，潮气量下降，呼吸频率增加，肺活量下降，残气量增加。

（四）中枢神经

中枢神经系统功能下降导致知觉、记忆、学习能力、反应时间下降，睡眠减少。

（五）能量消耗和摄入

体重减少、脂肪含量增多会导致静息代谢率的降低，每日能量消耗会降低。热量和蛋白质的摄入减少。

（六）体温调节

体温调节能力下降，运动中时管内血流量增加使血管壁反应减弱。皮肤血流量减少，单位汗腺的汗液产生量减少。

三、老年人的运动控制障碍

良好的运动控制能力依赖于正常的"姿势控制系统"，即通过肌肉骨骼系统和神经系统间复杂的相互作用，控制身体在空间位置的稳定性和方向性。

老年人运动控制能力障碍的原因：

（1）老年人的躯体感觉、前庭觉及视觉不同程度的减退导致平衡能力下降。

（2）认知和姿势控制，在不同环境中维

持姿势和转换姿势需要更多的注意力和判断能力，老年人的认知能力可能会下降，因此老年人会比年轻人更难进行姿势控制。

（3）体型增大影响姿势稳定性。随着体型的增大，老年人姿势稳定性变差，在站立和步行时身体摆动的力量增加，需要有更大的核心肌肉力量稳定身体平衡。

（朱　毅）

第二节　老年人的综合评估

衰老常常伴有机体功能减退和多种老年疾病，并且老年人群具有复杂性和特殊性的特点，单一的康复评估并不适用于老年人群，对于老年患者的各种康复需求，如功能状态、营养、心理和多重用药等问题，本节我们将通过躯体功能、精神心理、营养、共病、多重用药、睡眠障碍等内容进行老年人的评估，为老年患者的康复治疗提供依据。

一、一般情况评估

一般情况评估内容主要包括姓名、性别、年龄、婚姻状况、身高、体重、吸烟、饮酒、文化程度、职业状况、业余爱好、经济等。老年人的实际年龄，生活环境，生活习惯和职业状态对我们的运动或者活动设计有着重大意义。

二、躯体功能评估

（一）ADL 评估

ADL 评估包括改良 Barthel 指数（modified Barthel index, MBI）和功能独立性评定量表（functional independence measure，FIM）。

1. 改良 Barthel 指数（MBI）　使用改良 Barthel 指数（表 52-2-1）评估老年人在每日的基本日常生活活动中是否存在困难，并制订干预措施。改良 Barthel 指数评定内容共 10 项，包括修饰、洗澡、进食、如厕、穿衣、大便控制、小便控制、上下楼梯、床椅转移、平地行走。总分 100 分，得分越高，独立性越强，依赖性越小。

2. 功能独立性评定　使用功能独立性评定评估老年人的自理能力、括约肌控制、转移、行走，交流和社会认知，发现问题并制订干预措施。功能独立性评定涵盖了改良 Barthel 指数的评定内容，另外还有对交流能力和社会认知方面的评估。

表 52-2-1　改良 Barthel 指数评定量表

ADL 项目	完全依赖 1 级	最大帮助 2 级	中等帮助 3 级	最小帮助 4 级	完全独立 5 级
修饰	0	1	3	4	5
洗澡	0	1	3	4	5
进食	0	2	5	8	10
如厕	0	2	5	8	10
穿衣	0	2	5	8	10
大便控制	0	2	5	8	10
小便控制	0	2	5	8	10
上下楼梯	0	2	5	8	10
床椅转移	0	3	8	12	15
平地行走	0	3	8	12	15
坐轮椅*	0	1	3	4	5
评定总分					

注：* 表示仅在不能行走时才评定此项

功能独立性评定内容包括自理能力、括约肌控制、转移、行走、交流和社会认知6个方面，共18项。

功能独立性评定量表采用7分制，即每一项最高分为7分，最低分为1分。总得分最高为126分；最低为18分。得分越高，独立性越强，依赖性越小。得分的高低是根据患者独立的程度，对于辅助具或辅助设备的需求以及他人给予帮助的量而决定的。

（二）平衡与活动性评估

1. Tinetti平衡与活动性量表　Tinetti量表包括平衡（表52-2-2）和步态测试（表52-2-3）两部分，满分28分。其中平衡测试有9个项目，满分16分，步态测试共有8个项目，满分12分。总分少于24分，表示有平衡功能障碍；总分少于15分，表示有跌倒的危险性。

表 52-2-2　Tinetti 平衡量表

测试项目	年 月 日	年 月 日	年 月 日
平衡评估			
1.患者坐在没有扶手的硬椅上： 0= 斜靠或从椅子上滑下； 1= 稳定且安全			
2.起身： 0= 没有帮助就无法完成； 1= 用胳膊帮助才能完成； 2= 不用胳膊就能完成			
3.试图起身： 0= 没有帮助就无法完成； 1= 需要尝试一次以上才能完成； 2= 尝试一次就能完成			
4.立即站起来时平衡功能： 0= 不稳（摇晃、移动脚步、明显的躯干摆动）； 1= 稳定，但需要助行器或手杖，或抓住其他物体支撑； 2= 稳定，不需要助行器或手杖，或抓住其他物体支撑			
5.坐下时平衡： 0= 不稳； 1= 稳定，但两脚距离较宽，或使用助行器或其他支撑； 2= 稳定，两脚距离较窄，且不需要支撑			
6.轻推（患者双脚尽可能靠拢站立，用手轻推3次）： 0= 开始就会摔倒； 1= 摇晃并要抓东西，但只抓自己； 2= 稳定			
7.闭眼（姿势同6）： 0= 不稳； 1= 稳定			
8.转身360°： 0= 不连续的步骤； 1= 不稳定（手臂及身体摇晃）； 2= 稳定			

续表 52-2-2

测试项目	年 月 日	年 月 日	年 月 日
9. 坐下: 0= 不安全; 1= 用胳膊或者动作不连贯; 2= 安全且动作连贯			

表 52-2-3　Tinetti 步态测试量表

测试项目	年 月 日	年 月 日	年 月 日
步态评估			
1. 起步: 0= 有迟疑,必须尝试多次才能启动; 1= 正常启动			
2. 抬脚高度: a. 左脚跨步 0= 脚拖地,或抬高大于 1~2 英寸(1 英寸 =2.54cm); 1= 脚完全离地,但不超过 1~2 英寸; b. 右脚跨步 0= 脚拖地,或抬高大于 1~2 英寸; 1= 脚完全离地,但不超过 1~2 英寸			
3. 步长: a. 左脚跨步 0= 跨步的脚未超过站立的对侧脚; 1= 超过站立的对侧脚; b. 右脚跨步 0= 跨步的脚未超过站立的对侧脚; 1= 超过站立的对侧脚			
4. 步态对称性: 0= 两脚步长不等; 1= 两脚步长相等			
5. 步伐连续性: 0= 步伐与步伐之间不连续或中断; 1= 步伐连续			
6. 走路路径: 0= 明显偏移到一边; 1= 轻微 / 中度偏移或使用步行工具; 2= 走直线,且不需要辅助具			
7. 躯干稳定: 0= 身体有明显摇晃或需要使用步行辅助具; 1= 身体不晃,但需要屈膝或张开双臂以维持平衡; 2= 身体不晃,不需要张开双臂或使用辅助具			
8. 步宽: 0= 脚跟分开: 1= 走路时两脚跟几乎靠在一起			

2. 计时起立走（timed up and go，TUG） 嘱受试者从带扶手的椅子站起，向前走 3m 再返回坐下，并记录所耗时间。若受试者使用行走辅助具，需要在每次测试时使用相同辅助具并记录。在这个过程中，注意观察受试者的姿势稳定性、步态、跨步长和摆动情况。针对不同人群，若大于以下时间，则存在跌倒风险：社区居住成年人 > 13.5s，脑卒中老年人 > 14s，衰弱老年人 > 32.6s，下肢截肢者 > 19s，PD 患者 > 11.5s，髋关节 OA > 10s，前庭疾病 > 11.1s。

（三）跌倒风险评估

跌倒风险评估主要有 Morse 跌倒评估量表、Hendrich Ⅱ 跌倒风险评估量表。

1. Morse 跌倒评估量表 该量表是一个专门用于预测跌倒风险的量表，量表由 6 个条目组成，总分 125 分，评分 >45 分为跌倒高风险，25~45 分为中度风险，<25 分为低风险，得分越高表示跌倒风险越大。下表为 Morse 跌倒评估量表（表 52-2-4）。

①评估时机：65 岁以上患者、临床上有跌倒危险的患者入院时评估；≥ 45 分每周至少评估 1~2 次；患者病情发生变化或者口服了会导致跌倒的药物时需评估；患者转到其他科室时需评估；跌倒后需评估。

②使用药物治疗：指用麻醉药、抗组胺药、抗高血压药、镇静催眠药、抗癫痫痉挛药、轻泻药、利尿药、降糖药、抗抑郁、抗焦虑、抗精神病药。

③0 分为无风险，< 25 分为低风险，25~45 分为中度风险，> 45 分为高风险，提示患者处于易受伤危险中，应采取相应的防护措施。

2. Hendrich Ⅱ 跌倒风险评估量表 Hendrich Ⅱ 跌倒风险评估量表可评估患者是否存在危险因素，最高分 16 分，≥ 5 分为跌倒高风险（表 52-2-5）。

（四）感觉功能评估

浅感觉评估包括对痛觉、温度觉、轻触觉的评估。正常的痛觉刺激可以帮助老年人避免意外伤害（如针刺伤）和避免烫伤，有助于老

表 52-2-4 Morse 跌倒评估量表

项目	评分标准	得分
患者曾跌倒（3 个月内）/ 视觉障碍	没有 =0 有 =25	
超过一个医学诊断	没有 =0 有 =15	
使用助行器具	没有需要 / 完全卧床 / 坐轮椅 / 护士扶持 =0 拐杖 / 手杖 / 助行器 =15 扶家具行走 =30	
静脉输液 / 置管 / 使用药物治疗	没有 =0 有 =20	
步态	正常 / 卧床 / 轮椅代步 =0 乏力 / ≥ 65 岁 / 直立性低血压 =10 失调及不平衡 =20	
精神状态	了解自身能力 =0 忘记限制 / 意识障碍 / 躁动不安 / 沟通障碍 / 睡眠障碍 =15	
得分		

表 52-2-5 Hendrich Ⅱ 跌倒风险评估量表

危险因素	危险评分	得分
意识模糊或定向力障碍	4	
抑郁状态	2	
排泄改变	1	
头晕或眩晕	1	
男性	1	
服用抗癫痫类药物（或剂量改变或停药）	2	
服用苯二氮䓬类药物	1	
起立 – 行走测试（下列内容为起立 – 行走测试的内容）：		
一次动作能起身	0	
撑起，一次成功	1	
多次尝试，但能成功	3	
无协助不能起身（或医嘱同样要求和 / 或绝对卧床）	4	
评分 ≥ 5 为跌倒高风险	总分	

年人的手分辨物体的质地和形状。

深感觉包括对振动觉、位置觉、运动觉和关节觉的评估。深感觉有助于老年人在运动中接受来自躯体和四肢的反馈信息，维持和调整运动。

（五）营养评估

营养决定着我们的健康、生理、心理、认知、生命力、生存质量和生存时间。随着年龄的增长，人体的成分也发生了明显的变化，对于营养素的需求也在变化。想要维持身体各个方面的平衡，必须拥有良好的营养状态。对于老年人群，更应该注重他们的营养状况。

临床上提倡使用系统评估法，结合多项营养指标评价患者营养状况。系统评估法包括营养风险筛查（NRS 2002）（表 52-2-6）、简易营养评价法等。

简易营养评价法（Mini Nutritional Assessment, MNA）是一种用于评估老年人营养状况的简便方法，通过一系列简单的问题和体征观察来评估个体的营养状态，主要针对 65 岁及以上的老年人群。

MNA 的评分主要基于以下几个评估项：

1. 身体质量指数（BMI）

（1）BMI ≥ 24 分：得 0 分。

（2）23 ≤ BMI<24 分：得 1 分。

表 52-2-6 营养风险筛查 (NRS 2002)

疾病评分	髋骨骨折、慢性疾病急性发作或有并发症、血液透析、肝硬化、一般恶性肿瘤患者、糖尿病（1分）； 腹部大手术、脑卒中、重度肺炎、血液恶性肿瘤（2分）； 颅脑损伤、骨髓移植，加护患者（APACHE ≥ 10分）（3分）
营养状态	正常营养状态（0分）； 体重下降>5%： 3个月内或1周内进食量较从前减少25%~50%（1分）； 2个月内或1周内进食量较从前减少51%~75%（2分）； 1个月内或一周内进食量较从前减少76%~100%（3分）
年龄评分	年龄>70岁（1分）； 年龄<70岁（0分）

（3）BMI<23 分：得 2 分。

2.体重减轻（近 3 个月体重减轻情况）

（1）无体重减轻或增加：得 0 分。

（2）体重减轻 1~3kg：得 1 分。

（3）体重减轻 >3kg：得 2 分。

3.进食状况（每日饮食摄入量与正常相比）

（1）良好或较好：得 0 分。

（2）减少：得 1 分。

（3）明显减少：得 2 分。

4.进食自理能力

（1）能够独立进食：得 0 分。

（2）需要他人的帮助：得 1 分。

（3）需要完全依赖他人喂食：得 2 分。

5.患有慢性疾病和压力因素

（1）无慢性疾病或压力：得 0 分。

（2）有 1~2 个慢性疾病或压力：得 1 分。

（3）有 ≥3 个慢性疾病或压力：得 2 分。

MNA 的评分和解释如下：

（1）总评分 ≥3 分，表明患者有营养不良或有营养风险，应进行营养支持。

（2）总评分 < 3 分，每周复查营养评定。

复查结果如果 ≥ 3 分，进行营养支持。

（3）如果患者进行腹部大手术，在首次评分时按照新的分值（2 分）评分，并按照新评分决定是否需要营养支持（≥ 3 分）。

三、精神、心理状态评估

老年人精神、心理状态评估主要包括认知功能评估、谵妄、抑郁评估。

（一）认知功能评估

随着年龄的增长和大脑功能的退化，老年人可能会出现轻度认知功能障碍（mild cognitive impairment，MCI）和痴呆。简易精神状态检查和简易智力状态评估量表是目前国内外最广泛应用的认知筛查量表。

1.简易精神状态检查 简易精神状态检查（mini-mental state examination, MMSE）（表 52-2-7）共 30 题，答对每题 1 分，总分 30 分，文盲 ≥ 17 分，小学文化 ≥ 20 分。中学文化 ≥ 24 分。在标准分数以下者考虑存在认知功能障碍。评定内容包括时间定向力、空间定向力、记忆力、注意力和计算力、回忆能力、命名、复述、阅读、指令、书写和复写。

表 52-2-7　简易精神状态检查（MMSE）

项目	问题	得分
时间定向力（5 分）	今年是哪一年	
	现在是什么季节	
	现在是几月份	
	今天是几号	
	今天是星期几	
空间定向力（5 分）	你住在哪个省	
	你住在哪个县（市）	
	你住在哪个乡（街道）	
	我们现在在哪里	
	我们现在在第几层楼	
记忆力（3 分）	复述：皮球	
	复述：国旗	
	复述：树木	

续表 52-2-7

项目	问题	得分
注意力和计算力（5分）	计算 100-7=	
	100-7-7=	
	100-7-7-7=	
	100-7-7-7-7=	
	100-7-7-7-7-7=	
回忆能力（3分）	回忆：皮球	
	回忆：国旗	
	回忆：树木	
语言能力——命名（2分）	辨认：手表	
	辨认：铅笔	
语言能力——复述（1分）	复述：四十四只石狮子	
语言能力——阅读（1分）	按照卡片上的指令"请闭上您的眼睛"	
语言能力——指令（3分）	请您用右手拿这张纸	
	再用双手将纸对折	
	将纸放在大腿上	
语言能力——书写（1分）	请写一句完整的句子	
语言能力——复写（1分）	请您照样子画图	

2. 简易智力状态评估量表 简易智力状态评估量表（Mini Cog）是一项简单、有效、省时、便于管理的认知测量工具，能够筛查早期认知障碍。Mini Cog 评估内容主要包括三项：即刻回忆、短延迟回忆和画钟试验。Mini-Cog 不受教育水平的影响，主要评估患者的记忆力和执行功能（即患者的筹划能力、管理时间的能力、组织能力和记忆力）。

（二）谵妄评估

谵妄是指疾病急性发作后的注意力下降，思维紊乱或意识水平下降，导致老年住院患者发病和死亡的常见严重疾病。

谵妄的诊断标准：

（1）意识障碍，注意力不能集中、持久，注意力转换过快。

（2）认知障碍和知觉障碍，已发生的痴呆不能更好地解释这些症状。

（3）发病较急，24h 内病情变化较大。

（4）病史、体格检查以及所有的实验室检查都提示着该病是由某种器质性疾病或常见病直接造成的生理影响。

老年人谵妄评估常用意识障碍评估法（confusion assessment method，CAM）（表52-2-8）。

（三）抑郁评估

抑郁是老年人最常见的情绪障碍，神经系统病变是老年人出现抑郁的主要原因，包括脑血管意外、阿尔茨海默病、帕金森病、颅脑外伤、痴呆等；失去伴侣、子女或朋友也会使老年人出现抑郁。

老年抑郁量表（geriatric depression scale-15，GDS-15)（表52-2-9）是专为老年人设计的抑郁自评筛查表。

表 52-2-8　意识障碍评估法（CAM）

特征一：意识状态急性改变，病程波动性较大
通过家属、陪护或者护士获取可靠信息：患者的意识状态是否有急骤变化？患者 24h 内病情是否有波动？
特征二：注意力障碍
患者的注意力不集中或很难理解谈话内容
特征三：思维混乱
患者出现语无伦次、整体思路没有逻辑性或出现跳跃性思维等
特征四：意识水平下降
嗜睡、昏睡或者昏迷

注：CAM 诊断谵妄必须符合特征 1+ 特征 2+ 特征 3 或特征 4

表 52-2-9　老年抑郁量表（GDS-15）

选择最符合您近一周来的感受的答案，在每题后的（）内打钩

题号	选项	
1. 你对生活基本上满意吗	是（　）	否（　）
2. 你是否已放弃了许多活动与兴趣	是（　）	否（　）
3. 你是否觉得生活空虚	是（　）	否（　）
4. 你是否感到厌倦	是（　）	否（　）
5. 你觉得未来有希望吗	是（　）	否（　）
6. 你是否因为脑子里一些想法摆脱不掉而烦恼	是（　）	否（　）
7. 你是否大部分时间精力充沛	是（　）	否（　）
8. 你是否害怕会有不幸的事情落到你头上	是（　）	否（　）
9. 你是否大部分时间感到幸福	是（　）	否（　）
10. 你是否感到孤立无援	是（　）	否（　）
11. 你是否经常坐立不安，心烦意乱	是（　）	否（　）
12. 你是否愿意待在家里而不愿去做新鲜事	是（　）	否（　）
13. 你是否常常担心将来	是（　）	否（　）
14. 你是否觉得记忆力比以前差了	是（　）	否（　）
15. 你觉得现在活着很惬意吗	是（　）	否（　）
16. 你是否常感到心情沉重、郁闷	是（　）	否（　）
17. 你是否觉得现在这样活着毫无意义	是（　）	否（　）
18. 你是否总为过去的事情忧愁	是（　）	否（　）
19. 你觉得生活很令人兴奋吗	是（　）	否（　）
20. 你开始一件新的工作很困难吗	是（　）	否（　）
21. 你觉得生活充满力量吗	是（　）	否（　）
22. 你是否觉得你的处境已毫无希望	是（　）	否（　）
23. 你是否觉得大多数人比你强得多	是（　）	否（　）
24. 你是否常为些小事伤心	是（　）	否（　）
25. 你是否常觉得想哭	是（　）	否（　）

续表 52-2-9

题号	选项	
26.你集中精力有困难吗	是（　）	否（　）
27.你早晨起来很快乐吗	是（　）	否（　）
28.你希望避开聚会吗	是（　）	否（　）
29.你做决定很容易吗	是（　）	否（　）
30.你的头脑像往常一样清晰吗	是（　）	否（　）

四、疼痛评估

疼痛评估包括 McGill 疼痛问卷（McGill pain questionnaire）和视觉模拟评分法（visual analogue scale, VAS）。

疼痛会影响人的情绪、心理和生活满意度。评估老年人的疼痛，并针对性地制订缓解疼痛或治愈疼痛的方案，提高老年人的生活满意度。

五、共病和多重用药评估

老年人同时存在 2 种或 2 种以上慢性疾病称为共病。共病的发生使老年人的生活质量下降，并且在临床处理上的难度也相对增加，患者的预后值也相应降低。共病的存在使老年患者需要同时服用多种药物，多种药物之间的相互作用可引发药物不良反应。老年患者联合使用 5 种或以上的药物被称为多重用药，多种药物的使用对老年患者除了不良药物反应之外，患者的生命质量也受到了一定的影响，也会出现焦虑、抑郁等情绪。老年累积疾病评估量表（CIRS-G）可对各系统疾病的类型和级别进行评估，对共病评估更加完善。多重用药的评估，可以让药物使用合理化，减少老年患者药物不良反应的发生。多重用药的评估推荐使用我国老年人不恰当用药目录和 2015 年美国老年医学会颁布的老年人不恰当用药 Beers 标准。

六、睡眠障碍评估

老年人睡眠障碍可导致免疫系统功能降低，出现消化系统疾病、神经衰弱等，甚至还增加了心脏病、高血压、老年痴呆等疾病的发病率。

老年人睡眠障碍的评估方法主要包括临床评估和量表评估。临床评估的具体内容包括失眠表现形式，失眠对日间功能的影响，患者的作息规律，是否存在不良的睡眠习惯，使用药物的情况，同时也要进行体格检查和精神心理状态评估等。量表评估推荐匹兹堡睡眠质量指数量表（PSQI）。

七、视力评估

随着年龄的增长，眼科疾病和视力障碍的患病率也在不断地增长，青光眼、白内障、黄斑变性、糖尿病视网膜病变和外伤性脑损伤都可产生视力障碍。视力障碍是导致老年人生活能力障碍的主要原因，还与跌倒、骨折、抑郁、认知功能下降、生活质量降低和死亡率相关。老年人的视力评估能尽早发现老年人的视觉问题，视力评估可使用 Snellen 视力表。也可用简便筛检方法检查，只要受试者阅读床边的报纸标题和文字进行简单的初评。

八、听力评估

老年性耳聋是老年人群中最常见的一种感官功能障碍。老年人听力下降使得他们对外周环境的反应变慢，并且影响其日常生活交流，严重的听力下降会导致老年人情绪发生变化，出现孤独、抑郁、焦虑等症状，严重影响老年人的身心健康。所以应进行听力评估，确定听力下降程度，为老年人制订更好的听力治疗计划。

进行听力评估之前，需排除耳垢阻塞或中耳炎。根据患者的临床表现，常用的听力评估方法有：纯音测听法、鼓室测压法、声反射测试及行为检测法。

九、口腔问题评估

言语表达，进食和加工食物，保护人体不受其他病原体的影响是口腔的主要功能，口腔问题的出现会对营养的吸收和说话产生极大的影响，并且降低了患者的生活质量。口腔问题的评估主要是检查患者牙齿脱落、义齿的情况，检查缺牙情况等，评估义齿佩戴的舒适性，评估是否影响进食。

口腔评估的重点在于口腔问题是否影响进食、情绪、营养摄入等。

十、尿失禁评估

尿失禁的发生率与机体功能的衰退程度和年龄的增长呈正相关。尿失禁严重影响老年人的身心健康、生活质量和生活幸福感。尿失禁可被改善或治愈，特别是对于依从性或认知功能较好的患者。对于老年患者，尿失禁是一种令他们难以诉说的疾病，所以在对老年人进行定期评估的时候需要特别关注尿失禁的问题。

尿失禁的评估一般采用国际尿失禁咨询委员会尿失禁问卷简表（ICI-Q-SF），主要评估尿失禁的发生率和尿失禁对患者的影响程度。

十一、压力性损伤评估

老年人因疾病或身体功能衰退，可能长期坐轮椅或长期卧床，其发生压力性损伤的风险增高。压力性损伤又称压力性溃疡、褥疮，是由于软组织长期受压，发生持续缺血、缺氧、营养不良而致软组织坏死，严重降低老年人的生活质量和增加了看护的费用。

压力性损伤风险评估量表包括布雷登评分（Braden Scale）和诺顿评分（Norton Scale）。

（一）Braden Scale

根据6个因素评估：感觉、湿度、运动量、控制力、营养、摩擦力和剪切力。分数低表示危机增加。轻度危机：15~18分；中度危机：13~14分；高度危机：10~12分。严重危机：小于9分。下表为Braden Scale评估表（表52-2-10）。

表52-2-10　Braden Scale评估表

分项	评分			
感觉	完全受损（1分）	非常受损（2分）	轻微受损（3分）	无受损（4分）
感觉由压力导致的不适的能力	由于知觉减退或服用镇静剂而对疼痛刺激无反应，或是大部分接触床的表面只有很小感觉疼痛的能力	仅对疼痛有反应，除了呻吟或烦躁外不能表达不适，或是身体的1/2由于感觉障碍而限制了感觉疼痛或不适的能力	对言语指挥有反应，但不是总能表达不适或需要翻身或1~2个肢体有些感觉障碍，从而感觉疼痛或不适的能力受限	对言语指挥反应良好，无感觉障碍，感觉或表达疼痛不适的能力没有受限
湿度	持续潮湿（1分）	经常潮湿（2分）	偶尔潮湿（3分）	很少潮湿（4分）
皮肤潮湿的程度	皮肤持续暴露在汗液或尿液等制造的潮湿中，患者每次翻身或移动时都能发现潮湿	皮肤经常但不是始终潮湿，至少每次移动时必须换床单	皮肤偶尔潮湿，每天需额外更换1次床单	皮肤一般是干爽的，只需常规换床单
运动量	卧床（1分）	坐位（2分）	偶尔行走（3分）	经常行走（4分）

续表 52-2-10

分项	评分			
身体的活动程度	限制卧床	行走能力严重受限或不存在，不能负荷自身重量和/或必须依赖椅子或轮椅	白天可短距离行走，伴或不伴辅助，每次在床上或椅子上移动需耗费大半力气	醒着的时候每天至少可以在室外行走2次，室内每2h活动1次
控制力	完全不自主（1分）	非常受限（2分）	轻微受限（3分）	不受限（4分）
改变和控制身体姿势的能力	不能辅助身体或肢体甚至不能轻微地改变体位	可以偶尔轻微改变身体或肢体位置，但不能独立、经常或明显地改变	可以独立、经常、轻微地改变身体或肢体位置	没有辅助可以经常进行大的改变
营养	非常缺乏（1分）	可能缺乏（2分）	充足（3分）	营养丰富（4分）
日常进食方式	从未吃过完整的一餐，每餐很少吃完1/3的食物，每天吃两餐，而且缺少蛋白质（肉或奶制品），摄入液体量少，没有补充每日规定量以外的液体；或者是肠外营养和/或主要进食流食，或超过5d是静脉输液	很少吃完一餐，通常每餐只能吃完1/2的食物，蛋白质摄入仅仅是每日三餐中的肉或奶制品，偶尔进行每日规定量外的补充；或者少于最适量的液体食物或管饲	能吃完半数餐次以上，每日吃四餐含肉或奶制品的食物，偶尔会拒吃一餐，但通常会接受补充食物；或者管饲或胃肠外营养提供大多数的营养需要	吃完每餐食物，从不拒吃任一餐，通常每日吃四餐或更多吃含肉或奶制品的食物，偶尔在两餐之间吃点食物，不需要额外补充营养
摩擦力和剪切力	有问题（1分）	潜在的问题（2分）	无明显问题（3分）	无任何问题（4分）
	移动时需要中等到大量的辅助，不能抬起身体避免在床单上滑动，常常需要他人帮助才能复位。大脑麻痹、挛缩、激动不安导致不断地摩擦	可以虚弱地移动或需要小的辅助，移动时皮肤在某种程度上与床单、椅子、约束物或其他物品发生滑动，大部分时间可以在床上、椅子上保持相对较好的姿势，但偶尔也会滑下来	可以独自在床上或椅子上移动，肌肉的力量足以在移动时完全抬起身体，在任何时候都可在床上或椅子上保持良好姿势	

（二）诺顿评分

诺顿评分包括五项内容：身体状况、精神状况、活动能力、灵活程度、失禁情况。

分数低表示危机增加。分数 < 14 分表示较易发生压迫性溃疡，而 < 12 分表示十分高危。下表为诺顿评分（Norton Scale）（表52-2-11）。

十二、生活质量评定

生活质量评定包括 SF-36、Spitzer 生活质量指数（The Quality of Life Index, QLI）和世界卫生组织生活质量简表（WHOQOL-BREF）。

（1）SF-36 评估内容包括躯体活动功能、躯体功能对角色功能的影响、躯体疼痛、总体健康自评、活力、社会功能、情绪对角色功能的影响和精神健康等八个领域。

（2）Spitzer 生活质量指数（The Quality of Life Index, QLI）是应用于测量患者活动水平、社会支持和精神健康状况的量表。包括 5 个方面的内容：活动、日常生活、健康、支持、

表 52-2-11　诺顿评分（Norton Scale）

压力性损伤危险因素评估 - 诺顿评分（Norton Scale） 美国卫生保健与研究组织推荐		
参数	结果	分数
身体状况	好	4
	一般	3
	不好	2
	极差	1
精神状况	思维敏捷	4
	无动于衷	3
	不合逻辑	2
	昏迷	1
活动能力	可以走动	4
	在他人协助下可以走动	3
	坐轮椅	2
	卧床	1
灵活程度	行动自如	4
	轻微受限	3
	非常受限	2
	不能活动	1
失禁情况	无失禁	4
	偶有失禁	3
	常常失禁	2
	完全大小便失禁	1

情感。每项可评 2 分，1 分，0 分，共 5 项。总评分最高 10 分，最低 0 分，分数越高，表示生活质量越佳。

（3）世界卫生组织生活质量简表（WHOQOL-BREF）评估内容包括生理、心理、社会关系、环境 4 个领域。

（朱　毅）

第三节　老年人的运动治疗

一、跌倒

跌倒是指人因为突发、不自主的和非故意的体位改变而倒在地上或更低的平面上。按照国际疾病分类（ICD）-10，跌倒包括：①从一个平面至另一个平面的跌落；②同一平面的跌倒。老年人跌倒大多数是第二类。跌倒是我国 65 岁以上老人伤害性死亡的首要原因。

（一）跌倒的危险因素

老年人跌倒的危险因素主要包括年龄、性别、运动情况、心理因素、用药情况、感觉系统和神经系统功能状态、平衡能力与肌肉力量水平、是否有跌倒史和生活环境是否安全。

（二）跌倒发生的后果

跌倒在老年人群中经常发生，随着年龄的增长，跌倒的发生率也在不断地增加。跌倒是老年人脑损伤和脊髓损伤的第二大原因，而且每年女性非致死性跌倒受伤率比男性高出 48%。有过跌倒史的老年人为了避免自己再次发生跌倒，减少了自己的运动量，导致机体功能进一步退化。跌倒还会导致各种并发症，比如跌倒引起的髋部骨折可因制动造成关节活动度下降，长期卧床导致压力性损伤使老人的心理情绪发生改变；跌倒的发生也可使老年人失去独立行动能力和照顾自己的能力，甚至死亡。

（三）跌倒的预防和干预措施

1. 预防策略　在国际上公认的预防策略包括以下五个方面。

（1）教育预防策略：包括老年群体和一般人群，开展健康教育讲座，改变人们对跌倒的态度和看法，加强人们的健康和自我保护意识。

（2）环境改善策略：减少环境中的危险因素，降低老年人跌倒的风险。

（3）工程策略：制造对人们更安全的产品。

（4）强化执法策略：制订和实施相关法律、规范，为人们创造安全的环境，生产安全的产品。

（5）评估策略：评估内容包括干预措施、干预项目和其他政策。通过评估知道预防和控制跌倒的最有效的方法。

2. 个人干预措施　通过老年人的评估结果，纠正和改善老年人的不健康生活方式和行为，加强老年人平衡功能的训练，减少或者消除可能诱发跌倒的环境因素，预防跌倒的发生。

（1）健康教育

①加强防跌倒的知识和技能学习，增强防跌倒意识。

②坚持体育锻炼，增强肌肉力量，提高躯干和四肢的协调性和平衡能力，从而减少跌倒的发生。

③使用适当的辅助具，比如拐杖、手杖和助行器。要把使用的辅助具和生活常用的物品放在触手可及的地方。

④熟悉生活环境，包括家居环境和社区环境。

⑤心理支持，和睦的家庭能够给老年人创造快乐的生活氛围，从而减少情绪波动。家庭成员要从心理上关心老年人，消除老年人对跌倒的恐惧心理。

（2）调整生活方式

①上下楼梯时尽可能使用扶手，尽量少走过陡的台阶和过高的楼梯。

②走路时步态保持平稳，行走速度要慢，避免携带沉重物品行走。

③尽量不去人多的地方，雨后避免外出活动。

④睡前避免饮水过多导致夜间经常起床，床旁尽量放置小便器。

⑤不在无人的地方独自活动。

⑥适当的照明：老年人的视力逐渐减退，对于光线的调节能力变差。因此应该在老年人的活动范围内保持明亮的光线。另外夜间应留夜灯，以方便夜晚行动。

（3）特殊人群处理：有视觉、听觉和其他感知障碍的老年人应使用辅助具，如佩戴视力补偿设施、助听器和其他的补偿辅助具。

（4）家庭干预措施

①家庭环境改造：a. 将环境中的危险源移除，走廊和楼梯间不能存放垃圾或者杂物。门口不设门栏，保持室内和走廊楼梯的干燥。b. 家具的摆放位置要固定，不要经常变动，有障碍物的地方要及时清除，以利于通行。c. 合适的地板：不能铺瓷砖或者大理石地板，地面高低落差不宜太大，地板不能打蜡，避免使用小块的地毯，若需要则建议选择有牢固的防滑底且边缘固定的地毯。d. 浴室：浴室是最容易湿滑的地方，也是预防老年人跌倒的重点区域。浴室及洗手间地面应保持干燥，防滑的地面及扶手是基本的要求。地板应有防滑设备，马桶、

洗手台及浴缸旁都应装有坚固的扶手。e.合适的家具：老年人不适合坐太低和太软的椅子（如沙发），椅子要有扶手。床的高度要适中；老年人衣柜的合适高度是站在平地就可以够取，不能使用垫脚物；家具中尖锐的地方加上防撞条或者海绵。f.增添必要的设备：使用坐式马桶，在楼梯、浴室等处安装适当高度的扶手，调整水槽、马桶、橱柜、座椅及厨房用具等设备的高度，方便老人使用。

②生活照顾：a.为老年人挑选容易穿脱的衣物，防滑的鞋子。b.无自理能力的老年人，必须有专人照顾。

（5）社区干预措施：社区相关组织将预防老年人跌倒列入工作计划，由专人负责。

①社区街道、居委会和社区卫生服务机构定期在社区内开展有针对性的跌倒健康教育，提高老年人对跌倒危险因素的认识，了解跌倒的严重后果以及预防措施。

②社区相关机构对社区老年人进行跌倒风险评估，定期开展老年人居家环境入户评估及干预。

③社区相关组织定期访问独居老年人。

④加强社区管理，禁止在社区的楼道和走廊间堆放杂物和垃圾。

⑤设立预防跌倒警示牌。

（四）老年人跌倒后的处理

（1）自己起身：老年人在家跌倒后，如果没有发生骨折和脑部创伤可自己起身。起身步骤：①把身体移动到有椅子的地方，休息片刻待体力恢复之后，尽量使身体向椅子方向翻转，使身体转向俯卧位，翻转过程中尽可能放慢速度。②双手支撑在地面，慢慢起身，使身体形成双膝跪位，然后扶着椅子，以椅子支撑站起来。站起来之后如果没有发生不适，原地休息以恢复体力。如果起身之后发现身体不适，要及时打电话寻求家属的帮助，并告知自己跌倒的原因和过程。

（2）现场处理：如果老年人在户外或者社区发生跌倒，不要立即扶起和随意移动老年人，须根据情况处理。跌倒后意识出现障碍者：①立即拨打急救电话。②有外伤或者出血者，立即止血包扎；有呕吐者清理口鼻呕吐物，保持呼吸道通畅。③心跳、呼吸停止，立即进行心肺复苏。④等待急救车到来，送往医院检查治疗。跌倒后意识保持清楚的老年人：①询问其跌倒情况和是否记得跌倒的过程，如果没有记住，考虑是否晕厥和出现脑血管意外。②询问老年人有无疼痛出现，观察老年人是否有脑卒中的表现。③如有外伤出血者，进行止血包扎。④家属送其到医院检查。

二、骨质疏松症

骨质疏松症（osteoporosis，OP）是一种以骨量减少和骨组织微结构异常为特征的全身性的骨骼疾病，其骨量减少、骨组织微结构退化，致骨脆性增加而容易发生骨折。骨质疏松症可分为原发性、继发性和特发性三种类型，其中原发性骨质疏松症一般称为老年性骨质疏松症。老年性骨质疏松症并发骨折使老年人的生活质量下降，独立活动能力和日常生活活动能力降低，具有死亡率高、愈合率低、预后差等特点。骨质疏松症一般在老年女性中发病率较高。

老年性骨质疏松症的运动治疗主要包括：全身振动训练、有氧运动、抗阻训练等。

（一）全身振动训练

全身振动训练是一种通过机械振动和外在抗阻负荷诱发神经肌肉反射，促进肌肉收缩，同时给予骨骼重复性的应力刺激，进而改善肌肉－骨骼系统结构和功能的康复训练方法。

1.方法 频率30Hz，振幅5mm，每次10min，每周5次，训练周期为3~6个月。改善绝经后骨质疏松症患者的慢性背部疼痛症状，增加其股骨颈和腰椎的骨密度；频率12.6Hz，振幅3mm，每次6min，每周3次，训练周期为8个月。经研究表明，此模式可增强股骨颈和腰椎的骨密度，且比步行训练组股骨颈骨密度的改善程度高出4.3%，同时可改善平衡能力，有效降低跌倒和脆性骨折的发生风险。

2.作用 全身振动作为一种非药物的干预方式，可增加原发性骨质疏松症患者的骨密度，促进骨形成，延缓骨吸收和骨丢失过程，通过骨外效应，增加下肢肌肉力量，改善本体感觉和平衡功能，从而达到预防老年人跌倒、降低脆性骨折的风险。

全身振动训练可增加老年人下肢肌肉的最大力量、爆发力及耐力，增强运动功能，提高计时起立 – 行走测试（timed up and go test, TUG）成绩，并能增强本体感觉、平衡功能和灵活性，改善其健康状态。

（二）有氧运动

有氧运动可以延缓骨量的丢失，维持肌肉质量和骨密度。有氧运动是指持续一定时间的、周期性的训练方法。有氧运动主要包括步行、慢跑、游泳、有氧舞蹈和传统运动方法。在老年人群中，步行和慢跑是最常用的训练方法，这两种方法可以更好地控制运动强度和运动量，对于老年人更容易掌握，运动损伤也相对较少。但是这两种方法相对来说比较单调，对一些老年人来说不一定能够长久坚持，所以应该根据老年人骨质疏松的程度和兴趣爱好，制订适合该患者的治疗方案。传统的运动治疗，比如太极拳可以提高协调和平衡能力，减少跌倒，也相当于中速或慢速的行走锻炼。

（三）抗阻训练

抗阻训练也称肌肉力量训练。抗阻训练可以维持或提高机体的骨密度，防止骨质流失，

从而起到预防骨质疏松的作用。抗阻训练主要包括等张抗阻训练、等长抗阻训练和渐进抗阻训练。

必须注意的是，有氧运动需要长时间坚持，有氧运动的停止可能会使运动增加的骨量再次流失，骨质疏松症不但不会改善甚至可能还会加重。

在进行运动训练的同时可以调整生活方式，使骨质疏松症得到更好的控制。

（四）调整生活方式

1.合理饮食 摄入低钠、富含维生素D、钙和适量蛋白质的均衡膳食，避免吸烟、酗酒，慎用影响骨代谢的药物等，坚持健康的饮食习惯。

2.补充钙剂和维生素D 补充钙剂和维生素D可降低骨质疏松性骨折的风险。适量地补充钙剂可以改善骨矿化并且可减缓骨量丢失，适量补充维生素D也可以增进胃肠道的钙吸收并对骨基质矿化有促进作用，活性维生素D可以增强肌肉力量，改善神经肌肉协调及平衡能力。

三、老年人膝关节骨性关节炎

骨性关节炎（osteoarthritis, OA）是一种临床常见的慢性关节疾病，发生于单个关节或多个关节，也称骨性关节病或退行性关节病，多发于中老年人，女性多于男性。骨性关节炎在 ≥ 40 岁的人群患病率为10%~17%，> 60 岁为50%，而 > 75 岁以上的人群则高达80%。骨性关节炎的发生主要与人体功能退化、过度肥胖、炎症、创伤、关节过度使用、代谢障碍及遗传等因素有关，好发于负重大并且活动较多的关节，如膝、髋、手（远端指间关节、第一腕掌关节）、足（第一跖趾关节、足跟）、脊柱（颈椎、腰椎）等关节，其中最常发生的部位是膝关节。膝关节骨性关节炎（knee osteoarthritis，KOA）常发生于中老年人群，以关节软骨退行性变和关节周围骨质增生为病理性特征，患者多数会出现关节疼痛、关节肿胀、关节僵硬、关节畸形以及肌力下降和活动受限等临床表现，膝关节反复肿痛和关节活动功能受限会影响患者的步行功能，造成其日常生活活动能力下降，严重影响患者的生活及工作。同时，该病还会造成患者心理障碍，对其生活质量造成极大影响。据统计，我国老年人中患KOA者约占50%，并且其发病率随着年龄增长而逐渐增加。

（一）膝关节骨性关节炎的康复治疗

1. 急性期的骨性关节炎　患者主要表现为疼痛，在此时期应适当休息，减少患侧关节的负重活动，疼痛最明显时可采取卧床、使用手杖或支具等措施减轻疼痛。但长时间的制动或过多休息会引起关节僵硬，肌肉萎缩，因此适当的活动有利于血液循环，预防关节僵硬和肌肉萎缩，但活动的前提是不能引起关节的明显疼痛。

2. 运动治疗

（1）肌力训练必不可少。膝关节骨性关节炎患者大多伴有下肢力量的下降，而肌力的下降可直接导致膝关节的稳定性下降。同时，膝关节周围的软组织的强度下降，可进一步降低膝关节的稳定性，两者之间形成恶性循环。疼痛减退或消除之后，膝关节伸肌群肌力仍较正常下降约20%，而且肌力下降可以出现在膝关节骨性关节炎发生之前。因此，股四头肌和膝关节周围肌群的肌力训练，可以增加膝关节的稳定性，并且更有利于缓解疼痛。

肌力训练：包括等长、等张和等速肌力训练。等长训练关节不产生活动，但可以提高关节的稳定性，适合老年人，关节积液多、炎性反应严重和肌力较弱的患者。

（2）关节活动度训练：在非负重的条件下进行关节活动训练，可以保持或改善关节的伸展性，维持关节活动度或增加关节活动度。

训练方法：①进行关节不负重的主动运动，采用坐位或卧位进行下肢主动关节活动训练，减少膝关节的应力负荷，如坐在一张较高的椅子上，使膝关节悬空，进行屈伸摆动训练。②关节活动障碍或明显受限的患者，利用康复器械进行关节连续被动运动训练；③膝关节牵引治疗：恢复关节活动范围的功能，牵引的重量在患者的关节耐受范围内，避免引起疼痛、肿胀加重。

（3）关节松动训练：通过关节松动术的力学作用，促进关节液流动、改善关节软骨和软骨盘营养、增大关节之间的间隙、缓解关节应力、解除关节交锁症状、增加或恢复周围肌肉的弹性，降低关节周围肌肉萎缩的程度，进而促进膝关节骨性关节炎患者膝关节运动功能的恢复。膝关节的松动方法如下。

髌骨关节：①分离牵引：患者仰卧位，膝关节稍微屈膝，腘窝处垫一个毛巾卷，治疗师位于患侧，双手拇指和示指放在髌骨两侧并握住髌骨，同时抬起髌骨。②上下滑动：体位同①，治疗师位于患者患侧，向下滑动时，双手拇指放在髌骨上方，向上滑动时，双手拇指放在髌骨下方，其他四指放在髌骨两侧固定，通过双手拇指和上肢的力量向下或向上推动髌骨。

股胫关节：①长轴牵引：患者坐位，膝关节垂放于床沿边；在腘窝处放一毛巾卷；治疗师坐位或半蹲位，双手握住小腿远端并固定，通过上肢或身体的力量向足底进行牵拉。②前后向滑动：体位同①，治疗师面对患者站立，上方手放在患者小腿近端固定不动，下方手握住小腿远端并向上抬起小腿，治疗师借助上肢或身体的力量向背侧推动胫骨近端。③后前向滑动：患者仰卧位，患侧下肢屈髋屈膝，足平放，对侧下肢伸直。治疗师坐在患侧床上，大腿压住患者足部，双手四指放在腘窝后方，拇指放在髌骨下缘，双手固定，通过身体后倾并利用上肢的力量向前推动胫骨。④侧方滑动：患者仰卧位，双下肢伸直，治疗师面对患者站立双手托起患侧膝关节，内侧手放在小腿近端，外侧手放在大腿远端并固定，内侧手通过上肢的力量向外推动胫骨。

上胫腓关节：①前后向滑动：患者仰卧位，患侧下肢屈髋屈膝，足平放，对侧下肢伸直。治疗师坐在患侧床上，大腿压住患者足部，双手拇指放在腓骨小头上，四指放在小腿近端两侧。双手固定，通过上肢和身体前倾的力量向后推动腓骨小头。②后前向滑动：患者仰卧位，小腿下方垫一个小枕头。治疗师位于患侧，双手拇指放在腓骨小头后方，四指放在小腿近端两侧。双手固定，通过上肢和身体前倾的力量向前推动腓骨小头。

（4）有氧运动：行走或慢跑，骑自行车和游泳，可以维持膝关节的功能。

3. 物理因子治疗 物理因子治疗可以减轻疼痛、消除炎症和缓解关节僵直。超声治疗是最常使用的方法之一，主要针对骨性关节炎疼痛和运动功能受限。急性期骨性关节炎主要选用脉冲式高频超声治疗疼痛和炎症，慢性期则选用连续高频超声治疗由骨性关节炎引起的功能受限。其他常用的物理因子治疗包括热疗、冷疗、水疗等。急性期关节发热肿胀时可进行局部冷敷；急性期之后可使用蜡疗和红外线镇痛和消肿；低中频电疗，如调制中频电疗法、音频电疗法、干扰电疗法等，可促进局部血液循环；高频电疗法，如微波、超短波、短波疗法，主要作用有消炎、镇痛、缓解肌肉痉挛和改善血液循环。急性期的主要目的是消炎止痛、消肿和改善关节功能；慢性期物理治疗的目的是以增强局部血液循环和改善关节功能为主。

4. 合理饮食和控制体重 避免暴饮暴食，保持标准体重，减轻关节负担。

5. 辅助具的使用 辅助具可以预防和矫正由骨性关节炎引起的关节畸形，保持和代偿关节功能，减轻负重关节的应力负荷，从而减慢关节畸形的发展。如使用手杖、助行器和佩戴膝关节护具等可以减轻膝关节承受的压力。穿软的、有弹性的"运动鞋"，用适合的鞋垫等，均可减轻受累关节的负荷，保护关节。

6. 能量节约技术 改造家庭环境，适应疾病需要；使用合适的辅助装置或者在最佳的体位完成 ADL 活动；劳逸结合；保持良好的姿势；对于病变关节，可在减重的情况下进行，使用能量节约技术，可以提高 ADL，并且可以在活动中更好地保护病变关节。

（二）药物治疗

主要使用控制症状的药物、改善病情的药物及软骨保护剂。

（三）外科治疗

经保守治疗无明显效果，病变严重及关节功能明显障碍，或不能通过一般的治疗手段改善的患者可以考虑外科治疗，以矫正畸形和改善关节功能。外科治疗的主要手段包括关节镜手术和开放手术。

四、老年期精神障碍

（一）阿尔茨海默病

阿尔茨海默病（Alzheimer disease, AD）是一种中枢神经系统性病变，发病早期不易被发现，病程呈进展性，是老年痴呆最常见的一种类型。主要的临床表现是认知功能障碍、言语功能障碍和精神行为异常等精神症状，严重影响了老年人的日常生活活动和社交活动。

（1）认知功能障碍：先开始出现记忆障碍，以近期记忆受损为主，表现为不能记忆刚发生的事、说过的话，忘记熟悉的人名，但能记住年代久远的事情。这种现象早期经常会被忽略，误认为是老年人忘事，但逐渐会影响到了患者的日常生活。

（2）言语功能开始受损，出现命名障碍，找词困难，时间地点定向障碍，执行功能下降等。

（3）精神行为异常和日常生活活动能力下降，AD患者会出现抑郁、焦虑、幻觉、妄想等心理症状；会出现攻击性行为，坐立不安，行为举止不当，踱步和尖叫等行为症状，同时也会出现大小便失禁等。患者在疾病发展的过程中出现这些症状，会严重影响了患者和照顾者的生活质量，成为痴呆患者住院的主要原因。

（二）阿尔茨海默病的康复治疗

1. 运动治疗　指导患者打太极拳、散步、体操、跳舞等运动。

2. 作业治疗　主要包括日常生活活动能力训练，根据患者自身情况，先训练患者的穿衣、洗漱、进食、大小便、语言交流等，协助并指导患者穿衣、整理床铺、洗漱、进食、如厕、打电话、上下楼梯等。

3. 精神运动康复　AD患者往往出现了空间与时间障碍，他们失去了对空间的感知，对时间的顺序性、期限性和连续性也出现记忆障碍。

空间是生命适应环境的基本要素，空间结构化可以让人在环境中知道自己的所处的位置，并在空间参照框架里进行任意活动。空间也是关系和沟通的载体，它将自我与其他隔离开来。AD患者失去了对外部空间和自我身体的识别，失去了对空间距离的认知。

时间是一个关键要素也是重要的组织者，它与空间不可分割。任何的动作、行为都是在特定的时间和空间里进行的，时间结构是理解世界和环境的工具，让主体可以适应环境，进行沟通和社交。时间的顺序性和连续性是人在儿童时期在做同样的事情或者事件序列时所知觉到的，时间的期限性是某一活动开始和结束

（散步的时间长度）之间的时间量。对于AD的患者来说，他们往往感觉不到时间的顺序性、连续性和期限性。

在精神运动康复中，通常让患者重新认识或者在熟悉的环境中唤醒他对空间和时间的感知和认识。精神运动康复的目标：改善患者的认知功能，回归家庭。以模拟生活为例。训练方法：①模拟一个日常生活环境场景，通过灯光调节模拟一天的生活；②指导和协助患者在这个环境里进行家具的摆放和日常生活用品的摆放；③规划行走路线，带患者熟悉和记忆物体所摆放的位置；④开始一天的生活模拟，根据患者的兴趣爱好，设计一些娱乐活动；⑤每天重复③和④的活动，加深患者对活动的记忆。

在整个训练的过程中，以患者的感受为主，时刻关注患者的心理变化，从而调整训练方式，避免在患者不接受的情况下进行训练，否则会导致患者情绪变化过大，拒绝训练。在模拟生活训练过程中，通过空间结构的策划，物品的重复使用或者事件的重复性，让患者对空间和时间的理解更准确，同时对患者的记忆功能训练也起到了重要的作用，记忆与空间和时间之间也有着很密切的关系。

五、老年人慢性疼痛

疼痛成为一种新兴的老年群体症状，大约有30%超过60岁的老年人都有着慢性疼痛。骨性关节炎、腰背痛、糖尿病周围神经病变的疼痛等都是老年人慢性疼痛的原因。然而老年慢性疼痛未得到重视，一项来自美国10个州21 380例养老院老年人的调查发现，有持续性疼痛的老年人占到49%，其中24%的人从未接受过任何镇痛治疗。疼痛会影响老年人的生活质量和生活满意度，使老年人的生活质量和生活满意度都降低。

除了药物治疗疼痛以外，体能锻炼也可以

帮助老年人减轻疼痛，并且体能锻炼可以减缓身体功能下降，改善心理健康和提高生活质量。

认知行为疗法治疗疼痛。认知行为疗法是一种心理治疗方法，它可以通过改变思维或信念和行为来改变不良认知，以达到消除不良情绪和行为的目的，包括松弛术（如呼吸松弛训练法、渐进式肌肉放松法等）、冥想、引导想象、催眠、生物反馈、音乐疗法等。

六、压力性损伤

（一）老年人发生压力性损伤的危险因素

1. 老年人皮肤的改变 老年人身体末梢循环较差，受压处的皮肤和皮下组织容易发生缺血缺氧，形成损伤。另外老年人的自主神经调节功能较差，排汗系统功能差并造成老年人的皮肤过干或过湿，皮肤过干或过湿会增加老年人发生压力性损伤的风险。

2. 感觉功能降低 由于中枢神经系统和外周神经系统的功能降低，神经反应速度和传导速度减慢，因此对外界的反应迟钝。

3. 营养不良 老年人的消化系统功能降低容易引起营养不良。营养不良引起身体的各营养成分减少，白蛋白的减少会引起低白蛋白血症，而低白蛋白血症的患者中有 75% 的患者患有压力性损伤，而正常的白蛋白水平的正常老年人中只有 16.6% 的人患有压力性损伤。

4. 长时间受压 老年人身体虚弱引起卧床时间增加，使皮肤和皮下组织长时间受压，形成压力性损伤。

（二）老年人压力性损伤的预防

1. 心理支持 老年人相较于青年人压力性损伤的发生率更高，由于疼痛或者其他原因导致活动减少，造成局部长时间受压而形成压力性损伤。因此，要与患者进行有效沟通，消除患者的恐惧心理，鼓励患者适当进行体位变换，必要时给予药物镇痛治疗。

2. 局部护理 避免组织长时间受压，长时间保持固定体位的患者要经常进行受压部位减压，按摩或给予其他合适的坐垫。保持身体和衣物的清洁，保持全身皮肤完整、清洁、干燥，减少外源性感染。

3. 药物预防 选用碘附、凡士林涂抹于局部受压处皮肤。

（三）老年人压力性损伤的治疗

1. 心理治疗 老年人卧床时间过长，发生压力性损伤，且生活不能自理，容易产生焦虑、抑郁、自卑、恐惧心理，害怕给家里人造成负担。此时要耐心地与老年人沟通，给予老年人更多的关心与爱护，帮助老年患者树立战胜疾病的信心。

2. 局部治疗 一旦压力性损伤形成，要积极采取各种措施进行治疗。保持创面清洁干燥，有坏死组织须及时处理掉，促进肉芽组织生长。对患处使用紫外线或激光治疗。

3. 营养支持 补充高蛋白、高维生素和高热量的易消化饮食。

七、睡眠障碍的治疗

入睡时间延长，觉醒的次数增加，在床上的时间太多，但真正入睡的时间很少，对睡眠的满意度降低，日间嗜睡的情况和打盹的次数增加等，是老年人对睡眠的主诉，导致老年人出现睡眠障碍的因素主要有老年人生物节律的改变，原发性睡眠障碍，内科疾病的发生和存在精神疾病，比如焦虑和抑郁，多种药物的使用和不良的睡眠习惯等。

改善老年人的睡眠障碍首先需要改变不良的睡眠习惯，让患者在只有疲劳或者犯困的情况下才可以上床睡觉，如果患者在 20min 内无法入睡，必须起床，做一些让自己放松的事情，听听音乐或者做一些自己喜欢的事情，犯困之后才可以上床睡觉，如果还是无法入睡，还是要重复之前的事情，直到患者在数分钟内入睡。存在昼夜颠倒的患者可以通过明亮光线疗法强化并诱导睡眠－觉醒周期。

八、营养与运动

营养与运动紧密相关并相互影响。肌肉的质量和强度必须通过足够的运动来维持，与此同时，要保持平衡膳食，包括摄入足够的蛋白质、维生素、能量和微量元素来满足新陈代谢的需求。营养和运动在维持骨密度和骨量方面也有着重大意义，维持骨骼的营养需要有足够的蛋白质、维生素和能量的摄入，特别是维生素D和钙的摄入，而运动可以减少骨密度的下降和骨量的丢失。长时间的卧床会使骨密度和骨量快速下降，即使有最佳的饮食，运动不足也不能减缓骨质减少的速度。由于运动对骨密度维持有促进作用，与饮食相结合可以更好地防治骨质疏松症，使人体维持在正常的生理水平。

九、压力性尿失禁的运动治疗

压力性尿失禁是指腹压突然增高导致尿液不自主流出的现象，其主要特点是安静状态下无尿液流出，在咳嗽或者打喷嚏时腹压突然变化就会出现漏尿现象。尿失禁的发生使老年人的生活质量受到了很大的影响，并且会使老年人产生心理问题。现在越来越多的人也开始关注并重视尿失禁的问题，只有改善或解决患者尿失禁的问题，才可以让其重新获得生活幸福感。改善压力性尿失禁的方法主要有盆底肌训练和传统提肛训练。瑜伽运动和排尿中断训练也可以达到尿失禁的治疗效果。这里主要介绍盆底肌训练和传统提肛训练。

（一）盆底肌训练

盆底肌训练又称"Kegel运动"，主要方法是：①排空膀胱；②体位选择站立位、坐位或仰卧位都可；③全身放松，开始进行盆底肌肉收缩－放松训练，盆底肌肉收缩5s，放

松5s，重复20~30min，每天3次，连续锻炼10~12周。盆底肌训练在临床实践中取得了很好的效果，但是这也必须要求患者有较高的依从性和毅力。

（二）传统提肛训练

传统提肛训练是在收缩肛门和放松肛门的同时，加上深呼吸训练，并且让患者的意念集中在肚脐或肚脐以下。相对于"Kegel运动"，传统提肛训练对老年人来说更容易接受和学会。

（朱　毅）

第四节　老年人健康促进

老年人生活满意度的影响因素主要包括：健康，经济和社会支持等方面，并且存在人口学差异。大多数的老年人的生活满意度一般较好，但农村的老年人的生活满意度比城市的老年人的生活满意度要差，这主要与农村的经济发展和社区服务条件有关。

社区康复（community-based rehabilitation, CBR）是指通过社区为残疾和功能障碍者提供基本服务和训练，使他们重新获得生活、学习和参与社会的能力。对于老年人来说，社区康复的发展可以为他们提供更好的健康促进平台。

一、社区康复的发展现状和存在的问题

我国社区康复的发展起步较晚，现阶段的社区康复工作也存在很多问题，社区康复主要包括生理、心理和社会三个方面，然而人们对社区康复的认识还停留在生理功能恢复的层面上。现在的社区康复发展地区不平衡，城市的社区康复发展相对较好，但大部分的残疾人和功能障碍患者都生活在农村，农村社区康复的医疗卫生条件差，医疗保障不足，资金匮乏导致社区康复发展滞后。

二、社区健康教育对老年人健康促进的作用

由于住院周期有限，疾病病程较长等原因，许多的功能障碍者选择回到家庭和社区生活。此时，如果社区的医疗设施、服务水平不到位，将不利于患者的功能障碍的恢复，影响其生活质量和康复结局。因此，发展社区康复是极为重要的。

社区健康教育是通过社区卫生服务人员以服务为中心，以健康为目标，以社区为单位，以社区人群为教育对象，有目标有组织地进行健康教育活动。把医学保健知识、意识和能力传授给社区老年人，不断提高他们的自我保健意识和能力，以促进自身健康，在一定程度上使有益于身体健康的因素不断地增多，使影响身体健康的因素大幅度地减少，尽可能帮助社区居民可以健康地生活，这是健康促进的主要内容。

（一）加强社区健康教育管理

建立和完善社区健康教育工作平台；进一步规范社区健康教育管理；强化专业人员培养，培养合格的全科医生，使社区的健康教育人员具备社会动员、倡导、传播与教育、计划设计、实施、监督与评估等技能。

（二）创新多种健康教育方式

设立社区健康生活指导站和健康咨询服务点；开具健康处方；组织社区居民进行定期的健康检查。

（三）健康教育活动方式多样化

开展健康宣传咨询活动；开展健康教育讲座及知识竞赛；创造社区居民体育运动的机会。

三、老年人的运动与身体健康

老年人的身体活动量与运动、体适能和健康有着非常密切的联系。身体活动是指肌肉做功产生的动作，包括日常生活活动和运动。体适能是人体除了适应日常工作和娱乐生活的能力之外，还能够适应突发的状况。健康是指人躯体功能和精神心理功能都处于良好的状态。身体活动、体适能和健康之间相互联系、相互影响（图52-4-1）。身体活动越多，体适能越好，身体也更健康；体适能越好，身体活动也越多，身体健康状态越好；健康状态较好，身体活动也越多，体适能也越好。对于老年人来说，身体的活动量减少，体适能衰退，这会对老年人的健康产生很大的影响。

针对老年人，我们更应该鼓励他们进行一定量的身体活动，这样可以维持身心健康，提高生活质量。

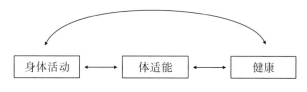

图 52-4-1　身体活动、体适能和健康的关系

（朱　毅）

第五十三章

肥胖症

肥胖症（obesity）是由于各种原因引起机体能量供需失调，饮食中能量的摄入多于机体能量的消耗，以致过剩的能量以脂肪的形式贮存于体内。肥胖症根据病因可分为单纯性肥胖及继发性肥胖两类。其中单纯性肥胖较为常见，指无明显内分泌、代谢性疾病病因，但伴有脂肪与糖代谢调节障碍的一类肥胖。继发性肥胖是指由某些疾病引起的肥胖，其发病原因常为下丘脑病变、垂体病变引起内分泌功能紊乱、肾上腺疾病、甲状腺功能减低等，通过对原发病的治疗，一般肥胖症多可消除。

第一节　临床表现与治疗机制

一、肥胖症的临床表现

（一）病理生理基础

肥胖症的病因和发病机制目前尚不完全清楚，但一般认为是由遗传因素、环境因素、生活方式及社会因素等共同作用的结果。从代谢研究的角度来看，则是基于代谢紊乱，这也是肥胖症从基因到临床表现的中心环节。肥胖者多存在脂类代谢紊乱，脂肪合成过多，而脂肪水解和脂肪分解氧化无明显异常。血浆甘油三酯、游离脂肪酸和胆固醇往往会高于正常水平。

（二）症状和体征

肥胖症初期自觉症状不明显，随着肥胖的加重，会出现心血管和呼吸系统症状，表现为在体力活动时易感疲劳、心悸、气短，严重时还会出现心、肺功能衰竭。肥胖患者因体重增加，可引起下腰痛、关节痛等骨关节系统疾病，并且常伴随便秘或腹胀，易患脂肪肝和胆结石，肾结石在肥胖患者中的发病率也较高。肥胖患者可因体型而引起自卑感、焦虑、抑郁等心理方面的问题。

（三）常见并发症

1. 增加死亡率　早前国际肥胖病大会就有报道，全球因肥胖而死亡的人数已超过同期因饥饿而死亡的人数。在最近一个关于 BMI 和所有原因死亡率的相关性研究中，总计 189 项前瞻性研究的近 400 万来自四大洲（亚洲、澳洲、欧洲和北美）的参与者进入荟萃分析，结果发现，BMI 在 20.0~25.0 之间的个体所有原因的死亡率最低。BMI > 25.0kg/m^2 后，个体全因死亡风险显著增加，死亡率的增加与 BMI 大体呈对数线性相关。并且在此情况中，BMI 每增加 5kg/m^2，男性的死亡风险要高于女性，年轻人要高于老人。另有研究报道称，对于体重指数较高的人，如果他们有一个低风险的生活方式因素就能降低过早死亡的风险，而 BMI 介于 18.5~22.4 之间并且健康饮食、体力活动较多、适度饮酒、不吸烟的个人其过早死亡的风险最低。

2. 肥胖相关性高血压　高血压与肥胖的关系可以是血压升高继发于肥胖，也可以是血压升高先于肥胖，目前临床上并未予以明确区分，统称为肥胖相关性高血压。肾脏、神经系统、血管内皮功能异常及脂肪病变在肥胖致高血压的机制中均发挥了重要作用。美国健康及营养状况调查（NHANES）III 研究显示，体重的增加，尤其是年轻人，可作为每个年龄组或体重指数组评估高血压的重要危险因素。男性随着体重指数增加，高血压患病率增加十分明显，BMI<25kg/m² 的患病率约为 15%，而 BMI>30kg/m² 的则为 42%。相比而言，女性高血压患病率的增加幅度稍低，BMI<25kg/m² 的患病率约为 15%，而 BMI>30kg/m² 的则为 38%，其中尤以腹部肥胖者最明显。

3. 2 型糖尿病　肥胖和 2 型糖尿病（type 2 diabetes mellitus, T2DM）关系密切，中国超重与肥胖人群的糖尿病患病率分别为 12.8% 和 18.5%；而在糖尿病患者中超重比例为 41%、肥胖比例为 24.3%、腹型肥胖 [腰围 ≥ 90cm（男）或 ≤ 85cm（女）] 患者高达 45.4%，T2DM 合并肥胖的管理形势非常严峻。我国临床内分泌学专家根据当前中国 T2DM 和肥胖患者流行病学特征及现有的临床证据，制订出最新的 2016 版中国 T2DM 合并肥胖综合管理专家共识，共识中提到体重增加是 T2DM 发生的独立危险因素。体重或腰围增加均可加重胰岛素抵抗，增加 T2DM 的发生风险，以及血糖控制的难度。并且肥胖与糖尿病存在的其他代谢异常协同作用可进一步加剧 T2DM 慢性并发症的发生。

4. 冠心病　有研究结果证实，肥胖尤其是腹部肥胖是临床冠心病的独立危险因素。肥胖患者的冠心病发病率增加可能是多种因素共同作用的结果，至少包括以下几个方面：①肥胖可影响冠心病的多种危险因子，使其发病的危险增加，同时肥胖患者中以胰岛素抵抗为基础的糖尿病、高血压、血脂代谢紊乱等高发病率正是公认的动脉粥样硬化的重要促发和加重因素；②肥胖使心脏负荷增加，过高的左心室负荷将导致心肌肥厚；③肥胖患者的凝血－纤溶系统活性存在异常，易发生动、静脉血栓形成，是血栓性疾病的高危人群，因此，肥胖者急性冠状动脉事件发病率较高。

5. 骨性关节炎　骨性关节炎（osteoarthritis, OA）是最为常见的一种关节炎，现有的研究结果已充分证实了肥胖对承重关节特别是膝关节 OA 的影响。肥胖导致关节面的承载负荷增加，影响关节力线，同时加速软骨磨损、老化，这是承重关节容易患 OA 的重要原因。但近年来越来越多的研究表明，肥胖与非承重关节的发病和进展密切相关。其中肥胖与手关节 OA 的相关性提示 OA 不仅与生物负荷的加重有关，而且可能也与肥胖的全身代谢因素有关，如糖耐量异常、脂质异常症等间接影响着关节。因为手远端指间关节并非负重关节，但是指骨性关节炎的发病率却随体重的增加而增多，这可能与肥胖并存的相关代谢异常（如脂类、嘌呤和糖类代谢等）有关。其中脂质代谢过程中产生中间代谢产物如花生四烯酸可以加重局部的炎症，加速骨性关节炎的发生。

6. 其他　除以上常见并发症外，肥胖患者与正常人相比，阻塞性睡眠呼吸暂停低通气综合征的患病率明显增高，具体可表现为打鼾、可见的呼吸暂停、窒息、睡眠的觉醒和过度嗜睡等；同时最近一项大样本荟萃文献报道称，肥胖会增加 11 种癌症风险，癌种包括食管腺癌、多发性骨髓瘤、结直肠癌、肝癌、胆道系统肿瘤（胆囊癌、肝外胆管癌、壶腹癌）、胰腺癌、绝经后乳腺癌、子宫内膜癌和肾癌。此外，肥胖增加多囊卵巢综合征、良性前列腺增生的患病率，肥胖相关黑棘皮病、肥胖相关性肾病等均有报道。

二、肥胖症的治疗机制

肥胖症的治疗机制是通过饮食控制减少能

量摄入，通过运动锻炼增加能量消耗，使机体所需能量维持在负平衡状态，并长期维持，以使体内过剩的脂肪组织转换成能量释放，逐步达到减少脂肪、减轻体重的目的。当体重减轻到理想体重后，保持能量摄入与消耗平衡，防止肥胖复发。减重治疗包括饮食控制、运动锻炼、生活方式调整、内科药物及外科手术治疗

等多种手段。科学合理的营养治疗联合运动干预仍是目前最有效、最安全的治疗手段，可用"少吃多动"四个字加以概括。在此基础上，根据肥胖患者个人的具体情况加上其他治疗，如药物、中医针灸、心理等综合治疗，就能取得更佳的效果（表53-1-1）。

表 53-1-1　可实现减重 5%~10% 并控制体重的高强度综合生活方式干预推荐方法

干预方法	减轻体重	控制体重
减肥辅导	6 个月内接受干预专家所开设的减肥辅导课程至少 14 次（个人或团体形式参与）；建议选择课程结构相似、能够实现全面网络教学干预且以循证医学为基础的商业项目	每月 1 次或更频繁地接受由干预专家开设的专业减肥课程，现场或电话方式参与皆可，至少坚持 1 年
饮食	低热量饮食（女性每天通常为 1200~1500kcal，男性每天 1500~1800kcal），根据个人喜好和健康状况进行大量营养素成分的摄入	与已减重匹配的减热量饮食，根据个人喜好和健康状况进行大量营养素成分的摄入
体力活动	每周至少进行 150min 的有氧运动（例如快走）	每周 200~300min 的有氧运动（例如快走）
行为疗法	通过纸质日记或智能手机记录食物摄入和体力活动；每周监测体重；接受行为改变课程（例如糖尿病干预计划），包括目标设定，问题解决和刺激控制等；定期反馈并接受干预专家的支持	根据需要，偶尔或频繁地监测食物摄入和体力活动；每周或每日监控体重；接受行为改变课程，包括解决问题，认知重建和预防复发；定期接受从干预专家那里得来的反馈

（朱玉连）

第二节　肥胖症的运动治疗

一、运动减肥的原则

从理论上说，在个人的日常生活中加入运动锻炼可以使其体重发生改变。但是对于运动减肥来说，运动处方中合适的运动量（强度、频率、持续时间）是控制肥胖的关键。除运动量外，还必须考虑患者的当前健康状况和身体状况。同时，肥胖患者进行运动时还可根据个人的兴趣爱好选择不同的运动。

二、运动处方

（一）运动类型

从能量消耗的角度而言，运动减肥中应当选择的主要运动类型是有氧训练，并且可以

安全和舒适地进行更长时间的运动。对于肥胖患者，为了成功达到减肥和控制体重的目的，最简单易行的有氧运动方式是步行。因为步行不需要特殊的设备或衣服，也不需要健身俱乐部的会员身份，并且风险最小。步行一般可分为快速步行、中速步行和慢速步行。步行应选择在环境安静、优美的地方进行，每分钟120~140 步为快速步行，适合全身情况良好者；每分钟 100~120 步为中速步行，适合情况一般者；每分钟 70~100 步为慢速步行，适宜于年龄较大和身体较差者。除此以外，常见的有氧训练还包括慢跑、骑自行车、跳舞、游泳和登山等。

关于运动减肥的荟萃分析的结果表明，有氧训练在减少体重、体脂肪量、腰围和改善

心肺功能方面优于抗阻训练，而后者在增加瘦体重（去脂体重）和肌肉力量方面优于前者。瘦体重的增加可以提高人体安静状态下的代谢率，也就是说，瘦体重多的人比瘦体重少的人消耗的能量要多，以此达到运动减肥的目的。目前的研究报道均认为有氧训练和抗阻训练相结合是最理想的锻炼方式。但即便如此，运动模式间存在的一些小差异仍旧表明患者可以从任一训练模式中获益。这些小差异就涉及运动强度（从低到强）和运动量（每周45~300min）的变化，以及持续时间的长短（2.5~6个月），并且进一步支持适宜的运动量（即强度、频率、持续时间）是获得最佳减重效果的关键。

近年来高强度间歇训练（high-intensity interval training, HIIT）对人类健康的影响受到了越来越多的关注。HIIT的特点是强度较大（常采用全力冲刺或90%最大摄氧量强度），但运动时间相对较短（单位运动时间可持续几秒到几分钟不等），并可通过间歇避免不适的症状出现，所以较容易被接受和完成。对于肥胖患者而言，HIIT的训练方式可以较好地弥补中低强度有氧运动的缺陷，即持续时间较长，运动节奏单调，大多数肥胖患者难以坚持，并且研究发现相同能量消耗的间歇运动训练与持续训练相比减脂效果相同，但在改善肥胖患者的血管内皮功能、降低心血管疾病危险方面效果更好。从现有的研究成果来看，HIIT的干预是相对安全的，减重效果已初步得到证实。此外HIIT也被证实能有效提高肥胖患者的有氧能力，干预后VO_{2max}或VO_{2peak}均有不同程度的提高，这对于降低心血管疾病危险有其重要意义。

（二）运动强度

虽然对于运动本身而言，运动强度的选择范围可以非常广泛，但为了达到运动减肥的目的，范围则变得相对受限。低强度的运动产生名义上的热量消耗，但若要产生有意义的热量消耗，对于运动时间就会有不切实际的要求；高强度或剧烈运动与健康风险相关联，因此中等强度的运动被认为最适宜。中等强度的有氧训练可以表现为轻快的步行，伴随着心率显著地加快。而剧烈运动如快跑则会导致呼吸加快以及心率大幅增加。

大多数想通过运动减肥的人不适宜进行剧烈运动。此外，对于许多超重/肥胖患者，剧烈运动有健康风险，包括心肌梗死的风险轻微增加，而最常见的是骨关节的损伤。超重/肥胖患者应该避免开展一项剧烈运动的新计划，即使在原有的运动计划上逐渐增加强度，也应当谨慎行事，只有在与医护人员进行讨论之后才能进行。因此，肥胖患者选择适宜强度的训练应该是以促进体重减轻或防止体重恢复为目标的。

（三）运动频率和持续时间

鉴于运动减肥和预防体重增加的需要，一般认为每周锻炼需要消耗2000~3000kcal热量，相当于中等强度的有氧训练每周需达到200~300min。但对于大多数人而言，想要通过一到两次训练就完成200~300min的运动量是不切实际的，并且也难以做到每周锻炼7d。因此，频率和持续时间最有可能的组合是每周3~5d，每次60min或更多时间。表53-2-1为2016版中国超重/肥胖医学营养治疗专家共识中运动治疗推荐意见。对于各类型运动方式所对应的运动处方请参见表53-2-2。

（四）运动减肥的风险

已有的科学证据表明，进行少量低强度至中等强度的运动，如5~15min的步行，每周2~3次，肌肉骨骼损伤风险低，没有发生严重心脏事件的已知风险。然而，当开始和进行新的运动减肥计划时，应该考虑三个因素：年龄，

表 53-2-1　运动治疗推荐意见（2016 版中国超重 / 肥胖医学营养治疗专家共识）

推荐	证据级别	推荐意见
1. 运动对减肥的影响取决于运动方式、强度、时间、频率和总量	3	C
2. 推荐采用有氧运动结合抗阻运动的模式预防与治疗超重或肥胖	2a	B
3. 与单纯饮食或运动相比，饮食结合运动的减重效果更加显著	2b	B
4. 针对儿童肥胖，采用饮食结合运动短期和长期干预均能达到减重和代谢改善的效果	2b	B
5. 针对孕期体重管理，饮食或结合运动干预是有效的干预方式	2b	B

表 53-2-2　各类型运动所对应的运动处方

运动类型	运动处方（强度、频率、持续时间）	
有氧或耐力训练 （例如：步行、游泳、骑自行车、划船、跳舞等）	中等强度的运动或至少每周 150min（30min/d，5d；或 50min/d，3d）或者每周 60min（20min/d，3d），体力允许的话，为了达到更好的减重效果，可以将运动量增加至中等强度的运动，每周 225~300min（60min/d，5d）	中等强度的运动使人呼吸加快、出汗，但能够正常会话。自我感知劳累程度（perceived effort）是中等或困难的。中度强度的运动相当于最大心率的 55%~70%（或最大摄氧量的 40%~60%）。高强度运动训练使呼吸加快、出汗，但可能很难会话。自我感知劳累程度（perceived effort）为很困难。当使用运动负荷试验测定时，高强度的运动相当于最大心率的 70%~85%（或大于最大摄氧量的 60%）
抗阻训练 （例如：器械练习、弹力带、自由重量练习等）	每周 2~3 次，选择上肢和下肢的大肌肉群 5~10 个进行训练，以 50%~80% 最大力量为训练的初始强度，配合 10~15 次 / 组的训练，重复 3~4 组，或者训练到肌肉接近疲劳为止；逐步进展到比初始强度更大力量的训练，进行 8~10 次 / 组，重复次数可小于 3~4 组，在每组训练结束后出现肌肉疲劳	
柔韧性训练 （例如：拉伸、瑜伽）	每周 2~3 次，每个体位至少持续 30s。柔韧性训练用于改善关节活动范围，并且在有氧训练和抗阻训练之外附加使用，但不能替代前两者	
平衡和协调训练 （例如：脚跟和脚趾升高、侧步走、串联行走、单腿站立）	每周 2 次，15~30min/d，通常是低强度的运动，需要达到的预期是能完成复杂的神经肌肉控制动作	

运动水平和运动经验。

1. 年龄　适应新的一项运动锻炼计划所需的时间将受到年龄的影响。青年和青少年通常每周或 2 周可以安全地增加运动量。而老年人则需要 2~4 周甚至更长的时间来适应。

2. 运动水平　与运动水平较高的人相比，运动水平较差的人在进行相同运动计划时受伤风险较高。然而，循序渐进地增加运动量可以有效地降低受伤的风险，这一点非常适用于超重和肥胖成年患者，因为他们通常运动水平较差。

3. 运动经验　人们可以利用自己过去的运动经验学习如何尽可能减少过度运动所引起的身体伤害。对于因过度运动而导致运动损伤史的个人在开始和进行新的运动锻炼计划时，要更加谨慎。

（五）注意事项

在运动锻炼前后宜进行准备活动和放松活动，主要是进行关节的活动和韧带的牵伸，避免心血管意外事件的发生。对于肥胖症患者，尤其是 60 岁以上常合并骨关节退行性变的患者，运动中极易造成膝、踝关节损伤，需要做好运动前的宣教和防护；运动时建议穿着轻便软底鞋，同时尽可能选择适当的下肢减重运动方式；运动必须循序渐进地进行，开始时运动强度较低，持续时间短，而后逐渐增加强度并延长时间。

（朱玉连）

第三节　临床病例与思考

【病例】肥胖症合并高血压、高脂血症、代谢综合征

李某，男，52岁，办公职员，久坐伏案工作者。患者因诉求："我想要减肥，我觉得我应该开始一项运动计划"入门诊康复医学科进行治疗。既往有高血压病史5年，高脂血症2年，目前正服用美托洛尔（每次25mg，每天2次），瑞舒伐他汀（每次10mg，每天1次）。有动脉粥样硬化家族史。

门诊收治后完善相关检查，身高176cm，体重94.8kg，BMI：30.6kg/m²；生命体征分别为体温36.5℃，心率62/min，血压146/92mmHg，脉搏65/min；诊断为肥胖症合并高血压、高脂血症、代谢综合征。

物理治疗主观检查：由于肥胖症导致日常生活行动迟缓笨拙，易感困倦，怕热多汗。一次步行10min就会气喘，上下楼梯2层以上困难，家务活动亦很少参与。

物理治疗客观检查：①腰围：116cm，臀围：108cm，腰臀比：1.07；②四肢肌力正常；③ADL能力（Barthel指数）：90分（上下楼梯不能）；④肺CT平扫：未见异常；⑤肺功能检查：肺通气功能和换气功能正常；⑥心电图：没有明显的ST段改变，偶有室性早搏；⑦心脏超声：左心收缩功能轻中度减退；⑧心肺功能运动试验：患者在功率自行车上完成运动试验，他以60r/min的速度在无负荷状态下踏车3min。然后功率以每2min增加15W的速度递增，直至达到其症状限制最大运动量。测得该患者：①最大摄氧量（VO_{2max}）：2.1L/min；②代谢当量（MET）：5；③无氧阈（AT）：1.2L/min；④运动最大通气量（VE_{max}）：75L/min；⑤最大心率（HR_{max}）：165/min；⑥6分钟步行测试：380m。

思考：患者目前存在哪些问题？这些问题分别基于哪些证据？其背后可能的病理生理机制是什么？下一步治疗计划如何？

临床推理：根据病例信息，可将患者存在的问题清单，对应的证据及可能的病理生理机制总结如下表（表53-3-1）。

（一）治疗目标

（1）改善血压对运动的反应。

（2）合理膳食，控制血脂、血压，预防动脉粥样硬化，改善心功能。

表 53-3-1　问题清单剖析表

问题清单	基于临床表现的证据	可能的病理生理机制
肥胖	体型肥大，体重指数（BMI）>30kg/m²	肥胖家族史，暴饮暴食，久坐，缺乏运动，代谢功能紊乱
活动后气喘	一次步行10min出现气喘	心肺功能储备量下降
高脂血症	血脂异常	高脂血症家族史、高脂饮食、脂肪代谢紊乱
易感困倦	看电视、坐位读书、乘坐汽车时，驾驶中因塞车等候时易感困倦	胸壁和腹部的脂肪堆积影响了胸廓和膈肌的运动，脑供血不足
运动耐量下降	步行易气喘，上下楼梯困难，部分休闲娱乐活动受限	肥胖导致机体耗氧量增加，心脏负荷增加，心功能下降

（3）运动减肥。

（4）生活方式调整：避免久坐。

（5）"逆转"代谢综合征的诊断。

（二）治疗内容

（1）参照美国运动医学会指南：建议进行每周150~250min的中等强度的运动，具体运动处方可参考表53-2-2。

（2）在有经验的运动专家的监督下训练。

小结：这是一例极为常见的病例，患者由于不良生活方式、饮食习惯、缺乏运动等造成包括肥胖症在内的代谢综合征。而正如患者本人所诉求的，减轻体重、开始一项运动计划将对他的血压和血脂异常有很大的好处，但是他还需要通过饮食干预来减轻和保持他的体重。同时，若想要"逆转"代谢综合征的诊断，他可能需要将体重降至低于85.3kg（至少减轻10%的体重）的水平，这样也能减少他的骨性关节炎和其他肌肉骨骼负荷综合征的风险。

（朱玉连）

参考文献

[1] Batool H, Akram MU, Batool F, et al. Intelligent framework for diagnosis of frozen shoulder using cross sectional survey and case studies. Springerplus, 2016, 5(1):1840.

[2] Dundar U, Turkmen U, Toktas H, et al. Effectiveness of high-intensity laser therapy and splinting in lateral epicondylitis: a prospective, randomized, controlled study. Lasers Med Sc, 2015, 30(3):1097-1107.

[3] He L, Yan X, Li J, et al. Comparison of 2 Dosages of Stretching Treatment in Infants with Congenital Muscular Torticollis: A Randomized Trial. Am J Phys Med Rehabil, 2017, 96(5):333-340.

[4] Hellsten Y, Nyberg M. Cardiovascular Adaptations to Exercise Training. Commpr Physiol, 2015, 6(1):1-32

[5] Heymsfield SB, Wadden TA. Mechanisms, pathophysiology, and management of obesity. N Engl J Med, 2017, 376(3):259.

[6] Ivanenko Y, Gurfinkel VS. Human postural control. Frontiers in Neuroscience, 2018, 12:171.

[7] Liu XY, Gao J, Yin BX, et al. Efficacy of Ba Duan Jin in Improving Balance: A Study in Chinese Community-Dwelling Older Adults. Journal of Gerontological Nursing, 2016, 42(5):38-46.

[8] Mackenzie HM, Rice DB, Sealy CM. Barriers to outcome measure administration and completion at discharge from inpatient rehabilitation of people with amputation. JRRD, 2016, 53(6):1061-1068.

[9] Maher C, Underwood M, Buchbinder R. Non-specific low back pain. Lancet, 2017, 389(10070):736-747.

[10] Stecco L, Stecco C. 筋膜手法治疗内部功能失调. 北京: 人民卫生出版社, 2017.

[11] Watson SL, Weeks BK, Weis LJ, et al. Heavy resistance training is safe and improves bone, function, and stature in postmenopausal women with low to very low bone mass: novel early findings from the LIFTMOR trial. Osteoporosis Int, 2015, 26(12):2889-2894.

[12] Zhou J, Chang S, Hong Y, et al. Effects of 24-week Tai Chi exercise on the knee and ankle proprioception of older women. Research in Sports Medicine, 2016, 24(1):84.

[13] 陈建. 运动康复技术学. 北京: 北京体育大学出版社, 2016.

[14] 方蘅英，潘英华，吴丹纯．家庭锻炼结合监督锻炼对强直性脊柱炎病人康复效果的影响．全科护理，2016，14(1):100-101.

[15] 国际糖尿病联盟（IDF）．老年 2 型糖尿病全球管理指南．糖尿病临床，2014，8(5):247-261.

[16] 金小岚，侯建明，李梅．肌少症与骨质疏松及骨折．中华骨质疏松和骨矿盐疾病杂志，2016，9(3):247-250.

[17] 李晖．老年性骨质疏松骨折研究进展．世界最新医学信息文摘，2016，48:39-40.

[18] 励建安，江钟立．康复医学．3 版．北京：科学出版社，2016.

[19] 励建安．康复治疗技术新进展．北京：人民军医出版社，2015.

[20] 邵连杰．自主神经系统对运动反应、适应的研究与进展．中国组织工程研究，2015，19(46):7509-7516.

[21] 唐强，朱路文．脑卒中康复新策略——针康法．中国康复医学杂，2015，30(10): 1071-1073.

[22] 童于真．中国成人 2 型糖尿病预防的专家共识精要．中国实用内科杂志，2015，34(7):671-677.

[23] 王刚．神经康复学治疗方法．北京：人民卫生出版社，2015.

[24] 王建平，张丽．原发性高血压运动疗法的研究进展．实用心脑肺血管病杂志，2015,23(4):1-3.

[25] 王金伟，鲁谊．非手术治疗肱骨外上髁炎的研究进展．中华肩肘外科电子杂志，2016，4(2):123-126.

[26] 王一吉，周红俊，李建军，等．脊髓损伤神经学分类国际标准检查表最新修订及解读．中国康复理论与实践，2015，21(8):879-882.

[27] 徐开寿．儿科物理治疗学．广州：中山大学出版社，2016.

[28] 燕铁斌．物理治疗学．2 版．北京：人民卫生出版社，2016.

[29] 尹海燕，赵柏庆，廖衍强，等．八段锦联合放松功对糖尿病并发情绪障碍患者血糖、情绪障碍的影响．河南中医，2016，36(12):2214-2216.

[30] 中国医师协会心血管内科医师分会预防与康复专业委员会．经皮冠状动脉介入治疗术后运动康复专家共识．中国介入心脏病学杂志，2016，24(7):361-369.

[31] 中华医学会心血管病学分会预防学组，中国康复医学会心血管病专业委员会．冠心病患者运动治疗中国专家共识．中华心血管病杂志，2015，43(7):575-588.

[32] AVERT Trial Collaboration group. Efficacy and safety of very early mobilisation within 24h of stroke onset (AVERT): a randomised controlled trial. Lancet，2015，386(9988):46-55.

[33] 黄镇河，毛艳芳，徐明明，等．老年人静息能量消耗与心血管事件发生的相关性．广东医学，2015，(22):3504-3506.

中英文对照

2，3- 二磷酸甘油酸（2,3-diphosphoglycerate, DPG）

A

阿尔茨海默病（Alzheimer disease, AD）

B

被动关节活动度（positive range of motion, PROM）

本体感觉神经肌肉促进技术（proprioceptive neuromuscular facilitation, PNF）

表皮系统（integumentary）

补偿性姿势调整（compensatory postural adjustments, CPAs）

补呼气量（expiratory reserve volume, ERV）

补吸气量（inspiratory reserve volume, IRV）

C

参与受限（participation restriction）

残气量（residual volume, RV）

层次运动控制学说（hierarchical control theory）

铲形技术（scoop technique）

潮气量（tidal volume, VT）

痴呆（dementia）

持续被动活动（continuous passive motion, CPM）

磁共振成像（magnetic resonance image, MRI）

粗大运动（gross motor）

粗大运动功能测试量表（gross motor function measure, GMFM）

粗大运动功能评定（gross motor function measure, GMFM）

D

代谢当量（metabolic equivalent of energy, MET）

等长收缩（isometric contraction）

等张收缩（isotonic contraction）

第1秒用力呼气容积（forced expiratory volume in one second, FEV1）

定量CT（quantitative computed tomography, QCT）

动脉氧分压（partial pressure of arterial oxygen, PaO_2）

动态关节松动术（mobilization with movement, MWM）

对称性紧张性颈反射（symmetric tonic neck reflex, STNR）

F

发育性协调障碍（developmental coordination disorder, DCD）

反射性运动（reflex movement）

反射抑制姿势（reflex inhibiting posture, RIP）

反射运动控制学说（reflex model of motor control）

非对称性紧张性颈反射（asymmetric tonic neck reflex, ATNR）

肥胖症（obesity）

肺活量（vital capacity, VC）

肺内叩击通气（intrapulmonary percussive ventilation, IPV）

肺总量（total lung capacity, TLC）

G

改良 Ashworth 分级法（Modified Ashworth Scales, MAS）

改良 Barthel 指数（modified Barthel index, MBI）

高尔基腱器官（Golgi tendon organs, GTO）

高频胸壁压迫（high frequency chest wall compression, HFCWC）

高强度间歇训练（high-intensity interval training, HIIT）

膈肌呼吸（diaphragmatic breathing, DB）

格拉斯哥昏迷量表（Glasgow coma scale, GCS）

工具性日常生活活动（instrumental activities of daily living, IADL）

功能不良综合征（dysfunction syndrome）

功能残气量（functional residual capacity, FRC）

功能独立性评定量表（functional independence measure, FIM）

功能性力量训练（functional strength training）

肱骨外上髁炎（lateral epicondylitis）

骨矿物质密度（bone mineral density, BMD）

骨性关节炎（osteoarthritis, OA）

骨质疏松症（osteoporosis, OP）

关节活动度（range of motion, ROM）

国际 Bobath 指导者协会（International Bobath Instructor Training Association, IBITA）

国际 PNF 协会（International Proprciceptive Neuromuscular Facilitation Association, IPNFA）

国际功能、残疾和健康分类（International Classification of Functioning, Disability and Health, ICF）

国际脊柱侧凸矫形与康复治疗协会（International Society on Scoliosis Orthopaedic and Rehabilitation Treatment, SOSORT）

H

后索综合征（posterior cord syndrome）

呼气正压（positive expiratory pressure, PEP）

呼吸控制（breathing control, BC）

呼吸困难（dyspnea, D）

踝 - 足矫形器（ankle-foot orthosis, AFO）

活动受限（functional limitation）

J

机械辅助咳嗽（mechanical cough assist, MCA）

肌内效贴（kinesio taping）

肌肉表现（muscle performance）

肌肉骨骼系统（musculoskeletal）

肌肉耐力（muscular endurance）

肌肉能量技术（muscle energy technique, MET）

肌萎缩侧索硬化（amyotrophic lateral sclerosis, ALS）

基础代谢（basal metabolism, BM）

脊髓半截征（Brown-Sequard syndrome）

脊髓损伤（spinal cord injury, SCI）

加速康复外科（enhanced recovery after surgery, ERAS）

简易精神状态检查（mini-mental state examination, MMSE）

结直肠癌（colorectal cancer）

截肢（amputation）

紧张性迷路反射（tonic labyrinth reflex, TLR）

经皮冠状动脉介入治疗（percutaneous coronary intervention, PCI）

经皮神经电刺激疗法（transcutaneous electrical nerve stimulation, TENS）

精细功能训练（fine motor function training）

精细运动（fine motor）

静息每分通气量（minute ventilation at rest, VE）

镜像运动（mirror movement）

K

康复管理（rehabilitation management）

克罗恩病（Crohn's disease）

溃疡性结肠炎（ulcerative colitis）

L

老年痴呆（senile dementia）

路易体痴呆（dementia with Lewy body, DLB）

M

McGill 疼痛问卷（McGill pain questionnaire）

马尾综合征（caudaequina syndrome）

慢性盆腔疼痛（chronic pelvic pain, CPP）

慢性阻塞性肺疾病（chronic obstructive pulmonary diseases, COPD）

每搏输出量（stroke volume）

美国心脏协会（American Heart Association, AHA）

美国卒中协会（American Stroke Association, ASA）

模式化运动（patterned movement）

拇指画圆（thumb circle）

N

耐力（endurance）

脑深部电刺激（deep brain stimulation, DBS）

脑外伤（traumatic brain injury, TBI）

脑性瘫痪（cerebral palsy, CP）

脑血管意外（cerebrovascular accident）

P

帕金森病（Parkinson's disease, PD）

帕金森病痴呆（Parkinson's disease dementia, PDD）

帕金森病统一评分量表（unified Parkinson's disease rating scale, UPDRS)

盆底功能障碍（pelvic floor dysfunction, PFD）

Q

气流阻塞（airflow obstruction, O)

牵张反射（stretch reflex）

前索综合征（anterior cord syndrome）

强直性脊柱炎（ankylosing spondylitis, AS）

强制性使用运动疗法（constraint-induced-movement therapy，CIMT）

去适应（deconditioning）

全髋关节置换术（total hip arthroplasty, THA）

全身振动（whole body vibration, WBV）

全膝关节置换术（total knee arthroplasty,TKA）

R

日常生活活动能力（activity of daily living, ADL）

S

三磷酸腺苷（adenosine triphosphate, ATP）

社区康复（community-based rehabilitation, CBR）

身体功能与结构（body function and structure）

深吸气量（inspiratory capacity, IC）

神经断伤（neurotmesis）

神经发育学疗法（neurodevelopment treatment, NDT）

神经功能性麻痹（neuropraxia）

神经肌肉控制（neuromuscular control）

时间肺活量（timed vital capacity）

视觉模拟评分法（visual analogue scale, VAS）

适应（adaptation）

双能 X 线吸收法（dualenergy X-ray absorptiometry, DXA）

撕脱（avulsion）

T

疼痛视觉模拟评分（visual analogue score, VAS）

体适能（fitness）

体位引流（postural drainage）

徒手肌力测试（manual muscle test, MMT）

W

网球肘（tennis elbow）

物理治疗（physical therapy, PT）

X

膝 - 踝 - 足矫形器（knee-ankle-foot orthosis, KAFO）

膝骨性关节炎（knee-osteoarthritis, KOA）

膝关节前交叉韧带（anterior cruciate ligament, ACL）

系统运动控制学说（systems theory of motor control）

先天性肌性斜颈（congenital muscular torticollis）

心肺耐力 / 心肺适能（cardiopulmonary endurance or cardiopulmonary fitness）

心肺运动试验（cardiopulmonary exercise testing, CPET）

心肌耗氧量（myocardial oxygen consumption）

心血管 / 呼吸系统（cardiovascular/respiratory system）

新生儿臂丛神经损伤（neonatal brachial plexus palsy）

胸廓扩张训练（thoracic expiratory exercises, TEE）

旋转技术（rotary technique）

血管性痴呆（vascular dementia, VD）

循证实践（evidence-based practice, EBP）

循证医学（evidence-based medicine, EBM）

Y

压力性尿失禁（stress urinary incontinence, SUI）

压送技术（pump technique）

言语治疗（speech therapy, ST）

阳性支持反射（positive supporting reflex）

移位综合征（derangement syndrome）

意识障碍评估法（confusion assessment method, CAM）

意向性运动（volitional movement）

用力肺活量（forced vital capacity, FVC）

用力呼气量（forced expiratory volume, FEV）

预期姿势调整（anticipatory postural adjustments, APAs）

原地划圈（stationary circle）

圆锥综合征（conusmedullaris syndrome）

运动耐量（exercise capacity, E）

运动神经元病（motor neuron disease, MND）

运动再学习（motor relearning program, MRP）

Z

脏器脱垂（pelvic organ prolapse, POP）

早老性痴呆（presenile dementia）

震荡呼气正压（oscillatory positive expiratory pressure, OPEP）

支持面（base of support, BOS）

中枢性姿势控制系统（central postural control mechanism, CPCM）

中央索综合征（central cord syndrome）

周围神经系统（peripheral nervous system）

轴突断伤（axonotmesis）

轴移试验（pivot shift test, PST）

主动关节活动度（active range of motion, AROM）

状态反射（attitudinal reflex）

姿势反射（postural reflex）

姿势控制（postural control）

姿势稳定（postural stability）

姿势综合征（posture syndrome）

自主循环呼吸技术（active cycle of breathing technique, ACBT）

自主神经反射异常（autonomic dysreflexia, AD）

最大耗氧量（maximal oxygen consumption, VO_{2max}）

作业治疗（occupational therapy, OT）